HISTOLOGIE

DU

SYSTÈME NERVEUX

DE L'HOMME & DES VERTÉBRÉS

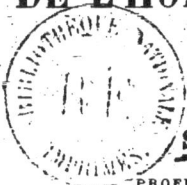

PAR

S. RAMÓN CAJAL

PROFESSEUR A L'UNIVERSITÉ DE MADRID

ÉDITION FRANÇAISE REVUE & MISE A JOUR PAR L'AUTEUR

TRADUITE DE L'ESPAGNOL

PAR

Le Dr L. AZOULAY

TOME II

CERVELET, CERVEAU MOYEN, RÉTINE, COUCHE OPTIQUE, CORPS STRIÉ,
ÉCORCE CÉRÉBRALE GÉNÉRALE & RÉGIONALE, GRAND SYMPATHIQUE

Avec 582 figures en noir et couleurs

PARIS

A. MALOINE, ÉDITEUR

25-27, RUE DE L'ÉCOLE-DE-MÉDECINE, 25-27

1911

HISTOLOGIE

DU

SYSTÈME NERVEUX

DE L'HOMME ET DES VERTÉBRÉS

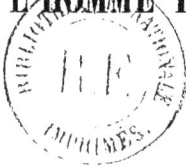

HISTOLOGIE

DU

SYSTÈME NERVEUX

DE L'HOMME & DES VERTÉBRÉS

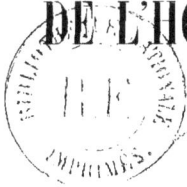

PAR

S. RAMÓN CAJAL

PROFESSEUR A L'UNIVERSITÉ DE MADRID

ÉDITION FRANÇAISE REVUE & MISE A JOUR PAR L'AUTEUR

TRADUITE DE L'ESPAGNOL

PAR

Le Dʳ L. AZOULAY

TOME II

CERVELET, CERVEAU MOYEN, RÉTINE, COUCHE OPTIQUE, CORPS STRIÉ,
ÉCORCE CÉRÉBRALE GÉNÉRALE & RÉGIONALE, GRAND SYMPATHIQUE

Avec 582 figures en noir et couleurs

PARIS

A. MALOINE, ÉDITEUR

25-27, RUE DE L'ÉCOLE-DE-MÉDECINE, 25-27

1911

HISTOLOGIE DU SYSTÈME NERVEUX
DE L'HOMME ET DES VERTÉBRÉS

CHAPITRE PREMIER

CERVELET
STRUCTURE DE L'ÉCORCE CÉRÉBELLEUSE

CONSIDÉRATIONS GÉNÉRALES SUR LE CERVELET.
ÉCORCE CÉRÉBELLEUSE. — COUCHE MOLÉCULAIRE OU PLEXIFORME : CELLULES DE PURKINJE,
CELLULES A CORBEILLES ET NEURONES A CYLINDRE-AXE COURT.

CONSIDÉRATIONS GÉNÉRALES

Situation.

Le cervelet, centre nerveux irrégulièrement lenticulaire, est placé chez l'homme au-dessous et en arrière du cerveau, entre ses lobes occipitaux et la face postérieure du bulbe et des tubercules quadrijumeaux. Il comprend trois segments ou lobes : le vermis ou lobe médian et les deux hémisphères latéraux, qui constituent sa plus grande masse.

Aspect.

De même que le cerveau, le cervelet est formé d'une substance centrale blanche et d'une écorce gris rosé. Cette écorce est sillonnée par une multitude de circonvolutions déliées, les *lamelles*, transversales et parallèles pour la très grande part. Très régulière dans le lobe médian, un peu altérée dans les hémisphères latéraux, la disposition transversale des lamelles persiste dans toute la série des vertébrés. Elle n'est que le résultat mécanique de l'accroissement plus grand de la substance cérébelleuse dans le sens antéro-postérieur pendant la vie embryonnaire. Peut-être aussi faut-il y voir une adaptation à la direction transverse des fibres nerveuses dominantes de la zone plexiforme ou moléculaire, c'est-à-dire des fibres parallèles.

Volume du cervelet et muscles de l'équilibre chez les divers vertébrés.

Les lobes du cervelet n'ont pas les mêmes proportions relatives chez tous les vertébrés. Ainsi, les poissons, les batraciens, les reptiles ne possèdent que le lobe médian, le *vermis*, lobe que l'on peut considérer comme le cervelet primitif, ancestral ; chez les oiseaux, on voit déjà poindre une ébauche de lobe latéral, qui atteindra tout son développement chez les mammifères et, en particulier, chez l'homme. Cela n'implique pas que le cervelet décroisse régulièrement du haut en bas de l'échelle des vertébrés.

On sait, en effet, depuis la remarque d'Edinger, que le volume de ce centre nerveux ainsi que la multiplicité de ses circonvolutions sont proportionnels à la puissance des muscles servant au maintien de l'équilibre du corps et de la tête et, par suite, à la somme de travail que doit dépenser l'animal pour conserver sa stabilité. Il suffit de comparer entre elles un certain nombre d'espèces animales pour s'assurer de la justesse de cette observation. Ainsi, chez les reptiles et les batraciens dont la base de sustentation est large et l'équilibre facile, le cervelet est insignifiant et les circonvolutions nulles. Chez les poissons, qui occupent pourtant un échelon inférieur, le cervelet est volumineux, au contraire ; il est même sillonné par de nombreuses circonvolutions chez quelques espèces de grande taille ; c'est que le maintien de l'équilibre est, pour eux, chose fort importante. Enfin, chez l'homme et les oiseaux dont la base de sustentation est très étroite, les muscles de l'équilibre sont nombreux et puissants et le cervelet très développé.

Les considérations qui précèdent suffisent déjà pour faire prévoir que le cervelet est étranger à toute activité psychique ou d'un ordre élevé.

Plan de description. L'étude que nous allons faire du cervelet portera sur ses trois parties principales : 1° l'*écorce cérébelleuse;* 2° les *noyaux centraux: olive cérébelleuse, ganglion du toit,* etc. ; et 3° les *pédoncules cérébelleux.*

ÉCORCE CÉRÉBELLEUSE
ET SES COUCHES

Lorsqu'on examine une section antéro-postérieure de cervelet provenant d'un mammifère, on voit, au centre, une grande masse blanche, et à la périphérie, une écorce grise ou gris rosé beaucoup plus mince que celle du cerveau. Cette écorce est plissée en lamelles, dont l'axe est rempli par un prolongement lamelleux de substance blanche.

Ses diverses couches. Regardons au microscope une coupe fine de cette écorce après l'avoir colorée par le carmin ou les pigments d'aniline ; nous apercevrons dans chaque lamelle trois zones bien délimitées : 1° la *couche plexiforme,* nom que nous attribuons à la couche appelée improprement *moléculaire ;* 2° la *couche des grains* ou *des cellules à cylindres-axes bifurqués* ou plus simplement encore *couche des neurones nains ;* 3° la *couche de la substance blanche.*

On pourrait, entre la première et la seconde couche, en admettre une autre, celle de la rangée unique des cellules géantes de Purkinje ; mais l'adjonction de cette zone ne serait d'aucun profit pour la description, vu que la partie principale de ces corpuscules se trouve tout entière dans la première zone.

COUCHE PLEXIFORME
(Zone moléculaire, couche des cellules à corbeilles de Retzius)

Limites et aspect. Les limites de cette couche sont : extérieurement la surface même du cervelet, et intérieurement, la rangée des cellules de Purkinje, ainsi que les masses les plus élevées de la couche des grains. Son aspect est pâle, granuleux, dans les préparations au carmin ou à l'hématoxyline, d'où son nom de moléculaire. Mais, comme nous le verrons bientôt, c'est là une apparence trompeuse, car, loin de contenir des granulations, cette couche est formée d'une trame très serrée de fibres longitudinales, transversales et axiales. De même que toutes les autres formations baptisées jadis du nom de moléculaires, cette couche est un lieu d'articulation entre ramures protoplasmiques et fibrilles nerveuses terminales.

Nous aurons à y étudier trois sortes de cellules : les *cellules de Purkinje*, les *grandes cellules étoilées* ou *profondes* et les *petites cellules étoilées* ou

Les cellules qu'elle renferme.

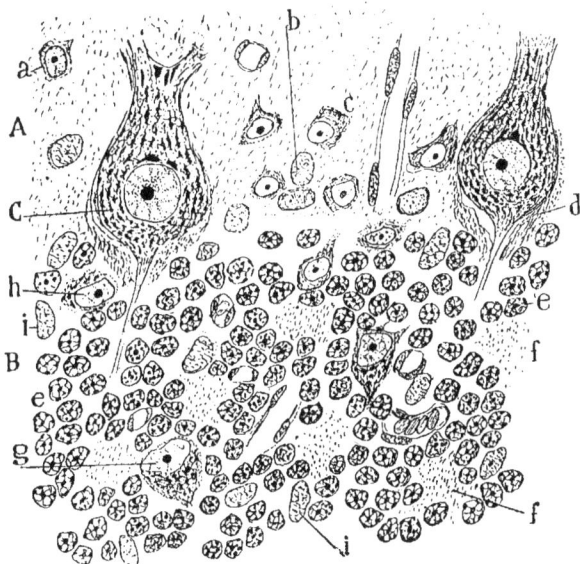

Fig. 1. — Portion d'une coupe de l'écorce du cervelet ; homme adulte. Méthode de Nissl ; obj. apochrom. 1,30.

A, région inférieure de la couche plexiforme ; — B, couche des grains ; — C, corps des cellules de Purkinje ; — *a*, cellule étoilée de la couche plexiforme ; — *b*, noyaux des cellules épithéliales ; — *c*, autre cellule étoilée avec chromatine marginale ; — *d*, masse fibrillaire correspondant aux corbeilles qui embrassent les corps des cellules de Purkinje ; — *e*, noyaux des grains ; — *f*, îlots granuleux ou cérébelleux ; — *g*, *h*, cellules de Golgi ou à cylindre-axe court de la zone des grains ; — *i*, noyaux des cellules névrogliques.

superficielles, et, de plus, divers éléments axiles et névrogliques venus de la seconde couche ou zone des grains.

Cellules de Purkinje. — Ces cellules, dont le nom rappelle celui du savant qui les a découvertes [1], sont volumineuses, ovoïdes, semi-lunaires ou mitrales et disposées en une rangée discontinue, juste aux confins de la couche plexiforme et de celle des grains. Leur diamètre, quelque peu variable suivant les mammifères, oscille chez l'homme entre 35 et 65 μ.

Dimensions et structure générale.

1. Purkinje, Bericht auf der Versammlung deutscher Naturforscher in Prag, 1837.

Elles possèdent la structure des neurones moteurs ; on y aperçoit, en effet :
un noyau volumineux, pourvu d'un nucléole sphérique et d'un réseau pâle,
qui se colore à peine par les anilines basiques et mieux par les acides ; un
protoplasme abondant, parsemé de grains chromatiques, petits, irréguliers,
parmi lesquels on remarque presque toujours un amas triangulaire ou semi-
lunaire, placé tout contre le noyau, du côté du tronc dendritique principal ;
enfin, une membrane extrêmement fine, visible seulement au moyen de
l'objectif apochromatique 1,3o ou 1,4o et à laquelle semblent adhérer, en
dedans les travées du spongioplasma, et en dehors un plexus spécial de
fibres nerveuses (fig. 1, C).

Réseau neu-
rofibrillaire.
    Les méthodes neurofibrillaires révèlent un autre aspect du protoplasma.

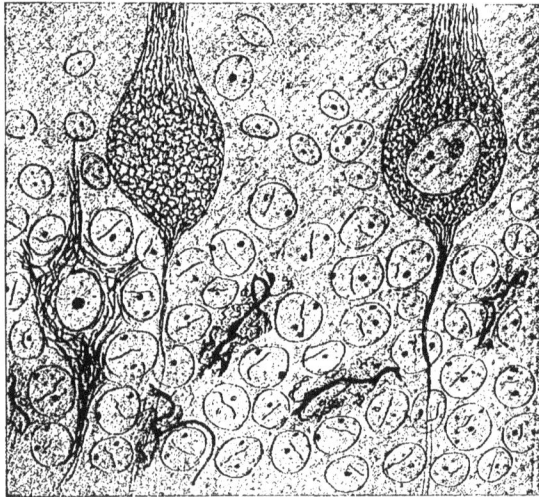

FIG. 2. — Portion d'une coupe transversale du cervelet ; lapin adulte. Méthode du
nitrate d'argent réduit.

On y voit le réseau neurofibrillaire de deux sortes de cellules : l'une de Purkinje et l'autre de
Golgi, ainsi que le bâtonnet intranucléaire des grains.

On voit, en effet, dans les coupes imprégnées par ces procédés (fig. 2), un
reticulum très fin et fort compliqué à l'intérieur du neurone de Purkinje.
Les mailles de ce réseau, polygonales dans le corps cellulaire, s'allongent
dans le gros tronc protoplasmique ascendant et dans ses branches épaisses ;
les neurofibrilles y forment en même temps des faisceaux compacts.

Réseau pé-
ricellulaire.
    On peut reconnaître encore, autour de la cellule, une enveloppe de substance
granuleuse, colorable en jaune par le chromate d'argent ; c'est une sorte de
doublure de la membrane. Cette enveloppe se continue sur le tronc protoplasmique primaire et sur toutes les dendrites secondaires et tertiaires (fig. 3,
B, C) ; des lignes, des dépressions irrégulières la sillonnent, au point qu'en
certains cas on a sous les yeux une sorte de mosaïque, fort imparfaite, il est

vrai. Cette enveloppe, découverte par nous [1], il y a quelques années, répond au réseau péricellulaire signalé et bien décrit par Golgi [2], en 1898, autour des neurones de grande taille.

On trouve à l'intérieur des cellules de Purkinje un appareil tubuleux de Golgi-Holmgren fort bien développé. La figure 4 montre, en *A*, cet appareil tel qu'il est apparu dans nos préparations de cervelet d'oiseau imprégnées par la méthode double au chromate d'argent ; cette méthode le colore assez fréquemment, et il n'est pas besoin d'une autre technique spéciale de Golgi. Comme on peut s'en convaincre, les anastomoses des trabécules se produisent souvent ; les trabécules elles-mêmes sont lamelleuses ; certains renflements du réseau présentent des ouvertures étroites ; l'on voit enfin que les travées convergent toutes vers le tronc protoplasmique, où le défaut d'imprégnation empêche de les suivre. Une mince couche de protoplasma incolore entoure le réseau. Cette même figure nous révèle, en *B*, l'existence de réseaux fins, granuleux, aplatis et très superficiels jusque dans les cellules à corbeilles où on ne les avait pas encore signalés. Un grand espace vide, enclos par l'appareil filamenteux, marque la place du noyau et d'une partie du protoplasma central exempt de précipités.

Rappelons ici ce que nous avons dit des canalicules de Golgi-Holmgren dans les *Généralités*. Ce sont, pour nous, des sinus ou des conduits communiquant entre eux, mais non avec l'extérieur. Nous avons puisé cette conviction dans

Canalicules de Golgi-Holmgren.
1° par la méthode de Golgi.

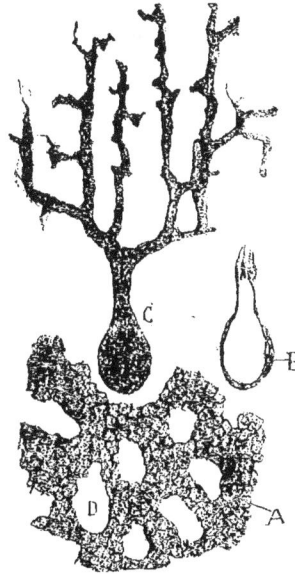

Fig. 3. — Ciment cortical enveloppant les cellules de Purkinje chez la souris. Méthode de Golgi.

A, ciment intergranuleux ; — B, ciment cortical des cellules de Purkinje, tel qu'on le voit dans la mise au point sur l'équateur du corps cellulaire ; — C, le même tel qu'on le voit dans la mise au point sur la surface supérieure de la cellule ; — D, îlots formés par le concours des appendices protoplasmiques des grains.

2° par le nitrate d'argent réduit.

certaines préparations imprégnées suivant la sixième formule du procédé au nitrate d'argent réduit. Dans ces préparations, on parvient, en effet, à discerner, parfois, au niveau de chaque canalicule, un contenu granuleux et une couche limitante. Nous reproduisons, sur la figure 5, l'appareil tubuleux de Golgi-Holmgren imprégné par cette méthode. On voit que les ponts qui

1. S. Ramón y Cajal, A propos de certains éléments bipolaires du cervelet, etc. *Internal. Monatsschr. f. Anal. u. Physiol.*, Bd. VII, H. 11, 1890.
2. Golgi, Intorno alla struttura delle cellule nervose. *Bollettino della Società medico-chirurgica di Pavia*, 19 Aprile, 1898.

unissent les canalicules sont souvent très délicats et à peine perceptibles ; on remarque aussi que la couche de protoplasma située à la périphérie du corps cellulaire et dépourvue de canalicules est plus épaisse chez les mammifères que chez les oiseaux.

Ramure dendritique des cellules de Purkinje. — Lorsqu'on examine des préparations de cervelet colorées au carmin et à l'hématoxyline et surtout des coupes imprégnées par le chromate d'argent, on voit le corps des neurones de Purkinje donner naissance aux deux sortes d'expansions habituelles des cellules nerveuses, mais d'une façon originale ; les appendices protoplasmiques partent, en effet, toujours du pôle supérieur du corpuscule et l'axone toujours du pôle inférieur.

Branches primaires, secondaires et tertiaires.

La ramure protoplasmique commence par un ou deux, rarement trois troncs, épais, verticaux ou obliques. Ces troncs, qui s'éloignent du sommet du corps en décrivant un arc, se divisent et se subdivisent pendant leur ascension à tel point qu'ils finissent par remplir de leurs branches primaires, secondaires et tertiaires, toute la hauteur de la zone plexiforme, comme Golgi[1] le montra, le premier. Chaque bifurcation est arciforme et non anguleuse, et le point où elle se produit est marqué sur la branche-mère par un épaississement triangulaire. Ces troncs ou rameaux principaux ne présentent aucune épine (fig. 6), mais ils sont séparés de la trame de la zone plexiforme par un espace d'une certaine étendue, espace qui sert à loger, comme nous le verrons plus loin, les arborisations grimpantes (figs. 7 et 10, *b*).

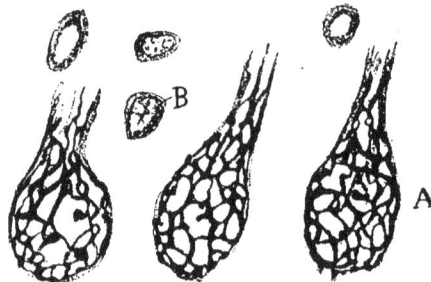

Fig. 4. — L'appareil tubuleux de Golgi-Holmgren dans les cellules de Purkinje et étoilées ; pigeon âgé d'un mois. Méthode de Golgi.

A, canalicules intraprotoplasmiques des cellules de Purkinje ; — B, canalicules périnucléaires des cellules à corbeilles.

Ramuscules terminaux.

C'est du contour des rameaux secondaires et tertiaires que jaillissent les innombrables ramuscules dendritiques terminaux auxquels la cellule de Purkinje doit en grande partie son cachet. Ces ramuscules, libres à leur extrémité, sont déliés, courts, fortement épineux, modérément divisés, et tous sensiblement de la même épaisseur. Ils sont si abondants et si rapprochés, qu'ils forment dans toute la hauteur de la première couche cérébelleuse comme un dôme d'appendices foliacés, dont les branchages du pin seraient une image très fidèle.

Leur terminaison.

Tout au haut de la zone plexiforme, les ramuscules terminaux s'achèvent immédiatement sous la membrane basale ; quelques-uns se courbent après

1. Golgi, Sulla fina anatomia degli organi centrali, etc., 1886.

l'avoir touchée et se réfléchissent à l'intérieur de la lamelle. En bas, la ramure dendritique s'arrête à une ligne passant par le sommet du corps des cellules de Purkinje. A ce niveau, presque tous les ramuscules terminaux proviennent de dendrites secondaires ou tertiaires récurrentes et parfois de troncs supplémentaires sortis isolément du corps de la cellule. Il n'existe aucune dendrite basilaire ou descendante. Si parfois, comme l'a signalé Falcone [1], on en observe de très basses, ce ne sont jamais, à proprement parler, des appendices protoplasmiques descendants, puisqu'ils ne se ramifient jamais dans la couche des grains, mais des appendices ordinaires plongeant au plus profond de la zone plexiforme.

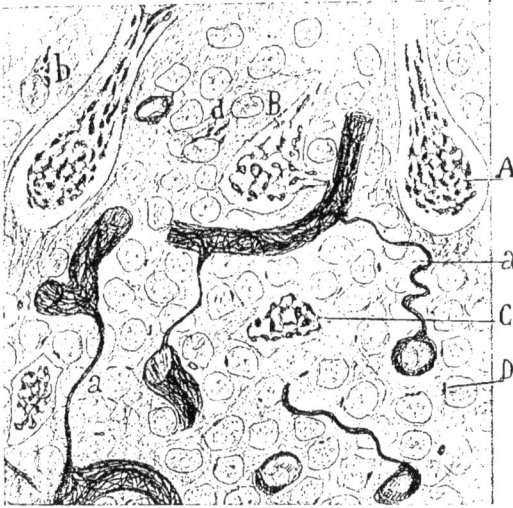

FIG. 5. — Coupe de cervelet de chien âgé de 25 jours. Méthode du nitrate d'argent réduit (6e formule : fixation dans le formol-acétone).

A, canalicules de Golgi-Holmgren dans les cellules de Purkinje ; — B, cellule étoilée volumineuse située au niveau des neurones de Purkinje ; — C, autre cellule étoilée volumineuse de la couche des grains ; — D, canalicule (?) des grains ; — a, ponts conjonctifs intercapillaires.

Toute cette ramure est trouée de-ci de-là d'espaces clairs, irrégulièrement arrondis, où logent les capillaires et les cellules étoilées. Ces dernières se multiplient surtout au voisinage du corps des neurones de Purkinje; il n'est donc pas étonnant que leur arborisation protoplasmique présente près de son origine des vides plus vastes et en plus grand nombre. *Vides de la ramure protoplasmique.*

L'arborisation protoplasmique des cellules de Purkinje n'est pas orientée indifféremment dans la couche des neurones étoilés. Henle [2] a découvert, en effet, et Obersteiner [3] a démontré par l'imprégnation au sublimé, que, *Son orientation dans un plan transver-*

1. FALCONE, La corteccia del cervelletto, Napoli, 1893.
2. HENLE, Handbuch der Nervenlehre des Menschen, 2e Aufl., 1879, p. 265.
3. OBERSTEINER, Anleitung zum Studium des Baues der Nervösen Centralorgane 1888; p. 325.

sal aux lamelles.

comprise dans un plan unique et étroit, elle est placée transversalement à la direction des lamelles cérébelleuses ; elle y forme donc avec ses congénères, comme une longue suite d'arbres en espalier situés très près les uns derrière les autres. C'est en raison de cette orientation étrange, que les coupes transversales des lamelles montrent la ramure dendritique de la cellule de Purkinje, de face, étalée et dans toute son ampleur (figs. 6 et 7) ; les coupes tangentielles ou parallèles au grand axe. ne les présentent, au contraire, que de champ, réduites, par conséquent, à une bande linéaire de dendrites vues en section optique.

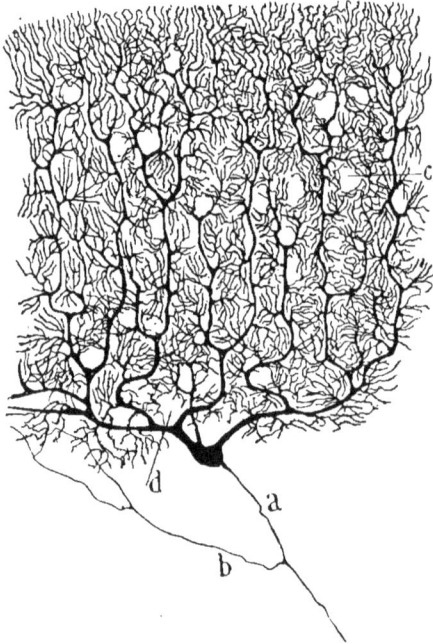

Aspect semblable de la ramure protoplasmique dans les diverses préparations histologiques.

FIG. 6. — Cellule de Purkinje ; homme adulte. Méthode de Golgi.

a, cylindre-axe ; — *b*, collatérale récurrente ; — *c*, cavités destinées aux capillaires ; — *d*, vides occupés par les cellules à corbeilles.

Bien d'autres techniques permettent de voir la ramure des cellules de Purkinje, d'y retrouver les mêmes détails et aussi d'en découvrir d'autres ; nous citerons : la méthode de Cox, le procédé de coloration à l'hématoxyline de Weigert-Pal, une technique imaginée naguère par nous et consistant en une imprégnation des pièces par le nitrate d'argent après durcissement dans un mélange de formol et d'hydroquinone [1], notre méthode plus récente au nitrate d'argent réduit et la méthode d'Ehrlich au bleu de méthylène appliquée par Dogiel [2] chez les oiseaux et par nous [3] chez les mammifères, tels que chat, lapin et chien. La dernière de ces méthodes ne colore pourtant les dendrites qu'assez rarement ; elle leur donne une teinte bleu pâle, uniforme, et n'y montre pas les varicosités que l'action de l'air provoque ordinairement dans les expansions protoplasmiques des cellules étoilées et de presque tous les neurones. Avec un bon objectif apochromatique

1. S. RAMÓN Y CAJAL, Pequeñas comunicaciones técnicas. *Rev. trimestr. microgr.*, t. V. 1900.
2. DOGIEL, Die Nervenelemente im Kleinhirn der Vögel und Säugethiere. *Arch. f. mikrosk. Anat.*, Bd. XLVII, 1896.
3. S. RAMÓN Y CAJAL. El azul de metileno en los centros nerviosos. *Rev. trimestr. microgr.*, t. I, fasc. 4. 1896.

on peut apercevoir, néanmoins, épars dans le protoplasma, de fins granules, d'un bleu intense, semblables par leur dimension et leur distribution aux granules fuchsinophiles de Held. Chez les oiseaux, le bleu de méthylène se comporte différemment; il donne à ces dendrites une coloration plus marquée, qui nous a permis de constater que le protoplasma des troncs protoplasmiques principaux et des branches secondaires renferme une sorte de trame spongieuse (fig. 13, t. I). Le corps de la cellule de Purkinje est aussi très réfractaire à l'imprégnation d'Ehrlich dans ces deux ordres de vertébrés; c'est à peine s'il se nuance de bleu.

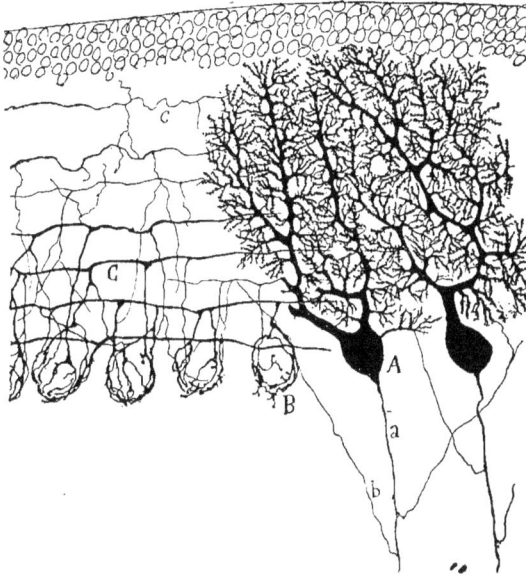

FIG. 7. — Coupe transversale d'une lamelle cérébelleuse; chat âgé de vingt jours. Méthode de Golgi.

A, cellule de Purkinje; — B, corbeilles axiles; — C, cylindres-axes des cellules étoilées.

Charpente neurofibrillaire des dendrites.

Un autre aspect du spongioplasma des dendrites nous est fourni par les méthodes neurofibrillaires. On voit sur la figure 8, qui représente une portion de la ramure protoplasmique d'une cellule de Purkinje imprégnée au nitrate d'argent réduit, que les dendrites renferment une charpente filamenteuse, disposée en réseau à mailles allongées, réseau qui se réduit à une seule neurofibrille dans les ramuscules les plus ténus. Outre cette armature filamenteuse, les dendrites renferment, bien entendu, du neuroplasma ou substance interfilaire.

Constitution chimique spéciale des cellules de Purkinje.

La manière dont la ramure protoplasmique des cellules de Purkinje se comporte à l'égard du bleu de méthylène jointe à un certain nombre d'autres réactions particulières à ces neurones nous oblige à admettre une composition chimique un peu spéciale pour le protoplasma de ces éléments. Contrairement à ce qui se passe dans les cellules étoilées, la substance cyanophile, qui possède, on le sait, la propriété d'attirer le bleu et de déterminer, par son accumulation en certains points, la formation des varicosités, est d'une extrême rareté dans les cellules que nous étudions. Cette pauvreté en matière cyanophile n'est pas spéciale d'ailleurs aux cellules de Purkinje, puisque nous n'avons jamais réussi non plus à colorer intensément aucun des neurones moteurs du bulbe et de la moelle épinière.

Les épines des dendrites de Purkinje.

Les préparations effectuées par la méthode d'Ehrlich ne montrent pas, en général, les épines qui hérissent les dendrites des cellules de Purkinje. Mais cela n'a rien d'absolu, car nous sommes parvenu à les imprégner très suffisamment chez les oiseaux par cette technique. On voit alors que leur renflement ou varicosité terminale est fortement teinté en bleu (fig. 13, t. I).

C'est dans les coupes au chromate d'argent que les épines des cellules de Purkinje apparaissent avec la plus parfaite netteté. Elles constituent un caractère passablement distinctif de ces neurones (fig. 9, *B*), car dans aucun autre elles ne sont si courtes, si grosses et si abondantes. Elles naissent presque toutes sur les côtés des branches protoplasmiques ; quelques-unes pourtant font saillie sur les faces de ces branches et sont visibles, par conséquent, sur les sections parallèles au grand axe des lamelles. Les épines voisines forment des sortes d'encoches, où sont logées, comme nous verrons plus tard, les fibres parallèles.

Afin que l'on se rende bien compte de la disposition des épines sur les branches protoplasmiques des cellules de Purkinje, nous avons représenté, sur la figure 10, une portion bien imprégnée de l'arborisation dendritique de ces neurones chez la souris. On voit dans ce dessin que les épines issues de branches voisines se rapprochent tellement qu'elles arrivent presque à se toucher ; les espaces circulaires ou ovalaires qu'elles ménagent ainsi entre elles ne peuvent guère contenir plus de deux ou trois fibres parallèles. Chez l'homme, ces espaces sont plus considérables et peuvent donner librement passage à quatre ou six de ces fibres.

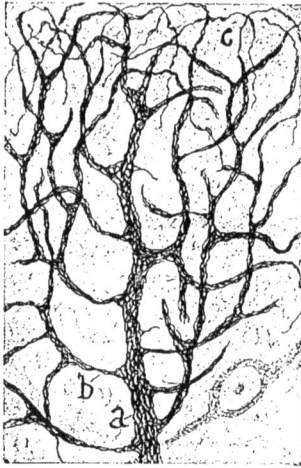

FIG. 8. — Branches terminales de l'arborisation dendritique d'une cellule de Purkinje de l'homme normal. Méthode du nitrate d'argent réduit avec fixation à l'acool ammoniacal.

a, branche ascendante épaisse ; — *b*, ramuscule secondaire aminci à son origine ; — *c*, filaments terminaux.

Orientation de la ramure de Purkinje.

Nous avons dit précédemment que la ramure des cellules de Purkinje s'étale dans un plan unique ; cela n'est pas rigoureusement exact, comme le montrent les préparations effectuées par le procédé de Golgi. En réalité, il existe un plan principal formé par la masse des branches, et des plans secondaires antérieurs et postérieurs constitués par des rameaux qui se portent en avant ou en arrière pour combler à l'aide de leurs ramuscules et épines les vides par trop grands laissés dans l'arborisation ; de cette façon, les fibres parallèles, à leur passage à travers la ramure de la cellule de Purkinje, ne risquent pas de manquer de contacts avec des expansions protoplasmiques.

Cylindre-axe des cellules de Purkinje. — C'est du pôle inférieur du corps cellulaire que le cylindre-axe part d'habitude. A ce niveau, le corps se prolonge en un cône qui, examiné sur des préparations au Nissl, renferme dans sa portion initiale un certain nombre de fins granules chromatiques (fig. 1). On ne trouve donc pas, ici, la ligne de démarcation très nette que l'on observe dans nombre de neurones entre les régions chromatique du corps et achromatique du cylindre-axe. Le cône d'origine ne part pas toujours du pôle inférieur du corps cellulaire ; parfois, il prend naissance sur un de ses côtés ; il se dirige alors très obliquement vers la profondeur.

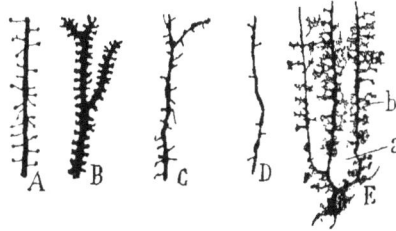

FIG. 9. — Différentes espèces d'épines visibles dans le cerveau et la couche moléculaire du cervelet de la souris. Méthode de Golgi.

A, épines d'une cellule pyramidale du cerveau ; — B, épines des cellules de Purkinje ; — C, épines d'un neurone à corbeilles ; — D, épines d'une cellule de Golgi ; — E, excroissances portées par un corpuscule névroglique (ces quatre dernières espèces d'épines se trouvent dans la couche moléculaire du cervelet) ; — a, grandes cavités pour les cellules étoilées ; — b, petites cavités et encoches pour les fibres parallèles.

L'axone qui fait suite au prolongement conique chemine complètement à découvert pendant un certain temps ; c'est seulement après avoir dépassé l'extrémité inférieure des corbeilles de Purkinje qu'il se recouvre de myéline. Ce début de la gaine myélinique à si grande distance du corps avait été signalé il y a longtemps par Koschewnikoff[1] ; il est particulièrement visible chez les passereaux dont les axones de Purkinje se distinguent fort bien des autres par leur plus grande épaisseur dans les préparations à l'acide osmique[2].

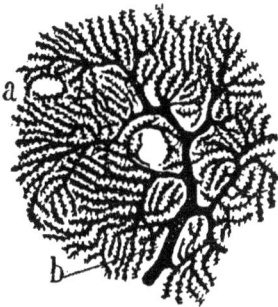

FIG. 10. — Portion bien imprégnée de la ramure protoplasmique d'une cellule de Purkinje chez la souris.

a, vide pour les vaisseaux ; — b, vide environnant les gros troncs dendritiques et destiné à loger l'arborisation grimpante.

L'enveloppe de myéline débute par un étranglement ; les préparations au Weigert nous ont montré[3] qu'elle en présente deux et plus souvent trois autres, pendant le trajet du cylindre-axe jusqu'à la substance blanche.

Lorsqu'on examine le cône d'origine du cylindre-axe, dans des prépara-

Cône d'origine.

Début éloigné et étranglements de la gaine de myéline.

Aspect du cylindre-axe :

1. KOSCHEWNIKOFF, Axencylinderfortsatz der Nervenzellen im Kleinhirn des Kalbes. *Arch. f. mikrosk. Anat.*, Bd. V, 1869.
2. S. RAMÓN Y CAJAL, Sur l'origine et la direction des expansions nerveuses de la couche moléculaire du cervelet. *Internat. Monatsschr. f. Anat. u. Physiol.*, Bd. V, Heft 4 et 5, 1889.
3. S. RAMÓN Y CAJAL, Sur les fibres nerveuses de la couche granuleuse du cervelet, etc. *Internat. Monatsschr. f. Anat. u. Physiol.*, Bd. VII, 1, 1890.

1° dans les préparations neurofibrillaires.

tions effectuées par les méthodes neurofibrillaires, on y découvre un certain nombre de particularités intéressantes. Ainsi, l'on voit que l'axone est le résultat de la confluence et de l'anastomose (figs. 2 et 13) d'un nombre considérable de fibrilles fines de la charpente intrasomatique. On voit encore, qu'après un court trajet, les neurofibrilles, très pâles, se condensent en un cordon extrêmement délicat; elles s'épanouissent ensuite, et semblent même

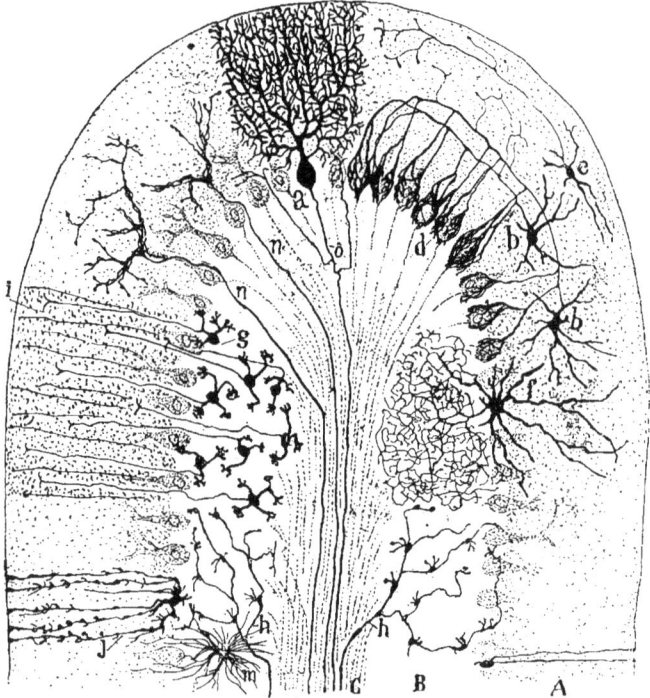

FIG. 11. — Coupe transversale et demi-schématique d'une circonvolution cérébelleuse chez les mammifères, d'après les renseignements fournis par la méthode de Golgi.

A, zone moléculaire ; — B, zone des grains ; — C, couche de substance blanche ; — *a*, cellule de Purkinje vue de face ; — *b*, petites cellules étoilées de la couche moléculaire ; — *d*, arborisations terminales axiles descendantes provenant des cellules étoilées, et formant les corbeilles autour du corps des cellules de Purkinje ; — *e*, cellules étoilées superficielles ; — *f*, grandes cellules étoilées de la couche des grains ; — *g*, grains avec leur cylindre-axe ascendant et bifurqué en *i* ; — *h*, fibres moussues ; — *j*, cellule épithéliale ou névroglique en panache ; — *m*, cellule névroglique de la couche des grains ; — *n*, fibres grimpantes.

être devenues plus nombreuses; en même temps, leur affinité pour l'argent colloïdal a singulièrement augmenté; elles forment, enfin, un faisceau volumineux. Le point le plus rétréci du trajet des neurofibrilles est situé un peu au-dessus du début de la gaine myélinique ; son élargissement se trouve contenu, au contraire, dans cette gaine.

En jetant un regard, en *a* et *b*, sur la figure 12, qui reproduit une coupe de cervelet de chat, traitée par le bleu de méthylène, on verra qu'au niveau du premier et du second étranglement, le cylindre-axe ne fournit pas de collatérales ; il en donne, au contraire, d'épaisses, au niveau du troisième et souvent du quatrième. Ces collatérales, toutes rétrogrades et recouvertes de myéline, se portent en dehors et sur les côtés, se dédoublent un certain nombre de fois et deviennent plus ou moins horizontales sous le corps des cellules de Purkinje. Elles s'enchevêtrent en un plexus concentrique à ces

2° dans les préparations au bleu de méthylène.

Collatérales nées sur l'axone, dans la couche des grains.

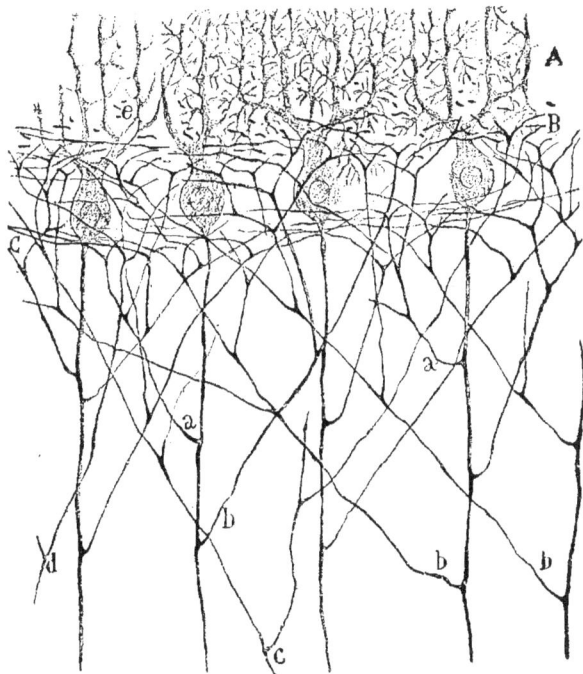

Fig. 12. — Cylindres-axes des cellules de Purkinje ; chat adulte. Méthode d'Ehrlich au bleu de méthylène.

A, ramure dendritique des cellules de Purkinje ; — B, plexus axile sus-cellulaire ; — C, plexus axile sous-cellulaire ; — a, premières collatérales ; — b, collatérales inférieures ; — c, collatérales nées au voisinage de la substance blanche ; — e, fibres coupées transversalement.

cellules et situé au-dessous d'elles. Les auteurs et Kölliker[1] en particulier ont bien figuré ce plexus sous-cellulaire, quoiqu'ils aient ignoré l'origine de ses fibres. Or, d'après les observations que nous avons faites à l'aide de la méthode d'Ehrlich[2], ce plexus est dû presque exclusivement au concours des branches secondaires issues des collatérales récurrentes des cellules de

Plexus collatéral sous-Purkinje.

1. KÖLLLIKER, Zur feineren Anatomie des centralen Nervensystems ; I, das Kleinhirn. Zeitschr. f. wissensch. Zool., Bd. XLIX, H. 4, 1890.
2. S. RAMÓN Y CAJAL, El azul de metileno en los centros nerviosos. Rev. trimestr. micrográf., t. I, fasc. 4, 1896.

Purkinje. Dans ce plexus on aperçoit un grand nombre de bifurcations faciles à reconnaître à la teinte bleue intense que présente le cylindre-axe à leur niveau.

Plexus col- latéral sus- Purkinje.

Les branches collatérales, enveloppées toutes de myéline, montent vers la zone plexiforme en passant entre les corps des cellules de Purkinje; parvenues au tiers inférieur de cette zone, elles s'y divisent à nouveau à différentes hauteurs. Les fibres tertiaires ainsi produites deviennent longitudinales après un parcours transverse d'une certaine étendue. Ces nou-

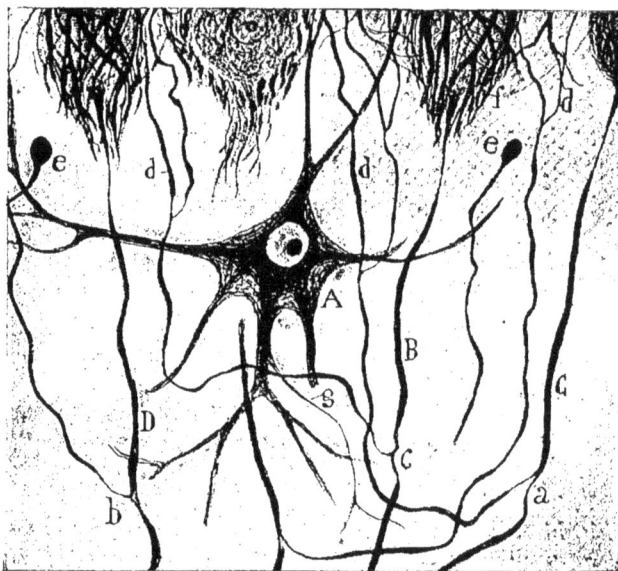

Fig. 13. — Fibres de Purkinje du chat âgé d'un mois. Méthode du nitrate d'argent réduit.

A, cellule de Golgi ; — a, étranglement; — b, axone de Purkinje; — c, collatérales récurrentes ; — d, bifurcations de ces fibres ; — e, massues terminales appartenant à des fibres jeunes.

velles fibres conservent leur manchon de myéline sur une très grande partie de leur trajet. Ce sont elles qui, dans les préparations au Weigert-Pal, apparaissent en si grand nombre dans le tiers inférieur de la couche moléculaire. Kölliker les avait prises pour des fibres parallèles, c'est-à-dire, pour des branches terminales du cylindre-axe des grains ; c'était une erreur de sa part. Le nombre de ces fibres médullaires épaisses varie suivant les animaux ; elles sont abondantes chez l'homme, moins fréquentes chez la souris et rares chez le lapin. Kölliker [1] a reconnu qu'elles existent en quantité prodigieuse dans le cervelet des marsupiaux, où elles embrassent toute l'épaisseur de la couche plexiforme.

1. KÖLLIKER, Sulla presenza di un gran numero di fibre nervose a mielina nello strato molecolare del cervelletto dei Monotremi e di un Marsupiale. Milano, 1900.

En résumé, les collatérales du cylindre-axe des cellules de Purkinje forment, avant de se terminer, deux plexus concentriques où les bifurcations abondent : 1° un *plexus profond* ou *sous-cellulaire* que nous pourrions appeler *plexus* ou *strie des collatérales secondaires*, et 2° un *plexus sus-cellulaire* auquel nous donnerons le nom de *plexus des collatérales tertiaires et quaternaires* (fig. 12, B, C).

Des collatérales peuvent encore prendre naissance sur le cylindre-axe des cellules de Purkinje pendant son trajet à travers la substance blanche. Les préparations au chromate d'argent et au bleu de méthylène ne laissent aucun doute à cet égard (fig. 12, *c*). Parfois l'axone se dédouble au moment où il atteint la substance blanche ; l'une des branches de bifurcation, la principale, s'éloigne alors de son lieu d'origine et s'engage dans l'axe de la circonvolution ; l'autre, après un parcours variable et des subdivisions successives, finit par s'incorporer au plexus sous-cellulaire que nous venons de décrire. En général, plus

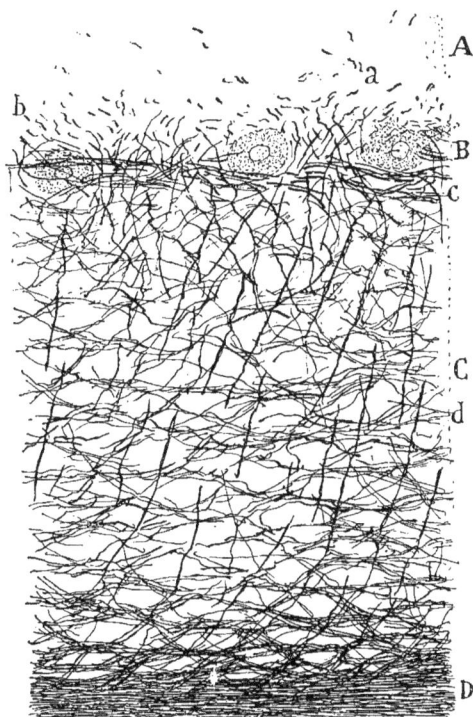

Collatérales nées sur l'axone de Purkinje dans la substance blanche ; bifurcation de l'axone.

Fig. 14. — Fibres à myéline d'une lamelle cérébelleuse ; homme adulte. Méthode de Weigert-Pal.

A, région inférieure de la couche plexiforme ; — B, cellules de Purkinje ; — C, couche des grains ; — D, substance blanche ; — *a*, *b*, fibres à myéline de la couche moléculaire, représentant des collatérales des cellules de Purkinje ; — *c*, faisceaux horizontaux de collatérales ; — *d*, groupes de grains séparés par des fibres à myéline.

le point de départ d'une collatérale est bas placé, plus la zone à laquelle elle distribue sa ramification se trouve distante de ce point. Cet éloignement a pour conséquence une plus grande extension de l'arborisation terminale ; certaines collatérales arrivent ainsi à embrasser dans leurs subdivisions un espace extrêmement vaste, presque une moitié de circonvolution cérébelleuse. A ce point de vue, on pourrait diviser les collatérales en *supérieures*, reliées seulement aux cellules de Purkinje voisines, et en *inférieures* connexionnées avec des groupes fort éloignés de ces mêmes éléments.

Origine des collatérales dans les préparations neurofibrillaires.

Il est difficile de bien distinguer l'origine des collatérales dans les préparations neurofibrillaires. Cela tient, d'une part, à la grande ténuité de la portion initiale de ces fibres et, d'autre part, au peu d'affinité de leur charpente filamenteuse pour l'argent colloïdal. On tourne la difficulté en recourant à des préparations d'animaux jeunes, de chats ou de chiens âgés de quelques jours, par exemple ; l'origine des collatérales s'imprègne alors, montrant qu'elle est plus mince et plus pâle que le reste (fig. 13, *a*, *b*, *c*).

Terminaisons des collatérales :
1° d'après la méthode de Golgi.

Nous avons maintenant à nous demander où et comment se terminent les collatérales des neurones de Purkinje. Golgi[1], qui a fait la découverte de ces fibres, crut qu'elles se perdaient dans un plexus ou plutôt dans un réseau diffus, répandu, partie dans la couche des grains, partie dans la zone moléculaire. Nos premières recherches sur le cervelet[2] nous permirent de

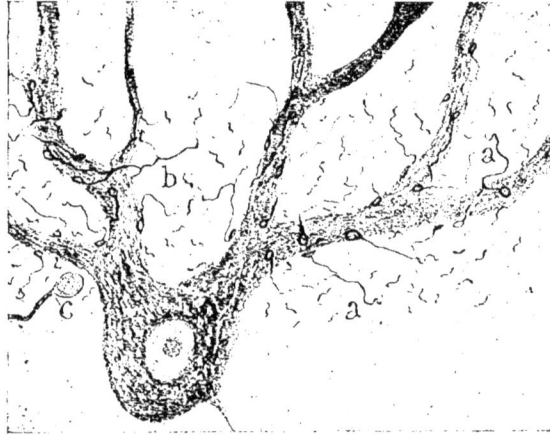

Fig. 15. — Cellule de Purkinje du chien adulte. Méthode du nitrate d'argent réduit.

a, *b*, fibrilles nerveuses terminées par des anneaux sur les grosses tiges des cellules de Purkinje ; — *c*, massue terminale d'une fibre transversale de la couche moléculaire. — On a supprimé dans ce dessin toutes les fibres nerveuses qui entourent la cellule de Purkinje, afin de ne laisser subsister que les branches terminales des collatérales ascendantes.

suivre ces filaments jusqu'à la zone plexiforme, chez les mammifères nouveau-nés, et de voir qu'après de multiples ramifications ils se terminent exclusivement dans cette zone; mais il ne nous fut pas possible de connaître leur mode de terminaison. De nouvelles recherches nous ont conduit à serrer la question de plus près, en nous apprenant qu'aussitôt après avoir

1. Golgi, Sulla fina anatomia degli organi centrali del sistema nervoso, 1886, Pl. XI.
2. S. Ramón y Cajal, Estructura de los centros nerviosos de las aves. *Rev. trimestr. de histol.*, etc., n°ˢ 1 et 2, 1888. — Sobre las fibras nerviosas de la capa granulosa del cerebelo. *Rev. trimestr. de histol.*, etc., n° 4, 1889. — Sur les fibres de la couche granuleuse du cervelet et sur l'évolution des éléments cérébelleux. *Internat. Monatsschr. f. Anat. u. Physiol.*, Bd. VII, 1890.

perdu leur manchon de myéline, les derniers rameaux longitudinaux et parallèles de ces collatérales se transforment, vraisemblablement, en fibrilles variqueuses, très longues et peu ou pas ramifiées.

Enfin, les méthodes neurofibrillaires [1] nous ont révélé la disposition réelle et le mode véritable de contact des branchilles terminales issues des collatérales. La figure 15, dessinée d'après des préparations obtenues par ces méthodes, montre, qu'après divisions, les ramuscules terminaux s'appliquent sur le tronc et les grosses branches dendritiques des cellules de Purkinje et qu'ils s'achèvent par un anneau neurofibrillaire minuscule.

2° d'après les méthodes neurofibrillaires.

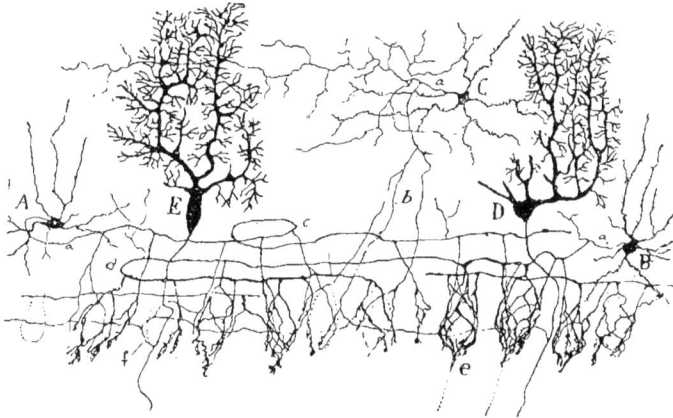

Fig. 16. — Coupe transversale d'une lamelle cérébelleuse : cobaye d'un mois. Méthode de Golgi.

A, cellule à corbeilles dont le cylindre-axe décrit un crochet ; — B, autre cellule à corbeilles dont l'axone se replie sur lui-même à sa terminaison ; — C, cellule étoilée à cylindre-axe dirigé horizontalement et n'envoyant à la région des corbeilles qu'une seule collatérale, mince et descendante pour y contribuer ; — E, D, cellules de Purkinje déplacées ; — e, pointe de pinceau des corbeilles.

Le cylindre-axe des cellules de Purkinje a été découvert par Deiters. Boll et Denissenko [2] en signalèrent la continuité jusqu'à la substance blanche, sans donner toutefois une démonstration définitive de ce fait. C'est à Golgi que revient le mérite d'avoir changé cette assertion en vérité établie. Il parvint, grâce à sa méthode, à voir, en outre, les collatérales du cylindre-axe qu'il étudia principalement chez l'homme. Nous avons confirmé, à notre tour, l'existence de ces collatérales chez le chien, le lapin, le rat et les oiseaux [3]. Nous avons découvert, en même temps, les étranglements de l'axone et montré que les collatérales de la cellule de Purkinje sont identiques aux tubes longitudinaux signalés par Henle, Kölliker et d'autres dans l'étage inférieur de la première assise cérébelleuse. Retzius [4] a constaté également les divisions des collatérales

Historique de l'axone et des collatérales des cellules de Purkinje.

1. S.-R. Cajal et R. Illera, Quelques nouveaux détails sur la structure de l'écorce cérébelleuse. *Trav. du Lab. de recher. biol.*, fasc. 1 et 2, avril 1907.
2. Denissenko, Zur Frage über den Bau der Kleinhirnrinde bei den verschiedenen Klassen von Wirbeltieren. *Arch. f. mikrosk. Anat.*, Bd. XIV, H. 2, 1877.
3. S.-R. Cajal, voir note précédente.
4. Retzius, Die nervösen Elemente der Kleinhirnrinde. *Biol. Untersuch.*, N. F. Bd. III, 1892.

de Purkinje dans la couche plexiforme; il a donné une excellente reproduction de celles qu'il a étudiées chez le chien.

Opinions de Popoff et Held sur la terminaison des collatérales de Purkinje.

A propos de la terminaison des collatérales, qu'on nous permette de rapporter une opinion singulière soutenue par Popoff[1]. Cet histologiste prétend qu'elles se comportent exactement comme les fibres grimpantes, c'est-à-dire qu'elles montent le long du tronc et des branches dendritiques de la cellule de Purkinje. Held[2] partage cette manière de voir, ainsi qu'il ressort de certains de ses travaux. Nous avouerons que, malgré tous nos efforts pour confirmer ce fait, il nous a été tout à fait impossible de surprendre l'entrée d'une collatérale de cellule de Purkinje dans un plexus grimpant. Nous croyons, d'ailleurs, qu'on ne peut absolument pas embrasser le trajet entier d'une collatérale, non seulement chez le mammifère adulte, mais encore chez le jeune, car ses branches parcourent de très vastes étendues, ce que Popoff et Held ne semblent pas avoir vu. Tout ceci nous porte à penser que ces auteurs se sont peut-être trompés, et ont pris, par exemple, de simples rameaux aberrants de fibres grimpantes pour des collatérales de cellules de Purkinje. Peut-être aussi, leur méprise a-t-elle été provoquée par le trajet capricieux des collatérales de Purkinje chez les jeunes mammifères. On sait, en effet, qu'à cet âge les fibres collatérales se ramifient abondamment dans la proximité des cellules de Purkinje et semblent devoir se terminer sur le corps ou le tronc protoplasmique de ces corpuscules. Mais ce n'est qu'une apparence due à un état transitoire. Déjà, chez les mammifères âgés de vingt à trente jours, époque où l'arborisation collatérale atteint un plus grand développement, il est manifeste que ses branches de division ne sont nullement terminales; elles donnent naissance à d'autres branches, qui parcourent de si vastes espaces le long des lamelles qu'il 'est impossible d'en surprendre la terminaison dans la même coupe. Cet allongement extraordinaire des branches du plexus supérieur est assez précoce, puisque chez l'enfant nouveau-né (fig. 69, *B*) on aperçoit déjà quelques-unes de ces fibrilles longitudinales dont l'étendue est telle qu'elles apparaissent toujours sectionnées dans les coupes transversales.

Held a encore annoncé que certaines collatérales se terminent sur leurs cellules d'origine, d'où le nom d'*auto-collatérales* qu'il leur donne ; il a également avancé que des branches issues de ces collatérales prennent part à l'édification des corbeilles terminales. Nous regrettons de n'avoir pu confirmer ni l'une ni l'autre de ces assertions.

Cellules de Purkinje déplacées. — Les cellules de Purkinje forment, en général, une rangée unique et régulière sur la limite des deux premières couches. Chez certains animaux, tels que le cobaye, on observe cependant, de temps à autre, des éléments de ce genre qui se trouvent hors de leur place, épars dans la zone moléculaire (fig. 16, *D*), dont ils ne dépassent guère le tiers moyen. Il en est de même chez les passereaux, où, d'après les observations d'Illera et les nôtres, ces corpuscules déplacés ne sont pas rares et peuvent être fort éloignés de leur position normale (fig. 17, *A*). Ces neurones déplacés ont habituellement un corps fusiforme ou triangulaire;

1. POPOFF, Weitere Beiträge zur Frage über die Histogenese der Kleinhirnrinde. *Biol. Centralbl.*, 1896.
2. HELD, Beiträge zur Structur der Nervenzellen und ihrer Fortsätze. *Arch. f. Anat. a. Physiol., Anat. Abtheil*, 1897.

leur cylindre-axe fournit des collatérales (fig. 16, *f*) dont l'arborisation se répand dans la couche plexiforme comme celle des neurones normaux.

Les préparations au Nissl montrent également ces neurones déplacés. Elles nous apprennent que ces éléments sont très irrégulièrement disséminés, car ils abondent en certains points et manquent tout à fait en d'autres. Fait intéressant : les cellules de Purkinje normalement situées sont rares dans les régions où les déplacées sont nombreuses.

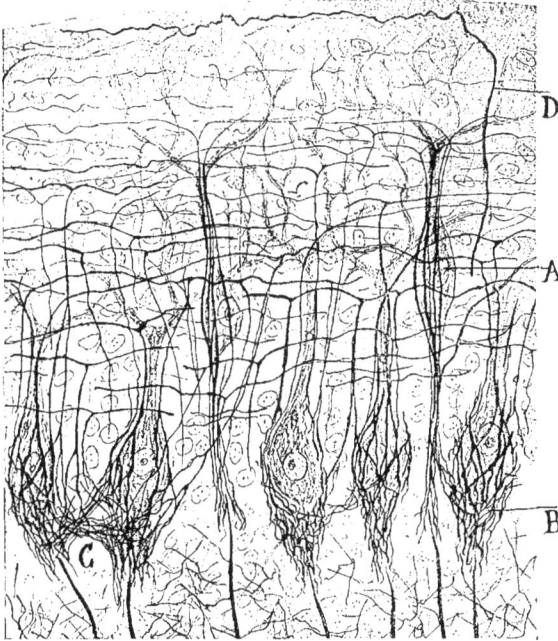

FIG. 17. — Couche plexiforme du cervelet d'un passereau.
Méthode du nitrate d'argent réduit.

A, cellule de Purkinje déplacée ; — B, corbeille ordinaire ; — C, corbeilles entrelacées ; D, fibre grosse issue de la substance blanche.

Grandes cellules étoilées ou cellules étoilées profondes ou encore cellules à corbeilles. — Lorsqu'on étudie des coupes de cervelet traitées par la méthode de Nissl, on voit de-ci de-là, dans la masse pâle et grenue de la couche plexiforme, des cellules polygonales, triangulaires ou étoilées dont la taille, oscillant chez l'homme entre 10 et 20 μ, décroît à mesure qu'on se rapproche de la surface des lamelles. C'est dans le tiers inférieur de la couche moléculaire que ces neurones sont les plus fréquents ; ils ne laissent entre eux, en ce point, que des intervalles dont l'étroitesse relative s'exagère encore chez les mammifères de petite taille (fig. 18).

Répartition.

A l'aide d'un bon objectif apochromatique, on découvre dans ces corpuscules profonds : un noyau vésiculeux renfermant un nucléole sphéri-

Aspect au Nissl.

que ; un corps dont le protoplasma peu abondant contient ou une très faible proportion de substance chromophile ou quelques granules périphériques. Quant aux dendrites, elles sont si dépourvues de granulations de Nissl qu'il est impossible de les suivre. De même, c'est à peine si l'on peut deviner l'existence de traces de substance chromatique dans les neurones plus rares et plus petits qui se trouvent dans la moitié externe de la zone plexi-

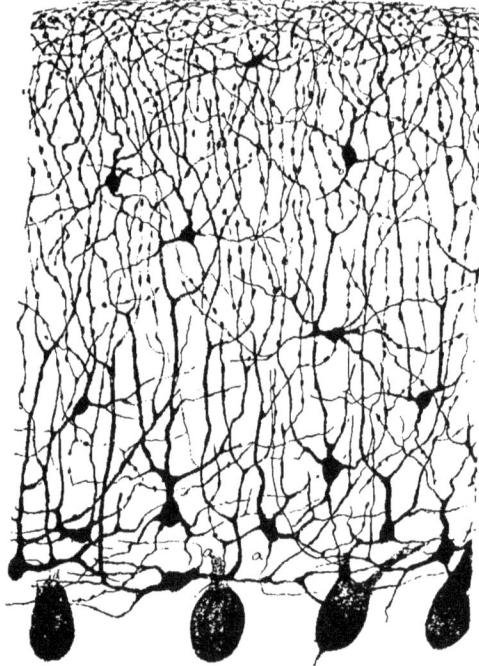

FIG. 18. — Cellules étoilées superficielles et profondes de la couche plexiforme ; chat adulte. Méthode d'Ehrlich. — On remarquera dans cette figure l'aspect variqueux des dendrites et l'accumulation de ces dernières dans les régions superficielles.

a, cylindre-axe.

forme, car le protoplasma y est aussi réduit que dans les grains de la seconde couche (fig. 1, *a*).

Prédominance des dendrites ascendantes.

Dendrites. — Les appendices protoplasmiques des cellules à corbeilles logées dans la moitié et surtout dans le tiers inférieur de la zone moléculaire apparaissent très nettement dans les préparations au chromate d'argent et au bleu de méthylène. Chaque cellule en fournit trois, quatre ou davantage, comme Golgi l'a montré. Ces prolongements se dirigent en tous sens, se bifurquent à plusieurs reprises et se terminent par des extrémités libres dans les limites de la première couche (fig. 18). Leur direction permet de les distinguer en descendantes, ascendantes et latérales ou horizontales.

Les dendrites descendantes sont rares, courtes ; elles manquent totalement dans les cellules les plus profondes. Les horizontales ou latérales sont beaucoup plus longues et plus épaisses ; elles deviennent souvent ascendantes après un trajet d'étendue variable et fournissent toujours un bon nombre de rameaux secondaires verticaux ou obliques. Les dendrites ascendantes sont les plus volumineuses ; leur épaisseur est même considérable chez les mammifères, tels que le chat, le chien, le lapin ; elles se portent vers la périphérie de la lamelle cérébelleuse, tantôt en droite ligne, tantôt en serpentant ;

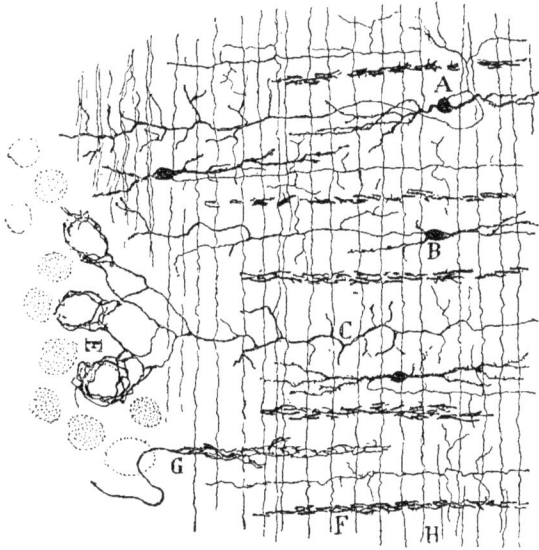

FIG. 19. — Coupe tangentielle et oblique d'une lamelle cérébelleuse ; cobaye.
Méthode de Golgi.

A, B, cellules à corbeilles ; — C, un cylindre-axe de ces cellules formant trois plexus péricellulaires tels que E ; — F, ramure dendritique des cellules de Purkinje sectionnée transversalement ; — G, fibres grimpantes ; — H, fibrilles parallèles.

elles se bifurquent plusieurs fois en chemin et se terminent au voisinage de la surface du cervelet. Il n'est pas rare qu'arrivées en ce point elles s'infléchissent pour redescendre ou pour donner des branchilles horizontales et marginales.

Si l'on veut se rendre parfaitement compte de la prépondérance des dendrites ascendantes sur leurs congénères et de l'accumulation de la plupart de leurs branches terminales au voisinage de la membrane basale, c'est aux préparations effectuées par la méthode d'Ehrlich qu'il faut s'adresser (fig. 18). Ces préparations ont l'avantage sur celles qu'on obtient par la technique de Golgi de montrer dans une seule coupe et fort bien colorées toutes les cellules de la couche plexiforme, à l'exception de celles de Purkinje. Elles permettent encore de voir que les dendrites ascendantes sont extrêmement riches en cette substance cyanophile, qui donne un aspect

Les dendrites :
1° dans les préparations au bleu de méthylène.

variqueux aux appendices protoplasmiques en s'y amassant sur certains points pendant la fixation du pigment. Le corps cellulaire acquiert souvent lui-même une teinte bleue si foncée qu'il est fort difficile de distinguer le noyau.

2° au chro-
mate d'argent ;
leurs épines.

Les coupes traitées par le chromate d'argent, sont beaucoup plus incomplètes au point de vue du nombre des cellules imprégnées, comme nous venons de le dire ; elles possèdent, par contre, une supériorité ; elles nous révèlent, en effet, les épines des dendrites, ce que les préparations au bleu de méthylène ne font que rarement. Ces appendices, plus longs et moins nombreux que ceux des cellules de Purkinje, recouvrent même le corps de la cellule étoilée.

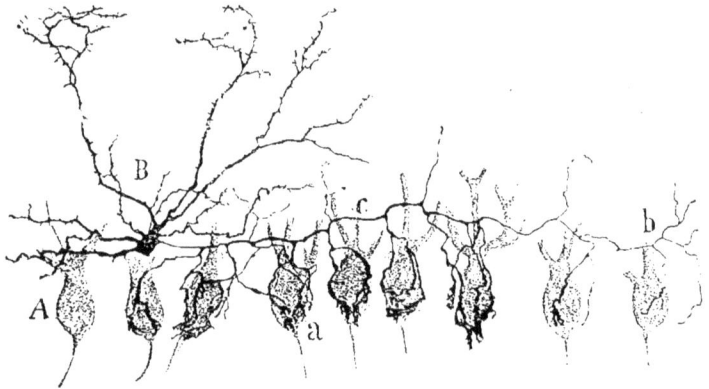

Fig. 20. — Une cellule à corbeilles ; rat blanc. Méthode de Golgi.

A, cellules de Purkinje ; — a, arborisations périsomatiques en corbeilles ; — b, portion terminale et amincie du cylindre-axe à corbeilles ; — c, portion initiale épaisse du même.

Orientation
transversale
de la ramure
dendritique.

Nous avons montré [1] que la ramure dendritique des neurones de cette espèce est aplatie et orientée exactement dans le même sens que l'arborisation des cellules de Purkinje. Ces deux sortes de ramifications sont donc parallèles et plus ou moins régulièrement alternantes, car la ramure des cellules étoilées occupe d'habitude l'espace lamellaire que laissent entre eux les branchages des corpuscules de Purkinje (fig. 19, A, B). L'aplatissement n'est cependant pas aussi exact dans l'arborisation des cellules à corbeilles, et un rameau ou le corps lui-même de ces corpuscules peut très bien s'écarter du plan commun pour faire hernie au travers du buisson protoplasmique des neurones de Purkinje.

Historique.

Cylindre-axe. — C'est Golgi [2] qui a découvert l'axone des cellules étoilées profondes et montré qu'il parcourt de grandes distances dans la couche plexiforme ; il a encore prouvé, en collaboration avec Fusari [3], que cet axone

1. S. Ramón y Cajal, *Internat. Monatsschr. f. Anat. u. Physiol.*, Bd. VI, 1889.
2. Golgi, Sulla fina anatomia, etc., 1886.
3. Golgi e Fusari, Sull'origine delle fibre nervose nello strato molecolare delle circunvoluzioni cerebrali dell'uomo. *Atti della Reale Accad. di Scienze di Torino*, t. XIX, 1886.

possède un itinéraire régulier et horizontal ou plutôt parallèle à la couche moléculaire.

Denissenko, Meynert, Huguenin [1], Bellonci [2], Schwalbe [3] avaient certainement vu déjà cet axone, mais ils en ignorèrent et la nature et l'origine.

Voici ce que dans notre premier travail sur ce sujet [4] nous avons ajouté à la description de l'histologiste de Pavie et de son collaborateur :

« Tout d'abord, la direction de ces cylindres-axes n'est pas seulement horizontale ; elle est encore transversale, c'est-à-dire perpendiculaire au grand axe des lamelles, en sorte qu'ils croisent à angle droit les fibrilles parallèles. Par suite de cette disposition, c'est dans les coupes transversales des circonvolutions cérébelleuses que ces cylindres-axes présentent leur plus grande étendue (figs. 16, c, 20 et 23) ; c'est donc là qu'on peut les suivre sur de grandes distances. Il en est tout autrement dans les coupes longitudinales, où ils sont, au contraire, sectionnés en travers. Pendant leur parcours transversal, ils passent entre les rangées des cellules de Purkinje sans y toucher, et suivent les courbures de la circonvolution, en décrivant tantôt une concavité, tantôt une convexité, selon les sinuosités mêmes de la substance grise (fig. 19, C).

Direction, orientation et situation.

« Ces fibres transversales donnent des collatérales ascendantes et descendantes.

Les branches ascendantes sont très fines, variqueuses et se ramifient en cours de route ; leurs derniers ramuscules arrivent parfois jusque près de la surface du cervelet (figs. 22, b et 23, a).

Collatérales : 1° ascendantes. 2° descendantes.

« Les collatérales descendantes sont plus grosses et plus nombreuses. Leur itinéraire est toujours le même. Elles partent souvent de certains angles ou inflexions présentés par les cylindres-axes (figs. 22 et 23, a, b), descendent presque perpendiculairement tout en augmentant un peu d'épaisseur, et se terminent par un bouquet de ramuscules courts, épais, variqueux, situés autour et au-dessous des cellules de Purkinje auxquelles ils adhèrent intimement. Ces houppes de ramuscules sont absolument constantes ; on les trouve chez les mammifères comme chez les oiseaux, et lorsque l'imprégnation est complète, elles forment par leur ensemble une rangée de nids terminés en pointe de pinceau et tout à fait caractéristiques (figs. 16, e et 17).

Corbeilles et pointes de pinceau.

« Aucun des ramuscules de ces houppes ne traverse la zone des grains pour se rendre à la substance blanche ; nous nous en sommes assuré en explorant le cervelet, avec le plus grand soin, chez l'homme, le chat, le chien, le cobaye, le lapin, les oiseaux. L'extrémité inférieure du nid ou pointe de pinceau est constituée par des filaments granuleux, minces, très rapprochés et comme collés les uns aux autres ; leur couleur dans les coupes au Golgi est

1. MEYNERT-HUGUENIN, Anatomie des centres nerveux. 1879, p. 355.
2. BELLONCI, Contribuzione all'istologia del cervelletto. *Atti dell'Accademia di Ferrara.* 6 Maggio, 1883.
3. SCHWALBE, Lehrbuch der Neurologie, 1883.
4. S. RAMÓN Y CAJAL, Sobre la fibras nerviosas de la capa molecular del cerebelo. *Rev. trimestr. de histol.,* etc., n° 2, 1888 (Traduit en allemand dans *Internat. Monatssch. f. Anat. u. Physiol.,* 1889). — Estructura de los centros nerviosos de las aves. *Rev. trimestr. de histol.,* etc., n° 1, Mayo, 1888.

café clair ou rouge brique. Quant au nid lui-même, il est dû au concours d'un grand nombre de branches descendantes et ramifiées qui proviennent de plusieurs cylindres-axes de cellules étoilées. Un détail à ajouter : l'extrémité du pinceau entoure la partie initiale, non myélinisée, du cylindre-axe des cellules de Purkinje et se prolonge sur elle (figs. 16 e, et 23). Cette disposition est portée à son maximum chez les oiseaux (fig. 17, B). Lorsque les cylindres-axes de Purkinje se dirigent obliquement, les pinceaux, obligés de les suivre, s'inclinent dans le même sens.

Connexion de la pointe de pinceau avec le début de l'axone de Purkinje.

« Cette articulation entre la pointe des nids et le cylindre-axe des cellules de Purkinje est également visible sur les coupes colorées par l'acide osmique ou par le mélange d'acide osmique et de nitrate d'argent, appelé liquide de Boveri. Dans ces préparations, le pinceau se montre sous la forme d'un cône de substance à la fois fibreuse et granuleuse, teintée légère-

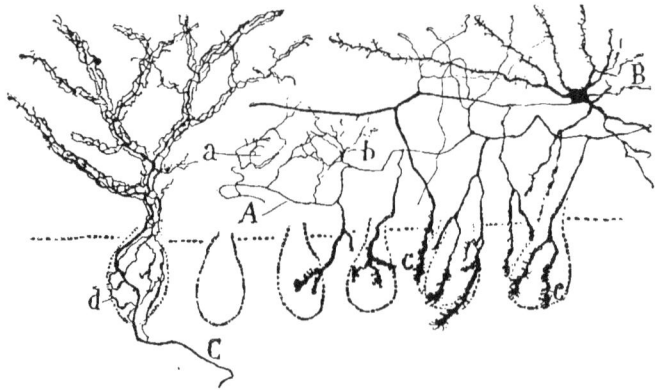

FIG. 21. — Un fragment de la couche plexiforme ; cobaye âgé de deux mois. Méthode de Golgi.

A, cylindre-axe d'une cellule à corbeilles ; — B, une cellule à corbeilles ; — C, fibre grimpante ; — a. b, collatérales semblant former des nids lâches autour des cellules à corbeilles ; — c, appendices collatéraux ou denticules, des branches axiles formant les corbeilles.

ment en brun par l'acide osmique et placée au-dessous des cellules de Purkinje. Le cylindre-axe de ces corpuscules traverse l'axe du pinceau et ne se recouvre de myéline que précisément un peu au delà de sa pointe. »

Ici s'arrêtent les renseignements qu'il nous fut possible de fournir, en 1888, sur les cylindres-axes des cellules étoilées et sur les corbeilles péricellulaires dues à la réunion de leurs collatérales descendantes. Nous allons exposer maintenant ceux que des recherches ultérieures nous ont permis de recueillir.

Épaisseur et collatérales variables de l'axone à corbeilles suivant les niveaux.

En thèse générale, le cylindre-axe et ses branches sont d'autant plus épais que leur cellule d'origine est placée plus bas dans la couche plexiforme. C'est ainsi que les fibres axiles transversales, situées dans l'étage des cellules de Purkinje, sont les plus épaisses de toutes et, en même temps, les plus abondamment pourvues de collatérales ; la figure 23, en b, en donne la preuve. La même figure montre, en *C*, que les fibres qui se trouvent dans la région moyenne de la couche plexiforme sont, au contraire, beaucoup plus minces et n'envoient aux nids que deux ou trois branches grêles et longues. Chez les animaux adultes, les branches formatrices des corbeilles sont très épaisses ; des denticules ou appendices collatéraux courts les recouvrent, comme, par exemple, chez le lapin et le cobaye (fig. 21, *c*).

Denticules des collatérales.

On peut distinguer, sous le rapport du nombre et de la position des collatérales émises par les cylindres-axes, deux variétés de cellules à corbeilles. 1° Dans l'une, l'axone horizontal et très long projette, pendant tout son parcours, des branches descendantes, et se termine lui-même en participant à un nid, tout comme l'un quelconque de ses rameaux (fig. 23, *B*) ; 2° dans l'autre, le cylindre-axe produit aussi des branches descendantes épaisses, mais uniquement dans la première moitié ou le premier tiers de son trajet ; pendant le reste de son itinéraire, il ne donne naissance qu'à un nombre fort restreint de collatérales minces, à parcours variable et uniquement distribuées dans la zone moléculaire. Il n'est pas rare que le cylindre-axe se bifurque ; chacune de ses branches fournit alors des collatérales à deux séries de corbeilles (fig. 23, *C*). Parfois, la partie terminale des cylindres-axes qui se dédoublent ainsi, s'amincit considérablement ; mais, même, dans ce cas, elle envoie quelques ramuscules fins et, pour ainsi dire, rudimentaires aux nids péricellulaires (fig. 20, *b*). Pour en finir avec ces variétés, ajoutons qu'il existe tous les passages entre les cellules à corbeilles et les neurones étoilés à cylindre-axe horizontal, placés plus en dehors, vers la périphérie. Les branches collatérales, issues de ces derniers corpuscules, ne descendent jamais jusqu'aux cellules de Purkinje, comme nous le verrons plus loin.

Axones complètement et incomplètement à corbeilles.

Axones bifurqués à corbeilles.

Formes de transition.

La longueur du cylindre-axe autoriserait aussi à faire des distinctions parmi les cellules à corbeilles. Les unes ont un axone relativement court ; on en peut apercevoir la naissance et la terminaison dans une seule et même coupe, car il n'embrasse dans ses branches qu'une série de huit à dix neurones de Purkinje ; les autres possèdent, au contraire, un cylindre-axe extrêmement long, si long même qu'il ne se colore jamais entièrement. Mentionnons enfin la disposition suivante, déjà signalée par Golgi et relativement constante chez les mammifères et les oiseaux : le cylindre-axe, à ses débuts, décrit un grand crochet ou une boucle qui le fait changer de niveau ; néanmoins il finit par devenir transversal et se bifurque même parfois non loin de son origine. Ces courbes se produisent quelquefois à une grande distance du point de départ de l'axone, au voisinage même de sa terminaison (fig. 16). Nous reviendrons sur ces courbes et sur leur signification quand nous étudierons l'histogénèse du cervelet.

Variétés de longueur de l'axone à corbeilles.

Axones à crochets et rebroussements.

L'application des méthodes neurofibrillaires aux cellules à corbeilles a permis d'y révéler un certain nombre de détails nouveaux que nous allons résumer ici. La charpente filamenteuse de ces neurones est très lâche, très délicate (fig. 22, *A*, *B*, *D*) ; elle se condense en sommet de cône pour former le cylindre-axe. Ce sommet du cône protoplasmique est d'une telle finesse qu'il faut user des objectifs apochromatiques les plus puissants pour

Aspect de l'axone à corbeilles dans les coupes neurofibrillaires.

le distinguer. Tout le faisceau des neurofibrilles qui y convergent semble se fondre à son niveau en un seul et unique filament extrêmement ténu et pâle ; puis, brusquement, les neurofibrilles se multiplient ; un faisceau épais de fibrilles intensément colorées remplace le filament unique et pâle. Elles se multiplient encore pour former les branches secondaires qui donnent naissance aux corbeilles (fig. 22, a).

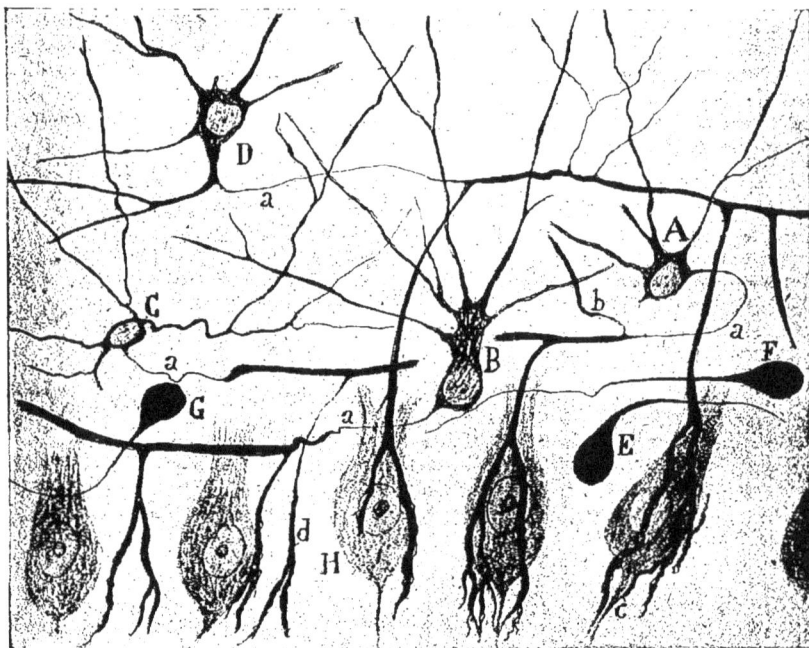

FIG. 22. — Portion d'une coupe de cervelet ; chien adulte.
Méthode au nitrate d'argent réduit.

A, B, C, D, cellules étoilées de la couche moléculaire ; — E, F, G, massues nerveuses provenant de fibres retardataires ; — H, cellules de Purkinje ; — a, portion rétrécie du cylindre-axe ; — b, collatérales ascendantes du cylindre-axe ; — c, pointes des ramifications du cylindre-axe des cellules à corbeilles ; — d, les ramifications du cylindre-axe des cellules à corbeilles.

Si l'on compare des préparations au chromate d'argent ou au bleu de méthylène à des coupes imprégnées par le nitrate d'argent réduit, on ne peut manquer d'être frappé par la différence que présentent les diamètres de la portion initiale de l'axone, car cette portion est infiniment plus ténue dans les secondes que dans les premières. On en conclut très légitimement qu'il doit exister autour du faisceau neurofibrillaire une couche épaisse de neuroplasma.

Les nids péricellulaires dont nous venons d'achever la description constituaient, au moment où nous les avions fait connaître, la première observation positive d'une terminaison de cylindre-axe dans la substance grise. Leur existence établissait trois faits, ainsi que nous le faisions remarquer dans la monographie que nous avons citée si souvent : 1° les courants nerveux peuvent se propager par contact ; ils passent d'un corpuscule à l'autre à travers le ciment intercellulaire ; 2° les arborisations axiles peuvent être le point de départ des ondes nerveuses, tandis que le corps de la cellule en est le point récepteur ; 3° la partie initiale du cylindre-axe, dépourvue de myéline, est susceptible de recevoir les courants, tout comme le corps du neurone.

Les découvertes non moins intéressantes que nous fîmes bientôt dans le cervelet et tous les travaux que nous exécutâmes ensuite sur l'anatomie fine de la moelle, des ganglions rachidiens, des lobes optiques, du bulbe olfactif, de la rétine, du cerveau, etc., prouvèrent que le fait de relation intercellulaire ainsi trouvé par nous n'était pas un cas particulier et anormal ; ils prouvèrent aussi que nous avions découvert de la sorte la formule vraie du mode de connexion des neurones et celle du passage des courants dans les centres nerveux.

Les premières confirmations furent apportées par Kölliker [1] ; il donna aux nids et pinceaux axiles, découverts par nous, le nom de *corbeilles fibrillaires* (*Faserkörbe,* en allemand) et aux cellules étoilées qui les produisent, celui de *cellules à corbeilles* (*Korbzellen*) ; ces désignations sont devenues classiques.

Van Gehuchten [2], Retzius [3], Falcone [4], Lugaro, Azoulay, Smirnow, Held, Dogiel et bien d'autres encore constatèrent également l'existence des corbeilles et acceptèrent l'interprétation physiologique que nous en avions donnée. La simplicité du sujet ne leur permit d'ajouter à notre description qu'un petit nombre de détails nouveaux.

La découverte des pinceaux descendants est venue fort à propos rendre compte d'un aspect que le corps des cellules de Purkinje présente sur son contour, lorsqu'on étudie ces neurones par les méthodes de coloration non électives. Cet aspect, qui provoqua bien des hésitations et des erreurs, est le suivant : le corps porte, à sa partie inférieure, une masse granuleuse abondante, sillonnée de vacuoles ou de fentes et enveloppée dans un sac ou prolongement de la capsule cellulaire. Denissenko, qui avait fait cette remarque, alla jusqu'à penser que chez les oiseaux cette masse granuleuse était formée par un peloton de fibres nerveuses renfermé dans le sac. Berkley [5], frappé du même aspect, fit de cette masse une grosse capsule ; enfin, Weigert [6] tendit à l'envisager comme un plexus de filaments névrogliques, erreur vraiment impardonnable de la part d'un histologiste d'une telle valeur. Il s'agissait là, comme on l'a sans doute deviné, des pointes de pinceau.

1. Kölliker, Das Kleinhirn. *Zeitschr. f. wissensch. Zool.*, Bd. XLIX, H. 4, 1890.
2. Van Gehuchten, La structure des centres nerveux ; la moelle épinière et le cervelet. *La Cellule*, t. VI, fasc. 2, 1890.
3. Retzius, Die nervösen Elemente der Kleinhirnrinde. *Biol. Untersuch.* N. F., Bd. III, 1892.
4. Falcone, La corteccia del cervelletto. Napoli, 1893.
5. Berkley, The cerebellar cortex of the dog. *John Hopkin's Hospital Reports*, vol. III, nᵒˢ 4, 5 et 6, Baltimore, 1893. (Cet auteur ne semble pas avoir eu connaissance de nos travaux sur le cervelet.)
6. Weigert, Beiträge zur Kenntniss der normalen menschlichen Neuroglia, etc. Frankfurt am Main, 1895.

Historique des corbeilles de Purkinje.

Aspects trompeurs des corbeilles par les méthodes non électives.

*Leurs gra-
nules fuchsi-
nophiles ou
neurosomes.*

Held [1] est un de ceux qui ont étudié de la façon la plus minutieuse les nids ou corbeilles terminales. Il a appliqué à ces éléments la méthode de Golgi ainsi que ses procédés de coloration des granules ou bioblastes d'Altmann. Il a prouvé, à l'aide de ces dernières techniques, que les branches épaisses et variqueuses des nids renferment un grand nombre de ces granules fuchsinophiles ou neurosomes. Il est parvenu également, en certain cas, à imprégner simultanément par le bichlorure de mercure la corbeille et le corps de la cellule de Purkinje.

*Incrustation
des corbeilles
dans la cellule
de Purkinje,
selon Held.*

Cette simultanéité de coloration implique, selon Held, une intimité plus grande qu'on ne se figure d'ordinaire entre le corps de la cellule et le nid qui l'englobe. D'après lui, encore, les terminaisons axiles qui forment les nids *s'incrusteraient* dans le protoplasma du corps de la cellule chez les adultes, d'où une adhérence si étroite entre ces deux facteurs qu'elle équivaut à une anastomose.

Discussion.

Que quelques fibres intérieures du nid soient accolées étroitement au corps de la cellule de Purkinje, nous ne le nions pas ; mais nous ne pouvons admettre *l'incrustation* ; nous n'envisageons pas non plus l'imprégnation simultanée et d'ailleurs très rare des deux facteurs de l'articulation comme un argument sérieux en faveur de leur continuité ou de leur soudure. Au reste, il arrive souvent que le ciment intercellulaire s'imprègne en même temps que les éléments ; lorsque cette simultanéité de coloration se produit, il en résulte une apparence de continuité qui peut conduire à de graves erreurs. D'autre part, un grand nombre des fibres qui forment les nids n'adhèrent nullement au corps de la cellule de Purkinje ; elles n'y touchent même pas, car elles s'en trouvent éloignées et plongées dans un ciment granuleux (figs. 20 et 23). C'est même cet écartement relatif de certaines branches qui, au début de nos recherches sur les nids péricellulaires, nous fit penser à une communication à distance entre les neurones, à une sorte d'induction. Notre opinion est différente actuellement, puisque nous croyons que cette communication se réalise grâce au pouvoir conducteur du ciment péricellulaire. La discussion à laquelle nous venons de soumettre la théorie de l'incrustation de Held nous amène donc à considérer les faits, sur lesquels s'appuie cet auteur, comme des cas exceptionnels ou des produits artificiels des méthodes employées.

*Coloration
difficile des
corbeilles par
la méthode
d'Ehrlich.*

L'existence des nids péricellulaires a été également constatée par Dogiel [2] chez les oiseaux à l'aide de la technique au bleu de méthylène d'Ehrlich. Nous sommes parvenu aussi à les voir chez le pigeon et la poule par ce procédé ; mais l'imprégnation en est très difficile et inconstante. Malgré des tentatives réitérées sur le cervelet des mammifères, nous n'avons même jamais pu teindre en bleu que les cylindres-axes horizontaux des cellules étoilées, et très incomplètement, au surplus. Les corbeilles résistent donc tout à fait à la coloration par le bleu de méthylène et ressemblent en cela à presque toutes les arborisations axiles terminales des cellules à cylindre-axe court.

*Communica-
tion neurofi-
brillaire des*

Les méthodes de coloration des neurofibrilles ont été, à leur tour, un nouveau moyen d'étude des corbeilles de Purkinje entre les mains de Bethe [3] et de Bielschowski aidé de Wolff [4]. Elles ont conduit ces savants à des conclusions

1. HELD, Beiträge zur Structur der Nervenzellen und ihrer Fortsätze. *Arch. f. Anat. u. Physiol.*, Anat. Abtheil., 1897.
2. DOGIEL, *Arch. f. mikrosk. Anat.*, etc. Bd. XLVII, 1896.
3. A. BETHE, Ueber Neurofibrillen in der Ganglienzellen von Wirbeltieren, etc. *Arch. f. mik. Anat.*, Bd. LV, 1900.
4. BIELSCHOWSKI u. WOLFF, Zur Histologie der Kleinhirnrinde. *Journ. f. Psychol. u. Neurol.*, Bd. IV, 1904.

fort différentes des nôtres. Tandis que nous soutenons que es fibres des corbeilles sont indépendantes les unes des autres et ne font que se superposer au corps de la cellule enveloppée, Bethe, Bielschowski[1], Wolff[2] et Lache[3] affirment que ces fibres sont disposées en un réseau semblable, en principe, au reticulum superficiel de Golgi, reticulum qui n'a rien de nerveux pourtant ; ils prétendent, en outre, que des neurofibrilles se détachent du réseau péricellulaire pour pénétrer dans le protoplasma de la cellule de Purkinje. Nous avons fait ailleurs[4] la critique de ces assertions, erronées à notre avis ; nous ne rappellerons ici que deux faits qui y sont contraires. 1° Nous n'avons jamais réussi à découvrir la moindre anastomose entre les fibres de la corbeille et cela dans les préparations *mêmes* de Bethe et de Bielschowski. Nous y avons observé, par contre, des entrecroisements et d'étroites juxtapositions, qui n'aboutissaient pas à une continuité des neurofibrilles. 2° Il nous a été impossible de voir des neurofibrilles sortir des corbeilles pour pénétrer dans le protoplasma de la cellule enclose ou se continuer avec des fibres provenant d'autres cellules.

Certains auteurs, et parmi eux Golgi et Bielschowski, admettent que les fibres en pointe de pinceau de la corbeille ne se terminent pas au niveau du cylindre-axe qu'elles entourent ; d'après eux, ces fibres se prolongent dans la substance grise ou rebroussent chemin pour se mêler, de nouveau, aux filaments de la corbeille. Cette hypothèse est en contradiction formelle avec les faits. Les méthodes neurofibrillaires prouvent, tout comme les techniques au chromate d'argent et au bleu de méthylène, que les fibres de la pointe du pinceau sont parfaitement libres et se terminent sur la partie initiale du cylindre-axe de Purkinje (figs. 17 et 22). Nous avons vu quelquefois, il est vrai, surtout chez les oiseaux, des fibres rétrogrades ; mais la chose est exceptionnelle ; en tout cas, ces fibres récurrentes se terminent, elles aussi, sur la cellule de Purkinje. On a décrit aussi dans les corbeilles des terminaisons en massues, semblables à celles qui couvrent les cellules motrices ; elles doivent être très rares, car nous ne les avons pas encore aperçues. On trouve bien des terminaisons de ce genre ou des terminaisons en anneaux aux environs des neurones de Purkinje, mais elles appartiennent au cylindre-axe et aux collatérales de ces éléments et non point aux cellules à corbeilles.

Nous nous sommes longuement étendu sur les collatérales descendantes des axones issus des cellules étoilées, sur leurs rapports avec les cellules de Purkinje et sur les nids qu'elles forment ; il est temps de dire maintenant quelques mots des collatérales ascendantes de ces mêmes axones. Ce sujet est fort obscur, ce qui explique la réserve que nous avons gardée sur ce point dans nos précédents travaux. Des observations relativement récentes nous ont conduit néanmoins à penser que les ramuscules émis par ces collatérales ascendantes entrent en contact avec les corps et les dendrites de cellules étoilées voisines. Ces ramuscules peuvent former, comme nous l'avons quelquefois

1. BIELSCHOWSKI, Die histologische Seite der Neuronlehre. *Journ. f. Psychol. u. Neurol.*, Bd. V, 1905.

2. WOLFF, Neue Beiträge zur Kenntniss des Neurons. *Biol. Centralblatt*, Bd. XXV, n°⁵ 20, 21 et 22, 1905.

3. LACHE, Sur les corbeilles des cellules de Purkinje. *C. R. de la Soc. de Biol.*, n° 9, 1906.

4. CAJAL, Las células estrelladas de la capa molecular del cerebelo, etc. *Trab. del Lab. de Invest. Biol.*, t. IV, 1905. — L'hypothèse de M. Apathy sur la continuité des cellules nerveuses entre elles, etc. *Anat. Anzeiger*, n°⁵ 16-17, Bd. XXXIII, 1908.

remarqué (fig. 21, *a*, *b*), de véritables plexus péricellulaires. Quant à la terminaison du cylindre-axe, elle aurait les mêmes rapports que les branches ascendantes, quand elle ne participe pas à l'édification de corbeilles autour des cellules de Purkinje, ce qui est fréquent.

Situation, orientation et aspect.

Cellules étoilées externes ou à cylindre-axe court. — Dans les coupes de cervelet colorées par la méthode de Nissl, on aperçoit, au niveau du tiers externe de la zone plexiforme, des cellules petites, ovoïdes, piriformes ou polygonales, et irrégulièrement disséminées. La plupart de ces neurones semblent orientés ou allongés dans le plan transversal des lamelles. Si on

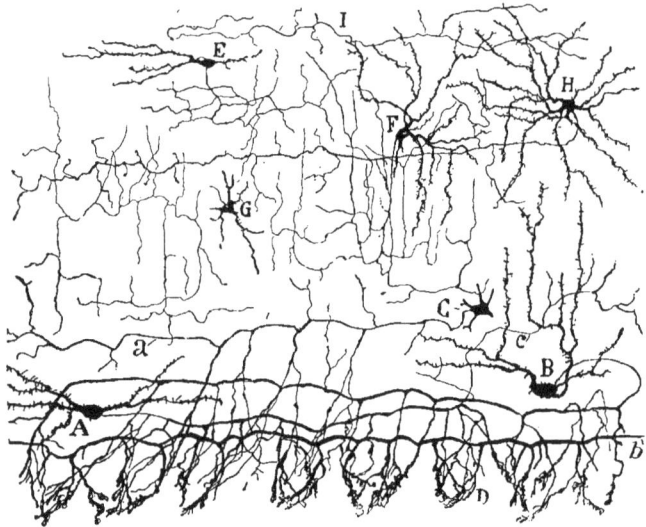

Fig. 23. — Coupe transversale de l'écorce du cervelet ; lapin d'un mois. Méthode de Golgi.

A, B, grandes cellules à corbeilles ; — C, cellule ne contribuant à la formation des corbeilles que par ses collatérales épaisses ; — D, corbeille ; — E, cellule étoilée externe à cylindre-axe fin et très court ; — F, G, cellules à cylindre-axe décomposé en une ample arborisation ; — H, cellule étoilée à cylindre-axe horizontal extrêmement long.

Leurs deux types et leurs espèces.

étudie cette même région à l'aide du chromate d'argent, on y reconnaît aisément deux types de neurones : 1° Dans l'un, les corpuscules sont petits, étoilés, ovoïdes ou fusiformes ; les dendrites, divergentes et finement variqueuses ; le cylindre-axe, très grêle, court, sans itinéraire fixe, et terminé à faible distance par une arborisation libre, couverte d'une multitude de varicosités ; 2° dans l'autre, les cellules sont généralement plus grandes, étoilées, fusiformes ou triangulaires et pourvues d'appendices protoplasmiques plus longs ; l'axone, allongé transversalement, parcourt en serpentant des espaces variables ; il se termine par une arborisation lâche, qui se distribue, ordinairement, dans la moitié externe de la couche moléculaire :

il fournit pendant son trajet quelques collatérales courtes, ascendantes, descendantes ou obliques, qui se terminent dans la région externe même de la couche plexiforme (figs. 16, *C*, et 23, *II*).

La figure 23 montre, en *E*, *F*, *G*, les principales variétés appartenant aux cellules étoilées dont il est question ici. On remarquera que le premier type se subdivise lui-même en deux espèces. *a*) L'une d'elles est représentée par des cellules naines, plus ou moins fusiformes, pauvres en dendrites et munies d'un axone fin, dont les ramuscules terminaux sont en nombre modéré (fig. 23, *E*) ; *b*) l'autre renferme des neurones étoilés plus grands. Dans cette dernière espèce, les dendrites sont plus nombreuses ; quant au cylindre-axe, il épanouit son plexus compliqué de rameaux ascendants et descendants dans une grande partie de l'écorce, et jusque dans l'étage inférieur de la couche moléculaire, réservé, d'habitude, mais non exclusivement, aux cellules à corbeilles (fig. 23, *F*, *G*). Quelques cellules de cette dernière espèce peuvent se trouver dans le tiers inférieur de la première couche cérébelleuse et envoyer même des ramuscules aux corbeilles terminales (fig. 16, *C*).

Historique de leur découverte. — Smirnow[1] a donné une bonne description et de bons dessins des divers types cellulaires que nous venons d'analyser. C'est lui qui a attiré l'attention des neurologistes sur les cellules nerveuses de la couche plexiforme, dont le cylindre-axe, au lieu de contribuer à la formation des corbeilles terminales, se termine par des arborisations libres dans les assises supérieures de cette couche.

Il faut reconnaître, avec Crevatin[2], que ce type de cellule naine à cylindre-axe court avait été vu avant Smirnow par Fusari[3] et même par Ponti[4]. C'est pour cette raison que Crevatin, qui l'a également observé, propose de lui donner le nom de cellule de Fusari et Ponti. Quant aux neurones dont Smirnow a fait son premier type, neurones caractérisés par un cylindre-axe horizontal ne donnant point de collatérales aux corbeilles, nous les avions déjà mentionnés en 1889. Il suffit, pour s'en convaincre, de se reporter à la traduction française de notre travail sur la couche moléculaire[5] ; on y trouve le paragraphe suivant : « *Les fibres transversales ,cylindres-axes des cellules étoilées les plus élevées) manquent souvent de branches descendantes ; lorsque celles-ci existent, elles sont très déliées et ne parviennent pas jusqu'aux corps des cellules de Purkinje ; elles ne forment pas non plus de houppes ou pinceaux caractéristiques. On peut en dire autant de l'extrémité du cylindre-axe ; on la voit bien descendre et se ramifier, mais on ne réussit jamais à la suivre que sur une petite étendue.* » Les détails qu'on vient de lire se trouvent reproduits aussi, très clairement, dans

1. Smirnow, Ueber eine besondere Art von Nervenzellen der Molecularschicht des Kleinhirns bei erwachsenen Säugetieren und beim Menschen. *Anat. Anzeiger*, Bd. XIII, 1897.

2. Crevatin, Ueber die Zellen von Fusari und Ponti im Kleinhirn von Säugetieren. *Anat. Anzeiger*, Bd. XIV, 1898.

3. Fusari, Sull'origine delle fibre nervose nello strato molecolare delle circonvoluzione cerebellari dell'uomo. *Atti d. R. Accad. d. Scienze di Torino*, vol. XIX, 1886.

4. Ponti, Sulla corteccia cerebellare della cavia. *Mon. zool. ital.*, 1897.

5. S. Ramón y Cajal, Sur l'origine et la direction des prolongements nerveux de la couche moléculaire du cervelet. *Internat. Monatsschr. f. Anat. u. Physiol.*, Bd. VI, H. 4 et 5, 1889.

la figure 8 de l'opuscule où nous avions résumé la structure du système nerveux[1]. Nous sommes donc quelque peu surpris que description et dessin aient pu échapper à Smirnow, Ponti et Crevatin.

Quoi qu'il en soit, Smirnow est certainement l'auteur qui a décrit avec le plus de détails et d'exactitude les espèces cellulaires figurées par Fusari et signalées par nous. Nous ajouterons, qu'à notre avis, il est le premier qui ait fait connaître la variété de cellules étoilées à cylindre-axe pourvu d'une arborisation ample et compliquée.

1. S. Ramón y Cajal, Les nouvelles idées sur la structure du système nerveux, etc. Traduction du Dr Azoulay, Paris, 1894.

CHAPITRE II

COUCHE DES GRAINS OU DES CELLULES NAINES

COUCHE DES GRAINS. — GRAINS ; LEUR ARBORISATION DENDRITIQUE ET LEUR CYLINDRE-AXE ; FIBRILLES PARALLÈLES. — CELLULES DE GOLGI ; LEURS VARIÉTÉS.

COUCHE DES GRAINS

Lorsque sur une coupe colorée par le carmin, l'hématoxyline ou les anilines basiques, on examine la zone gris rosé des grains ou des cellules à cylindre-axe bifurqué, on voit qu'elle est formée par une quantité énorme de petits noyaux pressés les uns contre les autres et colorés intensément ; on voit en outre, à la périphérie de ces noyaux, une bordure extrêmement étroite de protoplasma pâle, dépourvu de tout amas ou granule chromatique. Ces noyaux ne sont autre chose que les *grains*, les *cellules naines*, qui donnent son cachet à la couche qui les renferme. Ils s'y trouvent en nombre si prodigieux que c'est à peine s'il reste quelque petite place pour les vaisseaux et les fibres nerveuses. Les grains sont limités en dehors par la zone plexiforme; ils touchent à ses cellules de Purkinje, pénètrent même plus ou moins dans leurs intervalles et s'approchent ainsi de très près des cellules à corbeilles les plus inférieures ; en dedans, ils sont bornés par la substance blanche ; quelques-uns même l'envahissent et s'y disposent en groupes linéaires, entre ses faisceaux. La couche des grains prend une grande extension au niveau des convexités des circonvolutions; elle y présente en même temps une limite inférieure beaucoup plus vague qu'au niveau des sillons.

Après cette vue d'ensemble et de simple reconnaissance, étudions en détail, au moyen de l'apochromatique 1,30 par exemple, la constitution intime de cette couche. Mêlés aux grains, mais en proportion infiniment moindre, nous apercevrons trois sortes d'éléments, sans compter les vaisseaux et les fibres centripètes et centrifuges ; ce sont les *grandes cellules étoilées* ou *cellules de Golgi*, les *corpuscules névrogliques*, et les *îlots éosinophiles* ou *protoplasmiques*, qui, nous le verrons bientôt, ne sont que les lieux de rencontre ou d'articulation des dendrites des grains avec les fibres moussues dont nous parlerons au chapitre suivant.

Rien n'est plus facile que de distinguer les uns des autres les cellules naines, les neurones de Golgi et les corpuscules névrogliques, dans les préparations au Nissl ; il suffit de tenir compte du volume et de la structure du noyau.

Aspect et limites.

Éléments constitutifs.

Leurs caractères différentiels.

Dans le *grain*, le noyau est d'une taille vraiment exiguë, car c'est à peine s'il atteint 5 à 9 μ. Il renferme un réseau dense, englobant lui-même des amas volumineux de nucléine ; ceux-ci sont répandus partout, aussi bien sous la membrane nucléaire que dans les régions centrales. On remarque souvent, au centre, un granule chromatique épais, avide d'hématoxyline et d'anilines basiques ; peut-être est-ce l'équivalent du nucléole des grandes cellules nerveuses (fig. 1, *e*).

Le noyau est volumineux, au contraire, dans les *cellules de Golgi* (fig. 1, *h, g*) ; souvent placé excentriquement, il est pâle et manque de réseau chromatique ; il contient, par contre, un gros nucléole sphérique. Le protoplasma, assez abondant, de ces neurones possède quelques amas chromatiques petits et irréguliers.

Quant aux *cellules névrogliques*, relativement peu nombreuses, leur noyau est un peu plus volumineux que celui des grains. On y découvre un réseau lâche, pâle, accolé en grande partie à la périphérie. Ces corpuscules n'ont qu'une faible masse protoplasmique, comme à l'ordinaire, et celle-ci est incolore.

Le quatrième facteur de la couche des grains, les *îlots protoplasmiques* (fig. 1, *f*), se présente, sous la forme de taches granuleuses, vacuolaires, sans noyaux ; ni les anilines basiques, ni le carmin n'ont prise sur ces points ; l'éosine et le carmin d'indigo les teignent légèrement. Denissenko, qui les avait convenablement observés, les considéra comme des cellules spéciales, pâles, incolorables par l'hématoxyline ; la dénomination de *taches éosinophiles* ou *groupes de cellules éosinophiles* qu'il leur donna, est la preuve de son erreur, puisque ce sont des points d'articulations axo-dendritiques.

Nous allons, maintenant, étudier en détail les quatre éléments qui entrent dans la constitution de la couche des grains, en nous guidant sur les préparations au chromate d'argent.

Cellules naines ou neurones à cylindre-axe bifurqué (*grains* des auteurs). — La description qui va suivre est celle que nous avons donnée en 1888 [1].

Historique.
« On a beaucoup discuté sur la morphologie des grains avant la découverte de la méthode de Golgi. Cela tient à ce que les procédés d'analyse appliqués à ces corpuscules singuliers, la dissociation, le carmin, etc., ne

1. On nous excusera de reproduire littéralement notre description de 1888. Il nous eût été impossible d'ailleurs d'exposer plus clairement la morphologie des grains. Mais nous avons une autre raison pour agir ainsi. Bien que le résultat de nos recherches ait été publié dans une revue allemande, l'*Internationale Monatsschrift für Anatomie und Physiologie* des années 1888 et 1890, la plupart des savants n'en ont pas pris connaissance dans le texte original ; ils ont puisé leurs renseignements dans les comptes rendus de la monographie de Kölliker. Il s'en est suivi des erreurs et des omissions dans les citations qu'ils ont faites de nos idées. C'est pour éviter le retour de ces faits que nous avons pris la liberté de remettre sous les yeux du lecteur les passages relatifs à ce point particulier. La description des corbeilles terminales, que nous avons donnée précédemment, a été tirée, pour la même raison, d'un travail qui parut dans la *Revista trimestral de Histología normal y patológica*, n° 1, Agosto de 1888, sous le titre : *Sobre las fibras nerviosas de la capa molecular del cerebelo.*

permettent guère d'en élucider la nature. Voici à quoi on était arrivé cependant. Gerlach avait reconnu les expansions de ces grains mais il se trompa en les croyant anastomosées entre elles. Rutkowsky, Schultze et Meynert étaient du même avis, à quelques légères variantes près. Henle, après avoir étudié les grains par la dissociation, les regarda comme des éléments nerveux fusiformes, ayant un prolongement axile enveloppé d'une gaine de myéline. Enfin, Denissenko niait, sans motif valable, l'existence des expansions dans les grains qu'il appelait *cellules à hématoxyline (Hœmatoxylinzellen)*, et Schwalbe penchait pour l'opinion de Henle.

« En leur appliquant son excellente méthode, Golgi parvint à voir que ces éléments énigmatiques étaient des corpuscules nerveux, pourvus d'un cylindre-axe et de trois ou quatre dendrites. Ces dendrites se terminent, d'après lui, par une petite masse de *substance granuleuse à laquelle contribuent aussi des prolongements protoplasmiques appartenant à des grains voisins ;* c'est là une disposition vraiment étrange qui va à l'encontre de tout ce que nous savons sur la manière dont se terminent ces expansions. *Leur caractère nerveux découvert par Golgi.*

« Quant au cylindre-axe », nous rapportons les propres paroles de Golgi, « il se comporterait de diverses façons. Parfois, il descend verticalement, puis remonte, décrit ainsi un arc d'étendue variable et fournit pendant son trajet des filaments latéraux qui se répandent dans la zone granuleuse ; d'autres fois, il chemine horizontalement et projette de nombreuses fibrilles ramifiées qui descendent verticalement au travers de la couche des grains... » Plus loin, Golgi ajoute : « La ténuité extrême de cette expansion rend difficile la connaissance de son trajet. Une fois, cependant, j'ai pu la voir se continuer par des fibres nerveuses qui traversaient la couche des grains. » De quelle sorte étaient ces fibres ? venaient-elles de la substance blanche ? Golgi ne le spécifiait pas.

« Nos recherches sur la morphologie des grains chez divers vertébrés prouvent que Golgi s'est trompé tant au point de vue des rapports des dendrites qu'à celui de l'itinéraire et des relations du cylindre-axe. » *Notre description.*

Dendrites. — Voici ce que nous disions sur ces appendices en 1888 :

« Les dendrites, au nombre de troix à six, se terminent à une faible distance de leur cellule d'origine par une courte arborisation. Celle-ci est formée de ramuscules variqueux, isolés et libres, tout à fait comparables à ceux de la ramification nerveuse décrite par Rouget dans la plaque motrice des muscles. Ces expansions rayonnent en tous sens autour du corpuscule ; néanmoins, celles qui se dégagent des grains logés dans la substance blanche se portent souvent vers la périphérie ; ce détail est fort important pour juger de la fonction des dendrites. » *Nombre et arborisations.*

Nous avons encore à ajouter un fait intéressant à la description qui précède. Ce fait, dont la connaissance est due à des recherches postérieures, est le suivant. Toutes les arborisations terminales formées par les dendrites des grains convergent vers les îlots éosinophiles ou granuleux ; elles s'y portent isolément ou réunies à d'autres fournies par des neurones semblables et plus ou moins distants et s'y engrènent avec les rosaces des fibres moussues. Cette disposition, si curieuse, n'est pas visible seulement à l'aide *Terminaisons dans les glomérules cérébelleux.*

de la méthode de Golgi ; on la constate tout aussi clairement dans les préparations effectuées par le bleu de méthylène d'Ehrlich (figs. 24 et 28). Held[1] l'a également observée, après nous il est vrai, et en a publié un dessin fort exact.

Neurosomes des glomé- rules.

Ce même auteur, qui donne aux îlots protoplasmiques le nom de *glo- mérules cérébelleux*, y aurait vu par la méthode d'Altmann un grand nom-

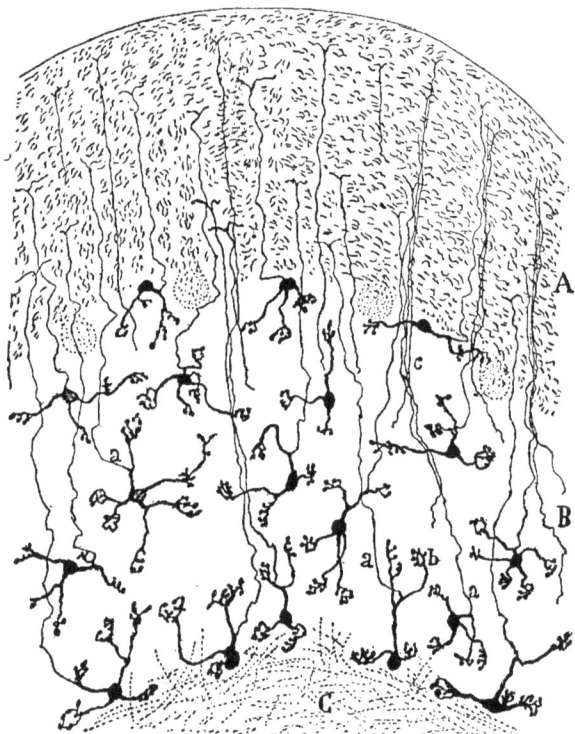

FIG. 24. — Coupe transversale d'une portion de lamelle cérébelleuse ; lapin âgé de deux mois. Méthode de Golgi.

A, couche plexiforme avec les fibrilles parallèles vues en section optique ; — B, zone des grains ; — C, substance blanche ; — *a*, cylindre-axe très fin des grains ; — *b*, arborisation digitiforme des dendrites des grains ; — *c*, paquets de cylindres-axes des grains.

bre de neurosomes ou granulations fuchsinophiles, contenues, exclusive- ment, dans les excroissances des fibres moussues.

Aspect des dendrites : 1° par le bleu de méthylène.

Les observations de Dogiel sur le cervelet des oiseaux et les nôtres sur celui des mammifères, tels que chien, chat et lapin, prouvent, en outre, que les dendrites des grains prennent très bien le bleu de méthylène.

L'aspect de l'arborisation terminale de ces appendices protoplasmiques

1. HELD, Beiträge zur Structur der Nervenzellen und ihrer Fortsätze. Dritte Abhand- lung. *Archiv f. Anat. u. Physiol. ; Anat. Abtheil.*, 1897. Planche XIII, fig. 6.

est quelque peu variable dans les préparations effectuées par la méthode d'Ehrlich. Tantôt cette arborisation est fortement colorée en bleu et son image est exactement celle que l'on voit dans les coupes au chromate d'argent; tantôt, elle paraît extrêmement variqueuse, comme si l'eau de la solution du bleu avait gonflé et imbibé ses extrémités (fig. 28, b). Quel que soit son aspect, la ramification terminale est toujours indépendante, sans trace d'anastomoses. On voit parfois des dendrites bifurquées (figs. 24 et 28) dans les coupes imprégnées par les procédés d'Ehrlich et de Golgi ; on peut en voir aussi d'autres qui sont pourvues d'une branche collatérale plus courte que la terminale, mais ayant, comme elle, sa ramure à l'extrémité.

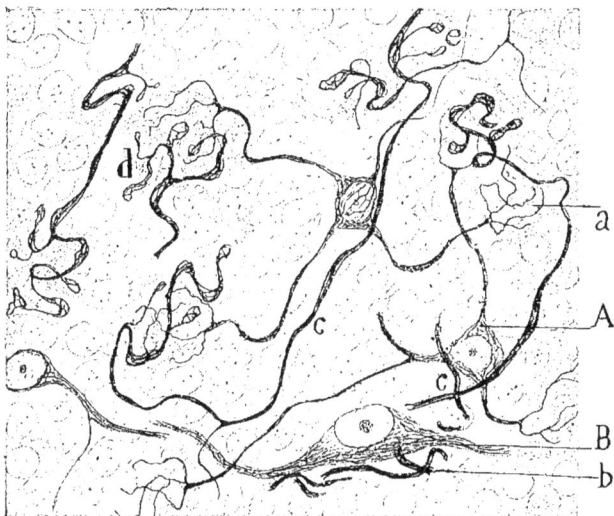

Fig. 25. — Portion de la couche des grains ; chat adulte. Méthode du nitrate d'argent réduit.

A, grain ; — B, cellule étoilée ou de Golgi ; — a, arborisation dendritique des grains ; — b, fibres moussues passant à côté des cellules de Golgi ; — c, tronc d'une fibre moussue ; — d, arborisation d'une fibre moussue.

2° par les méthodes neurofibrillaires.

La charpente neurofibrillaire des grains ne s'imprègne que chez certains animaux. Nous en montrons l'aspect, en A, sur la figure 25, d'après des préparations de cervelet du chat. Les neurofibrilles, disposées en couche très mince autour du noyau, se condensent dans les dendrites, au point d'y paraître complètement fusionnées ; il semble n'en exister plus qu'une, librement terminée d'ailleurs, dans les digitations parvenues aux glomérules cérébelleux.

Appareil de Golgi-Holmgren dans le corps des grains.

La 6e formule d'imprégnation de notre procédé au nitrate d'argent réduit révèle dans le protoplasma somatique des grains une ligne noire, très ténue, qui est peut-être un appareil tubuleux de Golgi-Holmgren fort simplifié. On voit, d'après la figure 5, en D, que ce diverticule est logé dans la zone la plus épaisse du protoplasma cellulaire.

Origine.

Cylindre-axe des grains. — Cet axone est d'une très grande ténuité ; c'est peut-être même le plus grêle que l'on connaisse dans le système nerveux. Son point de départ se trouve parfois sur le corps du grain, mais plus souvent sur une branche protoplasmique ; nous avons déjà attiré l'attention sur ce détail singulier dans *les Généralités.* Quant à son trajet, voici ce que nous en disions en 1888.

Trajet ; bifurcation en fibrilles parallèles.

« Aussitôt né, le cylindre-axe s'amincit et se met à serpenter à travers la zone des grains ; il aborde la couche moléculaire en passant entre les cellules de Purkinje, et se termine par une bifurcation en T, c'est-à-dire par deux fibres perpendiculaires à la direction du tronc originel. Chacune de ces fibres s'étend, en sens contraire, selon le grand axe de la circonvolution cérébelleuse, et lui est exactement parallèle. Pour les distinguer du cylindre-axe primitif et rappeler en même temps leur orientation, nous donnerons à ces nouvelles fibrilles le nom de *fibrilles parallèles ou longitudinales.*

« Chacun des grains est représenté dans la zone moléculaire par deux de ces fibrilles longitudinales qui remplissent tous les vides laissés par les cellules de cette couche. Les cylindres-axes des grains, situés les plus bas, se terminent en fibrilles parallèles dans les étages les plus inférieurs de la couche moléculaire ; ceux qui proviennent des grains les plus élevés étendent au contraire leurs fibrilles terminales dans les couches les plus superficielles de la circonvolution [1].

« Pendant son passage à travers la couche des grains, le cylindre-axe est plus ou moins tortueux, mais toujours ascendant ; il monte, au contraire, presque en ligne droite, perpendiculairement à la surface des lamelles cérébelleuses, dès qu'il atteint la couche moléculaire.

Collatérale.

« Nous avons remarqué, de temps à autre, qu'une fois le défilé des cellules de Purkinje franchi, le cylindre-axe émet une mince collatérale, tantôt longue, tantôt courte, mais semblable à une fibrille parallèle. Cette éventualité, extrêmement rare, hâtons-nous de le dire, prouve que le nombre des fibrilles parallèles peut être supérieur au double de celui des grains [2].

Orientation des fibrilles parallèles.

« Les fibrilles longitudinales constituent un système de filaments très déliés, variqueux cependant, étendus parallèlement à la direction des lamelles cérébelleuses, et cela d'une façon régulière et tout à fait constante. La régularité et la fixité de cette orientation sont telles qu'elles peuvent servir à déterminer le plan dans lequel les coupes ont été exécutées. C'est ainsi que dans les sections perpendiculaires au grand axe des circonvolutions cérébelleuses, elles apparaissent coupées en travers, et forment un pointillé fin et dense (fig. 24, A). Les sections tangentielles ou longitudinales en montrent au contraire toute la longueur et tous les détails (fig. 26, *b*).

1. Lugaro attribue cette dernière remarque à Van Gehuchten. Cela semble indiquer qu'aucun de ces deux auteurs n'a lu notre travail original. Ajoutons que la disposition à laquelle nous faisons allusion, bien que très fréquente, n'est pas d'une constance absolue, comme Lugaro le fait d'ailleurs observer.
2. Des études ultérieures nous ont prouvé que ces ramuscules collatéraux et ordinairement courts ne sont que des dispositions embryonnaires destinées à se résorber, car jamais on ne les aperçoit dans le cervelet adulte.

*Leur épais-
seur et autres
caractères.*

« Le diamètre de ces filaments oscille entre 0,2 et 0,5 μ, chez les mammifères ; il nous a semblé encore moindre chez les oiseaux. Toutes les fibrilles
ne sont pas également épaisses dans une même préparation ; il peut s'en
trouver, en effet, de plus grosses les unes que les autres. Elles sont toujours
rectilignes, car leur direction générale n'est pas altérée par les légères
inflexions que leur imposent les expansions dendritiques tertiaires des
cellules de Purkinje entre lesquelles elles se fraient un chemin. Elles ne
sortent pas du plan qu'elles ont adopté dès leur début; elles ne se ramifient
jamais ; enfin, après un parcours de longueur variable, elles se terminent
par des extrémités libres, qui ne sont ni renflées, ni arborisées. Toutefois,
il n'est pas certain que ce soit là les extrémités réelles des fibrilles, car il se

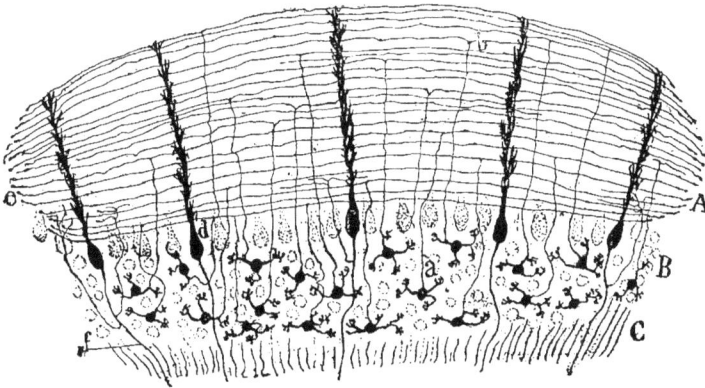

Fig. 26. — Coupe longitudinale schématique d'une lamelle cérébelleuse
de mammifère, d'après la méthode de Golgi.

A, couche plexiforme avec ses fibres parallèles ; — B, zone des grains ; — C, substance blanche ; —
a, cylindre-axe de grains ; — b, bifurcation de ce cylindre-axe ; — d, cellule de Purkinje, vue
de profil ; — e, extrémité terminale des fibres parallèles ; — f, axone des cellules de Purkinje.

pourrait que la réaction colorante soit impuissante à imprégner ces dernières
au delà de ce que nous voyons.

*Leur répar-
tition.*

« Les fibres parallèles remplissent la totalité de la couche moléculaire,
depuis la superficie de la lamelle cérébelleuse jusqu'aux grains, c'est-à-dire
jusques et y compris les intervalles laissés par les cellules de Purkinje et
les neurones étoilés les plus profonds. Dans les préparations parfaitement
imprégnées, on croirait que ces fibrilles constituent à elles seules toute la
zone moléculaire, tant elles y sont abondantes et pressées les unes contre
les autres. »

Ces premières observations reçurent confirmation pleine et entière de la
part de Kölliker, Van Gehuchten et Retzius. Voici maintenant celles que
des recherches ultérieures sur un grand nombre de vertébrés nous permettent d'ajouter :

*Leur étendue
et leur mode de
terminaison.*

1° Les fibrilles parallèles s'étendent sur toute la longueur de la lamelle
cérébelleuse et se terminent à ses deux extrémités par un léger épaississement variqueux. Ces terminaisons n'ont pas toutes lieu dans un seul et

même plan, car on les voit s'échelonner dans une aire irrégulière et restreinte. La disposition même des terminaisons des fibrilles parallèles prouve que la limite entre la zone moléculaire et la substance blanche à l'extrémité de chaque circonvolution cérébelleuse n'est pas rectiligne, mais plus ou moins convexe. On s'assure aisément qu'il en est ainsi en examinant avec soin les coupes longitudinales de lamelles provenant du cervelet de petits mammifères, comme la souris et le rat (fig. 27, a) et surtout de celui, très réduit, des batraciens et des reptiles.

Tous ces détails montrent que les grains sont des neurones a cylindre-axe court et ascendant, neurones comparables aux cellules décrites par Martinotti dans l'écorce cérébrale [1].

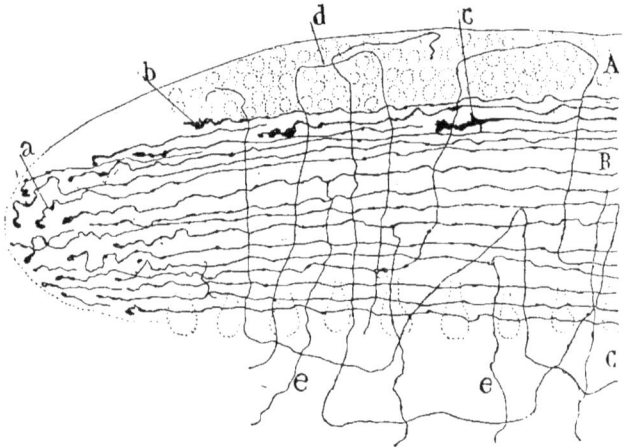

Fig. 27. — Coupe longitudinale d'une lamelle cérébelleuse; souris âgée de dix jours. Méthode de Golgi.

A, couche d'Obersteiner ou des cellules germinales ; — B. couche plexiforme avec ses fibres parallèles ; — C, zone des grains ; — a, terminaison des fibrilles parallèles à l'extrémité d'une circonvolution ; — b, c, cône de croissance de ces fibrilles ; — d, fibres en anse, d'origine inconnue ; la fibre voisine de A est peut-être une fibre parallèle égarée : — e, cylindre-axe des grains.

Absence de myéline sur les axones des grains.

2° De même que tous les cylindres-axes et toutes les branches axiles des cellules à axone court, la fibrille parallèle et le tronc qui lui donne naissance manquent de gaine myélinique. On rencontre bien, très rarement d'ailleurs, quelques fibres longitudinales recouvertes de myéline dans la moitié inférieure de la couche moléculaire, lorsqu'on examine des préparations au Weigert-Pal ; mais ce ne sont point des fibrilles parallèles, comme le supposait Kölliker ; ce sont des collatérales, issues de cylindres-axes des cellules de Purkinje.

1. L'opinion, à notre avis démontrée, que nous venons d'exprimer au sujet de la terminaison et du rôle morphologique des fibrilles parallèles a été rapportée, pour la première fois, dans la monographie de mon frère, P. Ramón : *El encéfalo de los reptiles*, Barcelona, 1891.

3° Pendant leur parcours si étendu le long de la lamelle cérébelleuse, les fibrilles parallèles entrent en contact avec les bords découpés des rameaux de second et de troisième ordre émis par les cellules de Purkinje. Par suite, chaque fibrille touche à la ramure protoplasmique de toute la file des neurones de Purkinje qui se trouvent alignés sur son trajet. Cette disposition intéressante permet de classer les grains en groupes isodynamiques, attribués à la même lamelle et à la même série de cellules de Purkinje ; nous voulons dire par là que chaque faisceau de

Articulation des fibrilles parallèles avec la ramure dendritique de Purkinje.

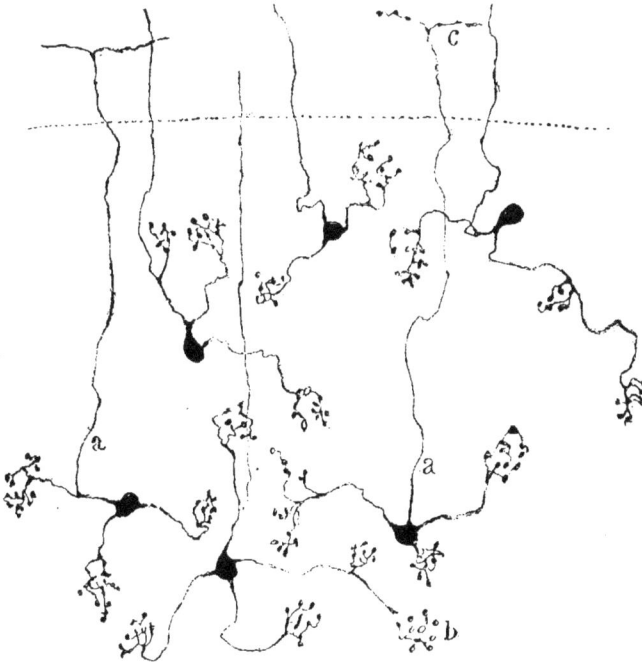

Fig. 28. — Grains du cervelet ; chat adulte. Méthode d'Ehrlich.

fibrilles parallèles, qui enfile en chapelet la même série longitudinale de ramures de cellules de Purkinje, provient de la longue rangée de grains située directement au-dessous. Nous reviendrons sur cette disposition singulière quand nous exposerons la marche des courants nerveux dans le cervelet.

4° Les cylindres-axes des grains sont souvent groupés en petits paquets de trois, quatre ou davantage, surtout au voisinage et à l'intérieur de la zone plexiforme. Mais ces petits paquets se décomposent à mesure qu'ils montent dans cette couche ; les axones s'en dégagent et engendrent, à peu de distance, les fibrilles parallèles. Le groupement en paquets est plus marqué chez les vertébrés inférieurs, tels que oiseaux et poissons (fig. 24, c).

Groupement des axones de grains en faisceaux.

Chez eux, les fibrilles parallèles constituent dans les étages les plus inférieurs de la première zone un plexus de faisceaux longitudinaux et curvilignes qui enserre dans ses mailles les cellules de Purkinje et les neurones à corbeilles.

5° Le bleu de méthylène de la méthode d'Ehrlich imprègne parfaitement les grains, comme nous l'avons dit. On peut suivre leur cylindre-axe, jusqu'à la zone plexiforme dans les préparations imprégnées par ce colorant, mais il est rare qu'on puisse en voir la bifurcation, à cause de son extrême minceur. Aucune trace d'étranglement n'est visible sur l'axone, ce qui est la preuve de l'absence de myéline (fig. 28, *a*).

Orientation respective des divers éléments de la couche plexiforme.

L'ensemble des détails que nous venons de signaler montre que la couche plexiforme est construite sur un plan d'une simplicité, d'une régularité et d'une élégance admirables. Chacune des cellules et des fibres qui en font partie possède une orientation si constante qu'un fragment de ramification trouvé dans une coupe suffit pour qu'on en connaisse immédiatement la nature et pour qu'on en déduise la direction et la position des autres éléments. Les filaments qui forment le tissu élégant de la couche plexiforme s'entrecroisent à angle droit, dans trois plans différents. *Les filaments longitudinaux* sont représentés par les fibrilles parallèles et quelques collatérales de cellules étoilées ; les *filaments transversaux* répondent aux cylindres-axes des cellules que nous venons de nommer ; les *filaments verticaux* comprennent enfin les troncs mêmes des axones des grains, la ramure dendritique des cellules de Purkinje, les branchages protoplasmiques des corpuscules étoilés de la première couche et trois autres sortes de prolongements que nous n'avons pas encore décrits : les expansions ascendantes des cellules névrogliques et épithéliales, les dendrites des neurones à cylindre-axe court et les arborisations terminales des fibres grimpantes (figs. 19 et 26).

Grandes cellules étoilées ou cellules de Golgi. — On voit, çà et là, dans la zone des grains, ainsi que nous l'avons dit précédemment, de grosses cellules nerveuses, étoilées ou polygonales. Ces éléments, les auteurs anciens les avaient observés, et Denissenko, par exemple, les appelait *cellules ganglionnaires* (*Ganglienzellen* en allemand), pour les distinguer des grains, qui avaient reçu de lui le nom de *cellules à hématoxyline* (*Hœmatoxylinzellen*). Mais c'est à Golgi que nous devons la connaissance de leur morphologie, du trajet de leurs dendrites et des particularités de leur cylindre-axe.

Situation et répartition.

Ces neurones se trouvent répandus dans toute la zone que nous sommes en train d'étudier ; ils sont néanmoins un peu plus abondants au voisinage des cellules de Purkinje. Quelques-uns siègent jusqu'entre ces cellules ; mais ils s'en distinguent, même dans les préparations ordinaires, par leur taille moindre et leur forme étoilée (fig. 1, *g*, *h*).

Types divers.

Une étude attentive de ces neurones sur des coupes imprégnées au chromate d'argent permet d'y reconnaître les quatre types suivants : la cellule étoilée ordinaire ou corpuscule de Golgi, comme l'appelle Retzius ; la cellule fusiforme horizontale ; la cellule étoilée à cylindre-axe long, enfin la cellule étoilée déplacée.

1° **Cellule étoilée ordinaire ou corpuscule de Golgi.** — On la rencontre partout, à n'importe quel niveau de la seconde couche. Elle est de forme étoilée, comme son nom l'indique, et projette des branches protoplasmiques en tous sens.

Distribution.

Cette cellule s'imprègne assez bien par les méthodes neurofibrillaires; on y voit alors un réseau pâle et lâche qui se continue dans les appendices dendritiques (fig. 13, *A*).

Charpente neurofibrillaire.

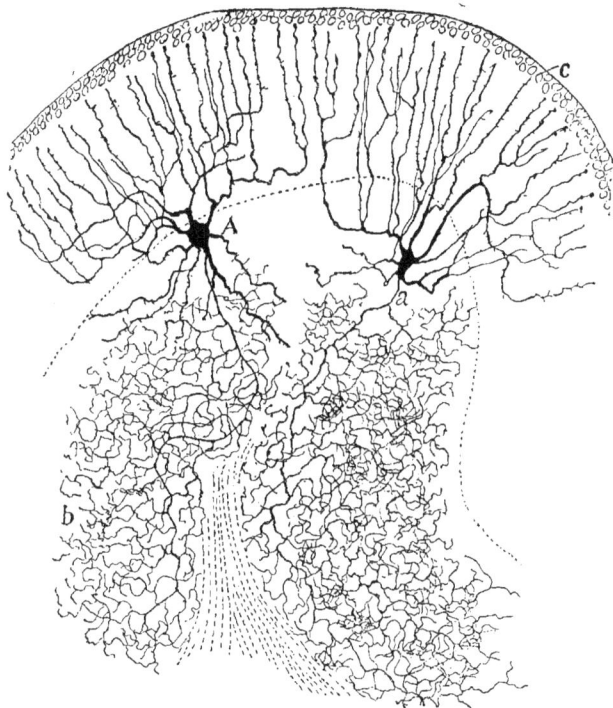

Fig. 29. — Deux grandes cellules étoilées à cylindre-axe court : chat âgé d'un mois. Méthode de Golgi.

A, cellule située près des neurones de Purkinje ; — *a.* cylindre-axe : — *b.* ramifications terminales ; *c.* reste de la couche des grains superficiels.

Lorsqu'on applique à ce neurone la méthode du nitrate d'argent réduit suivant une formule particulière, on y décèle des canalicules de Golgi-Holmgren peu nombreux et renflés par des sinus situés sur leur parcours (fig. 5, *C*).

Canalicules de Golgi-Holmgren.

Dendrites. — Nous avons vu que les cellules étoilées projettent des expansions protoplasmiques dans toutes les directions ; celles qui se dirigent vers la périphérie sont cependant les plus fréquentes. Volumineuses et au nombre de deux, trois ou davantage par cellule, ces dendrites gagnent la couche plexiforme, y entrant parfois par des points passablement éloi-

1° Dendrites ascendantes.

gués, comme Retzius l'a fait remarquer (fig. 29). En abordant cette cou che, elles décrivent généralement des arcs à grande courbure ; il n'est même pas rare de les voir cheminer horizontalement pendant une bonne partie de leur trajet avant d'entrer. Une fois dans la couche plexiforme, elles se divisent à maintes reprises, sous des angles arrondis ; elles produisent ainsi tout un système de branches secondaires et tertiaires, verticales, qui sont en grand e partie parallèles les unes aux autres et atteignent souvent la surface mê me

Leurs épines. du cervelet. Ces dendrites présentent sur tout leur parcours des épin es ténues, à la fois plus rares et plus longues que celles des neurones de Pu r-kinje. Il est probable que ces appendices, reproduits sur la figure 29, entrent aussi en rapport avec les fibrilles parallèles des grains. Ajoutons un détail qui a son importance ; l'ensemble des branches de la cellule étoilée or-dinaire n'est pas aplati et ne se trouve pas com-pris dans un seul plan comme celui des neu-rones de Purkinje ; il est disposé, au con-traire, en faisceau as-cendant, large et lâche.

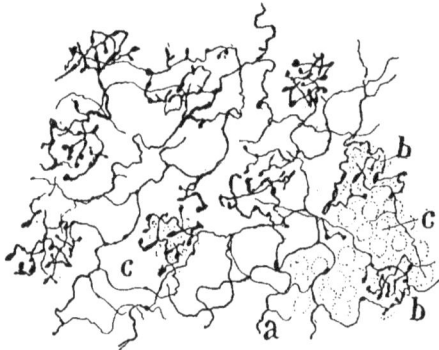

FIG. 30. — Une portion du plexus terminal formé par le cylindre-axe des cellules de Golgi ; pigeon âgé de vingt jours. Méthode de Golgi. (Obj. apochrom. 1,30.)

a, ramuscules intergranuleux ; — *b*, ramuscules terminaux des-tinés aux îlots cérébelleux ; — *c*, groupes de grains.

2° Dendrites descendantes ou obliques.

Les appendices den-dritiques obliques et descendants sont moins abondants ; ils serpen-tent dans la zone des grains et s'y terminent par des extrémités li-bres. Certains d'entre eux commencent par se ramifier dans cette couche, puis se dirigent vers la périphérie pour s'achever dans la première. Lorsque la cellule étoilée est située très profondément dans la zone des grains, comme, en *B*, dans la figure 32, les dendrites ascendantes diminuent de nombre et d'épaisseur, sans jamais manquer cependant ; en tout cas, une ou deux d'entre elles vont directement à la zone plexiforme.

3° Dendrites axoniformes. Quelques-uns des appendices dendritiques descendants de la cellule étoilée ordinaire ont parfois une forme, une orientation, une façon de s'arboriser si semblables à celles du cylindre-axe, que Retzius a pu les regarder comme des axones supplémentaires. Les épines, bien que peu nombreuses, qui revêtent ces expansions axoniformes, les différencieront toujours des véritables cylin-dres-axes, du moins chez les mammifères adultes.

Historique. C'est Golgi qui le premier a fait connaître la disposition générale de la ramure protoplasmique dans les cellules étoilées. Nous-même et Kölliker l'avons étudiée ensuite, ce qui nous a permis de constater l'exactitude des descriptions de Golgi. Enfin, Van Gehuchten[1] et Retzius[2] ont ajouté quelques détails relatifs à la partie de cette ramure qui est comprise dans la couche plexiforme.

Axone. — Le cylindre-axe, découvert également par Golgi, est épais, au point de simuler parfois une dendrite ; son trajet est variable, car il dépend de la position de la cellule d'origine. Si cette dernière est placée à la hauteur des cellules de Purkinje, le cylindre-axe affecte ordinairement un parcours descendant ou oblique (fig. 29, *A*). Si elle se trouve au voisinage de la substance blanche, comme sur la figure 32, en *B*, l'axone monte ou court horizontalement. Quant au cylindre-axe des éléments qui occupent des positions intermédiaires, sa direction est quelconque.

Direction.

Pendant son trajet, l'axone décrit maintes sinuosités pour s'adapter aux interstices laissés entre les grains ; puis, à une distance variable, il se bifurque, ordinairement à angle aigu, en deux branches égales ou inégales. Parfois, il n'y a pas bifurcation, et le cylindre-axe s'épuise en ramuscules collatéraux dont quelques-uns sont presque aussi épais que lui.

Bifurcation, divisions et plexus.

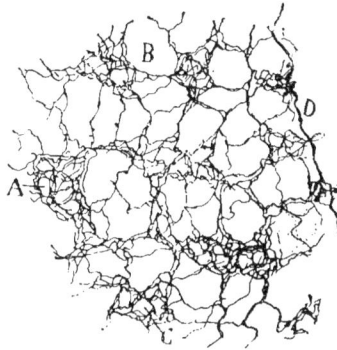

La particularité la plus caractéristique de ces axones est de commencer à émettre des collatérales tout près de leur cellule d'origine. Les divisions multipliées de ces collatérales et de leurs branches terminales produisent un plexus nerveux, touffu et très riche, qui s'étend sur un espace considérable de la zone des grains. Golgi, qui a dé-

Fig. 31. — Un fragment d'arborisation terminale formée par le cylindre-axe des cellules de Golgi ; cobaye. Méthode de Golgi. (Obj. apochrom., 1,30.)

A, B, glomérules cérébelleux, montrant les cavités où sont logées les arborisations dendritiques digitiformes des grains ; — C, groupe de grains ; — D, fibre moussue.

couvert cette arborisation, pense que ses ramuscules ultimes s'anastomosent, non seulement entre eux, mais aussi avec des fibrilles d'autres provenances, et forment ainsi, dans la zone granuleuse, un réseau d'une densité et d'une complication extrême. Nous avons montré, grâce à des recherches dont les résultats ont été confirmés par Kölliker, Van Gehuchten et Retzius, que ces ramuscules se terminent, au contraire, librement entre les grains par des extrémités variqueuses, souvent épaissies en crochets ou en vrilles plus ou moins compliquées. Nous avions cru, au début, que ces crochets, ces vrilles entraient presque exclusivement en contact avec le corps des grains ; des investigations ultérieures et plus suivies sur le cervelet des oiseaux et des

Terminaisons libres en connexion avec les grains et surtout avec leurs dendrites.

1. Van Gehuchten, La moelle épinière et le cervelet. *La Cellule*, t. VI, fasc. 2, 1890.
2. Retzius, Kleine Mittheilungen aus dem Gebiete der Nervenhistologie. *Biolog. Untersuch.*, N. F., Bd. IV, 1891.

mammifères adultes nous ont prouvé que cela n'était pas tout à fait exact. Nous avons vu, en effet, que tout en ayant des rapports avec le corps des grains, ces terminaisons s'amassent d'une façon plus particulière dans les îlots protoplasmiques précédemment décrits et s'y accolent étroitement aux arborisations dendritiques des grains. Cette disposition, très manifeste chez les oiseaux, permet aux cellules étoilées de porter leur influence sur un grand nombre de grains, qui forment, ainsi, un groupe isodynamique. Nous l'avons reproduite sur les figures 3o et 3ı.

On voit par ce mode d'articulation que les grains ne font pas exception

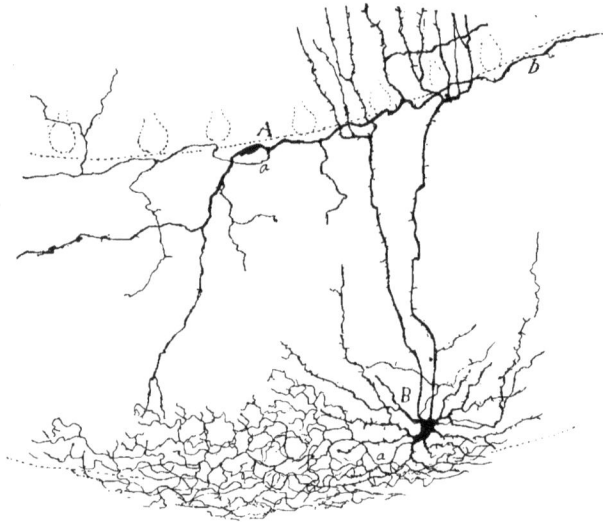

Fig. 32. — Cellules du cervelet de la couche des grains ; chat âgé d'un mois. Méthode de Golgi.

A, cellule fusiforme spéciale ; — B, cellule de Golgi, située très inférieurement dans la couche granuleuse, et pourvue d'un cylindre-axe ramifié tout contre la substance blanche.

à la règle ; comme tous les neurones très pauvres en protoplasma, tels que cellules bipolaires olfactives et rétiniennes, grains olfactifs, etc., ils ne sont pas enveloppés de nids périsomatiques.

Types divers de la cellule étoilée d'après l'extension de son axone.

Comme bien l'on pense, l'arborisation cylindre-axile de la cellule étoilée est d'une forme très variable. Son étendue n'est pas moins diverse. A ce point de vue, on peut reconnaître plusieurs espèces de neurones étoilés : 1° ceux de grande taille, chez qui l'arborisation, énorme, embrasse toute l'épaisseur de la couche des grains et se répand latéralement sur une étendue considérable de sa surface ; c'est cette variété que Van Gehuchten et Retzius ont bien décrite et figurée ; 2° ceux de taille moyenne, dont l'arborisation ne couvre qu'une portion de la hauteur de la zone granuleuse ; 3° ceux qui possèdent de grandes dimensions et sont généralement voisins de la substance blanche ; leur arborisation est dédoublée et innerve soit des districts un peu distants de la zone granuleuse d'une même lamelle, soit des territoires appartenant à deux lamelles contiguës (fig. 41, *A*) ; 4° ceux de volume moyen, à corps oblong et dont l'axone, ramifié entre les grains limitrophes de la substance blanche, forme un plexus allongé, lâche et relativement pauvre en fibrilles. Ce ne sont là, il faut bien le retenir, que de simples variétés d'un même type cellulaire, variétés produites par le siège différent du corps ainsi que par l'étendue et la position variables de la ramure cylindre-axile.

Dans son travail sur la moelle et le cervelet, Van Gehuchten [1] a appelé l'attention sur une espèce de cellule étoilée de grande taille, logée dans la couche des grains et pourvue d'un axone qui, rapidement, se décompose en ramuscules terminaux et finalement en plexus très dense. Ce n'est point là, objecterons-nous, une espèce nouvelle, mais seulement une variété de grande dimension, que Golgi et nous avions déjà décrite et dessinée, avec moins de détails que Van Gehuchten, il est vrai. Pour s'en assurer, il suffit d'examiner la cellule à cylindre-axe richement arborisé que nous avons reproduite dans notre monographie sur le cervelet des oiseaux [2], ou encore de lire la description que nous en avons donnée dans un autre travail [3], paru en 1890. Nous nous permettrons, d'ailleurs, de la rapporter : « L'arborisation entière possède une forme globuleuse ou vaguement cubique; elle embrasse dans les tours et détours de ses innombrables rameaux toute l'épaisseur de la couche des grains. Il est presque impossible de suivre cette arborisation dans sa totalité, lorsqu'elle se trouve complètement imprégnée, tant ses branches sont abondantes, flexueuses et pressées. C'est seulement dans les imprégnations incomplètes du cervelet des animaux adultes et surtout des jeunes mammifères, que l'on peut étudier avec fruit, le trajet et les divisions du cylindre-axe, comme le montrent les figures 2 et 4, car les branches de l'arborisation y sont plus épaisses et moins nombreuses. »

Grande cellule étoilée.

2° **Cellules étoilées déplacées.** — Certains mammifères possèdent une si grande quantité de grains et de cellules étoilées à cylindre-axe court, que quelques-unes de ces dernières, chassées, pour ainsi dire, par la masse envahissante des grains, émigrent dans la zone plexiforme et s'y tiennent à diverses hauteurs. C'est, croyons-nous, l'interprétation la plus plausible que l'on puisse donner de la situation exceptionnelle que certaines cellules de Golgi, découvertes par nous au moyen de la méthode de Nissl, occupent dans le cervelet du lapin [4].

Cause de leur déplacement.

Des coupes, comme celle que représente la figure 33, montrent, de distance en distance dans la première couche du cervelet de cet animal, de

Leur aspect au Nissl.

1. Van Gehuchten, *La Cellule*, t. VI, 1890.
2. S. Ramón y Cajal, Estructura de los centros nerviosos de las aves. I, Cerebelo. *Revista trimestr. de Histol. norm. y patol.*, n° 1. Mayo de 1888, Pl. 1.
3. S. Ramón y Cajal, Sur les fibres nerveuses de la couche granuleuse du cervelet, etc. *International Monatsschr. f. Anat. u. Physiol.*, Bd. VIII, Hft. 1, 1890.
4. S. Ramón y Cajal, Sobre las relaciones de las células nerviosas con las neuróglicas. *Revista trimestr. microgr.*, t. I, 1896.

grosses cellules fusiformes ou étoilées, dont l'espacement affecte même une certaine régularité (fig. 33, *A*). Ce sont des neurones à cylindre-axe court, très nettement déplacés. Ils se distinguent des petites cellules étoilées qui les environnent par leur taille relativement gigantesque et par une particularité des plus intéressantes : leur corps et surtout leur cylindre-axe, qui est descendant, sont enveloppés par un amas de noyaux. Les noyaux ainsi disposés autour de la cellule forment, à l'aide des fibrilles qui en partent, comme un manchon isolant à ce cylindre-axe. Certaines cellules ont jusqu'à dix et douze de ces noyaux satellites. Que sont ces derniers ? Peut-être des noyaux de cellules névrogliques.

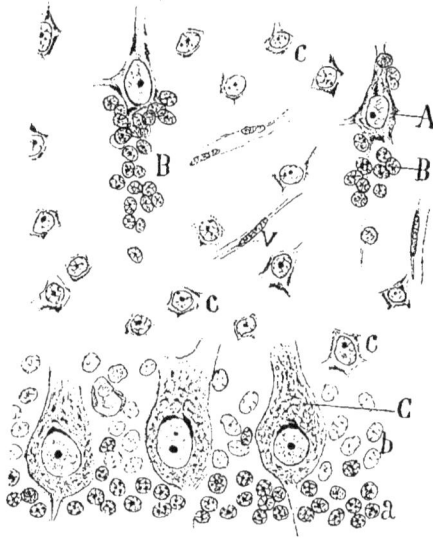

FIG. 33. — Portion d'une coupe de la couche plexiforme ; lapin adulte. Méthode de Nissl. (Obj. apochrom., 1,30.)

A, cellules de Golgi déplacées ; — B, groupes de noyaux appartenant peut-être a des corpuscules névrogliques ; — C, cellules de Purkinje ; — *a*, grains ; — *b*, noyaux des cellules épithéliales ; — *c*, cellules étoilées de la couche plexiforme.

Noyaux satellites de l'axone.

Aspect des cellules étoilées déplacées au Golgi.

Les préparations au chromate d'argent sont, il va sans dire, bien plus aptes à nous découvrir la forme du corps des cellules étoilées déplacées et leurs autres détails (fig. 34, *B*). On y voit que d'une part, le corps donne naissance à deux ou plusieurs *troncs protoplasmiques* ascendants, dont la décomposition en rameaux se fait sur le modèle des grandes cellules étoilées en place ; on y voit, d'autre part, que l'*axone* descend toujours vers la couche des grains, où il se termine par une arborisation opulente. C'est la disposition et la distribution des deux sortes de prolongements de ces neurones qui nous ont conduit à considérer ces derniers, non comme une nouvelle espèce de cellules, mais comme des corpuscules de Golgi déplacés. Un autre fait vient corroborer cette interprétation : ces neurones ne se rencontrent que dans le cervelet du lapin. Supposer que ces neurones constituent un facteur nouveau dans l'édification du cervelet chez cet animal, c'est attribuer à ce dernier un privilège vraiment incompréhensible ; car, nous le savons, le cervelet possède la même organisation et les mêmes fonctions chez tous les vertébrés.

Leur existence chez le lapin, seul.

Si l'on accepte avec nous l'hypothèse d'un déplacement des cellules étoilées, on ne peut guère éprouver de difficulté à considérer l'enveloppe nucléaire située autour de leur cylindre-axe comme un appareil isolant, destiné à le protéger contre des contacts possibles avec les fibrilles parallèles et les axones des cellules à corbeilles.

Il ne nous a pas été possible de retrouver les cellules étoilées déplacées chez d'autres mammifères que le lapin, bien que nous les ayons recherchées à l'aide de la méthode de Nissl qui les décèle nettement toutes les fois qu'elles existent. Nous croyons donc qu'Athias [1] a commis une erreur quand il a cru les retrouver chez le jeune chat par la méthode de Golgi. Nous le croyons d'autant plus que la technique de Nissl ne montre jamais rien de pareil dans le cervelet de cet animal devenu adulte. Par contre, l'explication donnée par Athias au sujet de la position anormale des cellules déplacées nous paraît admissible, quoique fort difficile à démontrer. Cette explication est la suivante : de même que les grains, les cellules proviennent de la couche germinale du cervelet ; mais arrêtées par un obstacle quelconque dans leur marche vers la profondeur, elles se fixent définitivement dans les différents étages de la couche plexiforme.

Leur existence chez le chat et cause de leur déplacement, d'après Athias.

3° **Cellules fusiformes horizontales.** — On voit de temps à autre, dans les préparations de cervelet de l'homme, du chat, du chien, etc., et au niveau de

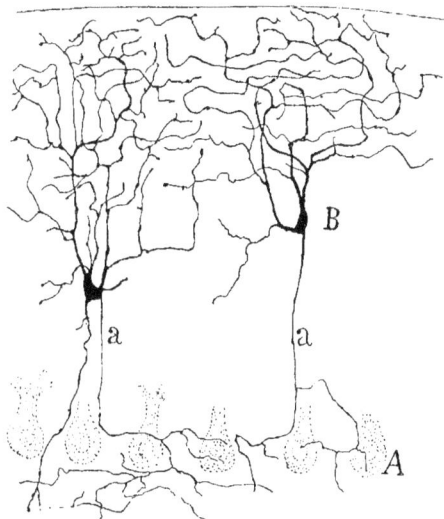

Fig. 34. — Cellules de Golgi déplacées ; lapin âgé d'un mois. Méthode de Cox.

A, rangée de cellules de Purkinje ; — B, cellules de Golgi déplacées ; — a, cylindre-axe.

la couche des grains, des cellules plus petites que les neurones étoilés, cellules d'aspect triangulaire ou fusiforme et médiocrement fournies en *dendrites*. Deux de ces expansions partent ordinairement des pôles du neurone et s'étendent très loin, soit au-dessous, soit au-dessus des cellules de Purkinje ; il s'en détache quelques rares ramuscules destinés à la couche plexiforme. On a sous les yeux, dans la figure 35, en *A*, une cellule de ce genre ; son *cylindre-axe* adresse plusieurs collatérales initiales volumineuses aux étages supérieurs de la couche des grains ; il descend ensuite obliquement jusqu'à la substance blanche, où il semble se transformer en fibre centrifuge. Une autre de ces cellules est représentée sur la figure 32, en *A*. Son *cylindre-axe* horizontal lance des collatérales descendantes et ascendantes,

Siège et aspect ; axone descendant, à destination inconnue.

1. ATHIAS, *Journal de l'Anatomie et de la Physiologie*, vol. XXX, III, 1897.

ces dernières pour la zone plexiforme. Malheureusement nous n'avons pu suivre cet axone dans la totalité de son trajet ; nous ignorons, par suite, s'il allait s'incorporer, comme le précédent, à l'axe blanc de la lamelle cérébelleuse. On trouvera encore quelques autres spécimens de cette espèce cellulaire dans la figure 39, en *d*.

Historique.

Golgi [1] avait déjà vu et dessiné ce type de neurone fusiforme, mais il n'avait donné aucun renseignement sur l'itinéraire de son cylindre-axe. Kölliker [2] l'a peut-être aperçu aussi ; une des cellules figurées dans sa monographie sur le cervelet le rappelle, en effet, quelque peu par sa forme et sa gracilité.

Type cellulaire à axone ascendant, suivant Lugaro.

Lugaro [3] donne la description d'un neurone de la couche des grains, qui

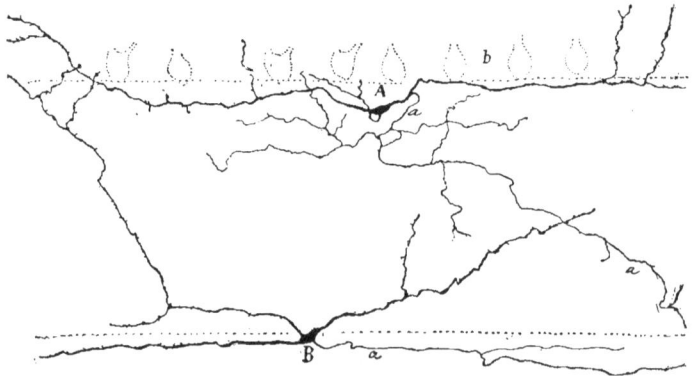

FIG. 35. — Cellules de Golgi de la couche des grains ; chat âgé d'un mois. Méthode de Golgi.

A, cellule fusiforme horizontale ; — B, cellule à cylindre-axe long, placée sur les confins de la substance blanche.

pourrait n'être qu'une variété de la cellule fusiforme horizontale dont nous nous occupons. Il siège au voisinage des cellules de Purkinje ; son axone, souvent descendant au début, remonte ensuite, pénètre dans la couche plexiforme, chemine dans son tiers inférieur selon le grand axe des lamelles et fournit des collatérales pour les étages situés au-dessus et au-dessous de lui. Lugaro appelle ce neurone, *cellule intermédiaire*. Malgré nos tentatives réitérées, nous n'avons pas encore réussi à l'imprégner.

Aspect.

4° **Cellules fusiformes ou étoilées à cylindre-axe long**. — On rencontre en quelques points du cervelet, mais non partout si nous ne faisons pas erreur, des neurones volumineux, fusiformes, triangulaires ou étoilés, à *dendrites* ramifiées, partie dans la zone des grains, partie dans la couche plexiforme ; leur *cylindre-axe* passablement épais se porte directement à la

1. GOLGI, Sulla minuta anatomia, etc., Milano, 1886.
2. KÖLLIKER, Das Kleinhirn. *Zeitschr. f. wissensch. Zoolog.*, Bd. XLIX, 1890. Pl. XXXII, fig. 15.
3. LUGARO, Sulle connessioni tra gli elementi nervosi della corteccia cerebellare. Reggio Emilia, 1894.

substance blanche où il se transforme en tube myélinisé. Ces éléments ont
été décrits par nous il y a plusieurs années [1] ; ils sont très rares ; on les
trouve surtout dans le voisinage et même à l'intérieur de la substance
blanche, comme le montrent les figures 36 et 39. On peut les distinguer
en trois variétés d'après leur position. Les unes sont *externes* ou *intra-grises* ;
les autres sont *marginales*, c'est-à-dire placées sur les limites mêmes de la
substance blanche ; d'autres, enfin, sont *interstitielles* ou *profondes* et siègent

*Variétés to-
pographiques.*

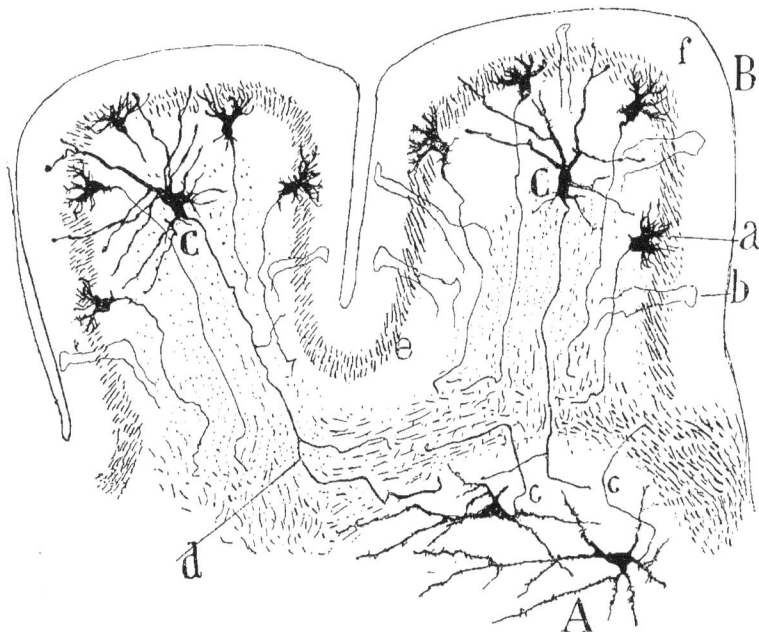

Fig. 36. — Coupe transversale de deux circonvolutions cérébelleuses ; souris nouveau-née. Méthode de Golgi.

A, ganglion du toit ; — B, écorce cérébelleuse ; — C, grosses cellules interstitielles
de la substance blanche ; — b, fibres égarées et en anse.

dans l'axe blanc de la lamelle cérébelleuse, à une distance plus ou moins
grande de la substance grise.

a) *Cellules externes* (fig. 38). — Ces neurones, de forme étoilée, se rencontrent dans la seconde couche. Leurs *dendrites*, pour la plupart ascendantes, s'allongent entre les grains et pénètrent aussi dans la zone plexiforme. Leur *cylindre-axe*, passablement épais, se rend directement à la substance blanche, sans émettre en route aucune collatérale. Falcone avait
déjà mentionné ce type cellulaire, extrêmement rare du reste, et en avait

1. S. Ramón y Cajal, Beitrag zum Studium der medulla oblongata, des Kleinhirns,
etc. Leipzig, 1896, p. 22.

donné deux bonnes figures [1]. Pour lui, mais à titre hypothétique, c'est un neurone d'association intra-cérébelleuse.

Il faut peut-être considérer comme faisant partie de cette variété une espèce cellulaire dont le corps apparaît enveloppé par des fibres détachées des corbeilles de Purkinje dans les préparations au nitrate d'argent réduit. Nous donnons, dans la figure 37, deux échantillons de cette espèce assez rare, que nous avons trouvée avec Illera chez l'homme et le chien adultes.

b) *Cellules marginales.* — Cette variété possède un corps en triangle ou en fuseau allongé dans le sens des fibres à myéline voisines. Des *dendrites*, d'ordinaire au nombre de deux ou trois seulement, se ramifient en partie

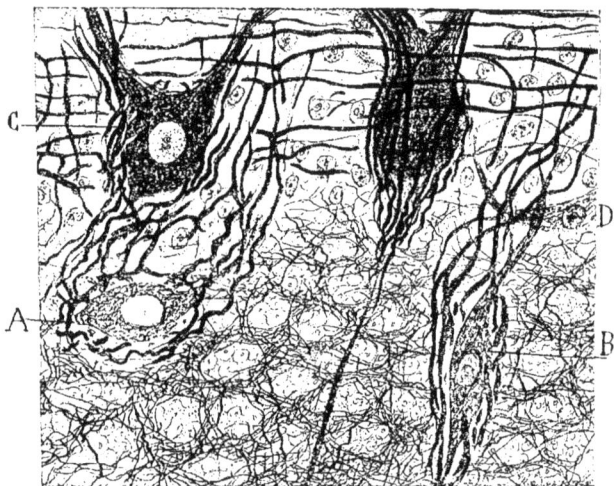

FIG. 37. — Coupe du cervelet de l'homme adulte. Méthode du nitrate d'argent réduit
A, B, cellules faisant partie de la couche des grains et entourées de nids nerveux ; — C. cellule de Purkinje.

dans la couche des grains, en partie dans la zone plexiforme (figs. 35, *B*, et 39, *a*). Quant au *cylindre-axe*, il naît sur le côté profond du corps cellulaire et se transforme en un tube centrifuge de la substance blanche. On voit, sur la figure 35, que l'axone de la cellule représentée, en *B*, se bifurque à une assez faible distance de son origine.

c) *Cellules interstitielles* ou *profondes* (fig. 39, *b*). — La forme de ces neurones est la même que celle des précédents ; de grosses *dendrites* émergent du corps ; d'abord parallèles aux tubes de la substance blanche, elles finissent par envahir la substance grise. Le *cylindre-axe* est, lui aussi, enfermé dans la substance blanche dont il constitue un des tubes. Nous avons réuni, dans la figure 39, quelques-uns de ces neurones copiés d'après plusieurs préparations du cervelet de jeune chat ; ils sont marqués de la lettre *b*.

1. FALCONE, La corteccia del cervelletto. Napoli, 1893, p. 160. Pl. III, figs. 7 et 8.

Retzius [1] avait déjà vu et dessiné cette variété cellulaire, mais il n'avait pas fourni de renseignements sur les particularités de son cylindre-axe.

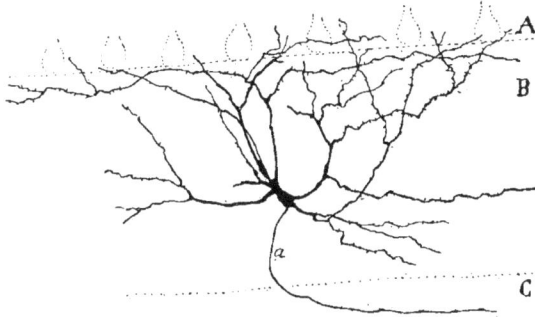

Fig. 38. — Cellule étoilée à cylindre-axe long, située dans la couche des grains ; chat âgé de vingt jours. Méthode de Golgi.

A, cellules de Purkinje ; — B, couche des grains ; — C, substance blanche ; — a, cylindre-axe.

d) *Sous-variété à cylindre-axe bifurqué dans le ganglion du toit.* — Nous

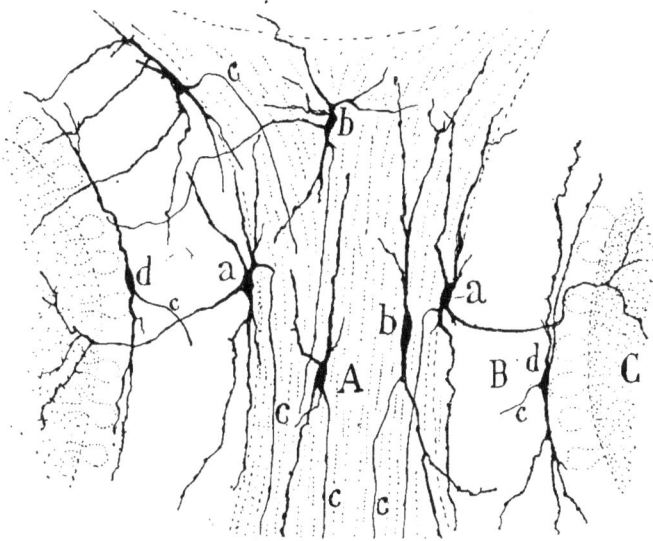

Fig. 39. — Cellules à cylindre-axe long de la substance blanche ; chat âgé d'un mois. Méthode de Golgi.

A, substance blanche assez voisine du ganglion du toit ; — B, couche des grains ; — C, couche plexiforme ; — a, cellules marginales à cylindre-axe long ; — b, cellules interstitielles ; — d, neurones fusiformes horizontaux.

avons découvert dans le cervelet de la souris âgée de quelques jours une

1. Retzius, *Biol. Untersuch.*, N. F., Bd. IV, 1892.

autre cellule étoilée, géante, plus volumineuse que celle de Purkinje (fig. 36, C). Elle ressemble aux neurones que nous venons de décrire, quant à la position ; mais elle en diffère au point de vue de la forme qui est étoilée. Son corps donne naissance à de longues *dendrites* qui pénètrent assez loin dans la substance grise[1]. Ces éléments sont surtout reconnaissables à une particularité intéressante ; leur *cylindre-axe*, inclus dans l'axe blanc de la lamelle cérébelleuse, se porte vers le ganglion du toit et se bifurque dans son écorce blanche en deux gros tubes, dont nous n'avons pu déterminer la destination.

Variétés de cellules étoilées à axone long, appartenant peut-être au ganglion du toit.

Tous les types de cellules étoilées à cylindre-axe long que nous venons de décrire ne se trouvent pas partout. Les neurones *marginaux* et *interstitiels* manquent, suivant nos observations, dans toutes les lamelles cérébelleuses à axe blanc étroit ; on ne les trouve chez le chat et le lapin qu'à l'origine des grosses lamelles voisines du ganglion du toit et dans une partie de leur parcours. Ce fait nous a conduit à penser que ces variétés cellulaires, y compris peut-être les cellules externes, ne sont que des neurones appartenant au ganglion du toit, déplacés et disséminés dans la substance blanche des lamelles voisines de ce foyer. Nous n'avons pu jusqu'à présent découvrir chez l'homme ce genre de cellules.

1. S. RAMÓN Y CAJAL, Beitrag zum Studium, etc. Leipzig, 1896, p. 22.

CHAPITRE III

SUBSTANCE BLANCHE ET NÉVROGLIE DU CERVELET

SUBSTANCE BLANCHE ET SES FIBRES CENTRIPÈTES : FIBRES MOUSSUES ET FIBRES
GRIMPANTES. — NÉVROGLIE DES TROIS COUCHES CÉRÉBELLEUSES.

SUBSTANCE BLANCHE ET SES FIBRES CENTRIPÈTES

Substance blanche. — Lorsqu'on examine, après l'avoir traitée par la méthode d'Ehrlich, une lamelle cérébelleuse de chat ou de lapin adulte par exemple, on voit que les cylindres-axes de son axe blanc sont parfaitement colorés en bleu et qu'ils portent de distance en distance des points plus foncés, indices évidents d'un étranglement. La très grande majorité des cylindres-axes ne montre pas trace de division ; ce détail intéressant nous permet de conclure aussitôt que la substance blanche du cervelet, à l'opposé de celle de la moelle, ne renferme pas de collatérales ou n'en contient qu'un tout petit nombre. Ces dernières se rencontrent surtout à l'endroit où les lamelles centrales de substance blanche se bifurquent pour constituer les axes blancs des circonvolutions cérébelleuses. C'est ce qu'il est facile de constater en explorant ces points dans les préparations au bleu de méthylène d'Ehrlich. On y aperçoit assez souvent des bifurcations et même des divisions inégales. La bifurcation égale est le fait de gros tubes qui paraissent être nés ailleurs que dans le cervelet ; elle s'opère à angle presque droit et chacune des branches qui en résultent pénètre dans une circonvolution distincte (fig. 4o, *A*). Dans la bifurcation inégale, il arrive fréquemment que l'une des branches continue le trajet du tronc primitif, tandis que l'autre se rend à la couche des grains voisins. Cet examen préliminaire sur des préparations de cervelet colorées par la méthode d'Ehrlich nous apprend qu'en outre des fibres centrifuges formées par les axones des cellules de Purkinje, il existe, dans la substance blanche, des fibres centripètes, plus grosses généralement et destinées à la substance grise des circonvolutions. Là s'arrêtent les renseignements que peut nous fournir le bleu de méthylène. Il nous faut recourir au chromate d'argent, si nous voulons connaître les détails morphologiques et le mode de terminaison de ces conducteurs venus d'autres centres, en prenant bien garde de l'appliquer à des mammifères en très bas âge ; car nous sommes certains qu'à cette époque de la vie la gaine de myéline ne viendra pas empêcher le dépôt argentique sur le cylindre-axe. C'est grâce à ce dernier mode d'imprégnation, que nous avons pu décou-

Aspect dans les préparations au bleu de méthylène.

Divisions des tubes centripètes ;
1° dans l'axe des lamelles.
2° au niveau des bifurcations de lamelles.

Aspect dans les coupes au chromate d'argent.

vrir, il y a déjà longtemps, chez les oiseaux [1] et les mammifères [2], deux sortes de fibres centripètes : les *fibres moussues* et les *fibres grimpantes.*

Fibres moussues.

Fibres moussues. — Ces conducteurs sont épais, plus épais même que les axones des cellules de Purkinje ; ils se détachent des paquets de fibres de la substance blanche et gagnent la couche des grains, pour s'y ramifier abondamment et entrer en contact intime avec les arborisations dendritiques de ces neurones minuscules (figs. 41, 42 et 43).

Ils se ramifient par bifurcation successive. Le premier de ces dédoublements se produit d'ordinaire au voisinage, si ce n'est même dans l'épaisseur de la substance blanche ; les autres sont échelonnés sur toute la hauteur de la couche granuleuse. Chaque fibre moussue peut donner ainsi de vingt à trente branches secondaires et tertiaires et même davantage. Ces collatérales divergentes et flexueuses, accidentées assez souvent de grands crochets et de rétrogradations, s'étendent à tous les étages de la zone des grains et embrassent parfois presque la moitié d'une circonvolution. Il existe des fibres moussues extrêmement volumineuses dont la sphère d'influence est encore plus vaste, car elles innervent deux lamelles cérébelleuses en même temps (fig. 41, *B, C*) ;

Mode d'arborisation.

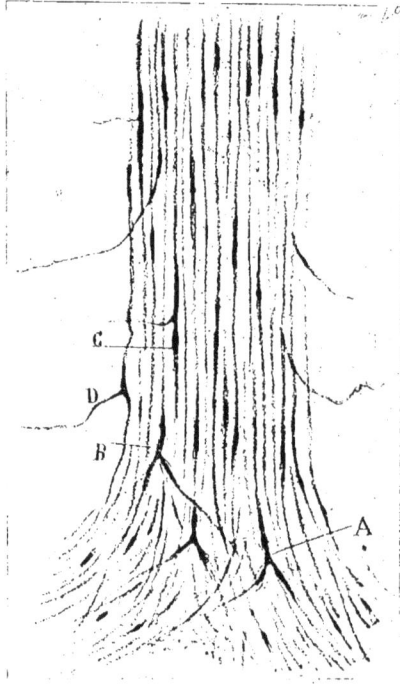

Fig. 40. — Axe blanc d'une lamelle cérébelleuse ; chat adulte. Méthode d'Ehrlich.

A, B, bifurcations de tubes au niveau du dédoublement de l'axe médullaire ; — C, fine collatérale ; — D, grosse collatérale.

pour ce faire, elles se bifurquent dans la substance blanche en deux troncs dont les ramifications se trouvent ainsi fort éloignées l'une de l'autre. D'autres fibres (fig. 41, *e*) émettent pendant leur trajet dans la substance blanche de grosses collatérales qui se décomposent dans les régions profondes de la circonvolution ; quant au tronc principal, il continue sa direc-

1. S. RAMÓN Y CAJAL, Estructura de los centros nerviosos de las aves. I. Cerebelo. *Revist. trimestr. de Histol. norm. y patol.*, nº 1, Mayo de 1888.
2. S. RAMÓN Y CAJAL, Sur les fibres nerveuses de la couche granuleuse du cervelet, etc. *Internat. Monatsschr. f. Anat. u. Physiol.*, Bd. VII, 1890.

tion primitive et parvient au sommet de la lamelle où il se résout en une arborisation terminale. Il est pour nous hors de doute que la plupart des bifurcations mises en évidence par la méthode d'Ehrlich sur les tubes épais de la substance blanche, surtout au-dessous des sillons interlamellaires, appartiennent aux fibres moussues. Ces fibres peuvent innerver ainsi plusieurs lamelles et influencer des portions fort distantes de la substance grise du cervelet.

Mais ces fibres présentent un détail bien plus intéressant, celui-là même qui leur a valu le nom de *moussues*, sous lequel nous les avons fait connaître. On voit, en effet, sur leur trajet et à leur extrémité, des espèces d'épaississements découpés en dentelures, ou plutôt hérissés de ramuscules épais, courts, divergents, variqueux et ramifiés modérément. Le tout donne l'impression d'un lambeau de mousse. Ces singuliers épaississements en rosace sont les arborisations mêmes des fibres moussues ; ce sont eux qui permettent à ces fibres de s'articuler avec les grains.

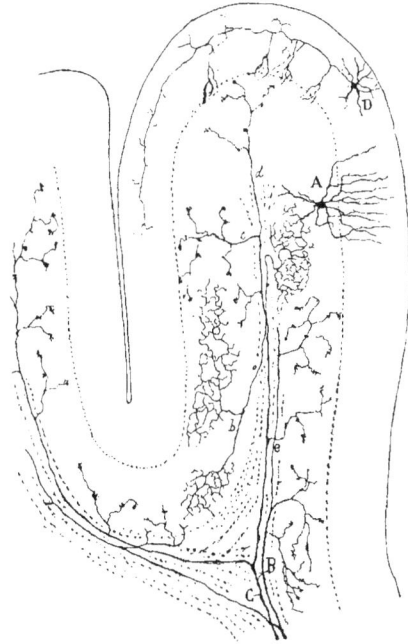

Appendices moussus.

Fig. 41. — Coupe de deux circonvolutions cérébelleuses ; chat âgé d'un mois. Méthode de Golgi.

A, cellule de Golgi à cylindre-axe ramifié des deux côtés *a* et *b* d'une même lamelle cérébelleuse ; — B, C, fibres moussues innervant deux circonvolutions à la fois ; — *c, d, e*, branches collatérales et terminales d'une fibre moussue.

Nous avons à distinguer dans les fibres moussues des *arborisations collatérales*, des *arborisations de bifurcation*, et des *arborisations terminales*.

Variétés d'arborisations.

a) Les *arborisations collatérales* sont les plus fréquentes ; elles se montrent, en effet, de distance en distance, le long de chaque branche, et même sur le tronc principal. A leur niveau, la branche s'épaissit, prend un contour inégal et projette, soit d'un côté seulement, soit des deux côtés à la fois, des appendices épais, verruqueux, rarement bifurqués, et terminés par une grosse granulation arrondie (fig. 42, *b*). Ces appendices sont au nombre de quatre et plus par arborisation ; mais d'autres fois ils sont réduits à une ou deux verrucosités peu saillantes, comme le montre la même figure, en *c*. Dans les préparations au chromate d'argent, les appendices paraissent pleins, massifs ; dans celles au bleu de méthylène, la substance dont ils sont formés possède, au contraire, un aspect finement granuleux (fig. 44, *b*) ; la coloration est plus intense sur les granules terminaux. Si la préparation a trop subi l'action de l'air, d'autres apparences peuvent se produire ; le bleu quitte les tiges des appendices et s'accumule uniquement à leur extrémité, c'est-à-dire dans les granules terminaux. L'altération peut aller jusqu'à une forte tuméfaction et à une vacuolisation de ces granules.

b) Les *arborisations de bifurcation*, placées à cheval sur les divisions des branches et bâties sur le même type que les précédents, sont moins nombreuses qu'elles (fig. 44, *a*). Deux ou plusieurs appendices, courts, épais et fortement variqueux partent de l'épaississement irrégulier qui embrasse l'angle de partage.

c) L'*arborisation terminale* est encore édifiée sur le même modèle ; mais ses appendices, ordinairement plus multipliés, se divisent d'habitude avant de s'achever. Cette variété d'arborisation affecte souvent la forme en rosace. Elle est répandue dans toute l'épaisseur de la couche des grains, comme on peut s'en convaincre en examinant avec attention un grand nombre de coupes bien imprégnées sous le rapport des fibres moussues. On remarque tout particulièrement les arborisations les plus élevées, c'est-à-dire les plus voisines de la couche moléculaire ; elles sont constituées, soit par une sorte de massue couverte de quelques rares verrucosités, soit par une espèce de pied plus ou moins conique, dont la base est tournée vers la surface de la lamelle et dont le contour émet un certain nombre d'appendices divergents et plus ou moins longs (fig. 45, *d*, *e*, *f*, *g*), soit enfin, par un bouquet de sphérules terminales, *d*.

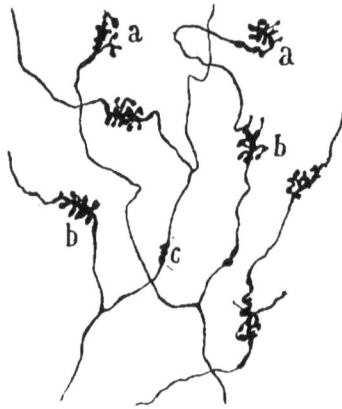

Fig. 42. — Fibres moussues et leurs rosaces ; chat adulte. Méthode de Golgi. (Même grossissement que dans la fig. 44.)
a, arborisation ou rosace terminale ; — *b*, arborisation collatérale ; — *c*, nodosités.

Absence de myéline sur l'arborisation moussue.   Aucun point de la ramure de la fibre moussue n'est enveloppé de myéline, ce qui est bien le caractère des arborisations terminales de cylindres-axes. La gaine médullaire s'arrête sur le tronc principal un peu au delà des limites de la substance blanche de chaque lamelle ; elle laisse à nu toutes les branches secondaires et tertiaires qui sont répandues dans la couche des grains.

Ces détails, fournis par d'anciennes observations[1] et confirmés par de plus récentes, sont corroborés par deux faits : 1° Il est impossible d'apercevoir sur

1. S. RAMÓN Y CAJAL, El azul de metileno en los centros nerviosos. *Revist. trimestr. microgr.*, t. I, Fasc. 4, 1896.

les branches de la ramure imprégnée par le bleu de méthylène ni des croix de
Ranvier, ni des points de concentration bien limités de matière colorante.
2° Rien n'est plus facile que d'obtenir d'excellentes imprégnations de ces branches par le chromate d'argent même chez les animaux adultes ; or, jamais
pareil fait ne se produit sur les tubes recouverts de myéline du cervelet, du
moins quand on emploie la méthode rapide de Golgi. Nous avons donc raison
de penser que Dogiel[1] a commis une erreur quand il a cru mettre en évidence
par le bleu de méthylène une enveloppe myélinique autour des rameaux secondaires et tertiaires des fibres moussues dans le cervelet des oiseaux.

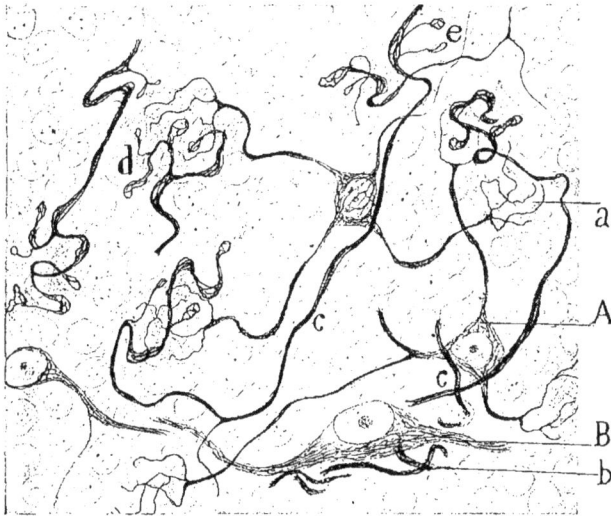

FIG. 43. — Grains et fibres moussues du cervelet ; chat adulte.
Méthode du nitrate d'argent réduit.

A, grain ; — B, cellule étoilée ou de Golgi ; — a, arborisation dendritique des grains ; — b, fibres
moussues passant à côté des cellules de Golgi : — c, tronc d'une fibre moussue ; — d, son arborisation ; — e, ramuscules ultimes avec leur neurofibrille achevée en anneau.

L'étude des fibres moussues par les méthodes neurofibrillaires permet
de reconnaître dans la structure de leurs branches ou expansions terminales un certain nombre de détails intéressants qui ont été vus aussi, mais
plus récemment, par Bielschowsky, Wolff et Held. La figure 43, qui reproduit les fibres moussues du chat, donne une excellente idée de leur
apparence dans les coupes traitées par le nitrate d'argent réduit, par exemple. Au niveau des renflements situés sur le trajet des fibres, le faisceau neurofibrillaire, envahi par une certaine quantité de neuroplasma, devient plus
lâche et ses filaments deviennent tout à fait distincts. Au niveau des
glomérules, la fibre décrit des tours et détours tout à fait capricieux, puis elle

*Les appen-
dices moussus
ou rosaces,
d'après les
méthodes neu-
rofibrillaires.*

1. DOGIEL, Die Nervenelemente im Kleinhirn der Vögel und Säugetiere. *Archiv f.
mikrosk. Anat. u. Entwickelung.* Bd. XLVII, 1896.

s'épanouit en une arborisation dont la charpente neurofibrillaire revêt des formes diverses que nous allons résumer. Certains ramuscules, les moins saillants, sont le produit d'un effilochement simple du faisceau neurofibrillaire; on y constate la présence d'un très petit nombre de travées secondaires. Dans les ramuscules plus volumineux et plus longs, on découvre, au contraire, un réseau dense, comparable à celui que nous et Tello avons décrit dans les plaques motrices; ces branches renferment, en outre, une quantité plus grande de liquide interfilaire. Enfin, dans les ramilles très fines, l'extrémité est constituée par un bouton qui renferme un anneau neurofibrillaire, ovoïde, piriforme ou circulaire (fig. 43, e).

Un examen attentif du glomérule cérébelleux nous apprend des faits très intéressants au point de vue des rapports de ses éléments. On y voit, en effet, qu'il n'existe aucune continuité entre les neurofibrilles des grains et celles des fibres moussues; il n'y a même pas contact entre elles, comme l'avaient supposé Bielschowsky et Wolff. Une comparaison entre des préparations exécutées par la méthode du nitrate d'argent réduit et d'autres effectuées par la méthode d'Ehrlich révèle la cause de cet écartement; il est dû à une écorce extrêmement épaisse de neuroplasma dans les ramifications ultimes des fibres moussues. Voici donc un nouvel argument en faveur du rôle conducteur, attribué par nous et aussi par Wolff à la substance qui enveloppe les neurofibrilles, c'est-à-dire au neuroplasma.

Quel est le point où les arborisations collatérales et terminales des fibres moussues viennent s'achever? Telle est la question que nous nous étions posée, dès le début. Nous n'avions pu la résoudre alors, à cause de l'impossibilité où nous nous trouvions de déterminer, d'une façon précise, le siège de ces rosaces dans les préparations au chromate d'argent. Mais de nouvelles recherches, exécutées à diverses époques [1], nous ont heureusement permis de voir clair dans ce problème et d'en donner une solution qui, croyons-nous, est définitive. Les rosaces des fibres moussues s'articulent, nous en sommes maintenant convaincu, avec l'arborisation digitiforme des dendrites des grains par un engrènement qui met les deux facteurs en contact

intime. Or, nous savons que chaque îlot ou glomérule cérébelleux renferme des digitations appartenant à plusieurs grains; la rosace, en pénétrant dans les îlots, se met donc en rapport avec un certain nombre de ces digitations d'origine diverse. Nous savons encore que les rosaces sont extrêmement nombreuses sur la ramure d'une fibre moussue et que l'extension de cette ramure est considérable. Il résulte de ces deux notions que le nombre des grains ébranlés par une seule et même fibre moussue doit être immense. Nous savons, enfin, que les îlots cérébelleux contiennent des rosaces provenant de diverses fibres moussues; un même grain peut donc subir l'influence de deux ou plusieurs de ces fibres.

Nous allons exposer les principales preuves qui établissent la réalité de cette connexion importante entre les grains et les fibres moussues.

1. S. Ramón y Cajal, Croonian Lecture, Londres, 1894. — El azul de metileno, etc. *Revist. trimestr. microgr.*, t. I, 1896.

1° Lorsqu'on colore, par de la thionine ou un autre réactif nucléaire, des coupes minces de cervelet où les fibres moussues ont été imprégnées par la méthode de Cox (celle-ci les montre sous le même aspect que le bleu de méthylène), on note que presque tous les appendices moussus de ces fibres correspondent à des points situés entre les grains ; ils sont donc placés au niveau des ilots protoplasmiques, lieux de concours des digitations dendritiques des grains.

des fibres moussues avec les grains.

2° Le vide que les arborisations digitiformes des grains laissent entre elles est souvent comme le moule parfait des rosaces des fibres moussues ; il en a aussi les dimensions. D'un autre côté, l'espace que doivent occuper les arborisations moussues n'est pas sphérique ; il est au contraire irrégulier, et des ramuscules en parcourent l'intérieur. Tout cela ne cadre pas avec l'idée que nous avions émise dans notre premier travail sur le cervelet, c'est-à-dire avec l'idée que les ramifications digitiformes des grains forment des nids autour du corps d'autres grains.

3° Dans quelques cas, peu nombreux à la vérité, on voit nettement, dans les préparations effectuées par la méthode de Golgi ou d'Ehrlich, la rencontre et l'engrènement intime des appendices moussus et des digitations des grains, à l'intérieur des ilots cérébelleux.

Kölliker, Van Gehuchten, Retzius, Lugaro, Falcone, Athias et bien d'autres encore ont confirmé les traits généraux de la description des fibres moussues telle que nous l'avions donnée. Il est à présumer que Golgi avait dû voir avant nous ces fibres ou au moins leurs premières divisions ; il parle, en effet, de fibres centripètes ramifiées, dont les branchilles pénètrent dans la couche des grains et s'anastomosent entre elles ainsi qu'avec les autres fibrilles de la substance grise, de façon à constituer un réseau nerveux épais. Mais comme le caractère principal des fibres moussues, les rosaces et les appendices terminaux, manque à son exposé, il est difficile de savoir au juste quelle sorte de fibres ce savant a eue sous les yeux. A-t-il vu vraiment les fibres moussues ou bien a-t-il observé d'autres fibres ? A-t-il fait allusion aux fibres grimpantes par exemple, qui, elles aussi, se ramifient parfois à leur entrée dans la couche des grains ou bien a-t-il cru avoir affaire aux collatérales profondes et à trajet rétrograde des cylindres-axes de Purkinje, collatérales abondamment arborisées dans la seconde assise du cervelet ? On ne sait. C'est peut-être parce que son esprit était occupé par le préjugé simpliste des réseaux interstitiels, que Golgi ne parvint pas à déterminer les propriétés morphologiques intéressantes des fibres moussues.

Historique des recherches sur les fibres moussues.

On a émis plusieurs opinions sur le mode de connexion des appendices moussus.

Opinions diverses sur leurs connexions.

Dogiel qui, le premier, les a colorés par le bleu de méthylène chez les oiseaux, a considéré les rosaces terminales comme des pelotons de fibres variqueuses, disposés autour du corps des grains. C'est là une erreur, comme il est facile de s'en convaincre en jetant un coup d'œil sur les figures 42 et 44. D'ailleurs, l'étude que nous avons faite des fibres moussues chez les oiseaux et les mammifères par la méthode d'Ehrlich nous a prouvé que les rosaces avaient exactement la même morphologie que dans les préparations obtenues par la méthode de Golgi ; on n'y voit ni trou central arrondi, ni forme en nid terminal. S'il fallait encore une preuve de l'erreur commise par Dogiel, nous ajouterions que Semi Meyer[1] a vu les fibres moussues colorées par le bleu de méthylène,

1. S. Meyer, Ueber die Function der Protoplasmafortsätze der Nervenzellen. Leipzig, 1897.

sous le même aspect que nous, car les figures de détail qu'il en donne concordent entièrement avec les nôtres.

Lugaro[1], qui n'a pas vu très nettement les rosaces des fibres moussues, sans doute parce que ses imprégnations étaient imparfaites ou ses animaux d'expériences trop jeunes, pense que les troncs ou rameaux de ces fibres se mettent en contact avec l'arborisation terminale des cellules à cylindre-axe court. En outre de l'articulation axo-protoplasmique découverte par nous dans les centres nerveux, il existerait d'après cela un autre mode de connexion particulier, que l'on pourrait appelait axo-axonique. Nous avouons n'avoir pu constater pareille articulation, dont l'existence, à tout prendre, ne serait qu'un cas exceptionnel de relation intercellulaire. Si l'on veut cependant

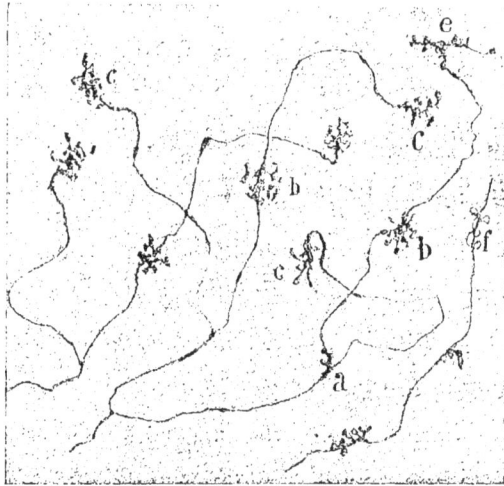

FIG. 44. — Fibres moussues et leurs rosaces ; chat adulte. Méthode d'Ehrlich.

a, arborisation ou rosace à cheval sur une bifurcation ; — b, arborisation collatérale ; — c, c, arborisation terminale.

admettre ce mode de connexion à titre d'hypothèse, très risquée bien entendu, il serait plus logique de le supposer, non entre les branches des deux sortes de fibres ci-dessus mentionnées, mais entre les rosaces finales et les collatérales des fibres moussues d'une part, et les derniers ramuscules axiles des cellules de Golgi d'autre part ; car, ainsi que nous l'avons appris précédemment, ces ramuscules sont situés, eux aussi, dans les îlots protoplasmiques ou cérébelleux.

Held[2] est le premier qui ait constaté, après nous, le véritable mode d'articulation des fibres moussues ; il en a donné un bon dessin dans son opuscule important sur la structure du protoplasma. Hill, Berliner[3], Bielschowsky et

1. Lugaro, Sulle connessioni tra gli elementi nervosi della corteccia cerebellare, etc. Reggio Emilia, 1894.

2. Held, Beiträge zur Structur der Nervenzellen etc. Dritte Abhandlung. Archiv f. Anat. u. Physiol. Anat. Abteil., 1897.

3. Berliner, Beiträge zur Histologie und Entwickelungsgeschichte des Kleinhirns. Arch. f. mikrosk. Anat., Bd. LXVI, 1905.

Wolff ont aussi confirmé l'existence de cette disposition histologique dont la découverte a été attribuée erronément à Held [1].

Nous avons admis jusqu'ici que les fibres moussues n'entrent en contact qu'avec les grains. Ne pourraient-elles pas avoir d'autres rapports? s'accoler, par exemple, aux corps et aux dendrites des cellules étoilées à cylindre-axe court ? Des observations relativement récentes nous avaient permis de le croire. Nous avions remarqué, en effet, détail consigné dans un de nos travaux sur le cervelet, que certaines rosaces collatérales et terminales des fibres moussues ont un caractère un peu différent des autres; car, en se réunissant,

Connexions possibles des fibres moussues avec les cellules étoilées.

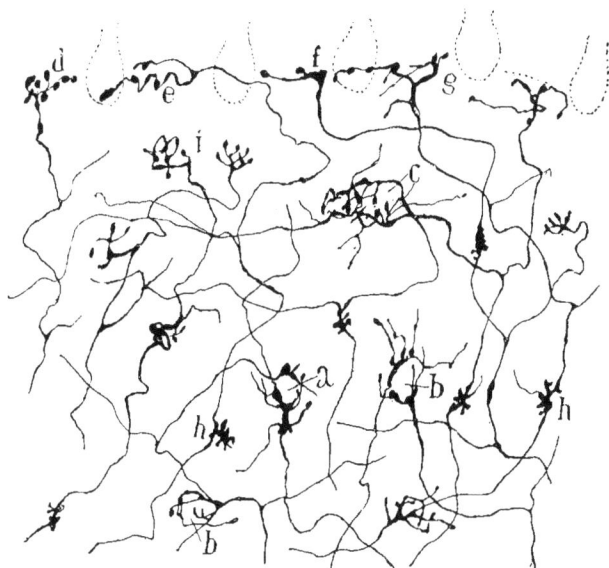

Fig. 45. — Fibres moussues ; pigeon âgé de 15 jours. Méthode de Golgi.

a, b, petites cavités formées par une ou deux rosaces ; — b, c, cavités plus grandes, formées par le concours de plusieurs rosaces ; — d, e, f, g, arborisations ou rosaces terminales supérieures.

elles forment de véritables nids qui semblent enclore des cellules étoilées. Mais cet aspect, assez fréquent chez les oiseaux, est rare chez les mammifères ; de plus, il ne se présente pas toujours avec une telle netteté que la certitude en découle. De sorte qu'aujourd'hui nous sommes moins affirmatif [2] et préférons attendre le résultat de recherches ultérieures. Quoi qu'il en soit, on peut voir sur la figure 45, en b et c, les dispositions qui cadrent le mieux avec l'interprétation que nous avons donnée ci-dessus. Rappelons que la ramure den-

1. Le mode d'articulation des fibres moussues avec les grains a été signalé par nous dans deux travaux différents, parus avant celui de Held : dans la *Croonian Lecture. Proceedings of the royal Society*, London, 1894, et dans notre monographie : El azul de metileno en los centros nerviosos, *Rev. trim. microg.*, vol. I, 1896. Le travail de Held, cité par les auteurs, est de 1897, comme l'indique l'avant-dernière note de la p. 62.

2. S. RAMÓN Y CAJAL, El azul de metileno en los centros nerviosos. *Revist. trimestr. microgr.*, t. I, 1896.

dritique des cellules étoilées à cylindre-axe court s'étale dans la zone plexiforme et qu'elle subit là, vraisemblablement, l'influence des fibres parallèles. Il n'est donc pas très probable que le courant transmis par les fibres moussues aux grains revienne encore à ces derniers après un circuit à travers les deux premières couches du cervelet.

Fibres grimpantes. — Ces fibres, que nous avons découvertes dans l'écorce cérébelleuse des oiseaux [1] et des mammifères [2], doivent leur nom à un caractère singulier de leur terminaison. Elles portent, en effet, à leur extrémité terminale une arborisation allongée qui s'applique sur le corps et les branches principales des cellules de Purkinje et semble grimper sur ces parties comme les lianes ou le lierre sur les arbres.

Aspect général.

Ces fibres, assez épaisses, moins cependant que les filaments moussus, ne se bifurquent pas durant leur trajet dans la substance blanche ; elles n'y fournissent pas non plus de collatérales. Aussitôt arrivées à la limite interne de la couche des grains, elles se dirigent vers la périphérie de la lamelle cérébelleuse souvent en décrivant de grandes sinuosités. Elles suivent à travers la couche des grains une direction variable, mais en général parallèle aux rayons de la circonvolution cérébelleuse. Elles arrivent, enfin, au corps d'une cellule de Purkinje, qu'elles abordent par côté. En ce point, la fibre grimpante peut se bifurquer, mais il est plus habituel qu'après avoir fait quelques tours autour du corps de la cellule elle s'accole étroitement au tronc principal et se résout en son arborisation terminale.

Trajet de la fibre.

Cette arborisation se compose de deux facteurs ; les fibres et un ciment ou masse granuleuse interstitielle.

Facteurs de l'arborisation.

Les *fibres* ou branches terminales sont le résultat de la division du tronc de la fibre grimpante sous un angle très aigu ; elles sont au nombre de deux ou trois, et montent le long du tronc protoplasmique principal de la cellule de Purkinje, en se divisant maintes et maintes fois ; elles produisent ainsi un plexus allongé, variqueux et flexueux qui adhère intimement aux branches primaires et secondaires du tronc protoplasmique et en suit toutes les ondulations. Elles se terminent par des extrémités libres et variqueuses. Le plexus se bifurque quand les dendrites se dédoublent (figs. 46 et 47) ; il en épouse, en somme, tous les accidents et leur constitue comme une charpente extérieure qui trahit exactement leur forme, leur position, leur direction. Les fibrilles les plus élevées et les plus longues de ce plexus s'approchent de la surface externe de la première couche, mais ne l'atteignent jamais. Il faut remarquer, d'autre part, que le plexus ne s'étend pas sur les dendrites fines ou tertiaires, dont le rôle est, nous le savons déjà, d'entrer en contact avec les fibrilles parallèles. Un petit nombre de ramuscules rétrogrades se détachent quelquefois de la partie inférieure ou initiale du plexus et vont couvrir la partie supérieure du corps de la cellule de Purkinje,

Description de l'arborisation terminale.

---

1. S. RAMÓN Y CAJAL, Sobre las fibras de la capa molecular del cerebelo. *Revist. trimestr. de Histol. norm. y patol.*, n° 2, Agosto de 1888.

2. S. RAMÓN Y CAJAL, Sur les fibres nerveuses de la couche granuleuse du cervelet, etc. *International Monatsschr. f. Anat. u. Physiol.*, Bd. VII, Hft. 1, 1890.

comme l'a observé Retzius. Ces ramuscules sont surtout développés chez les jeunes mammifères ; on peut voir sur la figure 21, en *d*, qu'ils se montrent aussi parfois dans l'écorce cérébelleuse du cobaye presque adulte.

L'arborisation grimpante enveloppe de toutes parts les branches dendritiques, selon la remarque de Lugaro. Elle n'est pas composée, non plus, des seules fibres visibles à l'aide d'un grossissement ordinaire ; car un bon objectif apochromatique montre qu'en outre des filets principaux et ascen-

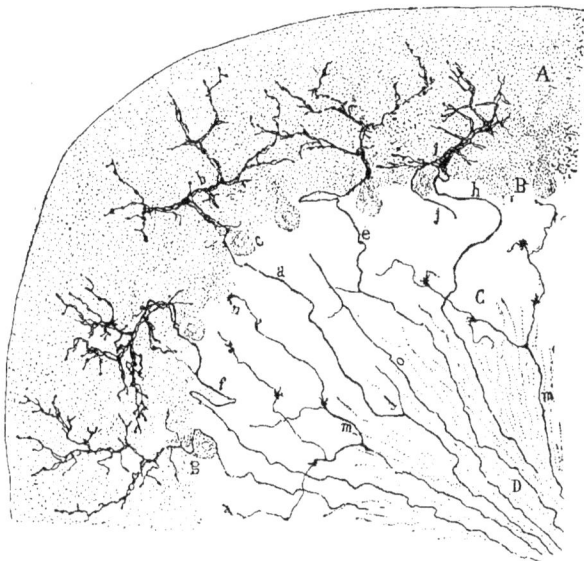

Fig. 46. — Fibres grimpantes ; rat adulte. Méthode de Golgi.

A. couche plexiforme ; — B, rangée de cellules de Purkinje ; — C, zone des grains ; — D, axe médullaire blanc ; — *a, e, f, g, h,* fibres grimpantes ; — *b, i,* arborisations grimpantes ; — *m, n,* fibres moussues.

dants, il en existe d'autres, fins, variqueux et relativement courts, qui serpentent en zigzag ou en spirale.

La *substance granuleuse* entoure le tronc et les grosses branches protoplasmiques des cellules de Purkinje ; elle englobe par conséquent l'arborisation grimpante et la soude pour ainsi dire aux dendrites. Lorsque ce ciment s'imprègne seul, on constate, comme le montre la figure 3, en C, qu'il se continue avec l'enveloppe cimentaire du corps des cellules de Purkinje et qu'il est sillonné par des stries longitudinales ; ces dernières sont vraisemblablement les empreintes de l'arborisation grimpante. Mais bien souvent arborisation et ciment sont imprégnés à la fois ; il est alors difficile de distinguer les fibrilles grimpantes immergées dans une masse granuleuse marron clair.

Le ciment péricellulaire de Purkinje.

Aspect de l'arborisation grimpante :
1° par la méthode de Cox.

La description des fibres grimpantes que nous venons de donner a été confirmée entre autres par Van Gehuchten, Retzius, Lugaro, Held, Athias. Du reste, rien de plus facile à voir que ces fibres dans le cervelet des mammifères, emploierait-on la méthode de Golgi ou celle de Cox. Celle-ci donne d'excellents résultats, surtout chez l'homme ; l'arborisation superbe que nous avons reproduite sur la figure 47, en est la preuve.

2° par les méthodes ordinaires.

On n'aperçoit point l'arborisation grimpante dans les préparations colorées par la technique de Nissl, le carmin ou l'hématoxyline. On ne voit dans ces préparations et à la condition d'employer un puissant objectif, comme l'apochromatique 1,30, qu'une bordure pâle, finement granuleuse, le long des gros

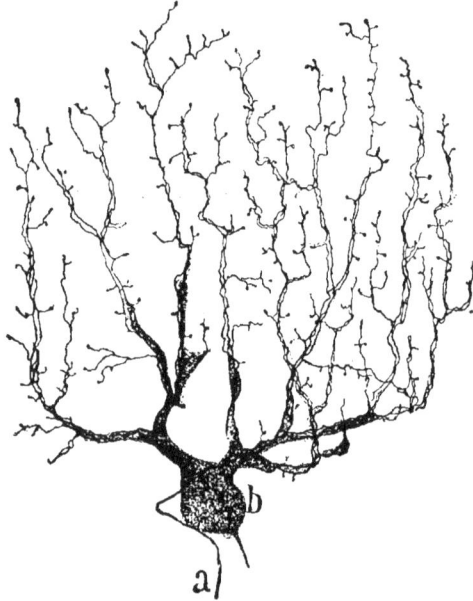

Fig. 47. — Arborisation terminale grimpante ; cervelet humain. Méthode de Cox.

a, fibre grimpante ; — *b*, cellule de Purkinje.

troncs protoplasmiques des cellules de Purkinje. Held a trouvé dans cette bordure, à l'aide d'une méthode spéciale, un grand nombre de fines granulations fuchsinophiles.

3° par les méthodes neurofibrillaires ; détails nouveaux.

Les méthodes neurofibrillaires à l'argent réduit colorent fort bien les fibres grimpantes ; elles les présentent sous l'aspect de cordons compacts, où il est à peine possible de distinguer les neurofibrilles (fig. 48, *A*).

L'imprégnation presque constante des fibres grimpantes chez l'homme adulte et les mammifères permet d'y découvrir un certain nombre de détails qui ne sont pas visibles par la méthode de Golgi et que nous allons décrire. Au lieu de rester parallèles aux dendrites des cellules de Purkinje, les fibres grimpantes se mettent souvent à décrire des spirales ou plutôt des zigzags de grande envergure autour d'elles. Au niveau des bifurcations des grosses branches dendritiques qu'elles accompagnent, les fibres grimpantes se divisent, d'autre part, en rameaux dont l'épaisseur est proportionnée à celle des appendices dendritiques. Parvenues, enfin, à la région la plus externe de la couche moléculaire, c'est-à-dire au niveau des bifurcations protoplasmiques terminales des cellules de Purkinje, les fibres grimpantes rebroussent chemin, sur une petite étendue, afin de fournir des branches à des dendrites placées plus bas (fig. 48, b). Un ou deux filaments se dégagent toujours de l'anse ainsi formée ; ils sont destinés à l'innervation des extrémités les plus hautes de l'appareil dendritique de la cellule de Purkinje. Les derniers ramuscules de l'arborisation grimpante sont très minces et très pâles ; ils semblent formés par une seule neurofibrille librement terminée par une varicosité.

L'arborisation grimpante est-elle constituée par une seule ou bien par plusieurs fibres afférentes ? Les deux termes de cette alternative sont possibles. A côté d'arborisations formées par une seule fibre, il en est d'autres auxquelles deux et trois fibres prennent part (fig. 46, h, j). En poursuivant ces fibres vers l'axe de la lamelle, on voit que chacune garde son individualité jusque près de la substance blanche. Mais ceci n'est qu'une apparence, car si les coupes sont suffisamment épaisses et l'imprégnation bien réussie, on constate que ces fibres, présumées distinctes, ne sont en réalité que les branches d'un seul et même tube centripète. Quelques-unes d'entre elles naissent parfois, de façon encore plus précoce, sur le tube générateur ; on les voit, en effet, s'en dégager, en pleine substance blanche ; elles décrivent, en traversant la couche des grains, des circuits et des détours qui en rendent l'étude très difficile.

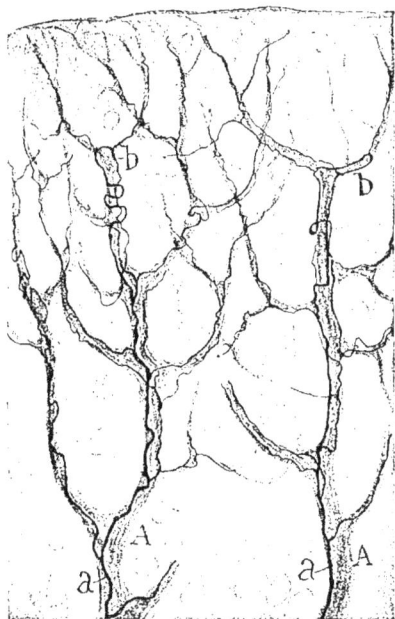

Fig. 48. — Portion terminale des fibres grimpantes ; cervelet de l'homme adulte. Méthode du nitrate d'argent réduit.

a, fibre ; — *b*, branches arciformes et récurrentes.

Nombre des fibres prenant part à l'arborisation grimpante.

Les arborisations grimpantes ne sont pas également développées chez tous les mammifères. On peut affirmer qu'en général plus la ramure dendritique des cellules de Purkinje est étendue, plus le plexus grimpant est compliqué. Chez l'homme et les grands mammifères (fig. 47, a), ce plexus embrasse un espace considérable, grâce aux nombreux prolongements de second et de troisième ordre qui s'en détachent ; chez le chat et le chien, les appendices tertiaires font presque entièrement défaut, et chez le rat (fig. 46), toute l'arborisation grimpante ne consiste souvent qu'en deux plexus qui s'écartent l'un de l'autre sous un angle très ouvert ou arrondi en croissant, et qui émettent quelques courtes expansions secondaires seulement. Même disposition chez les

L'arborisation grimpante suivant les animaux.

oiseaux, si ce n'est qu'elle est encore plus simple, ainsi qu'on peut s'en convaincre par l'examen de la figure 49, en *J*, et *K*.

NÉVROGLIE DU CERVELET

Ses types divers.

On trouve trois sortes de cellules névrogliques dans les circonvolutions cérébelleuses : les *cellules épithéliales* de la couche plexiforme ; les *cellules à rayons courts ou bréviradiées* de la zone des grains, et les *cellules à longues expansions* ou *longiradiées* de la substance blanche.

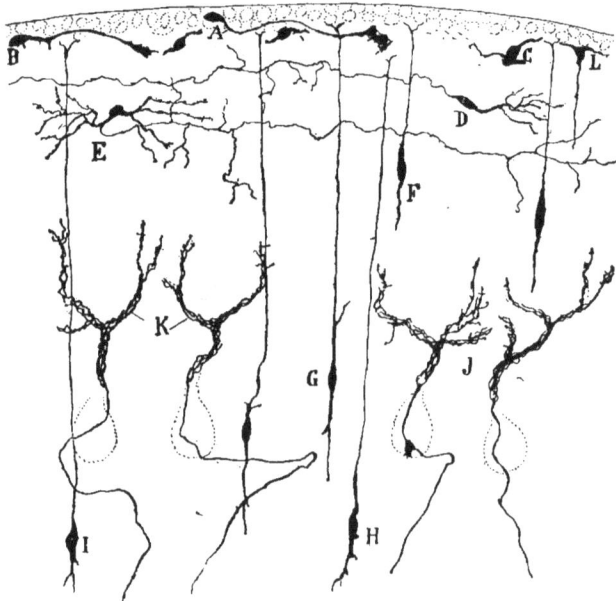

FIG. 49. — Coupe transversale de l'écorce cérébelleuse ; pigeon âgé de 15 jours. Méthode de Golgi.

A, B, C, D, E, cellules étoilées de la couche plexiforme à différents degrés de développement ; — F, G, H, I, grains à divers stades de leur évolution ; — J, K, arborisations des fibres grimpantes.

Situation.

Cellules épithéliales de la couche plexiforme. — Ces éléments, décrits pour la première fois par Golgi, se trouvent sur la même ligne que les cellules de Purkinje ou parfois un peu en dehors, et comblent en partie leurs intervalles.

Corps et expansions descendantes.

Le corps de ces corpuscules est ovoïde, arrondi ou semi-lunaire. Il ne donne pas d'expansions descendantes chez l'animal adulte, ou n'en donne que de rudimentaires (fig. 5o, *a*). Ces expansions atteignent, au contraire, un grand volume chez l'animal jeune, ainsi que nous l'avons démontré ; elles rappellent alors l'appendice radié des cellules névrogliques déplacées que l'on observe dans la moelle épinière.

La caractéristique morphologique des cellules épithéliales se trouve dans leurs prolongements externes. Ceux-ci traversent perpendiculairement la couche plexiforme, où ils forment comme une palissade étroite, et se terminent à la surface de la circonvolution cérébelleuse par un renflement conique. La base de ce renflement, plane et tournée vers l'extérieur de la lamelle, est située directement sous la pie-mère. L'ensemble de ces renflements placés côte à côte forme la *membrane basale* des anciens auteurs (fig. 51, c).

Expansions ascendantes ; terminaisons coniques, membrane basale.

On peut, à l'exemple de Golgi, distinguer, sous le rapport du nombre des expansions radiées, deux sortes de cellules épithéliales : 1° les *cellules fourchues*, pourvues seulement de deux rayons externes, et 2° les *cellules en balai*, dont le corps est surmonté de fibres ascendantes au nombre de trois, quatre et davantage. Ces prolongements ne se terminent pas librement vers le milieu de l'épaisseur de la première couche, comme le dessine Golgi ; ils se continuent, au contraire, jusqu'à la membrane basale, dont ils forment, avec leurs renflements, le facteur de beaucoup le plus important ; c'est ce que nous avons démontré et ce que Retzius

Variétés cellulaires.

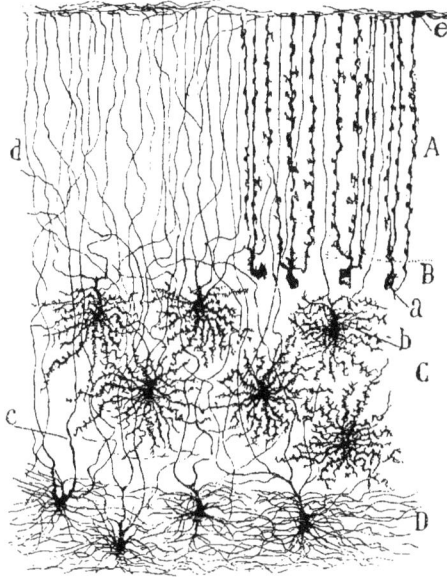

FIG. 50. — Ensemble des cellules névrogliques dans le cervelet humain (combinaison des résultats fournis par la méthode de Golgi et celle de Weigert pour la névroglie).

A. couche plexiforme ; — B. place occupée par les cellules de Purkinje : — C. couche des grains ; — D. substance blanche avec ses cellules névrogliques longiradiées ; — a. cellules épithéliales ; — b, astrocytes de la zone des grains ; — c, expansions externes des cellules névrogliques de la substance blanche ; — e, cellules névrogliques tangentielles.

a parfaitement représenté sur ses dessins. Des deux types, le plus répandu chez les mammifères est celui de la cellule en balai (figs. 50, a, et 51, B).

Il ressort de nos recherches que les expansions radiées des cellules épithéliales sont hérissées d'une multitude de lamelles et d'appendices granuleux, modérément ramifiés. Appendices et lamelles, après un court trajet flexueux, viennent au contact les uns des autres ; ils forment ainsi dans l'épaisseur de la première couche une sorte de tissu spongieux dont les cavités hébergent les éléments nerveux [1].

Appendices latéraux des expansions ascendantes.

1. S. R. CAJAL, Sur les fibres nerveuses du cervelet, etc. *Intern. Monats. f. Anat. u. Physiol.*, Bd. VII, 1890. — El azul de metileno en los centros nerviosos. *Revist. trimestr. microgr.*, t. I, 1896, p. 199 et suivantes.

Cet aspect spongieux n'est nullement un produit artificiel de la méthode de Golgi ; il est manifeste également dans les préparations au bleu de méthylène d'Ehrlich, comme nous l'avons prouvé chez les mammifères et les oiseaux [1].

Les espaces réservés par les appendices latéraux des cellules épithéliales sont de deux sortes : les uns sont étroits et circulaires et soutiennent, comme les isolateurs des poteaux télégraphiques, les fibres parallèles dans les points où celles-ci ne s'articulent pas avec des expansions protoplasmiques ;

les autres sont grands, irréguliers et très nombreux dans le tiers inférieur de la couche moléculaire, où ils logent les cellules étoilées, leurs arborisations protoplasmiques, ainsi que celles des neurones à cylindre-axe court (fig. 51, *b*).

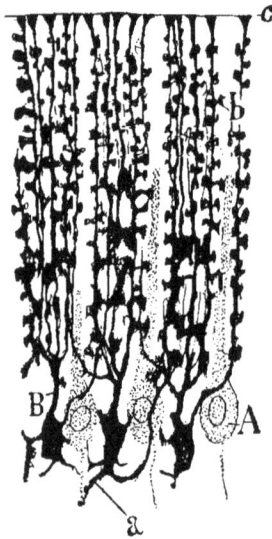

Fig. 51. — Cellules épithéliales d'une lamelle cérébelleuse coupée longitudinalement. Méthode de Golgi.

A, cellule de Purkinje, vue de profil ; — B, cellule épithéliale ; — *a*, appendice descendant atrophié.

Lorsqu'on examine attentivement les expansions des cellules épithéliales sur des coupes parallèles à l'axe longitudinal des circonvolutions cérébelleuses, on apprend qu'elles forment des plans ou feuillets superposés, perpendiculaires à ce grand axe et intercalés entre deux arborisations consécutives de cellules de Purkinje (fig. 51).

En résumé, les choses sont disposées ici comme dans les autres centres gris, de façon qu'il ne puisse s'établir aucun contact entre les fibrilles axiles ou entre les expansions dendritiques. Il existe, au contraire, toutes sortes de facilités pour que ces deux espèces différentes de conducteurs entrent en connexion l'une avec l'autre.

Bergmann, Denissenko, Obersteiner, Schwalbe, Henle et les auteurs qui s'étaient servis comme eux des anciennes méthodes histologiques au carmin, à l'hématoxyline, à l'acide osmique, connaissaient les expansions radiées des cellules épithéliales que nous venons de décrire, mais en ignoraient et l'origine et la nature, en raison même de l'imperfection de leurs techniques. Pendant longtemps on nomma ces expansions *fibres de Bergmann*, d'après l'anatomiste qui les mentionna tout d'abord.

Grâce à son excellent procédé d'imprégnation, Golgi fut le premier qui reconnut l'essence des fibres de Bergmann ; il sut qu'elles sont constituées, du moins en partie, par les prolongements externes de corpuscules épithéliaux situés dans l'alignement des cellules de Purkinje.

Nos recherches personnelles nous permirent de prouver ensuite les faits sui-

1. S. R. CAJAL, El azul de metileno, etc. *Rev. trimestr. microgr.*, t. I, 1896.

vants : 1° les expansions des cellules épithéliales se terminent par un épaississement conique, à la surface du cervelet; en adhérant les uns aux autres par leurs bords terminaux, ces épaississements forment la *membrane basale* des anciens histologistes ; 2° toutes les cellules épithéliales fourchues et en balai émettent des expansions à renflement conique terminal ; 3° les expansions radiées portent, comme les cellules de Müller de la rétine, des appendices et des mortaises ou cavités sur leurs côtés; 4° les cellules épithéliales possèdent souvent, comme vestige de leur origine épendymaire, des prolongements descendants courts et mamelonnés.

Ces faits furent confirmés par Van Gehuchten [1] et surtout par Retzius [2] qui y ajoutèrent de nombreux détails. Dans son travail intéressant sur les cellules épithéliales, Terrazas [3] mentionna plus tard l'existence, dans la membrane basale ou limitante elle-même, de corpuscules névrogliques plutôt rares et de forme étoilée ou aplatie (fig. 50, *e*).

Cellules névrogliques de la couche des grains. — Ces éléments volumineux et de forme étoilée se trouvent dans toute l'étendue de la zone granuleuse, mais en petit nombre. Ils possèdent deux sortes d'expansions, comme Terrazas l'a montré : les unes, courtes, épaisses, hérissées d'appendices lamelleux, sont destinées à séparer les groupes de grains entre eux ; les autres, longues, lisses et en grande partie ascendantes, se rendent à la zone plexiforme où elles se terminent librement.

Leurs deux sortes d'expansions.

Cellules névrogliques de la substance blanche. — C'est, comme d'habitude, au type névroglique longiradié qu'appartiennent ces corpuscules. Il suffit de se reporter à la *Partie générale* de notre ouvrage pour en connaître les détails spécifiques.

Ici, les corpuscules envoient leurs appendices externes à la zone plexiforme, comme le font les cellules étoilées de la couche des grains. Ces appendices constituent les fibres lisses et fines que Weigert [4] a colorées à l'aide de sa méthode spéciale et qu'il a prises, par erreur, pour des fibres de Bergmann.

Non-participation de leurs expansions à la membrane basale.

Ce savant a pu les suivre jusqu'à la membrane basale ; en réalité, ces fibres, très nombreuses dans le cervelet humain, ne s'arrêtent pas à cette membrane et ne contribuent pas à la former. On les voit, en effet, s'incurver en arrivant au-dessous d'elle, puis redescendre à différents niveaux de la première zone où elles se terminent librement, peut-être sur la surface des capillaires (fig. 5o, *d*).

Les vraies fibres de Bergmann, c'est-à-dire les expansions externes des cellules épithéliales ne se colorent pas par la technique spéciale de Weigert, pas plus, d'ailleurs, que les prolongements épais, noueux et ramifiés des cellules bréviradiées de la couche des grains. Cette remarque, due à Terrazas, est parfaitement juste.

1. Van Gehuchten, La structure des centres nerveux. *La Cellule*, t. VII, 1891.
2. Retzius, *Biol. Untersuch.* ; N. F., Bd. III, 1892. — Die Neuroglia des Gehirns beim Menschen und bei Säugethieren. *Biol. Untersuch.*, Bd. VI, 1894 (à consulter principalement).
3. Terrazas, Notas sobre la neuroglía del cerebelo, etc. *Revist. trimestr. microgr.*, t. II, 1897.
4. Weigert, Beiträge zur Kenntniss der normalen menschlichen Neuroglia. Frankfurt-am-Main, 1895.

CHAPITRE IV

HISTOLOGIE COMPARÉE DE L'ÉCORCE DU CERVELET

DISPOSITION DES CELLULES ET DES FIBRES DANS LE CERVELET DES MAMMIFÈRES, OISEAUX, REPTILES, BATRACIENS ET POISSONS

Unité histologique et physiologique du cervelet dans la série des vertébrés.

L'écorce grise du cervelet présente, dans la série animale, une admirable unité de structure, car, malgré les variations de volume et d'aspect macroscopique de cet organe, tous les détails de fine anatomie que l'on y rencontre chez les mammifères se retrouvent exactement chez les vertébrés inférieurs. Cette unité prend donc les caractères de fixité, de force et de généralité d'une loi biologique.

Une telle uniformité de texture implique l'identité des fonctions du cervelet chez tous les vertébrés et légitime la doctrine régnante sur la physiologie de ce centre. On admet, en effet, qu'il est l'organe moteur de l'équilibre, qu'il produit automatiquement les réactions motrices nécessaires pour compenser les troubles apportés à l'équilibre par un mouvement quelconque : la marche, le saut, la préhension, etc. ; on suppose par cela même qu'il possède la même organisation dans toute la série des vertébrés, bien que sa masse totale et le nombre de ses cellules puissent croître pour répondre à un nombre croissant de mouvements. Il n'en est pas de même pour le cerveau et les lobes optiques, dont les fonctions se sont grandement modifiées à mesure du développement de la série des vertébrés, soit qu'elles aient passé à d'autres foyers, soit qu'elles aient éprouvé des perfectionnements graduels.

Variations histologiques légères et par adaptation.

Nous ne devons donc rencontrer dans les éléments constitutifs du cervelet que des variations rares et de simple détail. Ces variations ne sont que des adaptations aux réactions motrices variables en étendue et en nombre que la cellule de Purkinje doit provoquer pour maintenir la stabilité de l'animal. Elles se réduisent à des changements dans la quantité et les dimensions des cellules ainsi qu'à des modifications dans l'abondance des dendrites et des arborisations axiles ; mais la forme de ces éléments, leur arrangement, leurs connexions ne subissent aucune altération essentielle. Les cervelets les plus simples, tels que ceux des batraciens et des reptiles, chez qui l'organe entier n'est représenté que par une seule lamelle transversale, presque dépourvue de substance blanche et voisine du ventricule cérébelleux, viennent à l'appui de notre dire ; la structure de la lamelle, l'orientation de ses fibres et de ses cellules y sont la reproduction de tout ce que l'on voit dans les cervelets plus développés.

Nous allons maintenant exposer ces changements de détail ; le cervelet des mammifères nous servira de point de départ et de terme de comparaison.

Cellules de Purkinje. — La ramure dendritique de ces neurones devient de plus en plus maigre à mesure que l'on s'éloigne des mammifères ; ceci suppose une diminution corrélative du nombre des éléments avec lesquels cette ramure entre en connexion.

Arborisation dendritique.

L'arborisation dendritique est déjà appauvrie chez les *oiseaux*, fait tout d'abord signalé par nous[1], puis confirmé par Falcone[2] et d'autres (fig. 52). Le tronc radial s'allonge ; il se bifurque presque toujours sous un angle très ouvert et à un niveau passablement élevé de la couche plexiforme ; les dendrites tertiaires ou terminales, proportionnellement peu abondantes, prennent pour la plupart une direction perpendiculaire à la surface périphérique et sont plus épaisses que celles des mammifères.

Chez les *reptiles* (fig. 56, *B*), comme mon frère, puis Édinger l'ont constaté, les cellules de Purkinje sont encore plus petites ; leurs dendrites sont

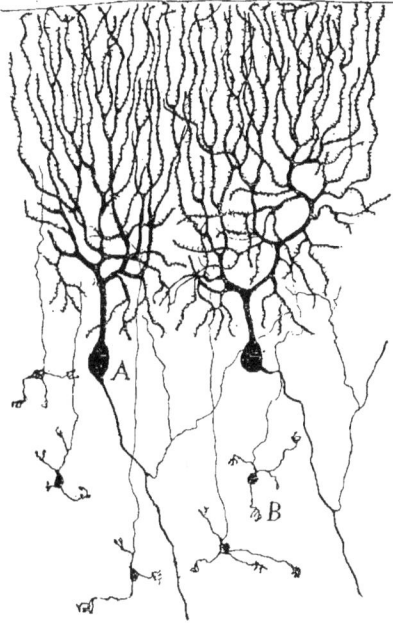

FIG. 52. — Cervelet de pigeon adulte.
Méthode de Golgi.

A, cellules de Purkinje ; — B, grains.

aussi plus raréfiées, mais non au degré que l'on observe chez les *batraciens* (fig. 54, *A*) et les *poissons* (fig. 55, *J*), car chez ces vertébrés inférieurs, cellules et dendrites atteignent le minimum de taille et de nombre. Cependant, ainsi que Fusari[3] l'a démontré, l'arborisation protoplasmique qui s'étale dans la couche plexiforme est relativement développée chez les poissons.

C'est chez les *poissons*, les *reptiles* et les *batraciens* que l'aplatissement

Son aplatissement.

1. S. R. CAJAL. Centros nerviosos de los aves : cerebelo. *Rev. trimestr. de Histologia norm. y patol.*, n° 1. Mayo, 1898.
2. FALCONE. La corteccia del cervelletto. Napoli, 1893.
3. FUSARI, Untersuchungen über die feinere Anatomie des Gehirns der Teleostier. *Internat. Monatsschr. f. Histol. u. Physiol.*, Bd. IV, 1887.

de la ramure protoplasmique de la cellule de Purkinje suivant un plan antéro-postérieur a été décrit par mon frère [1], pour la première fois. Johnston [2] a également étudié cette ramure chez *Acipenser*, à l'aide du chromate d'argent ; Catois [3] en a fait l'étude par le bleu de méthylène chez d'autres poissons ; quant à Schaper [4] et à Edinger [5], ils ont retrouvé chez les sélaciens la structure du cervelet que nous avons décrite chez les mammifères.

Ses épines. Les épines, qui hérissent les branches protoplasmiques des cellules de Purkinje, diminuent, elles aussi, de nombre, de longueur et d'épaisseur, à mesure que l'on descend l'échelle des vertébrés, selon une remarque déjà ancienne d'Azoulay. Elles sont déjà moins marquées, plus grêles et plus espacées chez les oiseaux que chez les mammifères.

Axone. Le cylindre-axe de Purkinje ne descend pas verticalement à travers la couche des grains chez les *reptiles*, *batraciens* et *poissons* ; il se dirige par côté, obliquement ou horizontalement, entre les cellules congénères de

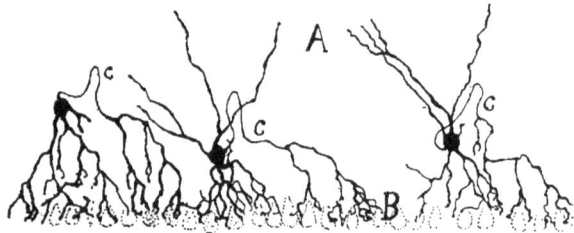

Fig. 53. — Coupe antéro-postérieure du cervelet destinée à montrer les cellules à corbeilles chez le caméléon (*Chamæleo vulgaris*). Méthode de Golgi.

A, couche plexiforme ; — B, corps des cellules de Purkinje ; — C, cylindre-axe décomposé en arborisations libres allant se mettre au contact des cellules de Purkinje.

celle qui lui a donné naissance ; il parcourt ainsi l'étage le plus externe de la couche des grains jusqu'au moment où il atteint la substance blanche du cervelet. Fusari et P. Ramón entre autres, ont signalé que, parfois, ces cylindres-axes myélinisés forment un plan ou couche de substance blanche située à la périphérie de l'assise des grains ou dans ses régions les plus superficielles.

Ses collaté-rales. La même régression s'observe sur les collatérales des cylindres-axes de Purkinje. Relativement nombreuses chez les *mammifères*, où on en compte

1. P. RAMÓN Y CAJAL, El encéfalo de los reptiles. Barcelona, septiembre 1891, et *Gazeta sanitaria de Barcelona*, septiembre 1890. — Investigaciones micrográficas en el encéfalo de los batracios y reptiles, etc. Zaragoza, 1894.

2. J. B. JOHNSTON, Hind brain and cranial nerves of acipenser. *Anat. Anzeiger*, Bd. XIV, n°s 22 et 23, 1898.

3. M. CATOIS, Sur l'histologie et l'anatomie microscopique de l'encéphale chez les poissons. Caen, 1899.

4. A. SCHAPER, The fine structure of the Selachian cerebellum, etc. *The Journ. of comparat. Neurol.*, vol. VIII, n° 1, 1898.

5. EDINGER, Das Cerebelleum von Scyllium canicula. *Arch. f. mikrosk. Anat.*, etc., Bd. LVIII, 1901.

jusqu'à trois et quatre, elles tombent ordinairement à deux chez les *oiseaux*, à une chez les *reptiles*, d'après les observations de P. Ramón, et à une ou même à zéro chez les *batraciens* et les *poissons*.

Cellules à corbeilles. — Elles sont très abondantes chez les *oiseaux* : la taille et la forme du corps, l'orientation et les connexions du cylindre-axe y sont presque comme chez les mammifères. Les franges terminales des corbeilles péricellulaires atteignent un grand développement chez ces animaux ; les corbeilles elles-mêmes sont formées de nombreuses fibrilles ; enfin la pointe du pinceau descend notablement sur le cylindre-axe. Ces conditions expliquent assez pourquoi c'est précisément chez les oiseaux que nous avons découvert les corbeilles.

Le cylindre-axe des cellules à corbeille est beaucoup plus court chez les *reptiles*, ainsi que mon frère [1] l'a montré ; il se résout très vite en arborisations péricellulaires. Son itinéraire, très variable, est parfois accidenté de grands crochets (fig. 53, *c*). Catois [2] a retrouvé chez les *téléostéens* les corbeilles terminales que nous y avions vues à l'état rudimentaire. Chez les *sélaciens*, Schaper n'a pu en découvrir aucune trace.

Grains. — La régression tant de fois signalée se retrouve encore ici. L'arborisation terminale des dendrites de ces corpuscules est faite chez les *oiseaux* de branches plus fines, plus courtes, plus rares que chez les mammifères. Ces caractères s'accentuent chez les *reptiles* ; chez les *batraciens* et les *poissons*, les branches finissent même le plus souvent par un simple bouton ou varicosité protoplasmique, selon la remarque de mon frère (fig. 55, *F*, *I*). Le nombre des grains renfermés dans une même étendue présente des différences considérables ; on peut dire, d'une façon générale, que ces corpuscules sont le plus abondants chez les oiseaux, et le plus rares chez les poissons et les batraciens.

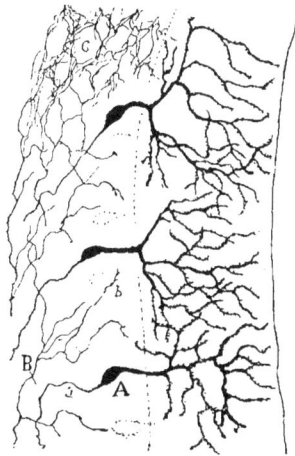

FIG. 54. — Cellules de Purkinje du têtard de grenouille. Méthode de Golgi.

A, cellule de Purkinje ; — B, fibres moussues ; — C, groupes de grains, séparés par des plexus nerveux ; — *a*, axone de Purkinje ; *b*, renflements terminaux des fibres moussues.

Arborisation dendritique.

Nombre des grains.

1. P. RAMÓN Y CAJAL, Estructura del cerebelo de los peces. *Gaz. sanit. de Barcelona*, 1890.
2. CATOIS, Recherches histologiques sur les voies olfactives et sur les voies cérébelleuses chez les téléostéens et les sélaciens. *Compt. Rend. d. l'Associat. franç. p. l'avancement des sciences. Congrès de Boulogne-sur-Mer*, 1901.

*Axone et fi-
brilles paral-
lèles.*

Le cylindre-axe des grains est identique à lui-même dans toute la série des vertébrés ; les observations de mon frère [1] chez les téléostéens, les reptiles et les batraciens, puis celles de Schaper [2] et de Johnston [3] chez les sélaciens et les téléostéens ont établi ce fait de manière indiscutable.

D'après mon frère, ces cylindres-axes montent en petits paquets à travers la deuxième couche ; arrivés à la première, ils se séparent et chacun d'eux se divise en T pour se continuer par deux fibrilles parallèles. Celles-ci émettent parfois, comme cela se voit chez les *reptiles*, quelques collatérales très courtes. Les branches de bifurcation de chaque cylindre-axe des grains parcourent, à elles deux, toute la longueur de la lamelle cérébel-

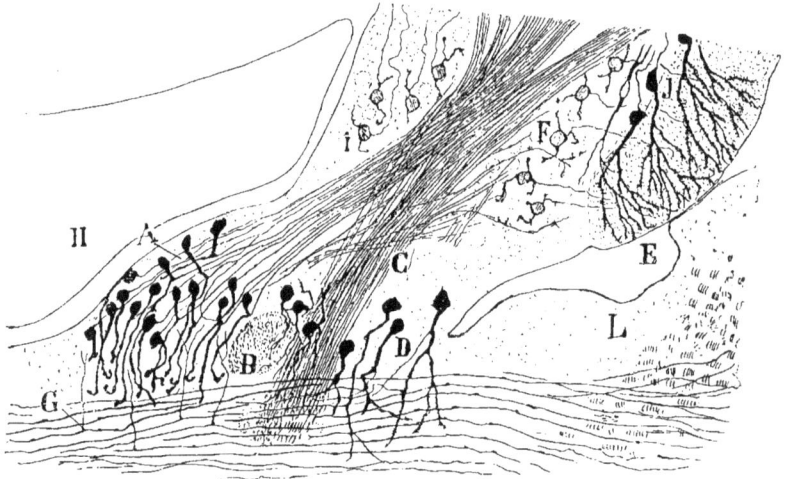

Fig. 55. — Coupe antéro-postérieure de la partie inférieure du cervelet chez un téléostéen (*Trutta iridea*). Méthode de Golgi.

A, noyau dont les cellules envoient leurs cylindres-axes au cervelet ; — F, l, grains ; — J, cellules de Purkinje.

leuse et traversent, perpendiculairement, les ramures protoplasmiques des cellules de Purkinje (fig. 56, *e*).

Cellules étoilées de la couche des grains. — Nous ne possédons que peu de renseignements sur ces éléments chez les vertébrés inférieurs. Il n'est pas à notre connaissance qu'on les ait imprégnés d'une façon suffisante chez les *reptiles* et les *batraciens* (fig. 58, *C*). Quant aux cellules étoilées des

1. P. Ramón, Notas preventivas sobre la estructura de los centros nerviosos : III. estructura del cerebelo de los peces. *Gazeta sanitaria de Barcelona*, 10 septiembre 1890.
2. Schaper, Zur feineren Anatomie des Kleinhirns der Teleostier. *Anat. Anzeiger*, n°ˢ 21 et 22, 1893.
3. Johnston, *Anat. Anzeiger*, Bd. XIV, n°ˢ 22 et 23, 1898.

poissons, Fusari, mon frère et Johnston les mentionnent, mais sans en donner de description détaillée. Nous les avons rencontrées en abondance chez les téléostéens ; leur arborisation dendritique est extrêmement étendue et la ramification de leur cylindre-axe lâche. Les cellules étoilées des *oiseaux* diffèrent à peine, par leur disposition et leur nombre, de celles des mammifères.

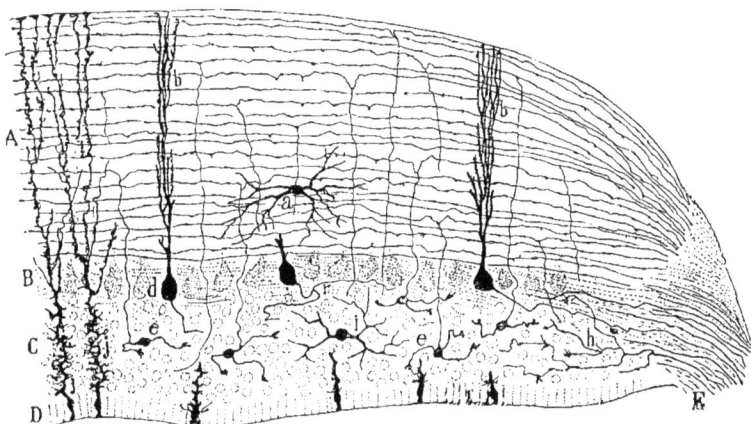

Fig. 56. — Coupe frontale du cervelet du lézard (des souches *Lacerta stirpium*). Méthode de Golgi. (Cette figure représente plus de la moitié de l'organe.)

A, couche moléculaire, — B, cellules de Purkinje ; — C, zone des grains ; — D, couche épithéliale ; — E, faisceau latéral de substance blanche ; — I, cellule étoilée de la couche des grains ; — *a*, cellule nerveuse de la couche moléculaire ; — *b*, vue de profil de la ramure d'une cellule de Purkinje ; — *d*, cellule de Purkinje ; — *e*, grains ; — *h*, fibres moussues ; — *j*, cellules épithéliales.

On voit aussi chez eux un plexus nerveux terminal, très touffu et situé, comme nous l'avons dit précédemment, dans les glomérules cérébelleux. Ce plexus nerveux nous a échappé, jusqu'à présent, chez les batraciens et les poissons.

Plexus terminal des glomérules.

Fibres et arborisations grimpantes. — Les ramifications terminales de ces fibres, que jusqu'à présent l'on n'a pas étudiées d'une manière suffisante chez les vertébrés inférieurs, doivent s'adapter à la disposition et au nombre des troncs protoplasmiques primaires et secondaires des cellules de Purkinje ; il est donc naturel que leur complication et leur étendue décroissent en même temps que ces cellules se simplifient, c'est-à-dire au fur et à mesure que l'on descend dans la série des vertébrés.

Chez les *oiseaux*, les arborisations grimpantes manquent souvent de plexus de troisième ordre, comme nous l'avons vu ; ce ne sont plus alors que des fibres simplement bifurquées. La simplification va encore plus loin chez les *reptiles* et les *batraciens* ; chez eux, les fibres grimpantes apparaissent sous la forme d'un plexus ascendant, uniquement appliqué sur le tronc radial des cellules de Purkinje et composé de rameaux épais, variqueux et rarement bifurqués.

Nous montrons sur la figure 57, en *A* et *B*, ces arborisations chez le *têtard* ; on voit qu'elles enveloppent le corps et le tronc dendritique principal des cellules de Purkinje dans un plexus dense ; l'ensemble reproduit une des phases embryonnaires, celle du capuchon supra-cellulaire, que nous avons signalée chez les mammifères.

Il existe encore dans cette même classe de vertébrés des arborisations plus simples, non périsomatiques et ne s'élevant pas toujours jusqu'à la

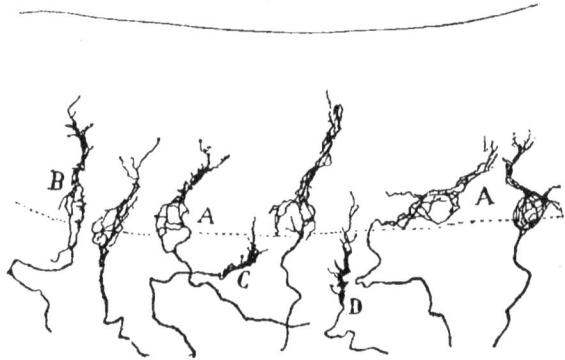

FIG. 57. — Coupe sagittale du cervelet de têtard de grenouille. Méthode de Golgi.

A, corbeilles péricellulaires formées par des fibres grimpantes ; — B, autres corbeilles de même source, plus allongées et plus pauvres en filaments ; — C, D, arborisations grimpantes très embryonnaires.

couche plexiforme (fig. 57, *C*, *D*). Mais n'oublions pas que ces fibres ont été observées chez le têtard ; il se peut donc qu'elles représentent des stades encore très jeunes du développement des fibres grimpantes, stades où la fibre n'a pas encore déployé ses branches secondaires et n'est pas encore venue au contact du corps de la cellule de Purkinje.

Nous ne savons rien au sujet des fibres grimpantes chez les *poissons*.

Fibres moussues. — Nombre, forme et connexions des rosaces appartenant à ces fibres sont semblables chez les *oiseaux* et chez les *mammifères* ; les arborisations moussues terminales présentent cependant une moindre complication et une moindre taille chez les premiers.

Mon frère[1] a rencontré, chez les *reptiles*, les *batraciens* et les *poissons*, des fibres centripètes, ramifiées entre les grains et pourvues de grosses varicosités répondant vraisemblablement aux rosaces terminales (fig. 56, *h*). Catois a également aperçu les fibres moussues chez les poissons. La figure 54 montre, en *B*, quelques-unes de ces fibres, dessinées d'après le

1. P. RAMÓN Y CAJAL, Las células estrelladas de la capa molecular del cerebelo de los reptiles. *Rev. trimestr. micrográf.*, vol. I, 1896.

2. S. RAMÓN Y CAJAL, Notas preventivas sobre la estructura del encéfalo de los teleosteos : I, cerebelo. *Anal. de la Soc. españ. de Histor. natur.*, t. XXXIII, 1894.

cervelet du têtard. On sera frappé de la simplicité de leurs rosaces qui, pour la plupart, ne sont que de simples épaississements terminaux des fibres. Au reste, ces fibres sont très richement arborisées, d'où production de plexus passablement denses entre les amas de grains.

Névroglie. — Hormis les *oiseaux*, dont la névroglie affecte les mêmes aspects que chez les mammifères, il n'y a, en fait de charpente névroglique, dans les ordres plus inférieurs de vertébrés, que les cellules épendymaires. Les observations de mon frère confirmées par celles de Sala[1] ont établi que ces cellules traversent toute l'épaisseur du cervelet et viennent s'achever par des renflements coniques sur la membrane basale même. On s'en rendra compte en examinant la figure 56, en *D*, où les cellules épithéliales du cervelet de *Lacerta stirpium* sont représentées. On ne manquera pas de remarquer les appendices que le tronc radial émet à son passage à travers la couche des grains, ainsi que les mortaises formées par ces appendices ; on apercevra aussi le bouquet de fibres de Ber-

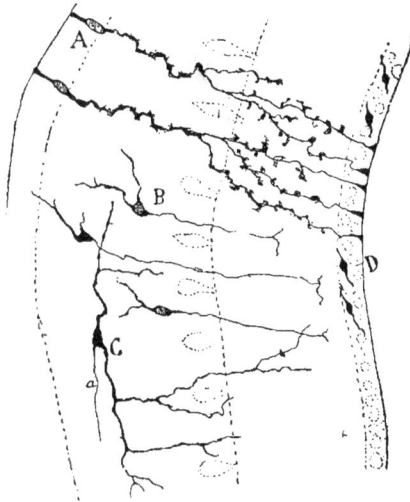

Fig. 58. — Coupe sagittale du cervelet de têtard de grenouille. Méthode de Golgi.

A, couche épithéliale avec deux cellules ; — B, grains ; — C, cellule étoilée de la couche des grains ; — D, couche des grains superficiels avec cellules en cours de développement.

gmann, hérissées d'excroissances latérales, auquel la fibre névroglique radiale donne naissance en se divisant au niveau de la rangée des cellules de Purkinje. En examinant la figure 58, on constatera que la névroglie se comporte chez les *batraciens* comme chez les sauriens. Il en est de même pour les *poissons*, bien qu'ils possèdent aussi des cellules névrogliques ordinaires, comme Fusari, Sala et nous l'avons signalé.

1. C. SALA PONS, La neuroglía de los vertebrados. Madrid, junio, 1894.

CHAPITRE V

HISTOGÉNÈSE DU CERVELET

FORMATION DE LA COUCHE DES GRAINS SUPERFICIELS. — ÉVOLUTION DES GRAINS. — ÉVOLU-
TION DES CELLULES A CORBEILLES, DES NEURONES DE PURKINJE ET DES CORPUSCULES
A CYLINDRE-AXE COURT DE LA COUCHE DES GRAINS. — CROISSANCE ET ÉVOLUTION DES
FIBRES MOUSSUES ET GRIMPANTES. — ÉVOLUTION DES CELLULES NÉVROGLIQUES ET ÉPI-
THÉLIALES.

Formation de la couche des grains superficiels. — Nous avons étudié dans le Ier volume de cet ouvrage l'origine et l'évolution des corpuscules nerveux et névrogliques en général. Nous n'aurions guère de motif d'y revenir si certaines cellules du cervelet ne présentaient pendant leur cycle évolutif des particularités qui méritent une description spéciale. Ces particularités sont d'une importance capitale, d'abord parce qu'elles servent d'arguments favorables à la théorie des neurones, ensuite parce qu'elles projettent une grande lumière sur les processus physiologiques dont les neuroblastes sont le théâtre pendant les phases précoces de leur dévelop- pement.

Dans ses tout premiers stades, vers le troisième ou quatrième jour de l'incubation, le cervelet de l'embryon de poulet est constitué par un feuillet mince, dont la simplicité de structure rappelle les parois du canal épithélial médullaire lorsque la différenciation en cellules germinales et épithéliales s'y est déjà établie.

Herrick[1] et Schaper[2], qui ont étudié la membrane du cervelet à cette période, l'un chez le cobaye, l'autre chez les poissons, ont trouvé que l'écorce de ce centre était constituée au début par deux espèces de corpus- cules : les *cellules épithéliales*, alignées au voisinage de la face interne de la membrane et pourvues de longues expansions radiales, et les *cellules germinales* de His, situées extérieurement au corps des corpuscules de sou- tien et caractérisées par les nombreuses mitoses dont elles sont le siège. Ces mitoses commencent à s'effectuer avant même que le pont cérébelleux ne soit complet. (On sait que le cervelet est formé à son origine par deux voiles ou prolongements partis des bords du quatrième ventricule, voiles

---

1. HERRICK, Contributions to the comparative morphology of the central nervous system. *Journ. of Comparative Neurology*, vol. I, 1891.
2. SCHAPER, Die morphologische und histologische Entwickelung des Kleinhirns der Teleostier. *Morpholog. Jahresbericht*, 1894. — Einige kritische Bemerkungen zur Lugaro's Aufsatz, etc. *Anat. Anzeiger*, Bd. X, 1895.

qui en progressant en dedans l'un vers l'autre et en s'anastomosant finissent par constituer la voûte ou membrane cérébelleuse embryonnaire.) Ces mitoses commencent donc au niveau des recessus latéraux du ventricule cérébelleux. Schaper admet que, chez les poissons, les cellules germinales sont fournies non seulement par les recessus, mais aussi par le voile médullaire et par le pont ou voûte centrale du cervelet. A une époque ultérieure, les cellules germinales ou indifférentes, d'abord voisines de la face interne de la lame cérébelleuse, émigreraient tout près de la face externe et y constitueraient une couche de cellules-germes, aptes à produire et des neurones et des corpuscules névrogliques. Cette couche, que Schaper appelle en allemand *Mantelzone*, est la même que la *couche d'Obersteiner* ou *des grains superficiels*. Pendant cette émigration, les *cellules épithéliales* ou *épendymaires* ne changeraient nullement de place ; elles formeraient plus tard les corpuscules du revêtement épendymaire du quatrième ventricule.

L'écart et la distinction entre la zone germinative et l'assise des corpuscules épithéliaux s'accentuent encore au fur et à mesure du développement, grâce à l'apparition d'un rudiment de zone plexiforme. Les cellules germinatives, qui ont émigré vers la surface externe de la

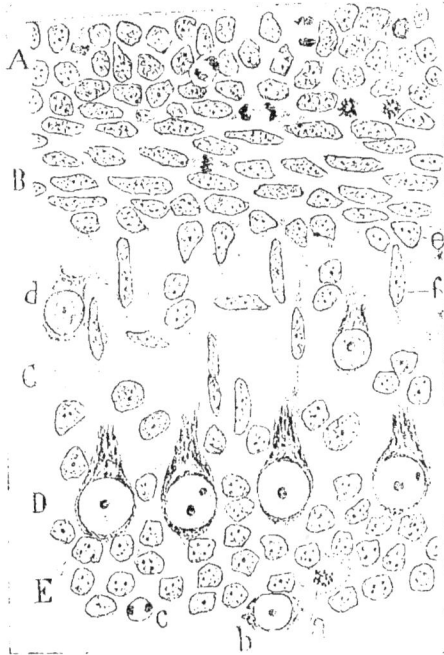

Apparition de la zone plexiforme.

FIG. 59. — Coupe d'une circonvolution cérébelleuse ; lapin nouveau-né. Méthode de Nissl.

A, zone des cellules indifférentes dont quelques-unes sont en mitose ; — B, zone des cellules fusiformes horizontales ; — C, zone plexiforme ; — E, couche des grains ; — *a*, cellule en mitose au milieu des grains ; — *b*, cellule de Golgi ; — *c*, un corpuscule ayant deux granules chromatiques ; — *d*, cellule de Golgi déplacée ; — *e, f*, grains en voie d'émigration.

lame cérébelleuse, restent encore pendant un certain temps à l'état indifférent ; elles continuent à se multiplier avec activité jusqu'après la naissance, du moins chez un grand nombre de mammifères, tels que le chat, le chien, le lapin. La figure 59, en *A*, en fournit la preuve. Ces phases karyokinétiques tardives se passent presque exclusivement dans les assises les plus externes de la couche germinale périphérique. Les cellules plus profondément situées sont déjà quelque peu différenciées et par suite incapables de se diviser désormais.

Émigration
périphérique
des cellules
germinales.

Les notions que nous venons d'exposer sont empruntées aux travaux de Herrick et Schaper. Nous en avons constaté l'exactitude chez l'embryon du poulet et des mammifères. Elles établissent *qu'un grand nombre de cellules germinales ne se transforment pas en neuroblastes de His* in situ, *c'est-à-dire au voisinage de l'épendyme ; mais qu'elles émigrent tout d'abord vers la surface extérieure du cervelet où elles continuent à se multiplier et à créer par suite de nouveaux contingents de neurones.*

Émigration
centripète des
neuroblastes.

Ce fait capital distingue absolument l'histogénèse du cervelet de celle de la moelle et du bulbe. Ce n'est pas tout ; nos recherches sur les mammifères nouveau-nés, confirmées et étendues par Lugaro, Calleja, Popoff, Athias et Terrazas, ont appris *qu'une fois transformées en neuroblastes, les cellules germinales s'enfoncent les unes après les autres et à des époques relativement tardives dans l'épaisseur des couches internes pour se métamorphoser en neurones adultes.* L'émigration est donc double ; il s'en fait une centrifuge au stade d'indifférence et une centripète à la période des neuroblastes et des corpuscules nerveux jeunes.

Historique
de la zone des
grains super-
ficiels.

La zone des germes ou des *grains superficiels* n'est pas chose nouvelle ; il y a longtemps que des histologistes l'ont vue et décrite. Nous citerons en particulier Obersteiner[1] qui y remarqua deux formations cellulaires : l'une *superficielle*, destinée, d'après lui, à constituer la *membrane basale externe* du cervelet; l'autre *profonde*, dont les éléments sont censés pénétrer et se perdre graduellement dans la couche plexiforme rudimentaire. Löwe[2], Schwalbe[3], Lahousse[4], Vignal[5], Bellonci et Stefani[6] observèrent plus tard cette zone et formulèrent sur sa nature et l'évolution de ses éléments les opinions les plus diverses.

Les deux derniers auteurs que nous venons de citer sont les seuls qui aient ajouté un détail nouveau à la description classique d'Obersteiner. Ils démontrèrent, en effet, l'existence de figures karyokinétiques dans les cellules les plus superficielles de la couche des grains externes. Herrick et Schaper confirmèrent ce fait plus tard et lui donnèrent plus d'extension en surprenant les phases les plus précoces de l'évolution du cervelet. Terminons ce court aperçu historique en rappelant que nous fîmes connaître la véritable morphologie des cellules des deux couches de la lame cérébelleuse grâce à l'emploi de la méthode de Golgi[7].

Développement des grains. — Colorons au Nissl et examinons une coupe

1. Obersteiner, Beiträge zur Kenntniss von feinerem Bau der Kleinhirnrinde. *Sitzungsber. d. Kais. Akad. d. Wissenschaft*, Bd. L. *Wien.* — Der feinere Bau der Kleinhirnrinde beim Menschen und Thieren. *Biolog. Centralbl.*, Bd. III, 1883.

2. Löwe, Anatomie und Entwickelung des Nervensystems. Leipzig, 1880.

3. Schwalbe, Lehrbuch der Neurologie; 1881.

4. Lahousse, Recherches sur l'ontogénèse du cervelet. *Arch. de Biologie*, t. VIII, 1888.

5. Vignal, Recherches sur le développement des éléments des couches corticales du cerveau et du cervelet de l'homme. *Arch. de Physiol.*, 1888.

6. Bellonci et Stefani, Contribution à l'étude de l'histogénèse de l'écorce cérébelleuse. *Arch. ital. de Biol.*, t. XI, 1889.

7. S. Ramón y Cajal, A propos de certains éléments bipolaires du cervelet, avec quelques détails nouveaux sur l'évolution des fibres cérébelleuses. *Internation. Monatschr. f. Anat. u. Physiol.*, Bd. VII, 1890.

transversale de circonvolution cérébelleuse d'un mammifère nouveau-né, tel que souris, chat, chien, etc. Notre attention est tout de suite attirée par une assise de petites cellules, serrées les unes contre les autres et placées sous la pie-mère, à la limite externe de la couche plexiforme. Cette assise, qui n'est autre que la couche des grains superficiels, s'amincit au fur et à mesure du développement et finit par disparaître. Le lapin nouveau-né, par exemple, possède quatre rangées de ces grains ou davantage ; celui d'un mois en a deux tout au plus ; et c'est à peine si chez le lapin de deux mois on peut apercevoir encore quelques-uns de ces éléments. *Leur origine dans les grains superficiels.*

Chez les animaux nouveau-nés la zone plexiforme est comprise, par conséquent, entre deux couches de grains : l'une en dehors, c'est celle *des grains superficiels* ou *grains d'Obersteiner* ou encore des cellules germinales de Schaper, émigrées vers la périphérie (fig. 59, *A*) ; l'autre en dedans, c'est celle des *grains profonds* ou adultes (fig. 59, *E*).

L'analogie de nom qui existe entre les deux couches de grains n'a pas pour but unique d'indiquer la similitude d'aspect des éléments qui les composent; elle trahit aussi l'identité de leur nature, car les préparations au chromate d'argent montrent avec la dernière évidence que la plupart des grains superficiels ne sont que les formes germinales ou jeunes des grains adultes.

Voici, d'après nos recherches, les phases que parcourent les grains-germes pour se convertir en grains adultes : *Phases de leur évolution.*

a) *Phase germinale ou indifférente.* — Le grain occupe le plan le plus superficiel de la couche d'Obersteiner ; sa forme est polyédrique ou sphéroïdale ; il est muni parfois d'expansions courtes, grossières, irrégulières, parfaitement visibles sur les préparations au Golgi (fig. 60, *A*).

b) *Phase de la bipolarité horizontale.* — Le grain est descendu dans le plan profond de la couche d'Obersteiner ; il est devenu bipolaire ; ses expansions, de longueur variable, cheminent parallèlement au grand axe des lamelles. C'est donc sur les coupes longitudinales des circonvolutions cérébelleuses qu'on peut les voir dans leur plus grande étendue. Le plan profond ne renferme presque exclusivement que des éléments de ce genre, c'est-à-dire des corpuscules bipolaires, orientés selon la longueur des lamelles ; aussi lui donnerons-nous le nom de *couche des cellules fusiformes horizontales,* comme nous l'avions fait dans notre premier travail sur l'histogénèse du cervelet.

Les expansions émises par les corpuscules bipolaires n'ont pas toujours même longueur; l'une est souvent plus petite et en même temps plus grosse que l'autre. On remarque souvent aussi à l'extrémité de ces prolongements soit une grosse varicosité, soit une masse lamelleuse ou compacte et de forme triangulaire, comparable à un cône de croissance. Ces cônes se frayent un passage à travers les grains bipolaires voisins et poussent rapidement jusqu'aux deux bouts de la circonvolution (fig. 60, *a*). Les expansions polaires sont, en général, d'autant plus allongées que la cellule fusiforme d'où elles proviennent est située plus profondément. Elles produisent souvent près de leur origine quelques appendices latéraux épineux, destinés à se résorber plus tard. Calleja et Athias ont également noté l'existence de ces épines collatérales.

c) *Phase de la bipolarité verticale* (figs. 61 et 62, *g*, *h*). — Lorsque les expansions polaires ont atteint ou presque atteint leur station terminale, on voit le corps des grains les plus profondément situés donner naissance, par sa partie inférieure, à un appendice protoplasmique épais, presque toujours indivis et croissant verticalement de dehors en dedans. Bientôt le noyau quitte le corps de la cellule bipolaire horizontale pour pénétrer dans cet appendice ; celui-ci grossit alors peu à peu, comme si le protoplasma somatique y passait insensiblement. Le corps de la cellule s'est donc déplacé ; il est toujours fusiforme, mais au lieu d'être horizontal, il est vertical ; et comme l'appendice qui le renferme croît de dehors en

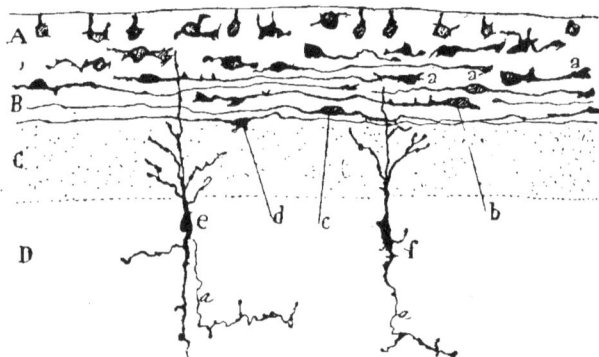

Fig. 60. — Coupe longitudinale d'une lamelle cérébelleuse : lapin nouveau-né.
Méthode de Golgi.

A, couche des cellules indifférentes ; — B, couche des cellules bipolaires ou des grains au stade de bipolarité horizontale ; — *e, f,* cellules de Golgi très embryonnaires ; — *a,* cônes de croissance.

dedans, le corps entraîné par ce mouvement centripète traverse successivement tous les plans horizontaux de la couche plexiforme, en route vers sa destination dernière. A ce stade, le grain apparaît sous la forme d'un corps franchement fusiforme, avec deux expansions polaires ; l'une descendante est dendritique et terminée en pointe ; l'autre ascendante, plus fine habituellement, est devenue maintenant la tige d'où partent les deux anciens appendices polaires horizontaux ; elle deviendra plus tard le cylindre-axe ténu des grains. Cette transformation singulière, dont l'importance n'échappera à personne, démontre que ce qui se forme tout d'abord dans les grains, ce sont les branches terminales de l'arborisation axile, c'est-à-dire les fibrilles parallèles et non le cylindre-axe, comme c'est le cas dans les autres neuroblastes. Celui-ci ne se modèle qu'ensuite pour constituer leur tronc d'origine ; enfin, se produisent les expansions protoplasmiques, les dernières en date dans la formation du grain.

Ordre de formation des diverses parties du grain.

d) *Phase du grain profond ou jeune.* — Émigrant de plus en plus vers l'intérieur de la lamelle, le grain franchit la ligne des cellules de Purkinje et rentre dans la couche où il éprouvera ses modifications ultimes. Il parvient enfin à son siège définitif ; alors, son protoplasma se ramasse ; en même temps le gros appendice dendritique inférieur diminue graduellement, puis disparaît ; le corps qui a ainsi cessé d'être allongé pour prendre une forme de plus en plus arrondie et épaisse, émet de fines dendrites, d'abord longues, nombreuses et à peine ramifiées, ensuite moins abondantes, car *Résorption* certaines d'entre elles se résorbent. Celles qui subsistent se régularisent, *de dendrites.* et à leur extrémité apparaît l'arborisation minuscule, spéciale au grain entièrement développé (figs. 61, *h*, *f*, *j*, et 62, *i*, *j*).

L'émigration étrange et l'évolution morphologique remarquable des grains, *Historique.*
telles que nous venons de les exposer et telles que nous les avons fait connaître dans deux de nos écrits[1], ont été constatées après nous par de nombreux savants ; nous citerons parmi eux Lugaro[2], Schaper[3] Calleja[4], Athias[5], Terrazas[6] et Watterville[7]. Certains détails nouveaux relatifs à la dernière phase évolutive du grain ont été mis en lumière par Terrazas, dont les travaux ont eu lieu dans notre laboratoire et sous notre direction. Nous allons les rapporter.

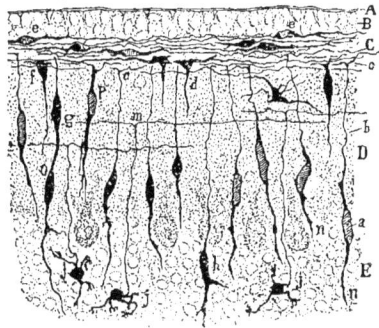

Fig. 61. — Grains chez le rat âgé de quelques jours. Méthode de Golgi.

A, membrane basale ; — B, couche des cellules indifférentes ; — C, zone des bipolaires horizontales ; — D, couche plexiforme avec des grains au stade de bipolarité verticale ; — E, couche des grains profonds.

La dernière phase du grain, d'après Terrazas.

Les grains qui sont parvenus à la zone profonde y subissent, d'après cet histologiste, les trois changements de forme suivants :
1° ils deviennent étoilés, car leur corps émet en tous sens de multiples appendices protoplasmiques variqueux, mais non ramifiés d'ordinaire ; 2° certains de ces appendices étant inutiles se résorbent ; d'autres, au nombre de trois ou quatre, persistent et réussissent à

1. S. Ramón y Cajal, Les nouvelles idées sur la structure du système nerveux, traduction française du Dr L. Azoulay. Paris, 1894. — Voir aussi : P. Ramón, El encéfalo de los reptiles, 1891. — On trouve notre découverte de l'évolution des grains consignée à la page 30 de ce travail ; on y voit aussi que les corpuscules fusiformes horizontaux et verticaux que nous avions observés dans le cervelet jeune sont considérés comme des stades de transition des grains.
2. Lugaro, Sulla istogenesi dei granuli della corteccia cerebellare. *Monit. zool. ital.*, t. V, nos 6 et 7, 1895.
3. Schaper, Einige kritische Bemerkungen zu Lugaro's Aufsatz : über die Histogenese der Körner, etc. *Anal. Anzeiger*, no 13, 1895.
4. C. Calleja, Histogenesis de los centros nerviosos. Tesis, Madrid, 1896.
5. Athias, Recherches sur l'histogénèse de l'écorce du cervelet. *Journ. de l'Anat. et de la Physiol. norm. et pathol.*, etc., no 4, juillet-août 1897.
6. R. Terrazas, Notas sobre la neuroglía del cerebelo y el crecimiento de los elementos nerviosos. *Rev. trim. micrográf.*, t. II, 1897.
7. Watterville, *Brain*, vol. XCII, 1900.

entrer en contact avec les rosaces terminales ou collatérales des fibres moussues; 3° enfin, les dendrites permanentes s'étirent et la varicosité ou amas protoplasmique qui se trouve à leur extrémité se transforme en une arborisation
digitiforme (fig. 63).

Le même histologiste a démontré, en outre, que le déplacement du cylindre-
axe des grains n'est pas un phénomène primitif, mais secondaire. Il se produit,
en effet, pendant la dernière étape de l'évolution de ces corpuscules, et a pour
cause, d'une part, la descente ou émigration du noyau vers la profondeur et,
d'autre part, l'allongement du segment protoplasmique qui porte à la fois le
cylindre-axe et la grosse dendrite inférieure. Quant aux nombreuses inflexions
que présente le cylindre-axe des grains arrêtés par le massif de la substance

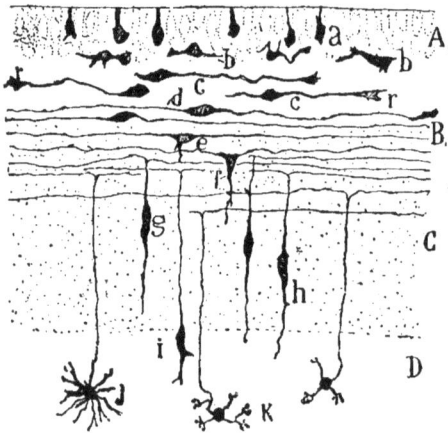

Modelé du grain et apparition des fibres moussues.

Fig. 62. — Schéma destiné à montrer toutes les formes et toutes les positions prises par les grains pendant leur évolution.

A, couche des cellules indifférentes; — B, couche des grains au stade de bipolarité horizontale; — C, couche plexiforme; — D, couche des grains; — b, début de la formation des grains; — c, phase unipolaire; — d, phase bipolaire; — e, f, apparition de la dendrite descendante; — g, h, stade de la bipolarité verticale; — i, j, grains embryonnaires; — k, grain parfait.

blanche, Terrazas les attribue soit à des adaptations aux espaces intercellulaires, soit au voisinage de capillaires et de corpuscules névrogliques. Il est un autre fait que nous avions signalé dans le travail de notre élève Calleja, et sur lequel Terrazas a insisté davantage; c'est celui qui a trait au rapport existant entre le modelé définitif du grain et l'apparition des fibres moussues. Terrazas affirme que la résorption des dendrites ou expansions protoplasmiques transitoires des grains et la formation des dendrites digitiformes permanentes coïncident exactement avec la production des excroissances sur les fibres moussues. Voici, au reste, les propres termes de l'auteur :

« Dans les régions du cervelet où les fibres moussues sont encore dépourvues de rosaces, on ne rencontre aucun grain ayant dépassé la phase des appendices multiples; dans les points, au contraire, où les rosaces existent, les grains atteignent immédiatement la forme adulte. Or, l'évolution des fibres moussues est très lente, et il est habituel d'observer dans le même segment de la couche des grains, des rosaces parfaites à côté d'autres à peine commencées, c'est-à-dire à côté de simples renflements irréguliers des fibres. Ces deux circonstances expliquent de façon tout à fait satisfaisante un détail morphologique des plus aisés à percevoir, mais qui, au début, nous jeta dans une grande perplexité; nous voulons parler de la présence constante de grains à l'état embryonnaire, pourvus d'appendices multiples, à côté d'autres grains à l'état adulte ou presque adulte. Cette coexistence, dans le même point, de grains parvenus à des étapes si différentes de leur développement est indépendante de la profondeur à laquelle ils sont descendus et n'a rien à voir, par conséquent, avec leur degré d'ancienneté.

« Ceci veut dire que des grains situés tout près de la zone moléculaire et par suite tout récemment émigrés peuvent avoir atteint leur entier développement, tandis que d'autres, placés au voisinage de la substanse blanche et par conséquent partis depuis plus longtemps de la couche des grains superficiels, sont encore revêtus de tous les caractères embryonnaires, puisque de nombreux appendices dendritiques rayonnent autour de leur corps. L'absence d'influence de l'âge sur le degré de perfectionnement des grains est très facile à concevoir si l'on veut admettre, ainsi que Cajal le propose, une action des fibres moussues sur les grains qui entrent en contact avec elles. D'après cette hypothèse, les fibres moussues provoqueraient la formation des appendices dendritiques digitiformes ou définitifs et amèneraient la résorption de ceux des appendices embryonnaires qui, n'étant pas entrés en connexion avec des rosaces, sont devenus complètement superflus. Il se pourrait que l'action fût réciproque ; et que si, d'une part, les fibres moussues déterminent, par attraction chimiotactique ou autrement, le modelé définitif des appendices dendritiques des grains, ceux-ci, d'autre part, agissent sur la ramification terminale de la fibre moussue. Toujours est-il que les grains qui ne siègent pas à proximité de fibres moussues et qui sont, par conséquent, indifférents, restent à l'état fœtal. »

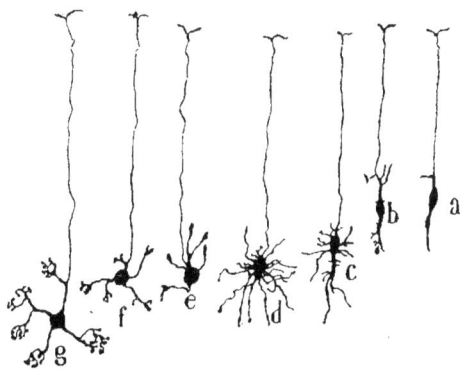

Fig. 63. — Phases de la croissance des dendrites dans les grains.

a, bipolaire verticale ; – b, bipolaire munie seulement de dendrites polaires ; – c, bipolaire pourvue de dendrites polaires et somatiques ; – d, grain émettant de nombreux appendices non ramifiés ; – e, grain à un stade ultérieur, les appendices précédents s'étant atrophiés ; – f, apparition des ramuscules digitiformes et déplacement de l'origine du cylindre-axe ; – g, grain adulte.

On trouvera représentées sur la figure 63 les phases ultimes du développement des grains, telles que Terrazas les a décrites. Ajoutons que nos observations confirment entièrement les dires de cet auteur.

Nous avons découvert dans quelques préparations de cervelet d'animaux jeunes : souris, rat, lapin et chien, des fibres fines, longitudinales, qui traversent souvent en zigzag la couche plexiforme ainsi que celles des grains superficiels et profonds ; elles y décrivent des anses et des courbes d'étendue variable. Nous n'avions émis aucune opinion sur la nature de ces fibres curieuses dans le premier travail où nous les avions signalées[1]. De nouvelles observations nous permettent aujourd'hui d'envisager une partie d'entre elles comme des fibrilles parallèles égarées. Il faut peut-être assigner comme cause de leur déviation la poussée des fortes dendrites des cellules de Golgi vers la périphérie. En accrochant en route quelques fibrilles parallèles, ces den-

Fibres en anse formées par des fibrilles parallèles égarées.

1. S. RAMÓN Y CAJAL, Beitrag zum Studium der medulla oblongata, etc. Berlin, 1894.

drites les obligeraient à se plier en un ou plusieurs points de leur trajet, à former ainsi des anses, des boucles, et à pénétrer plus ou moins loin dans les couches voisines de leur habitat. Ces fibres en anse (fig. 27, à gauche d'*A*) sont, il faut l'avouer, tout à fait accidentelles, car il ne nous a jamais été possible de les apercevoir chez les mammifères adultes ou même âgés de plus de vingt jours.

Fibres en anse venues de la substance blanche et y retournant.

Il existe d'autres fibres en anse issues manifestement de la substance blanche (figs. 27, *d*, et 36, *b*). Ces fibres, que nous avons signalées il y a plusieurs années [1], traversent les couches granuleuse et moléculaire et arrivent jusqu'à la membrane basale externe. Après avoir cheminé au-dessous d'elle pendant un certain temps, et dans des directions diverses, elles redescendent obliquement

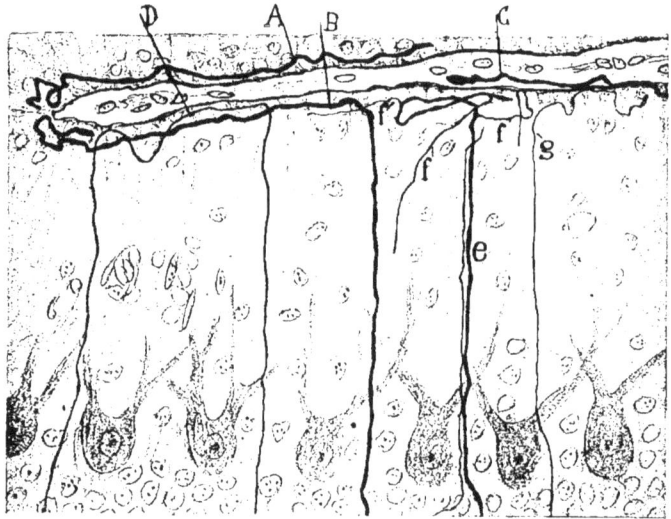

Fig. 64. — Portion d'une coupe de cervelet; chat âgé de deux mois.
Méthode du nitrate d'argent réduit.

A, B, fibres épaisses venues de la substance blanche et égarées sous la membrane basale où elles décrivent des crochets; — C, fibre pourvue d'une massue terminale, tombée accidentellement hors de la basale; — D, fibre en anse; — *e*, *f*, tronc et branche d'une autre fibre égarée, venue de la substance blanche.

ou perpendiculairement et regagnent la substance blanche du cervelet. Le nitrate d'argent réduit imprègne fort bien ces conducteurs [2] que l'on retrouve chez un grand nombre d'animaux : chat, chien, souris, lapin, moineau, tant adultes que jeunes, comme aussi chez les embryons de poulet. On les rencontre même chez l'homme, quoique d'une façon très exceptionnelle. Ces fibres, souvent fort épaisses et recouvertes d'un manchon de myéline, présentent parfois des ramifications (fig. 64, *e*), qui ne nous ont pas semblé avoir leur terminaison

1. Cajal, Apuntes para el estudio del bulbo raquídeo, cerebelo, etc. *Anal. de la Sociedad española de Historia natural.* Febr. de 1895.
2. Cajal, Las células estrelladas de la capa molecular del cerebelo, etc. *Trab. del Lab. de Investig. biol.*, t. IV, 1905-1906.

dans le cervelet, mais y constituent plutôt de nouvelles fibres erratiques. D'autres fibres, ainsi que nous l'avons vu chez le jeune chien, se terminent, après avoir percé la basale, en pleine pie-mère, par une massue de croissance (fig. 64, *C*).

Les fibres, épaisses ou fines, qui font suite à des tubes de la substance blanche ne peuvent être considérées comme des éléments constants de l'écorce cérébelleuse ; elles manquent souvent. Leur existence est d'ailleurs si capricieuse qu'on peut ne pas en observer une seule chez un animal et en déceler un nombre relativement considérable chez un autre de même espèce et de même âge. Telles sont les raisons pour lesquelles, après quelques hésitations, nous avons regardé ces fibres comme des conducteurs qui se seraient égarés dans la substance blanche du cervelet, pendant le développement. Peut-être s'agit-il d'axones de cellules de Purkinje, qui, malgré leur déviation, se sont conservés en excellent état, parce qu'ils ont réussi à atteindre leur station terminale dans l'olive ou dans l'embolus cérébelleux.

Il est, pour nous, hors de doute que les fibres myéliniques, appelées *fibres de Smirnow* par certains auteurs, répondent à cette espèce de fibres en anse venues de la substance blanche. Smirnow[1], qui ne connaissait pas nos travaux sur ce point, a découvert ces conducteurs chez le chien adulte, à l'aide des méthodes de Weigert et de Golgi. Il les a considérés comme une particularité tout à fait exclusive au vermis de cet animal. Pour lui, ce sont des conducteurs sensitifs ou centripètes, qui émanent d'autres centres et qui, après avoir traversé l'écorce cérébelleuse et avoir circulé un certain temps parallèlement à la basale et près d'elle, se résolvent en une infinité de branches collatérales.

Les deux premières assertions sont évidemment erronées, puisque l'on rencontre ces tubes chez nombre d'espèces animales et dans les deux hémisphères du cervelet. Quant à leur caractère de fibres sensitives terminales, il nous paraît très risqué de l'affirmer. A notre avis, Smirnow s'est laissé tromper par l'observation de quelques branches et surtout par l'étendue considérable que leurs fibres génératrices embrassent chez l'adulte pendant leur course tangentielle. Ces fibres peuvent émettre des branches, mais la chose est toute exceptionnelle, car sur plus de cinq cents d'entre elles observées chez plusieurs espèces animales nous n'avons rencontré que deux fois des collatérales sans tendance à se terminer. Du reste, lorsqu'on examine des coupes en série provenant d'embryons ou de mammifères nouveau-nés, on constate toujours que la branche descendante de la fibre en anse se continue par un tube de la substance blanche. Quoi qu'il en soit des opinions peu fondées émises par Smirnow, il n'en est pas moins vrai que ce savant a contribué à nous faire connaître les fibres en anse en les retrouvant chez un animal adulte et en décrivant leurs ramifications et leur gaine médullaire.

Évolution des cellules à corbeilles. — Dans notre premier travail sur l'histogénèse du cervelet[2], avant la découverte du développement des grains, nous avions exprimé l'avis que les grains superficiels pourraient fort bien être la souche des cellules étoilées de la couche plexiforme, par

Leur identité avec les fibres de Smirnow.

Historique.

1. SMIRNOW, Einige Bemerkungen über myelinhaltige Nervenfasern in der Molekularschicht des Kleinhirns beim erwachsenen Hunde. *Arch. f. mikros. Anat.*, etc., Bd. LII, 1898.

2. S. RAMÓN Y CAJAL, Sur les fibres nerveuses de la couche granuleuse du cervelet et sur l'évolution des éléments cérébelleux. *Internat. Monatsschr. f. Anat. u. Physiol.*, Bd. VII, 1891.

émigration vers la profondeur et transformation graduelle. Plus tard, Schaper [1] fit remarquer que la couche des grains superficiels est une formation germinale indifférente, pouvant donner naissance aux grains et aux cellules nerveuses, telles que les neurones étoilés et même aux corpuscules névrogliques.

Plusieurs auteurs, notamment Popoff [2], Athias [3], Terrazas [4], donnèrent, presque en même temps et indépendamment les uns des autres, confirmation pleine et entière aux présomptions que nous et Schaper avions émises au sujet de l'origine des cellules étoilées à corbeilles. Ils établirent, et la chose fut vérifiée par nous chez le lapin, le chat et la souris nouveau-nés, que ces dernières proviennent, comme les grains, de l'assise des grains-germes externes en passant par les phases suivantes :

*Leur origine
dans les grains
superficiels.
Phases de
leur dévelop-
pement.*

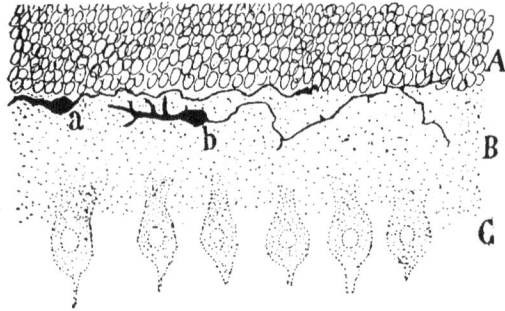

Fɪɢ. 65. — Coupe transversale d'une circonvolution cérébelleuse ; chat nouveau-né. Méthode de Golgi.

A. grains superficiels ou couche d'Obersteiner ; — B, zone moléculaire ; — C, cellules de Purkinje ; — a, cellule étoilée en phase bipolaire ; — b, autre cellule étoilée à la même phase, mais avec quelques dendrites courtes.

*Ses débuts :
1° dans les
grains exter-
nes, d'après
Athias.*

1° *Phase de la bipolarité horizontale.* — S'il faut en croire Athias, la différenciation commence déjà dans les rangées les plus externes des grains superficiels ; les futures cellules étoilées se font remarquer par leur forme en fuseau et par deux expansions polaires, l'une courte, épaisse et de nature protoplasmique, l'autre plus fine et terminée souvent par un cône de croissance. Ces cellules s'enfonceraient peu à peu dans la couche plexiforme et se transformeraient là par degrés en cellules étoilées jeunes, à cylindre-axe presque entièrement dépourvu de collatérales. Ce sont les mêmes cellules que nous et plus tard Kölliker, Retzius, Lui et Calleja avions rencontrées à différentes hauteurs dans la première zone de l'écorce cérébelleuse chez les mammifères âgés de quelques jours.

1. Schaper, Einige kritische Bemerkungen zu Lugaro's Aufsatz, etc. *Anat. Anzeiger*, n° 13, 1895.

2. Popoff, Zur Frage über Histogenese der Kleinhirnrinde. *Biol. Centralbl.*, Bd. XV, 1895. — Weitere Beiträge zur Frage über Histogenese der Kleinhirnrinde. *Biol. Centralbl.*, Bd. XVI, 1896.

3. Athias, *Journal d. l'Anat. et d. la Physiol. norm. et pathol.*, n° 4, 1897.

4. Terrazas, *Rev. trimestr. micrográf.*, t. II, 1897.

Contrairement à l'opinion d'Athias, la phase neuroblastique ne s'observe que dans les plans les plus inférieurs de la couche d'Obersteiner. C'est du moins ce qui résulte de nos propres recherches. Pour que les neuroblastes de cette sorte occupent une situation tout à fait superficielle, il faut que l'assise germinale soit sur le point de disparaître, comme c'est le cas chez le lapin d'un mois, le pigeon de vingt à vingt-cinq jours, etc. Mais alors la ténuité même de la couche germinale explique amplement la superficialité des neuroblastes. Ce fait est très intéressant, car, pour nous, les grains superficiels les plus tardifs à évoluer et par conséquent à quitter leur siège primitif sont, presque tous, des germes de cellules étoilées ordinaires et non de cellules à corbeilles. Voici pourquoi, à notre avis, les grains retardataires s'enfoncent insensiblement dans le quart ou le tiers externe de la couche moléculaire ; mais au moment où ils y arrivent, l'attraction chimiotactique exercée par les corps des cellules de Purkinje a cessé, de sorte que leur cylindre-axe n'a aucune tendance à produire des collatérales pour corbeilles terminales.

2° dans les grains internes, d'après nous.

Grâce à son orientation, il est facile de reconnaître dès ses premières phases, la cellule étoilée rudimentaire, comme l'ont noté Popoff, Athias et Terrazas. En effet, la bipolaire, qui deviendra cellule à corbeilles, est orientée perpendiculairement aux fibrilles longitudinales des grains et parallèlement aux cellules de Purkinje, tandis que la bipolaire qui formera un grain est dirigée dans le sens même des fibrilles longitudinales (figs. 65 et 66, *a*, *b*).

Ses aspects.

Nous avons représenté sur la figure 49, en *A* et *B*, deux cellules étoilées encore au stade de neuroblaste et provenant d'un pigeon de quinze jours. On voudra bien remarquer la situation du corps au-dessous de la couche, fort appauvrie déjà, des grains superficiels, la brièveté du cylindre-axe, enfin le cône de croissance ample et membraneux. La figure 65, dessinée d'après le cervelet du chat nouveau-né, montre, en *a* et *b*, une étape un peu plus avancée. Le corps donne déjà naissance à une dendrite au niveau du pôle opposé à celui d'où l'axone est parti. Cette dendrite croît donc dans une direction contraire à celle du cylindre-axe, *a*, et projette bientôt un certain nombre d'épines ou de branches secondaires, *b*.

2° *Phase de la cellule étoilée jeune.* — Arrivé dans la zone moléculaire, le corpuscule y conserve, bien que pour peu de temps, la brièveté de ses expansions polaires et la nudité de son cylindre-axe ; il ne présente donc ni collatérales ni arborisation axiles terminales (fig. 49, *E*). Mais bientôt le corpuscule gagne des couches de plus en plus profondes ; ce faisant, son appendice protoplasmique polaire émet des branches secondaires qui s'allongent graduellement ; le cylindre-axe, terminé tout à l'heure par un cône de croissance ou une grosse varicosité, se bifurque de son côté et projette quelques collatérales, courtes, dont le parcours est encore irrégulier et comme indécis. La descente de ces corpuscules n'est pas spontanée ; Terrazas a fait remarquer qu'elle avait lieu, en effet, sous la poussée centripète des éléments nouvellement issus de la zone des cellules bipolaires; or, ces éléments sont constitués par les fibrilles parallèles de formation récente et par les

Descente du corpuscule.

Ses causes.

derniers contingents de cellules étoilées, dégagées de l'assise germinale.
Les neurones étoilés voisins des corpuscules de Purkinje sont les
plus âgés ; par conséquent, ceux qui se trouvent à l'état adulte dans les zones
superficielles sont, au contraire les plus jeunes, et s'ils ne peuvent
envoyer de collatérales descendantes autour du corps des cellules de
Purkinje, c'est que la place est déjà occupée par des corpuscules étoilés
plus précoces ; ils en sont donc réduits à n'entrer en connexion qu'avec le
branchage protoplasmique des cellules de Purkinje.

3° *Phase de la formation des corbeilles.* — Lorsque la cellule étoilée jeune
se rapproche du neurone de Purkinje, son corps se recouvre d'un grand
nombre de dendrites divergentes et épineuses. Le fait est nettement visible
sur la figure 76. En même temps, le cylindre-axe, très allongé déjà, projette

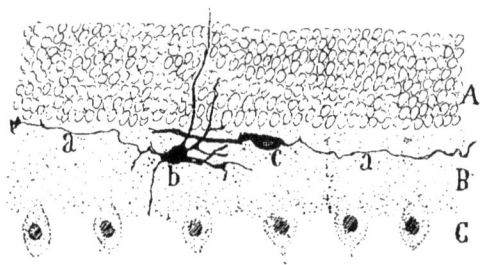

Fig. 66. — Coupe de cervelet parallèle aux cellules de
Purkinje ; chat nouveau-né. Méthode de Golgi.

A, grains superficiels ou couche d'Obersteiner ; — B, zone moléculaire ; — C, cellules de Purkinje ; — *a*, cylindres-axes des
cellules étoilées ; — c. cellule à corbeilles au stade bipolaire ;
— *b*, autre cellule à corbeilles ayant des expansions polaires
et somatiques.

de grosses branches tor-
tueuses et très irrégu-
lières. Ces dernières, en
s'appliquant sur le corps
des cellules de Purkinje,
forment autour de lui
un rudiment de cor-
beille ; peu à peu leur
longueur s'accroît, leur
complication aug-
mente, des bifurcations
et des ramifications rem-
placent leurs extrémités
libres, variqueuses et
épaissies ; la corbeille
est dès lors constituée,
adulte, ou presque adulte, comme le représente la figure 76.

Le parcours initial du cylindre-axe atteint une grande complication dans
quelques cellules étoilées ; au lieu d'être transversal et à peu près rectiligne, il décrit, ainsi que Calleja l'avait déjà signalé, de grandes courbes et
même des cercles entiers. L'axone semble désorienté ; il paraît chercher à
tâtons sa route entre les cellules de Purkinje. Le désorientement cesse
lorsque les corbeilles sont près d'avoir pris leur aspect définitif, mais le
détour ou la courbe initiale persiste.

On peut expliquer jusqu'à un certain point par des influences mécaniques
l'orientation transversale du cylindre-axe dans les cellules étoilées. On se rappelle que les ramures protoplasmiques des cellules de Purkinje sont aplaties
perpendiculairement au grand axe des lamelles cérébelleuses. Par suite, tout
cylindre-axe qui pénètre dans la zone moléculaire éprouve bien plus de facilité à croître dans une direction parallèle à ces ramures. Cette explication rend
également compte de l'aplatissement transverse de l'arborisation dendritique
des cellules à corbeilles. Quant au grand nombre des collatérales descendantes issues du cylindre-axe des cellules étoilées, quant à la bifurcation de ce
cylindre-axe, aux courbes qu'il décrit pendant son trajet comme à sa terminai-

son, etc., il faudrait les attribuer à la position et au nombre des corps de cellules de Purkinje qui tiennent cet axone dans leur sphère d'influence chimiotactique.

Tous les phénomènes que présente l'évolution des cellules étoilées ne sont pas éclairés, néanmoins, par les causes que nous venons de mentionner. L'un d'eux, la direction transversale primitive de ces neurones à l'état neuroblastique, semble ne pas être soumis aux conditions chimio-mécaniques invoquées par nous. La courbe ou détour initial que décrit au début de son parcours le cylindre-axe d'un grand nombre de corpuscules étoilés n'est pas plus facile à comprendre. On pourrait expliquer sa production en supposant qu'au moment où le cylindre-axe commence à croître, les cellules de Purkinje avec lesquelles il entrera en connexion sont encore à la phase embryonnaire, c'est-à-dire qu'elles sont encore pourvues de prolongements dendritiques multiples et irréguliers, et n'ont pas commencé à sécréter de substances attractives. Le cylindre-axe est alors sans guide, il s'égare, il tourne sur lui-même, comme la barque qui louvoie en attendant le moment propice d'entrer au port.

Évolution des cellules de Purkinje. — On ne connaît pas bien l'origine de ces corpuscules, pas plus d'ailleurs que les premières phases de leur développement. Il est probable néanmoins qu'ils dérivent directement, comme l'a avancé Athias, des cellules germinales internes ou primi-

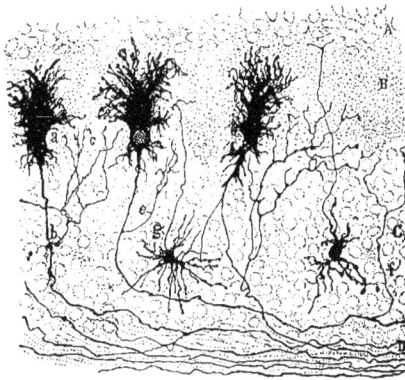

Fig. 67.— Cellules de Purkinje très embryonnaires : chien nouveau-né. Méthode de Golgi.

A, grains superficiels; — B, couche plexiforme; — C, grains profonds; — D, substance blanche; — a, cellule de Purkinje; — b, collatérale de son cylindre-axe; — g, grain embryonnaire.

Origine possible dans les grains internes.

tives, c'est-à-dire des cellules qui n'ont pas émigré à la périphérie pour former l'assise des grains superficiels. Popoff prétend avoir vu dans cette assise des corpuscules qui lui ont paru être des cellules de Purkinje rudimentaires. Nous avouons n'avoir jamais rien vu de semblable ; Calleja, Athias et Terrazas n'ont pas été plus heureux que nous. La phase neuroblastique leur a, comme à nous, échappé jusqu'ici. Les cellules de Purkinje se différencient avec une telle rapidité que, dès les premières observations, on voit leurs corps alignés sous la couche plexiforme à peine commençante et leurs dendrites élancées dans l'épaisseur de cette couche. Ce fait est aisé à constater sur les préparations colorées au carmin ou aux pigments d'aniline.

Rapidité de la phase neuroblastique.

Les phases ultérieures, relatives à la formation et à la croissance de la ramure protoplasmique, sont, au contraire, parfaitement connues, grâce à l'imprégnation par le chromate d'argent.

Phases ultérieures.

On pourra saisir les modifications que subit la cellule de Purkinje depuis le stade où elle affecte la forme de bipolaire verticale jusqu'à sa con-

Évolution de la ramure dendritique.

figuration définitive, en examinant les figures 67 en *a*, et 68, extraites de notre premier travail sur ce sujet [1].

On remarquera tout d'abord le volume considérable du corps (fig. 67, *a*), son protoplasma abondant et surtout le grand nombre de ses dendrites irrégulières, divergentes, noueuses et pour ainsi dire vagabondes. Certes, cela ne rappelle nullement la ramure élégante, régulière et compliquée de la cellule adulte. Cette disposition justifierait assez le nom de *phase de la désorientation initiale des dendrites* que l'on pourrait donner à-ce stade.

Dendrites
basilaires.

On notera ensuite que le pôle inférieur du protoplasma somatique donne insertion à un cône hérissé d'appendices protoplasmiques courts, irréguliers, les uns horizontaux, les autres descendants, et que le cône lui-même se prolonge en un cylindre-axe épais, variqueux, sans collatérales au début de sa course et se prolongeant en une fibre qui plonge dans la substance blanche.

Orientation
de la ramure.

La cellule de Purkinje, continuant son évolution, parvient plus tard au *stade de l'orientation et de la régularisation des dendrites* (figs. 68 et 69). Les prolongements protoplasmiques les plus élevés et la masse d'où ils partent prennent une forme plus régulière et se disposent dans un seul plan. La cellule possède alors un tronc déjà bien dessiné, d'où se dégagent plusieurs branches ascendantes ou obliques, à contours raboteux, et terminées par des extrémités arrondies. Celles de ces branches qui s'élèvent le plus haut atteignent la couche d'Obersteiner.

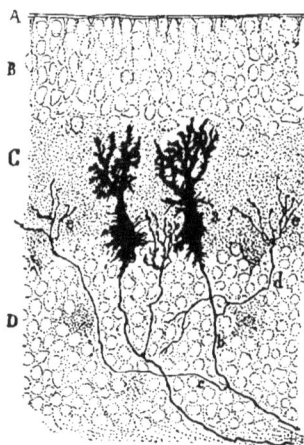

Fig. 68. — Cellules de Purkinje au stade de régularisation des dendrites; cervelet de chien âgé de quelques jours. Méthode de Golgi.

Résorption
des dendrites
périsomati-
ques.

Pendant que ces modifications se produisent dans la ramure protoplasmique, l'aspect du corps ne s'altère que relativement peu. Il est encore couvert d'une multitude d'appendices irréguliers et divergents, comme on peut s'en convaincre par l'examen de la figure 69, en *a*, dessinée d'après le cervelet d'un enfant nouveau-né. L'ensemble de la cellule, à ce moment, peut être comparé assez justement à une plante bulbeuse dont le tubercule écailleux, les radicelles, le tronc et les branches représenteraient respectivement le corps, les appendices qui le recouvrent, la tige et les rameaux protoplasmiques.

Le développement progressant encore, la région somatique de la cellule se débarrasse de toutes les excroissances et de toutes les dendrites inutiles; le tronc protoplasmique émet de nombreuses branches secondaires et ter-

1. S. R. CAJAL, Sur les fibres nerveuses de la couche granuleuse, etc. *Intern. Monatsschr. f. Anat. u. Physiol.*, Bd. VII, 1890.

tiaires ; la ramure gagne en étendue et s'aplanit de plus en plus ; les épines
y apparaissent.

Ainsi, graduellement la cellule se rapproche de sa forme adulte. Sa
hauteur seule, encore réduite, l'en différencie ; mais ce dernier caractère
va disparaître à son tour. Pendant les trente jours qui suivent la naissance,
les dendrites les plus élevées tendent, en effet, peu à peu vers la surface
externe du cervelet. Elles n'y parviennent pas encore, néanmoins, à cause

*Épanouisse-
ment de la ra-
mure dendri-
tique.*

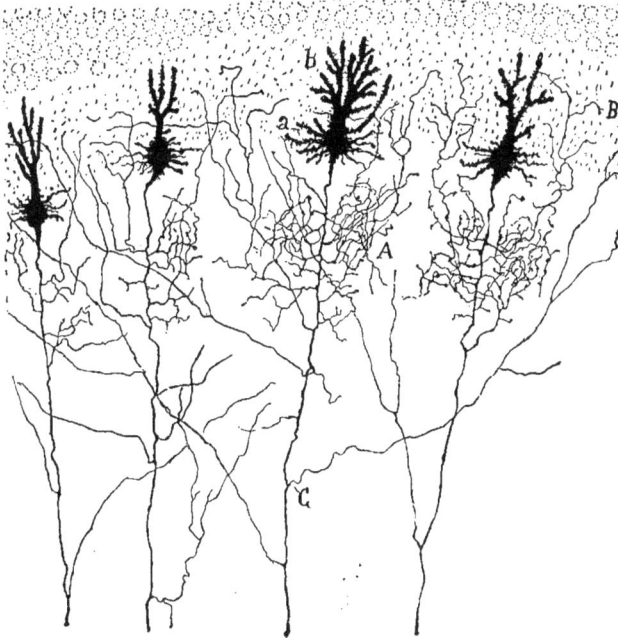

Fig. 69. — Cellules de Purkinje; cervelet d'enfant nouveau-né.
Méthode de Golgi.

A, collatérales supplémentaires du cylindre-axe des cellules de Purkinje ; — B, collatérales longue
ou définitives ; — C, collatérales inférieures ; — *a*, corps de cellule de Purkinje hérissé d'ap
pendices indifférents ; — *b*, ramure définitive en train de se former.

de l'assise des grains externes qui leur fait obstacle ; mais cinq ou dix
autres jours vont suffire pour que, cette barrière disparaissant entièrement,
comme c'est le cas chez le chat, le lapin, le chien, etc., la ramure de la
cellule s'épanouisse et prenne toute son ampleur.

Dès les premières phases observables, le cylindre-axe émet des collatérales. Elles sont au nombre de deux, trois ou davantage ; il peut y en avoir
jusqu'à huit, comme l'a fait remarquer Athias. Mais cette multitude de collatérales ne persiste pas ; la plupart d'entre elles se résorbent et sur les
coupes de cervelet provenant du chat, du chien ou du lapin adultes et traitées par la méthode d'Ehrlich on en découvre rarement plus de trois.

Les collatérales superflues sont encore plus abondantes dans le cer-

*Évolution
de l'axone :
Ses collaté-
rales, leur ré-
sorption par-
tielle.*

velet de l'homme que dans celui du chat et du chien. La figure 69, dessinée d'après une coupe de lamelle cérébelleuse d'un enfant nouveau-né, en est une preuve saisissante. Le cylindre-axe, *A*, de cette figure possède jusqu'à 20 et 24 de ces fibres secondaires. L'on voit, qu'arrivées à une certaine distance, beaucoup de ces collatérales forment, dans la couche des grains, des plexus touffus et enchevêtrés. Mais déjà un grand nombre de ces fibres ont disparu chez l'enfant de quinze jours. A un ou deux mois, il ne reste plus que les quatre ou cinq collatérales qui caractérisent la cellule de Purkinje adulte.

Les collatérales traversent donc tout d'abord, comme les dendrites, une

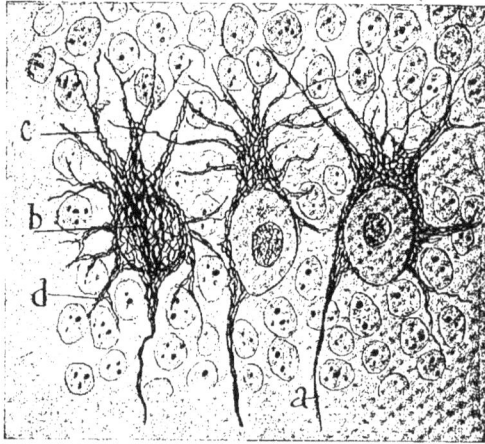

FIG. 70. — Cellules de Purkinje; chien âgé de trois ou quatre jours.
Méthode du nitrate d'argent réduit.

a, cylindre-axe; — *b*, courant de neurofibrilles convergeant au cylindre-axe; — *d*, neurofibrilles des dendrites basilaires.

phase de production excessive et d'absence d'orientation ; puis celles qui sont superflues disparaissent par résorption, tandis que les autres persistent, croissent et se régularisent.

Conservation des collatérales utiles.

Or, ces dernières sont les collatérales, qui ne s'étant pas égarées en chemin, ont atteint leur destination et contracté des connexions utiles avec d'autres cellules de Purkinje. On reconnaît déjà ces fibres plus favorisées, dans le cervelet de l'enfant nouveau-né, à leur plus grande longueur et à leur distribution dans les plans les plus inférieurs de la couche plexiforme ; leurs arborisations terminales s'y orientent dans le sens des circonvolutions, c'est-à-dire parallèlement à leur grand axe (fig. 69, *B*).

Absence fréquente des collatérales résorbables chez les mammifères.

Les collatérales surnuméraires manquent très souvent chez les mammifères et en général, seules, les fibres utiles se produisent chez eux. Nos observations, confirmées par celles de Retzius, ont appris que ces fibres montent dans la zone moléculaire et s'y décomposent en un bouquet de ramuscules variqueux, d'abord courts et terminés à peu de distance des corps des cellules de Purkinje ; ces ramuscules s'allongent avec le temps, deviennent longitudinaux et se perdent dans l'étage inférieur de la première couche du cervelet.

La charpente neurofibrillaire dans la cellule de Purkinje jeune. — Les transformations de la cellule de Purkinje apparaissent aussi très nettement dans les préparations exécutées suivant la méthode neurofibrillaire au nitrate d'argent réduit. On y peut suivre les phases de croissance et les

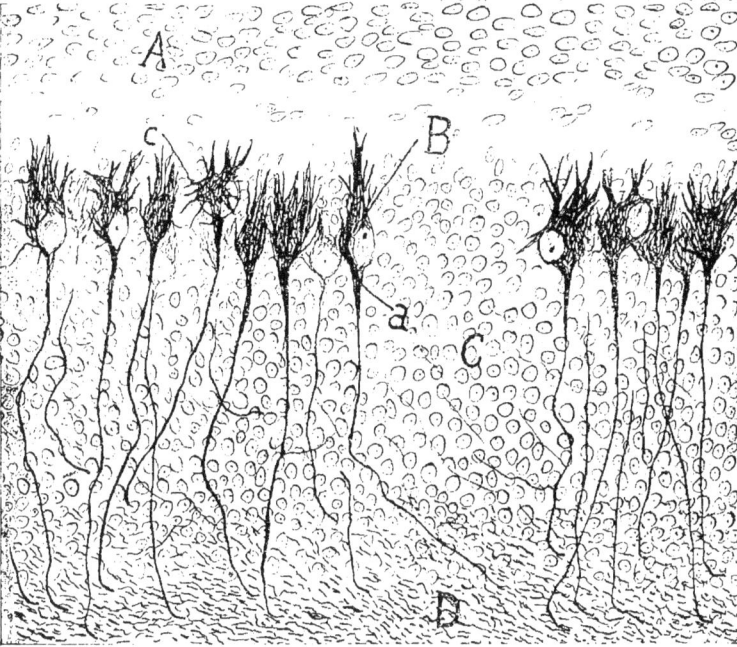

FIG. 71. — Coupe transversale du cervelet de la pie (*Pica caudata*), âgée de 3 à 4 jours. Méthode du nitrate d'argent réduit. Désorientation initiale des dendrites de la cellule de Purkinje.

A, couche des grains superficiels ; — B, couche des cellules de Purkinje ; — D, substance blanche.

métamorphoses de la ramure dendritique (fig. 70) ; on y constate également que le cylindre-axe affecte, à ses débuts, une épaisseur exceptionnelle, que des dendrites émanent de la base du corps cellulaire et que le noyau y occupe une position latérale.

Mais ce que ce genre de préparations est surtout destiné à montrer, c'est l'aspect du réseau neurofibrillaire dans les diverses parties du corpuscule en voie de développement. Comme on le voit, en *a*, sur la figure 70, le cylindre-axe est constitué par un faisceau de neurofibrilles. Le corps renferme un réseau très évident, dont les travées épaisses et longitudinales vont du cylindre-axe aux grosses dendrites ascendantes (fig. 71). Celles-ci

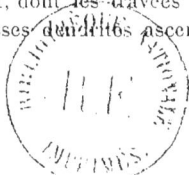

sont remplies de même par un reticulum à mailles allongées. Leurs derniers ramuscules, qui se perdent dans la couche moléculaire, semblent n'être formés que par une neurofibrille unique, librement terminée et parfois dédoublée. Il existe sans doute une couche épaisse de neuroplasma autour des dendrites, à en juger par leur diamètre relativement considérable dans les coupes traitées par la méthode de Golgi.

Développement non simultané des cellules de Purkinje. Hypothèses explicatives.

Les diverses phases du développement des cellules de Purkinje ne sont pas simultanées dans tous les points des circonvolutions cérébelleuses. Ce sont les parties saillantes de ces dernières qui renferment les cellules les plus avancées, ainsi que l'ont établi nos observations, confirmées par celles de Lugaro, Calleja, Azoulay, Lui et Athias. On a tenté d'expliquer cette circonstance singulière. Lugaro, par exemple, suppose que la substance grise éprouve dans les sillons interlamellaires un certain degré de compression, qui ralentit la croissance et la différenciation des cellules qui s'y trouvent. Azoulay [1] pense, d'autre part, que ce phénomène est en relation avec l'apparition successive des activités coordinatrices et motrices attribuées au cervelet et nécessaires à la vie végétative. Les cellules de Purkinje qui interviennent dans l'acte de la succion seraient, dans cette hypothèse, les premières à se développer, puis viendrait le tour de celles qui participent à la préhension, à la locomotion, etc.

Le plissement, que la prolifération des cellules germinales détermine dans la lame primitive du cervelet, produit, en effet, comme l'admet Lugaro, une augmentation de pression dans les sillons. Mais cette augmentation de pression, dont l'effet sur la trame nerveuse se traduit par un tassement, n'agit pas, à notre avis, comme un obstacle immédiat sur la croissance des cellules de Purkinje. Son action est indirecte ; elle s'exerce primitivement sur les grains, dont elle retarde et rend difficiles l'émigration et la différenciation ; or, les grains influent beaucoup par leurs fibrilles parallèles sur le modelé de la ramure des cellules de Purkinje. L'augmentation de pression se fait également sentir sur les fibres grimpantes dont elle ralentit l'arrivée et l'allongement. Par suite de ces conditions mécaniques, toute cellule de Purkinje, qui n'est pas entrée en contact avec des fibres parallèles et grimpantes, reste à l'état embryonnaire, c'est-à-dire couverte d'appendices protoplasmiques indifférents. Ce sera seulement plus tard, quand les fibres précitées la toucheront à son tour, que sa ramure dendritique se différenciera et se disposera dans un plan transversal.

Relation entre le développement du cervelet et les facultés locomotrices à la naissance.

Lui [2] a montré qu'il existe une relation étroite entre le degré de développement atteint par le cervelet à la naissance et les facultés locomotrices de l'animal à ce moment. Ainsi le poulet et le cobaye nouveau-nés marchent et courent sans la moindre difficulté ; leur écorce cérébelleuse est justement presqu'aussi évoluée qu'à l'état adulte. L'enfant, le chien, le lapin, la colombe et les passereaux, incapables de se mouvoir et de garder leur équilibre pendant un certain nombre de jours après leur venue au monde, ont, au contraire, un cervelet dont l'écorce est fort en retard.

Évolution des grandes cellules étoilées de la couche des grains. — Les

1. L. Azoulay, Quelques particularités de la structure du cervelet chez l'enfant. *Soc. Anat. et Soc. d. Biol.*, mars 1894.
2. Lui, Osservazioni sullo sviluppo istologico della corteccia cerebellare in rapporto alla faculta della locomozione. *Riv. sperim. di Freniatr. e mediz. leg.* Fasc. I, 1896.

premières phases du développement de ces neurones sont inconnues.

Popoff affirme avoir surpris quelques cellules étoilées en pleine couche plexiforme chez un embryon de mouton de 14 centimètres. Cette position indiquerait, d'après lui, que ces cellules proviennent de l'assise d'Obersteiner. Athias partage cette opinion. Les cellules de Golgi déplacées, que nous avons découvertes et qu'il a observées aussi dans le cervelet du chat, seraient, pour cet auteur, un argument de plus en faveur de cette manière de voir. Or, on l'a déjà vu, nous n'avons trouvé de cellules étoilées déplacées que chez le lapin, et c'est le seul animal qui en soit pourvu à l'état adulte ; tous les autres mammifères, chat, cobaye, chien, souris, enfant et colombe nouveau-nés, n'en présentent jamais, c'est-à-dire ne montrent jamais de cellules à axone court dans la zone moléculaire. On les trouve toujours chez eux, même aux stades les plus jeunes, dans la zone des grains, au-dessous des cellules de Purkinje. Nous sommes donc porté à penser que les cellules de Golgi ordinaires et celles qui sont déplacées chez le lapin proviennent des corpuscules-germes profonds ou sous-épendymaires. Les modifications premières de ces corpuscules se réaliseraient *in situ*, comme nous l'avons supposé pour les neurones de Purkinje ; mais leur différenciation ne débuterait qu'après l'arrivée des grains profonds, c'est-à-dire à l'approche des éléments avec lesquels ils doivent s'articuler.

Nous avons représenté sur les figures 60 et 72, dessinées d'après le cervelet du lapin et du chat nouveau-nés, les phases principales que l'on observe pendant le développement des cellules étoilées à axone court. Ces neurones ont déjà dépassé le stade de neuroblaste quand le chromate d'argent est susceptible de les imprégner. On les voit donc pour la première fois sous la forme bipolaire. Terrazas a montré que l'aspect fusiforme était leur dominante. Ils possèdent, alors, deux appendices : l'un *dendritique* ou externe, enfoncé dans la zone plexiforme et couvert d'épines ; l'autre *axile* ou interne, variqueux, de longueur variable et finissant, après avoir émis quelques collatérales rudimentaires, en pleine couche des grains (figs. 60 et 72, *a*). Une expansion protoplasmique descendante part habituellement du corps, surtout de la région où le cylindre-axe prend naissance. Cette expansion est souvent la souche même de l'axone.

Plus tard, le corps augmente de volume, les expansions basilaires se multiplient, s'allongent et poussent de nombreuses ramifications ; la dendrite polaire, naguère indivise, s'épanouit en un bouquet de rameaux épineux qui envahissent un territoire de plus en plus vaste dans la zone plexiforme. Les ramuscules terminaux s'arrêtent, d'ordinaire, à la limite des grains superficiels ; parfois, cependant, ils passent au travers en s'amincissant considérablement et s'achèvent tout contre la membrane basale. Il est à remarquer que ces dendrites, épineuses et inégales dans la couche moléculaire, deviennent lisses durant leur passage à travers la couche d'Obersteiner (fig. 72, *B*).

Quant au cylindre-axe, il croît peu à peu, prend une direction plus ou moins oblique ou horizontale et décrit de grandes sinuosités ; le nombre de ses collatérales augmente en même temps, au point que son arborisation

Leur origine :
1° dans l'assise des grains superficiels, d'après Popoff et Athias.

2° dans la couche des corpuscules sous-épendymaires, d'après nous.

Phases de développement :
1° de la cellule :

2° des dendrites ;

3° de l'axone.

terminale embrasse une très grande étendue. Cette arborisation est déjà fort compliquée chez le chat âgé de quinze jours, presque autant que chez l'adulte. Toutefois, les derniers ramuscules axiles, variqueux et flexueux, ceux-là mêmes qui pénètrent dans les îlots cérébelleux, n'apparaissent complètement développés que lorsque cet animal est parvenu à l'âge d'un mois. Il en est encore ainsi pour le lapin.

Les deux espèces de corpuscules-germes des cellules cérébelleuses.

L'histoire des diverses cellules autochtones du cervelet, telle que nous venons de l'exposer, nous apprend qu'il existe à l'origine dans ce centre deux sortes de corpuscules-germes ; les *corpuscules profonds*, destinés à se métamorphoser en neurones de grande taille, c'est-à-dire en cellules de Purkinje et de Golgi, et les *corpuscules superficiels*, consacrés à la production des neurones de dimensions moyenne et petite ; nous avons nommé les grains et les cellules étoilées de la couche plexiforme.

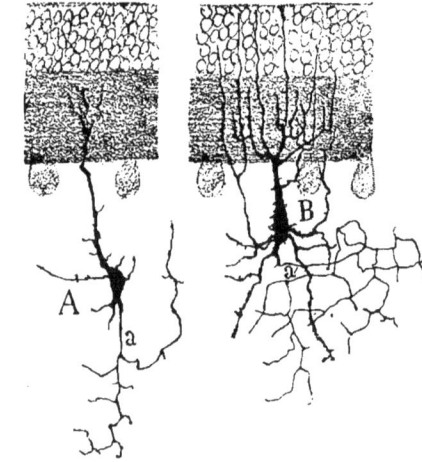

FIG. 72. — Cervelet de chat nouveau-né.
Méthode de Golgi.

A, cellule de Golgi très embryonnaire; — B. autre cellule de Golgi, plus développée; — *a*, leur cylindre-axe court.

Développement plus précoce des neurones à axone long.

Un autre fait intéressant découle de la revue histogénique de ces divers neurones : c'est que les cellules à cylindre-axe long ont un développement plus précoce que celles dont l'axone est court. Ainsi, les cellules de Purkinje se différencient beaucoup plus tôt que les grains, les cellules étoilées à corbeilles et les corpuscules de Golgi. Les cellules épithéliales sont les seules dont l'évolution soit contemporaine de celle des neurones de Purkinje.

Singularité et importance de ce développement.

Développement des fibres grimpantes. — L'histogénèse du cervelet n'offre peut-être pas de spectacle plus captivant que celui de l'évolution des fibres grimpantes, dont on connaît aujourd'hui toutes les transformations. Il n'est peut-être pas, non plus, de fibres qui nous éclairent autant sur le mode de croissance et de différenciation des arborisations axoniques ainsi que sur le mécanisme des connexions par contact. Aussi, nous permettrons-nous d'insister sur les divers stades parcourus par ces fibres centripètes jusqu'à leur épanouissement définitif en plexus grimpants. Ces phases, découvertes par nous et confirmées par Retzius, Van Gehuchten, Lugaro, Calleja et Athias, sont : 1° la *phase du nid* ou *du plexus infra-cellulaire* ; 2° la *phase de la cupule* ou *du capuchon supra-cellulaire* ; 3° la *phase de l'arborisation grimpante jeune.*

1° *Phase du nid.* — Décrite tout d'abord dans nos travaux sur le cervelet de mammifères âgés de quelques jours [1], cette phase a fait ensuite l'objet de dessins et d'études très exacts de la part de Retzius [2] et Athias [3]. Quelques détails complémentaires relatifs à ce stade ont même été ajoutés par ces auteurs. L'aspect et la position de l'arborisation grimpante pendant cette première période du développement sont si singuliers qu'il nous a fallu quelque temps pour l'identifier [4].

On peut se rendre compte de cette phase en examinant la figure 73. On y voit des fibres grosses, variqueuses, dépourvues de rosaces collatérales, se détacher de la substance blanche, traverser la couche des grains en ligne perpendiculaire, très oblique ou très sinueuse, et atteindre enfin le corps des cellules de Purkinje. Alors, elles se divisent et forment avec leurs branches un plexus variqueux, très dense, qui embrasse la portion inférieure du corps de la cellule comme dans un nid.

La fibre se partage ordinairement, avant sa terminaison, en deux ou trois rameaux qui font partie du même nid périsomatique. Mais il arrive fréquemment, ainsi que nous l'avons signalé dans un chapitre précédent, que ce partage s'effectue loin de la

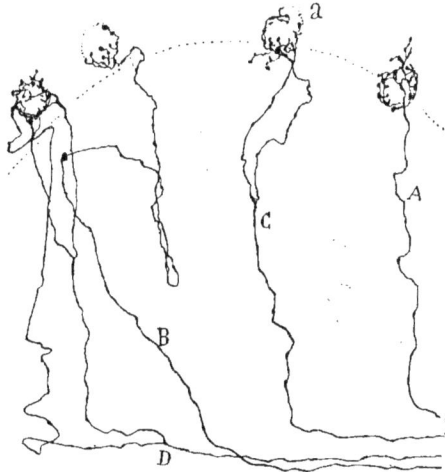

Fig. 73. — Fibres grimpantes au stade du nid périsomatique; chat nouveau-né. Méthode de Golgi.

A, fibre grimpante non bifurquée; — B, fibre grimpante faisant un grand crochet; — C, fibre grimpante bifurquée; — D, autre fibre divisée en deux rameaux, en pleine substance blanche; — *a*, cellule de Purkinje enveloppée par l'arborisation grimpante limitée au corps.

couche plexiforme, parfois même dans la substance blanche.

Le plexus péricellulaire présente une complication variable, en rapport cependant avec son âge, c'est-à-dire avec son degré de développement. Au début, chez le chien et le chat nouveau-nés par exemple, la fibre grimpante produit à son extrémité une arborisation variqueuse constituée par quelques

1. S. R. CAJAL, Sur les fibres nerveuses de la couche granuleuse, etc. *Internat. Monatsschr. f. Anat. u. Physiol.*, Bd. VII, 1890.
2. RETZIUS, Kleine Mittheilungen von dem Gebiete der Nervenhistologie. *Biol. Untersuch.* N. F., Bd. IV, 1892.
3. ATHIAS, *Journ. de l'Anat. et de la Physiol. norm. et pathol.*, juillet 1897.
4. S. RAMÓN CAJAL, Sobre ciertos elementos bipolares del cerebro jóven y algunos detalles más acerca del crecimiento y evolución de las fibras cerebelosas. *Gacet. sanitaria*, Madrid, Febr., 1890. — *Journ. internat. d'Anat. et de Physiol.*, t. VII, fasc. II, 1890.

ramuscules rares et épais, qui s'appliquent sur les faces latérales et inférieure du corps de la cellule de Purkinje et que l'on peut comparer aux fibres de la plaque motrice (fig. 73, *A*). Plus tard, le plexus devient encore plus compliqué, car de nouveaux ramuscules secondaires y prennent naissance, en sorte que le corps presque entier du neurone se trouve enveloppé, à l'exception de la région qui donne naissance au cylindre-axe (fig. 74, *D*). On peut observer encore d'autres formes, mais toutes ne sont que des variantes de la disposition fondamentale que nous venons de décrire. Il suffira de jeter un coup d'œil sur les figures dessinées par Retzius, Lugaro, Kölliker et Athias pour les reconnaître.

Ascension et aspect.

2° *Phase de la cupule ou du capuchon supra-cellulaire.* — L'arborisation grimpante se déplace et se porte vers le haut de la cellule, du quatrième jour après la naissance au dixième et au delà ; elle s'établit sur la partie supérieure du corps et sur la base du tronc protoplasmique principal. La forme de l'arborisation change par conséquent de forme ; elle prend l'aspect d'un capuchon, d'un bonnet, dont la pointe remonte jusqu'à la première division du tronc dendritique, et dont la coiffe, large, couvre le sommet du corps de la cellule. On peut encore voir, pendant cette période, quelques fibrilles descendantes, qui sont restées accolées aux parties latérales et inférieure du corps, comme le figurent aussi Retzius et Kölliker [1] (fig. 74, *C*, *D*).

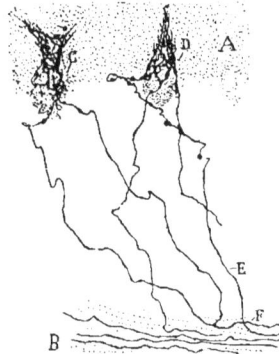

FIG. 74. — Arborisations grimpantes au stade de capuchon supracellulaire ; chat âgé de peu de jours. Méthode de Golgi.

Aspect.

3° *Phase de l'arborisation grimpante jeune.* — La ramure grimpante a tout à fait abandonné maintenant le corps de la cellule de Purkinje ; elle est disposée en un plexus allongé qui recouvre non seulement le tronc dendritique, mais encore les deux ou trois grosses branches qui en partent. L'aspect de ce plexus est étrange ; on croirait voir les bois dont est surmontée la tête du cerf, représentée ici par le corps de la cellule de Purkinje. Les fibres nerveuses de ce plexus sont très nombreuses, au point qu'elles se touchent souvent ; dans ce cas, le ciment intermédiaire s'imprègne en même temps et l'on se trouve en présence de figures tubuliformes, granuleuses, susceptibles d'induire en erreur (fig. 75, *ll*, *m*).

Envahissement de la ramure dendritique de Purkinje.

Quand les mammifères atteignent vingt à trente jours d'âge, les fibrilles de ces plexus s'amincissent, s'étirent et perdent de leurs varicosités. La ramure principale, bifurquée d'habitude, comme le montrent les figures 49 et 75, en *m*, émet de nouveaux plexus de troisième et quatrième ordre, adhérant à des dendrites moins volumineuses. L'arborisation parvient ainsi peu à peu à une étendue considérable. Pendant ce temps, le corps de la

1. KÖLLIKER, Lehrbuch der Gewebelehre. 6ᵉ Auflage, Bd. II, pp. 364 et 365.

cellule de Purkinje ainsi que la portion inférieure de son tronc dendritique se sont dépouillés de toutes fibrilles appartenant à l'arborisation grimpante. Ces vastes surfaces protoplasmiques, libres à présent, sont prêtes à recevoir le contact des corbeilles terminales qui vont les envelopper.

Trois faits d'importance capitale ressortent de ce que nous avons exposé. Le premier c'est, qu'à sa phase initiale, l'arborisation grimpante se précipite immédiatement sur le corps de la cellule de Purkinje, comme si le protoplasma périnucléaire de cette dernière exerçait une attraction chimio-tactique spécifique sur les ramuscules terminaux de l'arborisation. Le second c'est, qu'aussitôt développé, le tronc dendritique de la cellule de Purkinje attire à son tour l'arborisation grimpante ; celle-ci abandonne, par conséquent, le corps cellulaire pour se porter sur le tronc protoplasmique. Les choses se passent donc comme si les substances attractives étaient passées de la région somatique du neurone de Purkinje à sa ramure

Abandon du corps cellulaire de Purkinje aux corbeilles.

Conclusions tirées de l'évolution des fibres grimpantes.

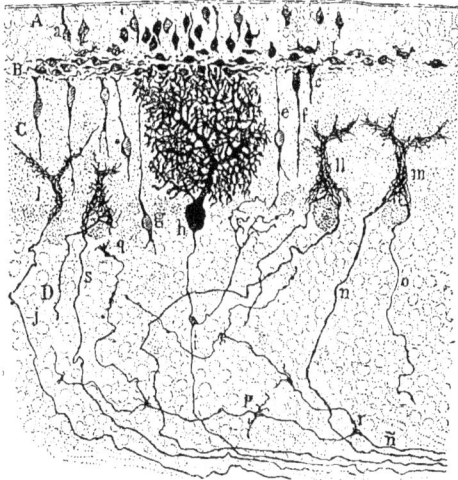

Fig. 75. — Coupe transversale du cervelet; chien âgé de 16 jours. Méthode de Golgi.

A, grains superficiels ; — B, grains en phase bipolaire horizontale ; — C, zone plexiforme ; — D, grains profonds ; — *e. f. g.* grains en voie d'émigration ; — *h*, cellules de Purkinje ; — *l. ll. m.* diverses formes de l'arborisation grimpante jeune.

dendritique. Enfin, nous voyons le plexus grimpant changer de forme et modifier le nombre de ses ramuscules, à mesure qu'il se déplace. Ce troisième fait nous porte à croire qu'il se passe dans l'arborisation grimpante des phénomènes analogues et concomitants à ceux qui surviennent dans l'arborisation dendritique primitive de la cellule de Purkinje ; nous voulons dire par là qu'un certain nombre de ramuscules initiaux de l'arborisation grimpante se résorbent, et que ceux qui ont pu entrer en connexion avec les troncs et les branches protoplasmiques définitifs de la cellule sont les seuls qui persistent.

Sa précocité.

Phases.

Développement des fibres moussues. — Ces fibres centripètes se montrent à une époque où l'évolution du cervelet est encore très peu avancée. Au début, elles ont l'aspect de filaments épais, abondamment ramifiés ; point d'excroissances ou rosaces caractéristiques sur leur parcours ; des varicosités d'étendue variables, seulement. C'est l'unique phase que l'on puisse observer chez les fœtus à terme du chat et du lapin, ainsi que chez les nouveau-nés de la souris et du rat (fig. 76, *A*, *B*). On pourrait donner à ce stade le nom de *phase des arborisations lisses* ou *primitives*.

Dès le troisième ou le quatrième jour après la naissance, on note déjà

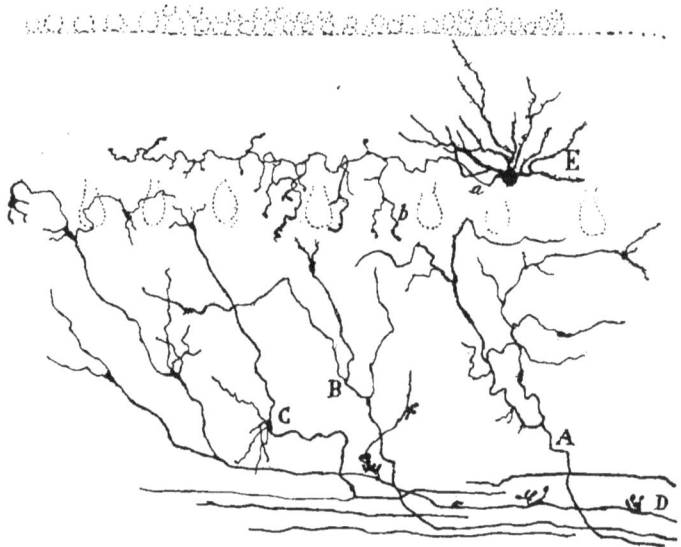

Fig. 76. — Coupe transversale du cervelet ; lapin âgé de quelques jours.
Méthode de Golgi.

A, B, fibres moussues primordiales ou au stade des arborisations lisses ; — C, fibres moussues pourvues d'appendices fibrillaires nées de certains nœuds ; — D, fibres moussues presque adultes ; — F, cellules à corbeilles très avancées.

un commencement de différenciation dans les fibres moussues. On voit, en effet, les varicosités que nous avons signalées tout à l'heure se hérisser d'appendices filiformes et ténus, au nombre de deux, trois et plus. Ceux-ci se terminent à peu de distance de leur point de départ, dans la couche des grains, par une petite sphérule (fig. 76, *C*).

Quelques-uns de ces appendices atteignent une grande longueur ; ce sont vraisemblablement de futures branches de fibres moussues, qui se couvriront à leur tour de nouveaux bourgeons. Il est certainement difficile de fournir une interprétation exacte de ces dispositions. Nous serions enclin cependant à envisager les appendices courts et ténus issus des varicosités comme la forme jeune des rosaces collatérales et des bifurcations des fibres moussues.

A une période plus avancée, par exemple à l'âge de huit jours et au delà, chez le chat, le chien, le lapin, les appendices émanés des varicosités se raccourcissent peu à peu, deviennent plus épais et plus réguliers ; peut-être même quelques-uns se résorbent-ils. La rosace terminale ou collatérale possède alors une configuration qui restera invariable et sera le contre-moule exact de l'arborisation digitiforme des dendrites des grains (fig. 76, D).

Il a été démontré par nous, Calleja et Terrazas que les fibres moussues ne se développent pas simultanément dans tout le cervelet. Au même moment, on les trouve dépourvues de rosaces en certains points, tandis qu'en d'autres leur arborisation terminale est déjà passablement avancée (fig. 76, D). Ces deux degrés si différents de l'évolution se rencontrent souvent dans la même lamelle. Selon toute vraisemblance, les fibres moussues retardataires doivent entrer en relation avec des grains qui ne sont pas encore développés ou qui même n'ont pas quitté l'assise d'Obersteiner.

Développement non simultané des fibres moussues ; ses causes.

Athias admet qu'à la phase tout à fait embryonnaire, les fibres moussues s'accroissent toujours par des cônes de croissance, qui servent de point de départ à quelques fibrilles fines et courtes et à deux ou trois rameaux, longs et minces, terminés également par des cônes. Les fibres embryonnaires lisses ou variqueuses, considérées par nous et Calleja comme les formes primitives des fibres moussues, appartien-

Les cônes de croissance des fibres moussues tout à fait embryonnaires, d'après Athias.

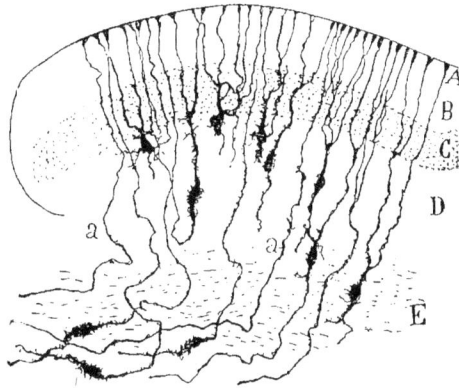

Fig. 77. — Portion d'une coupe de cervelet ; souris nouveau-née. Méthode de Golgi.

A, membrane basale ; — B, grains superficiels ; — C, couche plexiforme ; — D, grains profonds ; — E, substance blanche ; — a, cônes épithéliaux issus des cellules voisines du ventricule. — On remarquera des cellules épendymaires déplacées dans la couche des grains et la substance blanche.

draient, d'après Athias, à une espèce particulière de conducteurs centripètes que Retzius a signalée dans le cervelet du chat.

Si l'on étudie d'un peu près les descriptions et les dessins d'Athias, on acquiert la certitude que les phases les plus précoces du développement des fibres moussues lui ont échappé, peut-être parce qu'il a examiné des animaux relativement trop âgés. Prenons par exemple la figure 24 insérée dans sa monographie[1] ; on y reconnaît, sans la moindre hésitation, des fibres moussues parvenues à une étape assez avancée de leur évolution. Quant aux conducteurs centripètes signalés par Retzius et qu'Athias semble confondre avec les fibres moussues à l'état lisse ou variqueux, il nous suffira de rappeler que Retzius lui-même les considère, non comme des éléments spéciaux, mais

Son erreur.

1. ATHIAS, Recherches sur l'histogénèse de l'écorce du cervelet. *Journ. d. l'Anat. et de la Physiol. norm. et pathol.*, juillet-août, 1897, p. 398.

comme des fragments de l'arborisation axile des grandes cellules à cylindre-axe court, qui siègent dans la couche des grains. C'est du reste aussi notre sentiment.

Évolution de la névroglie. — L'origine et la transformation des cellules névrogliques du cervelet concordent avec tout ce que nous savons de la provenance et des métamorphoses de ces éléments dans la moelle et le bulbe. Quelles que soient leur situation et leur forme, ce sont des corpuscules épendymaires déplacés et modifiés. Cette opinion admise par Calleja, Sala et Athias, n'est pas partagée cependant par tous les histologistes, puisque Lugaro, Schaper et Popoff veulent que certaines d'entre elles soient issues probablement des corpuscules indifférents de la couche d'Obersteiner. Nous repoussons cette dualité d'origine des cellules névrogliques aussi bien pour le cervelet que pour tout autre centre nerveux.

Voici les diverses raisons sur lesquelles se fonde notre manière de voir : 1° Dans le cervelet des reptiles et des batraciens et dans la valvule du cervelet de quelques poissons encore jeunes, tels que *Trutta iridea*, *Barbus fluviatilis*, etc., toutes les cellules névrogliques sont des corpuscules épendymaires. 2° Chez les mammifères nouveau-nés et leurs fœtus à terme ainsi que chez l'embryon de poulet, on voit, enfouis à des profondeurs différentes dans la substance blanche et la couche des grains, des éléments épithéliaux déplacés, dont l'expansion périphérique, unique ou multiple, se termine sous la pie-mère par des renflements coniques. 3° Un grand nombre des corpuscules épithéliaux, qui doivent se placer au niveau des rangées des cellules de Purkinje, sont encore situés chez le lapin et le chat nouveau-nés au-dessous de ces rangées ; ils possèdent encore une courte expansion inférieure, vestige de l'ancien prolongement épendymaire. Nous montrons sur la figure 77 quelques cellules névrogliques embryonnaires dessinées d'après le cervelet de souris nouveau-née. On remarquera la diversité de leurs formes, de même que les épines ou appendices collatéraux qui hérissent le corps et les troncs ascendants jusqu'à la couche plexiforme inclusivement et font défaut, au contraire, pendant la traversée de la couche des grains externes.

Athias a donné aussi des figures très démonstratives des déplacements subis par les cellules épithéliales et des formes de transition qui rattachent ces dernières aux formes adultes.

CHAPITRE VI

NOYAUX CÉRÉBELLEUX CENTRAUX

OLIVE CÉRÉBELLEUSE. — EMBOLUS ET NOYAU SPHÉRIQUE. — NOYAU DU TOIT. — NOYAUX CÉRÉBELLEUX CENTRAUX CHEZ LES OISEAUX ET LES VERTÉBRÉS INFÉRIEURS.

La substance blanche centrale du cervelet renferme trois foyers gris : *l'olive cérébelleuse* ou *corps dentelé*, placé dans l'épaisseur des hémisphères ; le *noyau du toit*, situé non loin de la ligne médiane, dans le vermis ou lobe moyen, et *l'embolus* ou *bouchon* accompagné du *noyau sphérique*, petites masses grises intercalées entre les deux noyaux précédents. *Noyaux centraux du cervelet.*

Ces foyers, l'olive notamment, sont beaucoup moins considérables chez les animaux que chez l'homme. Mais si on les compare à l'étendue de l'écorce cérébelleuse, on trouve que, loin d'être moindre, leur développement est peut-être même plus accusé chez eux, comme le montre la figure 78, où l'on a représenté une coupe frontale du cervelet de cobaye. Au surplus, la configuration générale de ces noyaux n'est pas la même chez l'homme et chez les autres mammifères. Au lieu de présenter l'aspect d'une vésicule limitée par une lame grise plissée comme chez l'homme, l'olive du chat, du lapin, du cobaye apparaît sous la forme d'une masse compacte, allongée en croissant et rendue irrégulière extérieurement par quelques lobules saillants. L'embolus et le noyau du toit sont moins variables ; quant aux noyaux sphériques, il est impossible de les distinguer du bouchon, suivant la remarque de Kölliker. *Leurs différences macroscopiques chez l'homme et chez les mammifères.*

NOYAU DENTELÉ OU OLIVE CÉRÉBELLEUSE

Ce foyer occupe, chez l'homme, la moitié interne du grand centre blanc de chaque hémisphère cérébelleux. Sa forme est celle d'une bourse plissée et fermée de tous côtés, sauf en avant et en dedans ; de ce côté, il présente une ouverture qui donne issue au pédoncule cérébelleux supérieur. L'intérieur de cette espèce de bourse est rempli par de la substance blanche. *Aspect macroscopique : 1° chez l'homme ;*

Chez le cobaye, le chat, le chien et la souris, la lame grise n'est plus plissée, mais présente en haut et en dehors des dents ou bosselures (fig. 78, A). Elle ne forme point de cavité, mais sa face inféro-interne est large et légèrement concave, et les faisceaux du pédoncule cérébelleux supérieur s'en échappent ; cette surface concave répond donc au hile de l'olive cérébelleuse humaine. *2° chez les mammifères.*

Apparence
dans les pré-
parations :
1° au Nissl;

Cellules. — Lorsqu'on examine l'olive cérébelleuse de l'homme, après coloration par la méthode de Nissl, on voit qu'elle est constituée par six à dix rangées irrégulières de neurones très voisins les uns des autres. Ces neurones, séparés par un grand nombre de cellules névrogliques et par de petits faisceaux pénétrants de tubes nerveux que la méthode de Golgi permet de distinguer en fibres efférentes et afférentes, apparaissent comme des cellules globuleuses ou fusiformes, d'une taille oscillant entre 22 et 35 µ. Leur protoplasma abondant est parsemé de petits amas chromatiques

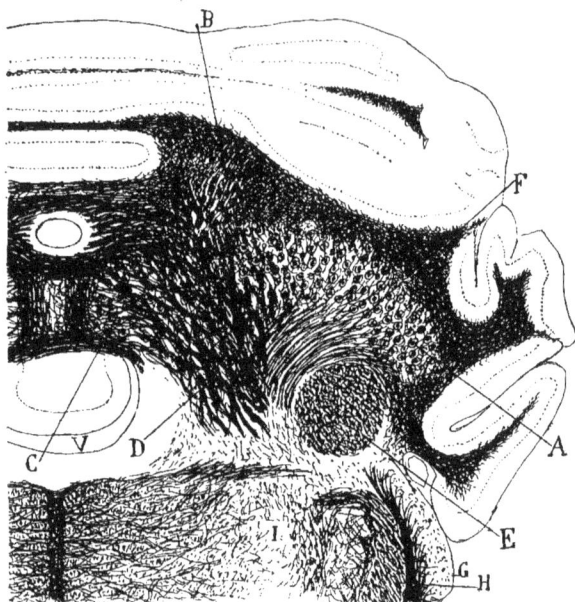

Fig. 78. — Coupe frontale du bulbe et du cervelet; cobaye.
Méthode de Weigert-Pal et carmin.

A, olive cérébelleuse; — B, embolus; — C, noyau du toit; — D, noyau cérébello-acoustique et faisceau vestibulo-cérébelleux; — E, pédoncule cérébelleux inférieur; — F, pédoncule cérébelleux supérieur; — G, tubercule latéral du nerf acoustique; — H, partie supérieure de la racine du trijumeau; — V, quatrième ventricule.

semblables à ceux que nous avons vus dans l'olive bulbaire. Chez les mammifères, tels que lapin, chat, etc., ces neurones nous ont semblé être d'un volume un peu plus considérable et d'une forme plus anguleuse, c'est-à-dire triangulaire ou étoilée.

2° au Golgi.

Si l'on étudie ces cellules sur les préparations de cervelet humain traitées par le chromate d'argent, comme l'ont fait Saccozzi[1], Kölliker[2] et Lugaro[3],

1. SACCOZZI, Sul' nucleo dentato del cervelletto. *Riv. sperim. di Freniatria*, etc., vol. XIII, 1887.
2. KÖLLIKER, Lehrbuch der Gewebelehre; 6ª Aufl., 1896.
3. LUGARO, Sulla struttura del nucleo dentato del cervelletto nell' uomo. *Mon. zool. ital.*, vol. VI, Fasc. 1, 1895.

on apprend qu'il s'agit d'éléments multipolaires, pourvus de nombreuses dendrites compliquées et ramifiées dans le noyau d'origine. Par l'abondance et la gracilité relative des expansions protoplasmiques, ces neurones rappellent quelque peu les cellules de l'olive bulbaire sans posséder cependant ni l'enchevêtrement, ni les flexuosités de leur ramure dendritique.

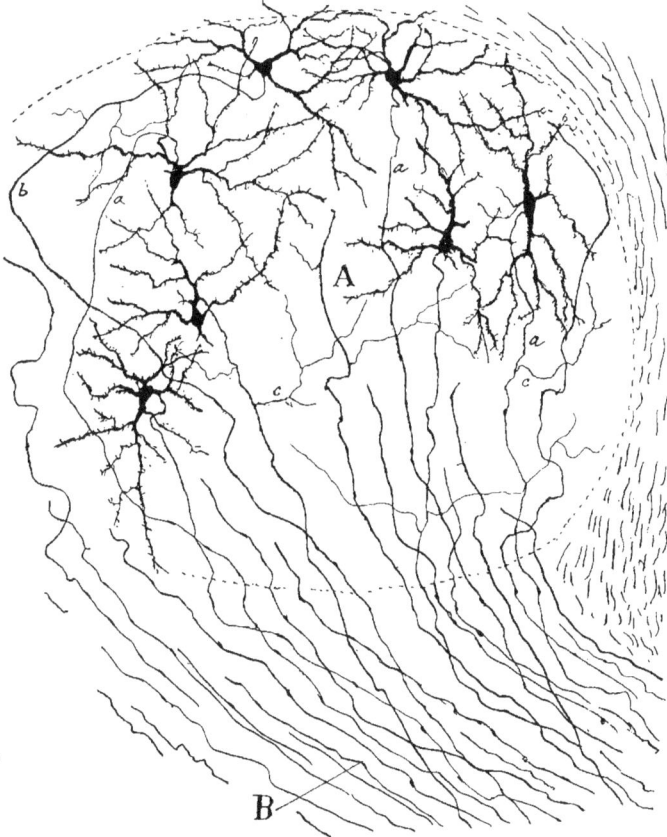

Fig. 79. — Portion de l'olive cérébelleuse; fœtus de chat. Méthode de Golgi.

A, B, fibres du pédoncule cérébelleux supérieur; — cylindres-axes des cellules de l'olive cérébelleuse; — b, axone d'une cellule olivaire décrivant une courbe; — c, collatérales des axones olivaires.

Chez les autres mammifères, les renseignements fournis par la méthode de Golgi confirment ceux de la technique colorante de Nissl. On voit, comme Held [1] et nous-même [2] l'avons constaté, que leurs neurones olivaires sont

1. HELD, Beiträge zur feineren Anatomie des Kleinhirns und des Hirnstammes. *Arch f. Anat. u. Physiol.*, Anat. Abtheil., 1893.
2. S. R. CAJAL, Algunas contribuciones al conocimiento de los ganglios del encéfalo: II, Ganglios cerebelosos. *Anal. d. l. Socied. españ. d. Historia natural,* Agosto, 1894.

plus gros que chez l'homme et que les dendrites qui en partent sont plus épaisses, plus longues et plus abondamment ramifiées. En outre, les cellules nerveuses ne sont pas disposées chez eux en rangées régulières, mais en groupes volumineux, séparés par de grandes travées de fibres nerveuses et par des portions du plexus protoplasmique, extrêmement dense et compliqué.

Axone, incorporé au pédoncule cérébelleux supérieur, d'après nous.

Le cylindre-axe issu des neurones de l'olive cérébelleuse de l'homme se porte, d'après Lugaro, dans des directions diverses, sort de la bande grise par sa face externe ou interne et se continue par un tube de la substance blanche. Mais où se rend-il? Ni Lugaro, ni Kölliker n'ont pu le déterminer, parce que la chose est en, effet, impossible chez les mammifères de grande taille. En opérant sur le tout petit cervelet de la souris nouveau-née, comme nous l'avons fait il y a déjà longtemps [1], on se met dans des conditions plus favorables. Voici ce qu'on apprend alors. Le cylindre-axe descend entre les cellules en décrivant parfois de grandes sinuosités; pendant son trajet dans le ganglion d'origine, il émet une, deux ou plusieurs collatérales dont les ramifications se répandent entre les neurones congénères de celui qui leur a donné naissance; il gagne ensuite la substance blanche située en bas et en avant de l'olive, et va constituer enfin avec ses pareils le pédoncule cérébelleux supérieur des auteurs. Au lieu de descendre, l'axone de certaines cellules décrit une grande courbe et sort par le côté externe du noyau; d'autres se dirigent d'abord en dehors, puis s'incurvent pour descendre et participer aussi au pédoncule cérébelleux supérieur. Ces rapports du cylindre-axe avec le pédoncule sont des plus évidents, lorsqu'on examine, comme nous l'avons fait récemment, des préparations des noyaux dentelés, préparations imprégnées auparavant par le nitrate d'argent réduit et provenant des petits oiseaux nouveau-nés ainsi que de l'embryon du poulet.

Opinion analogue de Held.

Held, dont les travaux relatifs à cette question ont été effectués à l'aide de la méthode de Golgi, soutient une opinion analogue. Mais sa description est si brève qu'il est impossible de savoir s'il a réellement suivi le cylindre-axe de la cellule de l'olive cérébelleuse jusqu'au pédoncule, ou s'il s'est contenté d'adopter, sans observation personnelle, l'opinion générale des auteurs. S'appuyant sur les résultats de la méthode de Gudden, un grand nombre de savants avaient déjà admis, en effet, l'existence d'un rapport étroit entre l'olive et le pédoncule cérébelleux supérieur. Mais ce n'était qu'une hypothèse, sans précision aucune; il ne fallait rien moins que l'application du chromate d'argent au cervelet des fœtus de rat et de souris pour la transformer en une certitude absolue et nous apprendre en même temps que la plupart des fibres du pédoncule proviennent de la voie centrifuge fournie par les neurones olivaires.

La méthode de Marchi, utilisée par Ferrier et Turner, par Russell, Thomas, Klimoff, Lewandowsky, Van Gehuchten et d'autres chercheurs, a conduit aux mêmes conclusions que la méthode de Golgi, comme nous le verrons par la suite.

1. S. R. CAJAL, Apuntes para el estudio del bulbo raquídeo, cerebelo, etc., 1895.

Outre les neurones olivaires dont nous venons d'étudier le cylindre-axe, Saccozzi et Lugaro mentionnent chez l'homme la présence de petites cellules à cylindre-axe court, divisé et subdivisé dans l'intérieur même de l'olive cérébelleuse. Nous n'avons pu apercevoir des éléments de cette espèce chez le chat, le lapin, le chien et la souris. Nous ne mettons pas en doute, néanmoins, l'existence de cellules de Golgi dans l'olive, car sur les préparations du cervelet de ces animaux effectuées par la méthode de Nissl, nous avons constaté la présence d'un certain nombre de petits neurones peu riches en amas chromatiques, neurones qui pourraient fort bien être ceux dont parlent Saccozzi et Lugaro.

Cellules diverses à cylindre-axe court; leur existence possible.

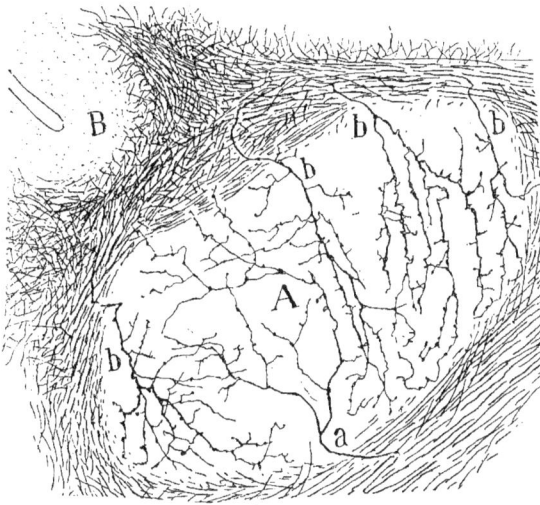

Fig. 80. — Portion de l'olive cérébelleuse chez la souris. Méthode de Golgi.
A, olive cérébelleuse; — B, écorce grise du cervelet; — a, fibres pénétrant dans l'olive par sa partie inférieure; — b, fibres venues de la capsule blanche du noyau.

Ce dernier auteur signale encore l'existence de fibres qui partent de l'olive et se continuent avec la substance blanche située au-dessus de ce foyer. Ces fibres, que Lugaro appelle *extra-ciliaires*, ne se sont pas montrées dans nos coupes. A notre avis, tous les cylindres-axes qui émergent de la partie supérieure du noyau olivaire redescendent dans ce noyau, le traversent et se continuent par des tubes intérieurs que Lugaro désigne sous le nom de *fibres intra-ciliaires*. Ces conducteurs feraient partie également du pédoncule cérébelleux supérieur.

Fibres extra-ciliaires de Lugaro; leur existence improbable:

Fibres afférentes. — Ces fibres, que nous avons découvertes dans l'olive des mammifères nouveau-nés [1], apparaissent sous un aspect différent suivant l'âge de l'animal.

1° chez les mammifères.

1. S. R. CAJAL, Algunas contribuciones al conocimiento de los ganglios del encéfalo : II. Ganglios cerebelosos. *Anal. de la Socied. españ. de Histor. natural*, 1 Agosto, 2ª ser., t. III, 1894.

Chez la souris de six jours, ce sont des filaments épais que l'on voit pénétrer dans l'olive, surtout par ses faces externe et supérieure (fig. 80, *b*). Si les coupes sont favorables, on découvre que ces fibres proviennent de la substance blanche des circonvolutions appartenant aux hémisphères cérébelleux ; en les poursuivant, on peut, comme cela nous est arrivé plusieurs fois, les voir arriver jusqu'au voisinage des cellules de Purkinje, dont, sans doute aucun, elles sont des cylindres-axes. Retournons à l'olive, et

Leur origine très probable dans les cellules de Purkinje.

voyons comment ces fibres s'y comportent. Dès leur entrée, elles s'étalent en une ample arborisation lâche, dont les branches variqueuses et hérissées de pointes se dirigent surtout dans le sens vertical. Les derniers ramuscules de cette arborisation se terminent par des extrémités épaissies, sans jamais sortir des limites de l'olive (fig. 80).

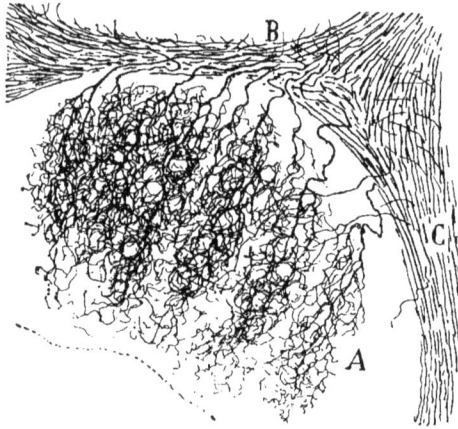

Fig. 81. — Arborisations terminales des fibres afférentes de l'olive cérébelleuse; souris âgée de vingt jours. Méthode de Golgi.

A, olive ; — B, lame blanche placée au-dessous d'une circonvolution cérébelleuse ; — C, fibres du pédoncule cérébelleux inférieur.

Examinons à présent ces mêmes fibres afférentes chez la souris, le lapin ou le chat âgés de vingt jours ; leur arborisation terminale est beaucoup plus compliquée, au point de rappeler tout à fait celles que les fibres afférentes produisent dans l'olive supérieure ou acoustique. C'est que dès son arrivée dans la substance grise du noyau dentelé, le tronc de chaque fibre se décompose en plusieurs branches, divisées à leur tour à maintes reprises (fig. 81). Il résulte de ces divisions successives une grande quantité de ramuscules, qui forment un plexus allongé. Des cavités, limitées par des fibrilles ténues et tassées les unes contre les autres, y sont ménagées en vrais nids pour les cellules olivaires. Chacune des fibres afférentes

Nids péricellulaires.

constitue six ou huit nids pour autant de cellules. Le district olivaire embrassé par le plexus issu d'une seule et même fibre afférente est assez bien délimité pour qu'on puisse admettre que l'excitation apportée par la fibre se transmette à un seul groupe de tubes du pédoncule cérébelleux supérieur.

2° chez l'homme,

Chez l'homme, le corps dentelé reçoit aussi des fibres afférentes. Lugaro, qui les a observées par le chromate d'argent, leur décrit une ramification compliquée et dense, rappelant celle que nous avons trouvée dans le ganglion de l'*habenula* ; mais il n'a pu découvrir leur origine [1]. Babinski et Nageotte

1. LUGARO, *Monitore zool. ital.*, Fasc. 1, vol. VI, 1895.

croient avoir été plus heureux ; en employant la méthode de Marchi dans un cas pathologique, ils les ont vues venir de l'olive bulbaire [1].

Névroglie. — L'olive renferme les deux types habituels de cellules névrogliques ; c'est-à-dire l'astrocyte aux rayons longs et lisses, et le corpuscule à expansions courtes et pennées. Les corpuscules de cette dernière forme sont très abondants ; on les voit souvent adossés intimement aux neurones et moulés partiellement sur eux, ainsi que Lugaro l'a signalé. Ce savant

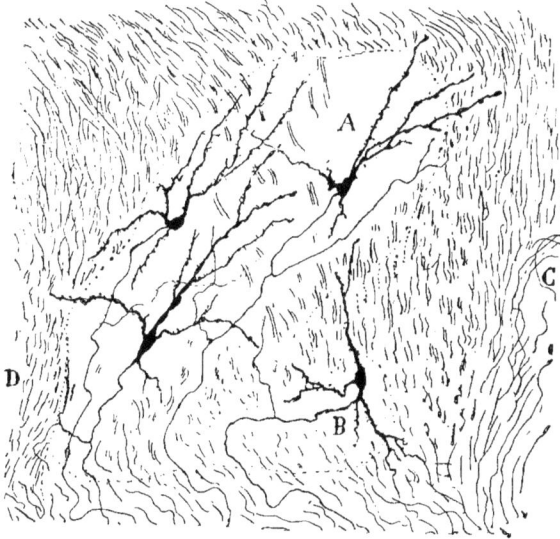

FIG. 82. — Cellules de l'embolus et du noyau sphérique ; souris âgée de huit jours. Méthode de Golgi.

A, cellule de l'embolus ; — B, cellule du noyau sphérique ; — D, frontière du noyau du toit.

a même décrit des sortes de nids névrogliques compacts, formés par les corpuscules de cette espèce autour des neurones chez l'homme. Nous n'avons pu observer rien de semblable chez les autres mammifères.

Nids névrogliques de Lugaro.

EMBOLUS ET NOYAU SPHÉRIQUE

EMBOLUS. — Ses *neurones* ressemblent à ceux de l'olive. Leur dimension est moyenne, leur forme en étoile ou fuseau. La plupart sont un peu allongés de bas en haut, dans le sens même du plus grand axe du foyer (fig. 82, *A*).

Chez le cobaye et la souris, dont le cervelet nous a fourni de bonnes imprégnations, ces cellules possèdent de grosses *dendrites*, divisées et étendues dans le ganglion lui-même. Elles émettent un *cylindre-axe* épais, descendant et en continuité avec un tube de la substance blanche supraventricu-

1. BABINSKI et NAGEOTTE, *Iconographie d. l. Salpêtrière*, n° 6, 1902.

Axone incorporé probablement au pédoncule cérébelleux supérieur.

laire. Nous avons vu parfois cet axone se diriger franchement en dehors pour s'unir aux paquets de tubes nés de l'olive ; aussi, nous paraît-il vraisemblable qu'il contribue à la formation du pédoncule cérébelleux supérieur, dont il occupe peut-être, avec ses congénères, la région la plus interne. Ajoutons que, pendant son trajet dans l'embolus, le cylindre-axe projette souvent une ou deux *collatérales*, épaisses, récurrentes et ramifiées entre les cellules-sœurs de celle qui l'a produit.

Le noyau dont nous nous occupons reçoit aussi des *fibres afférentes*. Celles-ci semblent provenir des parties latérales du vermis et ne sont peut-être que des axones de cellules de Purkinje. Elles pénètrent presque toutes par le sommet de l'embolus, s'y ramifient et s'y terminent. Mais certaines d'entre elles, d'une épaisseur plus grande ordinairement, traversent le foyer suivant son grand axe pour aller s'incorporer et s'achever dans le noyau du toit ; elles cèdent auparavant quelques rameaux à l'embolus. Ces fibres afférentes sont déjà reconnaissables dans les préparations au Weigert grâce à leur diamètre relativement plus gros et à leur direction parallèle à celle de l'embolus.

NOYAU SPHÉRIQUE. — Nous n'avons eu que rarement l'occasion de voir ses *cellules* dans les coupes imprégnées par la méthode de Golgi. Dans les cas où nous y avons réussi, nous avons constaté que ces éléments possèdent une morphologie semblable à celle des neurones de l'olive. Nous représentons sur la figure 82, en *B*, un de ces éléments ; son *cylindre-axe* semblait s'incorporer au pédoncule cérébelleux supérieur.

NOYAU DU TOIT

Position, forme et rapports.

Nous avons déjà dit que ce noyau est logé dans la substance blanche du vermis, non loin du quatrième ventricule. Sa forme est celle d'un ellipsoïde irrégulier, car il apparaît un peu aplati de haut en bas. Il est bien développé chez les mammifères autres que l'homme, mais il y affecte un aspect des plus tourmentés. La figure 78 montre, en *C*, le noyau du toit chez le cobaye ; on voit qu'en dedans ce noyau se rapproche de la ligne médiane sans y toucher pourtant, qu'en dehors et en haut il est en rapport immédiat avec l'embolus, et qu'en dehors et en bas il est soudé à une traînée cellulaire. Cette traînée, qui n'est autre que l'appendice ou prolongement le plus élevé du noyau de Bechterew, atteint un grand volume chez les petits mammifères et les oiseaux ; elle n'est pas très distincte des foyers qui l'avoisinent et constitue ce que nous avons appelé le noyau cérébello-acoustique (fig. 78, *D*). Le noyau du toit est encadré en dessus et en dessous par deux plans commissuraux de fibres nerveuses, qui semblent l'unir à son homonyme du côté opposé ; en réalité, ces deux plans n'ont avec les noyaux que des rapports de voisinage (fig. 83, *B*).

Aspect, passage de la voie vestibulo-cérébelleuse.

La plus grande partie du noyau du toit est traversée, chez la souris, le lapin, le cobaye et le chat, par les paquets plexiformes de la grande voie vestibulo-cérébelleuse : sa substance grise s'en trouve morcelée en amas cellulaires irréguliers (fig. 78, *C*).

Le ganglion du toit présente à étudier des cellules nerveuses, des fibres de passage et des fibres afférentes ou terminales.

Éléments constitutifs.

Cellules. — Les neurones qui siègent dans ce noyau sont un peu plus volumineux que ceux de l'olive, d'après l'observation fort juste de Kölliker. Leur taille, seul trait qui les différencie un peu, permet de les classer en corpuscules de grande et de petite dimension ; leur forme est variable, puisqu'on rencontre des cellules étoilées, triangulaires et fusiformes.

Des *dendrites* épaisses, longues, velues rayonnent autour de leur corps (fig. 83, *A*). Quant à leur *cylindre-axe* volumineux, il décrit ou ne décrit pas de sinuosités et pénètre dans la substance blanche voisine, où il disparaît

Axone à destination inconnue.

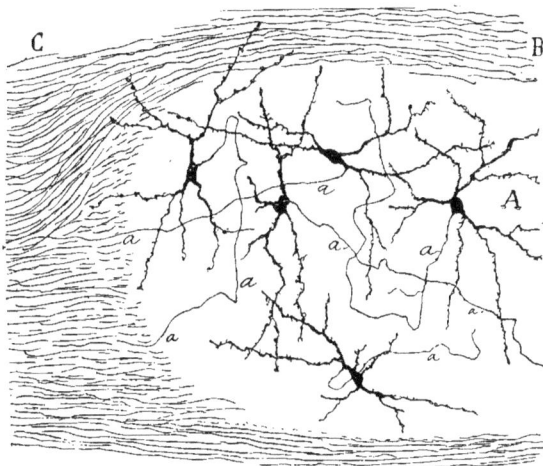

Fig. 83. — Noyau du toit ; fœtus presque à terme de cobaye. Méthode de Golgi.

A, région externe du noyau ; — B, fibres transversales supérieures ; — C, ligne médiane : *a*, cylindre-axe.

sans qu'on puisse le suivre. Dans la plupart des cas, nous l'avons vu se porter en haut et en dedans et faire irruption dans la substance blanche commissurale, c'est-à-dire dans la cloison blanche du vermis ; d'autres fois, nous l'avons vu sortir par la partie externe et même par la région inférieure du noyau ; mais dans aucun cas nous n'avons assisté à son entrée dans le pédoncule cérébelleux supérieur de son côté ou dans toute autre voie du cervelet. Il se peut que les cylindres-axes du noyau du toit s'entrecroisent sur la ligne médiane et se rendent au pédoncule cérébelleux supérieur du côté opposé. Cette disposition hypothétique expliquerait peut-être pourquoi, après l'extirpation d'un hémisphère cérébelleux avec propagation inflammatoire aux noyaux de l'olive et du toit, la dégénération atteint non seulement le pédoncule cérébelleux supérieur du côté de la lésion, mais une

Son entrée vraisemblable dans le corps restiforme chez les oiseaux.

partie du pédoncule de l'autre côté. Les observations que nous avons faites chez les oiseaux ne sont pas néanmoins favorables à cette manière de voir, car, chez eux, les axones issus du ganglion du toit semblent, après entrecroisement sur la ligne médiane, pénétrer dans le corps restiforme et donner lieu à une voie descendante. Quoi qu'il en soit, le lieu où s'achèvent les cylindres-axes des neurones du toit est toujours indéterminé, d'où nécessité de nouvelles recherches.

Fibres de passage. — Une multiude de faisceaux plexiformes traversent

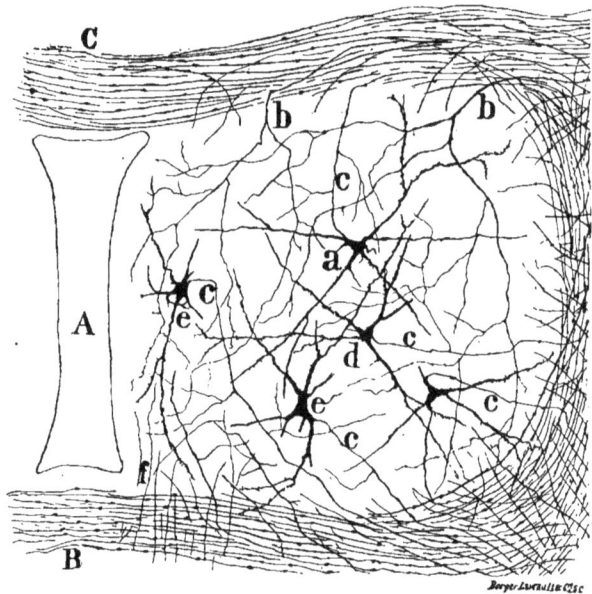

Fig. 84. — Coupe du noyau du toit; embryon de poulet, au 16ᵉ jour de l'incubation. Méthode de Golgi.

A, ventricule; — *a, e, c*, cellules dont le cylindre-axe pénètre dans la substance blanche inféro-externe; — *b*, fibres afférentes.

Elles appartiennent à la voie vestibulo-cérébelleuse.

le ganglion du toit et en découpent la substance grise en masses allongées. Ces faisceaux, formés de gros tubes, constituent la racine cérébelleuse ou ascendante du nerf vestibulaire. Résumons à ce propos le trajet de cette racine. Elle passe tout d'abord au travers du noyau de Bechterew en lui abandonnant un grand nombre de collatérales; elle pénètre ensuite dans l'olive cérébelleuse et en sort sans lui avoir cédé le moindre ramuscule; elle se porte alors en haut et en dedans vers le noyau du toit, s'y enfonce, y distribue

Leurs rares collatérales pour le noyau du toit.

quelques collatérales, s'en dégage et va enfin se perdre dans la substance blanche du vermis d'où elle semble se rendre, en partie du moins, au côté opposé. Un coup d'œil jeté sur la figure 100 montrera l'itinéraire des fibres de cette racine parvenues au ganglion du toit. Cette figure, dessinée d'après une de nos préparations, est intéressante en ce qu'on y voit clairement se continuer les fibres du nerf vestibulaire jusque dans le ganglion qui nous occupe. Dans la figure 78, on remarque, en *D*, qu'une partie des fibres du nerf vestibulaire s'insinue entre l'olive et l'embolus pour pénétrer dans l'hémisphère cérébelleux du même côté ; d'autres fibres, en nombre moindre, traversent le bouchon dans sa région interne et vont se jeter dans l'axe blanc du vermis voisin. Aucune des collatérales détachées de ces fibres ne semble destinée ni à l'embolus, ni aux noyaux sphériques.

Fibres afférentes. — Nous avions signalé dans notre travail, publié en 1895, des tubes nerveux, qui pénétrent dans le noyau du toit chez la souris, et qui s'y décomposent en arborisations libres, formant par leur enchevêtrement un plexus intercellulaire compliqué. Depuis, nous avons découvert des arborisations analogues chez les oiseaux, dans un ganglion qui semble, de par sa position et sa forme, représenter le ganglion du toit des mammifères (fig. 84, *b*). Tous ces conducteurs exogènes abordent le noyau par sa partie supéro-interne, comme s'ils venaient du côté opposé, après avoir fait partie des gros faisceaux horizontaux du vermis.

Leur découverte chez la souris et les oiseaux.

On peut voir quelques-unes de ces arborisations, en *b*, sur la figure 85, dessinée d'après une portion de cervelet de chat âgé de huit jours. On y remarquera le lieu de leur pénétration qui, nous

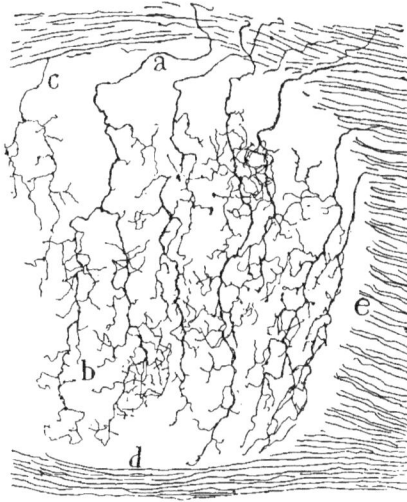

FIG. 85. — Portion du noyau du toit, chat âgé de 8 jours. Méthode de Golgi.

a, fibres afférentes descendantes ; — *b*, leurs arborisations ; — *d*, substance blanche située au-dessous du noyau ; — *c* collatérale émise par une fibre passant au-dessus du noyau ; — *e*, substance blanche voisine de la ligne médiane.

Arborisations terminales chez le chat.

l'avons dit, se trouve dans la région supéro-interne du ganglion. Ces fibres se résolvent, comme chez la souris, en arborisations lâches, très allongées verticalement. Les fibrilles nerveuses qui terminent ces arborisations forment en certains points de véritables nids, moins riches en filaments, il est vrai, que ceux du noyau olivaire ; ces fibrilles sont extrêmement flexueuses et couvertes de varicosités.

Outre les fibres afférentes terminales, on observe aussi dans le noyau du toit des arborisations collatérales ; celles-ci proviennent de fibres de passage, interstitielles ou supérieures (fig. 85, *c*). Ces collatérales sont également visibles chez les oiseaux (fig. 84, *f*).

Arborisations collatérales.

Rien de certain ne peut être affirmé au sujet de l'origine de ces fibres. Dans une de nos publications antérieures nous avions supposé qu'elles

Leur origine très probable

dans les cellules de Purkinje. proviennent, en grande partie, de la portion ascendante du nerf vestibulaire, parce que ce nerf traverse le noyau du toit situé du même côté que lui et semble franchir la ligne médiane. Nous tendrions plutôt à croire, aujourd'hui, que ces fibres vestibulaires, trop nombreuses chez les petits animaux par rapport à la petitesse de leur ganglion du toit, se terminent dans

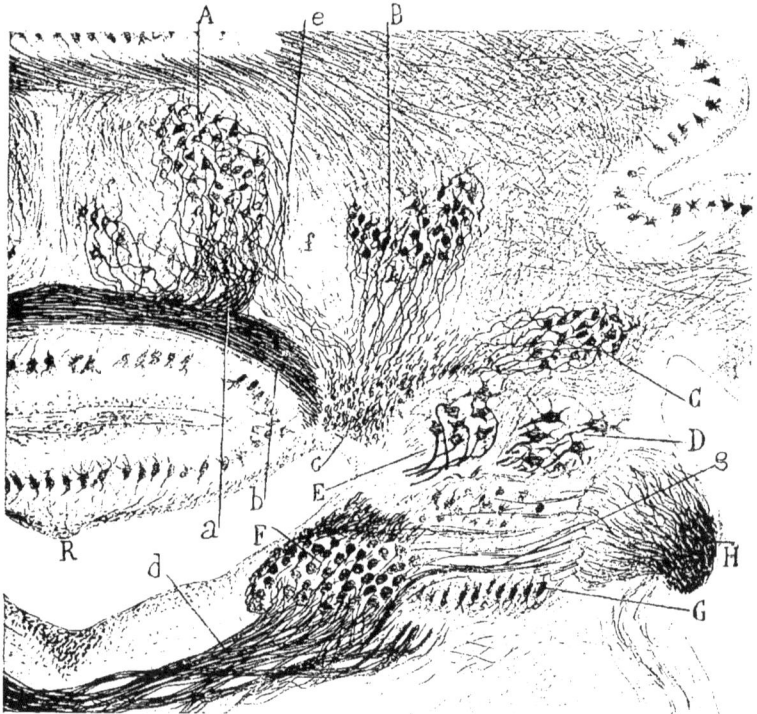

FIG. 86. — Coupe frontale du cervelet et des noyaux acoustiques : moineau nouveau-né (*Passer domesticus*). Méthode du nitrate d'argent réduit.

A, noyau du toit ; — B, noyau intermédiaire ; — C, noyau latéral ; — D, E, noyau à cellules géantes (noyau de Betcherew ?) ; — F, noyau à grandes cellules, station terminale de la branche descendante du cochléaire ; — G, noyau à petites cellules ; — H, nerf cochléaire et noyau angulaire ; — *a*, origine du faisceau cérébello-bulbaire ; — *b*, fibres de ce faisceau après son entrecroisement ; — *c*, pédoncule cérébelleux supérieur auquel s'incorporent les axones nés dans les noyaux latéral et intermédiaire.

l'écorce cérébelleuse, d'une façon que nous ignorons encore, bien entendu. Force nous est donc de chercher une autre origine aux fibres exogènes ramifiées dans le noyau du toit. Serait-ce trop s'aventurer que d'admettre qu'elles émanent des cellules de Purkinje, tout comme les fibres qui s'achèvent dans l'olive ? Nous ne le croyons pas, et nos recherches récentes sur le noyau du toit chez les oiseaux nous portent à adopter résolument cette manière de voir.

Les noyaux cérébelleux centraux sont en si grand nombre chez les oiseaux qu'il est difficile d'établir leur homologie avec ceux des mammifères. On y peut parvenir cependant en tenant compte de la situation topographique de chacun d'eux et surtout des rapports contractés par les axones qui y prennent naissance. On distingue ainsi : 1° un *noyau interne, volumineux*, placé tout contre le raphé et au-dessus du ventricule (fig. 86, *A*) : il répond probablement au noyau du toit des mammifères ; 2° un *noyau intermédiaire* (fig. 86, *B*), de taille moindre et logé sur le côté externe du précédent ; il s'agit peut-être là d'un foyer analogue à l'embolus ; 3° un *noyau latéral* encore plus réduit et situé au voisinage du minuscule hémisphère cérébelleux latéral (fig. 86, *C*).

Quant aux autres amas de moindre importance, le lecteur pourra se reporter au travail que nous avons consacré aux ganglions cérébelleux centraux des oiseaux[1], pour en avoir connaissance.

Tous ces noyaux présentent ceci de fort intéressant que l'on peut suivre, beaucoup mieux que chez les mammifères, le trajet des cylindres-axes qui en émanent et découvrir ainsi leur station terminale ; il suffit pour cela de traiter par la technique du nitrate d'argent réduit le cervelet d'oiseaux encore dans l'œuf ou nouvellement éclos.

On voit sur la figure 86 que le noyau interne ou du toit émet deux courants de fibres. Le *courant principal ou croisé* se porte en dedans, traverse la ligne médiane et va se confondre avec un plan de tubes qui se continuent en partie avec le corps restiforme, comme le montrent des coupes plus élevées que celle représentée par la figure précitée. Le *courant accessoire ou direct* se dirige en dehors, et semble pénétrer dans la portion interne du pédoncule cérébelleux supérieur.

Quant aux noyaux intermédiaire et latéral, la direction inféro-antérieure de leurs axones les fait incorporer au pédoncule cérébelleux supérieur de leur côté. Ce rapport, nettement visible (fig. 86, *C*) sur nos préparations grâce à l'imprégnation énergique et à la grande épaisseur des cylindres-axes, confirme pleinement l'origine que nous attribuons au pédoncule cérébelleux supérieur chez les mammifères.

On n'est pas encore fixé sur l'existence du noyau du toit chez les vertébrés inférieurs. Nous avons trouvé chez les poissons, au-dessous du cervelet, un ganglion dont les cellules envoient leur cylindre-axe jusqu'à l'écorce cérébelleuse (fig. 55, *A*). Mais ce noyau correspond-il au ganglion du toit des oiseaux et des mammifères ? c'est ce que nous ne saurions dire. Il pourrait représenter tout aussi bien l'olive bulbaire, seul noyau dont, en toute certitude, les cylindres-axes vont au cervelet. Edinger donne, dans ses monographies, le nom de *noyau latéral du cervelet* au foyer que nous venons de mentionner chez les poissons.

Il est à présumer que l'olive cérébelleuse et l'embolus font défaut chez ces vertébrés ainsi que chez les batraciens et les reptiles, car les hémisphères cérébelleux avec lesquels ces noyaux sont en relation manquent également chez eux.

Les noyaux cérébelleux centraux :
1° chez les oiseaux; leur homologie.

Leurs axones destinés au corps restiforme et au pédoncule cérébelleux supérieur.

2° chez vertébrés inférieurs.

1. S. R. CAJAL, Los ganglios centrales del cerebelo de las aves. *Trab. del Lab. de Invest. biol.*, fasc. IV, 1908.

2. S. R. CAJAL, Notas preventivas sobre la estructura del encéfalo de los teleóstos. *Anal. de la Socied. españ. de Histor. natural.*, t. XXIII, 1894.

CHAPITRE VII

PÉDONCULES CÉRÉBELLEUX

Voies affé-rentes et effé-rentes du cer-velet.

Le cervelet, organe nerveux essentiellement moteur, possède, à l'égal des noyaux moteurs de la moelle, plusieurs voies afférentes et une voie efférente. Les premières, d'origine et de fonctions diverses, comprennent la *voie motrice volontaire* dont le dernier neurone constitue les *pédoncules cérébelleux moyens*, la *voie sensitivo-réflexe* figurée par le *pédoncule céré-belleux inférieur* et la *voie sensorielle* représentée par la *voie vestibulaire* ou l'ensemble des branches ascendantes du nerf de ce nom. Quant à la voie effé-rente, motrice et peut-être unique, elle est constituée par le *pédoncule céré-belleux supérieur* et les deux grandes branches, ascendante et descendante, qui s'en détachent.

PÉDONCULE CÉRÉBELLEUX SUPÉRIEUR

Son origine dans le noyau dentelé.

Son trajet.

Ses collaté-rales forma-

Ce pédoncule cérébelleux provient en totalité ou en majeure partie de l'olive cérébelleuse située du même côté. Ce fait peut être considéré comme définitivement acquis. Il s'agit maintenant de connaître le trajet et le lieu de terminaison de cette voie motrice importante. Aidons-nous pour cela des figures 87 et 88. Dans la première qui représente une coupe sagittale de l'encéphale de la souris âgée de quelques jours, on aperçoit, en *O*, les cellules olivaires et les cylindres-axes qui en partent. Ceux-ci, réunis en faisceaux, se dirigent d'abord en bas et en avant, gagnent ainsi le plan le plus élevé de la protubérance et passent en dehors de l'angle externe du quatrième ventricule ; ils croisent ensuite les faisceaux du noyau moteur supérieur de la cinquième paire et, à une hauteur variable pour chacun d'eux, émettent une collatérale, presque à angle droit. L'ensemble des collatérales ainsi émises forme la *voie olivo-bulbaire descendante directe*. On peut constater cette émission avec la plus grande facilité, comme nous l'avons fait nous-même le premier [1] il y a plusieurs années, en examinant des coupes sagitta-les ou transversales de la protubérance et du cervelet de souris, de lapin et de chat. Nous la montrons d'ailleurs sur les figures 87 et 128, en G et l'on en verra de plus près les détails sur la figure 88, en *a* et *b* ; la branche des-cendante y paraît bien n'être qu'une collatérale en raison de sa minceur relative et aussi parce que la branche ascendante poursuit la direction même du tronc générateur.

trices de la voie olivo-bul-baire directe.

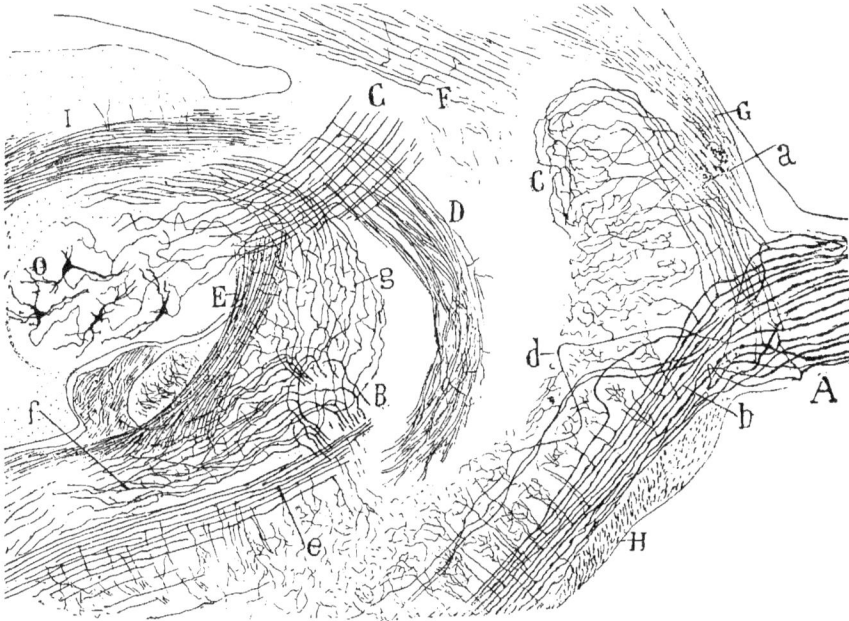

Fig. 87. — Coupe sagittale et très latérale du bulbe ; souris nouveau-née. Méthode de Golgi.

A, trijumeau ; — B, bifurcation du nerf vestibulaire ; — C, pédoncule cérébelleux supérieur ; — D, voie olivo-bulbaire directe ; — E, pédoncule cérébelleux inférieur ; — G, pédoncule céré-belleux moyen ; — H, corps trapézoïde ; — O, olive cérébelleuse ; — *a*, branche ascendante de la Ve paire ; — *b*, branche descendante ; — *d*, radiculaires profondes.

Un assez grand nombre de cylindres-axes olivaires ne se bifurquent pas et se continuent simplement par une fibre ascendante ; c'est le cas notam-ment pour ceux qui se trouvent dans la région la plus interne, non loin du ventricule. D'autre part, un certain nombre de tubes descendants, rares à la vérité, semblent ne pas provenir des cylindres-axes olivaires, mais faire suite à des fibres d'origine cérébelleuse (fig. 88, *c*).

Quoi qu'il en soit de ces exceptions peut-être réelles, peut-être aussi

1. S. R. CAJAL, Apuntes para el estudio del bulbo raquídeo. Madrid, 1895, et sur-tout : La doble vía descendente del pedúnculo cerebeloso superior. *Trab. del Lab. de Invest. biol.*, t. II, 1903.

imputables à un défaut d'imprégnation des fibres, le fait important à relever ici, c'est que bon nombre des fibres issues du noyau dentelé subissent la division en deux branches.

Après le départ de la voie collatérale, les tubes du pédoncule cérébelleux supérieur prennent une direction antéro-interne qui les amène au voisinage de l'extrémité postérieure du noyau rouge et au niveau du noyau du pathétique ; alors, ils franchissent le raphé presque transversalement, se portent ensuite d'arrière en avant et pénètrent dans le noyau rouge ; c'est donc là que se termine le courant principal du pédoncule cérébelleux supérieur,

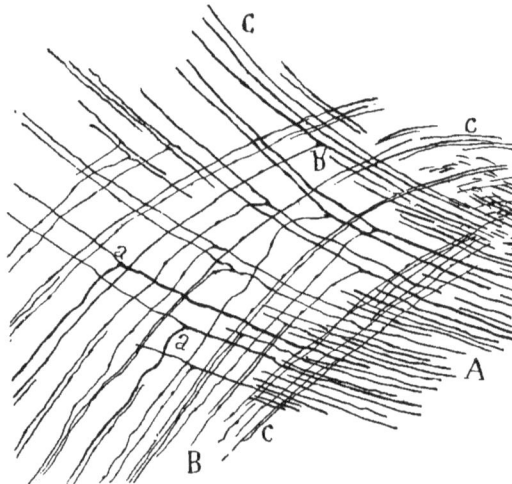

Fig. 88. — Détails de la division des fibres directes du pédoncule cérébelleux supérieur ; souris nouveau-née. Méthode de Golgi.

A, troncs issus de l'olive cérébelleuse ; — B, voie olivo-bulbaire directe ; — C, voie principale ou olivo-rubro-thalamique ; — *a*, bifurcations où la branche descendante est la plus épaisse ; — *b*, autres divisions où la branche ascendante est, au contraire, la plus considérable ; — *c*, fibres paraissant venir directement du cervelet.

courant auquel on a donné le nom de *voie olivo-rubro-thalamique*. Après son passage dans la moitié opposée du bulbe et avant d'aborder le noyau rouge, le pédoncule cérébelleux supérieur émet, grâce à la bifurcation de ses fibres, une seconde voie descendante ou *voie olivo-spinale croisée*, dont on peut voir le mode de formation sur la figure 91, en C.

Voie olivo-bulbaire directe. — En se reportant aux figures 87, en *D*, et 128, en *G*, on ne manquera pas de voir que les branches descendantes s'unissent d'abord en faisceaux serrés et disposés en plexus à mailles allongées et étroites ; elles cheminent ensuite dans la région supéro-externe de la protubérance en passant assez près du flocculus et parviennent à la substance réticulée grise, où elles se glissent entre le noyau masticateur et la substance gélatineuse de la portion sensitive du trijumeau ; elles s'engagent

alors dans le vaste espace à grand axe antéro-postérieur compris entre le
noyau du facial en avant et le genou du même nerf en arrière ; elles y
descendent et semblent enfin s'incorporer au cordon antéro-latéral de la
moelle. Nous ne pouvons pas affirmer que les branches descendantes du
pédoncule cérébelleux supérieur pénètrent réellement jusque dans la moelle,
car nous ne l'avons pas constaté *de visu* dans les coupes sagittales du bulbe.
On peut donc supposer avec tout autant de vraisemblance qu'elles ne
dépassent pas les foyers moteurs bulbaires. C'est justement l'opinion de Van
Gehuchten, qui, dans les préparations au Marchi, n'a vu aucune fibre
descendante du pédoncule cérébelleux supérieur se prolonger au delà du

Terminaison possible dans le cordon antéro-latéral de la moelle.

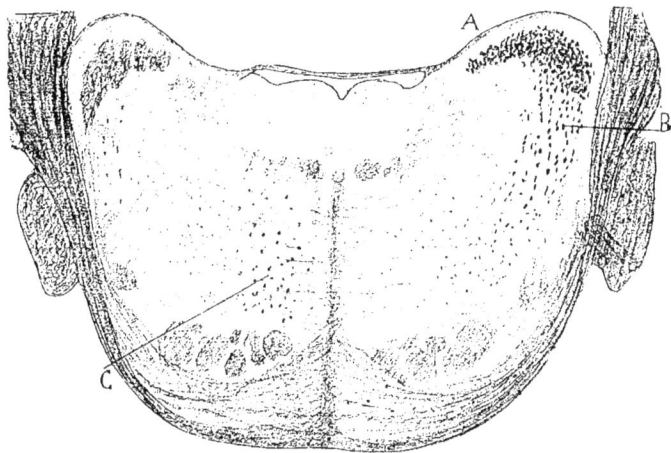

FIG. 89. — Coupe transversale de la protubérance ; cobaye auquel on avait extirpé une
portion de l'hémisphère cérébelleux droit. Méthode de Marchi.

A, pédoncule cérébelleux supérieur dégénéré : — B, voie olivo-bulbaire directe, également dégénérée ; — C, fibres croisées dégénérées et vraisemblablement en continuité avec la portion
descendante du faisceau olivo-rubro-thalamique.

bulbe. De nouvelles recherches sont par conséquent nécessaires pour
résoudre cette question.

La méthode de Marchi met facilement en lumière le cours et la disposition de ces branches dans le bulbe. Pour cela, il faut faire subir à un hémisphère cérébelleux une lésion tellement profonde que l'inflammation qui en
résulte puisse se propager à l'olive du cervelet. On conçoit qu'en raison
de leur origine commune, la dégénération atteindra tout à la fois le pédoncule cérébelleux supérieur direct et les deux faisceaux cérébelleux descendants.

Les traînées de gouttelettes graisseuses que l'on voit sur le trajet du
faisceau cérébelleux descendant direct partent de la région la plus externe
du pédoncule (fig. 89, B), contournent en dedans la racine descendante du
trijumeau et pénètrent dans les substances réticulées blanche et grise du
même côté.

Aspect dans les prépara-tions : 1° au Mar-chi.

Branches
pour les
noyaux mas-
ticateur et fa-
cial.

Lorsqu'on recourt aux coupes imprégnées par la méthode de Golgi pour étudier la voie olivo-bulbaire directe, on apprend que cette voie conserve son individualité pendant son trajet à travers le bulbe. On la voit néanmoins fournir quelques collatérales aux noyaux des nerfs masticateur et facial, au moment où elle passe dans leur voisinage ; elle leur abandonne peut-être

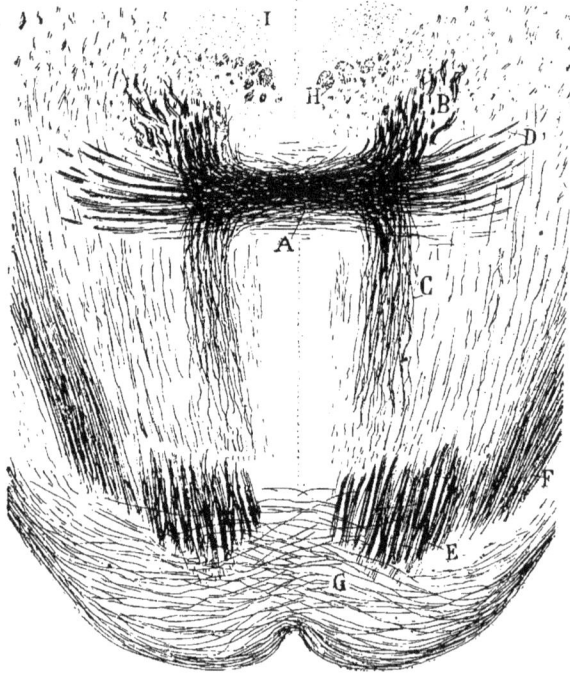

Fig. 90. — Coupe frontale et un peu oblique en bas et en arrière de la protubérance et de la calotte ; souris âgée de dix jours. Méthode de Golgi.

A, entrecroisement du pédoncule cérébelleux supérieur : — B, ensemble des branches terminales qui se portent en haut et en avant ; — C, ensemble des collatérales de la voie olivo-spinale croisée ; — D, pédoncule cérébelleux supérieur avant l'entrecroisement ; — E, faisceau pyramidal ; — F, voie acoustique ; — G, protubérance ; — H, faisceau longitudinal postérieur.

aussi des fibres terminales, ce qui expliquerait la légère réduction que l'on note dans son volume au-dessous de l'olive bulbaire.

Voie olivo-spinale croisée ou faisceau cérébelleux descendant croisé. — Nous avions vu, il y a déjà longtemps, ces branches de division du pédoncule cérébelleux supérieur, que Thomas étudia plus tard attentivement à l'aide de la méthode de Marchi. Il nous a paru utile de les soumettre de nouveau à un examen minutieux, en mettant à profit le bulbe de souris âgées de quelques jours à peine, bulbe où les imprégnations des deux voies secondaires du pédoncule cérébelleux supérieur réussissent complètement.

La figure 90 montre, en *C*, l'ensemble du faisceau cérébelleux descen- *Son trajet chez la souris.*
dant croisé. On remarquera son importance ; on verra que, divisé en paquets
plexiformes, il s'enfonce en ligne droite à travers la substance réticulée de la
calotte, non loin de la ligne médiane et du cordon de la calotte de Gudden ;
puis, il se porte de plus en plus en avant à mesure de sa descente ; aussi, au
niveau de la protubérance et de la partie supérieure du bulbe, finit-il par se
loger derrière la voie sensitive, entre les faisceaux de la substance réticulée
blanche où il éparpille ses tubes conducteurs. C'est ce que Thomas avait
montré et ce que nous avons constaté après lui dans les préparations au
Marchi passant par le bulbe (fig. 89, *C*).

Mais, comme le révèle ce genre de préparations, ces fibres descendent *Terminai- son très pro- bable dans le cordon antéro- latéral de la moelle.*
plus bas encore, jusqu'à la moelle, où avec les voies courtes spinales elles
occupent une portion considérable du cordon antéro-latéral (fig. 91). En raison de cette disposition, il nous paraît probable, mais non certain, que la voie

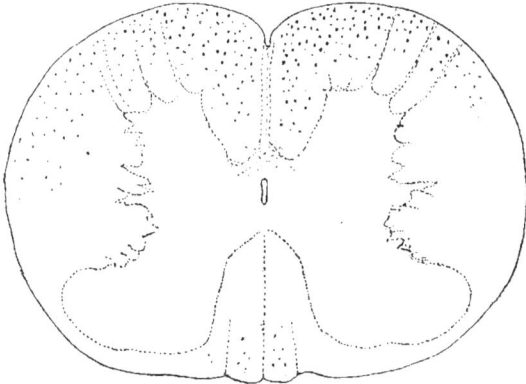

Fig. 91. — Moelle cervicale ; cobaye auquel on avait extirpé une partie d'un hémisphère cérébelleux. Méthode de Marchi. — Le côté où le cordon antérieur est le
plus chargé en gouttes graisseuses correspond à celui de la lésion.

descendante de Marchi n'est, en partie du moins, que la simple continuation médullaire du faisceau olivo-spinal croisé.

Quant à l'origine du faisceau cérébelleux descendant croisé, on en peut *Origine par bifurcation, etc.*
voir les détails sur la figure 92. Les fibres pédonculaires qui lui donnent
naissance se bifurquent en Y. Des deux branches issues de cette division,
l'antérieure, volumineuse, forme avec ses congénères le faisceau olivo-
rubro-thalamique ; la postérieure, ordinairement plus mince, constitue le
faisceau qui nous occupe. Mais toutes les fibres pédonculaires ne se comportent pas ainsi ; parfois, elles produisent deux collatérales descendantes
en remplacement de la branche de bifurcation postérieure ; d'autres fois, et
c'est peut-être le cas pour un tiers ou même pour un plus grand nombre
des fibres pédonculaires, elles ne se divisent pas et poursuivent leur course
vers le noyau rouge. Ces fibres indivises seraient-elles les mêmes que
celles qui, avant la décussation, émettent les collatérales dont la voie olivo-

bulbaire directe est formée? La chose est possible ; en tout cas, des recherches ultérieures nous le diront.

*Branches
pour le noyau
facial.*

Pendant son trajet dans le bulbe, la voie olivo-spinale croisée fournit
des fibres au noyau du facial. Selon toute vraisemblance, elle entre aussi en
connexion avec les noyaux moteurs de la moelle, où elle entremêle ses
arborisations à celles des fibres sensitives venues des ganglions rachidiens.
Mais, comme nous le disons, ce n'est encore là qu'une vraisemblance.

Historique.

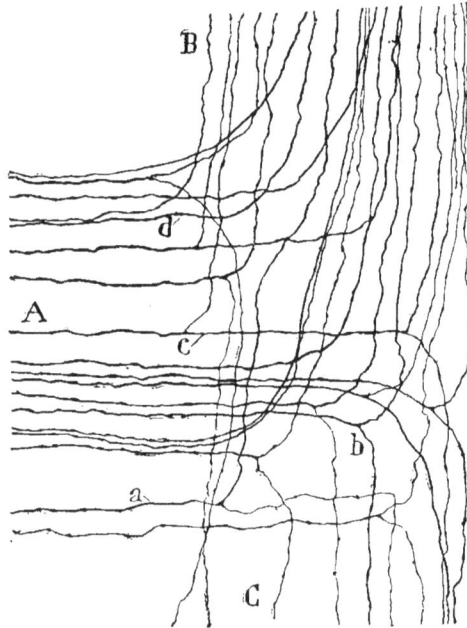

Fig. 92. — Détails de la bifurcation du pédoncule cérébelleux supérieur chez la souris. Méthode de Golgi.

A, fibres transversales ou faisceau principal ; — B, branche
épaisse ou rubro-thalamique ; — C, branche fine destinée à la
voie olivo-spinale croisée.

On a beaucoup dis-
cuté et même nié en ces
derniers temps l'exis-
tence de la voie olivo-spinale descendante croisée,
qui permet au cervelet
d'agir sur les foyers mo-
teurs du bulbe et de la
moelle. Il faut l'admettre,
néanmoins; car, sans elle,
nombre de faits physio-
logiques et pathologi-
ques resteraient inexpli-
cables. Comment com-
prendre, par exemple, le
rôle important que l'on
attribue au cervelet dans
la production du mouve-
ment volontaire ou dans
l'équilibre automatique
du tronc et de la tête,
s'il n'existe aucune con-
nexion entre ses hémi-
sphères et les foyers mo-
teurs ?

*Recherches
de Marchi ;
ses erreurs
dues à sa mé-
thode.*

Marchi [1] est le pre-
mier qui ait eu l'idée de
chercher à établir le trajet des conducteurs cérébello-médullaires. Il se servit
pour cela de sa méthode et parvint à montrer que l'extirpation partielle du
cervelet amène, entre autres lésions, la dégénération descendante d'une certaine quantité de fibres appartenant au cordon antéro-latéral de la moelle. Le
fait en lui-même est certain, et la confirmation, que Mingazzini [2] et nous [3] en

1. Marchi, Sull' origine dei pedonculi cerebellari e sul loro rapporti cogli altri
centri nervosi. Firenze, 1891.
2. Mingazzini, Sulle degenerazioni consecutive alle estirpazioni emicerebellari.
Roma, 1894.
3. S. Ramón Cajal, Algunas contribuciones al conocimiento de los ganglios del
encéfalo : VI, Conexiones distantes de las cellulas de Purkinje. *Anal. de la Socied.
español. de Histor. natural.* II° série, t. III, 1894.

avons donnée, le prouve surabondamment ; mais les descriptions dont Marchi l'a accompagné sont entachées de tant d'erreurs, que physiologistes et pathologistes ne lui accordèrent qu'un minime crédit. Ces erreurs provenaient de la connaissance imparfaite que Marchi avait encore lui-même des méprises causées par sa méthode. Il considéra, en effet, comme voies issues du cervelet, le faisceau longitudinal postérieur, le ruban de Reil, les nerfs moteurs, la voie descendante du vestibulaire, le pédoncule cérébelleux inférieur, le faisceau de Flechsig, etc., en un mot tous les systèmes qu'il trouva atteints de dégénération à la suite d'ablation de tout ou partie de ce centre ; il ne soupçonnait pas que toute lésion centrale provoque, par propagation inflammatoire, des perturbations anatomiques dans les foyers voisins et conséquemment des dégénérations secondaires dans les voies qui en dépendent.

Le trouble jeté dans les esprits par cette interprétation erronée alla jusqu'à faire douter de l'existence même de la voie cérébelleuse descendante, car l'on présumait, non sans quelque apparence de raison, que les fibres dégénérées observées dans la moelle épinière pouvaient prendre leur source dans des noyaux situés en dehors du cervelet, dans les noyaux acoustiques, en particulier, auxquels se propage toute inflammation du cervelet pour peu qu'elle soit diffuse. Il n'est donc pas surprenant que, malgré l'emploi de la méthode même de Marchi et de celle de Weigert, Ferrier et Turner[1] soient parvenus à des conclusions fort différentes. Pour eux, les fibres descendantes de Marchi proviennent, non pas du cervelet, mais du noyau de Deiters où se termine le nerf vestibulaire et où la lésion cérébelleuse retentit accidentellement. Or, on sait pertinemment, depuis que nous l'avons découvert[2], que ce noyau donne naissance, en effet, à une importante voie bulbo-médullaire descendante. Pour les mêmes expérimentateurs encore, le pédoncule cérébelleux supérieur dégénère à la suite de l'ablation d'un des hémisphères du cervelet, ce qui les conduisit à admettre, d'accord cette fois avec Marchi et nous, que cette voie efférente procède en grande partie de l'olive cérébelleuse.

Résultats différents et plus réels obtenus par Ferrier et Turner.

Les mêmes résultats furent obtenus par Russell[3] à l'aide de la méthode de Marchi, avec un détail intéressant de plus, que Thomas a confirmé par la suite ; c'est que le pédoncule cérébelleux supérieur comprend deux portions : l'une, antérieure ou principale, qui dégénère du même côté que la lésion et se dirige vers le noyau rouge où elle se termine en grande partie, après avoir subi la décussation si connue ; l'autre, postérieure, qui contourne la première en formant crochet autour d'elle et dégénère du côté opposé ; elle constituerait dans l'épaisseur du cervelet un système commissural, dont on ignore et l'origine et la terminaison.

Les deux portions du pédoncule cérébelleux supérieur, d'après Russell ; leur dégénération inverse.

Thomas[4], à son tour, étudia avec soin et de préférence à l'aide de la méthode de Marchi la question de la voie cérébello-médullaire descendante et celle non moins captivante de l'origine des pédoncules cérébelleux. Dans les

L'origine cérébello - olivo - spinale

1. FERRIER and TURNER, *Philosophical Transactions of the Royal Society of London,* vol. CLXXXV, 1894.
2. S. R. CAJAL, Apuntes para el estudio del bulbo raquídeo, cerebelo, etc. *Anal. de la Socied. españ. de Histor. natural.,* sesión del 6 de febrero 1895. — Beitrag zum studium der Medulla oblongata, etc., traduction allemande du travail précédent par le Dr Bressler. Leipzig. 1896.
3. RUSSELL, *Philosophical Transactions of the Royal Society of London,* 1895, et *Brain,* 1898.
4. THOMAS, Le Cervelet. Thèse. Paris, 1897. — Étude sur quelques faisceaux descendants de la moelle. *Journal de Physiol. et de Pathol. générales,* n° 1, janvier 1899.

croisée, établie par Thomas.

deux mémoires qu'il a publiés successivement sur ces points, il se sépare nettement des auteurs que nous avons cités plus haut. Il existe, affirme-t-il, un système de fibres qui, né dans le cervelet, et pour plus de précision dans l'olive, gagne les substances réticulées grise et blanche du bulbe, s'y divise en deux groupes, l'un antérieur, l'autre postérieur, et descend ainsi, le long du cordon antéro-latéral de la moelle, jusqu'à la région lombaire. Ce qui prouve bien que ces fibres proviennent du cervelet, ajoute Thomas, c'est qu'elles dégénèrent toujours, bien que les noyaux acoustiques ne soient touchés ni par l'opération ni par les lésions de voisinage. Le mérite de Thomas dans cette question n'est pas tant d'avoir confirmé l'existence de la voie descendante de Marchi que d'avoir établi que cette voie émane du corps dentelé ou olive cérébelleuse et d'avoir ainsi donné la clef de toutes les contradictions. Grâce à lui, on peut répondre maintenant à ceux qui, adoptant l'objection de Martinotti et Mercadino [1], de Neuburger et Edinger [2], nient la réalité de cette voie descendante, parce que chez l'homme, les lésions plus ou moins étendues du cervelet ne se traduisent pas toujours par des dégénérations dans la moelle; on peut leur affirmer qu'il y a erreur de leur part et que, pour voir se réaliser de telles dégénérations, il faut que l'intégrité de l'olive cérébelleuse soit compromise par la lésion. C'est de cette manière qu'il faut expliquer les cas expérimentaux de Ferrier, Turner et Russell, Fraser, Klimoff, Van Gehuchten, où, les faisceaux cérébello-médullaires de Marchi ne subissant aucune altération, leur existence passe inaperçue; dans ces cas, la lésion est trop bénigne et l'inflammation, qui en est la suite, se limite à la surface du cervelet et laisse l'olive indemne.

Le pédoncule cérébelleux supérieur, voie sensitive sans connexion avec la moelle, d'après Van Gehuchten.

La terminaison et le rôle physiologique du pédoncule cérébelleux supérieur seraient, d'après Van Gehuchten, différents de ce que nos travaux et ceux de Thomas laisseraient supposer. Voici ses arguments en résumé. Le pédoncule n'envoie pas de fibres à la moelle et ne possède aucune fonction motrice; c'est une voie sensitive centrale, qui se rend de l'olive cérébelleuse à la couche optique pour se terminer probablement dans le cerveau, grâce à un chaînon intermédiaire de neurones encore inconnus. Les fibres descendantes que nous avons décrites s'épuisent dans le bulbe et n'atteignent pas la moelle, par conséquent. Quant aux fibres dégénérées, que plusieurs auteurs ont vu se prolonger jusqu'à ce centre dans les préparations au Marchi faites après ablation partielle du cervelet, elles proviennent, non de l'olive cérébelleuse, mais des noyaux de Deiters ou de Bechterew, noyaux qui donnent naissance à un système de fibres bulbo-médullaires descendantes. Lorsque les noyaux acoustiques restent intacts, l'extirpation partielle ou totale du cervelet ne provoque jamais de dégénération secondaire dans la moelle. D'ailleurs, Clarke, Horsley et d'autres savants ont également constaté l'absence de ces dégénérations, malgré que le cervelet fût lésé.

Discussion et arguments contraires.

L'argumentation de Van Gehuchten ne nous paraît nullement décisive. D'une part, les enseignements de la méthode de Marchi sont souvent contradictoires et d'une interprétation difficile. D'autre part, dans les préparations que nous avons effectuées par cette méthode, après extirpation partielle du cervelet, les traînées de gouttes graisseuses étaient, de toute évidence, en continuité avec le pédoncule cérébelleux supérieur; elles manquaient

1. Martinotti e Mercadino, *Morgagni*, t. XXX, n° 1, 1898.
2. Neuburger und Edinger, *Berlin. klin. Wochenschr.*, n° 4, 1898.

complètement, au contraire, au niveau des noyaux de Deiters et de Bechterew, qui n'avaient été intéressés ni directement ni indirectement par la lésion, car l'inflammation traumatique était restée parfaitement localisée à l'olive cérébelleuse. Il en est de même dans les observations de Thomas et d'autres savants. Voici, en outre, un certain nombre de remarques qui plaident contre l'opinion de Van Gehuchten :

1° Les fibres descendantes qui dégénèrent dans la moelle après les lésions subies par l'olive cérébelleuse n'occupent pas la même situation que les fibres de la voie vestibulaire descendante. Les premières sont disséminées dans le cordon antéro-latéral tout entier, tandis que les secondes restent cantonnées surtout dans un espace triangulaire particulier, situé au voisinage de la limite antérieure de ce cordon.

2° L'existence des deux branches descendantes issues du pédoncule cérébelleux supérieur n'est plus à discuter, tant elle est évidente et démontrée (figs. 87, C, 89 et 92). Les seules notions encore en suspens concernent leur étendue et leur distribution dans les divers foyers du bulbe et de la moelle.

3° Les fibres de la branche principale du pédoncule cérébelleux supérieur, branche qui constitue, nous le savons, le faisceau olivo-rubro-thalamique, se ramifient et se terminent en grande partie dans le noyau rouge, point de départ d'une voie motrice importante. Le nombre des fibres qui vont jusqu'à la couche optique est, au contraire, fort restreint. Il n'est donc pas probable qu'elles servent à transmettre au cerveau des excitations aussi capitales que les excitations tactiles douloureuses et thermiques, comme le voudrait Van Gehuchten.

Au reste, ce savant s'est trompé dans l'exposé qu'il a fait de nos opinions sur le pédoncule cérébelleux supérieur et sa branche de bifurcation descendante. Il affirme, par exemple, que, pour nous, les fibres du pédoncule cérébelleux supérieur naissent de l'olive et de l'écorce cérébelleuse, alors que nos derniers travaux leur attribuent expressément une seule origine, le noyau dentelé. Il dit encore que la branche descendante croisée, née après la décussation du pédoncule, est, dans notre opinion, une branche directe. Cette erreur est due à ce que Van Gehuchten n'a pas remarqué qu'il ne s'agit pas d'une seule espèce de voies, mais de deux systèmes, l'un direct que nous avions vu dès 1893, et l'autre croisé, que nous et Thomas avons signalé il y a nombre d'années, mais que nous avons étudié plus minutieusement dans ces derniers temps.

Voie olivo-rubro-thalamique ou pédoncule cérébelleux supérieur des classiques. — Dès que l'entrecroisement et la bifurcation des fibres du pédoncule cérébelleux supérieur ont eu lieu, les branches ascendantes se portent en avant, à travers l'étage le plus élevé de la protubérance.

Trajet.

Elles occupent, ordinairement, dans la substance blanche réticulée de l'autre côté du raphé, une situation plus antérieure qu'avant la décussation. Celle-ci n'est d'ailleurs pas simultanée pour toutes les fibres et ne s'effectue pas dans un plan unique. La portion la plus élevée, la plus massive de la voie, est la première qui s'entrecroise avec son opposée, au plus haut point de la ligne médiane. C'est seulement plus tard et au-dessous de l'entrecroisement précédent, non loin du ganglion interpédonculaire, que les petits faisceaux disséminés, situés plus bas et plus latéralement, se rencontrent sur la ligne médiane avec ceux de l'autre côté.

Le raphé traversé, les fibres olivo-rubro-thalamiques se portent aussitôt d'arrière en avant; elles occupent alors dans la substance réticulée un point situé à quelque distance de la ligne médiane, en dehors du faisceau de la calotte de Gudden. Ce point, qui est assez éloigné du faisceau longitudinal postérieur, est celui où, sur des préparations encore plus antérieures, apparaîtra le noyau rouge.

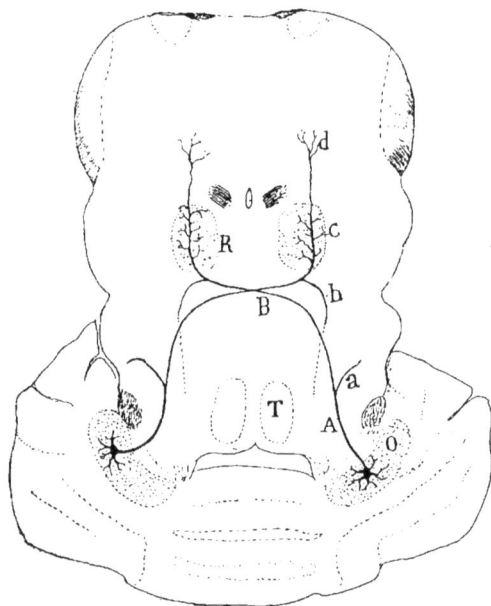

Fig. 93. — Coupe horizontale de la couche optique et du cervelet, destinée à montrer de façon schématique l'ensemble du pédoncule cérébelleux supérieur et des deux voies spinales directe et croisée qui en émanent.

A, pédoncule cérébelleux supérieur ; — B, son entrecroisement ; — O, olive cérébelleuse ou noyau dentelé ; — R, noyau rouge ; — a, branche externe ou voie cérébello-olivaire directe — b, branche formant la voie cérébello-spinale croisée.

Terminaison :

1° principale dans le noyau rouge.

2° accessoire dans la couche optique.

Collatérales et terminales

Les fibres de la voie que nous étudions se placent tant à l'extérieur qu'à l'intérieur de ce noyau quand il commence à percer dans les coupes. Elles y sont disposées en petits faisceaux longitudinaux qui se raréfient peu à peu, à mesure que les conducteurs dont ils sont composés se dispersent et se ramifient. Quelques-uns de ces conducteurs, en petit nombre il est vrai, se prolongent jusqu'à la couche optique, comme on le voit dans les préparations au Marchi, et s'y terminent d'une façon inconnue. Mayer [1], Thomas et d'autres ont également constaté l'existence de ces fibres.

La voie olivo-rubro-thalamique n'émet aucune collatérale depuis son origine jusqu'à sa décussation et au delà. Ses fibres, restées indivises pen-

1. C. MAYER, *Zeitschrift f. Psychol. u. Neurol.*, Bd. XVI. 1897.

dant ce long parcours, ne commencent à se ramifier qu'au moment où elles atteignent la limite postérieure du noyau rouge. Elles donnent alors de nombreuses branches à ce noyau, comme Martin[1] et nous l'avons reconnu ; puis, après un parcours de longueur variable et d'arrière en avant, elles s'y résolvent, pour la plupart, en arborisations terminales. Collatérales et terminales se décomposent aussitôt en branches secondaires et tertiaires, qui par leur réunion constituent des nids compliqués et touffus[2] autour du corps et des dendrites des cellules intra-focales. Quand leur imprégnation est complète chez le lapin et le chat de vingt jours, ces nids ressemblent beaucoup à ceux qui enveloppent les neurones du noyau de Deiters (fig. 94).

dans le noyau rouge.

On voit par ce qui précède que les fibres du pédoncule cérébelleux supérieur sont, pour la plus grande part et peut-être même pour la totalité, des conducteurs efférents ou centrifuges du cervelet. Un certain nombre d'auteurs, et notamment Forel[3], Mahaim[4], M. et Mme Dejerine[5], Pineles[6], supposent, au contraire, que cette voie procède en grande partie du

Origine du pédoncule cérébelleux supérieur dans le noyau rouge, d'après certains auteurs.

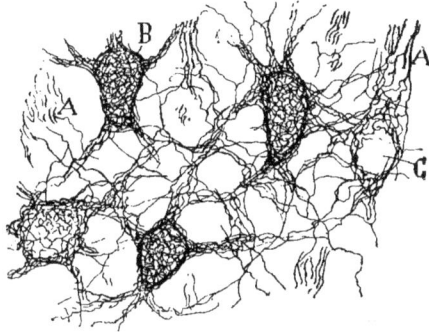

Fig. 94. — Plexus péricellulaires du noyau rouge ; lapin âgé de 12 jours. Méthode de Golgi.

A, petit paquet de fibres pédonculaires ; — B, nid péricellulaire ; — C, cavité destinée à loger une cellule.

noyau rouge. Leur opinion se fonde principalement sur les résultats de la méthode de Gudden. Mais cette méthode peut conduire à des erreurs très sérieuses quand on force l'interprétation de ses données. Les atrophies, que l'on surprend dans le noyau rouge à la suite de l'extirpation partielle ou totale du cervelet, s'expliquent, d'après nous, d'une façon très simple, et voici comment. L'inflammation traumatique gagne l'olive cérébelleuse ; la dégénération s'empare des fibres qui en naissent et réduit au repos les cellules du noyau rouge avec lesquelles ces fibres entrent normalement en contact ; enfin, les axones issus de ces cellules s'atrophient à leur tour pour la même raison, c'est-à-dire par défaut d'excitation. Il se produit donc une dégénération de second ordre, non par

Erreur de cette opinion.

1. Martin, Handbuch der Anatomie der Hausthieren von Frank. 3e Auflage, ergänzt von P. Martin. Stuttgart, 1892.
2. S. R. Cajal, Apuntes para el estudio del bulbo raquídeo, etc. : III, Núcleo rojo y región de la calota. *Anal. de la Socied. españ. d. Historia natural*, 1895, pag. 100.
3. Forel, Einige anatomische Untersuchungen. *Tagblatt d. 54e Versammlung deutscher Naturforscher u. Aerzte, zu Salzburg*, 12-21 September, 1881.
4. Mahaim, Recherches sur la structure anatomique du noyau rouge et ses connexions avec le pédoncule cérébelleux supérieur. Bruxelles, 1894.
5. M. et Mme Dejerine, Sur les connexions du noyau rouge avec la corticalité cérébrale. *Bull. Soc. de Biol.*, mars 1895.
6. Pineles. *Arbeiten aus dem Institut f. Anat. u. Physiol. des Centralnervensystems*, etc. Heft. VI. Wien, 1899.

continuité de substance, mais par l'influence nocive de l'inaction. C'est la même explication qu'il faut donner aux atrophies du noyau rouge que Forel, Monakow, Mahaim, etc., ont observé après une lésion du pédoncule cérébelleux supérieur. Dans ce cas, les choses sont pourtant un peu différentes, car elles se compliquent de la propagation de l'inflammation jusqu'à la substance grise de la calotte. D'autre part, le noyau rouge ne subit aucune altération lorsque la lésion se limite à l'écorce même du cervelet, comme il appert des observations de M. et Mme Dejerine, de Menzel, Schultze, Cramer et d'autres; c'est que dans cette conjoncture un neurone intermédiaire reste intact, et ce neurone c'est la cellule olivaire d'où provient le pédoncule cérébelleux supérieur.

PÉDONCULE CÉRÉBELLEUX MOYEN

Origine dans les noyaux de la protubérance. En étudiant la protubérance, nous avons noté que la majeure partie des fibres des pédoncules cérébelleux moyens sont formées par les cylindres-axes, pour la plupart entrecroisés, qui proviennent des cellules des noyaux protubérantiels. Nous allons compléter les renseignements relatifs à ces pédoncules, puis nous énumérerons les faits qui militent en faveur de la terminaison probable que nous leur attribuons.

Entrée dans le cervelet. Lorsqu'on examine une série de coupes transversales, colorées par la méthode de Weigert et provenant de la protubérance et du cervelet d'un petit mammifère, tel que le cobaye, la souris ou le chat, on en rencontre toujours quelques-unes où se montrent tout à la fois les ganglions protubérantiels, les pédoncules moyens et leur continuation dans le cervelet (fig. 95). On voit sur ces coupes, avec la dernière évidence, que la portion de beaucoup la plus considérable des pédoncules se perd dans le lobe cérébelleux moyen, c'est-à-dire dans le vermis, où il contribue à former le système de tubes à myéline qui y court transversalement.

Pénétration dans le vermis ; bifurcation. Mais ces coupes ne permettent pas d'approfondir davantage la question du trajet et de la terminaison du pédoncule dont il est traité ici. Il faut donc recourir aux préparations tirées des petits mammifères nouveau-nés et colorées par la méthode de Golgi pour acquérir de plus amples connaissances sur ces points. On découvre alors de la façon la plus nette, pourvu que les coupes soient frontales et parallèles au pédoncule cérébelleux moyen, que ce système de fibres aborde le cervelet sous la forme d'un cordon massif, qui monte ensuite en avant des noyaux gris centraux et disparaît dans la substance blanche du vermis. Mais ces mêmes préparations révèlent un autre fait intéressant sur lequel nous avons attiré l'attention depuis longtemps [1]. On y voit, en effet, un grand nombre de fibres du pédoncule moyen se bifurquer au moment où elles s'incurvent pour devenir transversales ; *Branches pour les hémisphères céré-* elles engendrent ainsi une branche interne qui va au vermis et une branche externe qui se porte à l'un des hémisphères du cervelet. Les deux branches ont fréquemment même épaisseur ; mais il n'est pas rare que

1. S. R. CAJAL, Apuntes para el estudio del bulbo raquídeo, etc. *Anal. d. la Socied. españ. d. Histor. natural*, 1895.

celle dont l'hémisphère est la destination soit la plus fine. Sur bon nombre de fibres pédonculaires, la bifurcation s'effectue en un point encore plus élevé et interne, en plein vermis, et les deux branches, qui en résultent, se bornent à innerver des points différents de ce lobe moyen. Enfin, l'on voit souvent une même fibre pédonculaire donner naissance à deux ou plusieurs branches qui pénètrent dans la couche des grains.

belleux, le ver-mis, la couche des grains.

Si au lieu de coupes frontales nous avons sous les yeux des coupes sagit-

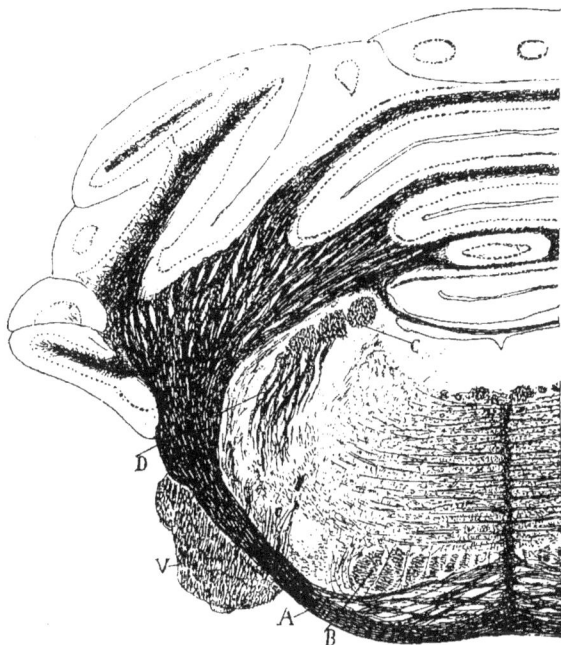

Fig. 95. — Coupe frontale de la protubérance et du cerveau au point où les pédoncules moyens entrent dans le cervelet ; cobaye. Méthode de Weigert.

A, pédoncules cérébelleux moyens ; — B, pyramides ; — C, pédoncules cérébelleux supérieurs ; D, voie olivo-bulbaire directe ; — V, trijumeau.

tales, comme celle représentée par la figure 96, nous remarquons que le pédoncule cérébelleux moyen, logé en avant et tout près du pédoncule inférieur, émet des fibres dirigées, les unes vers les circonvolutions cérébelleuses antérieures, les autres vers les postérieures. Nous noterons aussi que les fibres qui prennent cette dernière direction proviennent principalement de la portion la plus élevée du pédoncule et qu'elles passent en s'incurvant par-dessus l'embolus et le noyau du toit.

Innervation des lamelles antérieures et postérieures.

Il résulte de cet exposé qu'après avoir recueilli des excitations dans la protubérance, chacune des fibres des pédoncules cérébelleux moyens les transmet à des cellules de Purkinje qui résident, non pas en un point unique

Aire d'in-fluence de cha-que fibre ; sa

dissémination dans le cervelet.

du cervelet, mais en des points différents du vermis et des hémisphères cérébelleux, de façon à former de toutes ces cellules un groupe synergique. Il est très probable néanmoins que toutes les fibres des pédoncules ne possèdent pas un contingent égal de connexions avec l'écorce des segments moyen et latéraux du cervelet. La dissémination, que nous venons de constater dans l'aire d'influence des pédoncules cérébelleux moyens, est fort importante pour la théorie ; elle nous apprend que les fonctions motrices

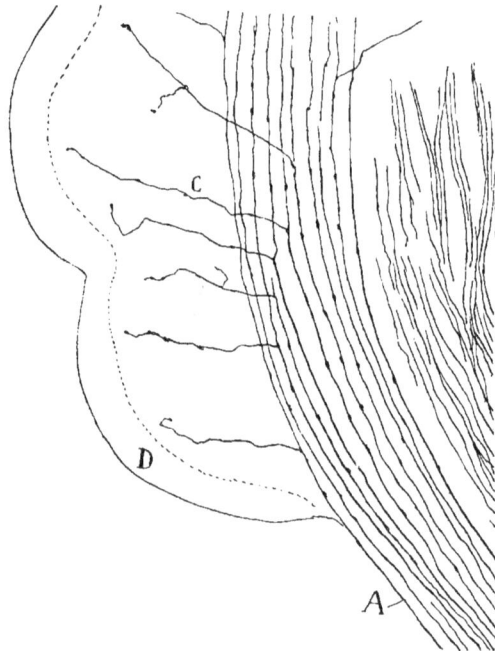

Fig. 96. — Coupe sagittale montrant une portion du trajet intracérébelleux du pédoncule moyen : souris âgée de 8 jours. Méthode de Golgi.

A, pédoncule moyen ; — C, bifurcations et collatérales destinées à la moitié antérieure du cervelet ; — D, écorce du cervelet.

ne sont point localisées dans le cervelet comme dans le cerveau ; au lieu d'être concentrées en un petit nombre de territoires reconnaissables à l'œil nu, elles sont réparties, au contraire, entre des groupes cellulaires distincts,

Conditions histologiques de la coordination des mouvements.

multiples, microscopiques et répandus peut-être dans toute la masse cérébelleuse. En d'autres termes, la coordination d'un mouvement quelconque de nature volontaire ou purement automatique exige le concours de cellules de Purkinje sises en des points très distants du cervelet. Nous verrons plus loin que les connexions du pédoncule cérébelleux inférieur et de la voie vestibulaire ont les mêmes dispositions.

Terminaison probable

La façon dont les fibres des pédoncules moyens se terminent dans les lamelles cérébelleuses est inconnue. Nous avons porté tous nos efforts sur ce problème sans être parvenu à le résoudre. La difficulté provient de ce qu'il n'est possible de suivre avec assurance les fibres pédonculaires moyennes que chez les petits mammifères, comme le rat et la souris, et seulement à leur naissance, c'est-à-dire à une époque où ni les arborisations moussues, ni les plexus grimpants ne se sont encore différenciés. On peut présumer cependant ce mode de terminaison d'après un certain nombre de considérations. Rappelons que les fibres des pédoncules cérébelleux inférieurs se continuent dans l'écorce grise du cervelet par des ramifications très semblables aux arborisations moussues encore jeunes, ce qui n'est pas le cas pour les tubes issus de la protubérance ; notons encore que les branches émanées de ces tubes traversent presque sans aucune division la couche des grains et se terminent souvent par un renflement ou petit cône de croissance, situé à peu de distance des cellules de Purkinje, fait qui s'accorde assez exactement avec ce que nous savons des fibres grimpantes adultes ; observons, enfin, que les branches terminales des fibres pédonculaires moyennes sont, chez l'animal nouveau-né, plus grêles que celles des fibres pédonculaires inférieures, différence qui persiste aussi à l'âge adulte. Ces propriétés diverses des fibres pédonculaires inférieures et moyennes nous conduisent donc à admettre que ces dernières sont en continuité avec les fibres grimpantes, dont les plexus s'accolent aux troncs et grosses dendrites des cellules de Purkinje.

des fibres du pédoncule moyen par les fibres grimpantes.

A notre avis, le pédoncule cérébelleux moyen est une voie homogène, qui ne renferme que des fibres ponto-cérébelleuses. D'autres auteurs pensent cependant, comme nous l'avons dit à propos de la protubérance, qu'elle contient aussi des fibres allant du cervelet au pont de Varole. Mingazzini est revenu tout récemment sur cette question [1] ; il affirme la réalité de ces fibres chez l'homme et prétend qu'elles proviennent des cellules de Purkinje ; à leur arrivée au pont, elles s'articuleraient avec certaines cellules nerveuses ponto-corticales, qui transmettraient leur commotion à l'écorce grise du cerveau.

Opinions diverses sur la constitution des pédoncules moyens.

PÉDONCULE CÉRÉBELLEUX INFÉRIEUR

Nous nous sommes déjà occupé du trajet et de la constitution de ce pédoncule en étudiant la moelle épinière. Il ne s'agit donc plus que d'exposer en quelques mots le trajet de ses fibres à travers le cervelet et leur terminaison probable.

Le pédoncule cérébelleux inférieur contient principalement deux sortes de fibres afférentes : celles du faisceau cérébelleux direct ou voie de Flechsig et celles de la voie olivo-cérébelleuse, née dans l'olive bulbaire du côté opposé. Ces deux espèces de fibres sont confondues et si intimement mêlées au moment où elles abordent le cervelet, qu'il est impossible de les distinguer les unes des autres et de les poursuivre isolément, si l'on n'emploie que les méthodes anatomiques directes.

Ses principales fibres constitutives.

Les préparations au Weigert-Pal nous fourniront par conséquent peu de

1. MINGAZZINI, Sul decorso delle vie cerebro-cerebellari nell'uomo. *Rivista di Patol. nerv. e mentale*, t. XIII, fasc. 10, 1908.

*Son aspect
dans les cou-
pes transver-
sales :
1° au Wei-
gert.*
renseignements sur leur parcours intra-cérébelleux et sur leur direction. Nous apprendrons tout juste à reconnaître par les coupes frontales sériées et chez les petits mammifères, tels que lapin, cobaye et souris, l'entrée du pédoncule dans la substance blanche du cervelet, son trajet ascendant entre la voie vestibulo-cérébelleuse en dehors et le noyau dentelé en dedans, enfin sa pénétration dans le vermis, où il n'est pas possible de le suivre davantage.

Les préparations au Golgi nous donnent par bonheur plus de renseignements. Si l'on en examine qui proviennent de la souris et soient à la fois

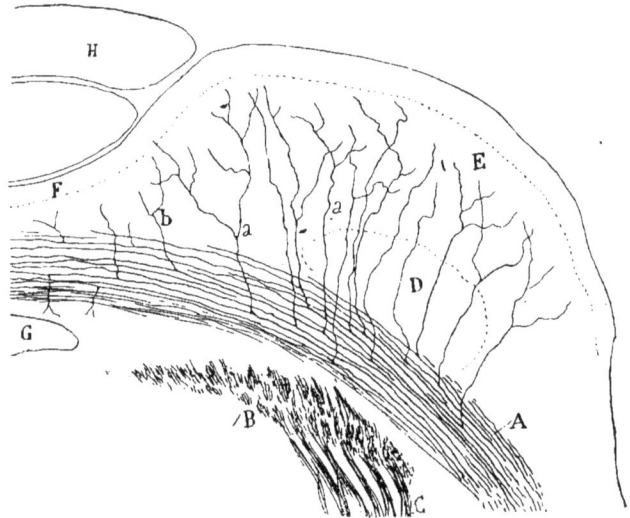

Fɪɢ. 97. — Coupe frontale du cervelet ; souris âgée de 8 jours. Méthode de Golgi.

A, pédoncule cérébelleux inférieur ; — B, pédoncule cérébelleux supérieur ; — C. voie olivo-bulbaire directe ; — D, reste de l'olive ; — E, hémisphère cérébelleux ; — F, H, lamelles du vermis ; — G, quatrième ventricule ; — *a*, bifurcations ; — *b*, collatérales.

transversales au cervelet et parallèles à la portion intra-cérébelleuse des pédoncules inférieurs, on ne peut manquer de voir, et ce avec la plus grande
netteté, que l'immense majorité des fibres de ces pédoncules se bifurquent, dès leur arrivée au territoire où le vermis et les hémisphères se rejoignent. L'angle sous lequel se fait cette bifurcation atteint 45 à 60 degrés, et des deux branches qui le forment, l'une, ascendante, se perd dans la partie supérieure d'un hémisphère, l'autre, interne ou horizontale, pénètre dans le vermis. Cette dernière est ordinairement plus épaisse ; mais le cas contraire n'est pas rare, comme on peut s'en convaincre par la figure 99, en *a*, où nous donnons les détails de la division des fibres pédonculaires inférieures. Chacune des branches issues de la bifurcation peut présenter à son tour de nouvelles divisions échelonnées transversalement dans tout le vermis. Nous en avons compté parfois trois ou quatre sur la branche horizontale ou interne ; elles donnaient naissance à autant de collatérales grosses, ascen-

dantes ou descendantes. La fibre qui engendre ces collatérales ne s'épuise pas toujours dans le vermis ; elle avance parfois jusqu'à l'hémisphère cérébelleux opposé et s'y termine. Il y aurait donc dans le vermis un entrecroisement d'une partie des fibres pédonculaires inférieures, c'est-à-dire des branches internes précitées (fig. 100, *A*). *Entrecroisement partiel des fibres dans le vermis.*

Nous avons rencontré sur des préparations tirées de fœtus de cobaye et de nouveau-nés de souris, dans l'aire même des bifurcations des fibres pédonculaires inférieures, un certain nombre de tubes épais et transversaux venus du vermis, qui se coudent pour devenir ascendants et se ramifier dans les lamelles cérébelleuses (fig. 99, *h*). Du coude ainsi formé se détache une collatérale qui possède même direction que le tube générateur et va se perdre dans la portion la plus externe des hémisphères cérébelleux. Les tubes dont il s'agit ne s'imprègnent que si le pédoncule cérébelleux inférieur s'imprègne lui-même, ce qui nous porte à penser qu'ils constituent la portion terminale de fibres entrecroisées du pédoncule inférieur opposé.

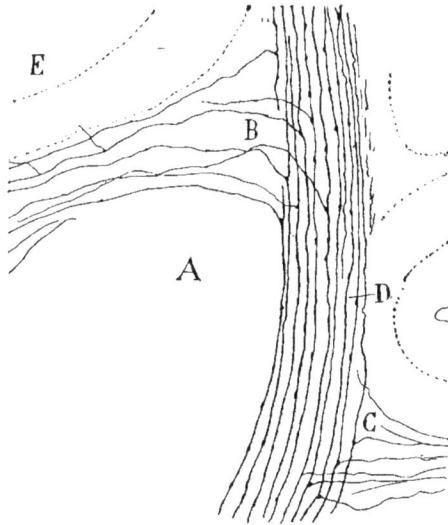

FIG. 98. — Portion d'une coupe sagittale de cervelet ; souris âgée de 10 jours. Méthode de Golgi.

A, région olivaire située en arrière du pédoncule cérébelleux inférieur ; — B, courant sus-olivaire formé de collatérales et de branches de bifurcation ; — C, autre courant à direction antérieure ; — E, lamelle du cervelet.

Nous venons d'énumérer les renseignements que fournissent les coupes frontales dont les figures 97 et 99 sont des reproductions fidèles. Explorons maintenant les coupes sagittales ou antéro-postérieures verticales qui renferment le pédoncule inférieur. Nous y reconnaîtrons également que ses fibres émettent des collatérales dans le plan vertical lui-même, collatérales destinées à chacune des lamelles de substance blanche qui s'insèrent soit en avant, soit en arrière, sur le pédoncule. Un autre courant très important de collatérales se dégage de la voie que nous étudions, au-dessus de l'olive (fig. 98, *B*), et se porte en arrière pour innerver les lamelles postérieures. *Aspect du pédoncule inférieur dans les coupes sagittales.*

Courants de collatérales.

Presque toutes les fibres bifurquées sont épaisses et beaucoup plus que celles du pédoncule moyen ou les cylindres-axes des cellules de Purkinje. C'est précisément cette épaisseur inusitée qui permet de les reconnaître aisément chez le chat, le cobaye, le lapin et la souris. Mais à côté de ces *Fibres épaisses et fines bifurquées ; origine diverse.*

gros conducteurs, continués probablement par la voie ascendante de Flechsig, il s'en trouve d'autres de faible diamètre et par cela même analogues à ceux qui viennent des olives bulbaires (fig. 99, *g*). Ces fibres fines se bifurquent aussi au point d'élection. Les deux branches qu'elles engendrent sont à peu près d'égale épaisseur ; l'une d'elles peut éprouver de nouvelles subdivisions à peu de distance de son point de départ, comme le montre la figure 99.

Caractère ascendant des fibres du pédoncule inférieur.

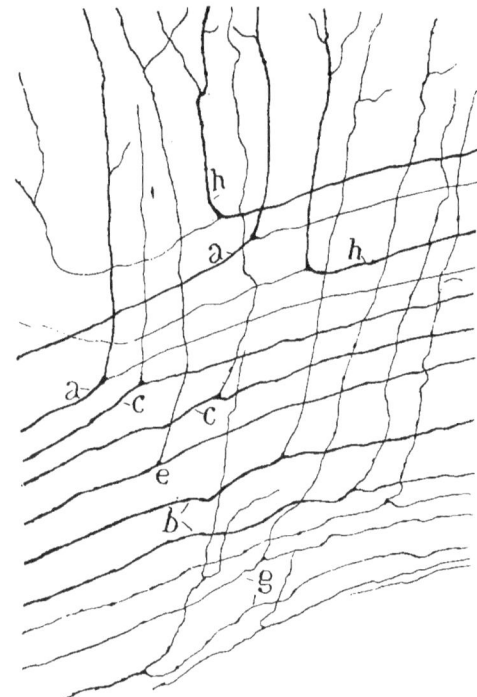

Fig. 99. — Détails des bifurcations des fibres du pédoncule cérébelleux inférieur ; souris nouveau-née. Méthode de Golgi.

a, fibre, dont la branche ascendante allant à l'hémisphère cérébelleux du même côté, est la plus épaisse ; — *b*, fibre dont la branche est, au contraire, la plus grêle ; — *c*, *e*, fibres ayant des branches de bifurcation presque de même épaisseur ; — *g*, fibres fines ; — *h*, fibre terminale venue du côté opposé.

Dissémination des fibres pédonculaires inférieures dans le cervelet.

La forme de la division et la position du tronc par rapport à ses branches révèlent, de la façon la plus précise, un fait soupçonné par bien des auteurs, mais dont nul n'a fourni la preuve Ce fait c'est que presque toutes, peut-être même toutes les fibres du pédoncule cérébelleux inférieur sont ascendantes et se terminent dans le cervelet.

Les coupes sagittales nous montreront, en outre, que chaque fibre se distribue à un territoire cérébelleux différent, comme nous l'avons vu faire par les fibres venues de la protubérance ; le courant apporté par le pédoncule inférieur peut donc se propager à un nombre considérable de cellules de Purkinje logées dans le vermis et dans les hémisphères.

Terminaison probable par les fibres moussues.

Comment les fibres des pédoncules cérébelleux inférieurs se terminent-elles ? Pour résoudre ce point, suivons l'une quelconque des branches de bifurcation des fibres pédonculaires, l'ascendante, de préférence, car elle se prête mieux à cette étude. Nous verrons qu'elle pénètre dans l'axe blanc des circonvolutions voisines et s'y divise maintes fois aux points de leur confluence. Les rameaux issus de ces divisions quittent bientôt la substance blanche, font irruption de divers côtés dans la couche des grains et s'y résolvent en amples arborisations variqueuses dont les ramuscules abondants se terminent librement dans toute l'épaisseur de cette couche (fig. 100, *g*). La forme et l'étendue de ces arborisations reproduisent si bien l'aspect caractéristique des fibres moussues embryonnaires que, pour nous, elles leur sont identiques. Nous croyons donc que les fibres moussues, qui s'articulent, on le sait, avec les dendrites des grains, sont la continuation des conducteurs afférents du pédoncule cérébelleux inférieur, c'est-à-dire des gros tubes sensitifs dont nous avons pu le mieux suivre le trajet jusqu'à leur terminaison.

Le corps restiforme, est-il nécessaire de le rappeler, contient deux principales sortes de conducteurs : ceux qui prennent naissance dans l'olive bulbaire et ceux qui continuent la voie ascendante de Flechsig. Il ne nous a pas été possible de bien discerner ces deux espèces de fibres dans nos préparations. Nous avons remarqué seulement que les fibres olivaires, c'est-à-dire les plus fines, sont placées en dedans et au-dessous des grosses, surtout chez la souris et le cobaye (fig. 99, *g*). C'est la seule différence constatable, car les unes et les autres se comportent de même pour tout le reste. Il est vraisemblable, à notre avis, que ces deux sortes de conducteurs se continuent également par des fibres moussues. En vertu de cette hypothèse, nous admettons que les fibres sorties de l'olive bulbaire sont de nature sensitive, autrement dit de fonction centripète. Rappelons que, en outre des conducteurs nés dans la moelle et l'olive bulbaire, le corps restiforme ou portion externe du pédoncule cérébelleux inférieur renferme, d'après Van Gehuchten [1], deux autres espèces de fibres : 1° des *fibres réticulo-cérébelleuses*, issues des cellules de la substance réticulée du bulbe, et 2° des *fibres nucléo-cérébelleuses*, émanées du noyau bulbaire du cordon latéral.

En étudiant l'olive bulbaire, nous avons appelé l'attention sur l'entrée de nombreuses fibres descendantes dans ce noyau. Que sont ces fibres ? Peut-être des sensitives ou sensorielles de second ordre, parties des foyers supérieurs de l'optique, de l'acoustique et du trijumeau. S'il en est vraiment ainsi, la voie olivo-cérébelleuse, chargée de recueillir les excitations apportées par ces fibres, serait elle-même sensitive et tous les contingents de fibres du corps restiforme auraient même fonction. La théorie d'Edinger, pour qui le cervelet est un noyau essentiellement relié aux nerfs sensitifs, sans en excepter les plus élevés, se trouverait ainsi confirmée. Ces connexions ne seraient pas directes néanmoins, comme cet auteur [2] semble l'admettre, mais indirectes, car elles seraient réalisées par l'interposition de neurones sensitifs de second ordre.

Les savants qui ont exploré le cordon de Flechsig à l'aide des procédés anatomo-pathologiques nous donnent sur sa terminaison quelques renseignements, un peu vagues et contradictoires il est vrai. D'après Mott [3], cette terminaison aurait lieu dans la partie tout à fait postérieure du vermis supérieur ; pour

Terminaison probable des fibres olivo-bulbaires et du faisceau de Flechsig par des fibres moussues.

Caractère sensitif possible des fibres issues de l'olive bulbaire.

Opinions contradictoires sur la terminaison :

1. Van Gehuchten, Le corps restiforme et les connexions bulbo-cérébelleuses. *Le Névraxe*, t. VI, 1904.
2. Edinger, voir ses différentes monographies sur l'encéphale chez les poissons et les reptiles et en particulier : *Das Cerebellum von Scyllium canicula. Arch. f. Mikr. Anat.*, etc., Bd. LVIII, 1901.
3. Mott. Ascending degeneration resulting from lesions of the spinal chord in monkeys. *Brain*, 1892. — Die zuführenden Kleinhirnsbahnen des Ruckenmarkes bei den Affen. *Monatsschr. f. Psychiatr.*, etc., 1891.

*1° du fais-
ceau de Flech-
sig.*

Pellizzi [1], ce serait au contraire dans la partie antérieure. D'autres pensent également qu'une décussation partielle ou totale dans le cervelet a pour elle quelque probabilité. Les résultats acquis par tous ces savants ne s'accordent guère avec ceux que nous-même avons obtenus chez le lapin, le cobaye et la souris; car chez ces animaux, les grosses fibres du pédoncule inférieur, qui font suite au faisceau de Flechsig, se distribuent, comme nous l'avons dit, dans toute l'étendue du cervelet, et chacune d'elles commande à la fois des territoires différents du vermis et des hémisphères.

*2° du fais-
ceau de Go-
wers.*

Les observations que nous avons faites chez les mammifères ne nous ont fourni aucun renseignement positif sur le trajet du faisceau de Gowers dans le cervelet. Les neurologistes affirment, en général, que ce cordon pénètre dans la masse cérébelleuse, en s'incorporant au pédoncule cérébelleux supérieur et en le contournant pour se placer sur son bord interne, puis qu'il se perd dans le vermis. Cette dernière opinion appartient à Löwenthal [2]. Celle de Mott et Tooth [3] est différente; pour eux, la terminaison s'effectuerait dans la partie ventrale du vermis antérieur et dans le noyau du toit.

*Voie céré-
bello-bulbaire
du pédoncule
cérébelleux in-
férieur :
1° chez les
mammifères,
d'après Le-
wandowsky et
Van Gehuch-
ten.*

Plusieurs neurologistes, tels que Marchi, Kölliker, Turner et Ferrier, Russell, etc., admettent qu'il existe, dans le pédoncule cérébelleux inférieur, des fibres descendantes provenant du cervelet. Le fait est réel; car nous aussi avons constaté la présence de ces fibres à l'aide de la méthode de Marchi ; nous avons vu en même temps que quelques-unes d'entre elles vont jusqu'à l'olive bulbaire, tandis que d'autres se mêlent au cordon de Flechsig.

Lewandowsky [4] et Van Gehuchten [5] se sont proposé dans ces derniers temps de préciser chez les mammifères l'origine et le trajet de cette voie descendante, à laquelle ils donnent le nom de *voie cérébello-bulbaire*. A leur avis, cette voie prend naissance dans le noyau du toit, franchit la ligne médiane à l'intérieur même du cervelet pour s'appliquer sur le côté externe du pédoncule cérébelleux supérieur ; elle le contourne, puis se rend au bulbe où elle se termine, on ne sait comment. Mais avant de se terminer, elle se divise en deux faisceaux : l'un, antérieur, qui se perd dans la substance réticulée bulbaire ; l'autre, postérieur, qui va s'incorporer à la portion interne du pédoncule cérébelleux inférieur. Ce dernier faisceau, que Lewandowsky appelle *fasciculus uncinatus* ou *faisceau en crochet*, s'achève, d'après lui, dans les noyaux du nerf vestibulaire.

*2° chez les
oiseaux, d'a-
près nous.*

Nous n'avons pu étudier cette voie avec une précision suffisante chez les mammifères ; mais chez les oiseaux [6], nous avons réussi à la voir, en toute évidence, sortir des cellules du ganglion du toit, traverser la ligne médiane et se joindre au corps restiforme du côté opposé (fig. 86, *b*).

Son origine

La voie cérébello-bulbaire avait été entrevue, il y a plusieurs années, par

1. Pellizzi, Contribution à l'anatomie et à la physiologie des voies cérébelleuses. *Arch. ital. d. Biol.*, vol. XXIX, fasc. 1.

2. Löwenthal, Dégénérations secondaires ascendantes dans le bulbe rachidien, dans le pont et dans l'étage supérieur de l'isthme. *Rev. méd. de la Suisse romande*, n° 9, 1895.

3. Tooth, Degenerations of the spinal Chord. *Gulstonian Lectures*, 1890.

4. Lewandowsky, Untersuchungen über die Leitungsbahnen des Truncus cerebri. *Neurologische Arbeiten*, 1904.

5. Van Gehuchten, Anatomie du système nerveux de l'homme, 4ᵉ édition, 1906, p. 936.

6. Cajal, Los ganglios cerebelosos centrales de las aves. *Trab. del Lab. de Invest. biol.*, t. VI, fasc. IV, 1908.

Thomas [1] ; il avait constaté l'existence de fibres descendantes, nées dans le noyau du toit et l'olive cérébelleuse et incorporées au segment interne du corps restiforme. Klimoff [2], qui les vit ensuite, les fit partir du vermis supérieur et terminer dans le noyau de Deiters ; quant à Weidenreich [3], il leur attribuait des rapports un peu différents.

dans le noyau
du toit, entre-
vue déjà par
Thomas.

FAISCEAU VESTIBULO-CÉRÉBELLEUX

Une voie centripète importante arrive encore au cervelet sous la forme des branches ascendantes du nerf vestibulaire. On connaît déjà cette voie par ce que nous en avons dit à la page 763 du 1er volume. Nous ne ferons ici que rappeler les détails les plus essentiels de son parcours. Ses fibres longent le côté interne du pédoncule cérébelleux inférieur et montent, réunies en gros faisceaux plexiformes. Dans les mailles allongées de ces plexus se trouvent renfermés des groupes de cellules qui, d'après nos observations sur le chat, le lapin, le cobaye et la souris, se prolongent en haut jusqu'au noyau du toit, et en bas jusqu'au noyau de Bechterew, avec lequel ils semblent faire un tout continu.

Trajet.

Les recherches, que nous avons entreprises sur le cours des fibres du faisceau vestibulo-cérébelleux, nous mettent en mesure de certifier qu'aucune d'elles ne se termine dans le noyau du toit, dans l'olive ou dans le noyau de Bechterew. On peut déjà constater, dans les préparations au Weigert, que ces conducteurs montent jusqu'aux axes blancs des lamelles cérébelleuses du vermis et des hémisphères pour se perdre en fin de compte dans l'écorce. Quant à la méthode de Golgi, elle montre que le plus fort contingent des fibres se porte en dedans, traverse le noyau du toit et pénètre dans le vermis (figs. 78, D et 100) ; mais il en reste encore un bon nombre qui s'introduisent dans les hémisphères cérébelleux, en s'y insinuant soit à travers le pédicule de l'embolus (fig. 78), soit dans l'espace interposé entre ce dernier et l'olive.

Terminai-
son dans les
lamelles du
cervelet, d'une
façon inconnue.

Toutes les tentatives que nous avons faites pour déterminer à l'aide de la méthode de Golgi, chez la souris et le cobaye, le mode de terminaison des tubes vestibulaires n'ont eu aucun succès. Il nous est bien arrivé parfois de poursuivre jusqu'à l'écorce grise d'une lamelle ces fibres du vermis et de les voir s'y continuer avec des fibres en anses, semblables à celles que nous avons décrites à la page 87 (figs. 27, 36, b et 64) ; mais le fait a été si rare qu'il nous est impossible d'en tirer aucune conclusion assurée.

Hypothèses
sur sa termi-
naison par des
fibres grim-
pantes.

La question est donc livrée aux hypothèses. Parmi celles que l'on peut faire, il en est une d'après laquelle les fibres vestibulaires précitées se termineraient par des arborisations grimpantes, semblables à celles que nous avons attribuées aussi par conjecture aux fibres protubérantielles. Cette hypothèse fondée sur l'existence assez fréquente de deux ou plusieurs fibres afférentes dans le plexus

1. THOMAS, Le cervelet, Paris, 1897.
2. KLIMOFF, Die Leitungsbahnen des Kleinhirns. Dissert. inaug., Kasan, 1897.
3. WEIDENREICH, Zur Anatomie der centralen Kleinhirnkerne der Säuger. Zeitschr. f. Morphologie u. Anthropologie, Bd. 1, 1899.

grimpant nous a souri plus d'une fois, mais elle nous oblige à admettre que
les plexus grimpants ou du moins un grand nombre d'entre eux renferment
deux sortes de fibres centripètes : l'une, *motrice*, venue de la protubérance,
l'autre, *sensorielle* ou vestibulaire, émanée du bulbe. L'hypothèse que nous
venons d'exposer est d'autant plus séduisante qu'elle explique très simplement
pourquoi le cervelet semble n'avoir que deux espèces d'arborisations termi-

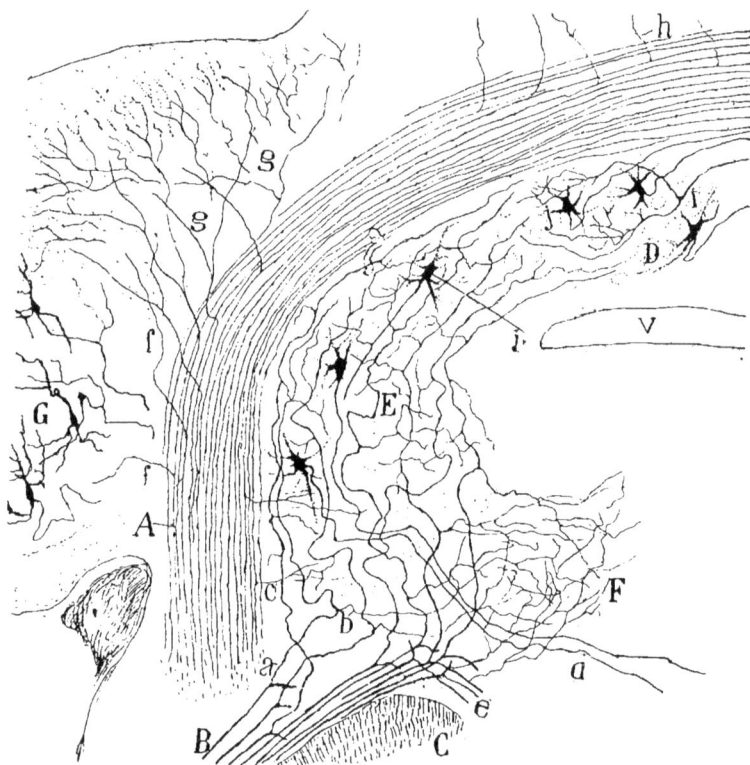

Fig. 100. — Coupe transversale de la région intermédiaire du bulbe et du cervelet ;
souris nouveau-née. Méthode de Golgi.

A, pédoncule cérébelleux inférieur ; — B, radiculaires du nerf vestibulaire ; — C, racine descendante du trijumeau ; — D. ganglion du toit ; — E. ganglion de Bechterew ; — F, extrémité
supérieure du noyau de Deiters ; — G. olive cérébelleuse ; — b, branche descendante des
radiculaires du nerf vestibulaire.

nales exogènes, les fibres grimpantes et les fibres moussues, alors qu'il possède au moins trois sortes de fibres afférentes. L'imagination peut construire
d'autres hypothèses ; ainsi, il est possible de concevoir que les fibres vestibulaires se terminent d'une façon spéciale, non décelable par la méthode de Golgi,
ou que ces conducteurs font bien partie des fibres grimpantes ou moussues,
mais qu'ils se ramifient sur des cellules qui sont sans connexions avec les fibres
issues du pédoncule cérébelleux inférieur.

Suivant quelques neurologistes, la voie vestibulo-cérébelleuse contient surtout des fibres descendantes ou efférentes. Thomas, entre autres, a signalé, consécutivement à l'ablation de la moitié du cervelet, la présence de traînées dégénératives à travers les noyaux de Deiters et de Bechterew et jusque dans la substance réticulée du bulbe et le faisceau longitudinal postérieur. Nous les avons également constatées dans les préparations au Marchi ; mais nous ne nous sommes pas cru autorisé à considérer les fibres que représentent ces traînées dégénératives, comme des tubes cérébelleux descendants. Il n'existe, en effet, aucune raison pour cela. Il s'agit ici, tout simplement, du moins à notre avis, des fibres de la voie bulbaire centrale issue des noyaux de Deiters et de Bechterew et de la portion la plus élevée de ce dernier, c'est-à-dire du noyau cérébello-acoustique ; la réaction inflammatoire aura atteint leurs cellules d'origine, soit à distance, soit par voisinage.

Fibres descendantes problématiques du pédoncule cérébelleux inférieur.

MARCHE DES COURANTS NERVEUX DANS LE CERVELET

Le cervelet entre en activité sous des stimulants qui lui parviennent par trois voies différentes ; il peut avoir, en effet, à répondre : 1° à des excitations venues du nerf vestibulaire ; 2° à des irritations sensitives d'origine cutanée, musculaire et tendineuse qui lui sont amenées par la moelle ; 3° à des ordres de motilité volontaire envoyés par l'écorce cérébrale. Étudions successivement la marche de ces impulsions d'origine diverse et voyons comment le cervelet y participe.

Courant vestibulaire. — Pour comprendre l'intervention du cervelet dans le mécanisme de l'équilibre, il faut se rappeler les faits anatomo-physiologiques suivants : 1° l'écorce du cervelet tout entière est innervée par les terminaisons des branches ascendantes du nerf vestibulaire, comme nos recherches l'ont démontré ; 2° le cervelet coordonne les mouvements musculaires toutes les fois que le tronc et la tête ne sont plus en équilibre à la suite d'un effort volontaire ou automatique ; c'est ce qui résulte des expériences d'excitation et d'ablation du cervelet exécutées chez les animaux par de nombreux physiologistes, et en particulier par Luciani, Ferrier, Stefani, Ewald, Thomas, etc. ; 3° le cervelet semble manquer de centres moteurs spéciaux bien délimités, et cependant les expériences physiologiques et les données de l'anatomie comparée paraissent indiquer le contraire ; il est très vraisemblable, en effet, que les hémisphères cérébelleux commandent aux mouvements compensateurs de latéralité du tronc, de la tête et des yeux, c'est-à-dire aux mouvements de rotation qui s'exécutent autour d'un axe antéro-postérieur, tandis que le vermis coordonne les mouvements de flexion et d'extension antéro-postérieurs ou, en d'autres termes, les mouvements de rotation effectués autour d'un axe transversal ; 4° les cellules de Purkinje constituent très probablement le premier chaînon de la voie centrifuge qui s'articule avec les olives, et par suite, avec les pédoncules cérébelleux supérieurs, puisqu'en soumettant à l'excitation électrique l'écorce cérébelleuse, et par hypothèse les cellules de Purkinje surtout, Ferrier a provoqué des mouvements.

Propositions anatomo-physiologiques fonda mentales.

La figure 101, où nous avons représenté la marche des courants vesti-

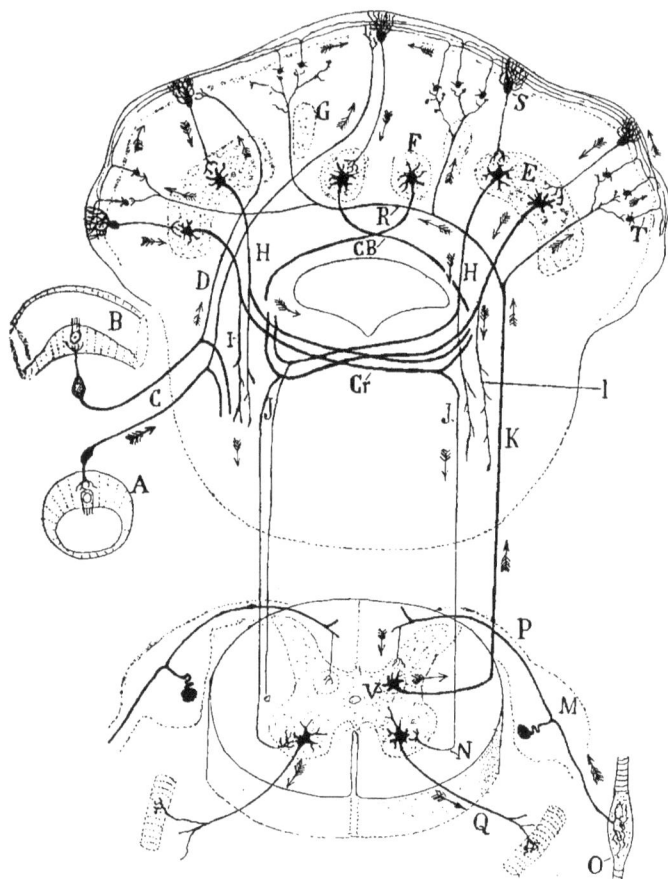

FIG. 101. — Schéma des voies afférentes et efférentes du cervelet. Les flèches indiquent le sens des courants.

A, B, cellules vestibulaires dont l'axone envoie sa branche de bifurcation ascendante s'articuler probablement avec les cellules de Purkinje ; — C, fibres du nerf vestibulaire ; — CB, voie cérébello-bulbaire croisée ; — Cr, entrecroisement du pédoncule cérébelleux supérieur ; — D, branche ascendante de l'axone vestibulaire, articulée probablement avec les cellules de Purkinje ; — E, olive cérébelleuse donnant naissance au pédoncule cérébelleux supérieur ; — F, ganglion du toit, station de départ de la voie cérébello-bulbaire croisée ; — G, embolus et noyau sphérique ; — H, pédoncule cérébelleux supérieur ; — I, branche descendante directe du pédoncule cérébelleux supérieur ; — J, branche descendante croisée de ce pédoncule ; — K, voie ascendante sensitive née dans la colonne de Clarke et articulée peut-être avec les grains par l'intermédiaire des fibres moussues ; — M, ganglion rachidien ; — N, terminaison de la branche descendante croisée du pédoncule cérébelleux supérieur dans la corne antérieure de la moelle ; — O, terminaison sensitive de Kühne ; — P, racine postérieure articulée en partie dans la colonne de Clarke ; — Q, racine antérieure ou motrice ; — R, voie ascendante sensitive médullo-cérébelleuse ; — S, cellule de Purkinje ; — T, fibres moussues ; — U, colonne de Clarke, donnant naissance à la voie sensitive ascendante cérébelleuse.

bulo-cérébelleux et cérébello-musculaire, a été conçue conformément aux

Neurones intéressés et schéma du courant.

propositions précédentes. On y voit la commotion partir du vestibule et se propager dans les centres par les neurones suivants : 1° la cellule vestibulaire avec sa branche ascendante. *C* et *D* ; 2° la cellule de Purkinje, *S* ; 3° la cellule de l'olive cérébelleuse, du noyau du toit, de l'embolus, etc., *E, F, G*, avec ses cylindres-axes formateurs du pédoncule cérébelleux supérieur ; 4° la cellule motrice du noyau rouge, station de départ du faisceau descendant de Monakow ; 5° peut-être aussi la cellule motrice du bulbe et de la moelle, en raison de son excitation par les branches collatérales issues des pédoncules cérébelleux supérieurs.

Action spéciale du vermis et des hémisphères.

On peut expliquer aisément pourquoi les lésions du vermis produisent des désordres dans l'équilibre antéro-postérieur, tandis que celles des hémisphères en provoquent dans les mouvements latéraux. Pour cela, il suffit d'imaginer que les fibres vestibulaires provenant du conduit semi-circulaire antéro-postérieur se terminent uniquement dans le vermis, alors que celles, dont le canal semi-circulaire transversal est le point de départ, se ramifient exclusivement dans les hémisphères. Les terminaisons des fibres auraient dans ces diverses parties du cervelet une disposition correspondante aux différentes régions du corps ; nous voulons dire par là que le centre des équilibres moteurs de la face antérieure du corps se trouverait dans la région antérieure du vermis, que celui des mouvements postérieurs résiderait dans la partie postérieure du même vermis, que l'hémisphère droit coordonnerait les mouvements de la moitié droite du corps, etc.

Explication des désordres produits par la lésion de la voie cérébelleuse centrifuge.

Ce schéma dynamique s'harmonise assez bien avec les données des expériences physiologiques et anatomo-pathologiques. Ainsi, il permet de concevoir que les mêmes effets, c'est-à-dire des exagérations dans les mouvements compensateurs correspondants, puissent être produits par l'excitation de l'un quelconque des neurones de la voie cérébelleuse centrifuge constituée, comme on le sait, par la cellule de Purkinje, la cellule olivaire et le pédoncule cérébelleux supérieur. On comprend donc que l'irritation de la partie antérieure du vermis, par exemple, détermine l'élévation de la tête et des yeux, que leur abaissement soit dû au contraire à la stimulation de la partie postérieure du même segment de cervelet, etc. Il permet de voir comment, une portion du cervelet étant enlevée et l'action compensatrice exercée par cette portion étant par cela même annihilée, c'est le phénomène moteur opposé qui survient. Les muscles d'un côté du tronc et de la tête, par exemple, n'étant plus soumis à l'influence du cervelet par suite de la lésion ou ablation de la portion correspondante, l'action des muscles du côté opposé devient prépondérante. C'est pour cette raison que les animaux tombent et se courbent du côté contraire à la lésion cérébelleuse, côté qui seul a conservé intacts son tonus musculaire et ses voies motrices cérébelleuses[1].

1. Les résultats quelque peu différents obtenus par les physiologistes dans les expériences d'ablation partielle du cervelet s'expliquent peut-être par l'étendue variable des lésions. Prenons, par exemple, le cas où, après ablation d'une partie du cervelet, l'animal se fléchit du côté de la lésion et non du côté opposé. On peut interpréter ce fait en admettant que l'inflammation s'est propagée jusqu'à l'olive et

Identité des troubles, quel que soit le neurone lésé.

Ce schéma permet aussi de se rendre compte de l'analogie des désordres consécutifs à une altération spontanée ou provoquée des canaux semi-circulaires, du nerf vestibulaire et du cervelet. Comme il s'agit ici de voies surtout directes et continues, la rupture de l'un quelconque des chaînons, dont elles sont composées, doit nécessairement amener les mêmes troubles. Ainsi, la lésion du conduit semi-circulaire transversal gauche sera suivie des mêmes symptômes morbides que l'extirpation de l'hémisphère cérébelleux du même côté ; il y aura, il est vrai, quelques différences, dépendant de l'entrecroisement intracérébelleux d'une partie des fibres vestibulaires et de la décussation du pédoncule cérébelleux supérieur.

Courants de la voie cérébelleuse sensitive. — Le cervelet intervient aussi dans les mouvements réflexes, car il sert de station terminale à des voies secondaires importantes que lui adressent des noyaux sensitifs de la moelle et du bulbe. Voici comment on peut concevoir le parcours de ces courants réflexes.

Trajet : 1° du courant ascendant.

Considérons encore le schéma de la figure 101. L'excitation apportée par les ganglions rachidiens, M, arrive d'abord dans les cellules de la colonne de Clarke, d'où part le faisceau cérébelleux de Flechsig ; elle monte avec ce faisceau, K, jusqu'au cervelet ; là, au niveau de la substance blanche, elle se partage en plusieurs courants, les uns destinés au vermis, les autres aux hémisphères ; à leur tour, ces courants sont transportés dans l'écorce cérébelleuse par les fibres moussues qui les transmettent aux dendrites des grains, T ; ils filent ensuite le long de l'axone bifurqué de ces petits éléments et se déversent enfin sur la ramure protoplasmique des cellules de Purkinje. Voilà pour le trajet centripète du courant.

2° du courant descendant.

Quant au trajet centrifuge ou descendant il est le suivant. Mais auparavant, rappelons que l'énergie du courant ascendant s'est accrue de toutes les décharges partielles d'une multitude de grains qui se trouvent intercalés dans la dernière partie de la voie afférente. La cellule de Purkinje excitée par un courant sensitif ainsi augmenté, lance, dans son cylindre-axe, un influx nerveux nouveau ; celui-ci parvient d'abord aux noyaux centraux du cervelet : olive, embolus, et peut-être ganglion du toit ; il se transmet ensuite aux cellules-mères du pédoncule cérébelleux supérieur, court le long des collatérales émanées de leurs cylindres-axes, pénètre dans le noyau rouge, en sort par les collatérales de ses axones et aboutit aux foyers moteurs du bulbe, de la moelle, etc.

Diffusion de la réaction motrice.

Les choses sont disposées dans cet arc réflexe de telle sorte qu'un très grand nombre de cellules de Purkinje, disséminées dans les deux moitiés du cervelet, se trouvent mises en branle, quelque réduite que soit la surface périphérique impressionnée. Aussi, la réaction motrice est-elle très diffuse, très complexe, car le courant centrifuge, dérivé de ces multiples cellules de

qu'elle a provoqué dans ses cellules un état d'excitation de très longue durée. Les cas où la lésion est, au contraire, si superficielle que l'olive reste absolument indemne, ou bien si profonde que tous ses neurones sont détruits, amèneront des troubles en sens inverse : l'animal tombera et se courbera du côté opposé à la lésion.

Purkinje, stimule non seulement de nombreux foyers moteurs spinaux, mais aussi des noyaux protubérantiels et même thalamiques. Le schéma représenté par la figure 102 donne facilement l'explication de la commotion

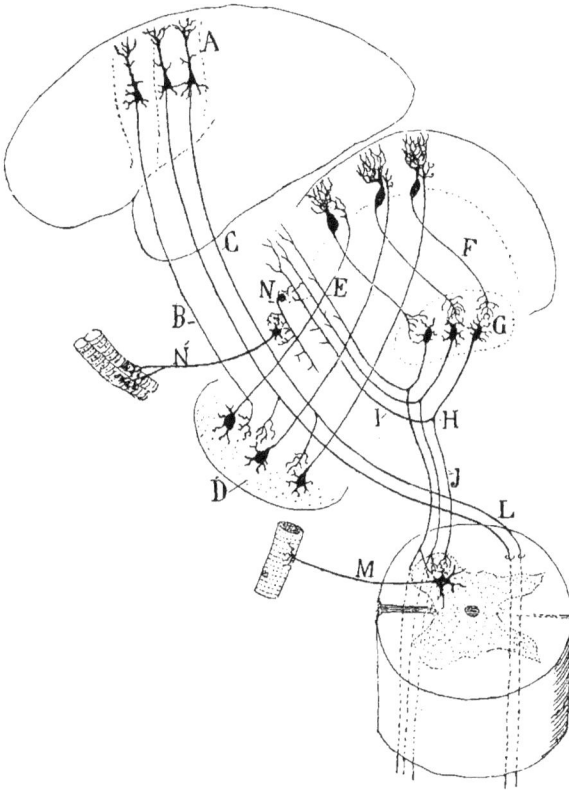

Fig. 102. — Schéma des voies motrices supérieures et inférieures du cervelet.

A, zone motrice du cerveau ; — B, voie cortico-protubérantielle ; — C, voie cortico-spinale ; — D, ganglions de la protubérance ; — E, voie ponto-cérébelleuse ou pédoncule cérébelleux moyen ; — F, axones de Purkinje ; — G, olive cérébelleuse ; — H, bifurcation du pédoncule cérébelleux supérieur ; — I, voie ascendante de Marchi ; — J, voie olivo-spinale croisée ; — L, cordon antéro-latéral ; — M, racine antérieure de la moelle ; — N, noyau rouge ; — N', nerf oculo-moteur commun.

de ces deux dernières espèces de foyers. Le courant descendu le long des cylindres-axes, F, des cellules de Purkinje, pénètre dans l'olive cérébelleuse, G, court en partie dans la branche ascendante, I, du pédoncule cérébelleux supérieur, atteint le noyau rouge, N, et débouche enfin dans un noyau de la couche optique, après avoir perdu de son énergie par sa dérivation partielle dans le noyau rouge et la voie de Monakow. Le ganglion thalamique où le courant cérébelleux sensitif vient aboutir est mal connu ; on ignore s'il sert de point de départ à une voie sensitive ascendante ou

Excitation des foyers protubérantiels et thalamiques.

thalamo-corticale, comme l'affirme Van Gehuchten, ou bien si ce n'est pas un noyau moteur indirect, analogue à ceux que l'on trouve dans l'étage inférieur de la couche optique et que nous étudierons plus tard.

Nous devons aussi retrouver dans la voie sensitive cérébelleuse ce que nous avons signalé dans les autres voies : l'identité des troubles quel que soit le neurone lésé. On peut citer en faveur de cette opinion les expériences de Mott et Sherrington [1], expériences où la section des racines postérieures de la moelle a produit des altérations graves dans la coordination des mouvements.

Courant moteur volontaire. — Nous nous sommes déjà occupé de la participation du cervelet dans la transmission de l'influx nerveux volontaire et dans la coordination des mouvements suscités par la zone motrice du cerveau. Nous renverrons donc au tome I, chapitre XIX, page 547, pour les détails circonstanciés relatifs à ces points. Nous nous contenterons ici de donner un autre schéma dynamique plus conforme aux nouveaux faits d'observation.

La voie motrice qui part de l'écorce cérébrale et aboutit à la moelle, en passant par le pont de Varole et le cervelet, est subdivisée, on le sait, en deux parties, l'une, supérieure, formée par la cellule pyramidale de la région corticale motrice et la cellule protubérantielle, l'autre, inférieure, composée pour le moins de trois neurones : 1° celui de Purkinje ; 2° celui du noyau dentelé, y compris l'embolus, le noyau du toit, etc., dont les cylindre-axes associés émettent des collatérales descendantes pour le bulbe, la moelle et la voie olivo-rubro-thalamique ; enfin, 3° celui des foyers moteurs du bulbe et de la moelle. Il se peut d'ailleurs qu'un neurone d'association soit encore intercalé entre les collatérales descendantes et les cellules motrices médullaires ; c'est ainsi que les choses semblent se passer, du moins dans la calotte, car le courant moteur apporté par le pédoncule cérébelleux supérieur se décharge dans le noyau rouge, point de départ de la voie motrice intermédiaire ou faisceau de Monakow (fig. 102, *I*, Λ).

Nous avons représenté, sur la figure 102, l'itinéraire probable des courants moteurs volontaires, dans l'hypothèse que les axones des cellules ponto-cérébelleuses se continuent par les fibres grimpantes, en tout ou partie, et qu'ils apportent directement le choc nerveux aux cellules de Purkinje. On y voit immédiatement pourquoi une excitation née dans la sphère motrice du cerveau est susceptible d'agir sur les deux moitiés du bulbe et de la moelle, puisque le pédoncule cérébelleux supérieur émet des collatérales directes et des branches descendantes croisées.

L'entrecroisement que l'on observe dans la voie olivo-rubro-thalamique, c'est-à-dire dans le pédoncule cérébelleux supérieur des auteurs, est peut-être un phénomène d'accommodation à l'entrecroisement total du nerf pathétique et à la décussation partielle de l'oculo-moteur commun et du faisceau longitudinal postérieur. A notre avis, les décussations des deux voies cérébelleuses protubérantielle et olivo-rubro-thalamique sont la conséquence forcée

---

1. Mott and Sherrington, *Proceedings of the Royal Society of London*, 1895.

de l'entrecroisement de la partie principale de la voie motrice volontaire, c'est-à-dire de la voie pyramidale ou cérébro-spinale directe ; leur but est de porter l'action tonique et coordinatrice du cervelet sur le même côté qui reçoit la décharge de l'excitation volontaire directe, venue, elle, par la voie pyramidale.

Marche des courants dans les voies courtes ou intracorticales du cervelet. — En étudiant l'écorce cérébelleuse dans de précédents chapitres, nous avons appris qu'il y existe une multitude de cellules à cylindre-axe court. Ces cellules servent à répartir, à diffuser une partie du courant sensitif centripète. En effet, les fibres moussues ne se terminent pas directement sur les cellules de Purkinje ; pour décharger leur courant sur l'ample ramure de ces dernières, elles sont obligées d'emprunter l'intermédiaire des grains et de leurs fibrilles parallèles. Ces fibrilles parallèles rencontrent elles-mêmes en chemin les dendrites des cellules étoilées de la couche plexiforme et celles des gros neurones de Golgi de la couche des grains. Tous ces neurones absorbent donc une bonne partie de l'excitation sensitive, si la théorie de la polarisation dynamique est exacte. On suivra aisément la marche des courants dans ces neurones, à l'aide des figures 103 et 104.

Voie courte des cellules de Golgi.

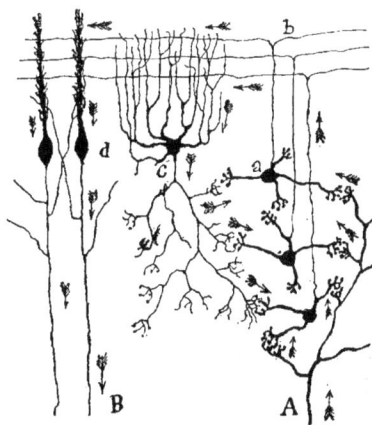

FIG. 103. — Schéma destiné à montrer la marche du courant apporté par les fibres moussues et la part que prennent à ce courant les cellules de Golgi.

A, fibres moussues ; — B, cylindre-axe de Purkinje ; — a, grains ; — b, fibres parallèles ; — c, cellule de Golgi ; — d, cellule de Purkinje vue de champ.

Le courant qui prend par la cellule de Golgi (fig. 103, *c*), pénètre principalement par les dendrites supérieures de cette cellule, descend le long de son cylindre-axe court et retourne aux grains ; il a ainsi décrit un demi-cercle en sens rétrograde. Il est à présumer que le courant lancé par un grain à travers la cellule de Golgi ne lui revient pas, mais qu'il se distribue à un grand nombre d'autres grains. Quant au courant recueilli par les dendrites des cellules à corbeilles, il se propage le long du cylindre-axe transversal de ces éléments, gagne une rangée de neurones de Purkinje et se décharge sur leur corps (fig. 104, *b*).

Nous avons encore une autre voie courte ou dérivée dans les petites cellules étoilées de la couche moléculaire. Ces corpuscules doivent probablement recevoir le courant sensitif par les fibrilles parallèles des grains, et le transmettre peut-être au branchage protoplasmique des cellules de Purkinje, après un itinéraire transversal variable. Cette connexion est

Voie courte des petites cellules étoilées.

évidemment hypothétique, car elle ne repose sur aucune observation directe.
Aussi, ne serions-nous pas surpris s'il en existait d'autres, par exemple une
articulation du cylindre-axe des petites cellules étoilées avec les cellules à
corbeilles ou les cellules de Golgi de la couche des grains.

Rôle des cellules à axone court.

Nous voici amené à discuter une question importante. L'excitation centripète trouve ouvertes devant elle, pour passer à l'état d'excitation centrifuge, les larges voies formées par les fibres moussues, les grains et les cellules
de Purkinje. Pourquoi donc des voies courtes, des voies accessoires ? Pourquoi, en dernière analyse, des cellules de Golgi ? et quel est leur rôle ?

1° Diffusion et répartition des courants reçus par elle.

Voyons les réponses que l'on a faites ou que l'on peut faire à cette question. Pour Monakow, les cellules
de Golgi ne sont que des neurones
de répartition ou d'association ;
l'on voit, en effet, que, dans ses
schémas des voies sensorielles, cet
auteur intercale toujours un grand
nombre de corpuscules à cylindre-
axe court dans les articulations axo-
dendritiques.

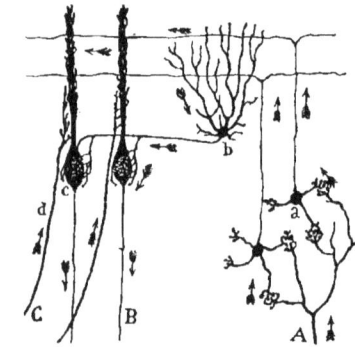

FIG. 104. — Schéma destiné à montrer la
part que prennent les cellules à corbeilles dans la transmission du courant
centripète.

A, fibre moussue ; — B, fibres de Purkinje ; —
C, fibre grimpante ; — a, grains ; — b, cellule
à corbeilles ; — c, cellule de Purkinje.

2° Production et accumulation d'énergie nerveuse.

Nous-même avons défendu cette
opinion dans bon nombre de nos
travaux. Mais une étude attentive
des connexions de ces corpuscules
dans tous les centres nerveux :
bulbe olfactif, rétine, corne d'Ammon, fascia dentata, cervelet, corps
strié, etc., nous a porté à penser que
ces éléments sont chargés d'une
autre fonction plus importante,
fonction surajoutée, du moins
dans quelques cas, à celle que Monakow et nous leur attribuons. Cette
fonction, qui est prépondérante, consiste vraisemblablement à produire et
à accumuler de l'énergie nerveuse. Voici comment on peut concevoir ce
phénomène, que nous avons exposé dans un opuscule[1] où nous examinons
les difficultés de la question. Le courant amené par une fibre centripète
provoque la décharge des cellules à cylindre-axe court qui sont dans sa sphère
d'influence ; cette décharge s'ajoute alors aux courants qui circulent le long
de la chaîne des cellules à cylindre-axe long et en accroît l'intensité. La
quantité d'énergie latente ainsi transformée en force vive dépendra, d'un
côté, de l'intensité de la commotion reçue, et de l'autre, du nombre des
cellules de Golgi déchargées. La fonction que nous attribuons aux neurones
de Golgi est basée sur un fait d'observation. Ces neurones abondent, en
effet, dans le corps strié, l'écorce cérébrale, le cervelet, la couche optique,
etc., et manquent presque entièrement, au contraire, dans la moelle épinière

Présomptions favorables à cette dernière fonction.

1. S. RAMÓN CAJAL, Función probable de las células de axon corto. *La Veterinaria
española*, diciembre 1901.

et le bulbe. Or, si nous considérons le rôle de ces différents centres, nous voyons que les premiers sont chargés d'actes tels que la mémoire, l'idéation, le jugement, etc., qui ne sont, en dernière analyse, que des réactions tardives aux excitations extérieures, ou bien d'actes comme la marche, le saut, la défense, etc., où la faiblesse du stimulant présente une disproportion évidente avec la grandeur et l'étendue du réflexe moteur. Quant aux seconds, c'est-à-dire la moelle et le bulbe, ils sont destinés à produire des réflexes relativement simples et de peu de durée, réflexes qui exigent, pour atteindre une certaine énergie, des stimulus d'une intensité considérable et agissant à coups répétés.

Si l'on ne veut pas admettre avec nous le rôle renforçateur des cellules à cylindre-axe court ou toute autre fonction analogue, il devient impossible de comprendre deux faits que nous avons observés maintes fois dans les recherches que nous avons faites sur l'écorce grise du cerveau humain. Le premier c'est qu'il existe des cellules à cylindre-axe court dont la taille est si petite qu'on ne peut vraiment leur attribuer aucun rôle dans la répartition des courants. L'arborisation sensitive, qui renferme ces neurones minuscules, dépasse, en effet, l'aire de distribution de leur axone court et s'articule directement avec des cellules à cylindre-axe long. Le second fait consiste en ce que le courant, qui passe par les cellules à cylindre-axe court, décrit fréquemment un trajet rétrograde et vient se déverser dans la voie sensitive ou sensorielle afférente qui lui a donné naissance ; c'est ce qui arrive, par exemple, pour les cellules de Golgi du cervelet. Il faut remarquer, en outre, que même dans les cas où le rôle des cellules à cylindre-axe court comme agents de répartition des courants paraît évident, l'interposition d'un neurone dans le trajet de l'excitation centripète semble superflue ; il eût suffi, pour remplacer ce neurone, que les branches finales des arborisations sensitives se fussent un peu plus allongées. Dans le cervelet, par exemple, un étirement léger des branchilles terminales des fibres moussues eût amené leur contact immédiat avec le corps des cellules de Purkinje ; grains et cellules à corbeilles eussent été économisés du même coup. Il est vrai qu'au point de vue fonctionnel, on ne peut comparer les grains bourdon avec les cellules de Golgi ; car les premiers ont un rôle distributeur des plus manifestes, témoin leurs longues fibrilles parallèles transmettant à toutes les cellules de Purkinje rangées sur une même ligne dans la lamelle cérébelleuse l'excitation apportée par une fibre moussue.

Le nombre et les dimensions des cellules de Golgi et à corbeilles diminuent au fur et à mesure que les vertébrés occupent un rang plus inférieur ; ainsi, elles deviennent rares et ne possèdent plus qu'une arborisation cylindre-axile courte et rudimentaire chez les poissons, les reptiles et les batraciens. Ce fait, déjà signalé par Schaper et Johnston entre autres, semble prouver que ces deux sortes de cellules et par suite les voies courtes accessoires qu'elles représentent, sont des perfectionnements qui n'ont rien d'indispensable pour la transmission du courant jusqu'aux cellules de Purkinje. Il en est autrement pour les grains ; à quelques variantes près, leur quantité, leur forme, leurs connexions sont semblables dans toute la série des vertébrés ; il s'ensuit logiquement qu'ils remplissent dans le cervelet une fonction tout à fait nécessaire. Cette fonction peut être double : ces éléments agiraient, d'une part, en distribuant longitudinalement le courant sensitif aux cellules de Purkinje et, de l'autre, en augmentant l'intensité de la décharge motrice ; dans ce dernier cas, ils opéreraient comme des piles réunies en tension.

Conclusions sur le rôle des cellules à axone court.

Voici, en résumé, à quoi aboutissent nos réflexions sur le rôle des cellules à cylindre-axe court dans le mécanisme du cervelet : 1º ces cellules sont toujours ou presque toujours interposées dans les voies sensitives terminales ; 2º en outre de leur rôle de distributeurs de courants, rôle qu'il n'est pas toujours aisé de reconnaître, elles en exercent un autre, particulier, en rapport peut-être avec le renforcement des courants, ainsi qu'avec la persistance et la continuité des décharges ; 3º les grains sont manifestement des répartiteurs de courants et constituent une espèce nerveuse bien distincte des cellules de Golgi.

Ces considérations sur le rôle physiologique des cellules à cylindre-axe court ne sont naturellement que des conclusions purement théoriques, basées sur des faits de structure qui nous paraissent certains. On pourrait en formuler bien d'autres, mais toutes auraient le même défaut, elles ne seraient pas encore justiciables du contrôle expérimental.

CHAPITRE VIII

CERVEAU MOYEN
TUBERCULE QUADRIJUMEAU POSTÉRIEUR

CERVEAU MOYEN ; SES DIVISIONS ET SES NOYAUX. — TUBERCULE QUADRIJUMEAU POSTÉRIEUR ;
NOYAU, ÉCORCE LATÉRALE, ÉCORCE INTERNUCLÉAIRE OU TOIT ; TERMINAISONS DES VOIES
ACOUSTIQUES RÉFLEXE ET CENTRALE.

CERVEAU MOYEN

Le *cerveau moyen*, qui, pendant la période embryonnaire, n'est qu'un diverticule de l'encéphale primitif ou *vésicule* moyenne, forme chez l'homme un segment relativement étroit, situé derrière la couche optique, immédiatement en avant de la protubérance et du cervelet. Il renferme dans son axe, l'aqueduc de Sylvius, qui fait communiquer le quatrième ventricule avec le troisième ou ventricule moyen.

Situation, rapports.

Le cerveau moyen offre à l'étude deux régions : le *toit* ou région supérieure, comprenant les tubercules quadrijumeaux avec leurs prolongements ou bras antérieurs, et la *base* ou *plancher*, constituée par le *pédoncule cérébral* et ses parties accessoires, c'est-à-dire : le *ganglion interpédonculaire*, la *bandelette pédonculaire transverse*, le *locus niger*, etc. Entre ces deux régions supérieure et inférieure, il en existe une autre, de constitution très complexe, que les auteurs appellent *calotte* ou étage supérieur du pédoncule cérébral. Cette troisième région est limitée en dessus par un plan horizontal passant par l'aqueduc de Sylvius et en dessous par le *locus niger* ; sur les côtés, elle est superficielle, et se trouve indiquée par la saillie du ruban de Reil. Elle comprend plusieurs noyaux et voies, tels que le *noyau rouge*, les *noyaux moteurs de l'œil*, le *faisceau longitudinal postérieur*, le *faisceau de la calotte de Gudden*, etc. Nous emploierons indifféremment pour la désigner les noms de *calotte* ou de *région intermédiaire* du cerveau moyen.

Subdivisions et contenu.

Le toit comprend, avons-nous dit, les tubercules quadrijumeaux ; ce sont des éminences arrondies, blanchâtres, au nombre de quatre, disposées par paires les unes derrière les autres et séparées par un double sillon crucial. Les éminences antérieures ou *nates* (fig. 105, N) sont à la fois plus volumineuses et plus distantes l'une de l'autre que les postérieures, appelées aussi *éminences testes* ; leur couleur est d'un blanc grisâtre, un peu plus foncé. Chacun des tubercules quadrijumeaux antérieurs émet par sa face externe un cordon nerveux, blanc, très apparent, qui se dirige en avant et se termine ou se relie au corps genouillé externe ; ce cordon porte le nom de *bras conjonctival* ou de pédoncule du tubercule antérieur. Chacun des tuber-

Aspect macroscopique des tubercules quadrijumeaux.

cules postérieurs donne également naissance par son côté externe à un cordon connu aussi sous le nom de bras conjonctival ; celui-ci court en arrière du précédent et parallèlement à lui ; il va se terminer, en partie du moins, dans le corps genouillé interne. Il existe donc un grand parallélisme dans les dispositions macroscopiques des deux paires de tubercules ; ce parallélisme se poursuit jusque dans la texture, les connexions et le rôle physiologique, comme nous le verrons plus tard. Contentons-nous de remarquer, pour le

Leurs fonctions.

moment, que ces deux paires d'organes sont, d'après la plupart des recherches histologiques, morphologiques et anatomo-pathologiques modernes, des stations réflexes de nerfs sensoriels ; les tubercules antérieurs reçoivent, en effet, une bonne partie des fibres du nerf optique et renferment le noyau principal des mouvements réflexes de l'œil ; quant aux tubercules postérieurs, ils servent de point terminal au ruban de Reil latéral, c'est-à-dire à une portion importante des voies acoustiques; ils contiennent, en outre, un noyau volumineux qui commande aux réactions motrices déterminées par les sensations auditives.

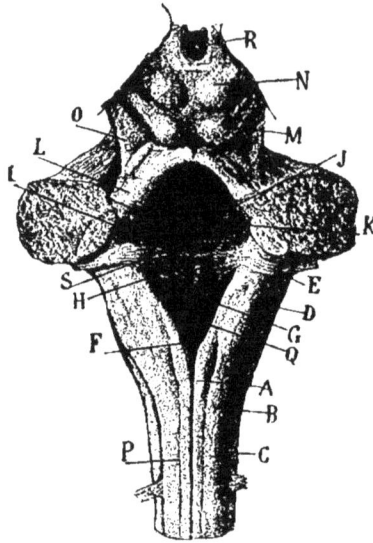

FIG. 105. — Face postérieure du bulbe et de la protubérance de l'homme.

A, pyramide postérieure ; — B. cordon postérieur ; — C, sillon collatéral postérieur ; — D, corps restiforme ; — E, nerf acoustique ; — F, bec du *calamus* ; — G, aile blanche interne ; — H, barbes du *calamus* ; — I, tubercule acoustique ou aile blanche externe ; — K, éminence *teres*; — L, pédoncule cérébelleux supérieur; — M, N. tubercules quadrijumeaux postérieur et antérieur.

Ses trois régions constitutives.

TUBERCULE QUADRIJUMEAU POSTÉRIEUR

Lorsqu'on étudie les tubercules quadrijumeaux postérieurs sur des coupes frontales colorées au Nissl ou au Weigert-Pal, on observe que leur écorce n'est pas homogène ; elle renferme, au contraire, plusieurs régions d'apparence distincte. L'une d'elles est constituée par un foyer arrondi, volumineux et placé dans la partie externe de chacun des tubercules ; ce foyer, qu'on appelle *noyau du tubercule quadrijumeau postérieur*, montre à première vue qu'un courant nerveux important, le *ruban de Reil latéral* ou *voie acoustique secondaire*, vient y déboucher. Une seconde région est formée par une masse grise située en dedans ; soudée à sa congénère de l'autre tubercule, elle forme un pont transversal de substance grise, jeté par-dessus l'aqueduc de Sylvius, entre les noyaux volumineux précités ; nous appellerons ce pont, *toit* ou *écorce grise internucléaire*. Enfin, une petite masse gris blanchâtre, appliquée sur le côté externe de chaque noyau et sous la couche de substance blanche du bras conjonctival correspondant, donne lieu à une troisième région, à laquelle nous attribuerons le nom d'*écorce latérale*.

Noyau du tubercule quadrijumeau postérieur. — Un amas de cellules nerveuses polygonales ou étoilées, de taille grande, moyenne ou petite, et séparées les unes des autres par un abondant plexus nerveux de fibrilles terminales et par des faisceaux de tubes acoustiques, voilà quel est, chez le lapin et le chat, l'aspect de ce noyau vu sur des préparations au Nissl.

CELLULES. — Si, à l'aide d'un objectif apochromatique, on pousse plus loin l'analyse de ces coupes, on aperçoit dans le corps des cellules de grande et de moyenne taille des fuseaux chromatiques qui rappellent ceux que l'on voit dans les neurones du noyau moteur postérieur du vague ; dans les cellules de petites dimensions, au protoplasma plutôt rare, on ne remarque, par contre, que quelques granules marginaux.

Cellules ; leur aspect : 1° au Nissl.

La forme des neurones ainsi que le parcours et l'aspect de leurs expansions se voient beaucoup mieux dans les préparations au chromate d'argent. Ajoutés au volume, ces éléments d'appréciation permettent de distinguer trois espèces de cellules : dans la première se trouvent comprises les cellules multipolaires grandes et moyennes ; dans la seconde, les petites cellules étoilées et dans la troisième les cellules fusiformes d'assez petite taille.

2° au Golgi.

Leurs trois types.

1° *Cellules multipolaires grandes et moyennes.* — Ces neurones étoilés et pourvus de plusieurs dendrites ramifiées seulement dans le noyau sont bien tels que les ont observés Held[1] et Kölliker[2]. Mais leur aspect, ainsi que la physionomie et la longueur de leurs dendrites varient avec l'âge et l'espèce animale. Chez la souris et le lapin nouveau-nés ou âgés de quelques jours, ce sont les types cellulaires fusiformes de la période embryonnaire qui dominent (fig. 107, *a*, *b*, *c*, *d*); les dendrites qui en émanent, hérissées d'appendices collatéraux courts et variqueux, sont donc polaires. Tout est déjà bien changé à l'âge de quinze jours chez le lapin et surtout chez le chat ; le corps de la cellule est devenu polygonal et de chacun de ses angles partent des prolongements, au nombre de trois, quatre ou davantage, très longs, flexueux, orientés en tous sens et barbelés d'une infinité de ramuscules courts, peu ramifiés et implantés à angle droit. Quelques dendrites se terminent par un bouquet de branches couvertes de ces ramuscules courts et peu ramifiés (fig. 106, *A*); le tout forme comme une sorte de buisson semblable à celui que nous avons vu sur les expansions des cellules, dans les noyaux bulbaires des cordons de Goll et de Burdach.

Aspect variable suivant l'âge.

Dendrites en buisson.

Le cylindre-axe, dont le parcours est long et compliqué, sort d'un côté quelconque de la cellule, souvent d'un point du corps où il n'existe pas de dendrites. Comme le montre la figure 106, en *e*, cet axone fait quelques crochets, émet, en les décrivant, une, deux ou plusieurs collatérales ramifiées dans le noyau d'origine même et en gagne les frontières supérieure, externe ou inférieure. Il arrive très fréquemment que ce cylindre-axe se bifurque ;

Axone à destination inconnue.

1. HELD, Die centrale Gehörleitung. *Arch. f. Anat. u. Physiol.*, Anat. Abtheil, 1893.
2. KÖLLIKER, Lehrbuch der Gewebelehre. 6ᵉ Aufl. Bd. II, 1896.

une de ses branches, l'interne, descend d'ordinaire dans les régions inférieures du noyau; l'autre, supérieure ou externe, parcourt un long trajet tortueux, atteint l'écorce grise latérale du tubercule postérieur, s'approche du bras conjonctival et y pénètre même (figs. 106, *a*, et 107, *b*, *d*).

Quant à la terminaison des axones indivis ou bifurqués issus du noyau renfermé dans le tubercule quadrijumeau postérieur, elle nous est inconnue.

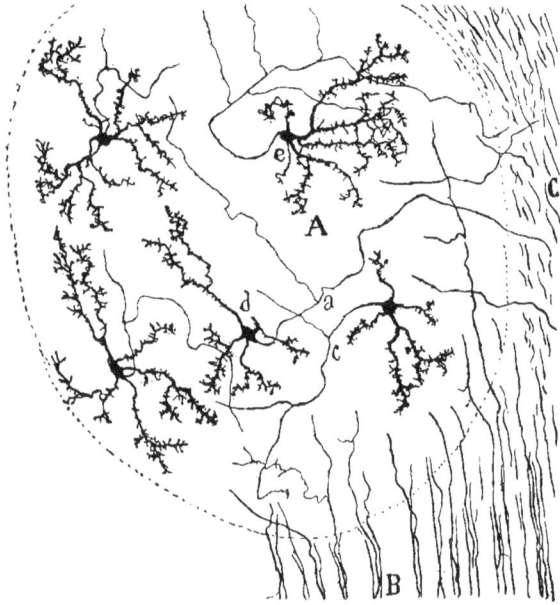

Fig. 106. — Portion du noyau du tubercule quadrijumeau postérieur ; chat âgé de quelques jours. Méthode de Golgi.

A, grandes cellules ; — B, ruban de Reil latéral ; — C, bras conjonctival.

Ses destinations possibles :
1° d'après Held.

Held, qui a donné un dessin schématique de quelques cellules et cylindres-axes de ce noyau, affirme que ces derniers ne suivent pas tous le même itinéraire : les uns, à trajet descendant, se continueraient dans le pédoncule cérébelleux supérieur; d'autres se grouperaient dans la région inféro-externe du noyau pour s'incorporer au ruban de Reil latéral et y former des conducteurs centrifuges ou descendants; quelques autres, enfin, se porteraient en haut et en dedans, atteindraient l'écorce du tubercule postérieur où ils sont nés et s'y ramifieraient. Mais ces connexions ne sont que schématiques, et il n'est pas possible d'en vérifier l'existence chez le lapin, la souris ou le chat âgés déjà de quelques jours. Ce n'est que chez la souris et le rat qui viennent de naître ou chez leurs fœtus que l'on peut poursuivre, comme nous l'avons fait, quelques cylindres-axes au delà des limites de leur noyau d'origine; quant à parvenir jusqu'à leur terminaison, il ne faut pas y songer. La direction prédominante des fibres les plus fréquemment imprégnées et leur manière de se comporter permettent, néanmoins, entre autres conclusions utiles, de distinguer deux catégories dans les cylindres-axes qui nous occupent.

2° d'après nous.

1° Celle des *axones destinés au bras conjonctival* est formée par les conducteurs non bifurqués qui se dirigent en dehors, traversent l'écorce grise externe du tubercule quadrijumeau postérieur et finissent par s'introduire dans la couche superficielle de substance blanche du même tubercule (fig. 107, *a*). Ces axones sont simples ou bifurqués ; dans le premier cas, ils se continuent par une fibre centrifuge du bras conjonctival : dans le second (fig. 107, *c, e*), ils donnent également une fibre centrifuge au bras conjonctival et une fibre centripète qui se termine peut-être dans le noyau de sa cellule d'origine. 2° Celle des *axones mixtes* est constituée par des conducteurs divisés en une branche externe qui va au bras conjonctival où elle peut encore se diviser, comme le montre la figure 107, en *b*, et une branche inférieure qui semble destinée au ruban de Reil latéral et représente, par conséquent, la voie réflexe acoustique. Il existe peut-être des cylindres-axes exclusivement descendants ou ayant d'autres directions ; mais nous ne l'affirmons pas, car nos préparations fidèlement reproduites sur les figures 106 et 107 ne les montraient pas d'une façon bien distincte.

2° *Petites cellules étoilées.* — Ce qui rend ces cellules reconnaissables, c'est non seulement leur petitesse, mais encore la brièveté relative et l'aspect variqueux de leurs dendrites ; c'est aussi l'allure de leur cylindre-axe, qui se résout en une arborisation lâche, probablement terminale. Telle est du moins leur apparence d'après le corpuscule que nous avons représenté, en *h*, sur la figure 109. On voit à côté de lui, en *g*, d'autres corpuscules dont le cylindre-axe possède, au contraire, des branches très longues et non immédiatement ramifiées ; c'est pourquoi nous doutons qu'il s'agisse ici de cellules à cylindre-axe court.

Axone court peu probable.

3° *Cellules fusiformes.* — Leur taille petite ou moyenne, leur forme en fuseau ou en triangle, leurs expansions surtout polaires, donnent aussi un peu à ces éléments l'aspect de cellules de Golgi. Mais la chose n'est pas bien certaine, car nous n'avons jamais pu suivre leur cylindre-axe assez loin pour savoir de quelle façon il se termine (fig. 109, *f*).

Axone court douteux.

PLEXUS NERVEUX TERMINAL. — Les fibrilles qui composent le plexus intra-focal sont au moins de trois sortes ; on y trouve des arborisations libres appartenant aux tubes du ruban de Reil latéral, des collatérales émises par les cylindres-axes originaires du noyau lui-même, et des collatérales et terminales provenant des fibres du bras conjonctival.

Ses fibres constitutives.

Les arborisations terminales des tubes du ruban de Reil latéral, dont origine et trajet nous occuperont bientôt, constituent chez les animaux nouveau-nés ou âgés de quelques jours un plexus abondant, mais lâche et non modelé en nids péricellulaires. Il n'en est plus de même chez les animaux un peu plus vieux, par exemple chez le chat ou le lapin de dix jours et davantage. Les arborisations des fibres acoustiques se condensent alors autour des cellules et les enveloppent dans des nids assez bien circonscrits, pas trop touffus et tout à fait comparables à ceux que nous avons décrits dans le noyau prin-

1° Arborisations du ruban de Reil latéral.

cipal du nerf masticateur. Ces nids forment habituellement des groupes irréguliers, séparés par des intervalles où le plexus est plus lâche et pourvu de
fibres plus épaisses (fig. 108).

*2° Collaté-
rales et termi-
nales issues du
tubercule pos-
térieur.* Les collatérales des cylindres-axes émis par les cellules du noyau du tubercule quadrijumeau postérieur, et les arborisations libres qui terminent les
cylindres-axes courts de même origine sont également nombreuses. Nous
ne savons pas, de façon certaine, si ces diverses fibrilles entrent seulement
en contact avec une partie déterminée des neurones du noyau, avec les den-

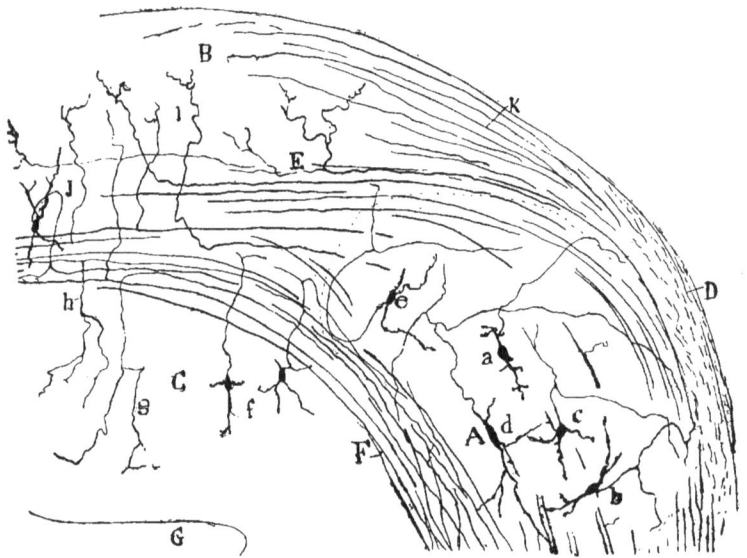

FIG. 107. — Coupe frontale du tubercule quadrijumeau postérieur ;
souris nouveau-née. Méthode de Golgi.

A, noyau du tubercule ; — B, écorce supérieure : — C, substance grise centrale ; — D, bras
conjonctival ; — E, arborisations de fibres acoustiques ; — F, plan de fibres acoustiques réflexes
ou centrifuges ; — G, aqueduc de Sylvius ; — J, cellule à axone bifurqué de la 3ᵐᵉ couche.

drites par exemple ; il en est peut-être ainsi, cependant, car les ramifications
terminales des fibres acoustiques ont plutôt tendance à s'amasser autour
des corps cellulaires.

*3° Collaté-
rales et termi-
nales du bras
conjonctival.* Nous ne pouvons pas dire grand' chose au sujet des fibres qui relient
l'écorce blanche du bras conjonctival au noyau externe du tubercule quadrijumeau postérieur. Dans nos préparations au chromate d'argent, nous
avons toujours vu des fibres partir de cette voie superficielle et pénétrer
dans le noyau. Certaines d'entre elles sont de simples collatérales qui traversent l'écorce grise tuberculaire et lui abandonnent des ramuscules, avant
d'aborder le noyau ; d'autres sont des fibres directes du bras conjonctival ;
mais toutes, collatérales et fibres directes, se ramifient dans le noyau et compliquent encore davantage son plexus nerveux.

Écorce externe du tubercule quadrijumeau postérieur. — Lorsqu'on examine des préparations au Nissl de ce tubercule, on voit que sa portion externe est constituée par une mince couche de substance grise que recouvre l'écorce blanche constitutive du bras conjonctival. Chez le lapin et le chat, cette mince couche grise est formée de deux assises peu distinctes : l'assise des petites cellules étoilées et fusiformes et l'assise des corpuscules moyens, triangulaires et pyramidaux.

Ses deux assises cellulaires.

1° *Assise des petites cellules étoilées et fusiformes.* — Ses éléments ont un diamètre de 8 à 10 μ et une configuration variable, triangulaire, étoilée ou fusiforme. Leurs dendrites, dirigées en tous sens, vont cependant un peu plus souvent en dehors, et pénètrent alors entre les faisceaux de l'écorce blanche voisine (fig. 109, *d*, *c*). Leur cylindre-axe est fin et pourvu de quelques collatérales ; il se porte habituellement en dedans, en décrivant des crochets ; nous n'avons pu le suivre assez loin pour découvrir sa destination.

2° *Assise des cellules moyennes triangulaires et pyramidales.* — Ses corpuscules atteignent 8, 12 et 14 μ. Leur forme est également très diverse, comme le montre la figure 109, en *e*; l'aspect triangulaire ou pyramidal est pourtant le plus commun. On voit partir de leur corps deux ou

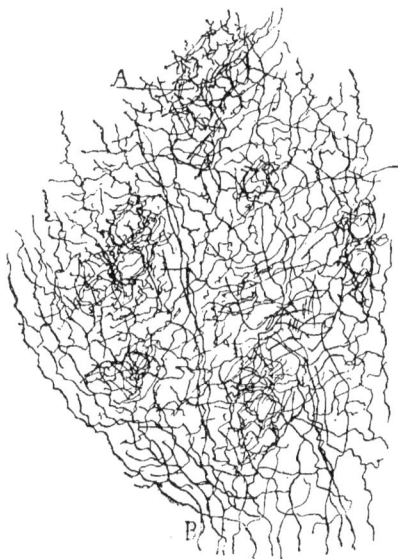

Fig. 108. — Portion du plexus nerveux compris dans le noyau du tubercule quadrijumeau postérieur du chat. Méthode de Golgi.

A, groupes de nids péricellulaires ; — B, fibres ascendantes venues du ruban de Reil latéral.

Axone à destination inconnue.

Axone : ses destinations probables.

plusieurs dendrites volumineuses, dirigées vers l'extérieur, et quelques expansions basilaires plus ou moins parallèles à la surface. Le cylindre-axe sort souvent du côté profond de la cellule ; il chemine en dedans sur une certaine étendue et décrit une courbe à concavité externe tout en donnant quelques collatérales à sa couche d'origine ; après avoir ainsi rebroussé chemin, il pénètre fréquemment dans la couche fibrillaire superficielle, c'est-à-dire dans le bras conjonctival et en devient peut-être un des tubes constitutifs. Cet axone se bifurque parfois ; une de ses branches se porte vraisemblablement au bras conjonctival, l'autre descend et s'incorpore peut-être aux voies acoustiques réflexes (fig. 109, *e*).

Écorce internucléaire ou toit du tubercule quadrijumeau. — En étudiant sur des coupes au Nissl la couche grise qui unit l'écorce grise externe d'un tubercule quadrijumeau à celle de l'autre, c'est-à-dire le pont de substance grise placé au-dessus et sur les flancs de l'aqueduc de Sylvius, on parvient à y reconnaître, avec une suffisante netteté, cinq assises : 1° une assise fibrillaire superficielle ; 2° une assise de petits éléments fusiformes et étoilés ; 3° une assise de grandes cellules multipolaires ; 4° une assise de substance blanche ou fibro-cellulaire, et 5° une couche grise centrale.

Ses cinq couches.

1° COUCHE FIBRILLAIRE SUPERFICIELLE.— Cette strate, formée de tubes fins

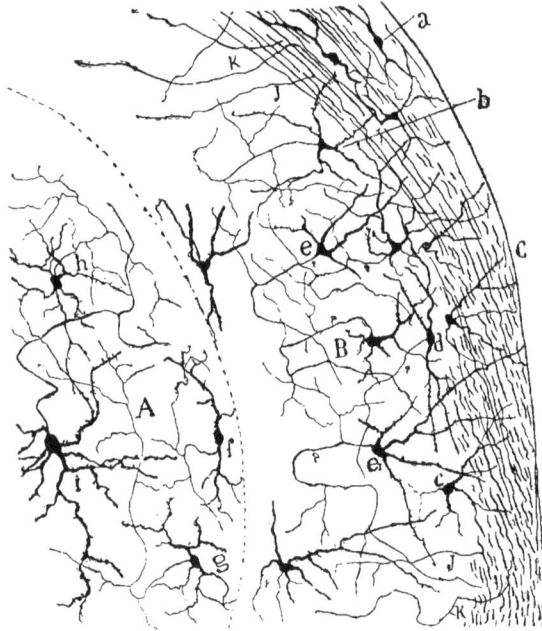

FIG. 109. — Coupe frontale de la région latérale du tubercule quadrijumeau postérieur ; souris âgée de huit jours. Méthode de Golgi.

A, noyau du tubercule ; — B, écorce grise externe ; — C, couche de substance blanche périphérique.

transversaux, est facile à reconnaître sur les coupes sagittales colorées par la méthode de Weigert-Pal (fig. 116, C). On y voit, entremêlées, quelques cellules nerveuses fusiformes, allongées aussi transversalement, mais dont nous ne connaissons pas les autres caractères, car nous n'avons pas réussi à les imprégner par le chromate d'argent. En suivant en dehors, sur des coupes frontales, les fibres situées dans le toit du tubercule postérieur, on s'aperçoit que la plupart sont en continuité avec la couche superficielle du bras conjonctival ; elles se dirigent donc en avant et gagnent peut-être la commissure de Gudden. Parmi ces fibres, il en est probablement qui font partie du bras conjonctival et se terminent dans le toit du tubercule postérieur ;

Ses quelques cellules.

Fibres du toit.

d'autres proviennent, au contraire, de ce toit et vont s'incorporer au bras conjonctival.

Quant aux fibres tangentielles qui revêtent la face postérieure du tubercule, elles constituent un plan superficiel de fibrilles fines, plan qui diminue d'épaisseur de haut en bas et qui se continue avec la partie la plus postérieure et la plus périphérique du corps trapézoïde. Nous avons représenté sur la figure 114, en C, ce plan fibrillaire ; il émet des collatérales qui s'arbo-

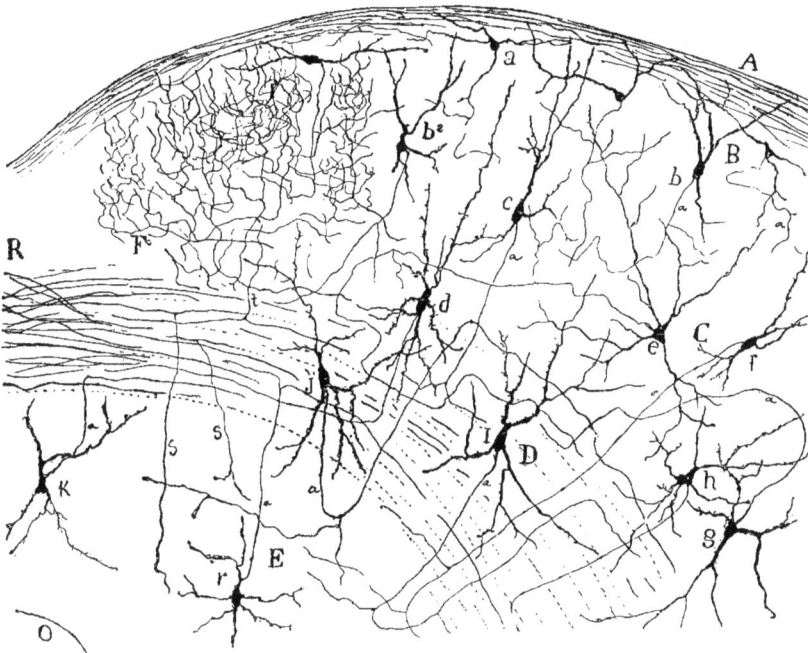

FIG. 110. — Coupe frontale de la région supéro-interne du tubercule quadrijumeau postérieur : chien nouveau-né. Méthode de Golgi.

A, couche fibrillaire superficielle ; — B, cellules de la deuxième couche : — C, cellules étoilées et fusiformes de la troisième assise ; — D, couche cellulo-fibrillaire avec ses neurones I, J ; — E, substance grise centrale ; — F, plexus nerveux de la deuxième couche ; — R, commissure cylindre-axile.

risent dans la mince écorce grise sous-jacente et y engendrent, en compagnie d'autres fibres d'origine incertaine, un plexus passablement touffu (fig. 114, a, b) ; ce plexus augmente d'épaisseur de bas en haut, c'est-à-dire vers le sommet du tubercule.

2° COUCHE DES PETITES CELLULES FUSIFORMES ET ÉTOILÉES. — Extérieurement, cette couche est bien délimitée, car elle est revêtue par l'assise fibrillaire superficielle ; intérieurement, ses frontières sont, au contraire, imprécises, puisqu'elle passe par degrés insensibles à la troisième couche. On trouvera dans la figure 110, en B, les espèces cellulaires que nous avons le plus souvent imprégnées. a) Les unes, fusiformes ou triangulaires, possèdent ordinai-

Fibres tangentielles postérieures.

Neurones les plus fréquents.

rement deux grosses dendrites polaires, disposées concentriquement au tubercule; leur *axone* fin, descendant et muni de quelques collatérales, se porte vers une destination inconnue (fig. 110, *a*, *b*). *b*) Les autres, fusiformes, triangulaires ou ovoïdes, sont déjà orientées perpendiculairement à la surface du tubercule et présentent des dendrites externes ou périphériques en nombre prépondérant; leur *cylindre-axe*, que nous avons pu suivre parfois jusqu'à la quatrième couche, c'est-à-dire jusqu'à l'assise de substance blanche, s'y divise encore assez souvent en deux branches, l'une interne, l'autre externe. Il s'infléchit quelquefois en avant; mais dans ce cas il est tellement sinueux qu'il déroute toutes les recherches (fig. 110, *b*, b^2, *c*).

Neurones à axone court douteux.

Un certain nombre des neurones de cette couche, en particulier ceux qui possèdent un cylindre-axe très ramifié, appartiennent peut-être à la catégorie des corpuscules à axone court, dont la présence a été signalée ici par Held et Kölliker; jamais, cependant, l'arborisation nerveuse de ces cellules ne nous est apparue avec les caractères indiscutables qui font reconnaître immédiatement les cellules de Golgi; une de ses branches, un peu plus épaisse que les autres, nous a semblé, en tout cas, tendre vers des régions plus éloignées.

Neurones à cylindre-axe pour le bras conjonctival probablement.

Les cylindres-axes de quelques autres neurones font très probablement partie des fibres du bras conjonctival, car il nous est souvent arrivé de voir, dans les préparations de souris âgée de quelques jours, des tubes nerveux fins se détacher de l'écorce blanche externe du tubercule et se perdre sans se ramifier ni s'amincir entre les cellules de la deuxième couche que nous étudions (fig. 109, *K*).

Plexus de fibrilles du ruban de Reil latéral et du bras conjonctival.

Cette assise renferme un plexus très dense de fibrilles très enchevêtrées (fig. 110, *F*), qui semblent provenir, comme nous le verrons bientôt, de branches ascendantes du ruban de Reil latéral; d'autres émanent, aussi, du bras conjonctival; ces dernières se détachent, l'une après l'autre, de l'écorce blanche constitutive de ce bras, traversent obliquement les divers plans de la deuxième couche et vont se ramifier, puis se terminer au contact de ses cellules; elles pénètrent probablement encore jusqu'aux neurones de la troisième couche pour se comporter de même avec eux. On aperçoit leurs arborisations, en *f*, sur la figure 113, dessinée d'après une préparation tirée de la souris nouveau-née; elles y sont très maigres et d'apparence très embryonnaire; elles seraient peut-être plus amples chez un animal plus âgé, si on pouvait les y imprégner.

3° COUCHE DES GRANDES CELLULES MULTIPOLAIRES. — Tous les corpuscules de cette assise ne sont pas de grande taille; certains n'ont, comme les précédents, que 8 à 12 μ de diamètre; le plus grand nombre atteint cependant de grandes dimensions, c'est-à-dire 24 et 28 μ. Quelques-uns de ces gros éléments présentent, dans les préparations au Nissl provenant du lapin, du cobaye et du chat, un protoplasma abondant, parsemé de fuseaux chromatiques.

Taille.

Forme.

La forme générale de ces cellules, déjà aperçues par mon frère [1], est

1. P. RAMÓN, Investigaciones micrográficas en el encéfalo de los batracios y reptiles y en los cuerpos geniculados y tubérculos cuadrigéminos de los mamíferos. Zaragoza, 1894.

étoilée ou triangulaire. Plusieurs dendrites volumineuses divergent et partent du corps vers la périphérie du tubercule ; elles pénètrent dans la deuxième couche et même dans la première ; d'autres, moins épaisses, partent des côtés et de la face profonde du corps ; elles sont donc latérales ou descendantes. On rencontre également, mais moins souvent, des cellules fusiformes avec deux bouquets d'appendices protoplasmiques variqueux, l'un ascendant, l'autre descendant (fig. 110, C, d).

Le cylindre-axe, épais et descendant, se comporte de la même façon pour toutes les cellules grosses et moyennes de cette couche. Après avoir parcouru perpendiculairement à la surface du tubercule ou en serpentant un espace variable, après avoir émis durant ce trajet des collatérales destinées aux troisième et quatrième couches, il se métamorphose en tube horizontal de cette dernière, comme Held et mon frère [1] l'avaient déjà vu. Cette transformation s'opère de deux manières : soit, comme on le voit sur la figure 110, en e, h, par simple inflexion, due à ce que le cylindre-axe se porte en bas et en dehors pour s'incorporer à l'assise des fibres acoustico-réflexes ; soit par division en deux branches, dont l'une externe et descendante va faire partie également des fibres réflexes acoustiques (fig. 107, J), et dont l'autre, interne, devient un tube commissural qui gagne et franchit la ligne médiane.

Axone ; sa participation à la voie acoustique réflexe.

4° COUCHE DE SUBSTANCE BLANCHE OU CELLULO-FIBRILLAIRE. — Cette zone est extrêmement épaisse ; elle est formée de gros paquets plexiformes de fibres myélinisées qui cheminent concentriquement à la surface du tubercule quadrijumeau postérieur et laissent entre elles des interstices ; c'est là que sont logées des cellules nerveuses de taille grande et moyenne, cellules très semblables aux neurones que nous avons décrits dans la couche précédente.

Ses éléments constitutifs.

Neurones. — Ces corpuscules, souvent étoilés ou triangulaires, sont pourvus de dendrites épaisses ; les unes montent dans les deuxième et troisième assises, les autres s'enfoncent et se terminent d'ordinaire dans la quatrième, mais il n'est pas rare qu'elles descendent jusqu'au centre gris du tubercule. Toutes ces expansions sont velues et fréquemment divisées pendant leur parcours (fig. 110, I, J).

Leur cylindre-axe parcourt un trajet qui ne diffère pas essentiellement de celui que décrit l'axone issu de la troisième couche ; il fait un crochet, puis se continue par un ou deux tubes de la substance blanche. Lorsque par son inflexion il n'engendre qu'une seule fibre horizontale, celle-ci se porte en dehors, dans la plupart des cas, et se transforme en conducteur de la voie acoustique réflexe.

Axone pour la voie acoustique réflexe.

Nous reproduisons, en J, I, f, sur la figure 110, dessinée d'après une coupe du tubercule quadrijumeau postérieur du chien âgé de quelques jours, une particularité que l'on observe très fréquemment sur le trajet initial du cylindre-axe des cellules des troisième et quatrième couches. On remarque, en effet, qu'au lieu de s'incorporer de suite au plan de substance blanche, cet axone commence par descendre dans la couche grise centrale, y abandonne des collatérales qui s'y ramifient, décrit un arc à concavité

Son crochet initial et la loi d'économie de trajet des collatérales.

1. P. RAMÓN, voir la note de la page précédente.

extérieure, remonte ainsi jusqu'aux faisceaux fibrillaires horizontaux et se continue par des tubes placés à diverses hauteurs dans la couche cellulo-fibrillaire.

Ce crochet initial, qui peut atteindre une complication encore plus grande, est d'une très grande fréquence, comme nous le verrons bientôt, dans les lobes optiques des vertébrés ainsi que dans un très grand nombre de districts de l'écorce cérébrale. C'est, à notre avis, une preuve de plus en faveur de la loi d'économie de trajet des collatérales initiales. Rappelons que, d'après cette loi, la nature semble se préoccuper, tout comme les ingénieurs électriciens, de réduire autant que possible la longueur des conducteurs de petit diamètre ou collatérales, bien qu'en échange il lui faille allonger notablement le parcours des axones, c'est-à-dire des conducteurs à gros calibre.

Fibres nerveuses. — Les faisceaux de tubes nerveux de la quatrième assise sont très épais ; on voit nettement, dans les coupes sagittales des tubercules quadrijumeaux colorées au Weigert-Pal, qu'ils constituent une formation située presque exclusivement dans la partie antéro-inférieure du tubercule postérieur, c'est-à-dire à la limite même du tubercule antérieur (fig. 116, *f*).

Leur disposition en deux plans.

Cette formation renferme confondues et entremêlées des fibres de provenances diverses ; on y peut distinguer néanmoins deux plans ; un *plan externe* contenant des fibres de petit ou de moyen diamètre, et un *plan interne* composé de tubes ordinairement épais. Ces deux plans, unis par des faisceaux de fibres d'épaisseur intermédiaire, sont faciles à reconnaître sur les préparations au Weigert-Pal et au chromate d'argent.

Origine principale dans le ruban de Reil latéral.

Terminaison dans le toit du tubercule.

a) Les *tubes du plan externe* ou *superficiel* nous semblent être pour la plupart des branches de bifurcation des fibres du ruban de Reil latéral. Quelques-unes de ces branches franchissent peut-être le raphé et se terminent dans l'écorce du tubercule postérieur opposé ; mais le plus grand nombre se ramifient dans l'écorce du tubercule qu'elles enveloppent. Leur très grande longueur, chez le chat et le lapin, empêche de savoir comment elles se terminent dans les diverses couches de cette écorce. Chez la souris nouveau-née cette détermination est plus facile ; nous avons pu nous assurer ainsi qu'elles s'épanouissent en arborisations terminales complexes au contact des cellules des seconde, troisième et quatrième assises (fig. 112, *g*). Ces arborisations paraissent rudimentaires et pauvres en ramuscules chez la souris âgée de quelques jours ; mais il est à supposer qu'elles présenteraient de plus amples proportions chez le lapin et le chat de quinze à vingt jours, si on parvenait à les imprégner par le chromate d'argent.

Collatérales pour la substance grise centrale.

Les fibres acoustiques réflexes qui forment le plan externe de l'assise cellulo-fibrillaire, émettent pendant leur trajet horizontal des collatérales ascendantes et descendantes ; ces dernières, on le voit sur la figure 110, en *s*, se ramifient dans la substance grise centrale du tubercule. Nous y avons aussi observé la pénétration de fibres acoustiques terminales (fig. 107, *g*).

Origine principale dans le toit

b) Les *tubes du plan interne*, les gros tubes par conséquent, ont une autre origine ; ce sont pour la plus grande part ou des cylindres-axes issus des cellules logées dans les seconde, troisième et quatrième couches, ou des

axones qui sont montés de la substance grise centrale. Nous avons déjà dit
qu'il s'y ajoute quelques fibres acoustiques inférieures.

du tubercule.

Si l'on tient compte de leur provenance, on voit que les gros tubes du
plan interne appartiennent à deux espèces ; les uns sont des conducteurs
directs, nés des cellules du tubercule quadrijumeau qu'ils parcourent, les
autres des conducteurs croisés ou commissuraux provenant des neurones du

*Tubes di-
rects et tubes
croisés.*

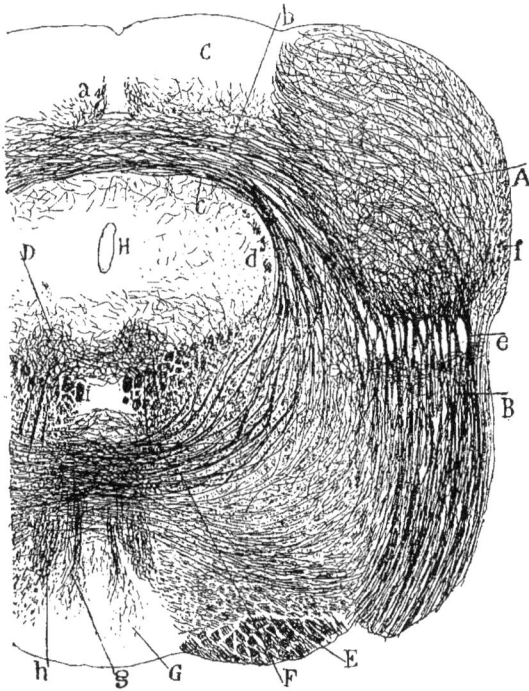

Fig. 111. — Coupe frontale et un peu oblique du tubercule quadrijumeau postérieur
et de la région de la calotte ; souris adulte. Méthode de Weigert-Pal.

A, noyau du tubercule ; — B, ruban de Reil latéral ; — C, bord postérieur du tubercule quadrijumeau antérieur, visible grâce à l'obliquité de la coupe ; — F, voie optico-acoustique descendante ou réflexe ; — c, commissure des tubercules postérieurs.

tubercule opposé. Ce sont ces derniers tubes qui édifient la grande commissure des tubercules quadrijumeaux postérieurs (figs. 110, R et 111, c).

Tous ces tubes, qu'ils soient directs ou croisés, prennent, en définitive,
une direction descendante, en côtoyant la partie interne de la substance
grise centrale du tubercule. Pendant ce trajet, ils émettent pour cette substance quelques collatérales descendantes déjà vues par mon frère ; ils
lancent aussi des collatérales ascendantes et interstitielles dans les troisième
et quatrième assises, où elles se ramifient. Les tubes, continuant leur cours,
longent en dehors la face interne du noyau du tubercule postérieur et en
dedans la racine descendante du nerf masticateur ; ils gagnent ensuite la

Trajet.

Leurs deux destinations ; voies acoustiques réflexes descendantes, directe et croisée.

substance réticulée grise de la calotte, c'est-à-dire le plan inférieur des tubercules quadrijumeaux et prennent là deux directions Les uns, groupés en petits faisceaux lâches, restent dans la substance réticulée, en dehors du noyau rouge, et constituent selon toute vraisemblance une voie acoustique réflexe directe et descendante. Les autres, bien plus nombreux, continuent leur trajet curviligne, passent transversalement au travers du plan antérieur de la substance réticulée grise de la calotte, non loin du ganglion interpédonculaire, s'entrecroisent sur la ligne médiane avec leurs congénères opposés, comme nous le verrons faire à la voie optique réflexe issue du tubercule quadrijumeau antérieur, et pénètrent enfin dans la substance réticulée de l'autre moitié de la calotte où ils forment la voie acoustique réflexe croisée et descendante.

Aspect de ces voies chez la souris.

L'itinéraire des voies acoustiques réflexes, tel que nous venons de l'exposer, apparaît d'une façon suffisamment claire sur des coupes frontales imprégnées au chromate d'argent et faites à travers le tubercule quadrijumeau postérieur de la souris âgée de quelques jours (fig. 113, I). On le suit également bien sur des coupes faites dans le même sens et colorées par la méthode de Weigert-Pal (fig. 111, F). On se rend compte ici d'un fait intéressant ; c'est que voies acoustiques et voies optiques réflexes descendantes ne forment qu'un tout continu dans lequel seules les fibres entrecroisées sur la ligne médiane présentent une différence de pure position ; la plupart des fibres venues du tubercule antérieur et constituant la décussation de Meynert (*Meynerts'che fontainearlige Kreuzung* des auteurs allemands), traversent, en effet, la ligne médiane à un niveau plus élevé que celles du tubercule postérieur.

Décussation de Meynert.

Opinion peu probable de Held.

Held affirme qu'un grand nombre de fibres de la voie acoustique réflexe pénètrent dans le ruban de Reil latéral; nous n'avons jamais pu confirmer cette assertion, comme le prouvent les figures 110, en *E*, et 113, en *D*.

5° COUCHE DE LA SUBSTANCE GRISE CENTRALE. — On remarque entre l'aqueduc de Sylvius et l'assise cellulo-fibrillaire précédente une lame de substance grise, disposée concentriquement au tubercule et en continuité inférieurement avec les noyaux voisins du faisceau longitudinal postérieur.

Ses deux sous-zones.

Lorsqu'on examine cette substance sur des coupes au Nissl, on voit qu'elle présente deux sous-zones dans sa région supéro-externe. L'une, ou la sous-zone externe, est remplie de cellules fusiformes ou triangulaires qui atteignent 12 à 14 μ chez le lapin; c'est une bande étroite, soudée au niveau du raphé à la bande du tubercule opposé par un petit amas gris moins riche en cellules. L'autre, ou sous-zone interne, renferme des neurones plus petits, plus pâles, dont le protoplasma est presque entièrement dépourvu de chromatine. Etudions d'un peu plus près les cellules de ces deux sous-zones.

a) *Sous-zone externe.* — Ses neurones, que nous avons réussi à bien imprégner chez la souris, le chien et le chat, affectent, nous l'avons dit et on peut le voir sur les figures 110, en *r*, *K* et 113, en *D*, la forme en fuseau ou en triangle. Leurs dendrites se portent souvent dans une direction perpendiculaire à la surface du tubercule ; elles sont donc les unes ascendantes, les

autres descendantes ; mais il n'y a là rien d'absolu et les variantes abondent. *Axone pour*
Le cylindre-axe se dirige en haut ou sur les côtés, selon la place occupée par *la voie acous-*
sa cellule d'origine ; il décrit fréquemment un grand crochet d'où partent *tique réflexe.*
deux ou plusieurs collatérales ramifiées dans la substance grise centrale ;
enfin, il entre dans la couche cellulo-fibrillaire située au-dessus et se continue par un des tubes acoustiques réflexes de cette couche. Cette continuité
a lieu souvent par une bifurcation en branches externe et interne, comme la
chose est visible sur la figure 110, en *r*.

   b) *Sous-zone interne*. — Cette région, à laquelle on peut aussi donner le

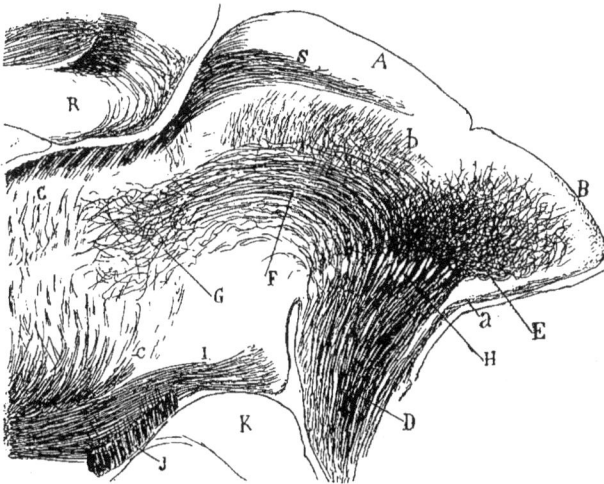

Fig. 112. — Coupe sagittale et latérale du cerveau moyen ; souris nouveau-née.
Méthode de Golgi.

A, tubercule quadrijumeau antérieur ; — B, tubercule quadrijumeau postérieur ; — C, corps
genouillé externe ; — D, ruban de Reil latéral ; — E, plexus du noyau du tubercule quadrijumeau postérieur ; — F, voie acoustique centrale ; — G, corps genouillé interne ; — J, bandelette optique ; — I, pédoncule cérébral ; — K, éperon temporal du cerveau.

nom de *péri-épendymaire* à cause de son siège, renferme un moins grand
nombre de corpuscules nerveux, d'une imprégnation plus difficile, d'ailleurs. Leurs dimensions sont également plus réduites ; ils sont fusiformes,
ovoïdes, triangulaires ou polygonaux ; il en part des dendrites ténues et divergentes, ainsi qu'un mince cylindre-axe qui, à ses débuts, lance plusieurs col- *Axone à*
latérales flexueuses ; quant à sa terminaison, nous ne l'avons pas vue de *destination*
façon très nette dans nos préparations. *inconnue.*

   Plexus. — On découvre dans la couche grise centrale un plexus nerveux
extrêmement abondant. Jusqu'à présent voici ceux de ses éléments composants dont l'origine nous soit connue : 1° des collatérales et des terminales *Ses fibres*
descendant des branches supérieures du ruban de Reil latéral (fig. 110, *s*) ; *composantes*
2° des collatérales provenant des cylindres-axes de la voie acoustique réflexe *et leur origine.*
voisine ; 3° des collatérales issues des cylindres-axes appartenant aux cellules

de la substance grise centrale elle-même ; 4° des collatérales de la voie longitudinale péri-épendymaire que nous étudierons plus loin.

Ce plexus n'est pas interrompu par le raphé ; ses fibres passent d'un côté
à l'autre ; il en est de même pour les dendrites des cellules de la substance
centrale ; en sorte qu'il existe réellement une commissure antérieure de
collatérales nerveuses et une commissure de dendrites, celle-ci moins marquée.

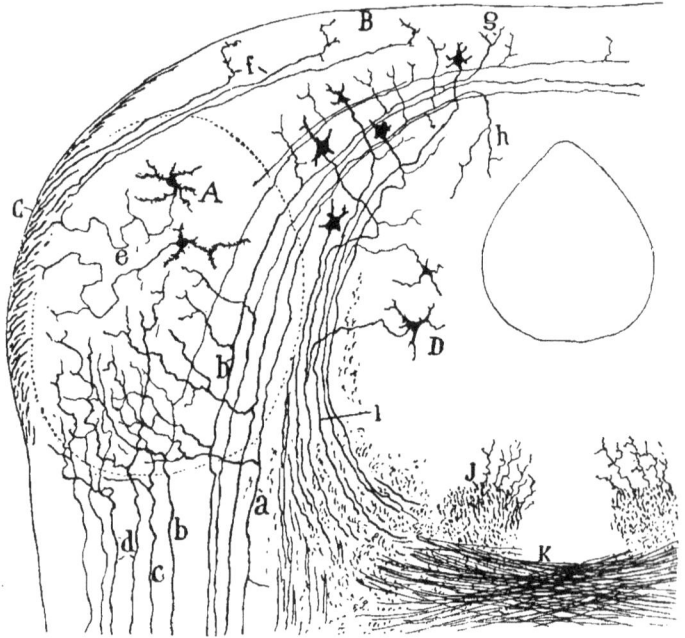

FIG. 113. — Coupe frontale et demi-schématique du tubercule quadrijumeau postérieur
souris âgée de quelques jours. Méthode de Golgi.

A, noyau du tubercule ; — B, écorce supérieure du tubercule ; — C, bras conjonctival ; —
D, substance grise centrale ; — K, entrecroisement du pédoncule cérébelleux supérieur ; —
a, b, c, d, fibres acoustiques ou du ruban de Reil latéral.

*Voie longi-
tudinale péri-
épendymaire.*

Nous venons de parler d'une voie longitudinale péri-épendymaire dont
nous nous occuperons bientôt ; mentionnons ici que cette voie très considérable traverse d'arrière en avant la sous-zone interne de la substance grise
centrale du tubercule postérieur pour monter jusqu'au cerveau intermédiaire.

TERMINAISONS DE LA VOIE ACOUSTIQUE OU RUBAN DE REIL LATÉRAL
(*lemniscus lateralis*).

Nous avons déjà un peu traité, à la page 8₂3 du tome I de cet ouvrage,
de la manière dont se terminent les fibres de cette voie ascendante. Nous

allons ajouter ici quelques détails, fruits de nouvelles investigations que nous avons faites chez les petits mammifères [1].

Suivant Held, dont nous avons rapporté plus haut l'opinion, le ruban de Reil latéral se termine dans les tubercules quadrijumeaux antérieur et postérieur, en particulier dans le noyau du tubercule postérieur, par des arborisations libres qui se mettent au contact de cellules acoustiques réflexes. Les fibres du ruban destinées au tubercule postérieur se comportent, selon cet auteur, de trois manières différentes : les unes se ramifient dans ce tubercule ; les autres, en petit nombre, passent par-dessus l'aqueduc de Sylvius et vont s'épuiser dans le tubercule postérieur opposé ; quelques autres, enfin, n'entrent aucunement en rapport avec les éminences *testes* et *nates* et constituent une voie acoustique centrale, qui monte jusqu'au cerveau, en empruntant d'abord le bras conjonctival.

Opinion de Held ; voies acoustiques réflexe et centrale.

Kölliker n'a trouvé aucune trace de cette voie centrale acoustique ; son existence lui paraît donc peu probable ; par contre, il a constaté l'existence des arborisations libres formées par les fibres du ruban de Reil latéral dans les tubercules antérieur et postérieur, dans le noyau du dernier, plus particulièrement.

Inexistence de la voie centrale. d'après Kölliker.

Nos observations confirment, au contraire, les points les plus essentiels des assertions de Held. Il existe, en effet, d'après nos recherches, deux sortes de fibres ascendantes dans le ruban ; les unes sont des *fibres réflexes*, destinées aux tubercules quadrijumeaux, les autres sont des *fibres centrales*, qui dépassent les tubercules et se terminent, en grande partie du moins, dans le corps genouillé interne (fig. 112, *F*) et non dans le cerveau, comme le croit Held.

Notre opinion : fibres réflexes et fibres centrales.

Faisceau acoustique réflexe. — Les fibres acoustiques réflexes forment le contingent principal du ruban de Reil latéral dont elles occupent le plan postérieur. Parvenues au noyau du tubercule postérieur, elles s'y dispersent et remplissent de leurs arborisations étendues les espaces laissés par les cellules nerveuses étoilées que nous avons décrites précédemment. Ce dernier détail, découvert par Held, a été constaté par Kölliker et nous [3].

Toutes les fibres ne se comportent pas de cette façon, ni aussi simplement que Held et Kölliker le dessinent. Nombre d'entre elles se divisent, en effet, en deux branches, dont les territoires de distribution sont passablement éloignés l'un de l'autre. Voici, du reste, les principales espèces de fibres que leurs connexions diverses nous ont permis de reconnaître dans les préparations tirées du lapin et de la souris nouveau-nés.

Ses diverses catégories de fibres, suivant leurs connexions.

1° *Fibres destinées exclusivement au noyau du tubercule quadrijumeau postérieur.* — Ces tubes se bifurquent en arrivant au noyau ; les branches qu'ils produisent montent en serpentant, se ramifient abondamment dans le noyau et entrent en relation avec de nombreux neurones par les nids lâches qu'elles

---

1. S. Ramón y Cajal, Estructura del tubérculo cuadrigémino posterior. *Trab. del Labor. de Invest. biol.*, t. I, 1902, et *Deutsche medizin. Wochenschr.*, 17 April 1902.
2. Held, Das centrale Gehörleitung. *Arch. f. Anat. u. Physiol.* Anat. Abteil, 1893.
3. S. R. Cajal, voir note 1, même page.

forment autour d'eux (figs. 113, *d* et 114, *A*). Ce sont les fibres que Held et Kölliker ont surtout étudiées.

2° *Fibres bifurquées et dont une branche se termine dans le noyau du tubercule et l'autre dans l'écorce du tubercule même.* — On voit, en *a* et *b*, sur la figure 113, quelques-unes de ces fibres ; elles constituent certainement le plus grand nombre des conducteurs assignés au tubercule postérieur. On remarquera que la branche destinée au noyau est tantôt plus, tantôt moins épaisse que la branche horizontale ou supérieure ; celle-ci gagne la couche des fibres de l'écorce du tubercule et s'y termine, à distance variable, par des arborisations étendues entre les cellules nerveuses superficielles, moyennes et profondes.

La plupart des branches horizontales partent de la fibre acoustique génératrice en un point qui est situé au-dessous et en dedans du tubercule postérieur (fig. 113, *a*) ; d'autres naissent dans l'intérieur même de ce tubercule et continuent la fibre mère (fig. 113, *b*) ; d'autres enfin, mais en petit nombre, traversent la région externe du noyau et deviennent ensuite plus superficielles dans l'écorce supérieure du tubercule. Observons encore que les branches destinées au noyau et provenant d'une même fibre acoustique peuvent être au nombre de deux et même trois ; elles forment alors la terminaison principale de la fibre (fig. 113, *b*).

Les arborisations de toutes les branches horizontales ou supérieures produisent dans la partie de l'écorce du tubercule située au-dessus de l'aqueduc un plexus touffu, qui entre en rapport avec

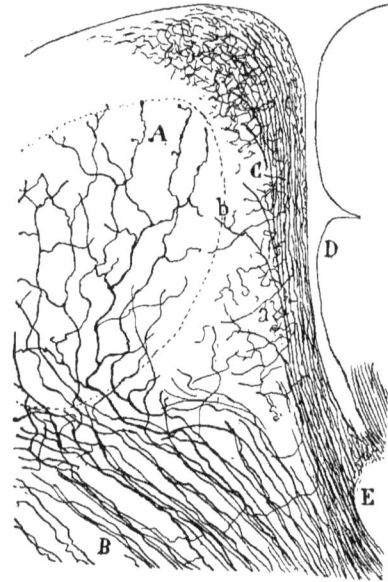

FIG. 114. — Coupe sagittale du tubercule quadrijumeau postérieur ; souris âgée de quatre jours. Méthode de Golgi.

A, noyau du tubercule ; — B, ruban de Reil latéral ; — C, couche fibrillaire descendante de la face postérieure du tubercule ; — D, cervelet ; — E, portion du ruban contribuant à la couche C.

les cellules siégeant en ce point. Chez le chat âgé de quelques jours, ce plexus est en grande partie formé de fibres ascendantes et sinueuses ; il y est extrêmement dense et compliqué au point de prendre l'apparence d'une bandelette, surtout dans les assises cellulaires externe et moyenne de l'écorce du tubercule (figs. 107, *I* et 113, *g*).

Quelques fibres du ruban de Reil abandonnent aussi des collatérales à la substance grise centrale du tubercule ou s'y terminent elles-mêmes (figs. 107, *h*, *g*, et 113, *h*). D'autres enfin, en nombre passablement considérable, franchissent la ligne médiane, comme l'avait vu Held, et se rendent peut-être à l'écorce du tubercule opposé. Nous ne l'affirmons pas, car en raison de leur grande longueur il est difficile de reconnaître la destination exacte de ces fibres entrecroisées.

3° Fibres destinées à la fois aux tubercules antérieur et postérieur. — On
voit souvent, sur les coupes transverses, des fibres, qui, avant de pénétrer ou
même après avoir pénétré dans le noyau du tubercule postérieur, émettent
une branche épaisse à direction antéro-supérieure. Même constatation sur les
coupes sagittales ; mais on observe en outre que cette branche se perd dans
la couche interne des fibres horizontales du tubercule antérieur et qu'elle
s'y arborise sans qu'il soit possible de savoir comment elle se termine. Quant à
la branche postérieure, elle se ramifie dans le noyau du tubercule postérieur
(fig. 115, *c*).

4° Fibres destinées exclusivement au tubercule quadrijumeau antérieur. — On
observe parfois dans les coupes sagittales du cerveau de souris et de lapin, des
fibres qui font partie des plans moyens ou antérieurs du ruban de Reil, et qui
atteignent, sans se ramifier en apparence, la couche des tubes transversaux du
tubercule antérieur. Ces fibres, découvertes et figurées par Held, sont assez
rares, à en juger par nos préparations (fig. 115, *e*).

Existe-t-il d'autres fibres du ruban qui aillent à la couche blanche limitante
du tubercule postérieur ? Le fait est possible, mais exige de nouvelles recherches.
En tout cas, voici ce que nous avons constaté et ce que nous avons reproduit,
en *C*, sur la figure 114. On voit, sur la face postérieure du tubercule, une couche
superficielle de fibres fines qu'il est facile de suivre depuis le sommet du tubercule jusqu'au point d'inflexion du ruban de Reil latéral. Quelques-unes de ces
fibres nous ont paru être descendantes, d'après la manière dont leurs collatérales se détachent ; peut-être proviennent-elles des cellules de l'écorce externe
du tubercule ; d'autres, au contraire, sont ascendantes et pourraient bien être
des fibres acoustiques.

*Fibres pro-
blématiques
pour l'écorce
dorsale du tu-
bercule posté-
rieur.*

Voie acoustique centrale. — Nous comprenons sous cette appellation
toutes les fibres du ruban de Reil latéral qui, pendant leur trajet, émettent
une longue branche allant jusqu'au corps genouillé interne, et cela quel que
soit le mode de distribution de ces fibres dans l'écorce ou le noyau des
tubercules quadrijumeaux antérieur et postérieur.

Définition.

Cette voie est constituée d'ordinaire par le tiers ou davantage des fibres
du ruban ; ce sont surtout les faisceaux antérieurs qui y prennent part, faisceaux qui, si l'on se reporte aux figures 112, en *F* et 115, en *g* et *f*, passent
au voisinage du sillon ou pli préprotubérantiel en décrivant des arcs de
cercle enchevêtrés. Ce n'est pas à dire qu'on n'y trouve pas aussi quelques
fibres provenant du plan principal ou postérieur du ruban.

*Constitu-
tion.*

Tous les auteurs, Held notamment, admettent l'existence d'une voie
acoustique centrale , mais ce dernier n'en fournit aucune preuve matérielle
et il est difficile de décider s'il en a suivi réellement les fibres constitutives.

Des coupes heureuses, faites en direction sagittale et très latérale dans
le cerveau de souris et de lapin âgés de quelques jours, nous ont permis de
surprendre le trajet de ces fibres depuis le ruban de Reil latéral jusqu'au
corps genouillé interne. Nous avons pu découvrir ainsi deux détails qui ne
manquent pas d'importance ; c'est : 1° que la voie centrale cesse en grande
partie, sinon en totalité, dans le corps genouillé interne, et 2° que dans son
parcours à travers le cerveau moyen, elle abandonne souvent des collatérales aux tubercules quadrijumeaux.

*Son exis-
tence constatée
par nous.*

*Fibres qui
la composent
chez la souris
et le rat.*
Voici, d'après leurs connexions, les catégories que nous pourrons distinguer parmi les fibres du ruban de Reil latéral qui sont pourvues d'une branche centrale pour le corps genouillé interne.

1° *Fibres centrales directes ou n'envoyant aucune ramification aux tubercules quadrijumeaux* (fig. 115, *g*). — Ces fibres devraient être abondantes, si nous en croyons Held ; elles sont rares, au contraire ; il se peut même que celles qui

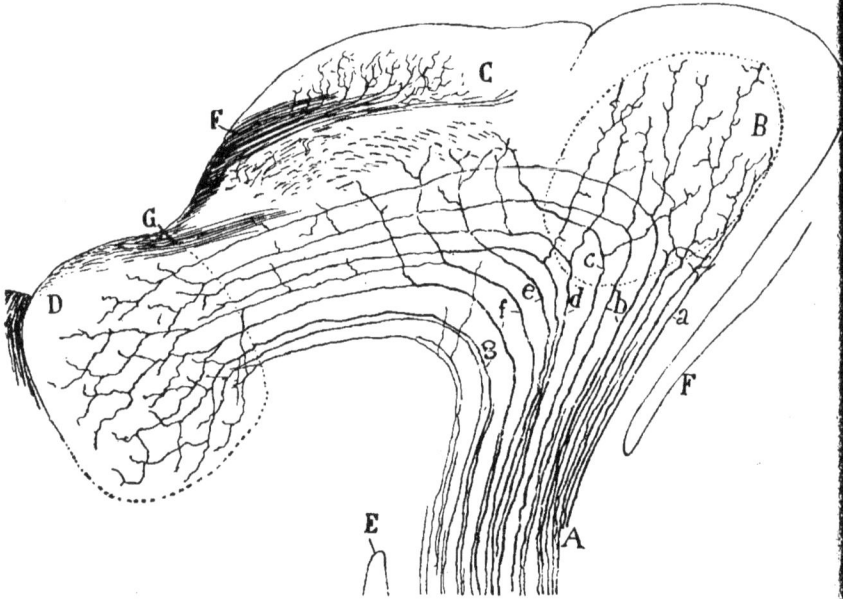

Fig. 115. — Coupe sagittale et latérale demi-schématique du ruban de Reil latéral et de ses terminaisons supérieures chez la souris, d'après la méthode de Golgi.

A, ruban de Reil latéral ; — B, noyau du tubercule quadrijumeau postérieur ; — C, tubercule antérieur ; — D, corps genouillé interne ; — E, sillon préprotubérantiel ; — F, fibres optiques ; — G, fibres d'une voie cortico-bigéminale (?) ; — *c* à *g*, faisceaux antérieurs du ruban.

sont apparues, en petit nombre, dans nos préparations, possèdent, en réalité, des collatérales réflexes, non imprégnées accidentellement.

2° *Fibres à la fois réflexes et centrales, c'est-à-dire bifurquées au-dessous du tubercule postérieur en deux branches, dont une postérieure ou ascendante terminée dans ce tubercule, et une antérieure allant jusqu'à la couche optique* (fig. 115, *b*). — Cette catégorie est assez riche ; elle comprend les faisceaux intermédiaires du ruban. Parfois la branche destinée au tubercule postérieur est grosse et continue le tronc principal ; le cas contraire est rare. Le tubercule peut recevoir aussi quelquefois deux branches au lieu d'une.

3° *Fibres à la fois réflexes et centrales, dont le tronc générateur émet une branche pour le noyau du tubercule postérieur et une autre pour son écorce ; cette dernière branche, d'abord horizontale et interne, chemine au-dessous du tubercule et se mêle aux fibres qui vont à son écorce.* — Ces fibres nous ont paru peu nombreuses ; elles le sont peut-être davantage, car il est impossible de voir dans une seule et même coupe sagittale leurs trois branches terminales (fig. 115, *d*).

4° *Fibres bifurquées à la fois réflexes et centrales, dont la branche supérieure pénètre et s'arborise dans l'écorce du tubercule quadrijumeau antérieur.* — Held a mentionné et dessiné des fibres destinées au tubercule antérieur ou visuel ; il les croit exclusivement réflexes ; en réalité, ce sont des fibres mixtes, réflexes et centrales en même temps, comme on peut le voir, en *f*, sur la figure 115. On notera encore sur cette figure que la branche réflexe ou ascendante surpasse en épaisseur la branche centrale ; celle-ci paraît donc être une simple collatérale. Ces fibres envoient parfois deux ou plusieurs branches au lieu d'une au tubercule antérieur.

C'est d'après les observations que nous avons faites chez la souris et le rat que nous avons distingué ces catégories. Il en pourrait être autrement et avec des proportions différentes pour les diverses sortes de fibres chez les autres mammifères, homme, chien, chat, etc. Pour n'en donner qu'un exemple, nous citerons les fibres de la première espèce, qui, peu abondantes chez la souris, nous ont paru être relativement fort nombreuses dans le ruban de Reil latéral du chien et du chat. *Composition différente possible chez les autres mammifères.*

Trajet ultérieur et terminaison de la voie acoustique centrale dans le corps genouillé interne. — Toutes les branches longues ou antérieures du ruban de Reil latéral, qu'elles soient collatérales ou terminales, se dirigent en avant en se plaçant dans le plan profond du bras conjonctival ; elles abandonnent, pendant leur trajet, quelques collatérales courtes aux cellules de la substance réticulée grise qui adhère à cette partie du tubercule quadrijumeau antérieur, et se terminent, enfin, dans le corps genouillé interne par des arborisations libres, diffuses, amples et très compliquées. Nous étudierons ces dernières et les cellules avec lesquelles elles s'articulent quand nous en arriverons à l'étude de l'organe qui les renferme.

CHAPITRE IX

TUBERCULE QUADRIJUMEAU ANTÉRIEUR

COUCHES DIVERSES DE CE CENTRE. — TERMINAISON DES FIBRES OPTIQUES. — VOIES OPTIQUES RÉFLEXES. — VOIE LONGITUDINALE PÉRI-ÉPENDYMAIRE (FAISCEAU LONGITUDINAL DORSAL DE SCHÜTZ).

Ses rapports avec le nerf optique.

Le tubercule quadrijumeau antérieur où se terminent un grand nombre des fibres du nerf optique, comme l'avaient soupçonné Meynert et Gudden et comme l'ont établi les neurologistes modernes, est beaucoup plus compliqué que le tubercule postérieur. Son écorce grise est plus étendue, plus épaisse, et ses assises aux cellules de formes très différentes paraissent plus accusées.

Sa déchéance anatomique et physiologique chez l'homme.

Ce centre nerveux présente un fait singulier et du reste connu : son volume est bien plus considérable chez les vertébrés inférieurs que chez l'homme, chez qui sa structure porte des traces d'atrophie et de dégradation. Pour s'en rendre compte, il suffit de comparer la description de ce tubercule chez les mammifères à celle de son homologue, le lobe optique, chez les oiseaux et les reptiles [1]. La cause de cette déchéance est aisée à comprendre. Chez les vertébrés inférieurs, le lobe optique accomplit deux fonctions ; d'une part, il sert de station aux courants optiques réflexes et, de l'autre, il est le siège de la perception visuelle ; pour répondre à ce double rôle, il possède une structure dont la complication ne se retrouve peut-être à un degré aussi marqué dans aucun autre centre nerveux. Chez les mammifères, les fonctions du tubercule quadrijumeau antérieur se sont amoindries ; il a cédé sa part dans la perception visuelle à un autre centre plus élevé, au lobe occipital du cerveau, et n'est plus chargé que des phénomènes réflexes, c'est-à-dire de la coordination automatique des mouvements d'accommodation et de convergence des pupilles ; sa structure a donc dû éprouver des réductions correspondantes.

Couches du tubercule quadrijumeau antérieur. — Les couches cellulaires

---

1. Les expériences physiologiques de Munk et Steiner semblent avoir démontré que la perception visuelle a déjà émigré chez les oiseaux, et que, tout comme chez les mammifères, elle est allée se localiser dans la face interne de la vésicule cérébrale antérieure.

de l'écorce de ce tubercule ont été étudiées en détail par Tartuferi [1], P. Ramón [2], nous-même [3], Held [4] et Kölliker [5].

Tartuferi reconnaît à cette écorce les assises suivantes : 1° *un stratum zonale* ; 2° *une zone cendrée* ; 3° *une zone blanc cendré externe* ; 4° *une zone blanc cendré interne.* Il serait plus avantageux, à notre avis, de donner à ces couches, d'ailleurs assez bien délimitées, des dénominations qui rappellent soit un de leurs caractères histologiques, soit une de leurs particularités fonctionnelles. Aussi préférerons-nous la division de l'écorce en : 1° *zone marginale ou des cellules horizontales* ; 2° *zone des cellules fusiformes verticales* ; 3° *zone des fibres optiques ou fibres antéro-postérieures* ; 4° *zone*

*Leur no-menclature :
1° d'après Tartuferi.*

2° d'après nous.

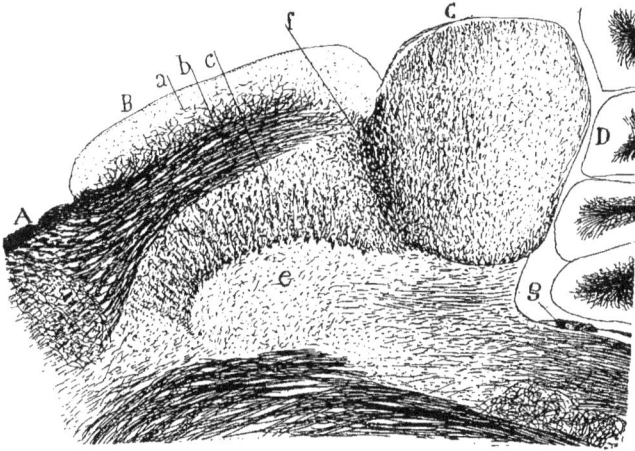

FIG. 116. — Coupe sagittale et un peu latérale des deux tubercules quadrijumeaux antérieur et postérieur, chez le cobaye. Méthode de Weigert-Pal.

A, région postérieure du corps genouillé externe et de la bandelette optique ; — B, tubercule quadrijumeau antérieur ; — C, tubercule postérieur ; — D, cervelet ; — a, écorce grise superficielle du tubercule antérieur ; — b, couche des fibres optiques ; c, couche des fibres transversales ; — e, substance grise centrale ; — f, fibres commissurales du tubercule postérieur ; — g, entrecroisement du nerf pathétique.

ganglionnaire ou des fibres horizontales (couche du nerf optique de Schwalbe) ; 5° *zone de la substance grise centrale.*

1° ZONE DES CELLULES HORIZONTALES. — Cette couche comprend deux formations. La première, de faible épaisseur et située à la surface même du tubercule, est constituée par des fibres tangentielles, fines, la plupart sans myéline et d'origine encore indéterminée (fig. 118). La seconde, placée plus

Ses deux étages.

1. TARTUFERI, Sull' anatomia minuta delle eminenze bigemine anteriori dell' uomo. Milano, 1885.
2. P. RAMÓN, Investigaciones en los centros ópticos de los vertebrados. Thèse, Zaragoza, 1890.
3. S. R. CAJAL. Apuntes para el estudio del bulbo raquídeo, cerebelo, etc. Anal. de la Soc. españ. de Histor. natur., 1895.
4. HELD, Die centrale Gehörleitung. Arch. f. mikrosk. Anat., 1893.
5. KÖLLIKER. Handbuch der Gewebelehre. 6ª Aufl., 1896.

profondément, est une étroite bande de cellules, qui ne se distingue pas très bien de l'assise sous-jacente.

Ses types cellulaires.

Parmi ces cellules, presque toutes de taille petite ou moyenne, nous pourrons reconnaître les types suivants :

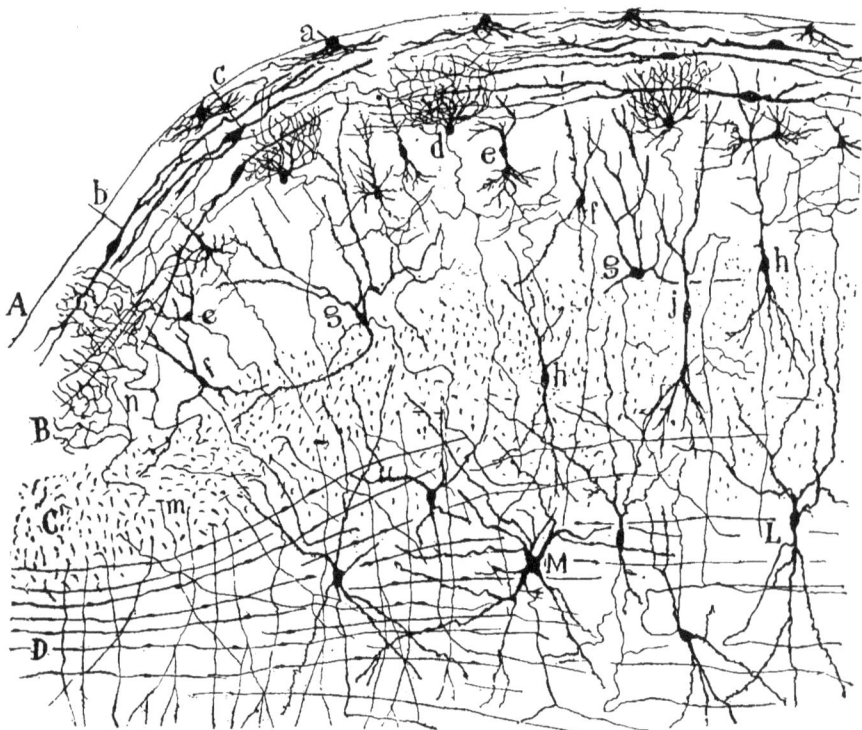

Fig. 117. — Coupe transversale du tubercule quadrijumeau antérieur ; lapin âgé de 8 jours. Méthode de Golgi.

A, surface du tubercule tout près de la ligne médiane ; — B, couche grise superficielle ou couche cendrée de Tartuferi comprenant les zones des cellules horizontales et des cellules fusiformes verticales ; — C, couche des fibres optiques ; — D, couche des fibres transversales ou zone blanc cendré profonde de Tartuferi ; — L, M, cellules de la couche ganglionnaire ou des fibres transversales ; — a, cellules marginales ; — b, cellules fusiformes transversales ou horizontales ; — c, autre cellule de même espèce, montrant bien son cylindre-axe ; — d, petites cellules à bouquet dendritique compliqué ; — e, cellules fusiformes verticales ; — f, g, différents types cellulaires de la couche grise superficielle ; — h, j, cellules fusiformes de la zone des fibres optiques ; — m, collatérale descendante allant à la substance grise centrale ; — n, arborisation terminale des fibres optiques.

a) Des *neurones marginaux*, petits et situés au voisinage des fibrilles tangentielles. Leur *corps* ovoïde ou en forme de mitre émet sur ses côtés des *dendrites* courtes et enchevêtrées (fig. 117, *a*) ; il donne également naissance à un *cylindre-axe* très fin, *descendant*, qu'il est impossible de poursuivre bien loin à cause des sinuosités de son trajet.

b) Des *cellules horizontales*, fusiformes ou triangulaires, plus grandes que les neurones précédents et logées au-dessous d'eux (fig. 117, *b*). Elles sont caractérisées par leurs *dendrites* horizontales épaisses, très longues et épineuses, au nombre de deux ou davantage. Certaines de ces cellules siègent dans la seconde zone, mais elles ont abandonné l'aspect fusiforme pour devenir triangulaires et même étoilées (fig. 118, *B*). Dans un grand nombre de cellules de ce second type, le *cylindre-axe* monte par échelons à travers divers étages de la deuxième zone et échappe à toute étude; dans d'autres cellules, peut-être de la même espèce, il est plus facile à suivre, puisqu'après un parcours variable, on le voit descendre et s'incorporer à la couche des fibres nerveuses transversales (fig. 118, *C*) ; enfin, dans quelques autres cellules triangulaires ou polygonales il descend, au contraire, immédiatement vers cette couche (fig. 118, *A*, *D*).

c) Des *corpuscules ovoïdes ou piriformes* de petites dimensions. Ils émettent du côté périphérique un large bouquet de *dendrites* qui s'allongent sous les fibres tangentielles, et du côté central un *axone* délié qui descend vers la couche des fibres transversales et s'y introduit (fig. 117, *d*).

2° ZONE DES CELLULES FUSIFORMES VERTICALES. — Cette couche est plus épaisse que la précédente ; elle correspond à la zone cendrée de Tartuferi et constitue la station principale de distribution des fibres optiques. Un simple coup d'œil jeté sur la figure 117, en *e*, *f*, *g*, montre les diverses particularités des cellules de cette couche qui sont allongées dans le sens vertical et possèdent un tronc protoplasmique radialement dirigé vers la périphérie. Les formes très diverses qu'affectent les neurones de cette assise permettent de distinguer parmi eux :

Elle sert de station terminale aux nerfs optiques.

Ses types cellulaires.

a) Des *cellules fusiformes* de taille moyenne ou petite, pourvues de deux *troncs dendritiques*, l'un ascendant, l'autre descendant, qui se décomposent en bouquets (fig. 117, *e*). Le *cylindre-axe* de ces éléments émet quelques collatérales dans la zone où il prend naissance et plonge jusqu'à la couche des fibres transversales.

b) Des *cellules fusiformes et volumineuses*, ressemblant un peu à certains gros neurones du lobe optique des vertébrés inférieurs. Nous en montrons sur la figure 119 quelques exemplaires qui proviennent du cerveau moyen du lapin âgé de quelques jours. Les cellules de ce second type habitent d'ordinaire dans les régions les plus profondes de la deuxième couche et même jusque dans l'épaisseur de la couche des fibres optiques. Elles sont ornées de deux bouquets de *dendrites*, les unes descendantes, les autres ascendantes ; ces dernières montent jusqu'à la limite inférieure de la première zone. Le *cylindre-axe*, dépourvu souvent de toutes collatérales, va se perdre lui aussi dans la couche des fibres transversales.

c) Des *neurones pyramidaux ou piriformes* encore plus grands, ayant un *tronc protoplasmique* radialement dirigé vers la périphérie et décomposé en dendrites dans les seconde et première zones ; ils possèdent, en outre, quelques expansions dendritiques basilaires et divergentes (fig. 117, *f*). Dans ce type, l'*axone* descend également vers la couche des fibres transversales et arciformes et se confond avec elles ; auparavant, il projette quelques collatérales.

d) Des *cellules triangulaires ou ovoïdes*, pourvues de plusieurs *dendrites* volumineuses dirigées vers l'extérieur, d'un petit nombre de dendrites inférieures qui peuvent être absentes et d'un *cylindre-axe* ayant même destination que les précédents. La figure 120 présente, sur l'alignement *A*, plusieurs échantillons de cette espèce. Ces cellules se trouvent au voisinage des fibres optiques ; elles y sont souvent disposées horizontalement et lancent de longues dendrites concentriques à la surface du tubercule. On voit se détacher de ces appendices et du corps cellulaire lui-même des branches ascendantes, lisses, dont les divisions se terminent tout au haut de la deuxième zone.

3° Zone des fibres optiques. — Nous trouvons dans cette assise (fig. 117, *C*) des cellules nerveuses à cylindre-axe long ainsi que des faisceaux de

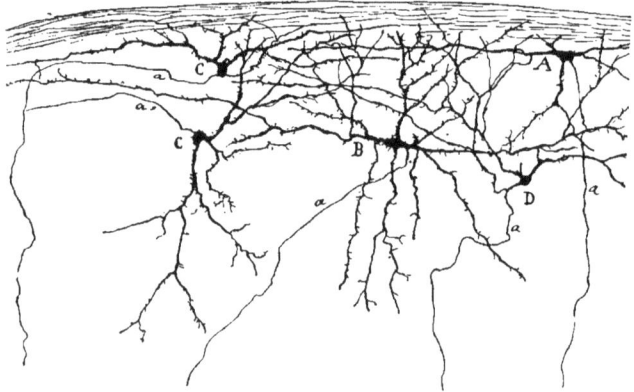

Fig. 118. — Deuxième couche de l'écorce du tubercule quadrijumeau antérieur ou zone des cellules horizontales ; chat âgé de quelques jours. Méthode de Golgi.

a, cylindre-axe.

tubes nerveux dirigés d'avant en arrière et provenant de la bandelette optique dont nous parlerons bientôt. Les cellules appartiennent à différents types. Nous y remarquerons :

Ses types cellulaires.

a) Un *type fusiforme volumineux*, pourvu de deux expansions radiales fort longues et d'un *cylindre-axe* qui part souvent de la dendrite ascendante ou d'un côté du corps (fig. 117, *J*), décrit parfois un crochet au début de son parcours et descend jusqu'à la couche des tubes horizontaux. Ce type répond peut-être à la cellule à crosse que nous avons découverte dans le lobe optique des oiseaux.

b) Un *type triangulaire ou étoilé*, de plus grande taille et dont les *dendrites* ascendantes, latérales et descendantes se divisent à plusieurs reprises. Ses dendrites ascendantes ne parviennent pas jusqu'aux couches superficielles ; quant à son *cylindre-axe*, épais, il s'enfonce dans la zone sous-jacente et se continue par une fibre transversale (fig. 126, *e*).

c) On peut voir sur la figure 126, qu'il existe, en outre, dans la partie profonde de cette couche, de nombreux *neurones à cylindre-axe court, d, g, h, i,* et des *cellules fusiformes, f,* dont l'axone ascendant se termine dans les couches superficielles.

4° ZONE GANGLIONNAIRE OU DES FIBRES TRANSVERSALES (fig. 117, *D*). — C'est la plus épaisse de toutes les assises du tubercule quadrijumeau antérieur. Elle renferme un grand nombre de cellules grandes et moyennes, bien décrites par Tartuferi et enchevêtrées dans des faisceaux de fibres blanches concentriques à la surface du tubercule. Ces neurones possèdent de longues et fortes *dendrites* divergentes, divisées à maintes reprises et bordées d'épines ; celles de ces dendrites qui se portent vers la périphérie vont jusqu'à la couche des fibres optiques et même au delà. L'*axone* est épais. D'ordinaire, il descend sur une certaine longueur, puis se courbe et se dirige horizontalement en dehors pour se continuer par un tube de la couche que nous étudions. Dans les cellules situées à la partie supérieure de la zone, le cylindre-axe a parfois un cours vertical, long et accidenté, pendant lequel il émet souvent des collatérales destinées aux cellules-sœurs de celle qui lui a donné naissance ; quant aux cellules plus profondes, leur cylindre-axe se porte quelquefois immédiatement en dehors. Enfin, d'autres-cellules, en nombre considérable, envoient au contraire leur axone en dedans ; ceux-ci suivent également la courbe de la quatrième zone,

Ses cellules :

1° à axone dirigé en dehors.

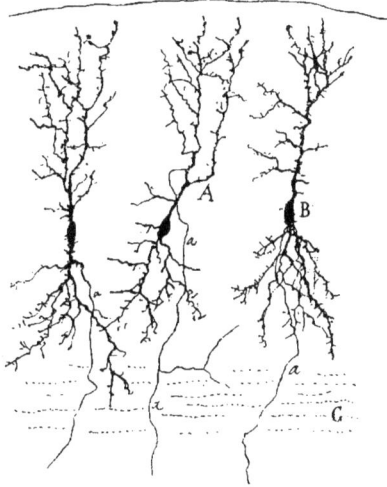

FIG. 119. — Coupe frontale de la région postérieure du tubercule quadrijumeau antérieur du lapin, montrant les grandes cellules fusiformes verticales de la troisième couche. Méthode de Golgi.

2° à axone dirigé en dedans.

arrivent à la ligne médiane, la traversent en avant de la substance grise centrale des tubercules antérieurs et vont se perdre dans le tubercule du côté opposé, sans que nous puissions savoir comment ils s'y terminent. Malgré cette différence de direction, il s'agit probablement de fibres ayant même fonction et même trajet que les autres ; elles ne s'en distingueraient que par le lieu de leur entrecroisement qui s'effectuerait dans la région dorsale des tubercules quadrijumeaux, au lieu de s'opérer dans la région ventrale de la calotte.

En outre des cellules, la quatrième couche possède un système volumineux de faisceaux blancs, dont les uns, transversaux et curvilignes, s'entrecroisent au niveau du raphé avec ceux du côté opposé et dont les autres se continuent en bas et en dehors par la voie optique réflexe descendante. Ce système de faisceaux est constitué par les cylindres-axes issus des

Ses faisceaux blancs ; origine, collatérales, entrecroisement.

seconde, troisième et quatrième couches. Tous ses tubes émettent, pendant leur trajet, des collatérales qui vont s'articuler avec les cellules interstitielles de la zone ganglionnaire et plus rarement avec celles de la substance grise centrale.

Fibres acoustiques entremêlées.

Le système de fibres centrifuges dont nous venons de parler, renferme aussi des tubes acoustiques ascendants, déjà signalés par Held ; mais rien ne permet de les distinguer des conducteurs nés dans le tubercule quadrijumeau antérieur.

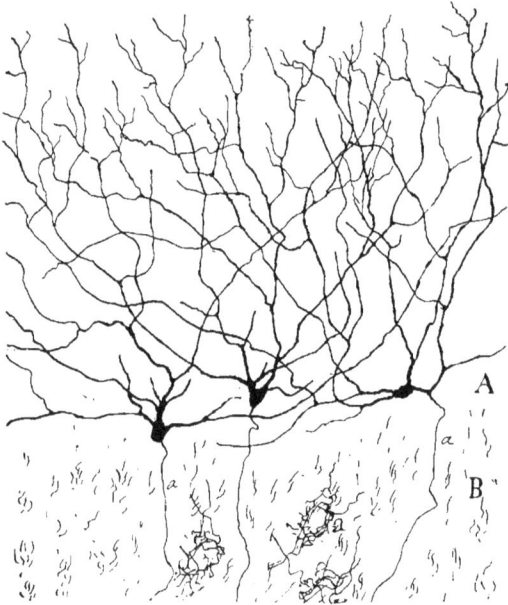

Fig. 120. — Cellules de la couche ganglionnaire du tubercule quadrijumeau antérieur ; chat âgé de quelques jours. Méthode de Golgi.

A, les cellules ; — B, la substance grise centrale ; — *a*, les nids fournis par les cellules de la couche ganglionnaire.

Aspect, situation.

Cellules.

5° SUBSTANCE GRISE CENTRALE. — On appelle ainsi la masse de substance grise, fine, dense et plexiforme, qui est comprise entre la couche ganglionnaire précédente et l'aqueduc de Sylvius. Cette masse en croissant forme avec celle du côté opposé un anneau autour de l'aqueduc. Elle est remplie d'une multitude de *cellules étoilées, fusiformes ou triangulaires*, de taille réduite et pourvues de plusieurs *dendrites* divergentes, ramifiées dans la substance grise elle-même. Le *cylindre-axe* très fin et sinueux de ces éléments parcourt un certain espace dans la couche où il est né et lui abandonne quelques collatérales ; puis il monte souvent jusqu'au système des fibres transversales où il se continue peut-être par l'un des tubes de la voie optique réflexe descendante.

La substance grise du tubercule antérieur renferme comme celle du postérieur une importante voie longitudinale de fibres fines ; nous y reviendrons plus tard.

Voie longitudinale péri-épendymaire.

Voie afférente et partiellement optique du tubercule quadrijumeau antérieur. — Après avoir recouvert le corps genouillé externe, la partie de la bandelette optique, qui est destinée au tubercule antérieur, s'infléchit en arrière pour constituer son bras conjonctival ; elle atteint ainsi la face externe et le bord supérieur de ce tubercule, y pénètre et y forme la couche des fibres optiques ou fibres antéro-postérieures que nous avons mentionnée plus haut. On voit donc que chez les mammifères les fibres optiques

Trajet des fibres optiques ; leur situation profonde dans le tubercule.

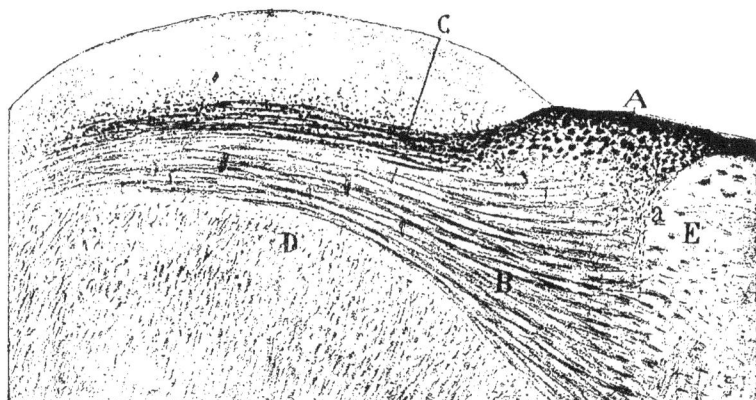

Fig. 121. — Coupe sagittale du tubercule quadrijumeau antérieur ; lapin privé d'un œil par énucléation. Méthode de Marchi.

A, couche des fibres optiques dégénérées ; — B, courant sagittal de fibres non dégénérées et probablement originaires du cerveau ; — C, courant sagittal de fibres optiques ; — D, couche des fibres transversales ; — E, noyau postérieur de la couche optique.

cheminent toutes très profondément dans le tubercule pour monter ensuite aux couches grises où leurs ramifications terminales doivent se répandre. Il n'en est pas de même chez les vertébrés inférieurs, chez qui ces fibres restent d'habitude à la surface du lobe optique.

Certains auteurs croient que les fibres minces, qui enveloppent le tubercule antérieur et portent le nom de fibres périphériques ou de couche zonale dans la nomenclature de Tartuferi, font suite également à la bandelette optique. L'observation histologique directe ainsi que les expériences exécutées à l'aide de la méthode de Marchi ne plaident pas en faveur de cette opinion. Nous avons constaté, en effet, sur les coupes transversales du tubercule antérieur de lapins, chats et cobayes opérés dans le but de provoquer des phénomènes de dégénération dans les fibres optiques afférentes, qu'il n'existe jamais de gouttes graisseuses dans l'enveloppe fibril-

Fibres non optiques du stratum zonale.

Aspect de la voie afférente par le Marchi.

laire de ce tubercule. Les signes de dégénération ne se trouvent que dans la couche des fibres optiques, où on les voit s'étendre jusque tout près du raphé ; ils se concentrent d'ordinaire en ce point, marquant ainsi l'existence d'un gros faisceau dirigé d'avant en arrière (fig. 121, *A*) ; mais jamais ils n'atteignent le tubercule postérieur ni le corps genouillé interne, sièges exclusifs des fibres acoustiques. Les traînées de goutelettes noirâtres indiquent en même temps que le plus grand nombre, et de beaucoup, des fibres optiques du tubercule antérieur sont croisées, c'est-à-dire qu'elles proviennent du faisceau opposé du chiasma. D'autres histologistes sont parvenus à des résultats semblables en employant la même méthode.

Ses deux courants optique et non optique.

Mais les fibres de la bandelette optique ne sont pas les seuls conducteurs afférents du tubercule quadrijumeau antérieur, comme le prouvent les coupes sagittales imprégnées par la technique de Golgi et provenant de la souris, du lapin, ou du chat. Dans ces coupes, dont la figure 122, dessinée

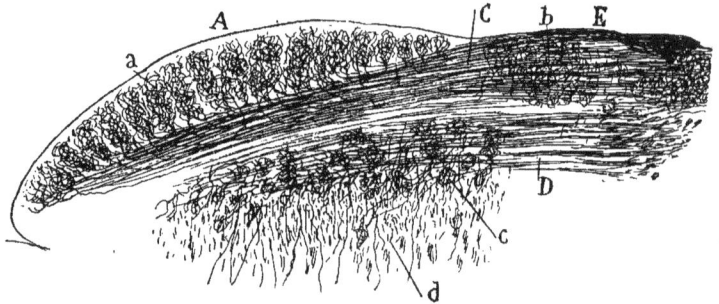

Fig. 122. — Coupe sagittale montrant l'ensemble des fibres optiques du tubercule quadrijumeau antérieur ; souris âgée de 24 heures. Méthode de Golgi.

A, écorce grise du tubercule antérieur ; — C, courant superficiel des fibres optiques ; — D, courant profond ; — E, région postérieure du corps genouillé externe ; — b, foyer où se terminent des collatérales des fibres optiques ; — c, nids péricellulaires formés par les fibres optiques ; — d, fibres transversales de la couche ganglionnaire.

d'après une préparation de souris âgée de vingt-quatre heures, donne une idée exacte, on note, en effet, que les fibres afférentes forment en réalité deux plans ou courants : 1° un courant superficiel, destiné à l'écorce du tubercule, c'est-à-dire à ses deuxième et troisième couches, où l'on aperçoit avec la plus entière netteté les arborisations terminales des fibres optiques (fig. 122, *C*), et 2° un courant profond, non optique, terminé dans l'assise des fibres optiques et surtout dans celle des fibres transversales qui est au-dessous (fig. 122, *D*). Ces deux courants sont reconnaissables également sur les coupes au Weigert-Pal (fig. 116, *b*).

Son trajet.

a) *Le courant optique ou superficiel* commence déjà à la périphérie du corps genouillé externe, car il abandonne à certains foyers échelonnés d'avant en arrière dans la portion postérieure de cet organe un grand nombre de collatérales qui forment des plexus très denses autour de leurs cellules (fig. 122, *E*) ; il se porte ensuite en arrière, occupe la moitié externe du plan des fibres optiques du tubercule quadrijumeau antérieur et se ter-

mine par des arborisations libres, étendues dans toute la zone cendrée, c'est-
à-dire dans les deuxième et troisième couches de l'écorce de ce tubercule.

Les figures 123 et 124 rendent compte de l'aspect que présentent ces
arborisations découvertes par nous [1] et dont Kölliker [2] a confirmé l'existence, d'une façon incomplète, il est vrai. La fibre qui leur donne naissance se coude après un long trajet d'avant en arrière, monte vers la surface du tubercule en serpentant ou en s'élevant par échelons à travers la
partie supérieure de la zone des fibres optiques et parvient dans les couches
grises superficielles ; là, elle se résout en une arborisation terminale élégante, vaste, compliquée, qui enveloppe un groupe de cellules de taille

*Ses arbori-
sations supé-
rieures et in-
férieures.*

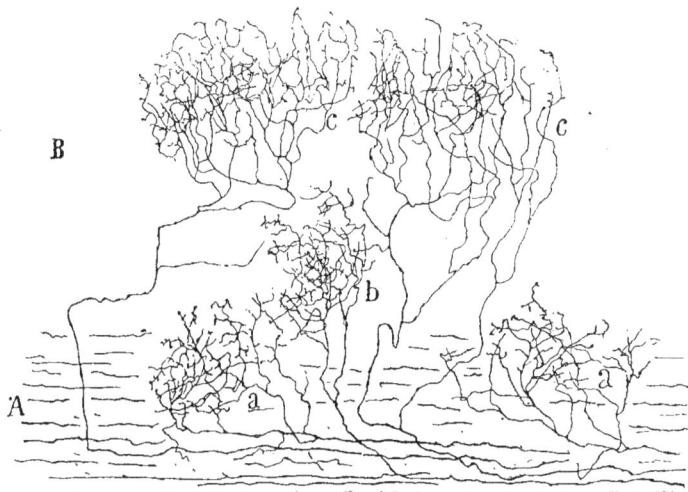

Fig. 123. — Coupe antéro-postérieure du tubercule quadrijumeau antérieur ;
chat âgé de quelques jours. Méthode de Golgi.

A, couche des fibres optiques ; — B, couche grise ou cellulaire superficielle ; — *a*, fibres optiques
dont les arborisations s'effectuent dans le plan le plus profond de la couche grise, et en partie
dans la couche des fibres optiques elle-même ; — *b*, fibres dont les arborisations s'opèrent
plus extérieurement ; — *c*, fibres dont les arborisations sont très étendues et parviennent
presque à la surface du tubercule.

petite et moyenne. Cette arborisation s'élève souvent tout droit et arrive
ainsi jusqu'au voisinage de la couche zonale de Tartuferi. Toutes les ramifications n'occupent ni le même point, ni la même étendue. A cet égard,
on peut distinguer : des *arborisations inférieures*, généralement peu étendues et confinées dans l'étage le plus bas de l'écorce grise et des *arborisations supérieures*, beaucoup plus amples, allongées dans le sens vertical et
couvrant les étages moyens et supérieurs de cette écorce. En examinant les

1. S. R. CAJAL. Apuntes para el estudio del bulbo raquídeo, etc. *Anal. d. la Soc.
españ. d. Histor. natur.*, 1895.

2. KÖLLIKER, *Lehrbuch der Gewebelehre*, 1896. — En comparant avec les nôtres la
figure 582, page 20, du tome II de l'ouvrage de Kölliker, on s'apercevra aisément, que
ce savant a vu seulement quelques rameaux isolés de l'arborisation.

figures 123, en *c*, et 124, en *A*, on arrive à cette conclusion que le nombre des cellules englobées dans la sphère d'influence de ces arborisations doit être considérable, bien plus considérable que celui des neurones articulés avec les fibres du corps genouillé externe. Et cela s'explique facilement si l'on réfléchit que les fibres optiques du tubercule quadrijumeau antérieur n'étant chargées que de fonctions réflexes n'ont pas besoin d'une individualisation aussi parfaite.

Son aspect.   *b*) *Le courant non optique ou profond* est moins riche en fibres que le précédent; il est formé par des petits paquets à direction antéro-postérieure, lâches et quelque peu écartés les uns des autres par des amas de cellules nerveuses (fig. 122, *D*). Nous ignorons l'origine de ce courant, mais nous

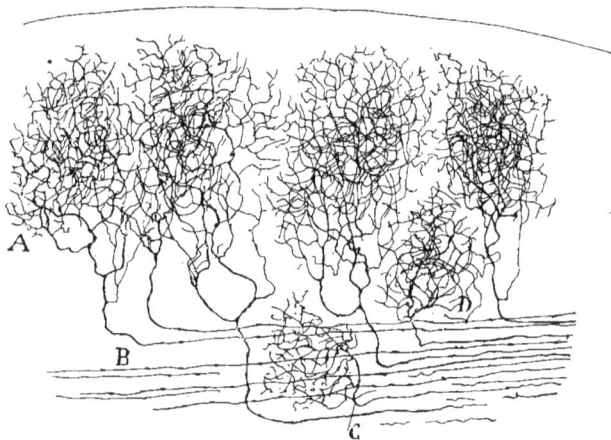

Fig. 124. — Coupe sagittale du tubercule quadrijumeau antérieur montrant les arborisations terminales des fibres optiques du courant superficiel ou optique ; souris âgée de 24 heures. Méthode de Golgi.

A, arborisations superficielles ; — C, D, arborisations profondes.

sommes très porté à croire, comme on le verra tout à l'heure, qu'il provient de l'écorce cérébrale.

Ses collaté-   Des collatérales se détachent du courant profond; les unes sont ascen-
rales.   dantes et se terminent dans les interstices des faisceaux ; les autres, plus nombreuses, sont descendantes ou profondes. Ces dernières collatérales, de même que celles qui proviennent du courant superficiel sont fines et longues ; elles plongent à travers la couche des fibres optiques et s'arborisent entre les cellules de la zone ganglionnaire ou des fibres horizontales, c'est-à-dire dans la couche blanc cendré de Tartuferi. Quelques-unes s'enfoncent encore plus bas jusqu'à la substance grise centrale et s'y ramifient. Ces arborisations descendantes, découvertes par nous, sont destinées à porter les excitations centrales aux cellules profondes du tubercule quadrijumeau antérieur ; or, on sait par ce que nous en avons dit précédemment, que ces

neurones sont la source principale de la voie descendante réflexe dont il sera question bientôt.

En ce qui concerne les terminaisons des fibres du courant profond, il est aisé de voir, d'après la figure 125, en *B*, comment et où elles ont lieu. Après être parvenues à des étages différents de la troisième couche, elles forment un coude, descendent plus ou moins et se décomposent en une multitude de fibrilles, pressées les unes contre les autres en corbeille terminale autour du corps d'une grosse cellule, ou plus souvent autour d'un amas de neurones très voisins. Ces corbeilles peuvent se trouver dans le plan même du courant fibrillaire qui les a engendrées; mais on les rencontre habituellement au-dessous, au niveau des cellules les plus externes de la zone ganglionnaire. Nous venons de dire que les nids sont dus en général à l'arborisation de fibres terminales; parfois cependant, ils sont produits par de grosses colla-

Terminaison de ses fibres dans la couche des fibres optiques.

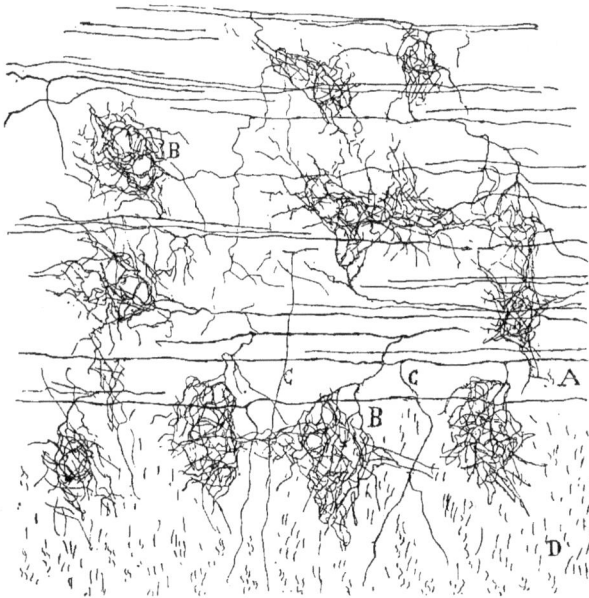

Fig. 125. — Coupe sagittale du tubercule quadrijumeau antérieur, montrant les plexus péricellulaires formés par les fibres du courant profond dans la couche même des fibres optiques et dans celle des fibres transversales ; souris âgée de 24 heures. Méthode de Golgi.

A, fibres optiques ; — B, nids péricellulaires terminaux ; — C, collatérales descendant des fibres optiques et allant à la substance grise centrale ; — D, couche ganglionnaire ou des fibres transversales.

térales ; parfois, encore, c'est aux ramifications de deux ou plusieurs fibres collatérales ou terminales qu'ils doivent leur existence.

Les fibres du courant profond que nous venons de décrire nous avaient paru autrefois prendre également naissance dans la rétine ; nous basions

Origine corticale très pro-

bable du courant profond.

Son identité avec la voie cortico-bigéminale.

Sa réaction au Marchi.

Neurones qu'il innerve dans la 1ᵉ zone.

Connexions de ces neurones avec les fibres optiques.

notre croyance sur leur direction analogue à celle du courant superficiel et sur leur imprégnation toujours simultanée. Nous avons dû changer d'opinion à la suite de nouvelles recherches [1] que nous avons exécutées à l'aide de la méthode de Marchi, de Weigert et de Golgi. Ces recherches nous ont donné la conviction que le courant profond n'est autre chose que la *voie cortico-bigéminale*, dont l'existence chez les animaux avait été admise par Probst [2], Berl [3] et Wallenberg [4] comme conclusion de leurs expériences ; il répond exactement à cette même voie étudiée chez l'homme par Flechsig, Monakow et Dejerine [5].

Les préparations effectuées selon la méthode de Marchi sont les plus démonstratives à cet égard, car elles permettent de distinguer fort nettement le courant superficiel ou optique du courant profond ou cortico-bigéminal. Si l'on examine, par exemple, des coupes sagittales du tubercule quadrijumeau antérieur provenant d'un chat à qui douze jours auparavant on avait énucléé un œil, on note, de la façon la plus claire, que les traînées de gouttelettes graisseuses se trouvent cantonnées exclusivement dans la couche superficielle des fibres sagittales, c'est-à-dire des fibres qui, sans conteste, font suite au nerf optique (fig. 121, B). Si, d'autre part, on étudie, comme nous l'avons fait récemment, le mésocéphale de souris âgée de dix à douze jours par les méthodes de Weigert et de Golgi, on constate, tout aussi évidemment, que les fibres sagittales de la voie profonde pénètrent dans la couche optique, la traversent et vont se perdre dans la couronne rayonnante et le corps strié.

Quels sont les éléments soumis à l'influence de ces fibres issues probablement de l'écorce cérébrale ? A notre avis, ce sont avant tout certains corpuscules gros et multipolaires, logés entre les paquets de ces fibres et surtout entre ceux des fibres transversales. Nous montrons, en *b, d*, sur la figure 126, quelques-uns de ces neurones. Ils présentent un détail qui ne manque pas d'intérêt ; en outre des dendrites basilaires et latérales articulées spécialement avec les tubes d'origine cérébrale, ils possèdent, en effet, un tronc ou plusieurs branches protoplasmiques radiales, qui s'élèvent jusqu'aux couches de la substance grise où les fibres optiques se ramifient. On en conclut que la voie réflexe émanée de ces corpuscules peut recevoir et transmettre aux centres moteurs deux sortes de courants : un courant qui vient du cerveau et pénètre dans ces neurones par leurs dendrites latérales et basilaires, et un courant qui part de la rétine et se trouve transmis à leurs dendrites ascendantes par les arborisations des fibres optiques.

1. S. R. CAJAL, Las fibras nerviosas de origen cerebral del tuberculo cuadrigémino anterior y tálamo óptico. *Trab. del Lab. de Invest. biol.*, t. II, fasc. 1, 1903.

2. PROBST, Ueber den Verlauf der centralen Sehfasern (Bindensehhügelfasern), etc. *Arch. f. Psychiatrie*, Bd. XXXV, 1901.

3. BERL, Einiges über die Beziehungen der Sehbahnen zu dem vorderen Zweihügel des Kaninchens. *Arbeit. aus dem neurol. Inst. an dem Wiener Universität, herausgegeben v. H. Obersteiner*, Bd. VIII, 1902.

4. WALLENBERG, Giebt es centrifugale Bahnen aus dem Sehhügel zum Rückenmarke? *Neurol. Central.*, Bd. XX, H. I, 1901.

5. DEJERINE, Anatomie des centres nerveux, t. II, 1901.

On n'est nullement fixé sur la manière dont se termine la voie cortico-bigé_ minale, et cela parce que la méthode des dégénérations ne permet pas de connaître les rapports de ses fibres ni les cellules qu'elles innervent. Il n'existe donc que des conjectures dont nous allons exposer ici les plus autorisées. Selon Probst, les fibres de cette voie se distribuent en des points différents. Les unes se termineraient dans le corps genouillé interne, les autres dans le

Hypothèses sur la terminaison de la voie cortico-bigéminale.

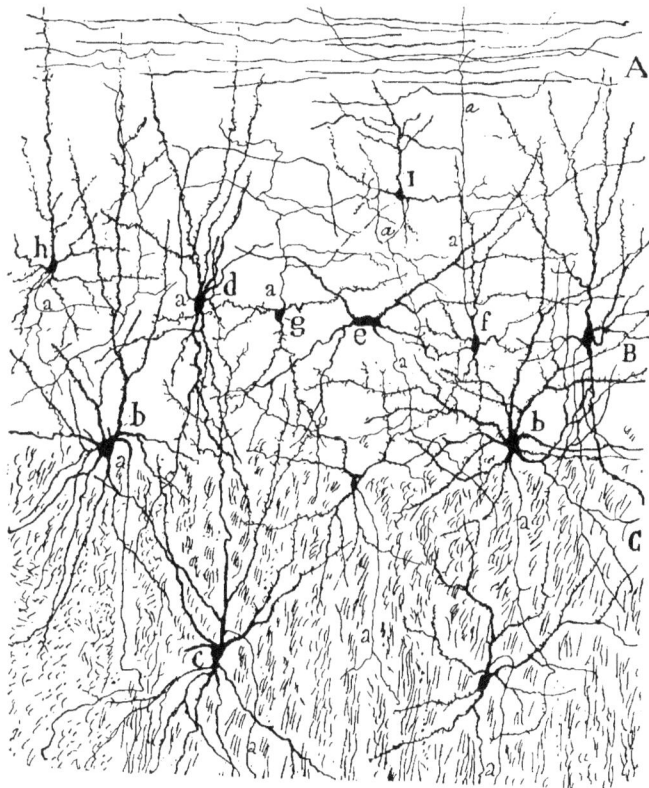

Fig. 126. — Portion d'une coupe sagittale du tubercule quadrijumeau antérieur ; chat de 8 jours. Méthode de Golgi.

A, portion la plus inférieure des fibres optiques ; — B, couche des fibres originaires du cerveau ; — C, couche des fibres transversales ; — *a, b, c,* neurones volumineux à cylindre-axe long et descendant ; — *e,* neurones plus petits, à cylindre-axe long ; — *d, g, h, i,* cellules à cylindre-axe court ; — *f,* cellule fusiforme à axone ascendant.

stratum zonale et la couche moléculaire ou couche des fibres antéro-postérieures du tubercule quadrijumeau antérieur.

Berl, qui a confirmé une bonne partie des résultats obtenus par Probst, admet que les fibres de la voie cortico-bigéminale se ramifient et se terminent dans les mêmes points que les fibres optiques.

Enfin, ces fibres forment deux courants, d'après Dejerine : un *courant principal* qui pénètre dans le bras conjonctival et se distribue dans la couche intermédiaire du tubercule quadrijumeau antérieur, et un *courant accessoire ou aberrant* qui, amené par le pédoncule cérébral, envahit l'écorce du tubercule quadrijumeau antérieur, en passant en avant du corps genouillé interne.

Les préparations que nous avons effectuées chez la souris, le lapin et le chat ne sont pas favorables à ces opinions, car la voie cortico-bigéminale s'y montre toujours unique et se termine dans une couche différente de celles où les fibres optiques viennent s'arboriser.

Voie optique réflexe ou descendante du tubercule quadrijumeau antérieur.

— Le tubercule quadrijumeau antérieur est, d'après là croyance générale, le centre de coordination des réflexes visuels et en particulier du réflexe pupillaire. S'il en est réellement ainsi, on peut présumer que ce tubercule doit posséder une voie descendante ou motrice qui lui permette d'agir immédiatement sur les noyaux du pathétique, de l'oculo-moteur externe et de l'oculo-moteur commun, nerf des muscles extérieurs de l'œil et aussi du sphincter de la pupille. Or, l'observation directe confirme cette présomption. Les recherches d'Edinger [1] et de mon frère P. Ramón [2] sur les vertébrés inférieurs, celles de Held, de nous-même [3] et de Pavlow [4] chez les mammifères ont établi, en effet, l'existence de ce système important de fibres réflexes, en même temps qu'elles en ont révélé l'origine, le trajet et les connexions. Nous allons les exposer.

Cette voie prend naissance dans les cellules de l'écorce grise du tubercule quadrijumeau et spécialement dans les gros neurones de la quatrième couche ou zone des fibres transversales, qui, à proprement parler, constituent le début même de la voie que nous étudions. Elle se porte ensuite en

dehors, décrit une courbe à concavité interne et se partage en deux courants : l'un croisé, l'autre direct.

1° *Courant croisé.* — Il passe au-dessous du faisceau longitudinal postérieur et du noyau du moteur oculaire commun et franchit ensuite la ligne médiane, en formant, avec son congénère du côté opposé, un élégant entre-

croisement de fibres ondulées ; c'est la *décussation en fontaine* de Meynert, ou *Meynert'sche fontaineartige Kreuzung* des auteurs allemands (fig. 127, *F*).

Arrivées ainsi de l'autre côté, les fibres de ce courant se portent en dehors, s'introduisent partie dans le noyau rouge, partie dans un espace situé sur le côté externe de ce noyau, et descendent jusqu'à la protubérance où elles se placent en dedans du ruban de Reil latéral ou voie acoustique centrale. Les dernières de ces fibres arrivent jusqu'au bulbe et disparaissent on ne sait comment dans l'épaisseur de sa substance réticulée grise. Ce courant émet, pendant tout son trajet et surtout pendant sa partie semi-circulaire initiale, des *collatérales* qui vont à la substance réticulée grise de la calotte. Il en abandonne aussi un grand nombre aux cellules du noyau rouge ; enfin, il pro-

---

1. Edinger, Untersuchungen über die vergleichende Anatomie des Gehirns, 1896.

2. P. Ramón, voir ses divers mémoires sur le lobe optique des batraciens, reptiles, poissons et oiseaux, publiés dans *Rev. trimestr. micrográf.*, t. I, II et III, 1896-1898. — El encéfalo de los reptiles, etc., 1891.

3. S. R. Cajal, Apuntes para el estudio del bulbo raquídeo, etc., 1895.

4. Pavlow, *Journal de neurologie*, 1899.

jette de longues branches internes au niveau de la décussation ventrale de la calotte ou décussation de Forel, branches qui en font partie vraisemblablement (fig. 129, *D*). Held [1] et Van Gehuchten admettent qu'une partie des fibres de la voie optique descendante ou réflexe pénètrent dans le faisceau longitudinal postérieur dont les collatérales se distribuent, comme nous le verrons plus tard, dans les noyaux moteurs du globe oculaire ; le fait est possible.

Rapports possibles avec le faisceau longitudinal postérieur.

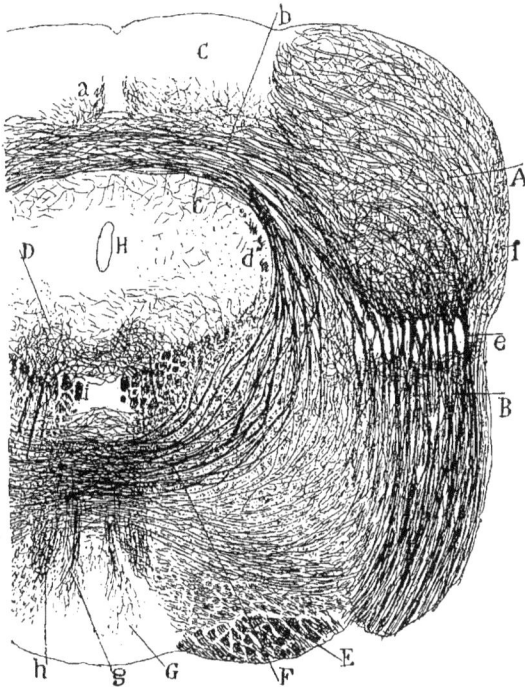

Fig. 127. — Coupe frontale et un peu oblique du tubercule quadrijumeau antérieur chez la souris adulte. Méthode de Weigert-Pal.

A, noyau du tubercule quadrijumeau postérieur, encore visible, grâce à l'obliquité de la coupe ; — B, ruban de Reil latéral ; — C, partie postérieure de l'écorce du tubercule antérieur ; — D, noyau du nerf moteur oculaire commun ; — E, pédoncule cérébral ; — F, voie optico-acoustique réflexe ou descendante, s'entrecroisant avec sa congénère du côté opposé, au-dessous du faisceau longitudinal postérieur ; — G, ganglion interpédonculaire ; — *a*, fibres optiques ; — *b* et *c*, les deux plans de tubes nerveux de la couche des fibres transversales du tubercule antérieur.

Le système de fibres, qui engendre les deux courants direct et croisé de la voie optique réflexe, provient des cellules de l'écorce du tubercule antérieur situé du même côté. Une partie des cylindres-axes nés de ces cellules traversent cependant le raphé, comme nous l'avons mentionné lorsque

Axones quadrigéminaux entrecroisés avant la dé-

1. Held, Die centrale Gehörleitung. *Arch. f. mikrosk. Anat.*, 189

nous avons parlé de la couche des fibres horizontales ; ils forment par-
dessus l'aqueduc de Sylvius et la substance grise centrale une commissure
puissante, semblable à celle qui unit les deux tubercules postérieurs. Il est
de toute vraisemblance que ces axones prématurément entrecroisés ne
prennent aucune part à la décussation de Méynert, car il nous paraît peu
admissible, du moins *a priori*, qu'il puisse exister deux entrecroisements
dans la même voie.

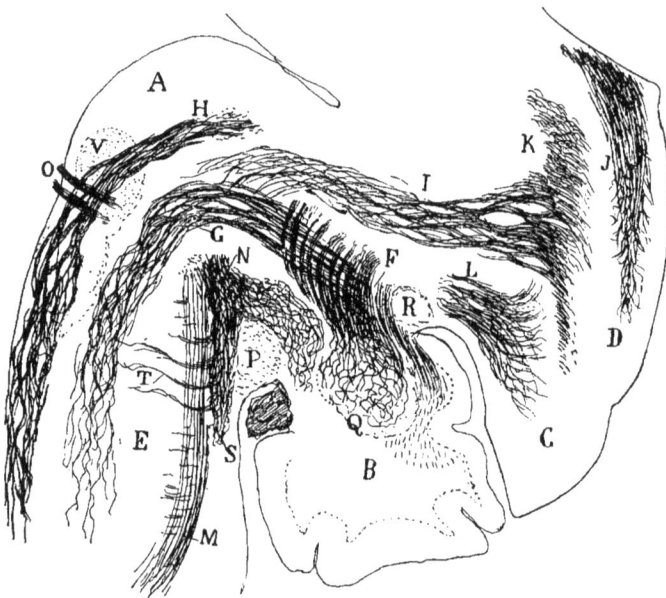

FIG. 128. — Coupe sagittale et très latérale du bulbe, du cervelet et de la calotte ;
souris âgée de quelques jours. Méthode de Golgi.

A, protubérance ; — B, cervelet ; — C, tubercule quadrijumeau postérieur ; — D, tubercule
quadrijumeau antérieur ; — F, pédoncule cérébelleux supérieur ; — G, faisceau cérébelleux
descendant ; — H, faisceau de Monakow ; — I, voie optique descendante ; — K, couche des
fibres horizontales du tubercule quadrijumeau antérieur ; — M, racine descendante du trijumeau ; — N, noyau du nerf vestibulaire ; — V, nerf facial.

Quoi qu'il en soit, on pourra suivre sur les figures 127, en *F* et 127, en *D*,
le trajet des fibres de la voie optique réflexe croisée et se rendre compte
ainsi des rapports de ses fibres.

Sur la figure 129, dessinée d'après une coupe frontale du cerveau moyen
de la souris âgée de quelques jours, il sera facile d'apercevoir, en *a*, les collatérales qui se rendent au noyau rouge. On remarquera en outre, en *b*, des

branches ascendantes nées de l'angle d'inflexion des fibres du courant
croisé, après qu'elles ont franchi la ligne médiane ; ces branches prennent
parfois l'apparence de branches de bifurcation. La voie optique descendante
renfermerait donc, d'après cette constatation, des fibres ascendantes qui

se terminent peut-être dans l'extrémité supérieure du noyau rouge et peut-être aussi dans les noyaux oculo-moteurs situés plus antérieurement.

2° *Courant direct.* — Il ne participe pas, ainsi que son nom l'indique, à la décussation en fontaine de la calotte. Il est moins volumineux que le précédent et semble émaner de la région la plus antérieure du tubercule. Lui, aussi, provient de la couche des fibres transversales ; mais bientôt il se sépare des groupes de tubes qui vont s'entrecroiser dans la commissure postérieure, chemine d'abord derrière eux, puis descend à la protubérance et au bulbe où il s'éparpille.

Trajet.

Nous montrons ce courant direct, parfaitement isolé, en *I*, sur la figure 128, figure que nous avons dessinée d'après une coupe sagittale du cerveau de souris âgée de quelques jours. On voit très distinctement que ce courant part de la couche des fibres horizontales, *K*, coupées ici en travers.

Aspect.

L'existence de la voie optique descendante a été constatée par Van Gehuchten [1] chez les poissons, par Edinger [2] et P. Ramón chez les oiseaux, les reptiles, les batraciens et encore chez les poissons, et enfin par Münzer [3], Bechterew [4], Boyce [5], Redlich [6], Pavlow [7], Probst [8], Wallenberg [9], Collier et Buzzard [10] chez les mammifères.

La voie optique descendante chez les autres vertébrés.

Ces derniers savants ont étudié la question à l'aide de la méthode de Marchi chez divers animaux de cette classe. Ils ont observé, qu'après la destruction ou la lésion du tubercule quadrijumeau antérieur, les fibres dégénérées peuvent être suivies à travers la décussation de Meynert jusqu'en un certain point de la substance réticulée blanche située au-dessous du faisceau longitudinal postérieur.

Opinions diverses sur sa constitution.

Redlich assure que les traînées dégénératives descendent plus bas, jusqu'aux cordons antérieurs de la moelle ; Probst admet qu'elles s'arrêtent, au contraire, en pleine corne antérieure.

De l'analyse qu'il a faite des travaux de son élève Pavlow et d'autres investigateurs, Van Gehuchten [11] conclut, d'autre part, qu'il existe deux courants

1. VAN GEHUCHTEN, Le faisceau longitudinal postérieur. *Bull. de l'Acad. roy. de médecine de Belgique*, 1895.

2. EDINGER, voir ses divers mémoires d'anatomie comparée et son ouvrage récent : Vorlesungen über den Bau der nervösen Centralorgane, etc., 1900.

3. MÜNZER, Beiträge zum Aufbau des Centralnervensystems. *Präger mediz. Wochenschrift*, 1895.

4. BECHTEREW, Ueber centrifugale aus der Seh-und Vierhügelgegend ausgehende Rückenmarkesbahnen. *Neurol. Centralbl.*, 1897.

5. BOYCE, A contribution to the study of some of the decussation tracts of the upper and hinderbrain, etc. *Philosoph. Transactions*, 1897.

6. REDLICH, Beiträge zur Anatomie und Physiologie der motorischen Bahnen bei der Katze. *Monatsschr. f. Psychiat. u. Neurol.*, 1899.

7. PAVLOW, Les connexions des tubercules quadrijumeaux supérieurs chez le lapin. *Journal de Neurologie*, 1899.

8. PROBST. Ueber die vom Vierhügel und von der Brücke absteigende Bahn. *Deutsch. Zeitsch. f. Nervenheilkunde*, Bd. XIV. 1899.

9. WALLENBERG, *Neurol. Centralbl.*, 1901.

10. COLLIER and BUZZARD, Descending mesencephalic tract in cats, monkey and man, etc. *Brain*, fasc. 11, 1901.

11. VAN GEHUCHTEN, Anatomie du système nerveux, 1900, t. II, p. 210.

optiques descendants : 1° un courant direct, destiné aux noyaux gris du pont
de Varole, où ses fibres se mettent probablement en rapport avec les cellules
qui donnent naissance aux pédoncules cérébelleux moyens ; ce courant de
fibres, auquel Van Gehuchten donne le nom de *faisceau mésencéphalo-protubé-
rantiel*, relierait ainsi les tubercules quadrijumeaux d'un côté à l'hémisphère
cérébelleux du côté opposé ; 2° un courant croisé, qui descend dans la région
antérieure du bulbe et met probablement en rapport les tubercules quadrijumeaux avec les noyaux d'origine des nerfs moteurs crâniens. Pavlow arrête ce

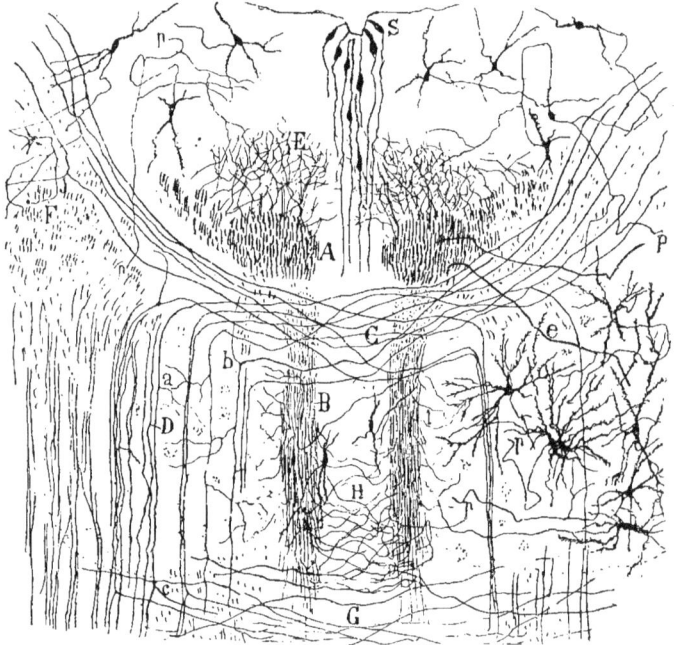

Fig. 129. — Coupe frontale de la calotte ; souris nouveau-née. Méthode de Golgi.

A, faisceau longitudinal postérieur ; — B, faisceau de la calotte de Gudden ; — C, décussation de
Meynert ou en fontaine ; — D, voie optique réflexe, descendante et croisée ; — a, collatérales de
cette voie.

dernier faisceau à la protubérance et au bulbe, tandis que Redlich, Münzer,
Bechterew, Probst et Wallenberg le font descendre jusqu'à la moelle. Les deux
faisceaux, croisé et direct, proviendraient, d'après ces différents auteurs, des
deux paires de tubercules quadrijumeaux ; ce serait donc, tout à la fois, des
voies optiques et acoustiques réflexes.

Il existerait encore, selon Pavlow, un autre faisceau descendant, moins important que les précédents et reliant les tubercules antérieurs seuls à la substance réticulée grise de la protubérance et du bulbe. Enfin, il existerait un quatrième système de fibres qui descendrait également du cerveau moyen, d'après
Wallenberg et d'autres anatomistes ; c'est le *faisceau latéral des tubercules
quadrijumeaux de Monakow*.

Des trois faisceaux établis par Van Gehuchten et Pavlow, il ne nous a été possible d'en reconnaître que deux dans les préparations au Golgi tirées de l'encéphale de petits mammifères : le faisceau croisé et descendant destiné au bulbe, faisceau que nous avons pu suivre aisément jusqu'à l'extrémité inférieure de cet organe, mais non au delà, c'est-à-dire jusque dans la moelle ; et le faisceau direct, né dans la région antérieure du tubercule antérieur, mais terminé on ne sait où inférieurement.

Il n'existe pas de voies ascendantes issues des tubercules quadrijumeaux ; c'est du moins ce qu'enseigne la méthode des dégénérations de Marchi. Ainsi, Pavlow affirme que la destruction du tubercule antérieur n'entraîne jamais de dégénérations dans les voies optiques périphériques, ni dans la couche optique. Ce fait aurait une importance capitale, s'il était entièrement démontré ; il ne prouverait rien moins que la nature exclusivement réflexe de ce tubercule, c'est-à-dire sa non-participation à la formation de l'image optique mentale.

Absence de voies quadri-géminales as-cendantes.

VOIE LONGITUDINALE PÉRI-ÉPENDYMAIRE
(Faisceau longitudinal dorsal de Schütz, en partie.)

En examinant des coupes transversales du cerveau moyen colorées par la méthode de Weigert-Pal, on aperçoit, dans toute la substance grise centrale qui entoure l'aqueduc de Sylvius, une multitude de fibres fines myélinisées et sectionnées en travers. On observe de même ces fibres sur des coupes sagittales, où on peut les suivre depuis la limite supérieure du noyau dorsal du toit de Gudden jusqu'au delà du faisceau rétroflexe ou de Meynert ; elles se perdent en pleine couche optique, sans qu'on sache ce qu'elles deviennent ensuite. Ces fibres forment donc autour du canal épendymaire une voie longitudinale considérable. Schütz [1] connut la partie la plus dense de ce système de fibres, celle qui est située dans la substance centrale inférieure, entre l'aqueduc au-dessus et l'ensemble des noyaux du pathétique et de l'oculo-moteur commun en dessous ; il lui donna le nom de *faisceau longitudinal dorsal.* Nous savons aujourd'hui que ce n'est là qu'une portion d'un système bien plus étendu, puisqu'il comprend les régions supérieures et latérales de l'aqueduc de Sylvius, et qu'il touche même à la zone des fibres transversales ou arciformes des tubercules quadrijumeaux antérieurs et postérieurs.

Situation, étendue.

Terminai-son apparente dans la couche optique.

La figure 130 montre cette voie telle qu'elle apparaît dans les coupes du tubercule quadrijumeau antérieur provenant de la souris âgée de quelques jours. Elle est en réalité formée de deux systèmes, l'un dorsal, l'autre ventral. Les fibres fines, dont tous deux sont surtout constitués, abandonnent pendant leur trajet un nombre assez considérable de collatérales aux cellules situées dans leurs intervalles, comme à celles qui entourent la voie péri-épendymaire.

1° Le *système dorsal* ou *supérieur* renferme : a) des cylindres-axes ou des branches ascendantes de bifurcation venus les uns et les autres des cellules de la substance grise centrale, cellules situées d'habitude à la limite de la zone des fibres transversales des tubercules quadrijumeaux antérieur et postérieur ; b) des

Ses deux plans de fibres chez la souris; leur constitu-tion.

1. Schütz, *Arch. f. Pychiatrie*, Bd. XXII. 1891.

fibres transversales provenant de la zone de même nom, mais ayant changé de direction, car elles s'enfoncent dans la substance grise centrale pour se couder ensuite et devenir ascendantes ; ces fibres peuvent émettre en chemin des collatérales destinées à la substance grise centrale ; c) des collatérales issues des fibres transversales précitées ; elles semblent se terminer dans la substance grise centrale et ne pas monter comme les fibres précédentes dans la couche optique. Ce sont les trois sortes de fibres que nous avons pu distinguer, dans la partie supra-sylvienne de la voie longitudinale ; nous ne pouvons assurer qu'il n'en existe pas d'autres.

2° Le *système inférieur* ou *faisceau de Schütz* ne nous a, par contre, livré aucun des secrets de ses origines. Peut-être ses fibres viennent-elles de quelques cellules de la substance grise centrale, peut-être aussi, du noyau dorsal de la calotte, mais cela avec moins de probabilité, bien que Kölliker s'en porte garant.

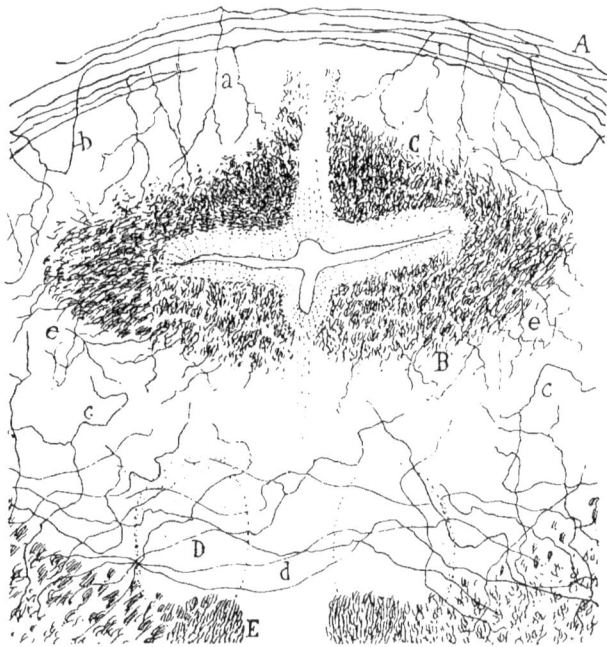

Fig. 130. — Coupe frontale des tubercules quadrijumeaux antérieurs et de la substance grise centrale ; souris âgée de quelques jours. Méthode de Golgi.

A, couche des fibres transversales du tubercule antérieur ; — B, faisceau de Schütz ou faisceau ventral de la voie longitudinale péri-épendymaire ; — C, faisceau dorsal de cette voie ; — D, noyau du nerf moteur oculaire commun ; — E, faisceau longitudinal postérieur ; — a, collatérales descendant des fibres transversales à la substance grise centrale ; — e, collatérales de la voie péri-épendymaire.

Fibres étrangères au faisceau péri-épendymaire.

Il existe un autre courant de fibres longitudinales et courtes, qu'il ne faut pas confondre avec la voie péri-épendymaire proprement dite, qui, elle, est formée de fibres fines et longues. Les coupes sagittales et colorées au Weigert-Pal montrent ce courant sous l'aspect de fibres à myéline, longitudinales bien entendu, et situées dans la région tout à fait inféro-postérieure de la substance grise centrale ; elles diminuent de nombre à mesure qu'elles s'élèvent et ne sont plus que quelques-unes au niveau du noyau de la troisième paire.

1° *Collaté-rales sensitives probables.*

Ces fibres courtes et grosses, ne sont, à notre avis, que des collatérales sensitives ascendantes, venues de la substance réticulée du bulbe et de la protubérance, pour s'articuler vraisemblablement avec les cellules des noyaux des nerfs oculo-moteurs et celles de la substance grise centrale. On peut voir ces fibres et se rendre compte de leur trajet sur la figure 156, en *D*, reproduction d'une coupe sagittale du bulbe de souris. Leurs petits paquets atteignent la substance grise centrale au-dessus du genou du facial et à des niveaux plus élevés ; elles-mêmes s'infléchissent à différentes hauteurs de cette substance grise, prennent ainsi une direction postéro-antérieure et se ramifient à angle aigu. Un grand nombre d'entre elles cheminent entre l'épendyme et le noyau dorsal de la calotte pendant la partie postéro-antérieure ou sagittale de leur trajet.

2° *Fibres arciformes du noyau de Deiters.*

Dans les coupes frontales passant par ce noyau et au-dessous de lui, on aperçoit également des faisceaux ascendants, issus du raphé et de la substance réticulée grise voisine. En poursuivant ces faisceaux jusqu'à leur point de départ, nous avons noté que certains d'entre eux proviennent de fibres arciformes bulbaires et protubérantielles qui appartiennent apparemment aux voies nées du noyau de Deiters, c'est-à-dire aux voies secondaires des nerfs vestibulaires et trijumeaux. Quant aux autres faisceaux nous en ignorons encore la source.

CHAPITRE X

LE LOBE OPTIQUE DES VERTÉBRÉS INFÉRIEURS

TOIT OPTIQUE DES OISEAUX, REPTILES, BATRACIENS ET POISSONS. — CONSIDÉRATIONS GÉNÉRALES SUR LA STRUCTURE ET LES FONCTIONS DU LOBE OPTIQUE ET DU TUBERCULE QUADRIJUMEAU ANTÉRIEUR.

Lobe optique et tubercule quadrijumeau antérieur : importance de leur comparaison.

Nous allons compléter l'étude du tubercule quadrijumeau antérieur des mammifères par un résumé de la structure de celui des vertébrés inférieurs, c'est-à-dire du lobe optique. En nous livrant ainsi à l'examen comparé de ces centres, nous recueillerons des notions fort instructives. Nous apprendrons, entre autres, qu'un organe nerveux peut très bien, contrairement à toute théorie, posséder une structure plus complexe chez les représentants inférieurs des vertébrés. Nous apprendrons encore de quelle façon les changements les plus insignifiants dans la position et la direction des fibres afférentes et efférentes provoquent des modifications corrélatives dans la situation et l'épaisseur des couches cellulaires ainsi que dans la forme des neurones eux-mêmes.

Lobe optique et tubercule quadrijumeau postérieur.

Comparé à l'encéphale, le tubercule quadrijumeau antérieur des vertébrés inférieurs atteint des proportions si énormes qu'elles lui ont valu le nom de *lobe optique*. C'est ordinairement, en effet, un très gros noyau, blanchâtre, ovoïde, placé entre le cerveau et le cervelet et parvenant chez les oiseaux à son maximum de développement macroscopique et histologique. Le tubercule quadrijumeau postérieur est, au contraire, tout à fait effacé chez ces mêmes vertébrés ; il est pour ainsi dire atrophié et réduit à une élevure insignifiante.

Le toit optique, partie essentielle du lobe.

Il faudrait nous étendre outre mesure si nous voulions étudier le lobe optique tout entier. Nous n'analyserons donc ici que la partie supérieure du lobe optique, le *toit optique*, comme le nomment les auteurs, le seul qu'il importe de comparer au tubercule antérieur des mammifères. Quant aux autres foyers optiques des vertébrés inférieurs, le lecteur désireux de plus amples renseignements, pourra se reporter aux monographies d'Edinger [1] et surtout, aux travaux plus complets de mon frère P. Ramón [2], à qui nous emprunterons bien des détails descriptifs et de nombreuses figures.

1. EDINGER, Vorlesungen über den Bau der nervösen Centralorgane des Menschen und der Tiere, 2ᵉ Aufl., 1900.
2. P. RAMÓN, Investigaciones sobre los centros ópticos, etc. Zaragoza, 1890. — El encéfalo de los reptiles, 1891. — El encéfalo del camaleón. *Rev. trimestr. micrográf.*, t. I, 1896. — Centros ópticos de las aves. *Rev. trimestr. micrográf.*, t. V, 1898, etc.

TOIT OPTIQUE DES OISEAUX

Stieda [1], Schulgin [2] et Bellonci [3] n'avaient pu explorer l'écorce grise du lobe optique qu'à l'aide des anciennes méthodes histologiques ; aussi, n'est-ce qu'en 1890, à la suite de nos recherches [4] par les procédés de Golgi et de Weigert, que l'on put connaître la morphologie des cellules de cette écorce et la façon dont les fibres optiques s'y terminent. Depuis, les investigations de Van Gehuchten [5], Kölliker [6], P. Ramón [7], et Ris [8], n'ont fait que confirmer les résultats obtenus par nous, en y ajoutant cependant un certain nombre de données importantes.

Historique.

La stratification de la substance grise du toit optique est fort compliquée. Stieda y avait reconnu treize couches, que Bellonci réduisit à onze. Nous sommes arrivé à différencier, du moins dans une bonne partie de cette écorce, jusqu'à quinze couches suffisamment distinctes. Ces couches ne répondent pas toujours à des strates diverses de cellules, mais plutôt à des lits superposés d'une même formation cellulaire ou encore à des plexus nerveux différents. Aussi, pourrait-on les simplifier, comme le font Kölliker et Van Gehuchten. Nous retiendrons cependant le nombre de quinze couches, car il aide beaucoup à la description. Ces quinze couches nous les distribuerons en trois grandes formations : *a)* une formation externe, comprenant la portion rétinienne du toit optique ; *b)* une formation moyenne, embrassant la substance grise intermédiaire, et *c)* une formation interne ou de la substance blanche profonde.

Division en couches.

I. FORMATION EXTERNE OU RÉTINIENNE. — Cette formation, qui est le siège des terminaisons des fibres venues de la rétine, renferme les sept premières couches.

Première Couche ou assise des fibres optiques. — Elle est formée par un massif de fibres à myéline qui sont en continuité, inférieurement, avec la bandelette et le nerf optiques. Ce sont ces fibres qui donnent au lobe optique sa coloration blanche. Après un parcours superficiel et variable, tous ces tubes se coudent pour se diriger vers la profondeur et descendre verticalement en serpentant dans la substance grise sous-jacente. Ils se terminent à différentes hauteurs de cette substance (fig. 132, *A*) par une arborisation

Trajet des fibres optiques.

Leurs arborisations.

1. STIEDA, Studien über das centrale Nervensystem der Vögel und Säugethiere. *Zeitschr. f. Wissensch. Zool.*, Bd. XIX, 1868.

2. SCHULGIN, Lobi optici der Vögel. *Zoologisch. Anzeiger*, mai 1883.

3. BELLONCI, Ueber die centrale Endigung des Nervus opticus bei den Vertebraten. *Zeitsch. f. Wissensch. Zool.*, Bd. XLVII, 1888.

4. S. R. CAJAL, Estructura del lóbulo óptico de las aves. *Rev. trimestr. de Histol. norm. y patol.*, n⁰ˢ 3 et 4, Marzo 1889, et surtout : Sur la fine structure du lobe optique des oiseaux et sur l'origine réelle des nerfs optiques. *Journ. intern. d'Anat. et de Physiol.*, etc., t. VIII, fasc. 9 et 10, 1891.

5. VAN GEHUCHTEN, La structure des lobes optiques chez l'embryon du poulet. *La Cellule*, 1892.

6. KÖLLIKER, Lehrbuch der Gewebelehre, Bd. II, 6ᵉ Aufl., 1896.

7. P. RAMÓN, voir la note de la page précédente.

8. F. RIS, Ueber den Bau des Lobus opticus der Vögel, 1898.

dense aux ramuscules flexueux, variqueux et comme bouclés. Les extrémités de ces ramuscules sont un peu renflées et quelquefois en crochet.

Étages de distribution.

En s'arrêtant à différents niveaux, les arborisations des fibres optiques forment des étages échelonnés depuis la seconde jusqu'à la septième couche. On peut ramener ces étages au nombre de quatre. Le premier (fig. 132, *a*) est dû à des arborisations courtes, aplaties de haut en bas et siègeant dans la seconde couche de l'écorce. Le deuxième, *b*, se compose de ramifications plus allongées, plus épaisses et répandues dans les troisième et quatrième couches. Le troisième, *c*, est celui qui reçoit les fibres optiques les plus volumineuses ; aussi, ses arborisations, qui s'arrêtent brusquement à la limite de la sixième couche, sont-elles les plus longues et les plus fournies. Enfin le quatrième étage, *d*, est constitué par des arborisations aplaties, très serrées, variqueuses et étalées dans la septième couche ; ces arborisations émanent de quelques tubes rares et dépourvus de toute collatérale pendant leur trajet descendant. Le quatrième étage renferme aussi, mais exceptionnellement, des collatérales fines, issues des arborisations du troisième (fig. 132, *e*). Les couches sous-jacentes à la septième ne contiennent aucune arborisation de fibre optique. Les excitations visuelles périphériques ne peuvent donc y parvenir qu'indirectement, soit par l'intermédiaire des longues dendrites qui partent de leurs cellules et montent se mettre au contact des arborisations optiques, soit par l'intermédiaire de neurones à cylindre-axe court intercalés entre leurs cellules et les arborisations des fibres rétiniennes.

Rapports des fibres optiques avec les couches sousjacentes à la 7ᵉ.

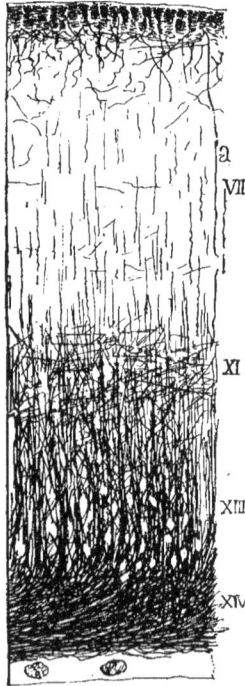

Fig. 131. — Coupe sagittale du toit optique chez le poulet. Méthode de Weigert-Pal.

a, tube nerveux centrifuge. — Les chiffres romains indiquent le numéro d'ordre de quelques couches.

Découverte de l'arborisation des fibres optiques ; ses conséquences.

Rien n'est plus facile que d'observer la terminaison libre des fibres optiques dans le cerveau moyen ; il suffit d'examiner par les méthodes appropriées le lobe optique d'embryons de poulet presque à terme et celui d'oiseaux adultes, de la famille des passereaux, par exemple. C'est ainsi que nous fîmes la découverte de cette terminaison.

Cette découverte a été d'un grand secours pour la théorie du neurone ; c'était, en effet, la première observation certaine de la façon dont se comporte le bout central d'un tube nerveux sensoriel ou centripète. Elle a servi aussi à fortifier la théorie de la polarisation dynamique des cellules nerveuses, car, peu après [1], nous

---

1. S. R. CAJAL, *Significación fisiológica de las expansiones protoplásmicas y nerviosas*, etc. *Rev. de ciencias médicas de Cataluña*, nᵒˢ 22 et 23, 1891.

établissions que les arborisations des fibres optiques entrent en contact avec les troncs dendritiques terminaux et les corps d'un grand nombre de corpuscules du lobe optique. Ces observations capitales furent bientôt confirmées par Van Gehuchten, Kölliker, P. Ramón, etc.

La disposition étagée des arborisations terminales des fibres optiques est un fait d'une très haute importance pour la physiologie. Elle constitue, en effet, le seul moyen d'obtenir, dans un espace relativement étroit et pour chaque fibre nerveuse afférente, des connexions spéciales et exclusives avec des groupes bien déterminés de cellules. Mais ce résultat ne peut être acquis qu'à une seule condition, c'est que les arborisations se terminent librement. Quelle serait en effet l'utilité de cet étagement si les arborisations n'étaient pas libres et formaient un réseau interstitiel ?

Importance de l'étagement des arborisations optiques.

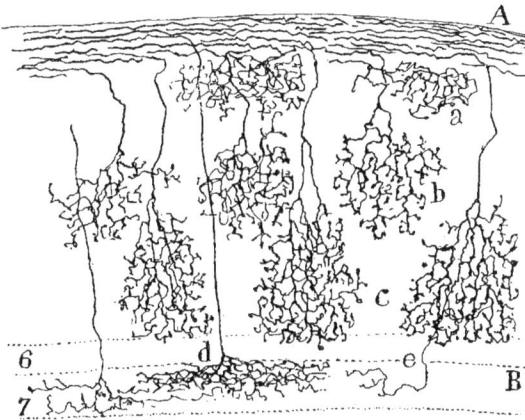

Fig. 132. — Fibres optiques avec leurs arborisations dans l'écorce du lobe optique ; moineau jeune (*Passer domesticus*). Méthode de Golgi.

A, couche des fibres superficielles ; — B, septième couche du toit optique ; — *a*, arborisations du premier étage ; — *b*, du deuxième ; — *c*, du troisième ; — *d*, du quatrième ; — *e*, fibre détachée du troisième étage et descendant au quatrième.

Toutes les fibres superficielles du lobe optique ne sont pas d'origine rétinienne ; il en est, comme nous le verrons, qui paraissent provenir des cellules du toit optique lui-même. Mon frère, P. Ramón, en cite d'autres, de même source, qui traversent les couches intermédiaires sans se ramifier et continuent par des tubes de la substance blanche profonde.

Fibres superficielles, mais non rétiniennes du toit optique.

Deuxième Couche. — Bellonci la croyait constituée par de la névroglie ; c'était une erreur. Nous avons démontré qu'elle se compose, en réalité, de cellules nerveuses étoilées de petite taille et à cylindre-axe descendant. Mon frère, qui a fait une étude attentive de ces neurones, y distingue les types suivants :

Ses types cellulaires.

a) *Cellule à cylindre-axe demi-long* (fig. 133, *A*). — *Corps* petit ; *dendrites* obliques ou parallèles à la surface du lobe et d'aspect épineux ; *axone* se portant en dedans et fournissant une abondante arborisation aux quatrième et cinquième couches à la fois, descendant ensuite, plus aminci, jusqu'à la neuvième ou dixième couche qu'il fournit de *collatérales*, et enfin rebroussant chemin en dehors pour s'épuiser en ramifications dans la septième ou dernière couche de la formation rétinienne. C'est en somme un type de cellules à cylindre-axe demi-long.

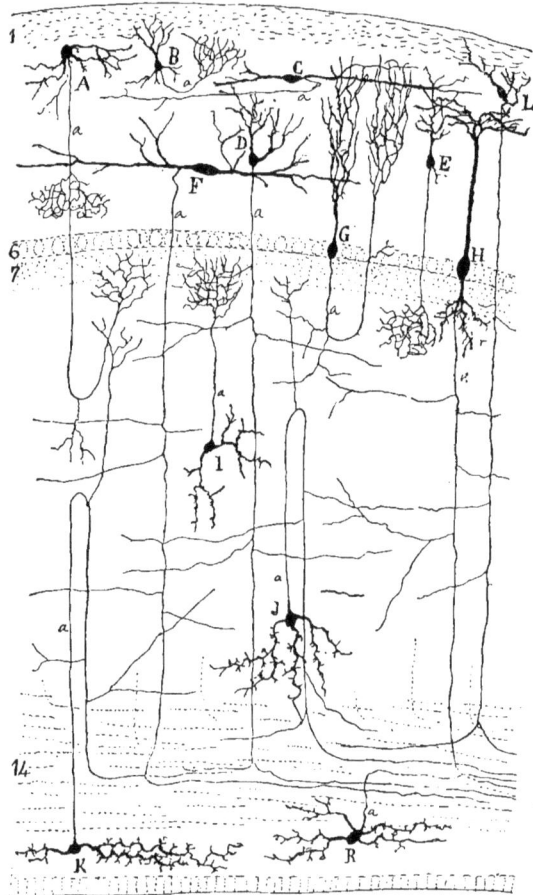

FIG. 133. — Coupe antéro-postérieure du lobe optique chez les passereaux. — Les chiffres indiquent l'ordre et les numéros des couches (d'après P. Ramón et les renseignements fournis par la méthode de Golgi).

b) Cellule à cylindre-axe court (fig. 133, *B*). — Représentants rares, difficiles à imprégner, possédant un *corps* piriforme ou allongé, un *tronc dendritique* court montant vers la surface du lobe et plusieurs appendices basilaires. *Cylindre-axe* décomposé en une ramure ténue entre les arborisations optiques les plus superficielles ; d'autres ramures cylindre-axiles de ce type peuvent descendre jusque dans les troisième et cinquième couches.

c) Cellule à cylindre-axe parallèle à la surface du lobe (fig. 133, *C*). — *Branches protoplasmiques* transversales très longues, parcourant ainsi de grandes distances ; *cylindre-axe* caractéristique, parallèle à la surface, changeant à peine la direction qu'il a adoptée. Nous ne l'avons jamais vu descendre jusqu'à la substance blanche profonde ; aussi croyons-nous qu'il se termine par une arborisation dans les couches périphériques. Ce type n'est pas particulier à la deuxième zone, il est commun à tous les plexus des couches superficielles du toit.

d) Petite pyramidale ou cellule à cylindre-axe long et centrifuge (fig. 133, *L*). — *Corps* conique, pyramidal ou étoilé ; plusieurs *dendrites* divergentes et épineuses, dont quelques-unes rétrogrades ; *cylindre-axe* traversant perpendiculairement toute l'épaisseur du toit, lançant à son passage de longues collatérales aux plexus sous-jacents et pénétrant enfin dans la substance blanche centrale, où, d'après l'observation de mon frère, il se bifurque souvent en deux branches de direction opposée. Ce type, décrit tout d'abord par nous, a été constaté par Van Gehuchten, qui en a donné de bons dessins.

Troisième Couche. — Son aspect est moléculaire ; elle renferme surtout les deux premiers étages d'arborisations rétiniennes ; de rares *cellules*, pour la plupart petites et pyramidales, analogues par conséquent à celles que nous venons de décrire, s'y trouvent dispersées. On y voit circuler aussi un grand nombre de ramuscules dendritiques terminaux, provenant de différentes cellules à tige protoplasmique périphérique. *Ses plexus articulaires optiques.*

Quatrième Couche. — C'est une bande cellulaire, sans limites bien précises et renfermant les espèces de neurones suivantes : *Ses types cellulaires.*

a) Cellules ganglionnaires déplacées (fig. 133, *F*). — *Corps* volumineux, à longues *dendrites* transversales et à gros *cylindre-axe* que l'on peut suivre jusqu'à la substance blanche profonde. Ces cellules de grande taille semblent être des formes géantes du type cellulaire de la troisième couche, qui auraient pour ainsi dire émigré dans les formations rétinienne et intermédiaire. Van Gehuchten a signalé la présence de corpuscules de ce genre dans différentes zones du lobe optique.

b) Cellules petites, étoilées, à cylindre-axe grêle et descendant plus bas que la septième couche (fig. 133, *D*). — Mon frère a pu suivre l'*axone* de ces corpuscules jusqu'à la substance blanche profonde et l'y a vu parfois se bifurquer, après avoir abandonné quelques collatérales en chemin.

c) Cellules petites à cylindre-axe ramifié dans les cinquième et septième couches (fig. 133, *E*). — Ce type, que mon frère a décrit, a été également constaté par nous.

d) Cellules fusiformes, géantes et transversales. — Type analogue à celui qui a été décrit dans la couche précédente ; son *axone* chemine horizontalement ; il a été étudié d'abord par mon frère.

e) Cellules étoilées à expansions dendritiques d'aspect axile. — Type également signalé par mon frère et analogue à ceux que nous décrirons dans les couches situées plus bas. Le *cylindre-axe* atteint la substance blanche profonde.

Cinquième Couche. — Son apparence est plexiforme ; elle est occupée en grande partie par les troncs protoplasmiques venus des couches sous-jacentes et par des arborisations des fibres optiques ; elle renferme aussi quelques *cellules* nerveuses semblables à celles des zones précédentes et munies pour la plupart d'un *axone* court.

Ses plexus articulaires optiques.

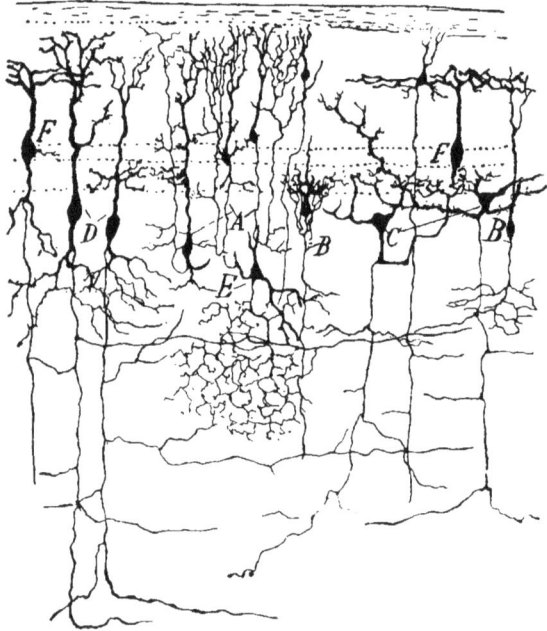

Fig. 134. — Coupe frontale du toit optique ; moineau âgé de quelques jours. Méthode de Golgi.

A, cellules à cylindre-axe court et rétrograde des 5ᵉ, 6ᵉ et 8ᵉ couches ; — B, cellule à cylindre-axe court de la 8ᵉ couche ; — C, cellules triangulaires à expansions épineuses et ascendantes de la 8ᵉ couche ; — D, cellule à corps conique et à cylindre-axe central ; — E, cellule à cylindre-axe court de la 8ᵉ couche ; — F, cellule à bouquet dendritique transversal de la 6ᵉ couche.

Sixième Couche. — Cette assise très étroite et bien délimitée ne renferme qu'une seule rangée de neurones ; ceux-ci se distinguent en :

Ses types cellulaires.

a) *Cellules fusiformes ou ovoïdes à tronc dendritique périphérique court et gros, rapidement décomposé en rameaux transversaux et épais* (figs. 133, *H* et 134, *F*). — Le *cylindre-axe* descend jusqu'à la substance blanche profonde et lance pendant son parcours de longues collatérales dans la huitième zone et les suivantes. Ce type cellulaire a été découvert par nous ; il a été retrouvé par Van Gehuchten et Kölliker qui en donnent de bons dessins ; ils le représentent sous la forme d'un gros corpuscule pyramidal, prolongé

supérieurement par un bouquet ascendant et aplati de dendrites étalés dans
le troisième étage des arborisations optiques, et inférieurement par un
autre bouquet protoplasmique, descendant aux septième et huitième
couches.

b) Cellules à cylindre-axe court, en anse et récurrent (figs. 133, *G* et 134, *A*).
— *Corps* ovoïde, moins volumineux que celui des précédentes, *tronc protoplasmique* périphérique, largement ramifié; *cylindre-axe* d'abord descendant
et émettant quelques collatérales pour les huitième et neuvième couches,
puis décrivant une courbe à concavité externe, pour remonter et se terminer par une arborisation élégante, en forme de houppe ou de bouquet
allongé, dans les deuxième, troisième et quatrième zones. Ce type se rencontre également dans les couches sous-jacentes; il a été découvert par mon
frère, qui le croit le plus commun de la sixième couche.

Septième Couche. — Cette couche est essentiellement plexiforme; elle sert
de point de rencontre aux arborisations optiques les plus inférieures avec
les nombreux bouquets dendritiques montés des cellules sous-jacentes.
Elle reçoit aussi un grand nombre de collatérales provenant des fibres
nerveuses ascendantes et descendantes qui la traversent et jusqu'à des
ramuscules axiles sortis de la substance blanche profonde; enfin elle n'a
que peu ou pas de *cellules* propres (figs. 132, *d* et 134, *z*).

*Ses plexus
articulaires
optiques et
autres.*

II. Formation grise intermédiaire. — Cette formation renferme une
multitude de types cellulaires, les plus caractéristiques du lobe optique. La
plupart de ces éléments envoient un tronc dendritique périphérique à la
formation rétinienne et un cylindre-axe à la substance blanche profonde.
Cette formation comprend les couches qui vont de la huitième à la douzième,
couches épaisses et alternativement occupées par les corps des cellules et
par les plexus articulaires.

Huitième Couche. — Elle héberge plusieurs rangées de cellules aux types
morphologiques les plus divers. Ceux que nos observations nous ont permis
de trouver sont les suivants :

*Ses types
cellulaires.*

a) Cellule globuleuse à bouquet dendritique descendant. — Taille
moyenne, *corps* ovoïde ou globuleux, dont le pôle supérieur donne naissance à des *dendrites* courtes et le pôle inférieur à un tronc protoplasmique
épanoui en un bouquet descendant; le *cylindre-axe*, issu du tronc protoplasmique inférieur, descend verticalement jusqu'à la couche de substance
blanche profonde où il se perd; il émet pendant son trajet de nombreuses
collatérales pour les huitième et neuvième zones.

b) Cellule à cylindre-axe court et descendant (fig. 134, *B, E*). — *Corps* fusiforme ou globuleux; une ou deux longues et minces *dendrites* ascendantes
et des expansions protoplasmiques descendantes courtes et rudimentaires;
cylindre-axe grêle, s'enfonçant jusqu'à la neuvième couche où il se décompose en une arborisation libre, délicate, très fournie en ramuscules, la plupart transversaux. Ce type singulier présente des *variantes* non seulement

pour le volume, mais aussi pour la couche dans laquelle s'étale son arborisation axonique. Son existence a été confirmée par Van Gehuchten et par
mon frère, qui décrit aussi une variété dans laquelle le cylindre-axe descend
d'abord et donne des collatérales à la neuvième couche, puis remonte pour
se ramifier dans les troisième et quatrième zones.

c) *Cellule pyramidale ou triangulaire à cylindre-axe long* (fig. 134, *D*).
— Type très fréquent dans la huitième couche ; *corps* volumineux ; *troncs
dendritiques* périphériques au nombre d'un à deux, décomposés en bouquets
de ramuscules horizontaux dans la troisième zone ou encore dans la septième ; quelques dendrites basilaires courtes ; *cylindre-axe* plongeant jusqu'à
la substance blanche profonde, non sans avoir au préalable enrichi de ses collatérales les huitième et neuvième couches. Van Gehuchten, Kölliker, mon
frère et Riss ont aussi retrouvé cette espèce découverte par nous.

d) *Cellule fusiforme horizontale ou ganglionnaire déplacée.* — Analogue
à celles qui ont été signalées dans les autres couches ; *cylindre-axe* fort et
transversal que nous n'avons pu suivre jusqu'à sa terminaison.

e) *Cellule ganglionnaire triangulaire.* — Différente de celle qui précède
par sa plus grande taille, son *corps* triangulaire et ses longues *dendrites*
divergentes ; *cylindre-axe* pénétrant dans la substance blanche profonde.
Mon frère en décrit deux *variétés* ; l'une est caractérisée par des dendrites
d'aspect axile et semblables à celles d'un type cellulaire trouvé par nous dans
les zones sous-jacentes ; l'autre se distingue par l'épaisseur et la rudesse de
ses prolongements protoplasmiques.

Neuvième Couche. — C'est la huitième couche de Stieda et la sixième
substance réticulée de Bellonci. Cette couche est le lieu où concourent et
s'entrelacent les arborisations nerveuses des cellules à cylindre-axe court de
la huitième, les collatérales des cellules à cylindre-axe long situées au-dessus
et une foule de dendrites montées de couches plus profondes (fig. 134, *C, E*).
Cela explique suffisamment son apparence plexiforme. Elle ne renferme
qu'un petit nombre de *cellules* semblables, pour la plupart, à celles de la
treizième zone.

*Ses plexus
articulaires.*

Dixième Couche. — Elle répond à la couche des grains de Stieda et des
cellules fusiformes de Bellonci. Sa richesse en neurones est très grande ;
ceux-ci, pour la plupart de taille moyenne et d'aspect fusiforme, se partagent
en plusieurs types dont les plus fréquents sont les suivants :

*Ses types
cellulaires.*

a) *Cellule ovoïde à cylindre-axe ascendant* (fig. 134, *A, B, C*). — Dimensions petites ou moyennes, *corps* fusiforme ou ovoïde, une ou plusieurs
dendrites descendantes et rudimentaires, *tronc protoplasmique périphérique*
épais, variqueux, non ramifié et traversant les zones situées au-dessus pour
arriver souvent jusqu'à toucher la couche des fibres optiques. Le *cylindre-
axe*, dont l'allure est des plus étranges, mérite une description détaillée. Il
naît non pas sur le corps, mais sur le tronc protoplasmique ascendant, en
un point très élevé, souvent au niveau de la huitième couche ; il monte
vers la périphérie du lobe optique, parallèlement au tronc protoplasmique et

*Axone de-
venant peut-
être une fibre
centrifuge de
la rétine.*

presque à son contact, donne à la hauteur de la septième couche une arborisation transversale extrêmement compliquée et étalée dans les limites de
cette couche et monte ensuite à travers les sixième, cinquième, quatrième
et troisième zones ; il gagne alors, semble-t-il, le massif des tubes rétiniens,
pour devenir peut-être une *fibre centrifuge* du nerf optique. Quelquefois,
ce cylindre-axe fournit auparavant des *collatérales* aux deuxième et troisième couches.

La réalité de ce curieux élément, mis en évidence par nous, se trouve
attestée par les observations de Van Gehuchten, de Kölliker et de mon
frère. Le premier de ces
histologistes a nié que l'arborisation aplatie émise au
niveau de la septième couche provienne du cylindre-
axe ; pour lui, c'est le tronc
protoplasmique qui la
fournit. C'est là, d'après
l'observation judicieuse de
mon frère, une erreur due
à ce que Van Gehuchten
a confondu ces arborisa-
tions nerveuses avec cer-
taines dendrites transversales que le tronc proto-
plasmique ascendant
envoie à divers plexus de
la formation rétinienne
(fig. 135, *A*).

D'après mon frère, ce
type présente trois va-
riantes : 1° une cellule fusiforme ou pyramidale à
dendrites épineuses et à
cylindre-axe ascendant,

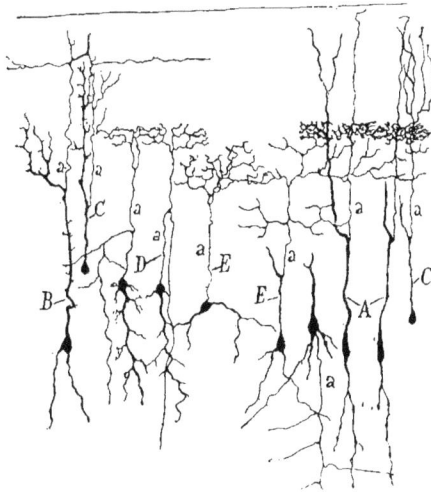

Fig. 135. — Coupe frontale du toit optique ; moineau
âgé de huit jours. Méthode de Golgi.

A, cellule à cylindre-axe centrifuge allant à la rétine, 1ᵉʳ type :
— B, cellule de même nature, 2ᵉ type : — C, cellule à
cylindre-axe court et ascendant : — D, cellules inverties
à cylindre-axe central : — E, cellules à cylindre-axe court
et ascendant.

pénétrant dans la première couche, mais dépourvu de la rosace collatérale
nerveuse de la septième zone (fig. 135, *B*) ; 2° une cellule à corps privé de
dendrites basilaires et à cylindre-axe périphérique, court, ramifié dans les
quatrième, troisième et seconde couches (fig. 135, *C*) ; 3° une cellule étoilée,
également à cylindre-axe court, ascendant et arborisé dans les huitième et
septième zones (fig. 135, *E*). Van Gehuchten avait décrit avant mon frère ces
deux dernières variétés ou des espèces qui en sont très voisines.

*b) Cellule pyramidale à axone long destiné à la substance blanche pro-
fonde.* — Elle est semblable à celles qui ont été mentionnées dans les couches précédentes.

c) Cellules ganglionnaires de grande taille avec dendrites axoniformes. —
Type existant aussi dans les couches attenantes ; *corps* ordinairement trian-

11   22

gulaire; *cylindre-axe* long, descendant; *dendrites* au nombre de trois, quatre ou davantage, obliquement ascendantes et très longues, possédant la propriété d'émettre, de distance en distance, des ramuscules très fins tout à fait semblables et par l'aspect et par le mode de terminaison aux collatérales axiles, d'où le nom d'axoniformes que nous leur avons donné. Ces ramuscules sont comparables aux pseudo-cylindres-axes des cellules spé-

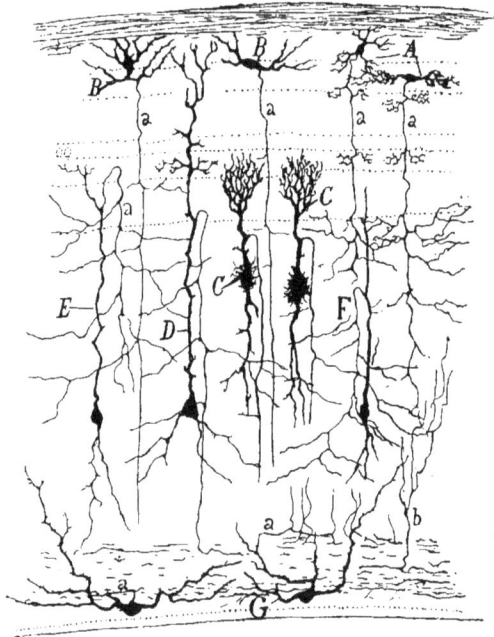

Fig. 136. — Coupe sagittale du toit optique ; moineau âgé de quelques jours
Méthode de Golgi.

A, petites cellules étoilées des 2ᵉ et 3ᵉ couches ; — B. cellule à cylindre-axe long et central de la 4ᵉ couche ; — C, cellule à courte crosse ; — D, cellule à longue crosse ; — E, cellule à cylindre-axe en anse ; — F, cellule à crosse et à cylindre-axe court ; — G, cellules de la substance grise centrale.

ciales de la première couche de l'écorce cérébrale. Mon frère a également observé ce type cellulaire, dont il a donné une description très exacte.

Onzième Couche. — Les plexus axo-dendritiques, que renferme cette zone, lui donnent, surtout sur son bord externe, une apparence finement plexiforme. Elle contient aussi des cellules nerveuses de morphologie diverse et que nous allons décrire.

Ses plexus articulaires et ses types cellulaires.

a) Cellule à cylindre-axe déplacé et en anse, ou cellule à crosse des auteurs (fig. 136, C, D). — Type prédominant dans la onzième zone, mais pouvant aussi envahir les assises voisines; *corps* ovoïde, fusiforme et même pyramidal, de taille moyenne ou grande ; d'ordinaire, une *dendrite* descen-

La cellule à crosse.

dante, partant du pôle inférieur du corps et perpendiculaire à la surface du lobe, tantôt vite ramifiée, tantôt indivise, longue et moniliforme ; un *tronc protoplasmique* volumineux, ascendant et issu du pôle supérieur traverse les couches périphériques et parvient souvent jusqu'à la seconde zone ; il passe, par conséquent, au travers de tous les étages des arborisations optiques. *Cylindre-axe* tout à fait caractéristique ; né du tronc protoplasmique périphérique, à une distance considérable du corps cellulaire, il se porte d'abord latéralement, décrit une courbe à petit rayon, descend parallèlement au tronc dendritique et souvent tout près de lui, gagne les couches inférieures et se transforme en tube de la substance blanche profonde ; il émet durant son passage dans les dixième, onzième et douzième zones, plusieurs longues collatérales transversales ou obliques et abondamment ramifiées ; quelques-unes de ces collatérales naissent à proximité de l'arc initial. Ce dernier détail semble justifier la singularité du point de départ de l'axone ; celui-ci ne prendrait naissance, en effet, à une si grande hauteur au-dessus du corps, que pour abréger le parcours des premières collatérales. Au reste, lorsque nous avons abordé les questions d'économie dans la structure du système nerveux, nous n'avons pas manqué de nous appuyer sur le type cellulaire dont nous venons de terminer la description, tant son importance théorique est considérable.

Axone ; son trajet déterminé par les lois d'économie.

Cette espèce cellulaire, que nous avons été le premier à découvrir dans le lobe optique des oiseaux, a été également constatée et bien étudiée par Van Gehuchten, Kölliker et mon frère. Ce dernier en décrit trois *variantes :* 1° une cellule à crosse, au corps volumineux, hirsute, supportant un gros tronc protoplasmique terminé par un bouquet de ramuscules qui ne monte pas au-delà du quatrième étage des arborisations optiques, par conséquent pas au delà de la septième couche (fig. 136, *C*) ; 2° une cellule à tige périphérique, longue, envoyant des branches dendritiques à tous les étages des arborisations rétiniennes (fig. 136, *D*) ; 3° une cellule plus rare, dont l'axone en crosse est court et se termine dans les douzième et treizième couches (fig. 136, *E*, *F*).

Variétés de la cellule à crosse.

Les cellules à crosse se colorent fort bien par la méthode du nitrate d'argent réduit, surtout chez les embryons de poulet et les passereaux nouvellement éclos. La figure 137 montre quelques échantillons de ces cellules imprégnées par cette technique chez l'embryon de poulet au dix-septième jour de l'incubation. On y voit les faisceaux de neurofibrilles de la dendrite périphérique et profonde unis au niveau du corps par des paquets qui longent le noyau. Dans le cas fréquent où celui-ci est excentré, comme en *c, f, g*, il n'est recouvert de neuro-fibrilles que sur un de ses côtés. Le cylindre-axe ne renferme qu'un petit nombre de neurofibrilles.

Son aspect dans les préparations neurofibrillaires.

b) Cellule ganglionnaire de forme triangulaire. — Elle est analogue à celle de la treizième couche, que nous allons bientôt examiner.

c) Cellule triangulaire dont le tronc protoplasmique porte des branches axoniformes. — Elle est semblable au type précédemment décrit dans la dixième couche.

*d) Cellules inverties, à cylindre-axe long, en anse et destiné à la substance *blanche profonde* (fig. 133, *J*). — Type découvert par mon frère et plus fréquent dans les couches suivantes ; taille moyenne, *corps* globuleux ou fusiforme, *dendrites* généralement descendantes et à fortes épines ; *cylindre-axe* des plus singuliers ; il naît de la partie supérieure du corps, monte immédiatement vers la surface du lobe, décrit un arc, redescend et pénètre dans la substance blanche profonde. Une *collatérale* ascendante et ramifiée dans la septième couche ou dernier étage des arborisations optiques, se dégage de la convexité de l'arc décrit par l'axone. Ce type cellulaire offre un bon exemple de la loi d'économie de parcours des collatérales initiales, loi à laquelle nous avons fait si souvent allusion dans cet ouvrage.

Exemple d'économie de parcours des collatérales.

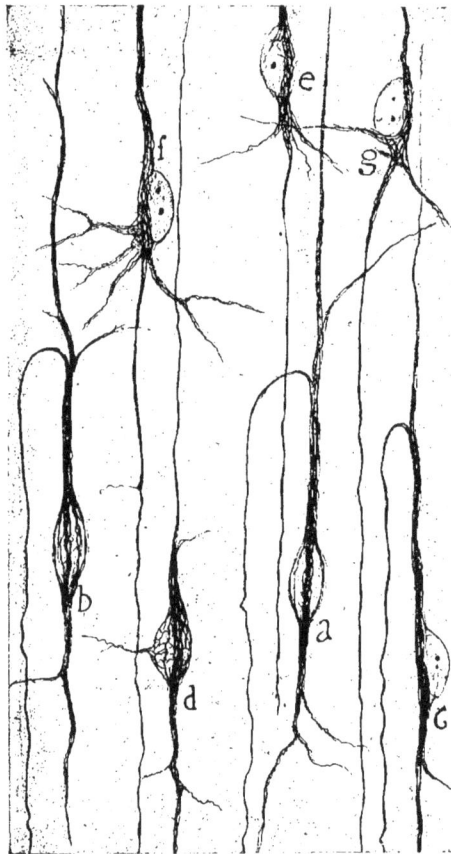

FIG. 137. — Cellules du lobe optique ; embryon de poulet au 17ᵉ jour de l'incubation. Méthode au nitrate d'argent réduit.

a, b, c, cellules à crosse ; — *e, f, g,* cellules à cylindre-axe basilaire.

Ses plexus articulaires.

e) La onzième couche renferme encore, d'après mon frère, plusieurs espèces de *cellules à cylindre-axe ascendant.*

Douzième Couche. — C'est encore une assise plexiforme, où les dendrites basilaires des cellules à crosse, des neurones ganglionnaires et des corpuscules à cylindre-axe ascendant s'entremêlent aux nombreuses collatérales nées des axones de passage. Les cellules qui s'y rencontrent ne diffèrent pas, d'après mon frère, de celles que nous avons énumérées dans les deux zones précédentes.

III. FORMATION INTERNE OU SUBSTANCE BLANCHE PROFONDE. — Des trois couches qui constituent la formation interne ou profonde qu'il nous reste à étudier, les treizième et quatorzième sont celles qui correspondent à la grande assise cellulo-fibrillaire ou des fibres transversales du tubercule quadrijumeau antérieur chez les mammifères. C'est d'ailleurs la partie la moins variable dans la série des vertébrés, sous le rapport de la position des cellules comme aussi sous celui de leur forme. Quant à la quinzième couche, elle n'est qu'une ébauche de la substance grise centrale des mammifères.

Treizième Couche. — Les coupes au carmin ou l'hématoxyline permettent déjà d'y découvrir une multitude de *cellules* volumineuses, triangulaires ou étoilées, rappelant tout à fait les gros éléments de la couche ganglionnaire du tubercule antérieur des mammifères (fig. 138). Elles laissent également voir, entre les corps cellulaires, un *plexus* très riche de fibres à myéline, dirigées en majeure partie perpendiculairement à la surface du lobe optique.

Ses cellules et plexus articulaires.

Les préparations au Golgi nous apprennent, d'autre part, que ces neurones ou *grandes cellules ganglionnaires*, comme nous les appellerons, n'ont aucune orientation définie et affectent une *forme* variable, pyramidale, triangulaire ou ovoïde. Les angles du corps de ces cellules projettent de grosses et longues *dendrites* divergentes, divisées à plusieurs reprises et pouvant envahir, par leurs branches les plus élevées, la formation rétinienne ; là, selon l'observation de mon frère, elles s'étalent souvent en arborisations aplaties, qui entrent en contact avec celles des fibres optiques. Le *cylindre-axe*, sorti communément de la région inférieure du corps, se coude immédiatement et se prolonge en un tube horizontal de la substance blanche profonde.

On trouve également dans cette couche la *cellule à cylindre-axe arciforme* découverte par mon frère et décrite parmi les variétés de la cellule à crosse de la onzième assise.

Quatorzième Couche. — On peut encore l'appeler *zone médullaire* ou assise des *fibres nerveuses profondes*. Elle correspond à la quatrième couche du tubercule quadrijumeau antérieur des mammifères ou couche des fibres transversales. Tous les axones longs issus des cellules du toit viennent s'y rendre. Les coupes au Weigert-Pal (fig. 131, XIV) font voir que la plupart des fibres horizontales de cette couche sont grosses et se continuent par coudure avec des tubes ascendants. Quant au chromate d'argent, il nous révèle : 1° que les cylindres-axes horizontaux transformés en tubes se bifurquent souvent en T pour donner lieu à deux fibres transversales ; 2° que ces dernières lancent de temps à autre des collatérales qui montent et se ramifient dans les couches grises situées au-dessus (fig. 137, *b*).

Ses fibres transversales.

Leur bifurcation fréquente.

Leurs collatérales.

Les deux espèces de fibres de la 14ᵉ couche.

En scrutant très attentivement l'origine et le parcours des tubes qui forment la quatorzième couche, on parvient à y découvrir deux ordres de conducteurs : 1° des *fibres efférentes* que nous avons déjà mentionnées dans les descriptions précédentes ; elles naissent des cellules du toit optique, sont extrêmement nombreuses et engendrent une voie réflexe puissante et en grande partie descendante ; ce courant, tout à fait comparable à la voie optique réflexe du tubercule quadrijumeau antérieur, comprend entre autres le *faisceau tecto-spinal* d'Edinger ; 2° des *fibres afférentes* provenant d'autres centres nerveux et librement terminées dans les couches grises du toit optique.

Fibres efférentes. — Malgré toutes nos recherches sur la structure du lobe optique, il ne nous avait pas été possible de préciser la destination des fibres qui partent de ce centre. Mon frère a été plus heureux ; grâce à ses longues et patientes observations sur l'embryon du poulet, il est parvenu à combler une bonne part de cette lacune. A son avis, les fibres centrifuges comprennent :

Origine et terminaison, d'après P. Ramón.

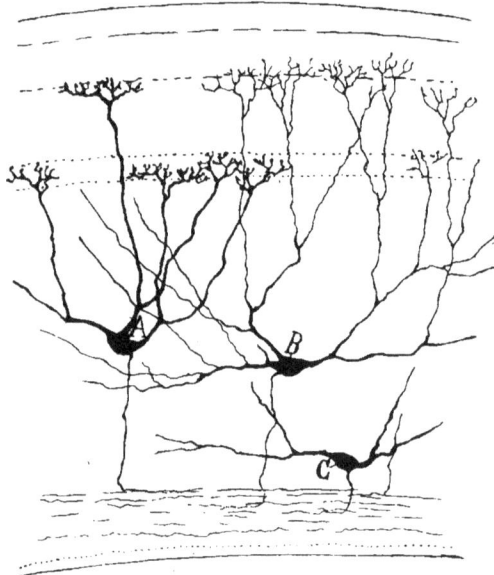

Fig. 138. — Coupe frontale du toit optique ; moineau âgé de quelques jours. Méthode de Golgi.

A, cellule ganglionnaire à grosses branches protoplasmiques ; — B, cellule ganglionnaire à ramuscules dendritiques minces ; — C, autre cellule ganglionnaire de la 13ᵉ couche.(D'après P. Ramón.)

Fibres pour la couche optique.

a) Des conducteurs épais, issus des grandes cellules ganglionnaires de la treizième couche, ainsi que des neurones étoilés ou grandes cellules triangulaires inverties, renfermées dans les assises précédentes. Ces cylindres-axes se portent en dehors pour s'incorporer à la commissure de Gudden ; ils n'entrent en relation ni avec le ganglion de l'isthme, ni avec le bulbe, ni avec la commissure postérieure. Or, la commissure de Gudden envoie des collatérales au noyau rond de la couche optique ; d'autre part, une voie, le *faisceau strio-thalamique* d'Edinger, sort de ce noyau pour monter au cerveau ; il se peut donc que les conducteurs épais mentionnés par mon frère constituent le premier chaînon d'une voie optique centrale.

Fibres de la voie réflexe descendante.

b) Des conducteurs émanés des cellules à crosse ; ces fibres, après avoir abandonné de grosses collatérales au ganglion de l'isthme, diminuent beaucoup de calibre et descendent au bulbe rachidien. Nous avons reconnu, dans les préparations provenant des passereaux et imprégnées par la méthode du nitrate d'argent réduit, que la majeure partie de ces fibres s'entrecroisent dans la calotte et donnent naissance, tout comme les fibres du tubercule antérieur des mammifères, à une voie optique réflexe et descendante.

c) Des conducteurs émis par les cellules pyramidales des huitième et neuvième couches du toit et destinés, partie à la commissure postérieure, partie au faisceau tecto-spinal d'Edinger.

Fibres afférentes. — Il en existe deux sortes : des fibres à arborisations diffuses et des fibres terminées en pinceau ou balai.

a) Les *fibres à arborisations diffuses*, découvertes par nous, sont des conducteurs épais, ascendants, abondamment ramifiés dans les couches moyennes et superficielles du toit et terminées par des ramuscules fins et sinueux, parfois par de véritables bouquets de fibrilles délicates. Ces terminaisons ont lieu dans les zones plexiformes de la formation rétinienne et en particulier dans celle que renferme la septième couche (fig. 147, *K*). Les articulations entre les arborisations optiques et les dendrites qui se mettent à leur contact peuvent être ainsi influencées par des courants peut-être d'origine cérébrale.

b) Les *fibres terminées en pinceau ou balai* produisent un type tout à fait curieux d'arborisation nerveuse, comme nous allons le voir (fig. 139, *A* et *C*). Ces con-

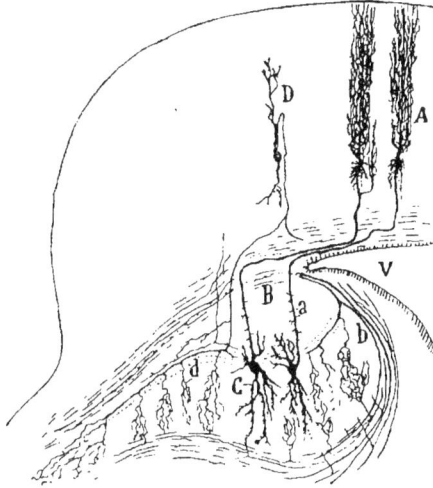

FIG. 139. — Coupe frontale et schématique du ganglion de l'isthme et du toit optique du moineau (*Passer domesticus*). Méthode de Golgi. (D'après P. Ramón).

A, arborisation nerveuse terminale formée dans le toit optique par une fibre venant des cellules du ganglion de l'isthme ; — B, ganglion de l'isthme ; — C, grande cellule inférieure de ce ganglion ; — D, cellule à crosse du toit optique dont l'axone se ramifie dans le ganglion de l'isthme ; — a, épines collatérales de la portion initiale du cylindre-axe des cellules isthmiques à son passage à travers son ganglion d'origine ; — b, d, collatérales provenant de fibres du toit et se rendant au noyau inférieur du ganglion de l'isthme.

ducteurs, les plus épais de tout le lobe optique, montent sans se ramifier jusqu'à la dixième couche où ils forment un renflement triangulaire, ovoïde ou semi-lunaire, hérissé de filaments courts et soyeux ; ils se décomposent ensuite en une arborisation terminale en forme de pinceau ou de balai. Les branches de cette arborisation s'élancent parallèlement jusqu'à la première couche et engendrent, à l'aide de leurs ramuscules de second et de troisième ordre, un plexus étrange, dont on ne trouve l'analogue en aucun autre point du système nerveux central. Dans cette arborisation si touffue, des cavités sont ménagées pour tous les corpuscules nerveux de la formation rétinienne et pour quelques neurones des couches sous-jacentes voisines, c'est-à-dire, d'après mon frère, pour ceux dont le cylindre-axe centrifuge se rend à la rétine.

Historique.

Les arborisations en balai que nous venons de décrire ont été vues par nous pour la première fois. L'épaisseur inusitée de leur fibre d'origine, le renflement protoplasmique situé à la base de leur ramification et la forme extraordinaire de celle-ci nous étonnèrent tellement que nous n'osâmes pas les considérer comme de nature nerveuse. Ris[1] leva tous les doutes en démontrant que les arborisations faisaient toujours suite à de gros cylindres-axes de la substance blanche profonde. Enfin, mon frère parvint à force de recherches à découvrir que ces axones viennent du *noyau inférieur du ganglion de l'isthme d'Edinger*, foyer de cellules géantes placé au-dessous de la substance blanche profonde du toit optique (figs. 139, *C* et 147, *L*). G. Sala[2] fit plus tard même constatation.

Leur origine dans le ganglion de l'isthme, d'après P. Ramón.

Quinzième Couche.—Son aspect finement granuleux donne déjà lieu de supposer qu'il ne s'y trouve point de fibres à myéline ; et en effet, il n'en existe aucune. On y trouve, par contre, quelques *cellules* nerveuses dont le plus grand nombre nous a paru être constitué par les corpuscules ganglionnaires déplacés de la treizième couche. Mon frère y a imprégné aussi des éléments semblables au type, *d*, de la onzième zone, éléments pourvus d'un *cylindre-axe* en anse, ainsi que de dendrites fortement épineuses et horizontales pour la plupart (fig. 133, *K*, *R*). Il faut donc envisager cette zone comme l'homologue de la substance grise centrale du tubercule quadrijumeau antérieur des mammifères.

Ses cellules.

Son homologue chez les mammifères.

La couche que nous venons d'étudier est séparée de la cavité ventriculaire voisine par les corps des cellules épithéliales. A la période embryonnaire, les expansions périphériques de cet épithélium vont jusqu'à la surface externe du lobe optique.

Épithélium ventriculaire.

LOBE OPTIQUE DES REPTILES

Il existe, d'après les recherches de mon frère[3], une grande similitude de structure entre le lobe optique des reptiles et celui des oiseaux. On y distingue également quatorze couches concentriques, non compris la substance centrale, et ces couches sont toutes formées de strates cellulaires et de plexus d'articulations.

Sa grande similitude histologique avec celui des oiseaux.

Les types de cellules renfermées dans chaque couche reproduisent aussi, à quelques variantes près, ceux que nous avons décrits précédemment. Enfin, les fibres du nerf optique distribuent de même leurs arborisations libres en quatre étages et les articulent avec les troncs et les bouquets protoplasmiques terminaux des cellules sous-jacentes.

Pourtant, une disposition nouvelle se fait jour chez les reptiles. Les corps de quelques cellules à cylindre-axe en anse, ceux des corpuscules à cylindre-axe centrifuge court et long, ceux d'un grand nombre d'autres encore ne résident déjà plus dans les couches intermédiaires du toit optique ; ils sont descendus et sont allés se loger au-dessous des fibres de la substance blanche profonde. Voilà donc, par suite de cette émigration, les zones cellulaires extérieures appauvries et les couches voisines du ventricule pourvues, au contraire, de deux

Émigration des neurones vers la profondeur ; conséquences histologiques.

1. Ris, Ueber den Bau des Lobus opticus der Vögel, 1898.
. G Sala, Centri ottici degli uccelli. *Mem. d. R. Istituto lombardo*, etc., t. XX, F. 5, 1905.
3. P. Ramón, Sobre los centros ópticos de las aves. *Rev. trim. micrográf.*, t. IV, 1899.

ou trois rangées supplémentaires de corpuscules serrés et ressemblant, sur les préparations au carmin, aux grains de la rétine. Les dendrites basilaires de ces corpuscules peuvent entrer en contact avec les collatérales qui descendent des couches moyennes et supérieures ; aussi, se forme-t-il entre les corps des cellules nerveuses devenues juxta-ventriculaires, des bandes concentriques d'articulations dont la régularité d'étagement rappelle encore les zones plexiformes de la rétine (fig. 140). Les ramifications terminales des troncs

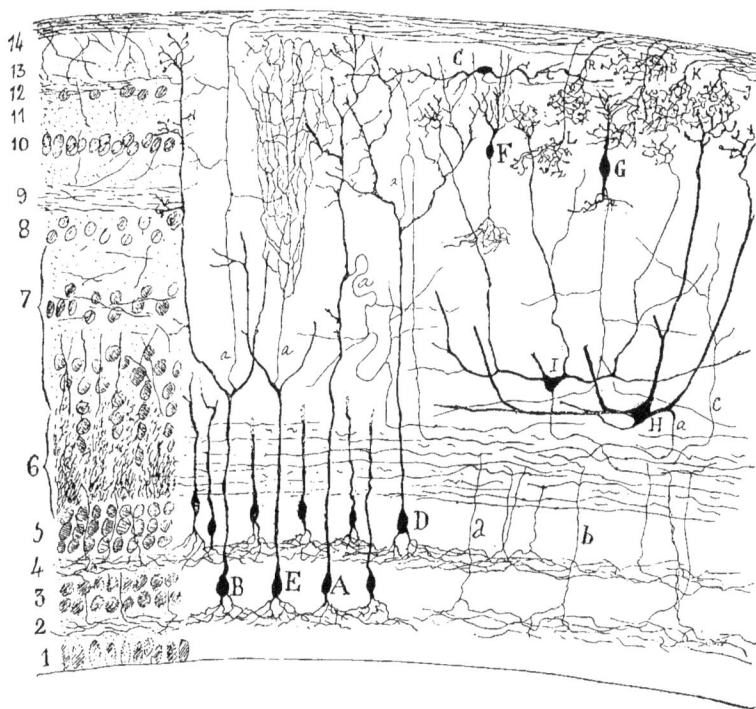

Fig. 140. — Coupe frontale du lobe optique chez les sauriens (*Lacerta muralis*). Méthode de Golgi. — La partie gauche du dessin montre les quatorze couches que l'on peut distinguer dans les préparations au carmin ou au Weigert-Pal. — Le numérotage des couches est fait ici en sens inverse de celui adopté pour les oiseaux.

A, cellule à cylindre-axe en crosse ; — B, E, cellules à cylindre-axe ascendant ; — H, cellules ganglionnaires. (D'après P. Ramón.)

protoplasmiques issus des cellules juxta-ventriculaires présentent de même une disposition stratifiée pour s'articuler avec les quatre étages des arborisations optiques. Ceux de leurs ramuscules dendritiques transversaux (fig. 140, B), qui sont destinés aux couches dix, douze et quatorze, sont courts et très variqueux ; ils ressemblent aux branches de la plaque motrice par la manière dont ils se divisent.

D'autres cellules, celles qui correspondent en particulier aux grands neurones ganglionnaires des douzième et treizième couches chez les oiseaux, n'ont

Connexions particulières

des cellules
des 12e et 13e
couches.

changé de forme et de position que dans une faible mesure. Elles se trouvent, chez les reptiles, dans un plan plus extérieur, dans les zones six et sept, au-dessus de la couche de substance blanche profonde. On remarque seulement, et ce détail est intéressant, que les extrémités périphériques de leurs dendrites nombreuses et étendues se résolvent en un bouquet de ramilles courtes et variqueuses qui entrent en contact intime avec les arborisations des fibres optiques (fig. 140, *H, I*).

Cellule à
plexus dendri-
tique périphé-
rique.

Mon frère a découvert parmi ces cellules un type remarquable par le nombre extraordinaire de ses bouquets périphériques, disposés en plexus horizontal touffu (fig. 140, *H, I*).

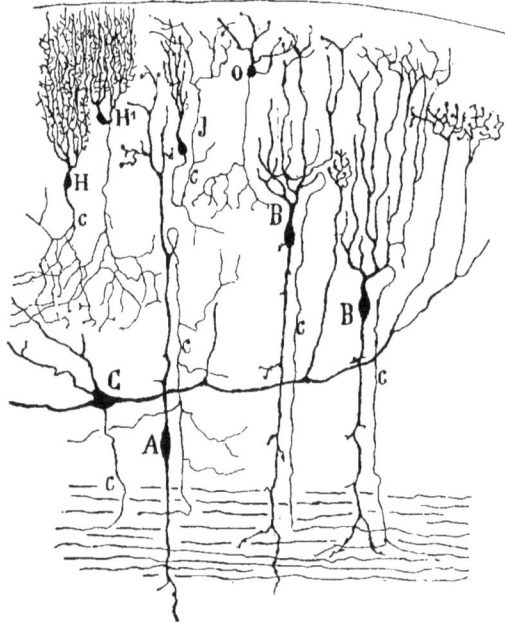

Fig. 141. — Divers types cellulaires du lobe optique du caméléon (*Chamœleo vulgaris*). Méthode de Golgi.

A, cellule à crosse et à longue dendrite périphérique ; — B, cellules à crosse dont le tronc proto-plasmique se décompose après un court trajet ; — C, cellule à bouquet dendritique et à cylindre-axe central ; elle siège dans l'assise inférieure de la 7e couche ; — H, cellules des 10e et 11e couches, à cylindre-axe ramifié ; — J, cellule à axone ascendant, arborisé dans la 13e couche ; — O, petites cellules à cylindre-axe ascendant de la 13e couche ; — c, cylindres-axes. (D'après P. Ramón.)

Pas de changements bien considérables, non plus, dans les cellules horizon-tales des couches externes (fig. 140, *C*), dans les cellules répondant aux gros neurones pyramidaux des sixième et septième couches du lobe optique des oiseaux (fig. 140, *G*), dans les corpuscules à cylindre-axe court et descendant (fig. 141, *H*), enfin dans certains éléments à crosse, c'est-à-dire à axone naissant d'une dendrite, puis s'incurvant pour plonger dans la substance blanche. Ces derniers éléments diffèrent de ceux de même aspect que l'on rencontre dans les étages inférieurs ; leur dendrite profonde ne forme pas de bouquet étendu parmi les plexus protoplasmiques juxta-ventriculaires, tandis que leur

Cellules à
crosse spé-
ciales.

dendrite périphérique se décompose en une gerbe diffuse de ramuscules répandus dans la formation rétinienne.

Il ne nous est pas possible d'entrer dans plus de détails sur l'organisation du lobe optique chez les reptiles. Ceux qui voudront approfondir ce sujet n'auront qu'à se reporter aux descriptions circonstanciées qui ont été publiées par mon frère [1], Édinger [2] et Neumayer [3]. Nous nous bornerons à reproduire ici quelques-unes des figures dessinées par le premier de ces auteurs, car il nous semble avoir obtenu les renseignements les plus précis sur la morphologie des cellules ainsi que sur le mode de terminaison des fibres optiques (fig. 140, J).

LOBE OPTIQUE DES BATRACIENS

Le mouvement d'émigration des cellules vers la profondeur, déjà bien avancé chez les reptiles, s'accentue encore chez les batraciens. On trouve en effet, chez eux, près du ventricule, quatre ou cinq couches de neurones et pour le moins trois lits de plexus intercalaires. Les cellules déplacées appartiennent, comme on le voit, en A et D, sur la figure 143, aux espèces à crosse, à cylindre-axe centrifuge ou rétinien, à cylindre-axe court ascendant et à bien d'autres variétés que l'on rencontre chez les oiseaux au-dessus de la couche de substance blanche juxtaventriculaire. Les grandes cellules ganglionnaires ont, elles aussi, commencé à descendre en partie sous cette couche.

Les fibres optiques sont les unes superficielles, les autres plus profondes ; elles produisent également plusieurs étages d'arborisations plus simples, plus variqueuses et plus aplaties que celles des oiseaux et des reptiles (fig. 143, a, b, c).

Par suite de l'émigration des cellules vers la profondeur, les cylindres-axes naissent sur les troncs dendritiques périphériques, parfois à une grande distance des couches où gisent les corps cellulaires ; on est dans ce cas passablement embarrassé pour reconnaître les axones. La position plus haute de la substance blanche profonde, son épaisseur relativement plus grande agissent, d'autre part, pour modifier la direction de ces cylindres-axes. On en a un

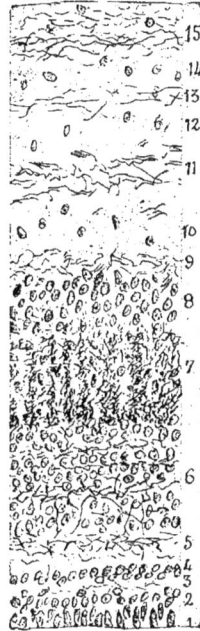

Émigration plus accentuée des cellules vers la profondeur.

Arborisations optiques plus simples.

Origine de l'axone à crosse en un point plus élevé des dendrites.

FIG. 142. — Coupe frontale du lobe optique de la grenouille. Méthode de Weigert-Pal et carmin. — Les chiffres correspondent aux numéros des couches à partir du ventricule.

exemple dans les cellules à crosse désignées par les lettres A et B, sur la figure 143 ; l'anse des cylindres-axes y est peu marquée parce que la couche des fibres à

1. P. RAMÓN, El encéfalo de los reptiles. Zaragoza, 1891. — El encéfalo del camaleón. *Rev. trimestr. micrográf.*, t. I, 1896.

2. EDINGER. Untersuchungen über die vergleichende Anatomie des Gehirns : Neue Studien über das Zwischenhirn der Reptilien. Frankfurt a. Main, 1899.

3. NEUMAYER, Die Grosshirnrinde der niederen Vertebraten. *Sitzungsber. d. Gesellsch. f. Morph. u. Physiol. zu München.*, Heft. 1, 1895.

myéline profondes est peu éloignée du point de départ du cylindre-axe. Malgré ces modifications, l'anse projette toujours la collatérale initiale qui va se ramifier dans des couches relativement superficielles. Les grandes cellules ganglionnaires sont les seules dont le cylindre-axe n'éprouve que des changements insensibles dans son trajet.

On aura une vue d'ensemble sur la structure du lobe optique chez la

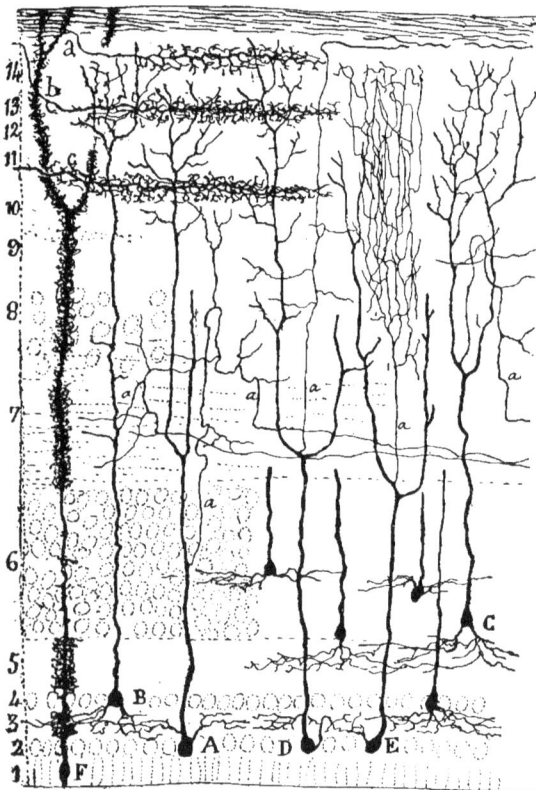

Fig. 143. — Coupe frontale du toit optique de la grenouille. Méthode de Golgi.

A, B, C, types de cellules à crosse ; — D, cellules à cylindre-axe centrifuge ou allant à la rétine — E, cellules à cylindre-axe court ; — a, b, c, arborisations des fibres optiques, c'est-à-dire venues de la rétine. (D'après P. Ramón.)

Cellule épithéliale commune aussi aux reptiles et poissons.

grenouille, en examinant la figure 143 empruntée au travail de mon frère. On ne manquera pas d'apercevoir la cellule épithéliale ou épendymaire marquée de la lettre, F. Elle est formée d'un corps ovoïde situé dans la première couche et d'une expansion périphérique ; celle-ci monte à travers les zones intermédiaires, leur abandonne des appendices collatéraux dont la ramification compliquée s'insinue dans les plexus de fibres nerveuses qui s'y trouvent, et se termine enfin par un bouquet de branches, dont les extrémités renflées en cône, viennent adhérer à la surface du toit optique. Ce type épithélial n'est pas spécial aux batraciens ; Retzius, P. Ramón, Cl. Sala et d'autres auteurs ont démontré que des éléments semblables constituent l'unique charpente névroglique du lobe optique chez les reptiles et les poissons. La figure 142 montre aussi les fibres à myéline et leur disposition chez la grenouille.

Nous nous en tiendrons là pour la description du lobe optique des batraciens ; il a été du reste peu étudié. Nous citerons parmi les travaux fondamentaux que l'on peut consulter : celui de Bellonci [1], exécuté à l'aide de la méthode d'Exner, les monographies d'Edinger [2] et enfin les recherches de mon frère, P. Ramón [3] et de Wlassak [4], consacrées plus spécialement à la structure fine.

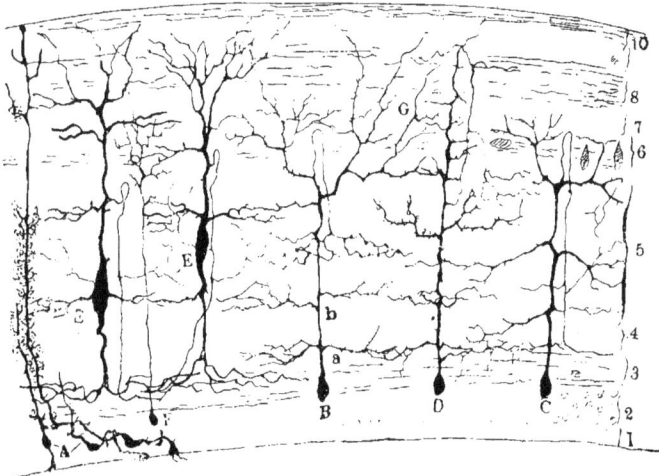

Fig. 144. — Coupe frontale du toit optique chez les poissons (*Barbus fluvialilis*). Méthode de Golgi.

1, couche épithéliale ; — 2, substance grise centrale ; — 3, substance blanche profonde ; — 4, substance grise moyenne ; — 5, grande couche plexiforme ; — 6, couche des cellules fusiformes et des fibres optiques profondes ; — 7, couche plexiforme profonde de la formation rétinienne ; — 8, couche moyenne des fibres optiques ; — 9, couche plexiforme superficielle de la formation rétinienne ; — 10, couche superficielle des fibres optiques ; — A, cellules épendymaires : — B, cellules à cylindre-axe en anse ; — C, cellule à crosse ; — D, cellule à cylindre-axe centrifuge, c'est-à-dire allant à la rétine : — E, grandes cellules à crosse de la 5ᵉ couche : — F, cellule sans cylindre-axe. (D'après P. Ramón.)

LOBE OPTIQUE DES POISSONS

Historique.

Les anatomistes ont bien plus étudié le lobe optique des poissons que celui des reptiles et des batraciens. Ainsi, pour ne parler que des investigations qui ont été faites à l'aide de la méthode de Golgi, nous pouvons citer celles de

1. BELLONCI, Ueber die centrale Endigung des Opticus bei Vertebraten. *Zeitschr. f. Wissensch. Zool.*. Bd. XLVII, 1898.

2. EDINGER, Untersuchungen über die vergleichende Anatomie des Gehirns. Frankfurt a. Main, 1892. — Vorlesungen über den Bau der nervösen Centralorgane, etc. Aufl., 1896.

3. P. RAMÓN, Investigaciones de histología comparada en los centros ópticos de distintos vertebrados. Thèse, 1890. et *Bibliographie anatomique*, nº 6, 1896.

4. WLASSAK, *Arch. f. Physiol.*. 1893.

Fusari [1], de P. Ramón [2], de Van Gehuchten [3], de Neumayer [4], de Mirto [5] et de Catois [6].

*Ses forma-
tions et ses
couches.*

Stieda et Fisch comptent huit couches dans ce lobe, Fusari et Neumayer sept, Van Gehuchten et mon frère dix. Ces couches ne correspondent pas tout à fait à celles des reptiles et des batraciens, à cause des modifications que le déplacement des corps cellulaires et l'émigration des fibres ont apportées dans l'aspect général de la substance grise. Malgré les changements introduits dans l'apparence et le nombre des zones, on reconnaît toujours quatre formations concentriques, comme chez les autres vertébrés, à savoir : une formation externe ou rétinienne, où se déploient les arborisations des fibres optiques et les bouquets protoplasmiques des cellules sous-jacentes ; une substance grise intermédiaire, remplie de neurones de taille petite et moyenne ; une substance blanche profonde, où les fibres centripètes sont accumulées, et enfin une bande granuleuse interne, où sont logés les corps des cellules déplacées : cellules à cylindre-axe en anse, corpuscules à cylindre-axe long et ascendant, neurones à cylindre-axe court, éléments ganglionnaires, etc.

*Situation
juxta-ventri-
culaire de la
substance
blanche pro-
fonde.*

Lorsque l'on compare une coupe de toit optique de poisson téléostéen à celle provenant d'un batracien ou d'un reptile, on est frappé de la différence que présente la substance blanche profonde. Chez le batracien et le reptile, elle occupe une position très élevée ; chez le poisson, elle est tout à fait voisine du ventricule ; aussi, la couche granuleuse ou des corps de cellules déplacées a-t-elle une épaisseur fort réduite. Autre différence essentielle : la couche granuleuse elle-même ne possède plus les plexus protoplasmiques étagés si caractéristiques dans les deux précédentes classes de vertébrés (fig. 144, *A, B, C*).

*Diminution
de nombre et
simplification
des neurones.*

Par conséquent, le nombre des cellules nerveuses a diminué, en général, chez les poissons. Leur morphologie a subi en même temps des simplifications notables ; c'est ainsi que les neurones à crosse, à cylindre-axe centrifuge, à axone en anse, etc., ne possèdent plus qu'un corps piriforme, rappelant celui des neuroblastes (fig. 144, *D, C*). Il ne reste plus également à ces corpuscules que le tronc protoplasmique périphérique, d'où part, toujours à grande distance du corps cellulaire, un cylindre-axe long ou court. Ce n'est donc que par la direction et la distribution finale de ce cylindre-axe, que l'on peut identifier les cellules du lobe optique des poissons avec celles des autres vertébrés. En se servant de ce criterium et en tenant compte des autres changements, on reconnaît, selon l'observation de mon frère, que les poissons possèdent dans leur toit optique les mêmes types cellulaires fondamentaux que les reptiles et les oiseaux. La situation très inférieure occupée par le corps des cellules introduit une autre modification fort importante dans leur aspect. Nous avons

1. Fusari, Untersuchungen über die feinere Anatomie des Gehirns der Teleostier. *Internat. Monatschr. f. Histol. u. Physiol.*, 1887.

2. P. Ramón, Investigaciones de histología comparada en los centros ópticos de distintos vertebrados, 1890. — El lóbulo óptico de los peces. *Rev. trimestr. micrográf.*, t. IV, 1899.

3. Van Gehuchten, Contribution à l'étude du système nerveux des Téléostéens. *La Cellule*, t. X, fasc. 2, 1893.

4. Neumayer, Histologische Untersuchungen über den feineren Bau des Centralnervensystems von Esox lucius, etc. *Arch. f. mikrosk. Anat.*, Bd. XLIV, 1895.

5. Mirto, Sulla fina anatomia del tetto ottico dei pesci teleostei e sull' origine reale del nervo ottico. *Rev. sperim. di Freniatr. e med. legal.*, t. XXI, fasc. 1, 1890.

6. Catois, Recherches sur l'histologie et l'anatomie microscopique de l'encéphale des poissons. Caen, 1901.

dit que ces cellules n'avaient plus qu'un tronc protoplasmique ascendant. Que sont devenues les dendrites basilaires ? Elles existent toujours, mais non plus à leur place, au pôle inférieur de la cellule : elles sont remontées et se dégagent maintenant de la base même du tronc protoplasmique ascendant. Il en résulte que les lits d'articulation, qui, chez les reptiles et les batraciens, se trouvent dans la formation granuleuse, sont situés bien au-dessus chez les poissons, entre la couche des grandes cellules ganglionnaires et la substance blanche profonde (fig. 144, *a*, *b*). *Déplacement des dendrites basilaires.*

Les arborisations des fibres optiques conservent leur disposition en étages superposés ; mais leur aplatissement s'est accentué et leurs ramuscules secondaires s'étendent fort loin. Les fibres optiques elles-mêmes ont éprouvé quelques altérations dans leur arrangement ; elles étaient, toutes, superficielles dans le lobe optique des oiseaux ; chez les poissons, elles sont partagées en trois fais- *Arborisations optiques : leur aplatissement plus grand.*

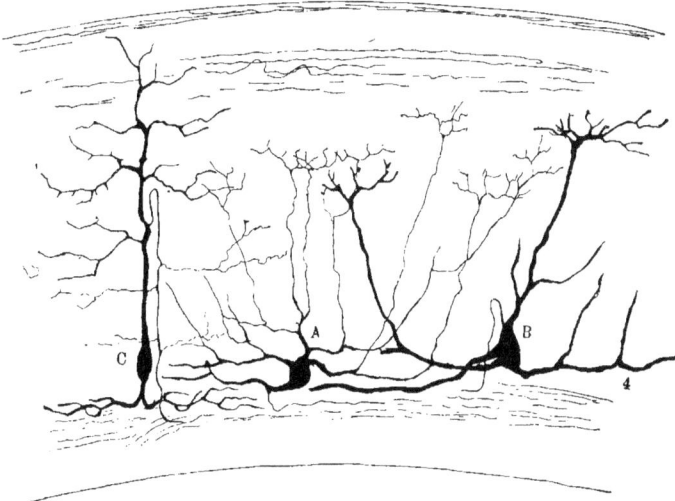

Fig. 145. — Cellules nerveuses de la 4ᵉ couche du lobe optique du barbeau (*Barbus fluviatilis*). Méthode de Golgi.

A, cellule ganglionnaire du 1ᵉʳ type, avec expansions protoplasmiques grêles, ramifiées à différents niveaux du toit ; — B, cellule ganglionnaire du 2ᵉ type, avec expansions protoplasmiques épaisses ; — C, grande cellule à crosse. (D'après P. Ramón.)

ceaux superposés et séparés par deux bandes plexiformes. Le plus épais d'entre eux est l'intermédiaire ; c'est lui qui reçoit la plupart des fibres de la bandelette optique. Tous ces faisceaux renferment, d'après mon frère, les fibres centrifuges nées dans le lobe optique et aussi des tubes du *torus longitudinalis*, que L. Sala fait pénétrer dans le nerf optique (fig. 144, 6, 8, 10). *Les trois faisceaux des fibres optiques.*

Presque toutes les cellules du toit optique envoient leurs dendrites et leurs bouquets protoplasmiques terminaux vers les arborisations optiques afin de s'articuler avec elles, d'où formation de plexus. Cependant, il y a choix de part et d'autre. Les bouquets des cellules pyramidales, des neurones fusiformes à cylindre-axe court et des éléments qui habitent les zones externes et moyennes du lobe, c'est-à-dire les couches 6, 7, 8 et 9 de P. Ramón, entrent de préférence en rapport avec le premier étage des arborisations optiques ; les bouquets et *Distribution des articulations des dendrites avec les arborisations optiques.*

les hautes branches dendritiques des grandes cellules ganglionnaires, des cellules à crosse, des cellules à cylindre-axe centrifuge, etc., situées toutes au-dessus et au-dessous de la substance blanche profonde, c'est-à-dire dans les couches 2, 4 et 5 de P. Ramón, se mettent, au contraire, au contact du deuxième étage, qui est le plus important.

Les figures 144, 145 et 146, empruntées aux travaux de mon frère, aideront le lecteur à se rendre compte des changements survenus dans la morphologie des cellules et dans les proportions relatives des zones chez les poissons.

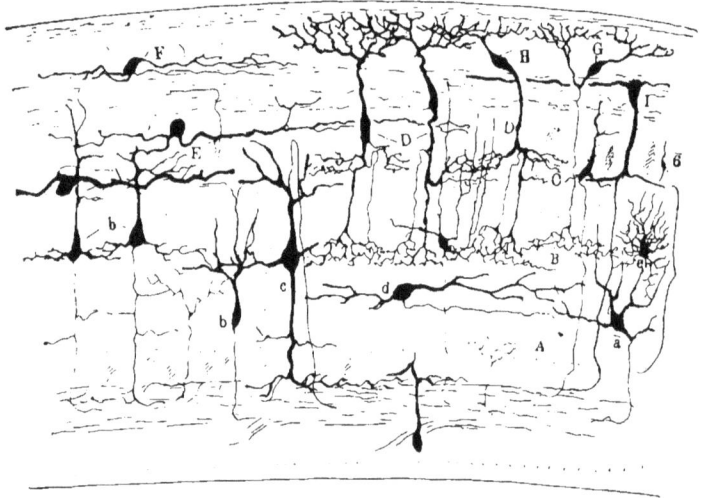

Fig. 146. — Coupe frontale du toit optique du barbeau (*Barbus fluviatilis*).
Méthode de Golgi.

A, région inférieure de la 5e couche ; — B, sa région moyenne et son plexus central ; — C, sa région supérieure, formée principalement par les ramuscules dendritiques des cellules fusiformes ; — *a*, cellule ganglionnaire de la 5e couche ; — *b*, cellules pyramidales à cylindre-axe central ; — *c*, cellule à crosse, dont certaines branches protoplasmiques vont au plexus central ; — *d*, cellule transversale de la 5e couche ; — *e*, cellule étoilée de petite taille. (D'après P. Ramón.)

Nous répéterons ici ce que nous avons déjà dit à propos du lobe optique des reptiles et des batraciens : plus de détails sur la structure de cet organe chez les poissons dépasseraient le but que nous nous sommes proposé. Nous renvoyons donc le lecteur aux mémoires de Van Gehuchten, Neumayer, Sala, Mirto et surtout à ceux de P. Ramón, qui sont les plus complets.

CONSIDÉRATIONS GÉNÉRALES SUR LA STRUCTURE ET LES FONCTIONS DU TUBERCULE QUADRIJUMEAU ANTÉRIEUR ET DU LOBE OPTIQUE

L'étude que nous venons de terminer comporte un certain nombre de conclusions sur la morphologie des cellules de ces organes et sur la physiologie de ces organes eux-mêmes.

Considérations physiologiques. — Nous allons les exposer en peu de mots.

1º Comparons, tout d'abord, l'ensemble des assises du tubercule quadrijumeau antérieur et du lobe optique ; un fait capital s'impose immédiatement à nous : c'est l'unité de structure de ces centres dans toute la série des vertébrés. Considérés d'une façon synthétique, ils renferment, en effet, deux plans de fibres nerveuses et deux chaînons de cellules.

Comme plans de fibres nous avons : celui des tubes afférents ou optiques et celui des tubes profonds, c'est-à-dire des cylindres-axes nés dans le toit et formant les voies réflexes. Nous appellerons par abréviation, le premier *voie optique afférente*, le second *voie optique réflexe*.

Comme chaînons de neurones, nous avons en prmier lieu celui des cellules petites et moyennes, telles que les fusiformes, les globuleuses, les corpuscules à cylindre-axe court et ceux à cylindre-axe long ; il est situé précisément à l'endroit où s'étagent les arborisations libres des fibres optiques afférentes. Nous avons en second lieu celui des grandes cellules ganglionnaires et des cellules de la substance grise centrale. Ces deux chaînons, le premier extérieur, le second profond, sont en grande partie indépendants l'un de l'autre, car les cylindres-axes qui y naissent sont, pour la plupart, des conducteurs longs de la voie optique réflexe ; peut-être même ces derniers se rendent-ils, en vertu de leur origine différente, à des centres distincts. Quoi qu'il en soit, l'indépendance des deux chaînons n'est, avons-nous dit, que partielle ; un certain nombre des cellules du chaînon extérieur envoient, en effet, leurs cylindres-axes courts à des niveaux divers, pour se mettre en contact avec les dendrites des neurones du chaînon profond. Par suite de ces dispositions, il se passe dans le lobe optique un phénomène semblable à celui que l'on constate dans le cerveau et le cervelet ; l'excitation visuelle, à peine arrivée au toit optique, trouve deux routes ouvertes devant elle : l'une directe, formée par les neurones réflexes du chaînon extérieur ou du chaînon profond, l'autre indirecte, constituée par le neurone intercalaire à cylindre-axe court du premier chaînon associé au neurone réflexe du second.

2º Comparons maintenant les voies optiques afférente et réflexe ainsi que les deux chaînons cellulaires des mammifères aux mêmes parties chez les autres vertébrés. Nous serons frappés par deux différences, qui répondent peut-être à celles qui existent chez ces deux catégories d'animaux au point de vue de la fonction du cerveau moyen.

a) La première de ces différences concerne la voie optique afférente. Les fibres, qui la constituent chez les vertébrés inférieurs, comprennent le plus grand nombre des tubes sortis de la rétine ; la voie afférente du toit optique est donc, chez eux, la voie principale parmi les voies optiques centripètes. Chez les mammifères, il en est tout autrement ; la voie optique du tubercule quadrijumeau n'est qu'accessoire, car elle ne comprend qu'un petit contingent des fibres rétiniennes. On pourrait objecter que chez les oiseaux, les reptiles, les batraciens et les poissons, le corps genouillé externe ainsi que d'autres foyers reçoivent cependant bon nombre de con-

Unité de structure dans la série des vertébrés.

Structure synthétique du lobe et du tubercule.

Voie afférente; diminution de ses fibres, des vertébrés inférieurs aux supérieurs.

ducteurs visuels. Nous ne le nions pas, mais ce ne sont que des collatérales pour la plupart, et leurs troncs générateurs, plus importants, vont, eux, au toit optique. Chez les mammifères il n'en est pas de même ; les conducteurs, qui parviennent, en nombre considérable, au corps genouillé externe, sont tous des fibres terminales. Conclusion : le nombre des fibres de la voie optique afférente au lobe optique diminue considérablement des vertébrés inférieurs aux mammifères.

Neurones ; leur nombre diminué des vertébrés inférieurs aux supérieurs.

b) La seconde différence est relative aux cellules ; c'est une diminution dont les mammifères sont encore les victimes. En effet, les cellules du chaînon externe, si nombreuses et si variées chez les vertébrés inférieurs, décroissent en quantité chez les mammifères. Chez eux aussi, disparaissent ou changent de forme la multitude des neurones à cylindre-axe incurvé, à cylindre-axe en anse, centrifuge, ainsi que toutes les autres espèces de corpuscules à cylindre-axe long, dont l'élégance, la variété, la multiplicité sont une des caractéristiques du lobe optique des vertébrés inférieurs. Rapprochons de ces constatations le fait que le tubercule quadrijumeau antérieur ayant perdu, chez les mammifères, son rôle de centre percepteur, n'est plus

Corrélation entre ces modifications et la réduction du tubercule à un rôle réflexe.

qu'un foyer réflexe. Est-ce que ces pertes, les unes dans le nombre des éléments constitutifs, l'autre dans l'ordre des fonctions, ne nous autorisent pas à croire à leur corrélation ? Ne nous portent-elles pas à supposer que les cellules à cylindre-axe court et les autres espèces de neurones qui ont été les plus éprouvées chez les mammifères et qui, coïncidence singulière, ressemblent beaucoup aux petites cellules du centre cortical de la vision chez l'homme, sont précisément les facteurs anatomiques de la perception visuelle ? Cette hypothèse acquiert encore plus de vraisemblance si nous rappelons que les grosses cellules du chaînon profond, celles d'où émane le gros des fibres réflexes, n'ont pas décru chez les mammifères, mais ont, au contraire, augmenté en nombre et en taille.

Le lobe optique à la fois centre percepteur et centre réflexe chez les vertébrés inférieurs.

Une autre hypothèse découle aussi du rapprochement que nous avons fait plus haut ; c'est que le lobe optique des vertébrés inférieurs est un mélange, une combinaison du facteur anatomique de la perception visuelle avec celui du réflexe de la vision ; c'est en quelque sorte un organe dans lequel se trouveraient réunies les cellules de la scissure calcarine de l'homme et celles de son tubercule quadrijumeau antérieur.

A ce propos, il serait intéressant, croyons-nous, d'étudier comparativement le centre visuel cérébral et le lobe optique de certains oiseaux, chez lesquels, comme les expériences de Munk et Steiner semblent le prouver, le centre percepteur a commencé à se séparer du centre réflexe.

Considérations morphologiques. — En outre des considérations d'ordre fonctionnel que nous venons d'exposer, nos observations sur le lobe optique des oiseaux ajoutées à celles de Van Gehuchten, de Fusari, de Sala, de Mirto et de P. Ramón chez diverses espèces de vertébrés nous amènent à d'autres conclusions d'ordre morphologique. Nous en avons parlé plus d'une fois au cours de cet ouvrage, et en avons fait ressortir toute l'importance théorique. Si nous y revenons encore, c'est que les faits qui les ont suggérées sont ici des plus manifestes.

1° La forme et la position du corps ne sont d'aucune utilité pour identifier les neurones. Nous avons vu, en effet, que des cellules qui, chez un vertébré, se trouvent logées au-dessus de la substance blanche profonde, siègent au-dessous chez un autre, sans que pour cela leur spécificité, c'est-à-dire leurs connexions axiles et dendritiques soient modifiées.

2° La forme du corps cellulaire et par suite le point de départ et la direction des dendrites sont fonction de la position du neurone. Un exemple : les expansions protoplasmiques basilaires partent, chez les oiseaux et les reptiles, du pôle inférieur du corps ; chez les batraciens et surtout chez les poissons, ces mêmes dendrites basilaires sortent du tronc protoplasmique périphérique ; au lieu d'être descendantes, elles sont horizontales.

3° Les changements de position et de direction des dendrites basilaires, ceux qui sont également survenus dans la position du corps provoquent des altérations corrélatives dans le siège des arborisations nerveuses articulées avec ces diverses parties. Ceci est évident, si on se rappelle que les plexus nerveux placés, chez les batraciens et les reptiles, près du ventricule et articulés en ce point avec des dendrites basilaires, sont remontés vers la surface, chez les oiseaux, émigrant ainsi avec les dendrites basilaires et les corps des cellules.

4° Deux changements importants se font jour à mesure des progrès de l'évolution phylogénique et ontogénique ; c'est, tout d'abord, le déplacement du point de départ des dendrites vers le corps cellulaire, fait que nous avons déjà remarqué dans la moelle épinière ainsi que dans d'autres foyers : c'est, ensuite, le transport de ce même corps cellulaire vers la périphérie de l'organe qui le renferme, transport qui lui fait quitter graduellement la région péri-épendymaire dans laquelle il vit pendant sa phase de cellule germinale ou neuroblaste.

5° Les voies nerveuses centrales de même que les arborisations des fibres venues d'autres foyers se déplacent aussi, mais en sens inverse ; elles fuient les zones extérieures pour se cacher dans la profondeur de l'organe. La position des systèmes de fibres à myéline à la surface ou près de la surface d'un centre nerveux trahit donc une disposition primitive et embryonnaire.

6° L'émigration du corps cellulaire vers la périphérie entraîne avec elle un changement dans le lieu d'origine du cylindre-axe. Celui-ci tend donc à naître plus près du corps ou sur le corps lui-même, à mesure que l'on s'élève dans l'échelle animale, car ainsi il peut arriver plus directement à la substance blanche centrale. Tel est le motif de l'absence ou de la rareté des cellules à crosse chez les mammifères. Cette loi d'économie de parcours du cylindre-axe peut se combiner, au reste, avec la loi, si souvent mentionnée, du raccourcissement des collatérales initiales. Cette dernière prend même le pas sur tous les principes économiques dont la nature fait montre dans la formation des voies et des cellules nerveuses. La preuve en est dans ces courbes insolites de l'axone que l'on observe chez les oiseaux, les reptiles et même les mammifères.

7° Abstraction faite des modifications de forme imposées par la loi d'économie d'espace et par le degré d'évolution des neurones, on peut reconnaître, ainsi que l'a démontré mon frère pour le lobe optique de tous les

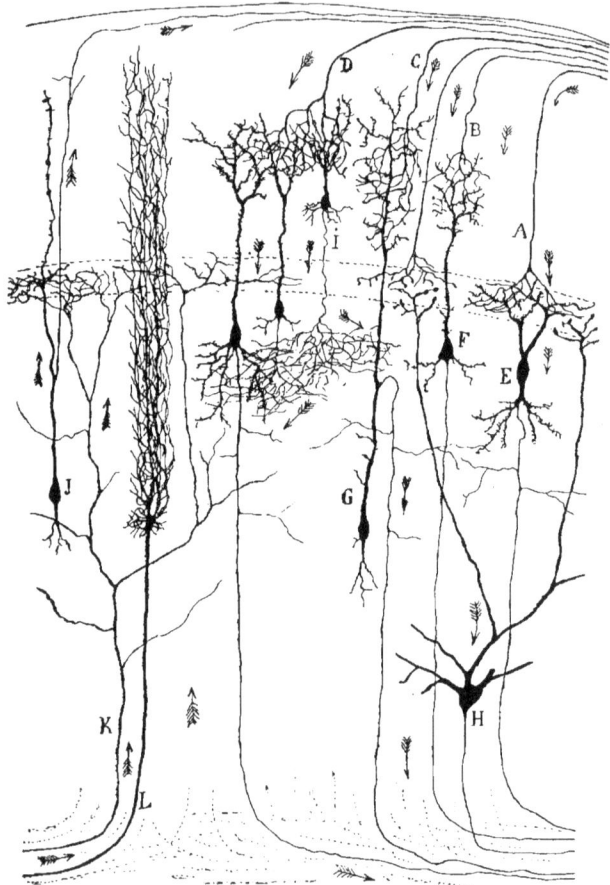

Fig. 147. — Schéma des principales articulations intercellulaires du lobe optique des
oiseaux. — Les flèches indiquent le sens des courants.

A, B, C, D, fibres optiques afférentes ; — E, F, cellules à cylindre-axe long ; — G, cellule à crosse ; —
H, cellule ganglionnaire ; — J, cellule à cylindre-axe centrifuge ; — K, L, fibres venues d'autres
centres.

vertébrés, l'existence de plusieurs types cellulaires constants. Les plus abondamment représentés sont : *a*) la grande cellule ganglionnaire ; *b*) la cellule
pyramidale à cylindre-axe long ; *c*) la cellule fusiforme à crosse ; *d*) la cellule
à cylindre-axe centrifuge allant à la rétine ; *e*) la cellule à cylindre-axe long,
descendant et en anse ; *f*) la cellule à cylindre-axe long, terminé dans la for-

mation rétinienne ; *g*) la cellule à cylindre-axe court, descendant et ramifié dans les zones plexiformes inférieures ; *h*) enfin, la cellule horizontale peut-être à cylindre-axe court et parallèle à la surface. Tous ces types cellulaires possèdent des connexions constantes, toujours les mêmes quel que soit le vertébré ; ils doivent constituer, par conséquent, autant de facteurs nécessaires au mécanisme de la perception visuelle et de son réflexe chez les vertébrés inférieurs.

Articulations inter-cellulaires et schéma des courants. — Il nous reste à parler des connexions entre terminaisons nerveuses et régions protoplasmiques des neurones ainsi que du passage et de la direction des courants nerveux. Nous le ferons brièvement, car nous avons traité ce sujet dans sa généralité au début de cet ouvrage.

1° Les arborisations des fibres optiques entrent en contact avec les troncs et les bouquets protoplasmiques des cellules du toit optique.

2° Cette articulation n'est individualisée ni d'une part ni de l'autre ; nous voulons dire par là qu'elle ne met pas en rapport deux cellules seulement. Chaque fibre optique innerve, en effet, par son arborisation toute une série de cellules, selon la loi de l'avalanche de conduction.

3° La disposition des arborisations optiques en étages a pour but de mettre ces dernières en rapports particuliers avec des groupes isodynamiques de cellules.

4° Le degré de dispersion du courant visuel afférent est variable, comme l'a démontré mon frère. Ainsi, on trouve, dans le lobe optique, des cellules qui s'articulent avec une seule arborisation optique ; dans ce cas, l'on peut se demander si cette dernière ne vient pas de la fossette centrale de la rétine. On trouve, par contre, d'autres cellules, qui semblent entrer en connexion avec plusieurs étages d'arborisations ; ici, nouvelle question : ces arborisations ne dérivent-elles pas de la périphérie de la rétine où la vision est indistincte ?

5° Le courant visuel parvient aux grandes cellules ganglionnaires, aux neurones à crosse, etc., soit directement, soit par l'intermédiaire d'une multitude de corpuscules à cylindre-axe court.

6° Chaque cellule à cylindre-axe long possède, ainsi que mon frère l'a établi, trois sortes d'organes pour la réception des courants : *a*) le bouquet dendritique terminal, point d'entrée de l'excitation visuelle directe ; *b*) les dendrites intermédiaires ou collatérales du tronc protoplasmique, servant à recueillir les courants visuels indirects, puisqu'ils sont en rapport avec l'arborisation terminale des cellules à cylindre-axe court ; *c*) enfin, les dendrites basilaires, qui entrent en contact avec les collatérales des cylindres-axes de la voie optique réflexe.

7° Chaque étage d'arborisations optiques, c'est-à-dire chaque plan d'articulation entre ces dernières et les dendrites du toit, renferme, en outre, comme c'est le cas pour la rétine et le bulbe olfactif, les ramifications terminales de fibres venues d'autres centres nerveux. Des courants d'origine centrale peuvent donc, grâce à ces fibres, agir sur les articulations précitées, peut-être en accroissant ou en annihilant leur charge nerveuse. On peut se demander, par conséquent, si ces fibres ne joueraient pas un rôle dans le phénomène de l'attention.

Le schéma, que nous représentons sur la figure 147, résume tout ce que nous venons d'exposer. La marche probable des courants dans le lobe optique y est indiquée par le sens des flèches. En suivant celles-ci on rencontrera les principales stations où les axones déchargent leurs influx sur les cellules nerveuses.

CHAPITRE XI

RÉGION DE LA CALOTTE OU ÉTAGE INTERMÉDIAIRE DU CERVEAU MOYEN

NOYAUX DU NERF PATHÉTIQUE ET DE L'OCULO-MOTEUR COMMUN. — NOYAUX DORSAL ET VEN-
TRAL DE LA CALOTTE DE GUDDEN. — NOYAU CENTRAL DU RAPHÉ. — NOYAU CENTRAL SUPÉ-
RIEUR DE BECHTEREW. — SUBSTANCE GRISE CENTRALE INFÉRIEURE.

Un grand nombre de noyaux et de voies tant endogènes qu'exogènes s'en- *Voies et noyaux prin-* tremêlent dans la calotte; aussi, sa complication est-elle extrême. Les *noyaux* *cipaux de la* *du pathétique, du moteur oculaire commun, de la commissure postérieure ou* *calotte.* *de Darkschewitsch, les noyaux dorsal et ventral de la calotte de Gudden,* *les noyaux inférieur et supérieur du raphé, la substance grise centrale et* *inférieure, enfin le noyau rouge* sont parmi les principaux foyers que nous avons à citer. Quant aux voies, en énumérant : *le faisceau longitudinal pos-* *térieur, le pédoncule cérebelleux supérieur, les rubans de Reil médian et laté-* *ral, la voie centrale du trijumeau, le faisceau descendant de Monakow, le* *faisceau de la calotte du ganglion interpédonculaire,* nous n'aurons indiqué que les plus importantes.

NOYAU DU NERF PATHÉTIQUE

Le *nerf pathétique* ou nerf de la quatrième paire est exclusivement *Origine ap-* moteur ; il n'innerve qu'un seul muscle : le grand oblique ou oblique supérieur *parente.* de l'œil. Son origine apparente se trouve de chaque côté du frein de la val-
vule de Vieussens et son origine réelle dans un amas sphérique de cellules de taille moyenne. Ce noyau est situé dans l'épaisseur du tubercule quadri- *Noyau ; sa* jumeau postérieur, au-dessus du faisceau longitudinal postérieur, en avant *situation.* et un peu en dehors d'un plan sagittal passant par le noyau dorsal de la calotte de Gudden.

Sur les coupes antéro-postérieures pratiquées dans le cerveau moyen et *Son aspect* colorées par la méthode de Nissl, le noyau, d'où sort le pathétique, présente, *au Nissl.* dans le sens même de la coupe, une longueur beaucoup plus faible, que celui de l'oculo-moteur commun. Il en diffère encore par sa position plus externe ; aussi les coupes sagittales qui intéressent le centre du noyau de la troisième paire ne contiennent-elles point le noyau du quatrième et réciproquement (fig. 156, A). Il n'en est pas de même des sections passant par la portion externe du foyer de l'oculo-moteur commun : celles-ci renferment les

deux noyaux à la fois (fig. 150, *A*) ; on remarque alors que les cellules les plus élevées de l'un touchent presque les plus inférieures de l'autre.

Comme dans tout foyer moteur, nous trouverons dans celui du pathétique des cellules motrices, des fibres radiculaires, des collatérales sensitivo-réflexes et des fibres de la voie pyramidale.

Cellules. — Elles ont tous les attributs du type moteur et ressemblent beaucoup à celles dont les noyaux de l'oculo-moteur commun et du facial sont pourvus. La figure 148, en *A*, montre leurs diverses particularités.

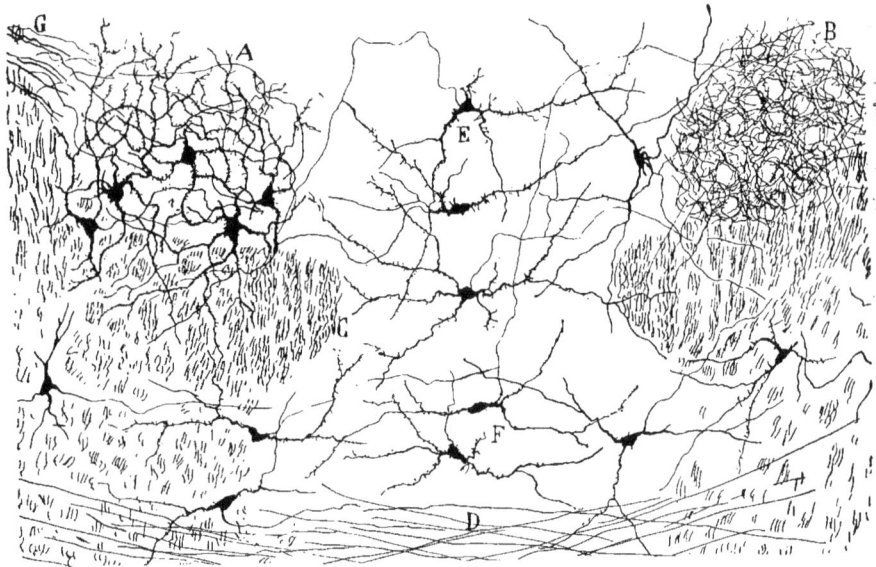

Fig. 148. — Coupe frontale passant par la région postérieure des tubercules quadrijumeaux antérieurs ; chat âgé de quelques jours. Méthode de Golgi.

A, cellules du noyau du nerf pathétique ; — B, plexus de collatérales comprises dans ce noyau ; — C, faisceau longitudinal postérieur ; — D. fibres entrecroisées du pédoncule cérébelleux supérieur ; — E, cellules du noyau sous-sylvien du raphé ; — F, cellules inférieures du raphé ; — G, radiculaires du pathétique.

Toutes sont étoilées. Leurs dendrites épaisses, velues, extrêmement flexueuses ne quittent point l'amas arrondi ou ovoïde où elles sont nées. Pourtant, les expansions inférieures qui proviennent surtout de quelques cellules voisines du faisceau longitudinal postérieur descendent dans les interstices de celui-ci. On en voit bien rarement se porter en dehors et pénétrer dans la région attenante de la substance grise centrale.

Radiculaires. — Le cylindre-axe, épais, émerge d'un point quelconque du corps cellulaire ; son parcours est si changeant et marqué de tant de sinuosités qu'il n'est presque jamais possible de le voir s'incorporer au nerf

Trajet intranucléaire.

pathétique. On y parvient cependant en étudiant des coupes en série ; on reconnaît alors qu'après un trajet variable, il finit par se joindre à ses congénères et former des petits paquets lâches sur le côté externe du noyau. A partir de ce point, toutes les radiculaires s'agglomèrent en un gros faisceau qui monte en contournant la substance réticulée voisine, arrive ainsi non loin de la racine motrice descendante du trijumeau et, là, se dirige verticalement de haut en bas. Les sections qui passent en arrière du noyau de

Trajet intracérébral en fer à cheval.

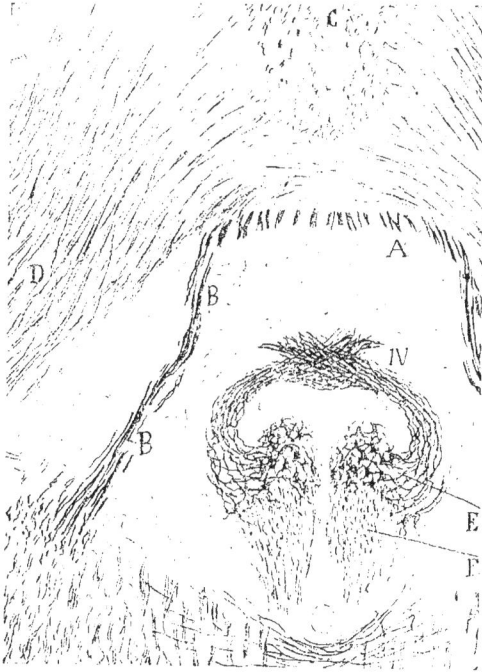

Fig. 149. — Coupe frontale du cerveau moyen, faite à la hauteur du noyau du nerf pathétique ; lézard des souches (*Lacerta stirpium*). Méthode au nitrate d'argent réduit.

A, faisceaux sagittaux du nerf masticateur ; — B, portion descendante de ce nerf ; — E, noyau du pathétique ; — F, faisceau longitudinal postérieur ; — IV, entrecroisement total des radiculaires du pathétique.

la quatrième paire et qui comprennent l'extrémité supérieure du noyau dorsal du toit montrent, chez le lapin, le chat et le chien, le pathétique coupé en travers et placé à la limite supérieure de la substance réticulée ; on le distingue bien des faisceaux de cette dernière, grâce à l'épaisseur beaucoup plus grande de ses axones.

Le pathétique décrit un des circuits les plus singuliers que l'on puisse constater dans les voies nerveuses. Après s'être porté en dehors, comme nous l'avons signalé plus haut, il se dirige quelque temps en arrière, puis s'infléchit en dedans, en formant ainsi un arc à concavité interne ; il poursuit

II

25

cette dernière direction, traverse presque à angle droit la ligne médiane au niveau du sommet et de la valvule de Vieussens, et sort enfin sur le côté opposé de cette lamelle blanche, du sillon qui la sépare du pédoncule cérébelleux supérieur. On croit généralement que toutes les radiculaires du pathétique s'entrecroisent, et que par suite, il n'y a point de fibres directes dans ce nerf. Les préparations de souris, de lapin et de chat que nous avons imprégnées au chromate d'argent viennent à l'appui de cette opinion. Van Gehuchten [1] admet néanmoins l'existence d'un petit nombre de fibres directes que l'on peut mettre en évidence par la méthode dégénérative de Nissl. Les recherches que nous avons effectuées à l'aide de la méthode du nitrate d'argent réduit, chez les embryons et les animaux jeunes, montrent qu'il n'existe de radiculaires directes chez aucun vertébré. Ce que l'on aperçoit quelquefois, ce sont des radiculaires égarées, parties du flanc externe du foyer et se dirigeant en dehors ; mais ces fibres, d'apparence directe, finissent par retrouver leur vraie route, pénètrent dans l'entrecroisement et se portent du côté opposé. Nous avons parlé ailleurs des fibres égarées qui prennent une direction dorso-ventrale ; on les voit sur la fig. 247, t. I.

Les radiculaires du pathétique se comportent de la même façon dans toute la série des vertébrés. La figure 149, où nous avons dessiné, en E et IV, leur noyau et leur entrecroisement total chez le lézard des souches (*Lacerta stirpium*), en est une preuve.

L'entrecroisement total des fibres du pathétique explique l'absence dans son noyau : 1° de la commissure protoplasmique si apparente dans le foyer de la troisième paire, 2° des collatérales sensitives croisées si abondantes dans ce dernier foyer. Certes, il ne manque pas de fibres transversales, qui franchissent la ligne médiane au niveau du noyau du pathétique et simulent, en sortant de la substance blanche voisine, un entrecroisement de collatérales ; mais à un examen attentif, l'illusion tombe, et on demeure convaincu comme nous que ces fibres sont tout simplement des cylindres-axes arciformes croisés, issus de cellules rapprochées du foyer de la quatrième paire. Ces cellules appartiennent à la substance grise centrale et surtout à un foyer impair, que nous appelons *noyau sous-sylvien du raphé* (fig. 148, E).

Collatérales réflexes. — Elles proviennent du faisceau longitudinal postérieur, comme Held et Kölliker l'ont démontré, et engendrent autour des cellules du noyau du pathétique un plexus d'arborisations touffues. On peut se rendre compte de la richesse de ce plexus terminal en jetant un coup d'œil sur la figure 148, en B. On y remarquera en même temps que les collatérales montent presque exclusivement de la portion externe du cordon longitudinal. Un certain nombre de collatérales fines procèdent aussi de quelques faisceaux de la substance réticulée blanche voisine, faisceaux peu éloignés du lieu où se trouve le pédoncule cérébelleux supérieur avant son entrecroisement (fig. 157, a). Il est probable que ces faisceaux appartien-

Entrecroisement total.

Radiculaires égarées.

Aspect des radiculaires chez le lézard.

Absence de commissure protoplasmique et de collatérales sensitives croisées.

Axones entrecroisés du noyau sous-sylvien.

1° du faisceau longitudinal postérieur.

2° de la voie centrale du trijumeau, probablement.

1. Van Gehuchten, Recherches sur l'origine réelle des nerfs craniens : I, Les nerfs moteurs oculaires. *Journ. de neurol.*, 1898. — De l'existence ou non-existence de fibres croisées dans le tronc des nerfs moteurs. *Journ. de neurol.*, 1899.

nent à la voie centrale du trijumeau, placée précisément dans le plan le plus élevé de la calotte chez le lapin, d'après les recherches concordantes de Wallenberg [1] et de Van Gehuchten [2].

Nous avons rapporté précédemment que les dendrites inférieures de quelques neurones du pathétique pénètrent dans la substance réticulée de la calotte. Or, des collatérales émanées des pédoncules cérébelleux supérieurs, de la voie optique réflexe ainsi que des voies de troisième ordre de la protubérance et du bulbe circulent et se terminent en ce point ; il y a donc

3° du pédoncule cérébelleux supérieur, etc.

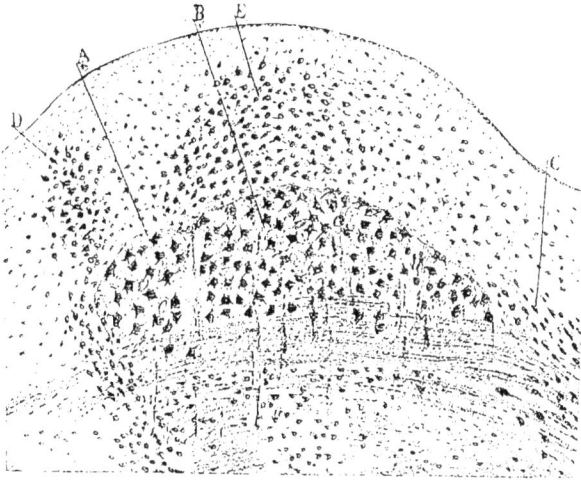

Fig. 150. — Coupe sagittale des noyaux des nerfs pathétique et moteur oculaire commun ; lapin adulte. Méthode de Nissl.

A, noyau du nerf pathétique ; — B, noyau du moteur oculaire commun ; — C, noyau à petites cellules ; — D, portion du noyau magno-cellulaire central du raphé ; — E, amas de substance grise centrale situé au-dessus du noyau de la IIIe paire.

lieu d'admettre l'existence de relations entre le noyau du pathétique et toutes ces différentes voies.

Collatérales motrices. — La voie pyramidale envoie avant son entrée dans la protubérance quelques collatérales ascendantes dans la région de la calotte. Arrivent-elles réellement au noyau de la quatrième paire ? c'est ce que nous ne saurions affirmer, car leur trajet est long et compliqué et leur imprégnation bien rare.

Leur existence possible.

1. WALLENBERG, Die secundäre Bahn des sensiblen Trigeminus. *Anat. Anzeiger.* Bd. XII, 1896.

2. VAN GEHUCHTEN, La voie centrale des noyaux des cordons postérieurs, etc. *Le Névraxe*, t. IV, fasc. 1, 1902. — La voie centrale du trijumeau, etc. *Le Névraxe*, t. III, fasc. 3, 1902.

NOYAU DU MOTEUR OCULAIRE COMMUN

Situation,
volume et rap-
ports du noyau
principal.
    Ce foyer est situé en avant et au voisinage du précédent ; il le touche parfois de très près, comme on le voit dans les coupes antéro-postérieures ;

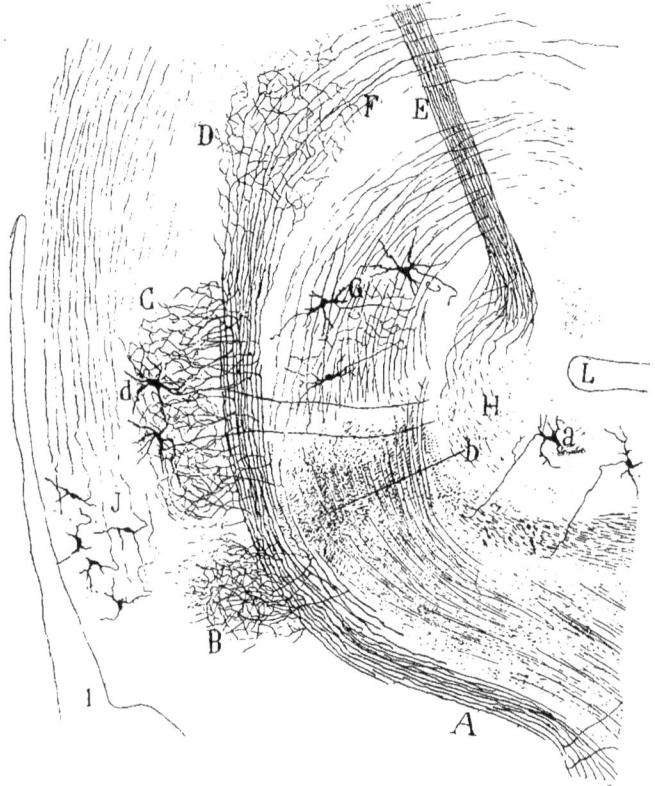

FIG. 151. — Coupe sagittale du cerveau moyen ; souris nouveau-née.
Méthode de Golgi.

A, faisceau longitudinal postérieur ; — B, collatérales issues de ce faisceau et destinées au noyau du pathétique ; — C, collatérales allant au noyau du moteur oculaire commun ; — D, noyau interstitiel ; — E, faisceau rétroflexe ; — H, ganglion interpédonculaire.

mais il est plus gros et plus long que lui, et renferme, par conséquent, plus de neurones. Une section vertico-transversale passant par le noyau rouge intéresse également celui de la troisième paire ; on y reconnaît aisément ce foyer à son plus grand volume, à sa plus grande proximité du raphé et aux gros paquets de radiculaires qui après en être sortis descendent à travers le faisceau longitudinal postérieur et le noyau rouge et émergent dans l'espace interpédonculaire.

C'est à ce seul noyau de l'oculo-moteur commun que nous ferons allusion dans la description qui va suivre ; c'est le noyau principal connu des auteurs et celui que nous avons étudié personnellement. Quant aux autres foyers accessoires du nerf de la troisième paire, tels que ceux d'Edinger-Westphal, de Darkschewitsch et de Perlia, nous ne les étudierons pas, car nous n'avons de leur structure qu'une connaissance insuffisante.

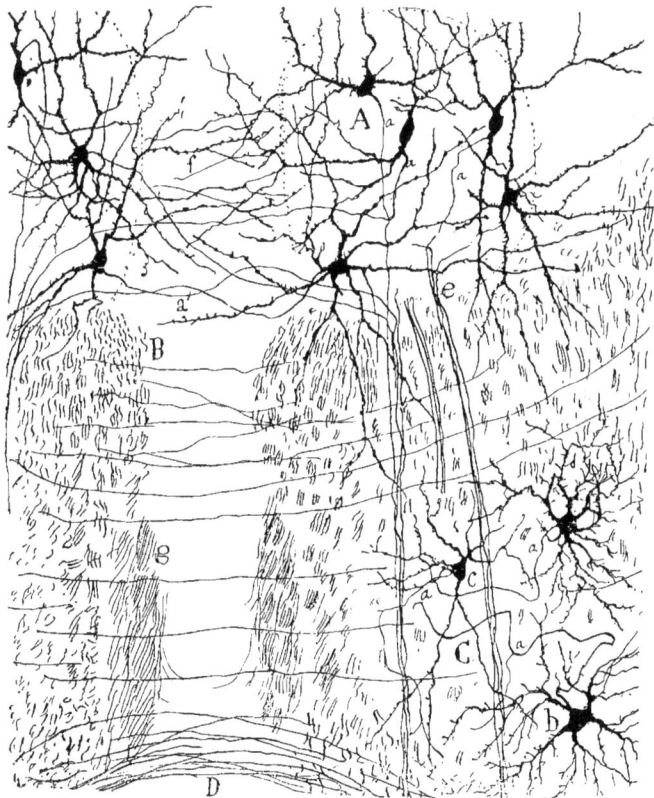

FIG. 152. — Coupe frontale passant par la région postérieure du noyau du moteur commun : souris âgée de quelques jours. Méthode de Golgi.

A, cellules motrices du noyau de la IIIe paire ; — B, faisceau longitudinal postérieur ; — C, noyau rouge ; — D, décussation ventrale de la calotte : — a, radiculaires entrecroisées ; — f, commissure protoplasmique.

Cellules. — Dans les coupes colorées au Nissl et provenant du lapin ou du chat, ces éléments présentent un protoplasma abondant et parsemé de grumeaux chromatiques peu volumineux ; ils affectent une forme triangulaire et possèdent une taille moyenne, un peu moindre que celle des neurones du pathétique, comme le remarque Biervliet, taille passablement inférieure, par conséquent, à celle des neurones moteurs de la moelle. Ils sont groupés en

Aspect au Nissl.

II

un amas plus ou moins arrondi, placé en avant du faisceau longitudinal postérieur, et séparé, en haut, de l'aqueduc de Sylvius par une bande assez épaisse de substance grise centrale. Quelques-unes des cellules de ce noyau ont émigré un peu en arrière et se sont insinuées entre les trousseaux de fibres du faisceau longitudinal. Plus les coupes de ce noyau deviennent antérieures, plus ses neurones avoisinent la ligne médiane, sans néanmoins parvenir à rejoindre celles du côté opposé, ni former chez les animaux le *foyer médian*, que Perlia décrit dans le mésocéphale de l'homme. C'est d'une façon exceptionnelle que nous avons vu quelques-unes de ses cellules disséminées dans le raphé, chez le chat et le chien. Dans sa portion antérieure, le noyau de la troisième paire n'est plus arrondi, mais triangulaire ; il est allongé dans le sens vertical et forme avec son congénère du côté opposé un triangle à base supérieure (fig. 154, *B*). Ce changement d'aspect est provoqué par le faisceau longitudinal postérieur qui, ayant perdu un grand nombre de ses fibres, se transforme à cette hauteur, en une lamelle oblique de haut en bas et de dehors en dedans.

Aspect au Golgi.

Examinons maintenant le noyau du moteur oculaire commun sur des coupes imprégnées au chromate d'argent, afin d'y observer la forme des cellules et les autres détails que cette méthode peut seule révéler. Nous verrons que les neurones qu'il renferme sont étoilés et pourvus de dendrites longues et ramifiées retenues, pour la plupart dans les limites du foyer. Cependant, les branches terminales de quelques-uns de ces appendices sortent si souvent du noyau, comme en témoigne la figure 152, que nous distinguerons parmi elles : des *dendrites postérieures* qui, après avoir cheminé soit à travers les paquets du faisceau longitudinal postérieur, soit dans le raphé, portent leurs ramifications ultimes dans la substance réticulée de la calotte ; des *dendrites externes*, qui envahissent fréquemment les interstices des faisceaux externes de cette substance ; des *dendrites antérieures* et *antéro-externes*, ramifiées en pleine substance grise centrale, et enfin des *dendrites internes*, peu nombreuses, qui traversent le raphé et s'achèvent dans le noyau opposé du moteur oculaire commun. Ce sont ces dernières expansions qui produisent la commissure protoplasmique, signalée par Biervliet [1] et analogue à celle que nous et Van Gehuchten avons décrite entre les deux foyers du nerf hypoglosse.

Les diverses dendrites et leurs rapports.

Commissure protoplasmique.

Pour avoir une idée excellente des cellules du moteur oculaire commun et des radiculaires qui en partent, on ne peut mieux faire que de s'adresser à des coupes imprégnées par le nitrate d'argent réduit. Cette technique fournit surtout chez les fœtus et les nouveau-nés des résultats d'une beauté et d'une netteté insurpassables.

Aspect du noyau dans les préparations neurofibrillaires.

La figure 153, où nous avons reproduit le noyau du moteur oculaire commun d'un embryon humain de sept semaines, ne donne qu'une idée bien imparfaite de ses neurones et de ses radiculaires, que l'on peut suivre dans tout leur trajet central, grâce à leur épaisseur exceptionnelle. On distingue

Ses trois foyers chez l'homme.

1. J. Van Biervliet, Noyau d'origine du nerf oculo-moteur commun du lapin. *Travaux du laboratoire de l'Université de Louvain*, fasc. 1, 1899.

cependant très bien dans cette figure les trois groupes cellulaires dont le noyau est composé. Le *groupe principal* ou *ventral*, D, est celui qui donne naissance aux radiculaires croisées : elles forment la commissure transversale, E, et vont se placer au côté interne du nerf. Le *groupe supérieur*, C, le plus petit et de forme arrondie, est situé au-dessus du précédent ; il n'émet que des radiculaires directes. Le *groupe externe*, B, est allongé transversalement et ne fournit aussi que des radiculaires directes.

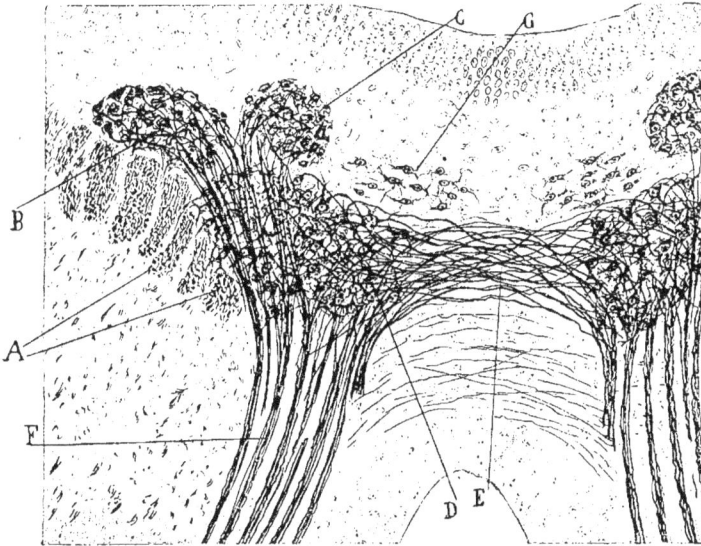

Fig. 153. — Coupe frontale du cerveau moyen à la hauteur du noyau du moteur oculaire commun ; fœtus humain de 7 semaines. Méthode du nitrate d'argent réduit.

A, faisceau longitudinal postérieur ; — B, groupe cellulaire supéro-interne du noyau du moteur oculaire commun ; — C, son groupe supérieur ; — D, son groupe ventral ou principal ; — E, commissure transversale formée par les radiculaires croisées issues du groupe cellulaire principal de l'oculo-moteur commun ; — F, radiculaires de l'oculo-moteur commun ; — G, noyau encore indéterminé.

Foyer étranger à la IIIe paire.

On voit, en G, un amas de petites cellules, amas qui ne manque jamais chez les oiseaux et les mammifères. S'agit-il du noyau d'Edinger-Westphal ? nous ne saurions le dire ; en tout cas, il ne donne point de radiculaires au moteur oculaire commun, fait conforme à l'opinion que Bach et Tsuchida ont exprimée récemment.

Trajet.

Radiculaires. — Les coupes frontales passant par le noyau du nerf qui nous occupe et par l'espace interpédonculaire montrent fort bien le trajet de ses radiculaires. On les voit descendre de la région inféro-externe du foyer, sous la forme de deux, trois ou quatre petits paquets dans chaque préparation, paquets qui, après avoir traversé le faisceau longitudinal postérieur, la substance réticulée de la calotte et le noyau rouge, cô-

toyent en dehors et d'assez loin le ganglion interpédonculaire et sortent enfin
du cerveau moyen, sur le côté interne des pédoncules cérébraux (fig. 154, A).
Nous avons observé chez le lapin et la souris qu'un de ces paquets de radiculaires, peut-être le plus considérable, descend toujours sur les côtés du
raphé, en longeant le faisceau longitudinal postérieur. Le trajet des radiculaires de l'oculo-moteur commun est onduleux et ressemble à un S aux

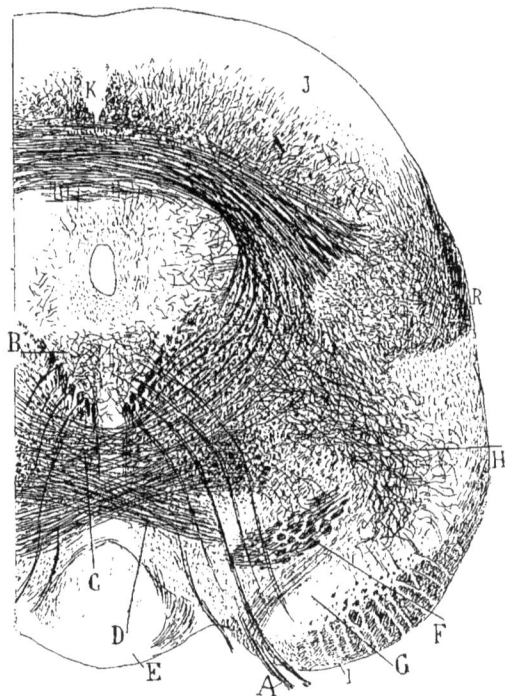

Fig. 154. — Coupe frontale du cerveau moyen passant par le centre du noyau de la
IIIᵉ paire ; souris adulte. Méthode de Weigert-Pal.

A, radiculaires du moteur oculaire commun ; — B, noyau de ce nerf ; — C décussation en fontaine de Meynert ; — D. entrecroisement du faisceau de Monakow ; — E. ganglion interpédonculaire ; — F, voie sensitive centrale ; — G, substance noire de Sœmmering ; — H, voie ascendante originaire de la substance noire de Sœmmering ; — I. pédoncule cérébral ; — J, écorce
grise des tubercules quadrijumeaux antérieurs ; — R, voie acoustique centrale.

boucles très allongées. Elles limitent avec celles du côté opposé un espace
triangulaire à base inférieure.

    La pénétration des cylindres-axes dans les paquets de radiculaires n'est
guère facile à constater chez le lapin et le chat âgés de quelques jours, car
ces conducteurs font souvent des crochets au début de leur parcours. Si l'on
choisit au contraire des fœtus de souris ou des souris nouveau-nées
(fig. 152, A), la continuité des axones avec les radiculaires apparaît de la
façon la plus évidente. On découvre en même temps un fait qui avait été
Entrecroise- soupçonné par plus d'un savant, mais dont la démonstration n'a été obtenue
ment partiel.

pour la première fois que par Van Gehuchten dans l'embryon du poulet et
par Siemerling et Bœdeker chez les mammifères. Ce fait, c'est le passage
d'une partie des axones de l'autre côté de la ligne médiane et leur entrée
dans les paquets de radiculaires opposées (figs. 152, a et 153, E). La quantité
des fibres ainsi entrecroisées est petite chez la souris, qui nous a servi pour
l'étude de cette question ; elle n'arrive peut-être pas au cinquième ou au
sixième de la totalité. Nous n'avons pas aperçu de collatérales initiales sur
ces cylindres-axes. Biervliet en décrit chez le lapin ; il a peut-être considéré
comme telles des collatérales issues de fibres arciformes de passage, émanées elles mêmes des cellules de la substance grise centrale.

Absence de collatérales initiales.

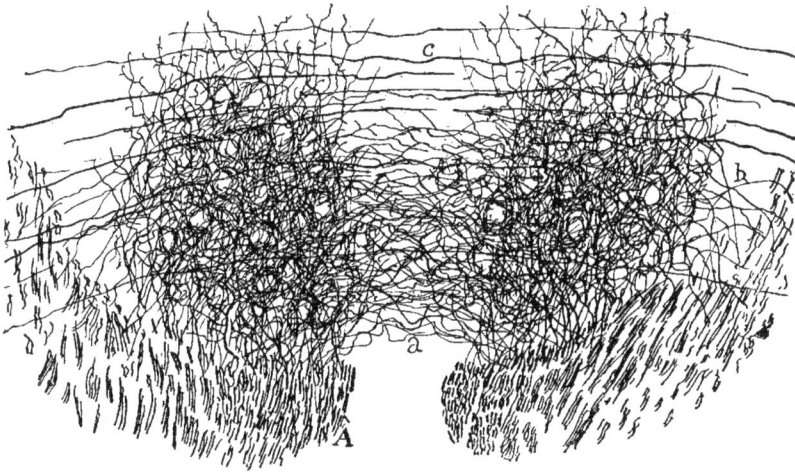

Fig. 155. — Coupe frontale du noyau du moteur oculaire commun ; chat nouveau-né.
Méthode de Golgi.

A, faisceau longitudinal postérieur ; — a, commissure de collatérales ; — b, collatérales de la
substance réticulée ; — C, fibres arciformes de passage. — Les nids péricellulaires formés
surtout par les collatérales du faisceau longitudinal postérieur sont bien visibles dans les deux
noyaux du moteur oculaire commun.

Collatérales sensitives. — L'existence de ces conducteurs a été établie
par Held et Kölliker, puis confirmée par nous, Van Gehuchten et Biervliet.
Ils sont très nombreux et très épais, sortent pour la plupart du faisceau
longitudinal postérieur et produisent dans le noyau de l'oculo-moteur commun un plexus très abondant, où l'on aperçoit des nids péricellulaires lâches,
semblables à ceux du foyer de la quatrième paire. Une partie des collatérales
sensitives franchissent la ligne médiane et innervent le noyau opposé de
l'oculo-moteur commun. Il existe donc entre les noyaux de ce nerf trois
commissures : une de dendrites, une de radiculaires et une de collatérales.

On se rend bien compte de la manière dont naissent les collatérales sensitives en examinant les coupes sagittales faites dans le cerveau moyen de
la souris (figs. 151 et 157, c). On apprend de la sorte que beaucoup d'entre
elles sont de grosses branches issues d'un tube qui poursuit son chemin ;

*1º du fais-
ceau longitu-
dinal posté-
rieur ; leur en-
trecroisement.*

que d'autres, peut-être en majorité, sont des fibres terminales d'où part, au niveau de leur inflexion, une fine collatérale allant jusqu'à l'extrémité antérieure du noyau ou jusque dans le noyau de la commissure ; enfin, que quelques-unes en petite quantité, sont des fibres tout à fait terminales, qui n'émettent, par conséquent, aucune branche avant leur entrée dans le foyer.

2° d'autres sources.

Il faut ajouter trois autres espèces de collatérales aux sensitives nées du faisceau longitudinal postérieur et parvenues au noyau du moteur oculaire

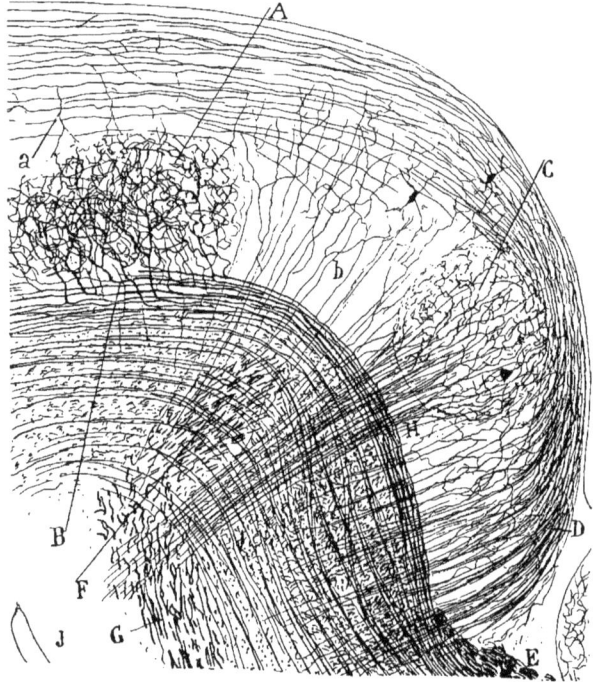

Fig. 156. — Coupe sagittale de la substance grise centrale ; souris âgée de quelques jours. Méthode de Golgi.

A, noyau du moteur oculaire commun avec ses collatérales et ses terminales issues de B, faisceau longitudinal postérieur ; — C, noyau dorsal de la calotte ; — D, faisceau de collatérales ascendantes venues de la substance réticulée de la protubérance ; — E, genou du facial ; — F, pédoncule cérébelleux supérieur ; — G, faisceau de Monakow ; — J, ganglion interpédonculaire ; — a, collatérales du faisceau longitudinal dorsal de Schütz ; — b, collatérales destinées à la substance grise centrale.

commun ; ce sont : 1° les *collatérales de la substance réticulée inférieure* ; ces branches se détachent à angle droit des tubes longitudinaux qui traversent le noyau rouge et se continuent par des faisceaux de la substance réticulée. La source principale de ces branches se trouve en avant de l'entrecroisement des pédoncules cérébelleux supérieurs et en arrière du noyau rouge (fig. 157, b) ; 2° les *collatérales de la région la plus élevée de la substance réticulée* ; ces branches, peu nombreuses, se portent en dedans et s'introduisent dans la partie postéro-externe du noyau ; il est fort possible qu'elles proviennent de la voie centrale du trijumeau ; 3° les *collatérales descendantes ou supérieures, issues du faisceau longitudinal dorsal ou sous-sylvien* de Schütz, faisceau qui fait suite, en partie, à des fibres venues du bulbe et de la protubérance, et pénètre dans la substance grise centrale au-dessus du genou du facial et à des niveaux plus élevés (fig. 156, *D*); les collatérales émanées de ce faisceau avaient été déjà vues par Biervliet ; elles s'articulent avec les dendrites ascendantes des cellules renfermées dans le noyau du moteur oculaire commun (fig. 156, *a*).

Le noyau, que nous étudions, reçoit-il aussi des collatérales de la voie pyramidale ? Cela est à présumer, car les mouvements du globe oculaire ne sont pas seulement automatiques, ils sont également soumis à la volonté. Malgré tous nos efforts, nous n'avons pas réussi cependant à mettre ces collatérales en évidence par l'imprégnation au chromate d'argent. On serait plus heureux, selon Pilcz [1], en recourant à la méthode dégénérative de Marchi, car cet auteur dit avoir lui-même suivi une dégénération descendante à travers le cerveau moyen, dégénération consécutive à l'ablation de l'écorce visuelle du lobe occipital. Les fibres dégénérées, localisées dans les parties centrale et interne du pédoncule cérébral, envoyaient des traînées noirâtres à travers la calotte jusqu'aux noyaux des oculo-moteurs.

Collatérales pyramidales ; leur entrée vraisemblable dans le noyau de la III° paire.

Les auteurs s'appuient sur les résultats des anciennes méthodes de coloration ou sur les renseignements fournis par l'anatomie pathologique pour décrire, à côté du noyau principal dont nous venons d'exposer la structure, un certain nombre d'amas cellulaires accessoires du foyer de la troisième paire. Nous citerons : 1° le *noyau de la commissure* ou de *Darkschewitsch* auquel Kölliker donne le nom de *noyau profond de la commissure postérieure* ; c'est une agglomération de petits neurones, placée au niveau de la commissure postérieure, au-dessus de la terminaison du faisceau longitudinal postérieur ; 2° le *noyau d'Edinger-Westphal,* formé de cellules encore plus petites et situé derrière le précédent, au-devant du noyau principal, très près de la ligne médiane ; 3° le *noyau médian ou central de Perlia,* fait de gros éléments semblables à ceux du noyau principal et logé sur son côté interne, en plein raphé.

Noyaux accessoires supposés de l'oculo-moteur commun.

Nous avons déclaré précédemment que parmi tous les noyaux plus ou moins faciles à distinguer chez le lapin, le chat et le chien, seul le noyau principal nous semble donner des cylindres-axes aux paquets de radiculaires du moteur oculaire commun. Cette opinion est conforme aux résultats des recherches anatomo-pathologiques exécutées récemment par Siemerling et Bœdeker [2], Biervliet [3], Van Gehuchten [4] et Bach [5]. Les deux premiers de ces auteurs admettent que chez l'homme les fibres radiculaires ne proviennent que du

Opinions diverses sur leur participation à ce nerf.

Noyau de Perlia.

1. PILCZ, Ueber centrale Augenmuskelnervenbahnen. *Neurol. Centralbl..* n° 11, 1902.
2. SIEMERLING und BŒDEKER, Chronisch fortschreitende Augenmuskellähmung und progressive Paralysie. *Arch. f. Psychiatr.,* Bd. XXIX, 1897.
3. BIERVLIET, Noyau d'origine du nerf oculo-moteur du lapin. *Travaux du Laboratoire de l'Université de Louvain,* fasc. 1, 1899.
4. VAN GEHUCHTEN, La voie centrale des noyaux des cordons postérieurs, etc. *Le Névraxe,* t. IV, 1902. — La voie centrale du trijumeau, etc. *Le Névraxe,* t. III, 1902.
5. BACH, Zur Lehre von den Augenmuskellähmung, etc. *Arch. f. Ophtalm.,* Bd. XLVII, 1899. — Weitere vergleichend anatomische und experimentelle Untersuchungen über die Pupillarreflexbahn, etc. *Sitzungsber d. phys. med. Gesellsch. zu Würzburg,* 1899.

noyau principal et de celui de Perlia. Bernheimer prétend, néanmoins, d'après ses expériences de dégénération effectuées par la méthode de Nissl sur le singe, que les petites cellules du noyau d'Edinger-Westphal envoient aussi leurs axones au moteur oculaire commun. Ni Biervliet, ni nous-même n'avons pu confirmer cette assertion. Nous avons trouvé, en effet, dans les préparations tirées de la souris, du lapin ou du chat et imprégnées au chromate d'argent, un groupe réduit de petites cellules, situé sur le prolongement antérieur du noyau principal de la troisième paire et sur un plan plus élevé, groupe que l'on peut considérer comme étant le noyau d'Edinger-Westphal (fig. 153, G) ; nous avons scruté avec grande attention ses cylindres-axes ; tous nos efforts sont restés vains, nous ne les avons jamais vus parvenir à l'oculo-moteur commun. Il en a été de même pour les axones du noyau d'Edinger-Westphal chez l'homme.

Noyau d'E- dinger-West- phal.

Quant au noyau de Darkschewitsch, il est généralement admis, et Bach, Reusz [1], Juliusberger et Kaplan [2] l'ont dernièrement établi, qu'il n'envoie point ses cylindres-axes aux muscles de l'œil. Ce noyau existe chez les petits mammifères, mais l'imprégnation de ses cellules réussit rarement ; aussi, ne pourrons-nous parler, quand il en sera question, que de ses connexions avec les collatérales du faisceau longitudinal postérieur.

Noyau de Darksche- witsch.

Des recherches avaient été instituées autrefois pour préciser la situation occupée dans le foyer principal par les neurones qui innervent un muscle déterminé du globe oculaire ainsi que pour connaître exactement le trajet direct ou croisé des radiculaires. Bernheimer [3], Schwalbe [4], Biervliet et Bach ont repris ces recherches ces temps-ci en se servant de la méthode chromatolytique de Nissl. Les deux derniers auteurs que nous avons cités sont d'accord, à quelques détails près, pour affirmer que les noyaux particuliers à chaque muscle sont disposés en bandes ou lits de cellules, dirigés de haut en bas, mais un peu obliquement de dehors en dedans. Ces plans se succèdent dans l'ordre suivant : en dehors et en arrière, celui qui innerve le muscle droit supérieur ; un peu plus en avant et en dedans du précédent, celui du petit oblique ; encore un peu plus en avant et en dedans, celui des muscles intrinsèques de l'œil ; enfin, près du raphé, se dresse la colonne cellulaire du droit inférieur. Quant au droit interne, les cellules qui le régissent se trouvent disséminées en dedans du troisième plan et au-dessous de la colonne précédente. Tous ces noyaux partiels ne sont nullement isolés les uns des autres, cela va de soi ; ce sont simplement des régions du noyau principal où les cellules qui commandent à un muscle sont plus concentrées et plus abondantes.

Muscles de l'œil innervés par les diffé- rentes régions du noyau prin- cipal.

Le caractère direct ou croisé des radiculaires qui innervent chaque muscle varie dans une certaine mesure, selon les mammifères. En raisonnant, *a priori*, on peut préjuger que ceux qui sont doués d'une vision binoculaire ou d'un champ unique, par exemple l'homme et le singe, doivent présenter au point de vue de l'unilatéralité ou du croisement des radiculaires, quelques différences avec ceux qui, comme le lapin et la souris, possèdent une vision panoramique, c'est-à-

Caractère direct ou croisé des ra- diculaires de chaque muscle suivant la na-

1. Reusz, Beitrag zur pathologischen Anatomie der Bulbarerkrankungen bei Tabes. *Arch. f. Psychiatr.*, Bd. XXXII, 1899.

2. Juliusberger und Kaplan, Anatomischer Befund bei einseitiger Oculomotorius- lähmung, etc. *Neurol. Centralbl.*, Bd. XVIII, n° 11, 1899.

3. Bernheimer, Zur Kenntniss der Localisation der Kerngebiete des Oculomotorius. *Wien. klin. Wochensschr.*, 1896, et *Arch. f. Ophthalm.*, 1897.

4. Schwalbe, Ueber die Gliederung des Oculomotoriuskernes und die Lage der einzelnen muskelnentsprechenden Gebiete in derselben. *Neurol. Centralbl.*, 1896.

dire un champ spécial pour chaque œil. Ces présomptions sont confirmées par l'observation. Bernheimer [1] a vu, en effet, que chez le singe les radiculaires destinées au droit interne et au petit oblique sont partiellement entrecroisées, le premier de ces muscles recevant surtout des radiculaires directes et le second surtout des radiculaires croisées. Il a également noté que les fibres nerveuses allant au droit inférieur sont croisées, sans aucune exception, tandis que celles du releveur de la paupière supérieure, du droit supérieur et des muscles intrinsèques de l'œil sont toutes directes. Biervliet [2], qui a étudié cette question

lure de la vision.

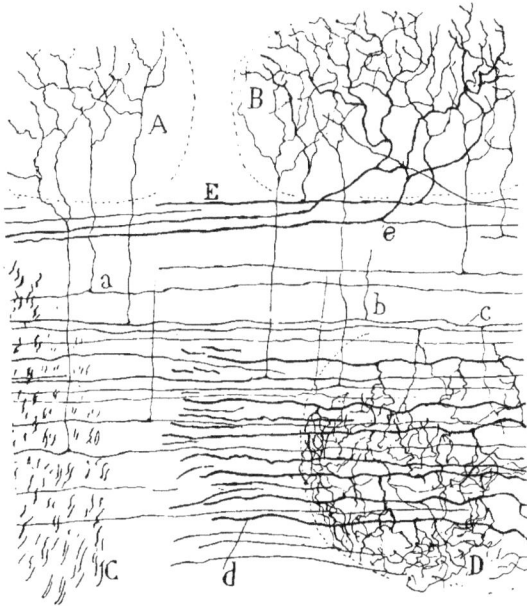

Fig. 157. — Fragment d'une coupe sagittale du cerveau moyen ; souris nouveau-née.
Méthode de Golgi.

A, noyau du nerf pathétique ; — B, noyau du moteur oculaire commun montrant les détails de la terminaison des fibres sorties du faisceau longitudinal postérieur ; — C, entrecroisement du pédoncule cérébelleux supérieur ; — D, noyau rouge ; — E, quelques fibres du faisceau longitudinal postérieur ; — a, collatérales de fibres de la substance réticulée ; — d, fibre du pédoncule cérébelleux supérieur.

chez le lapin, considère, d'autre part, que chez cet animal le plus grand nombre des radiculaires terminées dans le releveur de la paupière et le droit supérieur sont croisées, alors que celles du droit inférieur sont entièrement directes et celles du droit interne et du petit oblique le sont aussi presque toutes ; quant aux muscles internes de l'œil, ils ne reçoivent, comme chez le singe, que des fibres directes. On voit par là que Spitzka avait vu assez juste, au moins en ce qui concerne les simiens, lorsqu'il supposait autrefois le croisement des fibres

1. Bernheimer, Die Ergebnisse experimenteller Untersuchungen über die Augenmuskelkerngebiete. *Die Heilkunde*, 1897, et *Arch. f. Ophthalm.*, 1899.
2. Van Biervliet, Le noyau d'origine du nerf oculo-moteur commun chez le lapin. *La Cellule*, 1899.

du droit interne pour expliquer les mouvements de latéralité des deux yeux. C'est donc grâce à ces croisements qu'une excitation optique réflexe qui n'atteint qu'un seul noyau principal de l'oculo-moteur commun, le droit par exemple, pourra provoquer des mouvements conjugués de convergence des deux yeux.

Un second facteur anatomique, négligé par les physiologistes et différent du croisement des radiculaires, peut expliquer, pour une bonne part, ces mouvements synergiques ; nous voulons parler des commissures de dendrites et de collatérales qui relient les noyaux principaux gauche et droit de la troisième de paire ; il est évident que ces commissures équivalent, pour les effets, à des entrecroisements partiels. Enfin, la décussation, qui s'effectue en partie dans les voies optiques réflexes au niveau du cubercule quadrijumeau antérieur ou plus bas, est encore un fait anatomique dont il faut tenir compte, suivant l'observation fort juste de Marquez [1], pour interpréter nombre de phénomènes de synergie binoculaire.

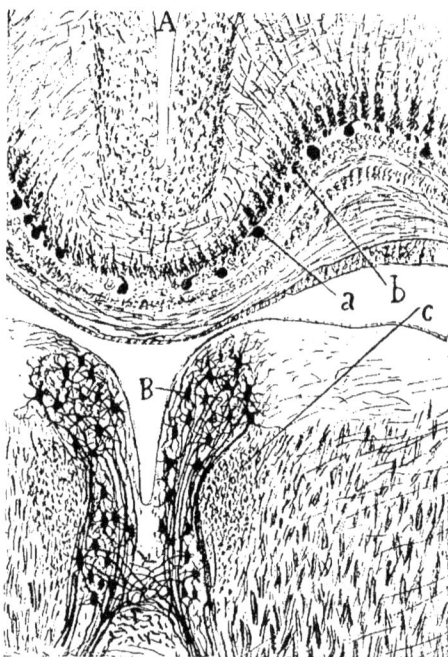

Fig. 158. — Coupe frontale du cerveau moyen du lézard des souches (*Lacerta stirpium*). Méthode du nitrate d'argent réduit.

A, scissure interlobaire ; — B, noyau du moteur oculaire commun ; — a, cellules du noyau du nerf masticateur ; — b, faisceaux de fibres qui en émanent.

Le noyau du moteur oculaire commun chez les vertébrés inférieurs. — Le noyau du nerf de la IIIe paire est édifié sur le même plan dans toute la série des vertébrés. Il présente, chez les poissons comme chez les batraciens, les reptiles et les oiseaux, deux groupes cellulaires ; l'un, supérieur, dont la forme et la position varient beaucoup, mais dont les axones sont toujours directs ; l'autre, inférieur, plus ou moins distinct du précédent et d'importance moindre, mais dont les axones s'entrecroisent en avant du faisceau longitudinal postérieur.

La figure 158, copie d'une section frontale du cerveau moyen du lézard des souches (*Lacerta stirpium*), montre clairement que telle est bien la disposition du noyau de l'oculo-moteur commun chez les reptiles.

La figure 159 reproduit ; d'autre part, une portion de coupe frontale de la même région chez le milan (*Milvus regalis*, Briss). Elle nous révèle que la déli-

1. M. MARQUEZ, Nuevas consideraciones acerca de los cruzamientos motores del aparato de la visión. *Rev. trimestr. micrográf.*, t. V, 1900.

mitation des groupes nucléaires de la IIIe paire n'est chez nul vertébré aussi précise que chez les oiseaux, surtout nouvellement éclos. On y voit, en effet, trois groupes cellulaires bien distincts : un *groupe supéro-externe*, *A*, arrondi et logé dans une encoche dorsale du faisceau longitudinal postérieur ; un *groupe supéro-interne* ou *vertical*, *B*, placé le long du raphé et un *groupe inférieur* ou

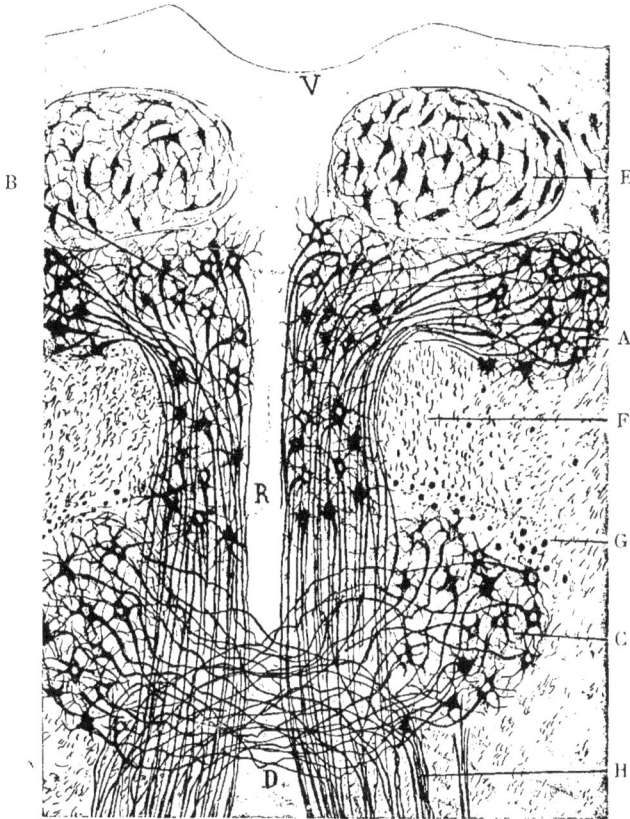

Fig. 159. — Coupe transversale des foyers composant le noyau du moteur oculaire commun ; milan âgé de quelques jours (*Milvus regalis*, Briss.). Méthode du nitrate d'argent réduit.

A, groupe cellulaire supéro-externe ; — B, groupe supéro-interne ; — C, groupe inférieur ; — D, entrecroisement de ses radiculaires ; — E, noyau supérieur à petites cellules (noyau d'Edinger-Westphal ?) ; — F, faisceau longitudinal postérieur ; — G, ses tubes très épais, sortis du noyau interstitiel ; — H, radiculaires du moteur oculaire commun ; — V, ventricule.

principal, *C*, situé au-dessous du précédent, dans une encoche ventrale du faisceau longitudinal postérieur. La netteté remarquable des préparations effectuées par la méthode du nitrate d'argent réduit, permet de reconnaître, du premier coup, que les radiculaires issues des groupes supérieurs externe et interne sont toutes directes, tandis que l'immense majorité de celles qui proviennent du groupe inférieur s'entrecroisent et occupent de préférence le côté externe du nerf.

 L'existence de radiculaires directes et croisées dans le noyau du moteur occulaire commun des oiseaux, avait été déjà reconnue par Van Gehuchten et par Brandis ; le premier avait bien étudié ce foyer à l'aide de la méthode de Golgi, le second lui avait appliqué la méthode de Weigert.

3° chez les poissons.

 L'entrecroisement partiel des radiculaires de l'oculo-moteur est aussi très évident chez les poissons ; signalé autrefois par divers neurologistes, il a été constaté de nouveau par Edinger, Kappers et Tello entre autres.

Noyau à petites cellules. chez les oiseaux.

 On voit sur la figure 159, et au voisinage du ventricule, un noyau à petites cellules *E*, qui est plus volumineux que celui que nous avons signalé chez les mammifères; il répond peut-être lui aussi au noyau d'Edinger-Westphal.

NOYAU DORSAL DE LA CALOTTE (NUCLEUS TEGMENTI DORSALIS DE GUDDEN)

 Gudden a fait connaître sous ce nom un foyer particulier, à cellules

Situation et rapports.

petites, assez bien délimité du reste de la substance grise centrale, et situé au-dessous du noyau du pathétique, dans l'étage supérieur de la protubérance.

Aspect au Nissl.

 Les coupes pratiquées transversalement dans la calotte et colorées au Nissl montrent bien les rapports de ce noyau arrondi et divers détails de ses cellules. On voit ainsi qu'il siège tout près du raphé dont il n'est séparé que par des paquets de fibrilles ascendantes et par quelques cellules nerveuses fusiformes ; du côté du ventricule, il touche à une bande de substance grise où sont accumulés les petits faisceaux longitudinaux du cordon de Schütz ou portion inférieure de la voie longitudinale péri-sylvienne ; en dehors, il est bordé par une masse grise composée de cellules de taille moyenne et continuée par la substance ferruginée ; enfin, du côté de la protubérance, une mince couche grise de cellules moyennes le sépare du faisceau longitudinal postérieur et de la substance blanche voisine.

Neurones.

 Les *cellules* de ce noyau, très petites et presque entièrement privées de chromatine, n'ont pas été jusqu'ici imprégnées au chromate d'argent. Nous y avons réussi cependant, bien que rarement, et nous en montrons sur la figure 160, en *A*, un certain nombre d'exemplaires qui proviennent du chat âgé de quelques jours. On voit qu'elles sont, en effet, de petite *taille*, et guère plus grandes que les grains du cervelet. Elles ont une *forme* ovoïde ou triangulaire et possèdent deux ou trois *dendrites* très longues qui parcourent le noyau et s'y ramifient peu ; les branches projetées par ces dendrites présentent des varicosités, des élevures, de fins denticules. Quant au *cylindre-axe*, il part soit du corps, soit d'une expansion protoplasmique, fait un crochet et après un trajet variable vers la région supérieure, externe ou inférieure du noyau, parvient aux confins de celui-ci et échappe désormais aux regards. Quelques axones prennent une direction longitudinale dans l'intérieur du noyau ; d'autres, peu fréquents, donnent une grosse collatérale qui a l'allure d'une branche de bifurcation. Kölliker affirme que les axones du *nucleus tegmenti dorsalis* deviennent ascendants et s'incorporent au faisceau longitudinal dorsal de Schütz ou voie péri-sylvienne. C'est une assertion que nous ne pouvons ni infirmer ni confirmer, puisque nous n'avons pu les suivre.

Le noyau dorsal de la calotte reçoit du ganglion interpédonculaire une *Fibres affé-* voie nerveuse très importante qui a été découverte par Gudden. Les prépa- *rentes issues* rations au Weigert-Pal révèlent clairement cette voie ; elle y apparaît sous *du ganglion* la forme de deux cordons de fibres fines qui sortent des parties antérieures *interpédoncu-* du ganglion interpédonculaire, cheminent parallèlement le long du raphé *laire.* et viennent se jeter dans le voisinage du noyau de la calotte. Les coupes au

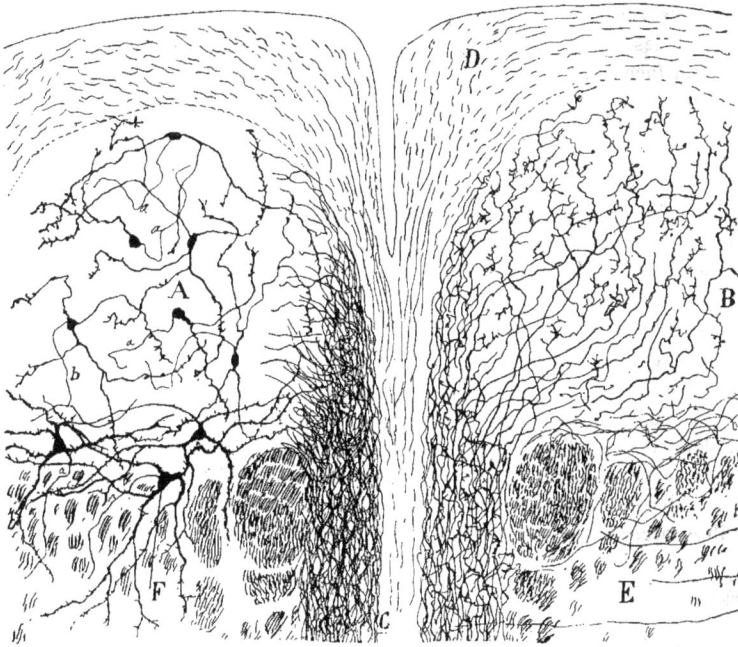

Fig. 160. — Coupe frontale des noyaux dorsaux de la calotte ; chat âgé de quelques jours. Méthode de Golgi.

A, cellules du noyau dorsal de la calotte ; — B, arborisations terminées dans ce noyau et provenant du ganglion interpédonculaire ; — D, substance grise centrale ; — C, noyau ventral de la calotte.

chromate d'argent sont encore plus démonstratives, car elles nous appren- nent, d'une part, que les fibres de cette voie, appelée aussi *faisceau de la* *et formant* *calotte du ganglion interpédonculaire,* se continuent avec des cylindres-axes *le faisceau de* de ce ganglion, et, d'autre part, qu'elles se terminent dans le noyau de la *la calotte du* calotte par des arborisations libres. Ces préparations nous donnent encore *ganglion in-* un renseignement intéressant : elles nous montrent que tout le faisceau de *terpédoncu-* la calotte du ganglion interpédonculaire renferme une multitude de cel- *laire.* lules nerveuses qui, probablement, entrent en relation avec ses fibres. Ces cellules forment, le long du raphé, deux foyers linéaires qui se renflent au voisinage du noyau dorsal de la calotte et se terminent à sa face interne.

Noyaux li-
néaire et pédi-
c u l a i r e d u
faisceau de la
calotte.

Nous donnerons le nom de *foyer linéaire* au long foyer qui est parallèle à la ligne médiane, et celui de *foyer pédiculaire* au renflement terminal antérieur. Nous n'avons pas réussi à bien imprégner les cellules de ces deux noyaux. Celles du noyau pédiculaire l'ont été suffisamment cependant pour nous permettre de savoir qu'elles ont des caractères identiques ou analogues à ceux des neurones du noyau dorsal de la calotte. Ces cellules sont côtoyées par une foule de fibres collatérales et peut-être terminales, issues de la voie qui les renferme.

Plexus et
arborisations
terminales des
fibres afféren-
tes : rosaces.

Revenons maintenant à la terminaison de cette voie dans le noyau dorsal de la calotte. Dans les préparations incomplètement imprégnées, où l'on peut suivre les fibres afférentes une à une, on observe que celles-ci pénètrent par la face interne du noyau et s'y décomposent en un nombre assez restreint de branches aux sinuosités compliquées ; leurs arborisations libres forment un des plexus péri-cellulaires les plus denses et les plus délicats que l'on connaisse. On remarque en outre, et c'est un trait caractéristique de ces fibres afférentes, que les rameaux secondaires et tertiaires de leurs arborisations portent, à angle droit ou obtus, des appendices tantôt courts et variqueux, tantôt plus longs et ramifiés, formant de petits plexus et des rosaces enchevêtrées (fig. 160, *B*) ; cela rappelle un peu les fibres moussues du cervelet. Rosaces et petits plexus convergent les uns vers les autres et s'articulent, selon toute vraisemblance, avec les ramuscules terminaux des dendrites.

Faisceau de
la calotte et
s u b s t a n c e
grise centrale.

Nous n'avons pas retrouvé les fibres ascendantes destinées à la substance grise centrale, fibres qui, d'après Kölliker, proviennent du faisceau de la calotte du ganglion interpédonculaire. Nous avons bien vu les fibres que signale cet auteur, mais, pour nous, elles semblent venir de la substance réticulée de la protubérance ; peut-être représentent-elles des collatérales de fibres arciformes sensitives (fig. 160, *D*).

NOYAU VENTRAL DE LA CALOTTE

Situation et
rapports.

Ce noyau a la forme d'un renflement arrondi ; il est placé en pleine substance réticulée blanche de la protubérance, non loin du raphé et au-dessous du noyau précédent, dont le faisceau longitudinal postérieur le sépare (fig. 161).

Neurones.

Dans les préparations au Nissl, on y voit des cellules de taille moyenne, beaucoup plus grandes, par conséquent, que celles du noyau dorsal et probablement sans rapports avec elles. On trouvera sur la figure 161, en *A* et *B*, quelques-uns de ces éléments imprégnés par la méthode de Golgi et provenant du lapin. On peut y distinguer deux *types*, indifféremment étoilés ou triangulaires : 1° de grandes cellules à dendrites très longues et peu ramifiées ; 2° des cellules petites ou moyennes, plus ou moins rondes et pourvues de dendrites plus courtes, épineuses et à ramure compliquée. Le *cylindre-axe* décrit au début de grands détours, émet des collatérales inconstantes pour son noyau d'origine, et se transforme après un parcours variable, en un tube longitudinal de la substance blanche voisine. La plupart des cylindres-axes de cette espèce nous ont semblé se concentrer dans la région antérieure du noyau et prendre au-devant de lui une direction longitudinale.

Des collatérales, issues soit de fibres arciformes de passage, soit de tubes longitudinaux, pénètrent dans ce noyau et s'y ramifient en s'enchevêtrant (fig. 161, a). Quelques arborisations paraissent être des ramifications terminales ; elles proviennent de fibres fines antéro-postérieures, logées dans la substance blanche voisine. A en juger par nos préparations et par la quantité de collatérales et de terminales qui se distribuent

Fibres afférentes.

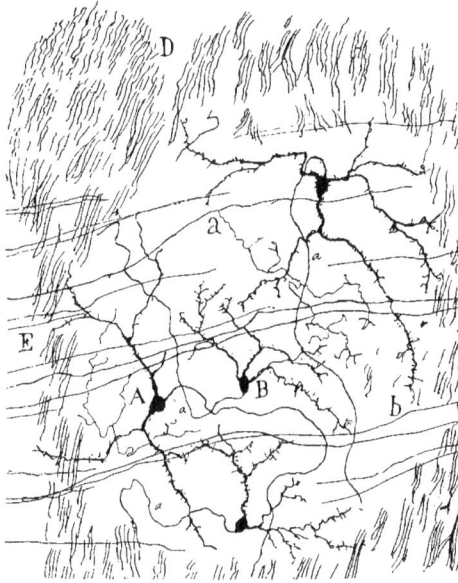

FIG. 161. — Coupe frontale du noyau ventral de la calotte ; chat nouveau-né.
Méthode de Golgi.

grandes cellules ; — D, faisceau longitudinal postérieur ; — a, collatérale circulant dans le noyau ventral de la calotte.

dans le noyau ventral de la calotte, le plexus nerveux interstitiel qu'il renferme doit être l'un des plus pauvres du système nerveux. A ce point de vue, le noyau ventral est comparable au noyau moteur dorsal du vague.

NOYAU MAGNO-CELLULAIRE CENTRAL DU RAPHÉ

Dans les coupes au Nissl qui passent par le noyau du pathétique et l'étage le plus élevé de la protubérance, on aperçoit, en pleine ligne médiane, dans la substance grise péri-ventriculaire et à une certaine distance du faisceau longitudinal postérieur, une agglomération de grosses cellules semblables aux neurones moteurs de la moelle (fig. 150, D). Cet amas se prolonge par sa partie supérieure au-delà du noyau de l'oculo-moteur commun et possède

Situation, rapports et appendice.

Neurones.

dans ce long appendice des cellules dont la taille et la disposition sont extrêmement variables. Une autre traînée cellulaire se détache encore de la partie inférieure de cet amas et s'insinue entre les deux faisceaux longitudinaux.

Nous avons réussi à imprégner ces diverses cellules par le chromate d'argent chez le chat et le lapin ; elles sont volumineuses et d'aspect fusiforme, triangulaire ou étoilé ; leurs *dendrites* multiples, divergentes et fortement épineuses, tendent à se grouper en faisceaux verticaux, les uns ascendants, les autres descendants (fig. 162, *A*). Le *cylindre-axe*, assez épais, émet de temps à autre une collatérale : son trajet est ascendant ; nous l'avons suivi jusqu'au faisceau longitudinal postérieur. Se continue-t-il par un des tubes de ce faisceau ou va-t-il plus loin ? c'est ce que nous ne saurions décider. L'axone issu de certaines cellules antérieures du noyau central peut cheminer dans la direction du raphé (fig. 162, *B*).

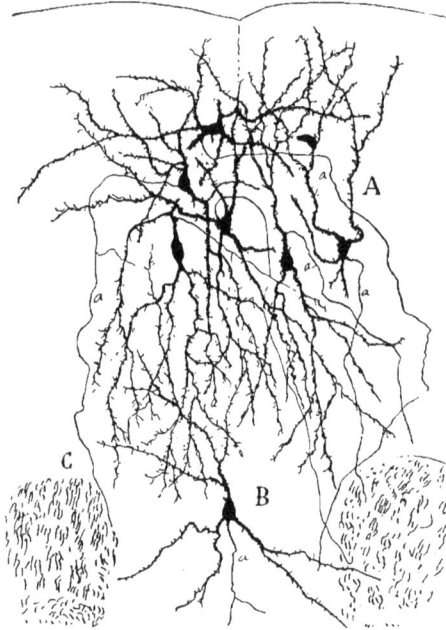

Fig. 162. — Noyau sous-sylvien du raphé ; chat âgé de quelques jours. Méthode de Golgi.

A, cellules supérieures : — B, cellules inférieures ; — C, faisceau longitudinal postérieur.

NOYAU CENTRAL SUPÉRIEUR

Bechterew a donné ce nom à un vaste amas lenticulaire de cellules, amas impair, situé dans la protubérance, au niveau du raphé, entre les deux substances réticulées blanches. Son étendue dans le sens vertical est considérable, car il s'étend du voisinage du ruban de Reil médian jusqu'aux environs du faisceau longitudinal postérieur.

Neurones :
1° au Nissl ;

Les cellules de ce noyau, accumulées surtout près du raphé, apparaissent sur les coupes du pont de Varole, provenant du chat et du lapin et traitées par le Nissl, comme des éléments de taille moyenne, dont le protaplasma est plutôt pauvre en grumeaux chromatiques. On remarque aussi dans ces mêmes coupes qu'un grand nombre de petits paquets de fibres transversales divisent ce noyau en compartiments qui se succèdent d'avant en arrière.

2° au Golgi.

On peut voir sur la figure 163, en *b* et *c*, les cellules du noyau central supérieur telles qu'elles se présentent après imprégnation au chromate d'argent. D'après ce dessin, les neurones voisins de la ligne médiane sont plus volu-

mineux et possèdent des dendrites plus ramifiées que les corpuscules latéraux. Ceux-ci, souvent fusiformes, sont fréquemment allongés parallèlement au raphé (fig. 163, d, c). Les prolongements protoplasmiques sont couverts de grosses épines, dans les deux espèces de cellules. Quant au *cylindre-
axe*, bien des fois il fait un crochet au début ; il chemine ensuite transversalement et se convertit en une fibre arciforme qui s'incorpore à la substance
blanche voisine. La plupart des cylindres-axes s'entrecroisent ; quelques-uns

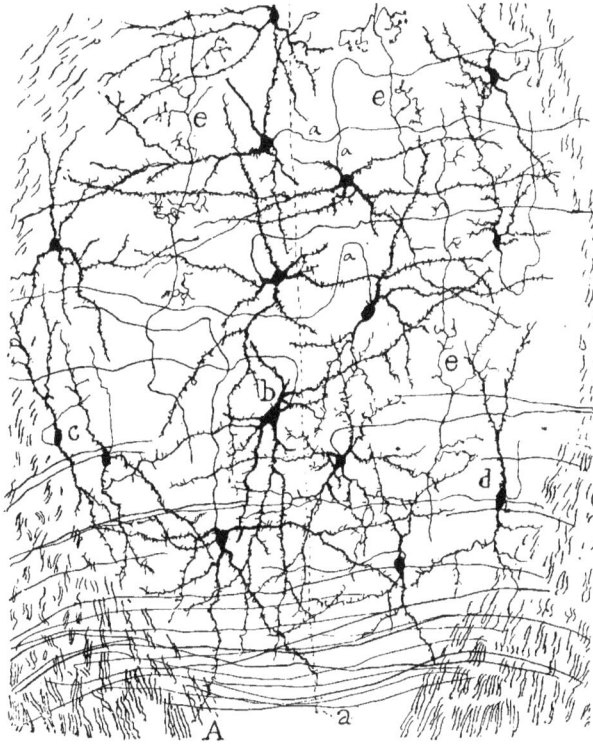

Fig. 163. — Cellules du noyau central supérieur du chat. Méthode de Golgi.

A, bord interne de la voie sensitive ; — *a*, fibres arciformes antérieures ; — *b*, grosses cellules
voisines du raphé ; — *c*, *d*, cellules externes de moindre taille ; — *e*, arborisations terminales.

restent directs ; tous peuvent abandonner quelques collatérales à leur noyau
d'origine.

Des fibres venues de la substance blanche, mais dont la source réelle *Fibres affé-*
nous est restée inconnue malgré nos recherches, pénètrent dans le noyau *rentes, d'ori-*
central supérieur et s'y ramifient. On trouve aussi dans ce noyau des fibres *gine inconnue,*
fines verticales, ascendantes qui, de distance en distance, projettent des *et arborisa-*
arborisations collatérales courtes, moniliformes, disposées souvent en nids *tions termi-*
péricellulaires lâches (fig. 163, *e*) ; ces ramifications ont un aspect caracté- *nales.*

ristique. Les fibres qui les fournissent semblent venir de la protubérance ; elles s'étendent jusque dans la région la plus postérieure du noyau qui nous occupe et s'y épuisent en ramuscules terminaux.

Fibres probablement de passage.

Le noyau central supérieur est parcouru : 1° transversalement, par de nombreux faisceaux arciformes, accumulés surtout à sa partie inférieure (fig. 163, *a*) ; 2° perpendiculairement, par des tubes descendants, parallèles au raphé. Ces deux sortes de conducteurs ne sont probablement que des

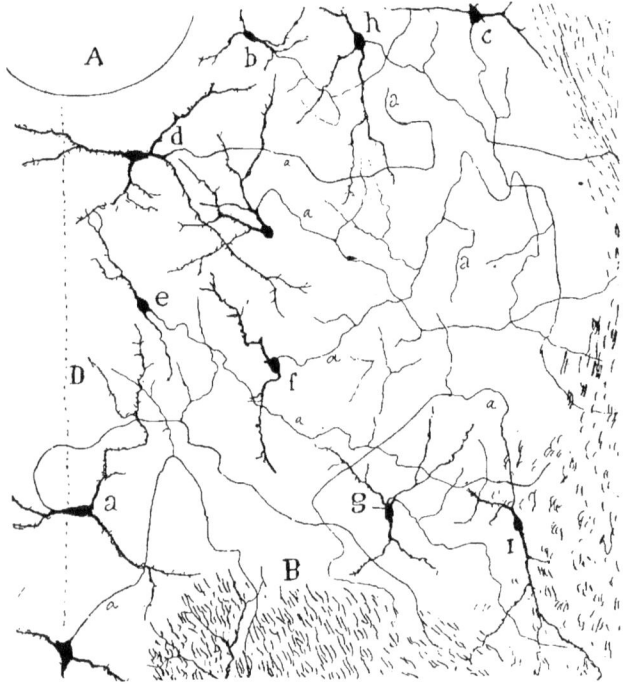

FIG. 161. — Cellules de la substance grise centrale inférieure à la hauteur du noyau du pathétique ou un peu en arrière ; chat nouveau-né. Méthode de Golgi.

A, aqueduc de Sylvius ; — B, faisceau longitudinal postérieur ; — D, raphé ; — *a*, grandes cellules du raphé avec cylindre-axe allant à la substance réticulée de la calotte ; — *e, g, i,* cellules dont les cylindres-axes forment des tubes longitudinaux de la substance blanche située en dehors du faisceau longitudinal postérieur ; — *c, h, f,* cellules dont les cylindres-axes pénètrent dans la substance blanche sous-jacente au noyau du tubercule quadrijumeau postérieur.

fibres de passage, n'ayant aucune connexion avec le foyer qu'elles sillonnent.

SUBSTANCE GRISE CENTRALE INFÉRIEURE

Situation.

Les intervalles que laissent entre eux le noyau du moteur oculaire commun, celui du pathétique et le noyau dorsal de la calotte sont remplis par une substance grise, diffuse, composée d'un nombre immense de cellules

petites ou moyennes, à cylindre-axe long. Ces neurones touchent en haut
à la paroi du ventricule et se mêlent en ce point aux faisceaux du cordon
longitudinal dorsal de Schütz. On pourrait classer les cellules de cette substance grise en cellules internes et cellules externes, en notant que les premières, malgré de nombreuses exceptions, ont un volume un peu plus grand
que les secondes.

Ses deux types cellulaires.

a) Les *cellules internes* sont très abondantes et très grosses au niveau des
foyers du pathétique et entre les deux faisceaux longitudinaux postérieurs,
c'est-à-dire à la hauteur et au voisinage de l'entrecroisement des pédoncules cérébelleux supérieurs ; leur aspect et leur orientation sont variables ;
cependant, on voit prédominer le type fusiforme et la direction oblique ou
transverse. Le *cylindre-axe*, direct ou croisé, se continue par une fibre arciforme, qui se jette dans la substance réticulée avoisinante (fig. 164, E, F).
Quelques axones passent devant ou derrière le noyau du pathétique pour
devenir externes. On en voit aussi traverser en grand nombre le noyau de
l'oculaire commun et simuler des collatérales croisées ; mais leur épaisseur
plus grande les en différencie. Bon nombre de ces cylindres axes envoient,
pendant leur parcours transversal, quelques collatérales à des cellules-sœurs
de celles qui leur ont donné naissance.

b) Les *cellules externes* sont aussi extrêmement abondantes ; elles affectent des formes très diverses : triangulaire, ovoïde, en fuseau, en étoile. Leur
volume oscille également entre des limites fort éloignées. Elles sont diffusément éparses dans les intervalles qu'elles comblent ; on constate, néanmoins,
dans les coupes sagittales du cerveau moyen colorées par la méthode de
Nissl, l'existence de quelques amas plus ou moins bien circonscrits. Parmi
ces amas, il en est toujours un, très considérable, situé au-dessus du noyau
de la troisième paire (fig. 150, E).

Le *cylindre-axe* de ces diverses cellules fait de grands crochets, fournit
plusieurs collatérales à la substance grise qui le renferme, et pénètre après
un trajet variable dans la substance réticulée attenante, en particulier dans
celle qui enveloppe en haut et en dehors le faisceau longitudinal postérieur.
Il s'y transforme en tube qui progresse d'arrière en avant. Quelquefois
l'axone prend une direction sagittale en pleine substance grise (fig. 164, d) ;
nous ne savons pas si, dans ce cas, il entre en rapport avec la voie centrale
péri-épendymaire. La plupart des cylindres-axes de la substance grise centrale inférieure sont directs ; le reste, en assez petite quantité, est constitué
par des fibres croisées qui cheminent dans la substance réticulée du côté
opposé.

CHAPITRE XII

RÉGION DE LA CALOTTE (suite)

NOYAU ROUGE. — FAISCEAU DE MONAKOW. — FAISCEAU LONGITUDINAL POSTÉRIEUR. — NOYAU DE DARKSCHEWITSCH. — NOYAU INTERSTITIEL DU FAISCEAU LONGITUDINAL POSTÉRIEUR.

NOYAU ROUGE

Situation et rapports.

Ce noyau, allongé dans le sens du grand axe du cerveau moyen, est placé dans le plan intermédiaire de la calotte. Il s'étend, en hauteur, depuis les plus hautes fibres arciformes qui constituent la décussation de Meynert, jusqu'aux fibres les plus inférieures auxquelles est dû l'entrecroisement de Forel. En longueur, chez le lapin et la souris, il va, comme l'a signalé Mahaim [1], depuis le plan vertico-transversal qui passe par la commissure antérieure jusqu'à la portion arrière des tubercules quadrijumeaux postérieurs. Sa partie la plus considérable se trouve à la hauteur des tubercules antérieurs. En avant, le noyau est compris entre les extrémités terminales du faisceau de Meynert et du faisceau longitudinal postérieur. Les faisceaux de l'entrecroisement dorsal de la calotte, c'est-à-dire de la *Fontaineartige Kreuzung* de Meynert, parcourent la moitié supérieure du noyau rouge dans deux sens, transversalement et parallèlement au raphé. Les faisceaux des radiculaires du moteur oculaire commun plongent aussi dans cette région du noyau, de haut en bas et d'arrière en avant.

Éléments constitutifs.

Les coupes au Nissl montrent que ce foyer renferme : 1° des cellules isolées et très volumineuses ; ce sont même les plus volumineuses parmi celles de la calotte ; elles sont polygonales ou étoilées et possèdent des fusaux chromatiques très abondants et tout à fait semblables à ceux des neurones moteurs de la moelle ; 2° des cellules de taille moyenne, fusiformes, triangulaires ou étoilées et déjà vues par Mahaim ; 3° des faisceaux parallèles au plan vertical médian, faisceaux répandus dans tout le noyau et provenant des pédoncules cérébelleux supérieurs ; 4° des paquets de fibres arciformes ou transversales appartenant à la voie optique descendante ou réflexe ; 5° un plexus fibrillaire, visible sur les préparations au Weigert et au Golgi ; ses fibres sont ou bien des cylindres-axes issus de cellules autochtones, ou bien des collatérales émises par les fibres de passage appartenant aux pédoncules cérébelleux supérieurs et à la voie optique réflexe.

1. Mahaim, Recherches sur la structure anatomique du noyau rouge. Bruxelles, 1894.

Neurones. — On peut distinguer, dans le noyau rouge, en raison de la diversité de leur taille et surtout de la destination différente de leur axone, trois types de cellules : de cellules géantes, des neurones moyens et des corpuscules petits.

Cellules géantes. — Elles constituent la caractéristique du noyau rouge. On voit, en *A* et *B*, sur la figure 165, dessinée d'après une préparation provenant du chat adulte et colorée au Nissl, que ces corpuscules, irrégulièrement disséminés et par suite rarement agglomérés en amas, sont plus considérables que ceux des noyaux oculo-moteurs. On voit encore, en *C*, sur

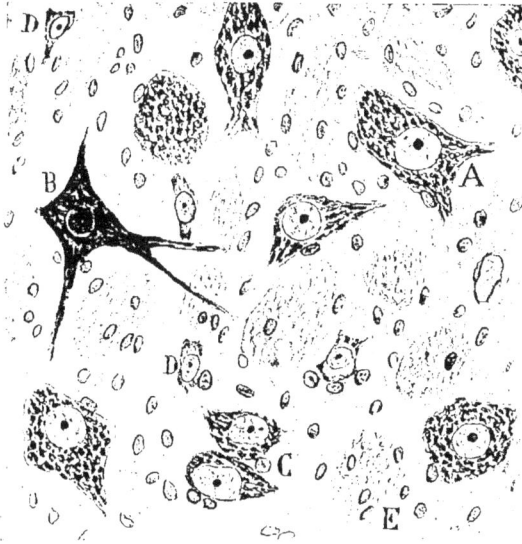

Fig. 165. — Portion d'une coupe frontale du noyau rouge ; chat adulte.
Méthode de Nissl.

A, grande cellule claire ; — B, grande cellule foncée ; — C, type moyen ; — D, type petit ; — E, coupe transversale des paquets du pédoncule cérébelleux supérieur.

la figure 152, copie d'une préparation imprégnée par la méthode de Golgi et tirée de la souris nouveau-née, qu'ils sont multipolaires et pourvus de *dendrites* épineuses, longues et épaisses. Ces appendices serpentent à travers le noyau en se divisant fréquemment ; ils se terminent par des houppes de ramuscules variqueux, hérissés eux-mêmes de petits appendices.

Le *cylindre-axe*, épais, sort du corps cellulaire ou de la base d'une dendrite ; il fait au début quelques crochets, chemine dans des directions variables, parvient aux limites du noyau et, là, échappe désormais à l'observation. Pendant son trajet, il abandonne parfois une ou deux collatérales qui mêlent leur ramification au plexus interstitiel.

Bien que nous ayons recherché avec grand soin, chez les mammifères, le point où se rend ce cylindre-axe, il nous a été impossible de le décou-

Axone impossible à sui-

vre chez les
mammifères,
mais se ren-
dant au fais-
ceau de Mo-
nakow.

vrir, car on ne peut suivre cet axone assez loin sur les préparations au Golgi; mais, comme nous le verrons tout à l'heure, il n'ya plus guère de doute qu'après avoir parcouru une distance variable et s'être orienté vers la ligne médiane, il entre dans le faisceau de Monakow. Chez les embryons de poulet et les passereaux nouveau-nés, on peut, grâce à la méthode du nitrate d'argent réduit, voir une plus grande partie de son trajet, sans parvenir cependant à déceler sa destination. La figure 166, qui reproduit une coupe frontale du cerveau moyen du héron (*Ardea cinerea*), montre, en *D* et *E*, que

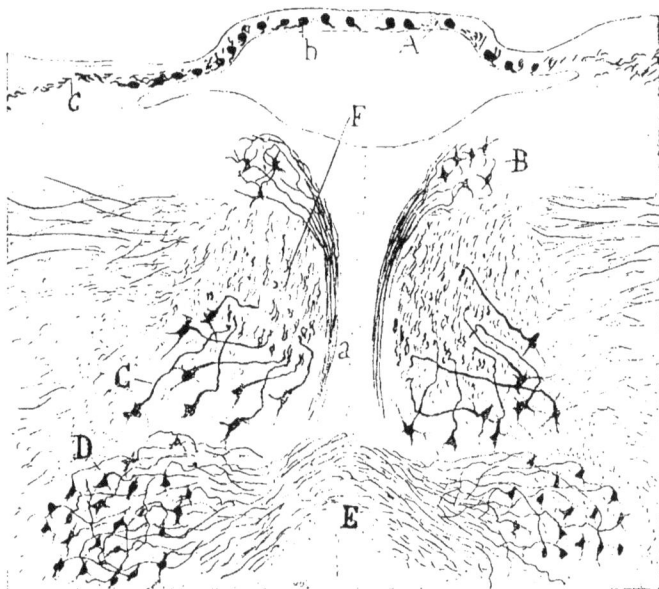

Fig. 166. — Coupe frontale et demi-schématique de la région postérieure du cerveau moyen chez la pie (*Pica caudata*, Ray.). Méthode du nitrate d'argent réduit.

A, valvule de Vieussens; — B, noyau à petites cellules (noyau dorsal de la calotte?) situé en avant et au-dessus du noyau du moteur oculaire commun; — C, noyau interstitiel; — D, noyau rouge; — E, entrecroisement de la voie descendante émanée du noyau rouge; — F, faisceau longitudinal postérieur; — a, faisceau descendant du noyau à petites cellules; — b, noyau moteur descendant du trijumeau; — c, coupe des fibres de la racine supérieure du trijumeau.

les cylindres-axes issus du noyau rouge traversent le raphé au-dessous du faisceau longitudinal postérieur et de son noyau interstitiel; ils prennent ensuite une direction descendante en se plaçant au voisinage du plan médian.

Cellules moyennes. — Les neurones moyens, étoilés ou fusiformes, que possède encore le noyau rouge, sont munis de *dendrites* assez longues, rameuses, et d'un *cylindre-axe* que l'on peut suivre seulement jusqu'à la substance blanche voisine. On trouvera ces éléments dessinés, en *C* et *D*, sur la figure 165.

Cellules petites. — Nous avons rencontré, chez le chat, des éléments encore plus petits, fusiformes, arciformes ou triangulaires. On reconnaît leurs *dendrites* à la complication de leur parcours et à l'abondance de leurs houppes de ramuscules incurvés et destinés à entourer une partie des cellules géantes. Le *cylindre-axe* grêle de ces neurones donne plusieurs collatérales ; peut-être, s'épuise-t-il entièrement dans le noyau rouge. Ces petites cellules appartiennent probablement à la catégorie des éléments à cylindre-axe court.

FAISCEAU DE MONAKOW. — Quand nous nous sommes occupé du bulbe rachidien, nous avons mentionné, sous le nom de voie centrale du cordon latéral, un paquet de gros tubes ascendants, situés entre le noyau sensitif du trijumeau et le noyau du facial. Nous avons dit que, par suite de son imprégnation souvent exclusive, on pouvait poursuivre ce paquet de très grosses fibres jusqu'au cerveau moyen, chez la souris âgée de quelques jours. Nous avions cru, au début, que ce faisceau était direct ; des recherches plus récentes nous ont convaincu de notre erreur. Il s'entrecroise avec son congénère dans la calotte, entre le ganglion interpédonculaire en dessous et le noyau rouge en dessus ; c'est cet entrecroisement qu'on appelle *décussation ventrale de la calotte* ou *décussation de Forel*.

Son entre-croisement. Décussation ventrale de la calotte ou dé-cussation de Forel.

Des recherches exécutées à l'aide de la méthode de Golgi nous ont permis de suivre le faisceau en question au delà de son entrecroisement, et de voir ses fibres reprendre leur direction longitudinale au voisinage du raphé. En ce point, vraisemblablement très proche de leur origine, quelques-unes d'entre elles se bifurquent en branche ascendante grêle, et branche descendante épaisse, destinée à former l'entrecroisement de Forel et le faisceau de Monakow.

Bifurcation de ses fibres.

Ce faisceau, dont l'existence a été confirmée par plusieurs neurologistes, par Boyce, Löwenthal, Russel, Redlich, Probst, Pavlow, Tschermak, Wallenberg, Collier et Buzzard entre autres, est encore appelé *faisceau de Monakow* par quelques auteurs, *faisceau intermédiaire latéral* par Löwenthal, *faisceau mesencéphalo-spinal latéral* par Pavlow, *faisceau rubro-spinal* par Van Gehuchten, etc.

Sa synonymie.

On a discuté et l'on discute encore beaucoup sur l'origine de ce faisceau. Pour Boyce [1], Bechterew [2], Sakowitsch et Wallenberg, il prendrait sa source dans la couche optique. D'autres, et parmi eux, Münzer, Wiener, Pavlow et Van Gehuchten, se fondent sur ce que les lésions de la couche optique ne provoquent aucune dégénération dans ce faisceau, pour placer son point de départ dans le cerveau moyen, en un noyau qu'ils ne précisent pas, du reste. Enfin, Tschermak [3] et Probst [4] admettent qu'il sort du noyau rouge. Cette opinion est acceptée par Rothmann [5] et Van Gehuchten [6], qui ont observé une

Opinions di-verses sur son origine.

1. BOYCE, A contribution to the study of some of the decussating tracts of the hinderbrain, etc. *Philosoph. Transact.*, 1897.

2. BECHTEREW, Ueber centrifugale, aus den Seh-und Vierhügelgegend ausgehende Rückenmarksbahnen. *Neurol. Centralbl.*, 1897.

3. TSCHERMAK, Ueber den centralen Verlauf der aufsteigenden Hinterstrangbahnen. *Arch. f. Anat. u. Physiol. Anat.*, Abtheil, 1898.

4. PROBST, Ueber von Vierhügel u. von der Brücke absteigenden Bahnen. *Deutsche Zeitschr. f. Nervenheilkunde*, Bd. XV, 1899.

5. ROTHMANN, Ueber das Monakow'sche Bündel. *Neurol. Centralbl.*, 1900.

6. VAN GEHUCHTEN, Les voies ascendantes du cordon latéral de la moelle épinière et leurs rapports avec le faisceau rubro-spinal. *Le Névraxe*, t. III, fasc. 2, 1901.

chromatolyse croisée et précoce des cellules du noyau rouge à la suite d'une lésion faite au faisceau rubro-spinal dans la protubérance ou dans la moelle.

Son point de départ dans le noyau rouge.

Cette origine ne fait plus de doute pour nous, aujourd'hui; car, à l'aide de la méthode du nitrate d'argent réduit, nous avons réussi à voir très nettement, chez les oiseaux, le faisceau de Monakow partir du noyau rouge, s'entrecroiser avec son congénère et former une voie descendante.

Fonctions du noyau rouge.

Puisque telle est la source du faisceau de Monakow, il ne nous reste plus qu'à considérer la partie la plus importante du noyau rouge comme le point de départ d'une voie motrice réflexe, dont les fibres se ramifient dans les noyaux moteurs de la protubérance, du bulbe et de la moelle[1]. Cette voie transmettrait à ces centres, d'une part les excitations centrifuges nées dans le cervelet, et de l'autre les excitations sensorielles optiques et peut-être aussi acoustiques, qui vont des tubercules quadrijumeaux au noyau rouge, à travers les collatérales issues des fibres arciformes qui appartiennent aux voies optique et acoustique descendantes.

Les cinq voies qui les fournissent.

Collatérales et terminales afférentes du noyau rouge. — On compte que le noyau rouge entre en relation avec cinq voies, à savoir : le pédoncule cérébelleux supérieur, la voie optique descendante, le faisceau de la calotte de Gudden, le ruban de Reil médian et la voie centrale du trijumeau.

1° *Collatérales du pédoncule cérébelleux supérieur.* — On connaît déjà, par ce que nous en avons dit, l'origine et le parcours de cette voie importante ; on connaît aussi l'entrecroisement de ses fibres dans la calotte, leur entrée dans le noyau rouge après cet entrecroisement, et les nids que leurs arborisations forment dans ce noyau. Nous n'ajouterons ici que peu de chose.

Chacune des fibres de ce pédoncule donne plusieurs collatérales au noyau rouge ; celles-ci se ramifient dès leur naissance et s'arborisent surtout dans les deux tiers postérieurs du foyer (fig. 157, *D*). Quant aux fibres pédonculaires elles-mêmes, elles ne se terminent pas dans le noyau rouge, mais se réunissent dans son extrémité antérieure, pénètrent dans la couche optique, passent en dehors du faisceau de Meynert et se perdent dans le grand courant de tubes sagittaux, qui est situé au-dessous du noyau sensitif du thalamus. Nous essayerons de préciser le point où se terminent les fibres du pédoncule cérébelleux supérieur, quand nous étudierons la couche optique.

2° *Collatérales des fibres optiques réflexes.* — Nous connaissons également cette voie et savons qu'elle forme avec celle du côté opposé l'entrecroisement en fontaine ou décussation de Meynert. Après cette décussation, ses faisceaux descendent pour la plupart verticalement dans le noyau rouge et lui abandonnent des collatérales (fig. 129, *a, b*). L'excitation visuelle est ainsi transmise au faisceau centrifuge de Monakow et, par son intermédiaire, aux foyers moteurs du cerveau moyen, de la protubérance, du bulbe et de la moelle.

3° *Collatérales du faisceau de la calotte de Gudden.* — Ce faisceau,

1. On se souvient qu'en étudiant, dans le bulbe, la voie à grosses fibres du cordon latéral, nous avons mentionné les collatérales que cette voie, identique pour nous maintenant au faisceau de Monakow, fournit au noyau du facial et à d'autres foyers.

placé sur les côtés du raphé, en dedans du noyau rouge, envoie aussi, comme nous l'avons vu chez la souris, de fines fibrilles à ce dernier foyer ; elles semblent se terminer entre ses cellules (fig. 129, *B*).

4° *Collatérales sensitives du ruban de Reil médian*. — Quelques auteurs croient à l'existence de connexions entre ce ruban et les tubercules quadrijumeaux. Ainsi, Ferrier et Turner font monter des fibres de cette voie jusqu'au tubercule antérieur ; Bruce, Wallenberg et Rothman les font aller au tubercule postérieur, opinion partagée par Van Gehuchten[1], qui a vu se perdre dans ce tubercule des fibres sensitives émanées du ruban de Reil, au niveau du cerveau moyen.

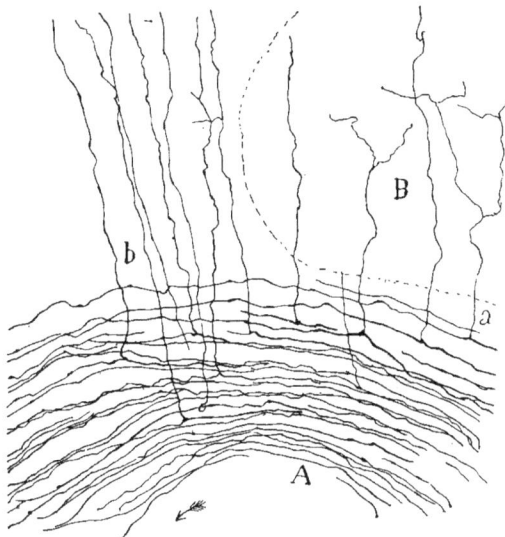

Fig. 167. — Coupe sagittale du cerveau ; souris âgée de quelques jours.
Méthode de Golgi.

A, ruban de Reil médian ; — B, noyau rouge ; — *a*, collatérales allant à ce noyau ; — *b*, collatérales plus nombreuses passant en avant du noyau rouge et allant se perdre dans le noyau postérieur de la couche optique.

Les fibres qui se rendent au tubercule postérieur existent réellement ; le chromate d'argent les révèle d'une façon très nette. Ce ne sont point des troncs de cylindres-axes, mais des collatérales et des branches de bifurcation, comme on le voit sur la figure 167, en *a*. Les coupes sagittales bien imprégnées apprennent que ces branches se partagent en deux courants, l'un postérieur, l'autre antérieur. Le premier, de faible importance, pénètre dans le noyau rouge, où ses fibres se ramifient et se terminent peut-être définitivement ; le second, plus considérable, se porte en avant et sur les côtés du noyau rouge et épanouit ses arborisations dans un long amas cellulaire vertical de la couche optique. Cet amas, qui est vraisemblablement le

1. Van Gehuchten, Recherches sur les lésions sensitives centrales, etc. *Le Névraxe*, t. IV, 1902.

noyau postérieur ou *prébigéminal*, est situé non loin de la commissure postérieure, immédiatement en avant du tubercule quadrijumeau antérieur.

5° *Collatérales des fibres de la substance réticulée du bulbe et de la protubérance*. — Un grand nombre de fibres ascendantes, suite des faisceaux sagittaux issus des substances réticulées du pont et du mésencéphale, transpercent d'arrière en avant le noyau rouge pour aller se perdre dans la couche optique. D'autres, en quantité non négligeable, passent en dehors et aussi au-dessus de ce noyau ; mais elles appartiennent plutôt à la voie centrale du trijumeau.

Quelques-unes des fibres que nous venons d'énumérer abandonnent au noyau rouge des collatérales dont les arborisations viennent encore compliquer son plexus intercellulaire. Les fibres, qui donnent ces collatérales, sont notamment des fibres d'origine réticulée, qui traversent ou longent le noyau rouge et ne doivent pas être confondues avec les tubes du pédoncule cérébelleux supérieur.

Leur existence encore incertaine.

Fibres d'origine cérébrale. — D'après les anatomo-pathologistes, le noyau rouge recevrait encore des fibres de l'écorce cérébrale. Dejerine [1] est de cet avis ; il aurait vu ce noyau dégénérer à la suite de vastes lésions de l'écorce, de la région pariétale surtout. Il croit que ces fibres descendantes corticorubrales occupent d'abord la partie supérieure du segment postérieur de la couronne rayonnante et la portion thalamique du segment rétro-lenticulaire de la capsule interne, qu'elles font ensuite partie du système des radiations de la calotte et abordent enfin le noyau rouge par ses côtés externe, supérieur et antérieur. Nos recherches ne nous ont permis d'obtenir aucun renseignement précis sur ces fibres.

Le noyau rouge :
1° Centre moteur.

Considérations physiologiques. — Le noyau rouge semble être un centre moteur placé sous la dépendance du cervelet, car c'est de lui et par l'intermédiaire du pédoncule cérébelleux supérieur qu'il reçoit ses excitations principales. Celles-ci redescendent aux noyaux moteurs de la protubérance, du bulbe et de la moelle épinière par le faisceau de Monakow et donnent lieu à des mouvements coordonnés.

2° Centre réflexe.

Mais le noyau rouge est aussi le foyer où aboutissent des collatérales des voies sensorielles et sensitives : voie optique descendante, ruban de Reil médian, etc. ; force nous est donc d'admettre que ses cellules peuvent réagir sous l'influence de courants centripètes directs, de la même façon que les noyaux moteurs proprement dits. Les fonctions du noyau rouge seraient encore plus complexes, s'il était définitivement établi qu'il reçoit aussi des fibres de l'écorce cérébrale.

FAISCEAU LONGITUDINAL POSTÉRIEUR

Situation, étendue et rapports.

On appelle ainsi un gros cordon blanc, formé de tubes épais, et allongé d'arrière en avant sur les côtés du raphé, dans la région dorsale du bulbe, de la protubérance et du cerveau moyen (figs. 129 et 151, *A*). Ce faisceau,

1. DEJERINE, Anatomie des centres nerveux, t. II, p. 72, 1901.

qui est proche des noyaux oculo-moteurs et leur adresse une multitude de collatérales, se continue, par son extrémité inférieure, avec le cordon antérieur de la moelle, fait déjà reconnu par plusieurs auteurs, par Kölliker et Held, entre autres. Son extrémité supérieure, considérablement amincie au niveau du sommet antérieur du noyau de l'oculo-moteur commun, atteint le voisinage du noyau de Darkschewitsch (*noyau du faisceau longitudinal postérieur* ou *de la commissure postérieure*) qui, par ses petites cellules, prolonge en avant la série des noyaux moteurs renfermés dans la substance grise centrale.

Nous avons étudié en détail, dans plusieurs chapitres de cet ouvrage, l'origine des fibres du faisceau longitudinal postérieur et les collatérales qu'il fournit aux noyaux moteurs pendant sa longue course d'arrière en avant. Nous ne voulons ici que réunir toutes ces notions éparses et donner du tout une idée complète tant au point de vue de la structure que des fonctions.

Le faisceau longitudinal postérieur est composé de deux sortes de conducteurs, que nous allons étudier séparément : les tubes ascendants et les tubes descendants, tous, d'ailleurs, sensitifs ou sensoriels et pouvant porter le nom de fibres sensitivo-réflexes.

Ses deux sortes de conducteurs.

Fibres ascendantes. — Ces fibres, extrêmement nombreuses chez les mammifères, sont des conducteurs sensitifs ou sensoriels de second et de troisième ordre ; c'est ce que les recherches de Held, Kölliker et les nôtres ont mis hors de doute.

A notre avis [1], voici quelles sont les sources de ces fibres :

1º *Le noyau de Deiters*. — Beaucoup de cylindres-axes issus des cellules de ce noyau se dirigent en avant et en dedans, passent derrière ou devant le genou du facial, traversent la ligne médiane et montent dans le faisceau longitudinal du côté opposé. A leur arrivée à ce faisceau, les axones se bifurquent parfois en une fibre ascendante épaisse et une fibre descendante grêle (fig. 381, *N*, t. I).

Leur origine multiple.

2º *Les cellules du noyau sensitif du trijumeau*. — Les fibres, sorties des grosses cellules de la substance gélatineuse du trijumeau et devenues des fibres arciformes, se portent en dedans, passent entre le noyau de l'hypoglosse et le bord postérieur de la substance réticulée grise, traversent le raphé, envoient des collatérales au noyau du moteur oculaire commun et abordent enfin par leur côté externe le faisceau longitudinal postérieur et le reste du cordon antéro-latéral de la moelle. Ces fibres, mentionnées d'abord par Held, retrouvées ensuite et mieux décrites par nous, constatées enfin par Mahaim et par d'autres, sont ascendantes ; parfois, cependant, elles se divisent en branches, dont l'une est ascendante, l'autre descendante. Leur nombre doit être restreint, à en juger par les expériences exécutées par Wallenberg et Van Gehuchten à l'aide de la méthode de Marchi ; ces

1. S. R. Cajal, Apuntes para el estudio del bulbo raquídeo, etc. *Anal. d. l. Soc. españ. d. Histor. natur.*, 1895.

savants ont vu, en effet, que la plupart des fibres ascendantes émanées de la substance grise du trijumeau se groupent en une voie spéciale dans la substance réticulée blanche, située en avant du noyau de l'hypoglosse.

3° *Cellules de la corne antérieure de la moelle.* — Parmi les tubes que le faisceau longitudinal reçoit de la moelle, ce sont les branches ascendantes des cylindres-axes émis par les cellules commissurales de la corne antérieure qui forment le contingent le plus considérable. Nous nous en sommes occupé en étudiant le prolongement supérieur du cordon antérieur (fig. 409, *A, G,* t. I).

4° *Cellules de la substance réticulée.* — De gros axones, partis de quelques volumineuses cellules des substances réticulées grise et blanche du bulbe, parviennent au faisceau longitudinal postérieur, où souvent ils se bifurquent en deux branches, l'une ascendante, l'autre descendante (fig. 433, *L, Ñ,* t. I).

Nous voyons, par cet exposé, que le cordon antérieur et le noyau de Deiters sont les deux sources les plus importantes des fibres ascendantes qui forment le faisceau longitudinal postérieur. C'est de ces fibres sensitives et sensorielles que procèdent la très grande majorité des collatérales destinées aux noyaux oculo-moteurs et en particulier au noyau du moteur oculaire commun, où se terminent un grand nombre d'entre elles, comme nous l'avons vu précédemment.

Leurs collatérales pour les noyaux oculo-moteurs.

Leur terminaison :
1° Encore douteuse chez les mammifères.

La terminaison supérieure des fibres sensitives du faisceau longitudinal postérieur est fort compliquée et ignorée encore en partie. Amaigries par la production des collatérales que nous venons de citer, ces fibres enchevêtrées en de petits paquets distincts, atteignent le *noyau interstitiel,* y entremêlent leurs ramifications (figs. 168, *D* et 169, *C*) et s'y terminent pour la plupart. Tout ce qui ne s'est pas épuisé dans ce foyer continue son chemin vers la couche optique, croise en dehors le faisceau de Meynert et se partage en deux courants : l'un, inférieur, qui se porte au-devant du faisceau de la calotte de Gudden et va se perdre dans les corps mamillaires ou leurs environs ; l'autre, supérieur, qui se dirige vers la partie antéro-inférieure de la couche optique et s'y termine, sans que nous sachions comment (fig. 151, *F*). Il est impossible de préciser à l'aide des préparations au chromate d'argent le lieu où s'achèvent ces deux courants, en raison de leur enchevêtrement avec d'autres voies nerveuses.

2° Dans la couche optique, chez les reptiles.

Nous n'avons donc pu constater sur les mammifères ce que mon frère, P. Ramón, a vu chez les reptiles, c'est-à-dire, l'arrivée du courant inférieur jusqu'à la commissure de Gudden, où il s'entrecroiserait avec celui du côté opposé, et la pénétration du courant supérieur dans un amas spécial de la couche optique, où il répandrait ses arborisations terminales. Cet amas est situé en avant du *noyau rond,* l'équivalent du *noyau ventral* ou *sensitif* des mammifères. Nous n'avons pas été davantage à même de savoir si les fibres du faisceau longitudinal entrent dans la commissure postérieure, comme Darkschewitsch et d'autres le prétendent.

Aspect de la terminaison chez la souris.

La disposition des fibres du faisceau longitudinal postérieur au niveau de sa terminaison est visible sur la figure 169, dessinée d'après des coupes frontales faites dans le cerveau moyen de la souris âgée de quelques jours.

On remarquera que les fibres du faisceau se désagrègent pour faire place aux cellules du noyau interstitiel que nous étudierons plus loin (fig. 169, *B*). On apercevra aussi les trois sortes de collatérales qu'elles émettent pendant leur trajet : les *ascendantes* (fig. 169, *A*), arborisées dans un amas qui prolonge en avant, mais dans un plan plus élevé, la colonne cellulaire formée par le

Collatérales préterminales.

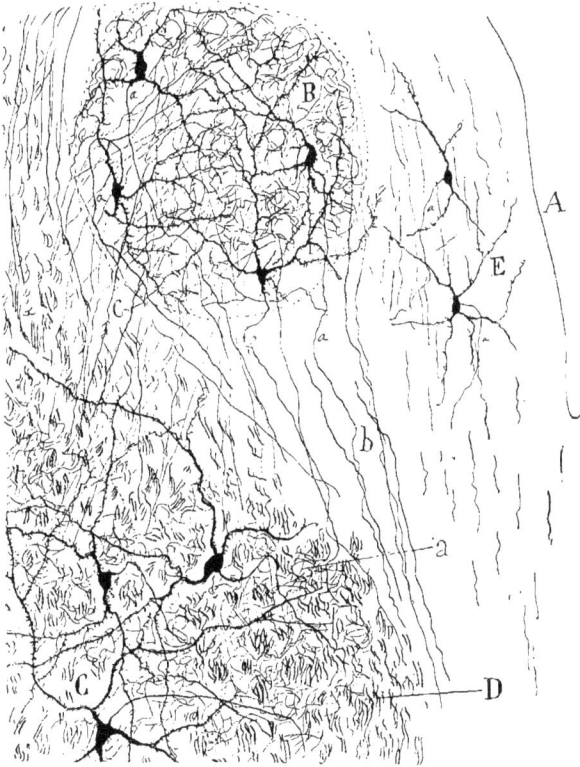

FIG. 168. — Coupe de la substance grise centrale et du noyau de Darkschewitsch ; chat âgé de quelques jours. Méthode de Golgi.

A, aqueduc de Sylvius ; — B, noyau de Darkschewitsch ; — C, noyau interstitiel placé à l'extrémité supérieure du faisceau longitudinal postérieur ; — D, paquets de ce faisceau ; — *a*, nids péricellulaires du noyau interstitiel ; — *b*, cylindres-axes du noyau de Darkschewitsch ; — *c*, collatérales terminées dans ce noyau.

noyau de Darkschewitsch et la substance grise voisine ; les *interstitielles*, plus robustes et destinées au noyau de même appellation (fig. 168, *a*) ; les *internes*, qui descendent sur les côtés du raphé et se ramifient, semble-t-il, dans la substance grise moyenne (fig. 169, *B*). Quelques-unes de ces dernières correspondent aux fibres qui, selon Kölliker, sortent de l'extrémité antérieure du faisceau longitudinal, s'enfoncent jusqu'au plan inférieur de la calotte et s'entrecroisent dans le raphé avec leurs congénères du côté opposé. Celles que nous avons vues ne plongent pas si bas et ne montrent point de tendance à un entrecroisement.

Situation et rapports.

Noyau de Darkschewitsch [1]. — Les coupes colorées au Nissl, qui proviennent du cerveau moyen du chat, du chien ou du lapin, et qui passent par l'extrémité antérieure du noyau rouge et en avant de celle du noyau de l'oculo-moteur commun, montrent un amas, situé dans un plan supérieur à celui de ce dernier noyau, au voisinage de la substance réticulée de la calotte et des faisceaux descendants de la commissure postérieure (fig. 168, *B*).

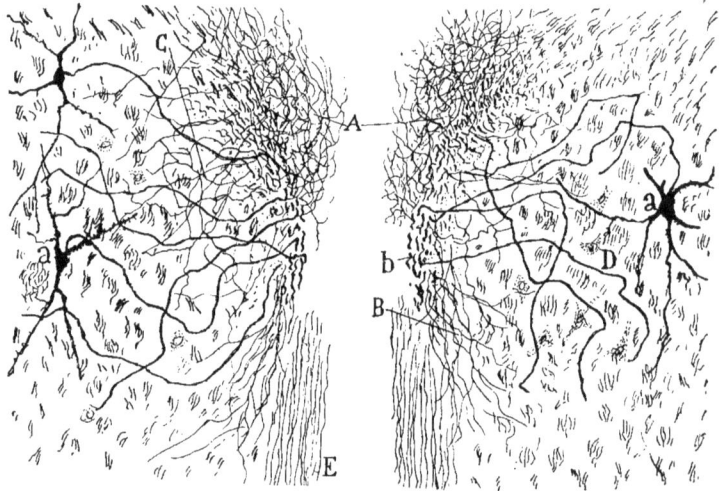

Fig. 169. — Coupe frontale de la calotte passant un peu en avant du noyau rouge ; souris nouveau-née. Méthode de Golgi.

A, plexus de collatérales et de fibres terminales du faisceau longitudinal postérieur ; — B, collatérales descendant de ce faisceau ; — C, collatérales externes ; — D, noyau interstitiel ; — a, cellules de ce foyer ; — b, région du faisceau longitudinal postérieur dans laquelle se groupent les axones du noyau interstitiel.

Neurones; leur axone à destination inconnue.

Les cellules de cet amas, de taille moyenne et moins volumineuses que celles du noyau de la troisième paire, sont multipolaires, étoilées et velues, chez le chat âgé de quelques jours. Leurs *dendrites*, maintes fois divisées, ne sortent guère du foyer. Leur *cylindre-axe*, d'ordinaire tortueux au début, projette parfois quelques collatérales initiales (fig. 168, *a*) et prend constamment une direction descendante ; il gagne ainsi le voisinage et surtout la face interne du faisceau longitudinal postérieur et disparaît (fig. 168, *b*). Entre-t-il dans ce faisceau ? donne-t-il au nerf moteur oculaire commun quelques-unes de ses radiculaires antérieures ? ou bien va-t-il faire partie des contingents fibrillaires de la commissure postérieure, comme le croit Darkschewitsch ? c'est ce que nous ignorons totalement.

1. Darkschewitsch, Ueber die hintere Commissur des Gehirns. *Neurol. Centralbl.*, Bd. IV, 1885.

Le ganglion de Darkschewitsch reçoit un grand nombre de collatérales ; *Collatérales* elles lui viennent non seulement du faisceau longitudinal postérieur, mais *afférentes.* aussi des régions de substance blanche attenantes. Ces dernières renferment des systèmes de fibres qui appartiennent soit à la voie du trijumeau, soit aux courants optico-réflexes, soit encore à la portion descendante de la commissure postérieure.

Fibres descendantes. — L'existence de ces fibres, soupçonnée par plu- sieurs auteurs, a été démontrée notamment par Edinger, Van Gehuchten, *Historique.* mon frère, Goldstein et d'autres, chez les vertébrés inférieurs et par Held

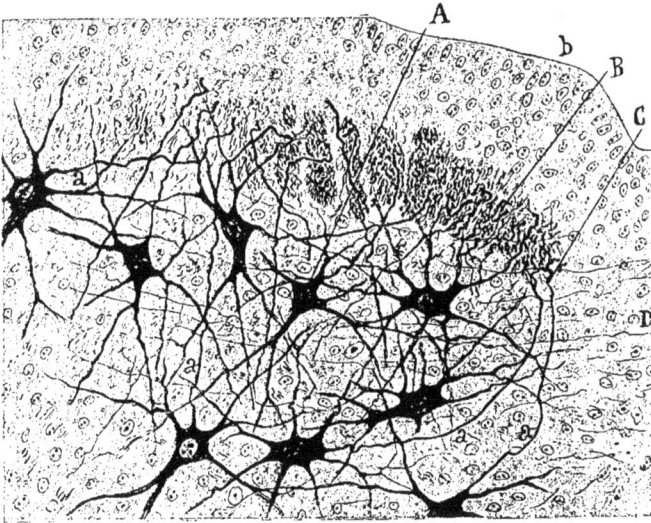

Fig. 170. — Portion d'une coupe frontale de la calotte ; embryon humain de 7 semaines. Méthode du nitrate d'argent réduit.

A, cellules volumineuses du noyau interstitiel ; — B, faisceau longitudinal postérieur ; — C, gros axones des cellules du noyau interstitiel ; — D, raphé ; — *a*, cylindres-axes.

et nous-même chez les mammifères. Kohnstamm les a récemment consta- tées chez le lapin à l'aide de la méthode chromatolytique de Nissl.

Lorsqu'on examine chez la souris, le lapin ou le chat des coupes fron- *Aspect au* tales du cerveau moyen colorées au Weigert-Pal et passant en avant du *Weigert.* noyau du moteur oculaire commun, on observe que le diamètre du faisceau longitudinal postérieur diminue beaucoup et que ses fibres se désagrègent en paquets plexiformes.

NOYAU INTERSTITIEL. — Les coupes frontales, mais colorées au Nissl, révèlent en outre la présence d'un amas que, lors de nos premières inves- tigations [1], nous avons confondu avec le noyau rouge, parce qu'il en est la

1. S. R. CAJAL, Apuntes para el estudio del bulbo raquídeo, etc. *Anal. d. l. Soc. españ. d. histor. natur.*, 1895.

continuation ; c'est une erreur dans laquelle plus d'un auteur est, sans doute, tombé. Nous donnons à cet amas cellulaire, placé au-dessus et à quelque distance du noyau rouge, le nom de *noyau interstitiel*, car ses cellules se trouvent comprises entre les trousseaux un peu écartés du faisceau longitudinal et, surtout, entre ceux de la substance réticulée, située au-dessous et en dehors de ce faisceau (fig. 169, *D*). Ces neurones sont plus petits et moins riches en grumeaux chromatiques que les éléments du noyau rouge ; ils affectent une forme triangulaire ou étoilée et possèdent de longues dendrites divergentes et modérément ramifiées (fig. 168, *C*).

Chez les embryons humains, le noyau interstitiel n'est pas compris dans les trousseaux de fibres les plus externes du faisceau longitudinal, comme chez la souris ; il occupe, ainsi qu'on le voit sur la figure 170, en *A*, une situation plus antérieure, voisine du raphé. Ses neurones, d'une taille considérable, émettent aussi de longues dendrites et renferment une charpente neurofibrillaire très compliquée.

L'importance de cet amas provient de ce que ses cellules envoient leurs cylindres-axes, comme nous l'avons montré ailleurs [1], au faisceau longitudinal postérieur où ils prennent une direction descendante.

Ces axones, assez épais et visibles, en *D*, sur la figure 169, se portent d'abord en serpentant en haut et en dedans, pénètrent dans le côté le plus interne du faisceau longitudinal et y deviennent descendants. Auparavant, ils émettent parfois une ou deux collatérales qui se ramifient entre les cellules-sœurs de celles qui les ont produits.

Chez l'homme, ces axones sont également très épais et s'incorporent au faisceau longitudinal ; la plupart en occupent la portion interne ; les autres, en petit nombre, se trouvent disséminés dans ses autres régions. Leur disposition est la même chez les oiseaux, comme l'indique la figure 166, en *C*. Tous ces conducteurs épais prennent une direction descendante qui les mène, au moins, jusqu'au niveau du noyau du moteur oculaire externe, car ils descendent peut-être plus bas, d'après nos observations sur la truite (*Trutta fario*).

Van Gehuchten avait déjà vu, et nous l'avons constaté depuis [2], que ces fibres énormes envoient des collatérales aux noyaux du pathétique et du moteur oculaire commun. Il en est certainement de même chez les mammifères, bien qu'il soit difficile de vérifier le fait. En tout cas, ces collatérales existent chez les oiseaux nouveau-nés, comme le prouvent nos récentes observations, et les fibres qui leur donnent naissance sont très faciles à distinguer des tubes ascendants, à cause de leur épaisseur exceptionnelle.

---

1. Dans nos *Apuntes para el estudio del bulbo raquídeo*, etc., parus à Madrid en 1895, nous avions exprimé l'opinion que ces neurones faisaient partie du noyau rouge et nous affirmions, par conséquent, l'existence d'un courant descendant, issu de ce noyau et incorporé au faisceau longitudinal postérieur. Des recherches ultérieures nous ont appris que ces cellules, un peu différentes, pour la taille et la forme, de celles du noyau rouge, ne reçoivent pas d'arborisations du pédoncule cérébelleux supérieur et ne contribuent pas à la formation du faisceau de Monakow.

3. S. R. Cajal, El ganglio intersticial del fascículo longitudinal posterior en el hombre y en los vertebrados. *Trab. d. Labor. de Invest. biol.*, t. V, 1908.

De nombreux faisceaux longitudinaux appartenant à des voies longues : à la voie centrale du trijumeau, à celles de la substance réticulée du bulbe et de la commissure postérieure entre autres, et peut-être aussi à une partie des pédoncules cérébelleux supérieurs, circulent entre les cellules du noyau interstitiel. *Fibres de passage.*

De toutes ces voies, c'est celle de la commissure postérieure qui est la plus importante et qui entre tout spécialement en relation avec le noyau *Fibres afférentes.*

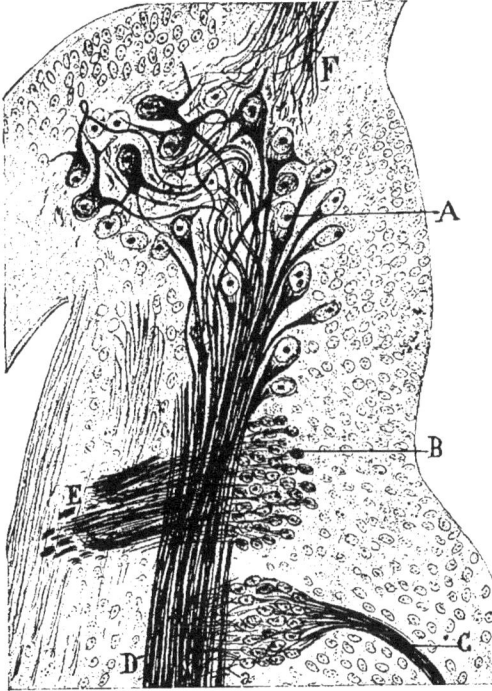

Fig. 171. — Coupe sagittale et un peu oblique de la région basilaire du cerveau moyen; alevin de truite (*Trutta fario*) de 17 jours. Méthode du nitrate d'argent réduit. :

A, noyau de Van Gehuchten ; — B, noyau du moteur oculaire commun ; — C, nerf pathétique ; — D, faisceau longitudinal postérieur ; — E, radiculaires du moteur oculaire commun obliquement sectionnées ; — F, fibres descendues de la commissure postérieure et pénétrant dans le noyau de Van Gehuchten ; — a, collatérales du faisceau longitudinal postérieur pour le noyau du pathétique.

interstitiel, auquel se rendent nombre de ses collatérales. Ses fibres s'y ramifient même chez les poissons, comme l'ont montré Edinger, Van Gehuchten, P. Ramón, Goldstein, etc.

Noyau de Van Gehuchten, chez les poissons. — Fritsch[1] et Mayser[2] ont

1. G. FRITSCH, Untersuchungen über den feineren Bau des Fischgehirns, etc. Berlin, 1878.
2. P. MAYSER, Vergleichend anatomische Studien über das Gehirn der Knochenfische, etc. *Zeitsch. f. wiss. Zool.*, Bd. XXXVI, 1882.

signalé chez les poissons, dans une région homologue de celle occupée par le noyau interstitiel, un amas de grosses cellules à cylindres-axes descendants. Cet amas, dont Van Gehuchten[1] a bien décrit les différents détails et que d'autres auteurs, comme Johnston[2], Goldstein[3] et Kappers, ont retrouvé plus récemment, est, nous en sommes convaincu, le même que le noyau interstitiel, découvert par nous chez les mammifères. Cette conviction est basée, non sur des considérations théoriques, mais sur les études que nous avons entreprises au sujet du noyau interstitiel chez les reptiles, les oiseaux et les poissons.

Son homologie avec le noyau interstitiel.

Ses cellules, axones et fibres afférentes.

On peut voir ce noyau à grandes cellules ou noyau de van Gehuchten sur la figure 171, où nous avons représenté une coupe sagittale du cerveau moyen de l'alevin de la truite (*Trutta fario*). Grâce à l'affinité merveilleuse du nitrate d'argent réduit pour ses cellules, nous avons suivi avec la plus extrême facilité, jusqu'au delà du noyau du pathétique, les axones descendants qui en émanent. On voudra bien remarquer, en *F*, le courant de fibres nerveuses qui pénètre dans le noyau à grandes cellules ; ce courant provient de la commissure postérieure.

Conclusions anatomo-physiologiques. — En résumé, nous voyons que le faisceau longitudinal postérieur est une voie réflexe double, formée : 1° par *des fibres ascendantes sensitives et sensorielles* de second et de troisième ordre, fibres qui, parties de la moelle, du bulbe et de la protubérance, sont chargées de transmettre aux noyaux des nerfs oculo-moteurs et à d'autres foyers du mésencéphale les excitations centripètes inférieures ; 2° par *des fibres descendantes et sensitivo-réflexes*, issues du noyau interstitiel et à la rigueur d'autres amas; ces fibres sont destinées à porter dans les noyaux des nerfs oculo-moteurs les courants sensoriels supérieurs, peut-être les courants visuels, puisque des collatérales de la voie optique descendante et de la commissure postérieure s'arborisent dans le noyau interstitiel.

Historique des recherches faites sur le faisceau longitudinal postérieur. — Ce faisceau a été l'objet de nombreuses recherches tant chez l'homme que chez les vertébrés inférieurs ; nous allons en faire l'historique brièvement.

Tout au début, nous rencontrons Darkschewitsch[4] et Edinger[5], qui localisèrent la terminaison supérieure du faisceau longitudinal postérieur dans un amas cellulaire spécial, le *noyau de Darkschewitsch* ou *noyau de la commissure postérieure*. Nous trouvons ensuite Spitzka[6] soutenant que le contingent prin-

1. Van Gehuchten, Le faisceau longitudinal postérieur. *Bull. de l'Acad. royale de médecine de Belgique*, t. IX, 1895.

2. Johnston, Hind brain and cranial nerves of Acipenser. *Anat. Anzeiger*, Bd. XIV, 1898.

3. Goldstein, Untersuchungen über das Vorderhirn und Zwischenhirn einiger Knochenfische. *Arch. f. mikros. Anat.*, Bd. LXVI, 1905.

4. Darkschewitsch, Einige Bemerkungen über den Faserverlauf in der hinteren Commissur des Gehirns. *Neurol. Centralbl.*, 1886.

5. Edinger, Untersuchungen über die vergleichende Anatomie des Gehirns : II, das Zwischenhirn, 1892.

6. Spitzka, The oculo-motor centres and their cordons. *The Philadelphia neurological Society*, 1889.

cipal du faisceau longitudinal était fourni par les fibres optiques descendantes. Un seul fait suffit à Gudden [1] pour ruiner cette assertion ; il démontra que chez les animaux aveugles, tels que la taupe, ce faisceau est bien développé et ne contient pas de fibres visuelles, ni de premier, ni de second ordre. Plus tard, nous voyons Jakowenko [2] et Obersteiner [3] faire nettement ressortir, dans leurs travaux, la continuité du faisceau longitudinal avec le cordon antéro-latéral de la moelle et insister sur son caractère de système réflexe, subordonné aux noyaux moteurs supérieurs.

Nous arrivons enfin à l'époque où les nouvelles techniques histologiques commencent à donner leurs fruits. Held [4] signale alors l'existence de tubes ascendants et descendants dans le faisceau, les premiers provenant de foyers sensitifs qu'il ne sait point déterminer, les seconds, d'un ganglion qu'il place dans le tubercule quadrijumeau antérieur, près de la commissure postérieure ; mais ascendants ou descendants, tous ces tubes abandonneraient, selon Held, des collatérales aux noyaux des nerfs oculo-moteurs. Kölliker [5] prouve bientôt l'existence de ces collatérales ainsi que le caractère sensitivo-réflexe des fibres ascendantes du faisceau. A notre tour [6], nous démontrons que ce dernier reçoit des cylindres-axes croisés, issus des grosses cellules du noyau de Deiters et de la substance réticulée, et qu'il renferme aussi des tubes descendants, émanés de la partie antérieure du noyau rouge. Presque en même temps, Van Gehuchten [7] met en évidence chez les poissons l'origine des fibres descendantes et imprègne les cellules du noyau spécial d'où elles proviennent.

Dès lors, les travaux sur l'anatomie du faisceau longitudinal se multiplient. Cramer [8] étudie avec soin, sur les préparations au Weigert, sa terminaison supérieure ; il note que ce faisceau envoie des fibres à la commissure postérieure, et qu'après avoir croisé le faisceau rétroflexe, il arrive jusqu'à l'infundibulum, à la couche optique et à la capsule interne. Le noyau de la commissure ne serait donc pas le terminus du faisceau ; il n'en serait pas non plus le point initial, puisque ses cellules envoient leur cylindre-axe à la commissure postérieure.

Mahaim [9] constate, comme nous l'avions assuré, que les fibres du noyau sensitif du trijumeau pénètrent dans le faisceau longitudinal ; il confirme en même temps le caractère sensitivo-réflexe de ses tubes ascendants.

P. Ramón [10], en examinant le faisceau longitudinal postérieur dans l'encé-

---

1. Gudden, Gesammelte Abhandlungen. Wiesbaden, 1889.
2. Jakowenko, Zur Frage über den Bau des hinteren Längsbündels, etc. *Neurol. Centrabl.*, 1888.
3. Obersteiner, Nervöse Centralorgane, etc. 2ᵉ Aufl., 1892.
4. Held, Die centrale Gehörleitung. *Arch. f. Anat. u. Physiol.*, Anat. Abtheil, 1893.
5. Kölliker, *Anat. Anzeiger*, Bd. VI, 1891, et Handbuch der Gewerbelehre, 2ᵉ Aufl., Bd. II, p. 300, 1896.
6. S.-R. Cajal, Apuntes para el estudio del bulbo raquídeo, etc. Madrid, 1905.
7. Van Gehuchten, Le faisceau longitudinal postérieur. *Bull. de l'Acad. roy. de Méd. de Belgique*, 1895. — A propos du faisceau longitudinal postérieur. *C. R. de l'Assoc. des Anat.*, 1ʳᵉ session, 1899.
8. Cramer, Das hintere Längsbündel, etc. *Anat. Hefte von Merkel u. Bonnet*, Heft. XLI, 1899.
9. Mahaim, Recherches sur les connexions qui existent entre les noyaux des nerfs moteurs du globe oculaire d'une part et, d'autre part, le faisceau longitudinal postérieur, etc. *Bull. de l'Acad. roy. de Méd. de Bruxelles*, 1895.
10. P. Ramón, El fascículo longitudinal posterior de los reptiles. *Rev. trimest. micrográf.*, t. II, 1897.

phale des reptiles, y découvre aussi des conducteurs ascendants et descendants. Pour lui, certains de ces derniers tubes proviennent de la commissure postérieure et sont bifurqués en T ou restent indivis; d'autres, en nombre assez important, sortent d'un amas particulier du cerveau moyen, amas qui est l'homologue de celui trouvé par Darkschewitsch et Edinger dans la commissure postérieure; enfin, quelques autres émergent d'un foyer spécial, placé devant le noyau rond de la couche optique. Il est donc fort possible que chez les vertébrés inférieurs le faisceau longitudinal s'adjoigne des fibres ou systèmes qui chez les mammifères cheminent en dehors de lui; c'est ce qui expliquerait sa grande complication chez les reptiles.

Bechterew [1] insiste, à son tour, sur le caractère réflexe des tubes ascendants; il soutient que ce sont, pour une bonne part, des fibres d'association, tendues entre la corne antérieure de la moelle et les noyaux moteurs des globes oculaires; en outre, le faisceau longitudinal se termine, d'après lui, dans le noyau dorsal de la commissure postérieure.

Samuel [2] admet l'existence de la double voie ascendante et descendante dans le faisceau longitudinal, en raison des dégénérescences qu'il a constatées dans les deux directions chez un homme atteint d'hémorragie protubérantielle; la voie ascendante monte, suivant lui, jusqu'à la couche optique.

Spitzer [3] reconnaît, après bien d'autres, dans un cas de lésion double du faisceau longitudinal, que celui-ci contient des fibres centripètes et centrifuges et qu'il est en connexion avec le noyau de Deiters. Mais il ajoute deux faits qui demandent confirmation : le premier, c'est la continuité du faisceau avec les noyaux du cordon postérieur; le second, c'est l'incorporation, dans le faisceau, de fibres descendantes émanées des cellules du noyau de la commissure postérieure. Le faisceau longitudinal postérieur est, pour cet auteur, la *voie sensorielle centrifuge*, qui, unie à la voie pyramidale ou motrice volontaire et à la cérébelleuse descendante, forme le trio des systèmes moteurs.

Tschermak [4] retrouve chez le chat le double sens des fibres du faisceau; il observe qu'une de ses parties dégénère consécutivement à la lésion de la substance réticulée et du corps trapézoïde.

Thomas [5] constate chez le chien les connexions du faisceau avec le noyau de Deiters; Probst [6], Kaplan et Finkelnburg [7] enregistrent même fait; le premier voit, en outre, que le faisceau reçoit des tubes ascendants issus du pont de Varole, de la calotte et de la corne antérieure de la moelle, et des tubes descen-

1. BECHTEREW, Die Leitungsbahnen im Gehirn und Rückenmark ; 2e Aufl., Leipzig, 1889, et : Les voies de conduction, traduction française de Bonne, 1896.
2. SAMUEL, Haemorrhagy into the pons ; secundary lesion of lemniscus posterior, fasciculus longitudinalis, etc. *Brain*, part. I, 1898.
3. SPITZER, Ein Fall von Tumor am Boden der Rautengrube, etc. *Jahrbuch. f. Psych.*, Bd. XVIII, H. 1 und 2, 1898.
4. TSCHERMAK, Ueber die Folgen der Durchschneidung der Trapezkörpers bei der Katze. *Neurol. Centrabl.*, nos 15 u. 16, 1898.
5. THOMAS, Étude sur quelques faisceaux descendants de la moelle. *Journ. de Physiol. et de Pathol. générale*, 1899.
6. PROBST, Ueber experimentelle Untersuchungen über die Schleifenendigung, die Haubenbahnen, das dorsale Längsbündel, etc. *Arch. f. Psych.*, Bd. XXX, 1900.
7. KAPLAN u. FINKELNBURG, Anatomischer Befund bei traumatischer Psychose mit Bulbärerscheinungen, etc. *Monatssch. f. Psych. u. Neurol.*, Bd. VIII, 1900.

dants sortis du noyau de la commissure postérieure. Kohnstamm [1] confirme cette dernière observation.

Goldstein étudie à son tour le faisceau longitudinal postérieur chez les poissons. Il pense que les fibres descendantes, issues du noyau de Van Gehuchten, foyer auquel il donne le nom de *noyau du faisceau longitudinal postérieur*, sont les unes directes, les autres croisées. Avant de s'incorporer au faisceau longitudinal, ces dernières passeraient par la commissure postérieure.

Van Gehuchten, Thomas, Probst, Russell, Winckler et d'autres encore confirment à nouveau, par la méthode des dégénérations, le fait que le faisceau longitudinal reçoit des fibres directes et croisées provenant du noyau de Deiters, fait signalé par nous et constaté ensuite par quelques neurologistes. Mais tandis que pour Van Gehuchten [2] et Thomas [3] les fibres croisées sont les plus nombreuses, ce sont pour Probst et Russel [4] les fibres directes, à tel point que la voie issue du noyau de Deiters serait presque exclusivement homolatérale.

Wallenberg [5] appelle l'attention des savants sur ce que les dégénérations du faisceau longitudinal chez l'homme sont descendantes et directes ou ascendantes et croisées, suivant les points lésés du noyau de Deiters. Winckler [6] explique la chose en admettant, après nous, que ce noyau envoie dans le faisceau longitudinal des fibres directes et croisées. Lange [7], qui a étudié le faisceau longitudinal par la méthode de Marchi chez différents mammifères, professe une opinion tout autre. La plupart des fibres descendantes de ce cordon partent, selon lui, du noyau de Darkschewitsch et vont jusqu'à la moelle ; quant aux fibres ascendantes, elles naîtraient de ce dernier centre et du noyau de Deiters. Les fibres des nerfs vestibulaires et cochléaires feraient partie, elles aussi, du faisceau postérieur et se rendraient par son intermédiaire aux noyaux des nerfs oculo-moteurs. Ces connexions directes des nerfs acoustiques avec le faisceau longitudinal nous paraissent douteuses, pour ne pas dire erronées ; pour ce qui est des autres connexions de ce cordon, Lange semble ignorer que nous avons démontré que le plus grand nombre de ses fibres descendantes partent du noyau interstitiel.

1. Kohnstamm, Ueber Coordinationskerne des Hirnstammes und die absteigenden Spinalbahnen. *Monatssch. f. Psych. u. Neurol.*, Bd. VIII, 1900, et *Neurol. Centrabl.*, n° 14, 1899.

2. Van Gehuchten, Anatomie du système nerveux de l'homme, 4ᵉ édit., 1906.

3. Thomas, Recherches sur le faisceau longitudinal postérieur, etc. *Revue de Neurologie*, 1905.

4. Russell, The origine and destination of certain afferent and efferent tracts in the medulla oblungata. *Brain*, vol. XX.

5. Wallenberg, *Deutsch. Zeitschr. f. Nervenheilk.*, Bd. XXVII, 1904.

6. Winckler, The central course of the Nervus octavus and its influence on motility. *Verhandl d. konink. Akad. v. Wettenschappen te Amsterdam*, 2ᵉ Sectie, D. XIV, n° 1, 1907.

7. Lange, Sur l'anatomie du faisceau longitudinal postérieur. *C. R. du Congrès de neurologie et de psychiatrie d'Amsterdam*, août 1907.

CHAPITRE XIII

ÉTAGE INFÉRIEUR DU CERVEAU MOYEN

GANGLION INTERPÉDONCULAIRE. — SUBSTANCE NOIRE DE SÖMMERING. — TRACTUS
PÉDONCULAIRE TRANSVERSE.

Noyaux et voies contenus dans cet étage.

L'étage inférieur du cerveau moyen renferme deux amas cellulaires importants : le *ganglion interpédonculaire* et la *substance noire de Sömmering* ; il contient aussi plusieurs voies : le *pédoncule cérébral*, le *ruban de Reil médian* ou *lemnisque interne*, le *faisceau de Meynert* ou *faisceau rétroflexe*, le *faisceau de la calotte du ganglion interpédonculaire* et la *bandelette pédonculaire transverse*.

Quelques-unes de ces voies ont été décrites, d'autres le seront quand il s'agira de la couche optique qui leur sert de point de départ ou de terminaison. Nous n'étudierons donc ici que les deux amas de substance grise et la bandelette pédonculaire transverse.

GANGLION INTERPÉDONCULAIRE

Situation et rapports.

On appelle ainsi une masse grise, volumineuse chez les vertébrés inférieurs, relativement petite chez les mammifères, masse placée dans la profondeur du plan inférieur du cerveau moyen, entre les deux pédoncules cérébraux et au-dessous de la décussation de Meynert dans la calotte. Elle a été découverte par Gudden et décrite minutieusement par Forel qui a démontré, par la méthode des atrophies, que cet amas est la station terminale du faisceau de Meynert après son entrecroisement avec son congénère.

Structure : 1° D'après les auteurs.

La structure de ce noyau est peu connue. Outre les fibres terminales du faisceau rétroflexe ou de Meynert, il contient, d'après Forel [1], des cellules fusiformes, de taille réduite, mêlées à certains îlots granuleux, petits et semblables aux glomérules du bulbe olfactif. Pour Ganser [2], qui a étudié le ganglion interpédonculaire chez la taupe, il existe deux types cellulaires : l'un grand, étoilé, riche en protoplasma, l'autre petit, vésiculeux, sans appendices et ne possédant qu'une masse protoplasmique très réduite.

1. FOREL, Beiträge zur Kenntniss des Thalamus opticus. *Sitzungsber. d. Wiener. Acad.*, Bd. LXVI, IIIᵉ Abtheil., 1872.
2. GANSER, Vergleichend-anatomische Studien über das Gehirn des Maulwurfs. *Morphol. Jahrbuch*, Bd. I, H. 4, 1882.

Edinger [1] et Van Gehuchten [2] ont appliqué la méthode de Golgi à ce ganglion, l'un chez les reptiles, l'autre chez les téléostéens. Bien qu'incomplètes, leurs études apprirent que les fibres du faisceau de Meynert se terminent entre les cellules du ganglion, soit par des pinceaux chez les reptiles, soit par des arborisations libres, transversales et entrecroisées avec celles du côté opposé, chez les téléostéens. Enfin, nous [3] aussi avons employé le chromate d'argent chez les poissons ainsi que chez les mammifères, tels que souris, lapin, chat et chien; nous avons pu ainsi confirmer les détails précédents et ajouter quelques traits relatifs à la forme des cellules et à la terminaison des fibres afférentes.

2° D'après nos observations.

Cellules. — Une coupe sagittale, imprégnée au chromate d'argent et passant par le plan médian de la protubérance et du cerveau moyen (fig. 151, *H*), montre le ganglion interpédonculaire sous l'aspect d'une masse semi-lunaire, située au-dessous de l'entrecroisement inférieur de la calotte et formant la lèvre postérieure du sillon mamillo-protubérantiel. Un prolongement des fibres de cet entrecroisement étrangle un peu le centre du ganglion et permet d'y distinguer un lobe supérieur et un lobe inférieur.

La structure du ganglion est la même dans toutes ses parties; néanmoins, les cellules présentent des différences dans leurs formes suivant les points; c'est ce qui nous engage à décrire deux plans ou zones dans ce ganglion : l'un superficiel ou antérieur, l'autre profond ou postérieur.

Les deux couches cellulaires.

a) La *zone superficielle* est la plus voisine du sillon mamillo-protubérantiel ; c'est donc la partie antérieure du ganglion. On y aperçoit des rangées irrégulières de grosses cellules, dont l'aspect est assez particulier.

La plupart de ces *neurones* ont un corps lisse, ovoïde, fusiforme ou triangulaire, et deux, trois ou quatre expansions protoplasmiques extrêmement épaisses. Une ou deux d'entre elles se dirigent presque toujours vers la périphérie en décrivant de grandes sinuosités (fig. 172, *b*). Après un parcours assez long, ces dendrites, hérissées de quelques épines épaisses, courtes et parfois ramifiées en cornes de cerf, se décomposent soit en un bouquet de ramuscules épineux et embrouillés, soit en deux ou trois rameaux terminaux. Les cellules les plus rapprochées de la surface libre lui sont plus ou moins parallèles ; elles ont souvent la forme de fuseaux recourbés en **s** (fig. 172, *a*). Le *cylindre-axe* très gros de ces divers neurones sort d'ordinaire d'un tronc protoplasmique ; il émane aussi parfois d'une branche qui se dirige d'abord en dedans, puis vers la périphérie. Après avoir serpenté quelque temps, l'axone monte jusqu'à la substance blanche de la calotte ; il donne auparavant une épaisse collatérale, qui s'infléchit pour

1. EDINGER, Vorlesungen über den Bau der nervösen Centralorgane des Menschen und der Thiere, 4ᵉ Aufl., 1893.
2. VAN GEHUCHTEN, Contribution à l'étude du système nerveux des téléostéens. *La Cellule*, t. X, fasc. 2, 1893.
3. S. R. CAJAL, Notas preventivas sobre la estructura del encéfalo de los teleósteos. *Anal. de la Socied. españ. de Histor. natur.*, II serie, t. III, 1894. — Apuntes para el estudio del bulbo raquídeo, etc., 1895.

s'arboriser dans le plan superficiel du ganglion où se trouve sa cellule
d'origine.

b) La *zone profonde* renferme des *cellules* plus petites, étoilées pour la
plupart, et pourvues d'appendices protoplasmiques rayonnant en tous sens.
Leur taille et l'allure de leur cylindre-axe sont assez différentes pour qu'on

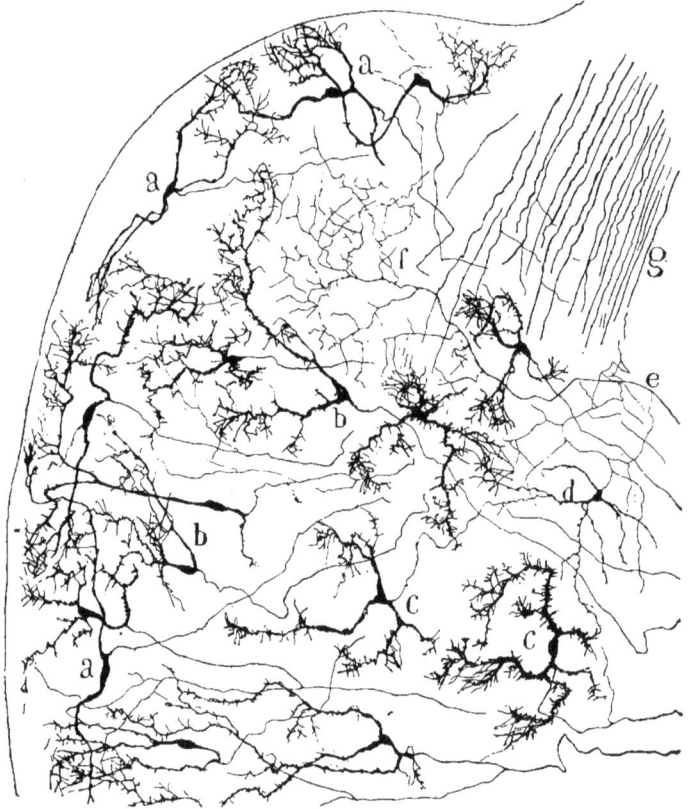

FIG. 172. — Coupe sagittale du ganglion interpédonculaire ; lapin âgé de 8 jours.
Méthode de Golgi.

a, cellules transversales périphériques ; — *b*, cellules allongées ; — *c*, cellules étoilées de la zone
profonde ; — *d*, cellules de Golgi ; — *f*, arborisation terminale d'une fibre venue de la protubérance ; — *g*, entrée du faisceau de Meynert dans le ganglion interpédonculaire.

Ses deux ty-
pes cellulaires.

puisse discerner deux types parmi ces neurones. Le *type volumineux* est,
sans conteste, de la même espèce que celui que nous venons de signaler
dans la région superficielle ; il s'en distingue uniquement par ses expansions
protoplasmiques, plus courtes et plus velues, que terminent, après un itinéraire très irrégulier, d'amples bouquets très enchevêtrés (fig. 172, *c*). Son
cylindre-axe se perd aussi dans la substance blanche voisine ; il lance auparavant une collatérale dont l'arborisation se répand entre les éléments

proches de celui d'où il provient. Le *type petit* comprend des neurones
de taille réduite et de forme généralement étoilée. Leurs appendices protoplasmiques divergents sont très fins, un peu variqueux, mais sans
épines ni bouquet terminal. Le *cylindre-axe* que nous avons réussi quelquefois à imprégner se comporte comme celui des cellules de Golgi ; il se divise
et se subdivise entre les neurones du ganglion et produit ainsi une arborisation terminale extrêmement étendue, délicate et variqueuse (fig. 172, *d*).

En comparant les coupes frontales et sagittales du ganglion, on reconnaît que les cellules de grande et de moyenne dimension sont un peu
aplaties dans le sens transversal. Cet aplatissement n'est pas cependant
aussi rigoureux ni aussi constant que dans les cellules de Purkinje du
cervelet.

*Aplatisse-
ment des neu-
rones.*

Fibres afférentes. — Le ganglion interpédonculaire est, avons-nous dit,
le lieu où se termine le faisceau rétroflexe ou de Meynert. Les fibres de
ce dernier y pénètrent par la partie supéro-antérieure. D'abord antéro-
postérieures, elles ne tardent pas à devenir transversales, pour s'entre-
croiser avec celles qui viennent de l'autre côté et constituer dans tout
le ganglion un système de fibres parallèles et un peu curvilignes. La masse
grise, où elles courent, présente de la sorte une certaine ressemblance
avec la zone moléculaire des lamelles cérébelleuses coupées suivant leur longueur. Si l'on examine attentivement le trajet de chaque fibre sur des
coupes frontales, on reconnaît qu'elle ne se termine pas dans le côté opposé
par des arborisations. Son itinéraire est plus singulier ; elle part d'une
extrémité du ganglion, le parcourt plus ou moins transversalement, arrive
à l'autre extrémité, décrit là une courbe à concavité interne, revient vers
son point de départ, mais en suivant un plan plus postérieur, et peut de
nouveau, en s'infléchissant, retourner vers l'extrémité opposée, et ainsi de
suite jusqu'à sa terminaison. Ces allées et venues, ces circuits transversaux,
très nettement visibles dans les coupes horizontales, ont été signalés et
comparés à des 8 de chiffre, il y a déjà longtemps, par Gudden [1] chez le
lapin, et par Ganser [2] chez la taupe (fig. 173, *c*).

*1° Fibres
terminales et
en 8 de chiffre
du faisceau de
Meynert.*

Les fibres du faisceau de Meynert ne fournissent que de rares collatérales
pendant la première partie de leur circuit dans le ganglion. Elles en donnent, par contre, en abondance dans les autres parties. Ces fibres-filles
naissent habituellement à angle droit et se portent soit en haut, soit en bas,
pour se ramifier modérément entre les cellules.

*Leurs colla-
térales.*

Les troncs qui leur ont donné naissance prennent une apparence de plus
en plus variqueuse à mesure qu'ils approchent de leur terminaison ; enfin,
ils s'épanouissent tout en restant transversaux et donnent naissance à une
chétive arborisation de deux ou trois ramuscules tout à fait ou presque
transversaux. Parfois, c'est à peine si l'on peut parler d'une arborisation ter-

*L'arborisa-
tion finale.*

1. GUDDEN, Mittheilung über das Ganglion interpedunculare. *Arch. f. Nervenkrank.*,
Bd. XI, p. 414. 1880.
2. GANSER, Vergleichend anatomische Studien über das Gehirn des Maulwurfs.
Morphol. Jahrb., Bd. I, H. 4, 1882.

minale, car la fibre s'achève par un simple renflement précédé de quelques ramilles courtes et moniliformes ; ce fait est très fréquent chez la souris. Fibres et collatérales engendrent entre les cellules du ganglion interpédonculaire un plexus compliqué de fibres fines, variqueuses et sinuées.

Bifurcation *éventuelle.*

La fibre du faisceau de Meynert reste, en général, unique pendant tout son parcours. En bien des cas cependant, surtout chez le lapin, elle se bifurque, dès son entrée dans le ganglion, en deux branches, qui cheminent

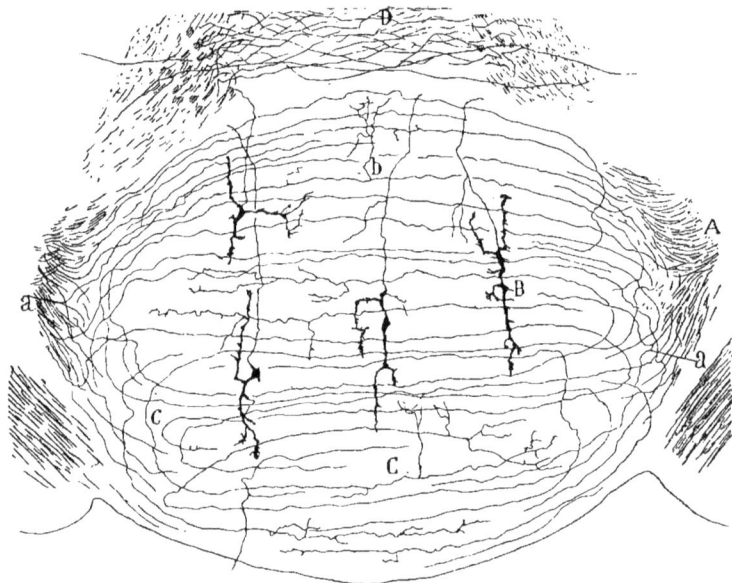

FIG. 173. — Coupe frontale et un peu oblique d'arrière en avant du ganglion interpédonculaire ; souris âgée de 4 jours. Méthode de Golgi. — Le ganglion est sectionné dans sa plus grande étendue, selon le plan d'arborisation des fibres du faisceau de Meynert.

A, terminaison du faisceau de Meynert avant son entrée dans le ganglion ; — B, cellule du ganglion, vue de profil ; — C, arborisation terminale d'une fibre du faisceau rétroflexe ; — D, décussation ventrale de la calotte ou décussation de Forel ; — a, une fibre bifurquée du faisceau rétroflexe ; — c, crochets onduleux de chaque fibre dans le côté opposé.

dans le même sens, mais dans des plans transversaux différents et vont se terminer en des points passablement distants (fig. 173, *a*).

Mode de contact des fibres en 8 de chiffre.

Il y a tout lieu d'admettre que, jouissant des propriétés des arborisations axiles terminales pendant tout leur trajet intraganglionnaire, les fibres du faisceau de Meynert se mettent en contact avec les cellules qu'elles rencontrent pendant les méandres de leur route onduleuse. L'aspect variqueux de ces conducteurs, leur extrême minceur et l'absence de myéline sur tout leur parcours, absence déjà signalée par Gudden, plaident en faveur de cette manière de voir. Il est à présumer que les connexions doivent avoir lieu ici comme dans la couche moléculaire du cervelet, c'est-à-dire que de toutes les parties des grandes cellules du ganglion ce sont principalement les contours épineux des dendrites qui s'articulent avec les fibres transversales.

Le ganglion interpédonculaire reçoit encore d'autres fibres plus grosses, mais moins abondantes que celles du faisceau de Meynert. Ces fibres, dont nous n'avons pu établir la provenance, descendent plus ou moins verticalement de la couche de substance blanche contiguë au ganglion et se résolvent dans l'épaisseur de ce dernier en une arborisation terminale, étendue et compliquée ; les ramuscules secondaires, très variqueux, naissent fréquemment à angle droit. Ces arborisations ne sont pas orientées dans un sens bien précis ; elles semblent entrer en connexion avec des groupes considérables de cellules nerveuses (fig. 172, *f*).

2° Fibres afférentes d'une autre origine.

Fibres efférentes. — Le ganglion interpédonculaire est la source d'un gros faisceau, qui monte sur les côtés du raphé jusqu'au noyau dorsal de la calotte où il se termine. Ce faisceau, découvert par Ganser, a reçu de lui le nom de *faisceau de la calotte du ganglion interpédonculaire.*

1° Faisceau de la calotte de Ganser.

La zone profonde du ganglion, où se trouvent les petites cellules, est le lieu exact d'où part cette voie, comme le prouvent les préparations au Weigert. Les régions latérales donnent naissance à des fibres plus épaisses que celles du faisceau de la calotte ; leur parcours est vraisemblablement différent. Il nous a semblé quelquefois les voir parvenir à l'endroit où le faisceau de Monakow forme la décussation de Forel, s'y entrecroiser, devenir transversaux et se mêler enfin aux fibres descendantes les plus inférieures de la calotte.

2° Fibres à destination inconnue.

Conclusions. — Le ganglion interpédonculaire sert donc de station terminale à deux voies : au faisceau de Meynert et à des fibres venues de la calotte ; il sert aussi de station de départ à deux courants : d'une part, à celui des fibres fines issues de la zone profonde et destinées au noyau dorsal de la calotte, d'autre part, à des fibres épaisses émanées des régions latérales et allant à une destination inconnue.

SUBSTANCE NOIRE DE SÖMMERING

On connaît sous ce nom une masse cellulaire, aplatie de haut en bas, semi-lunaire sur les coupes frontales et placée au-dessus du pédoncule cérébral et au-dessous de l'ensemble du ruban de Reil médian et de la substance réticulée de la calotte. En bas et en dedans, cette masse touche au faisceau de Meynert ainsi qu'au ganglion interpédonculaire ; en haut et en dehors, elle se rapproche du lobe inférieur du corps genouillé externe.

Situation et rapports.

Cellules. — On voit deux zones ou bandes cellulaires dans cette substance sur les coupes transversales colorées au Nissl. L'inférieure est large et pauvre en neurones, mais riche, au contraire, en plexus protoplasmiques et en paquets de fibres de passage ; la supérieure ou marginale est étroite et plus fournie en cellules nerveuses. On remarque dans l'extrémité interne de cette dernière, chez le lapin, le chat, etc., la présence constante d'un groupe compact de cellules un peu plus grandes qu'ailleurs. Quel que soit leur

Aspect :
1° au Nissl;

siège, les neurones de la substance noire se présentent sous l'aspect d'éléments fusiformes ou triangulaires, dont le corps, de taille moyenne, c'est-à-dire oscillant entre 18 et 24 μ de diamètre, contient peu de grumeaux chromatiques.

2º au Golgi ;

La méthode de Golgi, appliquée pour la première fois par Mirto [1] à ce noyau diffus, nous apprend que ses neurones ont une forme variée, triangulaire principalement, et que leurs dendrites très longues, velues et modérément ramifiées, parcourent la presque totalité du foyer. Malgré la diversité de leur

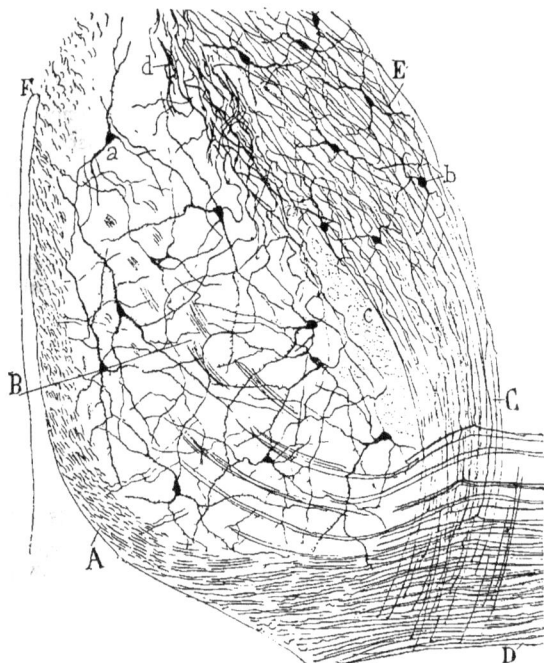

FIG. 174. — Coupe sagittale du cerveau moyen de la souris. Méthode de Golgi.

A, pédoncule cérébral ; — B, substance noire ; — C, faisceau de collatérales destinées à la région infra-thalamique ; — D, continuation du pédoncule cérébral ; — F, repli protubérantiel ; — d, faisceau émané de la substance noire.

orientation, on remarque, néanmoins, une tendance générale de ces appendices à se diriger de haut en bas, c'est-à-dire perpendiculairement au sens de l'aplatissement du foyer (fig. 174).

3º Suivant les régions.

Les cellules de la zone supérieure diffèrent un peu de celles que renferme la bande inférieure ; elles sont un peu plus volumineuses et souvent pyramidales, avec la base tournée en haut ; elles possèdent des appendices dendritiques longs et épais, parfois même un tronc protoplasmique (fig. 175, A).

1. MIRTO, Sulla fina anatomia delle regioni pedonculare e subtalamica. Riv. d. patol. nerv. e mentale, vol. I, fasc. 2, 1896.

Les cellules inférieures, habituellement plus réduites et disposées avec moins d'ordre, ont des expansions longues, rayonnant en tous sens (fig. 175, *B*). On rencontre, de ci de là, parmi les corpuscules inférieurs, des éléments très petits, à dendrites courtes et fines et à cylindre-axe rameux et tout à fait grêle ; peut-être, s'agit-il de neurones à cylindre-axe court (fig. 175, *C*).

Voie efférente. — Les cylindres-axes épais, qui sortent de toutes les cellules ordinaires tant marginales qu'inférieures de la substance noire, chemi-

Trajet.

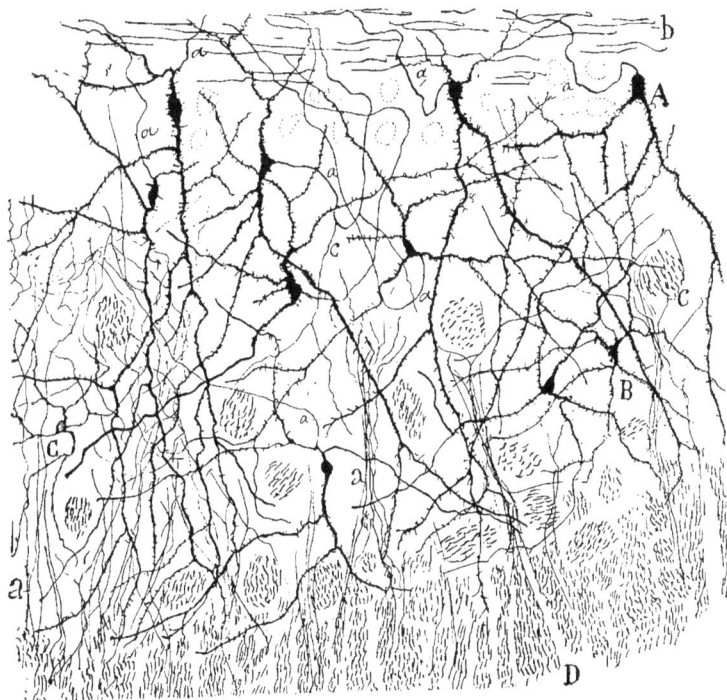

Fig. 175. — Portion d'une coupe frontale de la substance noire ; chat âgé de quelques jours. Méthode de Golgi.

A, cellules supérieures ; — B, cellules inférieures ; — C, cellules à cylindre-axe court (?) ; — D, pédoncule cérébral ; — *a*, paquet de collatérales provenant du pédoncule cérébral et ramifiées dans la substance noire.

nent tout d'abord sans but marqué ; ils fournissent dans cette première partie de leur trajet une ou deux collatérales aux cellules de leur foyer d'origine ; bientôt ils deviennent ascendants, quittent la substance noire et pénètrent dans le vaste espace de substance réticulée compris entre les deux rubans de Reil médians ; ils parviennent ensuite à la région supérieure de la calotte et disparaissent en cet endroit, du moins dans les coupes frontales. Ces cylindres-axes forment, pendant tout ce trajet, non un faisceau compact, mais un lacis peu serré de fibres ondulées, qui ressemblent à une boucle de cheveux frisés, comme on le voit déjà sur les préparations au Weigert (fig. 154, *II*).

Opinions diverses sur sa destination.

Quelle est, à son extrémité supérieure, la terminaison de ce faisceau, de ce *pédoncule de la substance noire*? Les avis sont, comme bien on pense, très partagés. Mirto croit qu'il monte vers la calotte et devient ascendant. Kölliker, après l'avoir étudié sur des coupes au Weigert, affirme qu'il parvient à la calotte et qu'une de ses parties se perd dans la région latérale de cet étage du cerveau moyen, tandis que l'autre se joint au ruban de Reil médian et le renforce. Bechterew admet que le courant émané de la substance noire va faire partie du pied du pédoncule et monte jusqu'au corps strié. Quant à nous, des coupes sagittales et très latérales de l'encéphale de la souris nous ont montré de la façon la plus évidente qu'après avoir donné d'abord quelques collatérales à la région inférieure de la calotte, ce faisceau devient transversal dans le territoire de la commissure postérieure ou au-dessous et s'entrecroise sur la ligne médiane avec celui du côté opposé. Que devient-il plus loin? c'est ce que nous ne savons. Nous pouvons ajouter que quelques-unes de ses fibres se bifurquent en branches ascendante et descendante.

Leur origine motrice.

Collatérales afférentes. — La substance noire de Sömmering reçoit de très nombreuses collatérales qui s'y entrelacent en un plexus touffu et délicat; elles lui viennent du pédoncule cérébral voisin et des multiples paquets de fibres qui la traversent. L'apparition de ces collatérales, aperçues par Mirto et Kölliker, est tardive; elles sont absentes chez les animaux nouveau-nés, tels que souris et lapin; leur développement atteint son maximum chez le chat et le lapin, quand ceux-ci arrivent à l'âge de vingt à trente jours. La présence de ces collatérales motrices explique les atrophies que Witkowski, Bechterew, Jelgersma, Jurmann, et d'autres ont constatées dans la substance noire à la suite de lésions corticales du cerveau.

<h3 style="text-align:center">TRACTUS PÉDONCULAIRE TRANSVERSE</h3>

Trajet.

Lorsqu'on étudie des coupes frontales, colorées au Weigert-Pal et passant par la partie antérieure du cerveau moyen, on voit un faisceau dense et étroit partir du bord interne du pédoncule cérébral, en dedans de la substance noire; ce faisceau monte ensuite brusquement, passe en dehors de la voie sensitive et du noyau rouge et se perd enfin dans l'étage supérieur de la calotte, en un territoire voisin de l'extrémité antérieure du corps genouillé interne. Ce faisceau dont les fibres, sagittales à l'origine, prennent ensuite une direction transversale à celle du pédoncule cérébral, a reçu en raison de cette disposition le nom de *tractus pédonculaire transverse*. Il a été observé il y a longtemps par Gall et Spurzheim, et bien décrit par Gudden[1].

Origine et terminaison : 1° D'après

On en ignore et l'origine et la terminaison. Kölliker[2], à qui l'on doit la description de deux faisceaux supplémentaires du précédent chez le lapin, dit qu'il commence dans la partie inférieure du cerveau et se termine dans

1. GUDDEN, *Arch. f. Psych.*, Bd. II, 1870.
2. KÖLLIKER, Lehrbuch der Gewebelehre, 6ᵉ Aufl., Bd. II, 1896.

les régions profondes du tubercule quadrijumeau antérieur, au niveau d'un petit amas de cellules rondes et multipolaires. Cet amas aurait les rapports suivants ; en dedans, il toucherait au noyau rouge ; en avant et en haut, il serait borné par le noyau ventral décrit par Nissl dans la couche optique, et se trouverait sur la limite qui sépare ce noyau du tubercule quadrijumeau antérieur. Kölliker ajoute que, dans tout son trajet, depuis le bord interne

Kölliker et Bechterew.

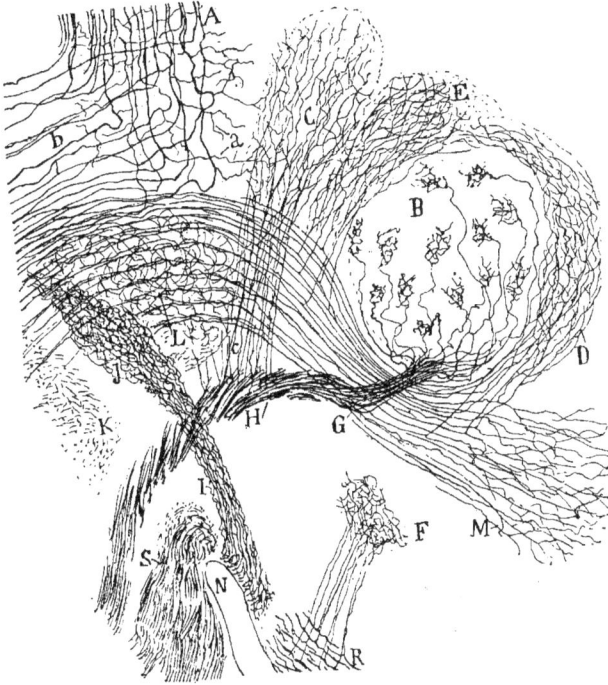

Fig. 176. — Coupe sagittale et latérale de la couche optique et d'une partie du mésencéphale ; souris âgée de 8 jours. Méthode de Golgi.

A, commissure postérieure ; — B, noyau sensitif de la couche optique ; — C, noyau thalamique postérieur ; — D, E, noyaux semilunaires accessoires du noyau sensitif ; — F, noyau spécial sous-thalamique ; — G, ruban de Reil médian ; — H, portion de ce ruban, donnant naissance à des collatérales ; — I, tractus pédonculaire transverse ; — J, noyau où se termine ce tractus ; - - L, noyau rouge ; — S, voie pyramidale ; — c, collatérales sensitives pour le noyau prébigéminal.

du pédoncule, le tractus pédonculaire transverse renferme des neurones multipolaires entre ses fibres et que quelques-unes de celles-ci pourraient en provenir. Bechterew admet également la terminaison du tractus dans un noyau, en arrière de la couche optique, mais il le place plus bas que l'auteur précédent, entre le noyau rouge et la substance noire.

L'origine du tractus pédonculaire transverse nous est restée inconnue malgré nos investigations ; nous avons appris seulement que ses fibres deviennent sagittales en arrière du noyau mamillaire externe (fig. 176, *I*), et prennent ensuite une direction ascendante, comme si elles tendaient vers le

2º D'après nous.

*Terminai-
son.*

cerveau. Nous sommes, au contraire, mieux informé quant à sa destination.
Parti du bord interne du pédoncule cérébral, non loin de ce qu'on appelle
le pédoncule du corps mamillaire, le tractus, ayant la forme d'un cordon
compact parsemé de cellules nerveuses, monte obliquement à travers la
région inférieure de la calotte, entre la substance noire et la substance
réticulée grise ; il croise ensuite les faisceaux du ruban de Reil médian ou
voie sensitive centrale et se termine enfin, par des arborisations libres, dans
un amas cellulaire ovoïde. Celui-ci est placé à la partie postéro-externe du
noyau rouge, avec lequel il est soudé en un certain point, comme le prouvent quelques coupes (fig. 176, *J*).

*Arborisa-
tions termi-
nales.*

Les arborisations terminales du tractus transverse sont très épaisses et
très enchevêtrées ; elles ressemblent beaucoup aux houppettes ou rosettes
complexes qui se trouvent à l'extrémité des fibres du noyau interne de l'habenula. Chacune d'elles entoure de ses fibrilles touffues une ou plusieurs
cellules, dont la place est marquée dans le plexus par un espace vide.
Mais les arborisations des fibres du tractus ne sont pas restreintes au
noyau où il se termine ; elles se produisent aussi tout le long de son trajet
et enveloppent les cellules dont il est parsemé ; ces arborisations sont si
denses, elles s'entremêlent si intimement avec les troncs de fibres qui continuent à monter, qu'il est impossible de les étudier avec quelque profit.

*Noyau ter-
minal ; ses cel-
lules.*

Dans les préparations colorées au Nissl et intéressant le noyau où se termine le tractus transverse, on note que ses corpuscules sont ovoïdes, fusiformes ou triangulaires et possèdent un corps petit et maigrement fourni en
granules chromatiques. On y aperçoit aussi les nombreux paquets fibreux
de la calotte qui passent entre ces cellules, ainsi que le plexus nerveux luxuriant qui les entoure.

Dans les coupes au Golgi qui proviennent du chat âgé de quelques jours,
ces éléments prennent l'aspect de petits corpuscules multipolaires, pourvus de
dendrites velues, fréquemment ramifiées et très tortueuses. Leur *cylindre-
axe* s'imprègne rarement ; nous n'avons pu le suivre assez loin pour en
déterminer la destination. Nous ne savons donc pas si les fibres du tractus
ne tirent pas quelquefois leur origine du noyau où elles semblent se terminer
pour la plupart.

*Rôle physio-
logique du
tractus.*

Les renseignements fragmentaires que nous possédons sur l'anatomie
du tractus pédonculaire transverse rendent donc bien hasardeuse toute
conception de son rôle physiologique. Néanmoins, on admet, en général,
qu'il constitue une voie appartenant au système visuel. On fonde cette
croyance sur les expériences de Gudden et de Monakow. Le premier de ces
auteurs constata la disparition du tractus à la suite de l'extirpation des
globes oculaires ; le second vit ce faisceau atrophié chez des lapins privés,
à leur naissance, du centre visuel cérébral de Munk. Il se peut que l'opinion
courante soit exacte ; en tout cas, on ignore entièrement les connexions du
tractus avec le nerf optique ou l'écorce du tubercule quadrijumeau antérieur.

Tractus pédonculaires accessoires de Kölliker. — Nous avons signalé
plus haut que deux tractus accessoires avec leurs noyaux correspondants
avaient été décrits par Kölliker. Nous avons retrouvé un de ces tractus sup-

plémentaires dans l'encéphale du lapin, du cobaye et de la souris. On le voit dessiné, en *R*, sur la figure 176, avec le foyer où il se termine, foyer situé dans la région sous-thalamique, immédiatement au-dessous du noyau sensitif. Ce soi-disant tractus accessoire n'a, en réalité, rien de commun avec le tractus pédonculaire transverse, car il provient, par bifurcation, d'une voie olfactive descendante issue de la région frontale de l'écorce cérébrale.

CHAPITRE XIV

CERVEAU INTERMÉDIAIRE
LA COUCHE OPTIQUE ET SES NOYAUX

CERVEAU INTERMÉDIAIRE. — COUCHE OPTIQUE, SON ASPECT EXTÉRIEUR, SES NOYAUX.
CORPS GENOUILLÉ INTERNE. — SES GROUPES CELLULAIRES. — TERMINAISON DU RUBAN DE
REIL LATÉRAL. — VOIE ACOUSTIQUE THALAMO-CORTICALE. — CONCLUSIONS ANATOMO-PHY-
SIOLOGIQUES.
NOYAU DE LA VOIE OPTIQUE BIGÉMINALE ET NOYAU SUS-PÉDONCULAIRE.

CERVEAU INTERMÉDIAIRE

Définition et rapports.

Le *cerveau intermédiaire* est ce segment relativement court de l'encé-phale, qui est placé entre le cerveau moyen, représenté par les tubercules quadrijumeaux, et le cerveau antérieur, figuré par le corps strié et le cerveau proprement dit. Sa forme est celle d'un cylindre dont les parois latérales au-raient acquis une grande épaisseur et dont l'extrémité antérieure aurait pénétré profondément dans le corps strié et s'y serait pour ainsi dire encastrée. De même que toutes les portions de l'axe cérébro-spinal, le cerveau intermé-diaire est traversé par une partie de la cavité épendymaire, le troisième ventricule ou ventricule moyen ; c'est une sorte de fente verticale communi-quant en avant et sur les côtés avec les ventricules latéraux par le moyen des trous de Monro, et en arrière avec le quatrième ventricule par l'aqueduc de Sylvius.

Divisions.

On partage le cerveau intermédiaire en deux étages : un *étage supérieur* répondant au *thalamus* ou à *la couche optique* des auteurs français et un *étage inférieur* ou région sous-thalamique. On comprend, en outre, dans le cerveau intermédiaire la *glande pinéale* à la partie supérieure, et la *glande pituitaire* à la partie inférieure.

COUCHE OPTIQUE OU ÉTAGE SUPÉRIEUR DU CERVEAU INTERMÉDIAIRE

On trouvera dans les traités d'anatomie la description morphologique détaillée du thalamus. Nous nous contenterons de signaler ici quelques points de repère de ses faces et extrémités.

Configu-ration exté-rieure.

Chacune des couches optiques présente une face *supérieure*, une face *inférieure*, une face *interne*, une face *externe*, et deux extrémités, l'une *anté-rieure* et l'autre *postérieure*. La *face supérieure*, convexe, ovoïde et libre, fait saillie dans le ventricule latéral, au-dessous du trigone cérébral : elle possède trois éminences, dont il importe de connaître la position, car elles répondent à des noyaux gris profonds. La première élevure que l'on rencontre en allant d'avant en arrière est arrondie, c'est le *tubercule antérieur* ou *corpus album subrotundum* ; la saillie suivante, petite, arquée, très étroite et placée sur la crête qui sépare les faces supérieure et interne, immédiatement au-devant de la glande pinéale, est le *ganglion de l'habenula* ; enfin, la dernière éminence, très marquée chez l'homme et à peine perceptible chez les animaux, est le *pulvinar*. L'arête qui sépare les faces supérieure et interne porte une fine bandelette blanche, qu'on appelle *strie médullaire* ou encore *pédoncule antérieur de la glande pinéale* ; elle part de l'extrémité antérieure du thalamus et se termine en arrière, en formant avec celle du côté opposé un arc ou commissure entre les deux ganglions habénulaires. Au contact du noyau caudé se trouve encore une autre bandelette blanc grisâtre, antéro-postérieure, le *tænia semi-circulaire*, relativement plus développé chez les animaux que chez l'homme.

La *face interne*, libre seulement dans ses deux tiers antérieurs, sert de paroi au ventricule moyen ; dans son tiers postérieur elle est soudée aux tubercules quadrijumeaux. Le ventricule est interrompu en avant par un pont transversal, la *commissure grise*, jetée entre les deux couches optiques.

La *face inférieure*, adhérente au pédoncule cérébral, le dépasse sur les côtés. La *face externe* fait également corps avec la substance blanche du cerveau, avec le noyau caudé surtout.

L'*extrémité antérieure* arrondie est située tout près de la commissure blanche antérieure. Quant à l'*extrémité postérieure*, beaucoup plus considérable et libre, elle présente au-dessous du pulvinar deux saillies importantes : les *corps genouillés* que l'on distingue en *antérieur* ou *externe* et *postérieur* ou *interne*.

A notre avis, il vaudrait mieux donner au corps genouillé interne le nom de *noyau acoustique*, et au corps genouillé externe celui de *noyau optique*, conformément au rôle que nous leur connaissons aujourd'hui, c'est-à-dire à leur rôle de stations d'articulation pour certaines voies sensorielles centrales. Cela vaudrait d'autant mieux, en effet, que chez un grand nombre d'animaux, le cobaye, la souris et le lapin par exemple, la position des deux corps par rapport à l'axe est très peu différente et sujette, par conséquent, à provoquer des confusions.

L'examen du thalamus du lapin ou du chat à l'aide de coupes horizontales sériées et colorées au Nissl montre dans cette masse grise plusieurs noyaux échelonnés d'avant en arrière et disposés sur trois rangs : l'un externe, l'autre moyen et le troisième interne.

Configuration interne : les divers noyaux.

Le rang externe renferme les noyaux qui font saillie à l'extrémité postérieure et sur la face externe de la couche optique ; ce sont, d'arrière en avant : le *corps genouillé interne* ou *noyau acoustique*, le *corps genouillé externe* ou *noyau optique inférieur* et le *pulvinar* ou *noyau optique supérieur* ; on peut y ajouter le *noyau grillagé dorsal* (*Rückengitterkern*) de Nissl.

Le rang moyen comprend dans le même sens, c'est-à-dire d'arrière en avant ; le *noyau postérieur* ou *prébigéminal*, appelé aussi par Nissl *noyau postéro-latéral* ; le *noyau sensitif*, auquel plusieurs auteurs, Kölliker entre autres, ont donné le nom de *noyau latéral*, et Nissl celui de *noyau ventral* ; ce noyau est accompagné de deux satellites les *noyaux semi-lunaire antérieur* et *postérieur* ou *trapézoïde* ; enfin le *noyau dorsal*, encore appelé *corpus album subrotundum* ou *noyau ventral antérieur* de Nissl.

Dans le rang interne on voit s'aligner, toujours dans la même direction : le *ganglion de l'habenula* ; le *noyau interne*, correspondant au *noyau médian* (*nucleus medialis*) de Kölliker et au *noyau médian postérieur* de Nissl ; le *noyau intermédiaire* ou *médian* de Luys ; le *noyau commissural* ou *de la commissure grise* ; le *noyau de la ligne médiane* (*Mittelliniekkrn*) de Nissl, etc. Un certain nombre de ces noyaux peuvent être décrits comme *noyaux centraux* de la couche optique.

Au-dessous de cet étage supérieur de noyaux se trouve la région sous-thalamique avec son *noyau cupuliforme* ou *arqué*, son *champ de Forel*, son *corps de Luys*, etc. Nous renvoyons leur étude à plus tard.

Nous n'étudierons dans ce chapitre que le corps genouillé interne et deux petits noyaux voisins, celui de la voie optique bigéminale et le foyer sus-pédonculaire. Nous nous occuperons ensuite de la rétine, source des fibres afférentes du corps genouillé externe, puis de ce noyau lui-même et de tous ceux que nous avons énumérés précédemment.

NOYAUX EXTERNES DE LA COUCHE OPTIQUE
CORPS GENOUILLÉ INTERNE OU NOYAU ACOUSTICO-THALAMIQUE

Situation et rapports.

Le premier des noyaux externes que l'on rencontre en allant d'arrière en avant est le corps genouillé interne. A l'œil nu, c'est une saillie ovoïde, blanchâtre, placée sur les côtés et au-dessous du tubercule quadrijumeau antérieur, en arrière et un peu en dedans du corps genouillé externe chez le cobaye, la souris, le chat, etc. Il forme comme une intumescence dans le cordon blanc superficiel qui, sous le nom de bras conjonctival, unit la bandelette optique au tubercule quadrijumeau postérieur. Les coupes frontales colorées au Nissl et passant par le corps que nous étudions apprennent comme elles l'avaient appris à Monakow[1], à Nissl[2] et à d'autres, qu'il renferme plusieurs noyaux ; nous appellerons les deux principaux : *lobe supérieur* ou *dorsal* et *lobe inférieur* ou *ventral* (fig. 177).

1° Aspect au Nissl; les trois noyaux.

On reconnaît immédiatement le *lobe dorsal*, à la rareté de ses cellules, aux faisceaux nerveux arciformes qui le traversent et à l'abondance ainsi qu'à l'étendue de ses plexus axo-protoplasmiques intercellulaires. La plupart de

1. MONAKOW, Ueber einige durch Extirpation circumscripter Hirnrinderegionen bedingte Entwickelungen des Kaninchengehirns. *Arch. f. Psych.*, 1882.
2. NISSL, Ueber die Nomenklatur in der Nervenzellenanatomie, etc. *Neurol. Centralbl.*, 1895. — *Tagbl. d. 62° Versamml. deutsch. Naturf. u. Aerzte zu Heidelberg*, 1889-90.

ses neurones ont, comme l'a reconnu Dantchakoff [1], une taille moyenne, c'est-à-dire 18 à 24 μ de diamètre, une forme polygonale ou triangulaire, un proto-plasma peu fourni en amas chromatiques et un gros noyau renfermant un ou deux nucléoles. Elles sont, en général, très écartées les unes des autres ; de ci de là, on aperçoit pourtant des cellules placées côte à côte. Il s'y trouve aussi des neurones de petites dimensions, disséminés sans aucun ordre (fig. 177, A).

Dans le *lobe ventral*, les corpuscules sont plus nombreux ; ils sont aussi plus rapprochés, et forment souvent des groupes de deux, trois ou quatre éléments, serrés parfois au point de se toucher. Leur taille est la même que celle des neurones précédents (fig. 177, B). Dans chacun des groupes cellulaires, il existe d'ordinaire un petit corpuscule triangulaire ou ovoïde, remarquable par sa pauvreté en granules chromatiques ; nous verrons bientôt qu'il s'agit là de cellules à cylindre-axe court.

Outre ces deux lobes, le corps genouillé interne contient le *noyau interne* ou *profond*, dont les cellules, grosses et fusiformes, siègent en dedans des deux premiers, entre les paquets du ruban de Reil latéral (fig. 177, D).

On pourrait, à l'exemple de Nissl, partager les lobes supérieur et inférieur en seg-

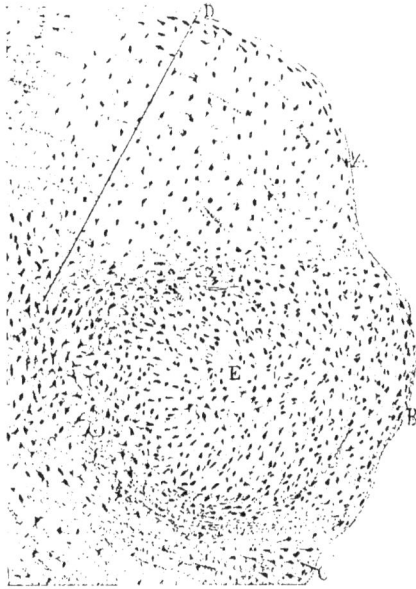

FIG. 177. — Coupe frontale du corps genouillé interne du chat. Méthode de Nissl.

A, lobe supérieur ; — B, lobe inférieur ; — C, noyau sus-pédonculaire ; — D, noyau interne ou profond ; — E, noyau accessoire ovoïde.

ments ou noyaux secondaires ; ce serait compliquer la description sans grande utilité. La seule subdivision, que nous acceptons parce qu'elle s'impose lorsqu'on étudie des préparations bien imprégnées par la méthode de Golgi, est celle du lobe inférieur en *portion profonde* ou *sous-noyau ovoïde* et *portion superficielle* ou *sous-noyau marginal*. Mais qu'on s'en souvienne, ce ne sont là que des régions un peu différentes d'un même centre (fig. 177, B, E).

Examinons maintenant le corps genouillé interne sur des coupes imprégnées au chromate d'argent. Nous commencerons notre étude par le lobe inférieur ; c'est le plus intéressant, car, ainsi que nous l'avons démontré [2],

2° *Aspect au Golgi.*

1. DANTCHAKOFF, Recherches expérimentales sur les voies acoustiques. *Bull. d. l'Acad. roy. de méd. de Belgique*, 1902.

2. S. R. CAJAL, El cuerpo geniculado interno. *Trabaj. del Labor. de Investig. biol.*, t. II, 1903.

II   32

il est le siège principal des arborisations de la voie acoustique centrale ou ruban de Reil latéral.

Lobe inférieur. — Les facteurs qu'une analyse minutieuse permet de découvrir dans ce noyau chez le chien, le chat et le lapin âgés de quelques jours sont : 1° des cellules à cylindre-axe long ; 2° des neurones à cylindre-axe court ; 3° des arborisations acoustiques et 4° des arborisations de fibres cérébrales ou centrifuges.

Cellules à cylindre-axe long. — Ce sont des éléments étoilés, dont les

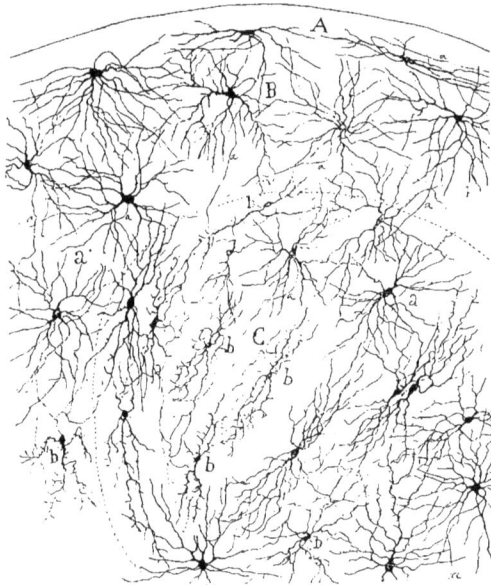

Fig. 178. — Ensemble des cellules du lobe inférieur du corps genouillé interne ; chat âgé de quelques jours. Méthode de Golgi.

A, écorce externe du lobe ; — B, cellules de la région externe; — C, cellules du noyau ovoïde.

nombreux pôles donnent naissance à de multiples *dendrites* très longues, fréquemment ramifiées et recouvertes de houppes de filaments tout à fait caractéristiques (fig. 178, *B*, *C*). Leur *cylindre-axe*, assez épais et issu du corps cellulaire ou de la base d'une grosse dendrite, se porte dans des sens différents, mais finit par converger avec ses congénères vers l'extrémité antérieure du noyau ; il fait alors partie de la voie acoustique supérieure ou thalamo-corticale, comme on en a la preuve par les coupes horizontales et sagittales de l'encéphale de la souris. Chez le chat et le lapin, on ne peut voir que l'entrée du cylindre-axe dans un paquet fibreux à direction sagittale, direction différente de celle que prennent les fascicules du ruban de Reil latéral ; on ne peut le suivre jusqu'à la voie thalamo-corticale. Ce cylindre-

axe abandonne quelquefois des collatérales pendant son trajet intra-nu-
cléaire (figs. 178 et 179, *A*).

La forme et l'orientation des cellules sont assez variables dans les divers
districts du lobe inférieur pour qu'on puisse parler de *neurones marginaux,*
de *corpuscules de la région externe* et d'*éléments du sous-noyau ovoïde.*

Les *cellules marginales* (fig. 178, *A*) sont triangulaires ou ovoïdes ; leurs
dendrites s'étendent et se ramifient parallèlement à l'écorce blanche périphérique et sous elle ; leur *cylindre-axe,* superficiel sur un long espace, nous
a paru quelquefois s'incorporer à l'écorce que nous venons de mentionner
(fig. 178) ; en réalité, nous n'avons pu déterminer sa destination.

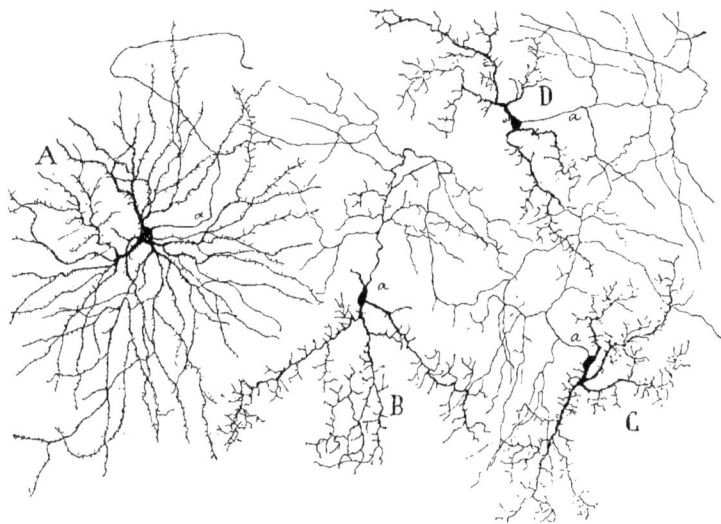

FIG. 179. — Cellules du lobe inférieur du corps genouillé interne ; chat âgé
de quelques jours. Méthode de Golgi.

A, cellule à cylindre-axe long; — B, C, D, corpuscules à cylindre-axe court.

Les *cellules de la région externe* sont grandes et pourvues de longues
expansions protoplasmiques ; leur orientation n'est pas fixe ; leur *cylindre-*
axe épais s'enfonce dans le noyau (fig. 178, *B*).

Les *cellules du sous-noyau ovoïde* affectent des aspects divers ; on y
remarque surtout la forme allongée avec bouquets dendritiques ascendant
et descendant. Ces cellules sont d'ordinaire réunies en groupes linéaires
denses, reconnaissables déjà sur les préparations au Nissl. Leur *cylindre-*
axe se rend à la voie acoustique thalamo-cérébrale. Ce qui caractérise ces
éléments, en général moins volumineux que ceux de la région externe, c'est
d'un côté leur orientation concentrique au contour du noyau, et de l'autre
l'incurvation éprouvée par les arborisations axiles qui viennent s'articuler
avec eux.

Cellules à cylindre-axe court. — Ces corpuscules, très abondants chez le chien et le chat, moins fréquents chez le cobaye et la souris, sont de taille réduite et d'aspect ovoïde, fusiforme ou triangulaire. Leurs trois ou quatre *dendrites* sont couvertes de nombreuses varicosités et plus spécialement de certains appendices grêles, très ramifiés, multipliés surtout aux extrémités des expansions. La figure 179 montre, en *B, C* et *D*, la physionomie tout à fait particulière que ces appendices donnent aux dendrites. Quant au *cylindre-axe*, fin et courant dans des directions diverses, il se résout, peu après son origine, en une arborisation enchevêtrée, dont les rameaux secondaires sont souvent hérissés d'appendices variqueux (fig. 179).

Ces corpuscules semblent résider dans toute l'étendue du lobe inférieur; leur siège d'élection est cependant le sous-noyau ovoïde. Ils y abondent à tel point, dans certaines préparations provenant du chat, qu'on les croirait plus nombreux que les cellules à cylindre-axe long. Comme ces dernières, les cellules de Golgi du sous-noyau ovoïde sont orientées selon des méridiens et possèdent des bouquets protoplasmiques polaires ascendant et descendant (fig. 178, *b*).

Cellules intercalaires de Monakow; leur existence improbable.

Sous l'empire d'idées théoriques, Monakow, puis Dantchakoff ont supposé l'existence de cellules intercalaires dans le noyau que nous étudions. Les petits corpuscules à cylindre-axe court seraient-ils ces éléments? Cela n'est guère probable, car, en général, nous n'avons pas rencontré jusqu'à présent de cellules à cylindre-axe court qui reçoivent seulement par leurs dendrites les courants apportés par les fibres sensorielles et qui les transmettent par l'arborisation diffuse de leur axone court aux neurones à cylindre-axe long. En tout cas, nous avons toujours vu dans nos coupes les arborisations des fibres acoustiques toucher aux deux sortes de cellules. Enfin, l'absence de dégénération constatée sur un grand nombre des neurones du corps genouillé interne et en particulier du lobe supérieur, à la suite de l'ablation du centre cortical acoustique, n'est pas une preuve décisive de la présence de cellules intercalaires, comme le croit Monakow. Ce fait est, en effet, susceptible de bien d'autres interprétations.

Opinion courante sur leur terminaison.

Leurs connexions avec le corps genouillé

Arborisations acoustiques. — Depuis les travaux importants de Monakow [1], Forel [2] et Ganser [3], il était généralement admis que le corps genouillé interne constitue un relai de la voie acoustique, de même que le corps genouillé externe est celui de la voie optique. Mais on ne savait pas d'une façon précise de quelle manière le ruban de Reil latéral ou voie acoustique secondaire entre en relation avec son relai cellulaire thalamique. Nous avons eu le bonheur de résoudre ce problème, d'abord chez la souris, puis chez le chat et le lapin [4]. Nous avons vu, d'une façon indiscutable, les arbori-

1. MONAKOW, Ueber einige durch Extirpation circumscripter Hirnrindenregionen bedingte Entwickelungen des Kaninchengehirns. *Arch. f. Psychol.*, 1882.
2. FOREL, *Arch. f. Psychol.*, Bd. VII, 1876. — Vorläufige Mittheilung über Ursprung des Nervus acousticus. *Neurol. Centralbl.*, n° 5, 1885.
3. GANSER, Untersuchungen über das Gehirn des Maulwurfs. *Morphol. Jahrbuch*, Bd. I, H. 4, 1882.
4. S. R. CAJAL, Estructura del tubérculo cuadrigémino posterior, etc. *Trabaj. del Labor. de Investig. biol.*, t. I, 1902, et *Deutsche medizin. Wochenschr.*, April 1902.

sations libres des fibres acoustiques et leur articulation avec les cellules du corps genouillé interne, qui donnent naissance à la voie acoustique supérieure. L'opinion courante était donc juste ; la voie acoustique centrale se termine bien dans le corps genouillé interne et surtout dans son lobe inférieur ; elle ne file pas directement au cerveau, comme Held l'a supposé. Ce lieu et ce mode de terminaison des fibres acoustiques ont été confirmés récemment par Van Gehuchten [1], qui les admet non seulement pour la *voie acoustique ventrale* du corps trapézoïde, mais aussi pour la *voie dorsale* formée par les stries acoustiques. Avant de se terminer dans le corps genouillé interne, ces deux voies s'entrecroiseraient sur la ligne médiane et fourniraient des collatérales au tubercule quadrijumeau postérieur.

interne, d'après-nos recherches, confirmées par celles de Van Gehuchten.

La dispersion des fibres du ruban de Reil latéral dans le corps genouillé est déjà assez nettement visible sur les préparations provenant de petits mammifères et colorées par la méthode de Weigert-Pal. Les coupes frontales ou transversales montrent, en effet, que des conducteurs nombreux, issus de la masse fibreuse acoustique disposée en revêtement à la face interne du lobe inférieur, se terminent entre ses cellules. Les coupes sagittales et très latérales du cerveau de souris ou de cobaye, par exemple, sont encore plus démonstratives. Celle que nous avons reproduite sur la figure 180 en témoigne. On y voit le bras conjonctival du tubercule quadrijumeau postérieur se diviser en deux faisceaux : l'un *inféro-interne*, E, formé de gros tubes et faisant suite directement au ruban de Reil latéral ou voie acoustique centrale ; l'autre *supéro-externe*, D, composé de tubes minces, qui vont jusqu'à l'écorce du corps genouillé. En suivant ces faisceaux de droite à gauche, on note que le premier ou voie acoustique centrale se jette dans le lobe inférieur, B, du corps genouillé interne, et y pénètre de deux côtés : d'abord par son bord supérieur et son extrémité postérieure, a ; nous appellerons *courant dorsal* les fibres qui prennent ce chemin ; ensuite, par sa face inférieure, b, que la voie acoustique centrale recouvre d'une couche blanche de plus en plus mince, à mesure que les fibres s'en détachent pour se répandre dans tout le lobe inférieur ; nous donnerons aux conducteurs qui suivent cette route le nom de *courant ventral*. A gauche du corps genouillé interne, au niveau de son extrémité antérieure, on voit l'origine de la voie acoustique supérieure ou thalamo-corticale, F. Il existe plusieurs groupes de cellules entre les paquets de tubes du ruban de Reil latéral qui vont aborder le corps genouillé. Ces groupes méritent dans leur ensemble le nom de *noyau interstitiel du ruban de Reil latéral* (fig. 180, f). Des collatérales issues des fibres qui entourent les corpuscules s'arborisent entre eux.

Mode de dispersion des fibres du ruban de Reil latéral.

Noyau interstitiel du ruban de Reil latéral.

Pour montrer les détails de la terminaison des fibres de la voie acoustique centrale dans le corps genouillé interne, nous avons reproduit sur la figure 181 une coupe frontale du lobe inférieur du chat nouveau-né.

Mode de terminaison des différentes fi-

1. Van Gehuchten, Les connexions centrales du nerf de la VIIIe paire. *Presse oto-laryngologique belge*, 1907. — Anatomie du système nerveux de l'homme, 4e édit., 1906, p. 874.

On y distingue des *fibres épaisses*, destinées aux régions externe et interne du lobe, puis des *fibres moyennes* et *fines*, ramifiées dans le sous-noyau ovoïde ou central.

Les *fibres épaisses* (fig. 181, *A*) cheminent sous le foyer ovoïde, se portent en dehors, s'infléchissent à des niveaux différents, deviennent alors ascendantes et s'épanouissent en d'amples arborisations libres. Celles-ci embrassent une quantité considérable de cellules. Elles ne sont pas diffuses néanmoins, car chacune d'elles occupe un espace allongé qui lui est particulier; elles entrent par conséquent en contact avec un groupe distinct de neurones à cylindre-axe long.

Les *fibres moyennes et fines* (fig. 181, *B*) envahissent le sous-noyau ovoïde

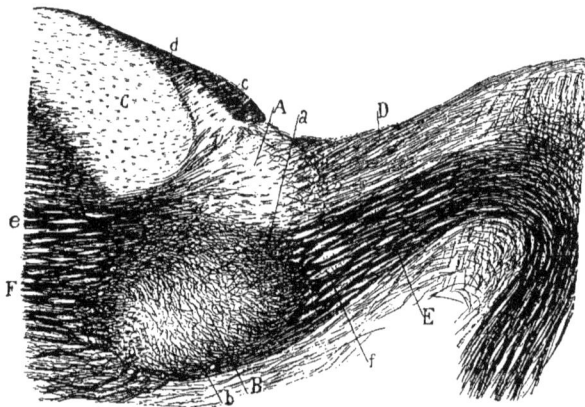

FIG. 180. — Coupe sagittale et très latérale du cerveau intermédiaire chez le cobaye.
Méthode de Weigert-Pal.

A, lobe supérieur du corps genouillé interne ; — B, lobe inférieur ; — C, corps genouillé externe ; — D, voie, peut-être acoustique, terminée dans le lobe supérieur ; — E, voie acoustique centrale ou ruban de Reil latéral terminée dans le lobe inférieur ; — F, voie acoustique thalamo-corticale ; — a, courant acoustique supérieur ; — b, courant acoustique inférieur ; — f, noyau interstitiel du ruban de Reil latéral.

par différents points de son contour inféro-interne. Elles se résolvent également, à différentes hauteurs, en arborisations élégantes, allongées, mais moins étalées que les précédentes. Chacune de ces arborisations comprend dans sa sphère d'influence un ou plusieurs groupes méridiens de cellules. En certains endroits du noyau ovoïde, les ramifications acoustiques se pressent tellement qu'elles produisent de véritables nids péricellulaires terminaux ; on y voit comme le moule extérieur du corps des neurones et de la base de leurs dendrites. Chaque arborisation peut former des nids au nombre de quatre, six ou davantage.

Fibres centrifuges. — Des conducteurs épais, que l'on remarque de temps à autre dans les coupes horizontales du corps genouillé interne chez la souris, pénètrent par l'extrémité antérieure de ce noyau et se décomposent en une arborisation étendue sur un espace considérable du lobe inférieur.

Il est très possible que ces conducteurs soient des fibres centrifuges descendues de la région acoustique du cerveau et terminées dans le corps genouillé ; leur arrivée par la couche optique plaide en faveur de cette opinion.

Leur origine peut-être corticale.

Lobe supérieur. — On y trouve des cellules, des fibres afférentes superficielles et des fibres afférentes profondes.

Constitution.

Cellules. — On sait déjà ce que la technique colorante de Nissl en révèle. Quant à leur aspect par le chromate d'argent, la figure 182, dessinée d'après des coupes provenant du chat âgé de quelques jours, en donne une idée exacte. On peut les classer en cellules superficielles et profondes.

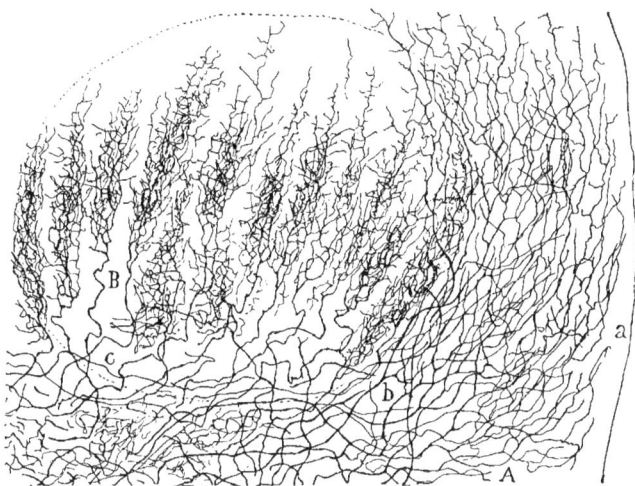

FIG. 181. — Arborisations des fibres du ruban de Reil latéral ou voie acoustique centrale dans le lobe inférieur du corps genouillé interne ; coupe frontale ; chat âgé de quelques jours. Méthode de Golgi.

A, fibres épaisses et ramifiées dans la région externe du lobe ; — B, fibres minces arborisées dans le foyer ovoïde ; — *a, b, c,* troncs de ces diverses sortes d'arborisations.

Les *neurones superficiels* forment une assise immédiatement sous-jacente à la couche fibrillaire périphérique ; elles sont fusiformes ou étoilées ; leurs dendrites s'allongent en grande partie parallèlement les unes aux autres et à la surface ; leur *axone,* souvent arciforme, se dirige horizontalement sur un certain espace, puis semble plonger dans l'écorce blanche superficielle et en faire partie (fig. 182, *A*). Les cellules un peu moins superficielles envoient aussi leur *axone* dans cette écorce (fig. 182, *F*). Tous ces cylindres-axes prennent une direction descendante et se rendent peut-être à la commissure de Gudden (fig. 183, *d*) ; ce sont donc des fibres centrifuges.

1° à cylindre-axe long.

Les *neurones profonds* sont très nombreux ; on les rencontre dans presque tout le lobe ; ils ont une forme franchement étoilée et possèdent de multiples dendrites minces et rayonnantes ; leur *cylindre-axe,* généralement descendant, va s'incorporer aux trousseaux de fibres de la voie cérébrale ou profonde. Quelques axones de cette espèce fournissent des collatérales initiales (fig. 182, *b*).

2° à cylindre-axe court. Le lobe supérieur renferme, mais plus rarement que l'inférieur, des corpuscules à cylindre-axe court.

a) du bras conjonctival postérieur. *Fibres afférentes superficielles.* — Le lobe supérieur est recouvert d'une écorce blanche, dont l'aspect varie selon le point que l'on examine, mais que l'on aperçoit toujours dans les préparations au Weigert, tant sagittales que frontales. Dans les parties postérieures du lobe (fig. 180, *A*), l'écorce est constituée par des tubes fins qui font suite, pour la plupart, au bras conjonctival du tubercule quadrijumeau postérieur. La portion antérieure,

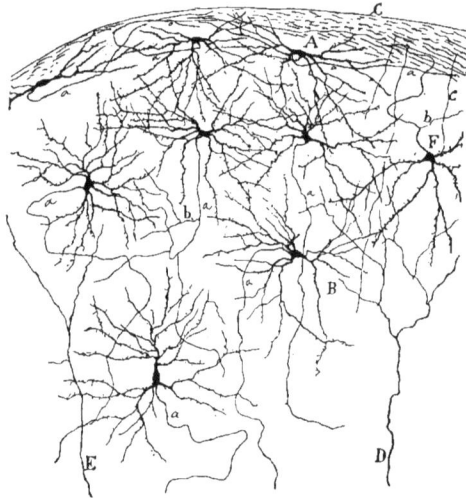

FIG. 182. — Cellules du lobe supérieur du ganglion genouillé interne ; coupe frontale ; chat âgé de quelques jours. Méthode de Golgi.

A, cellules superficielles ; — B, cellules profondes à cylindre-axe long ; — C, substance blanche superficielle ; — D, E, fibre terminale venue de la substance blanche profonde ; — F, cellule dont le cylindre-axe pénètre dans la substance blanche périphérique.

b) de la bandelette optique et de la commissure de Gudden. limitrophe du corps genouillé externe, est revêtue, au contraire, d'une enveloppe blanche, beaucoup plus épaisse et constituée par des tubes qui continuent la branche postérieure de la bandelette optique (fig. 183, *c*). Un contingent très sérieux de fibres de cette bandelette se termine incontestablement dans le tubercule quadrijumeau antérieur ; mais il n'en est pas moins probable que les fibres les plus postérieures de cette bandelette, celles qui prolongent la commissure de Gudden, s'achèvent en tout ou partie dans le lobe supérieur du corps genouillé interne.

Quoi qu'il en soit, un fait est certain ; c'est que deux espèces de conducteurs viennent se terminer et s'arboriser dans la région superficielle du lobe supérieur ; ce sont : 1° des collatérales et des terminales des tubes fins corticaux (fig. 183, *b*) ; il en naît un plexus très touffu et enchevêtré autour des cellules des rangées superficielles ; 2° des *fibres terminales* plus épaisses que les précédentes (fig. 183, *a*), fibres venues de la bandelette optique et faisant suite probablement à la commissure de Gudden.

Cette couche fibrillaire superficielle, contient, en outre, comme nous l'avons signalé plus haut, des cylindres-axes non ramifiés et provenant des cellules périphériques du lobe supérieur lui-même (fig. 183, *d*).

Fibres afférentes profondes. — Les régions moyennes et profondes du

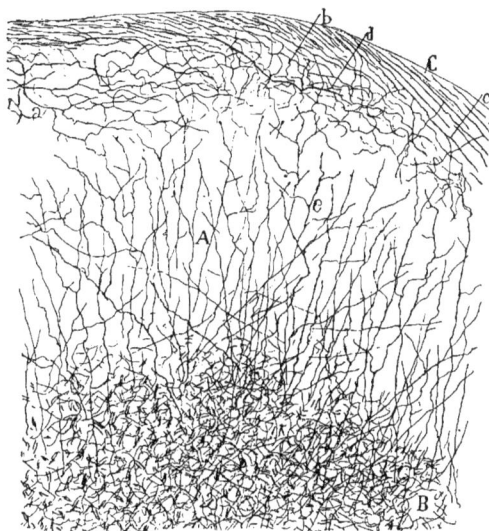

FIG. 183. — Plexus nerveux terminaux du lobe supérieur du corps genouillé interne ; coupe frontale ; chat nouveau-né. Méthode de Golgi.

A, arborisations des fibres profondes ; — B, plexus profond avec ses cylindres-axes coupés transversalement ; — C, écorce formée de fibres optiques ; — *a*, fibres terminales optiques ; — *b*, *c*, collatérales émanées de ces fibres ;*d*, cylindre-axe issu d'une cellule du lobe supérieur lui-même ; *e*, plexus superficiel formé par les fibres afférentes profondes.

lobe supérieur renferment un plexus extrêmement abondant de fibres ascendantes, collatérales ou terminales, succédant à un courant sagittal de conducteurs de diamètre moyen (fig. 183, *A*).

Ces fibres ascendantes se ramifient médiocrement entre les cellules. Le plexus qu'elles forment est double, en réalité ; le plexus supérieur, lâche, n'est point façonné en nids péricellulaires (fig. 183, *e*); l'inférieur, dense et placé entre les tubes sagittaux générateurs, est modelé, au contraire, en nids de ce genre, mais peu serrés et peu individualisés, il est vrai (fig. 183, *B*). Ces arborisations, dont nous avons obtenu l'imprégnation seulement chez le chat âgé de quelques jours, prennent peut-être un développement plus grand à une époque plus tardive.

Leurs deux plexus.

*Leur origine
probléma-
tique.*   Nous n'avons pu déterminer avec une rigueur satisfaisante l'origine des
tubes sagittaux d'où proviennent ces plexus. Leur situation au voisinage du
ruban de Reil latéral semble indiquer qu'ils font partie de la voie acoustique ; mais qu'ils émanent du courant profond des fibres de ce ruban ou
qu'ils se détachent du faisceau de fibres fines parties de l'écorce du tubercule
quadrijumeau postérieur, c'est ce que nous ne saurions décider. La dernière
hypothèse nous semble pourtant plus vraisemblable ; certaines dispositions,
visibles sur les coupes très superficielles du cerveau intermédiaire de même
que sur les préparations au Weigert, lui donnent, en effet, plus de poids
(fig. 180, *D*).

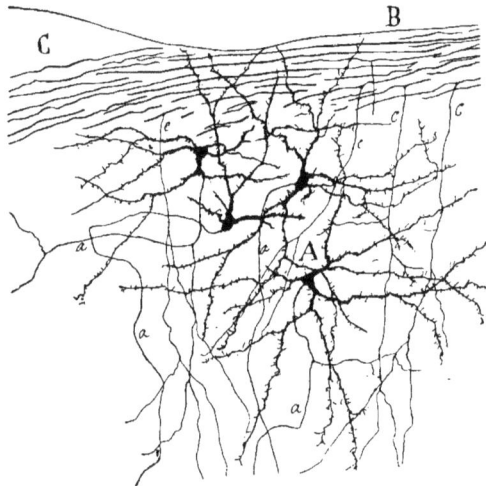

Fig. 184. — Cellules du noyau de la voie optique bigéminale ; coupe frontale ;
chat nouveau-né. Méthode de Golgi.

A, les cellules du noyau ; — B, voie optique bigéminale, c'est-à-dire destinée au tubercule quadrijumeau antérieur ; — C, partie la plus externe de ce tubercule. (Le territoire nerveux représenté
sur cette figure est situé au-dessus du corps genouillé interne.)

Noyau interne, profond ou à grandes cellules. — Ses corpuscules sont
volumineux, multipolaires, mais le trajet de leur *cylindre-axe* a échappé à
nos regards, quoique nous ayons fait. Ce noyau contient les arborisations
compliquées de *fibres afférentes* issues de la voie acoustique.

Conclusions anatomo-physiologiques. — Si nous récapitulons les renseignements que nous avons acquis pendant cette étude du corps genouillé
interne, nous voyons que :

1° Le lobe inférieur est le siège principal des terminaisons du ruban de
Reil latéral ou voie acoustique centrale ;

2° Une voie nouvelle, la voie acoustique thalamo-corticale, sort de ce lobe;

3° Le lobe supérieur semble être en rapport spécialement avec la commissure de Gudden et le tubercule quadrijumeau postérieur ;

4° Des fibres partent vraisemblablement de ce lobe pour pénétrer dans la commissure de Gudden et se terminer dans le lobe homonyme du côté opposé ;

5° Le rôle du lobe inférieur dans la conduction acoustique est hors de doute. Les résultats de nos recherches histologiques s'accordent parfaitement avec les conclusions des expériences de Monakow pour le prouver. On sait qu'après l'ablation de la sphère cérébrale acoustique chez les mammifères, cet auteur a constaté, il y a déjà longtemps, l'atrophie du lobe inférieur, mais non du supérieur. La part que celui-ci prend dans le transport des courants auditifs est donc, jusqu'à présent, matière à controverse.

NOYAU DE LA VOIE OPTIQUE BIGÉMINALE ET NOYAU SUS-PÉDONCULAIRE

NOYAU DE LA VOIE OPTIQUE BIGÉMINALE. — Le foyer, que nous avons ainsi démommé, se trouve au-dessous du faisceau des fibres optiques destinées au tubercule quadrijumeau antérieur, un peu en avant du point où débute l'écorce de ce foyer. Les *cellules* y sont de grande taille et multipolaires (fig. 184, *A*) ; leur *cylindre-axe* se porte en dedans et se perd dans la substance blanche de la calotte. Les

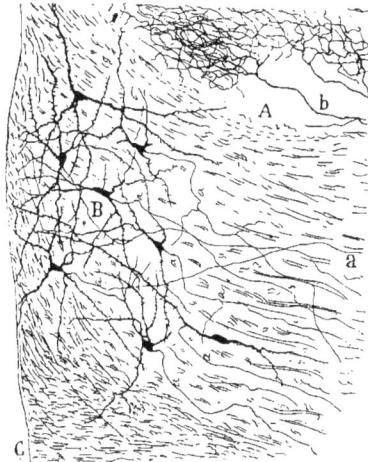

FIG. 185. — Coupe frontale de la région intermédiaire de la calotte; chat âgé de quelques jours. Méthode de Golgi.

A, région la plus profonde du lobe inférieur du corps genouillé interne ; — B, noyau sus-pédonculaire, — C, partie culminante du pédoncule cérébral ; — a, axones du noyau sus-pédonculaire ; — b, fibres acoustiques.

Ses connexions avec la rétine et la calotte.

tubes optiques voisins envoient à ce noyau de nombreuses collatérales qui se ramifient entre ses neurones (fig. 184, *c*).

NOYAU SUS-PÉDONCULAIRE. — Cet amas superficiel, auquel nous avons donné également le nom qu'il porte, est placé au-dessous du lobe inférieur du corps genouillé interne et au-dessus de la partie supérieure du pédoncule cérébral et de la substance noire. Il renferme des *cellules*, triangulaires, fusiformes ou pyramidales, de moindre diamètre que les précédentes et dont le *cylindre-axe* se dirige en dedans, non sans projeter de-ci de-là une collatérale (fig. 185, *B*). Nous n'avons pu déterminer la source des *collatérales afférentes*, peu nombreuses, qui s'épanouissent dans ce noyau. Étant donné la proximité du corps genouillé interne, nous avons pu dessiner sur la figure représentant le noyau sus-pédonculaire quelques-unes des arborisations acoustiques qui s'étendent dans la portion la plus profonde du lobe inférieur du corps genouillé (fig. 185, *A*, *b*).

Ses connexions encore inconnues.

CHAPITRE XV

APPAREIL VISUEL
RÉTINE OU ORGANE RÉCEPTEUR DE L'EXCITATION VISUELLE

L'APPAREIL VISUEL; SA CONSTITUTION GÉNÉRALE.
RÉTINE. — ÉNUMÉRATION DE SES COUCHES. — CORPUSCULES ÉPITHÉLIAUX OU FIBRES DE
MÜLLER. — MEMBRANES LIMITANTES. — COUCHE DES CÔNES ET DES BÂTONNETS. —
COUCHE DES CORPS DES CELLULES VISUELLES. — COUCHE PLEXIFORME EXTERNE. —
GRANDES ET PETITES CELLULES HORIZONTALES. — BIPOLAIRES POUR CÔNES ET BÂTON-
NETS. — CELLULES AMACRINES ; LEURS VARIÉTÉS. — CELLULES GANGLIONNAIRES.

L'APPAREIL VISUEL

Noyaux.   On sait que l'excitation déterminée par la lumière passe successivement par : 1° la *rétine* ou ganglion périphérique, récepteur des impressions visuelles ; 2° le *corps genouillé externe*, le *pulvinar* et le *tubercule quadriju-meau antérieur*, qui forment les noyaux optiques primaires ; 3° *l'écorce visuelle du cerveau.*

Voies centri-pètes.   Ces trois stations sont reliées entre elles par deux systèmes de fibres blanches. Le premier ou *voie optique périphérique* est constitué par le *nerf optique*, le *chiasma* et les *bandelettes optiques* ; il est chargé de transmettre l'excitation de la rétine aux foyers primaires ; le second ou *voie optique cen-trale* porte encore le nom de *radiations optiques de Gratiolet ;* il est formé par les tubes qui partent des noyaux primaires et se rendent à la région occipitale du cerveau. Voilà ce qui constitue le système visuel centripète.

Voies centri-fuges.   Mais en sa qualité de système sensoriel, le système visuel doit être en relation avec des noyaux moteurs. Pour satisfaire à cette condition inéluctable, il possède deux voies centrifuges. L'une supérieure, peu connue, émane de l'écorce visuelle du cerveau ; l'autre inférieure, mieux étudiée, sort du tubercule quadrijumeau antérieur et aboutit aux noyaux moteurs de l'œil ainsi qu'à d'autres foyers plus inférieurs.

On comprend maintenant comment une simple impression visuelle peut provoquer, grâce à ces connexions opto-motrices, des réflexes multiples, tels que celui de l'*iris,* qui règle l'admission de la lumière ; celui de l'*accommoda-tion,* grâce auquel se fait la mise au point de l'image ; celui de la *convergence,* qui nous donne la sensation du relief ; celui de la *direction,* auquel l'image doit d'être amenée dans la fossette centrale, etc.

Des trois noyaux primaires du système visuel centripète nous avons déjà étudié le tubercule quadrijumeau antérieur ; il nous reste donc à examiner les deux autres, c'est-à-dire le corps genouillé externe et le pulvinar. Le moment serait convenable. Nous préférons néanmoins nous consacrer auparavant à l'étude de la rétine, l'organe périphérique avec lequel tous ses noyaux sont en connexion immédiate ; cette manière de procéder nous semble plus utile à la compréhension du système visuel.

RÉTINE DES MAMMIFÈRES

La rétine, dont la structure est fort complexe, est un ganglion membraneux, concave, situé au fond de l'œil entre la choroïde et l'humeur vitrée. Ce n'est point, comme les anciens anatomistes le croyaient, une simple expansion du nerf optique à sa terminaison, mais, au contraire, la source des fibres de ce nerf.
Situation, forme.

L'épaisseur de la rétine décroît d'arrière en avant ; elle est en moyenne de 0^{mm},3 chez l'homme. Sa couleur, découverte par Boll en 1876, est d'un rouge transparent. Elle doit cette teinte à une substance particulière, le *pourpre rétinien* ou *rhodopsine*, déposé dans les articles externes des bâtonnets. La fossette centrale, privée de ces derniers, ne présente naturellement pas cette couleur.
Épaisseur. couleur.

La structure est assez uniforme dans toutes les parties de la rétine ; pourtant, il existe deux régions qui méritent chacune une description particulière : c'est, d'une part, la *fovea centralis* ou *fossette centrale*, endroit aminci du fond de la rétine et siège de la vision distincte ; c'est, d'autre part, l'*aire périphérique*, qui embrasse la presque totalité de la membrane. Nous commencerons par ce dernier territoire.
Structure : régions diverses.

Couches de la rétine ; leur nomenclature. — Pour peu que l'on examine des coupes minces de rétines colorées à l'hématoxyline ou au carmin, on est assuré d'y apercevoir d'une façon très nette des couches qui se superposent concentriquement (fig. 186). Les auteurs en ont compté un nombre variable. Müller qui, le premier, a donné une énumération exacte de ces couches, en fixe le nombre à huit, qu'il dénomme ainsi : 1° *membrane limitante externe* ; 2° *couche des fibres nerveuses* ; 3° *couche des cellules nerveu-*
Nomenclature de Müller, Schultze, etc.

---

1. La description de la rétine que l'on va lire dans ce chapitre et le suivant est un résumé du travail que nous avons publié en 1892 dans *la Cellule* sous le titre de : *La rétine des vertébrés*. Le lecteur pourra s'y reporter, à moins qu'il ne préfère consulter la traduction allemande, améliorée sur quelques points, qui en a été faite par le docteur R. Greeff, sous le titre de : *Die Retina der Wirbelthieren*, Wiesbaden, 1894.

Les travaux d'ensemble très documentés et fort bien illustrés du docteur R. Greeff : *Der Bau der menschlichen Retina*, atlas avec texte, Breslau, 1896, et *Die Mikroskopische Anatomie des Sehnerven und der Netzhaut*, in *Greeff-Sœmisch Handbuch der Augenheilkunde*, juillet 1900, seront, le dernier surtout, très utiles à étudier.

On fera bien de parcourir aussi l'article de E. Kallius, paru dans les *Ergebnisse der Anat. u. Entwickelungsgeschichte von Fr. Merkel u. Bonnet*, Bd. X. 1901 ; on y trouvera la revue des progrès, peu nombreux, faits en ces toutes dernières années, dans la connaissance de la rétine.

ses ; 4° *couche granuleuse* ; 5° *couche des grains internes* ; 6° *couche inter-granuleuse* ; 7° *couche des grains externes* ; 8° *couche des bâtonnets.*

Henle, Schwalbe, Kölliker et Babuchin, Max Schultze et d'autres admirent avec quelques variantes cette division et cette nomenclature. Le dernier de ces savants ajouta, pourtant, deux autres couches : la *membrane limitante interne*, qu'il plaça au-dessous de la huitième couche de Müller, c'est-à-dire sous les bâtonnets, et la *couche de l'épithélium pigmentaire*, située sur la face externe de la rétine, en avant de la choroïde.

Ces couches ne sont point constituées par des lits de cellules entières, superposés régulièrement les uns aux autres. Elles ne sont composées que par des segments de cellules, situés à la même hauteur et semblables de forme, d'aspect et de structure. C'est à cette disposition que les couches de la rétine doivent d'être si multipliées. En ne tenant compte que du nombre des neurones placés les uns au-dessus des autres, on pourrait, en effet, ne trouver que trois couches dans cette membrane, à savoir : la *zone des cellules visuelles* ou *réceptrices*, la *zone des éléments bipolaires* et la *zone des cellules ganglionnaires*. Une telle division, excellente pour l'étude du fonctionnement de la rétine, le serait beaucoup moins pour l'exposé de sa structure.

La nomenclature des couches rétiniennes due à Müller et à ceux qui l'ont modifiée, laisse quelque peu à désirer ; cela se conçoit. Créée à une époque où les méthodes analytiques étaient très imparfaites, elle reflète, non point la constitution anatomique réelle de ces couches, mais leur aspect grossier, purement extérieur. Les notions que nous avons acquises dans ces derniers temps permettent d'adopter une

Couches cellulaires vraies.

Notre nomenclature.

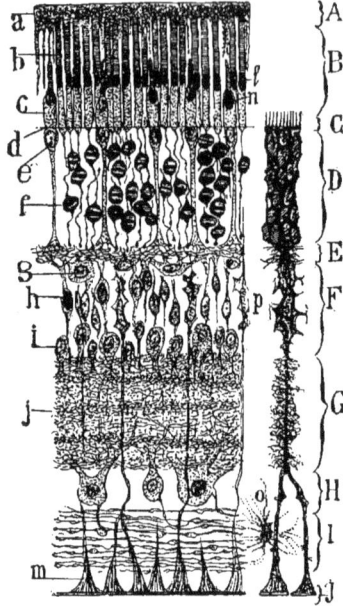

FIG. 186. — Coupe perpendiculaire et schématique de la rétine du chien, d'après les enseignements fournis par la méthode de Golgi.

A, couche des cellules pigmentaires ; — B, couche des cônes et bâtonnets ; — C, membrane ou couche limitante externe ; — D, couche des corps des cellules visuelles ; — E, couche plexiforme externe ; — F, couche des cellules bipolaires ; — G, couche plexiforme interne ; — H, couche des cellules à cylindre-axe long ou ganglionnaires ; — I, couche des fibres optiques ; — J, limitante interne.
a, cellules pigmentaires ; — b, segment externe d'un bâtonnet ; — c, cône ; — d, limitante externe ; — e, noyau du corps des cônes ; — f, noyau du corps des bâtonnets ; — g, cellule horizontale ; — h, cellule bipolaire ; — i, amacrines ou spongioblastes ; — j, étages ou lignes granuleuses de la plexiforme interne ; — m, renflement conique terminal d'une fibre de Müller ; — n, corps ellipsoïde ou intercalaire des cônes ; — o, cellule névroglique ; — p, noyau des fibres de Müller. — On a dessiné à droite de la figure une cellule épithéliale ou fibre de Müller isolée.

classification plus rationnelle, fondée sur la morphologie vraie des cellules et sur leur rôle physiologique. Voici, un peu retouchée, celle que nous avons proposée dans notre ouvrage sur la *Rétine des vertébrés* ;

1° *Couche des cellules pigmentaires* ;

2° *Couche des expansions externes ou réceptrices des corpuscules visuels* ; elle correspond à la couche des cônes et bâtonnets de Schultze;

3° *Couche des corps des cellules visuelles* ; c'est la couche des grains externes des classiques ;

4° *Couche plexiforme externe* ou moléculaire externe des auteurs ; c'est la première articulation rétinienne;

5° *Couche des cellules horizontales* ;

6° *Couche des cellules bipolaires*, répondant à la couche des grains internes des classiques ;

7° *Couche des cellules amacrines* ;

8° *Couche plexiforme interne* ou moléculaire interne des auteurs; c'est la deuxième articulation de la rétine ;

9° *Couche des cellules à cylindre-axe long*, appelée communément couche des cellules ganglionnaires ;

10° *Couche des fibres du nerf optique*.

Ces dix zones comprennent trois catégories différentes de facteurs ; les 2°, 3°, 5°, 6°, 7° et 9° sont constituées par des segments de neurones ; les 4° et 8° sont des sièges d'articulations entre les cellules nerveuses; quant aux 1re et 10°, elles sont pour ainsi dire étrangères à la structure nerveuse de la rétine.

Les trois catégories de couches.

Névroglie. — Il nous paraît bon de faire précéder l'étude des couches que nous venons d'énumérer par celle de la charpente épithéliale de la membrane rétinienne. Cette charpente comprend deux sortes d'éléments : 1° les *cellules épithéliales* ou *fibres de Müller*, allongées, de forme très irrégulière et traversant perpendiculairement la rétine de la face antérieure à la couche limitante externe ; 2° les *cellules névrogliques* ou *astrocytes*.

Ses deux sortes d'éléments.

Fibres de Müller. — Quand on explore une coupe transversale de rétine colorée par l'hématoxyline ou le carmin, on aperçoit, de distance en distance, des fibres épaisses, parallèles et passant au travers de toutes les couches, depuis la partie inférieure des bâtonnets jusqu'à la face interne de la membrane rétinienne. Ces cellules présentent, au niveau de la couche des cellules bipolaires ou des grains internes, un renflement dans lequel est logé un noyau ovoïde allongé (fig. 186, *p*). Ce qui caractérise particulièrement ces prétendues fibres de Müller, c'est leur contour irrégulier, déchiqueté, creusé de nombreuses cavités où s'abritent les corpuscules nerveux. Cet aspect, bien apparent dans les préparations obtenues par dissociation, a été décrit par Schultze, Schwalbe, Ranvier et d'autres. Mais il est surtout visible, et avec une netteté décisive, dans les coupes imprégnées au chromate d'argent;

Aspect général.

nos recherches [1], celles de Dogiel [2] et de Retzius [3] l'ont montré surabondamment.

Aspect dans les diverses couches.

En jetant un coup d'œil sur les figures 187 et 189, on verra que l'aspect des appendices, dont les fibres de Müller sont couvertes, varie avec les couches de la rétine.

A la hauteur des corps des cellules visuelles, c'est-à-dire des grains externes, le protoplasma de la cellule épithéliale est évidé par une multitude de fossettes disposées en séries verticales irrégulières. Les minces cloisons qui séparent ces fossettes entrent en contact avec celles des fibres de Müller voisines et forment, de la sorte, une foule de petites loges où les grains externes sont enfermés.

Au niveau de la couche plexiforme externe ces expansions lamelleuses cessent ; le protoplasma se moule en une fibre épaisse d'où partent quelques appendices filiformes irréguliers qui cheminent ensuite horizontalement (figs. 186 et 187).

Fossettes et cloisons lamelleuses réapparaissent dans la zone des cellules bipolaires ; mais elles n'atteignent ni l'étendue ni la complication qu'elles montraient dans la troisième couche. Ici, les lamelles séparent les cellules bipolaires et les spongioblastes ou cellules amacrines pour éviter leur contact réciproque (fig. 187, *b*).

En traversant la couche des cellules amacrines ainsi que la zone plexiforme interne, la cellule épithéliale s'amincit et projette latéralement et à angle droit non plus des lamelles, mais des filaments ténus, granuleux, frisés et ramifiés. Ces filaments s'étendent à grande distance et s'enchevêtrent avec ceux qui proviennent des cellules voisines. Il en résulte comme un tissu spongieux, dense, dont les cavités étroites et tubuleuses renferment les prolongements protoplasmiques innombrables des cellules amacrines et ganglionnaires. Ce plexus névroglique est moins abondant au niveau des lignes d'articulation entre cellules nerveuses ; il peut même y manquer tout à fait.

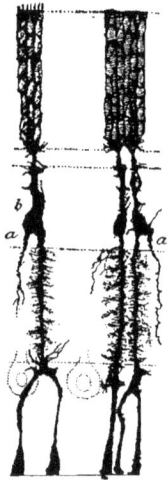

FIG. 187. — Fibres de Müller de la rétine du bœuf. Méthode de Golgi.

a, expansion allant à la couche plexiforme interne ; — *b*, région du noyau.

La fibre de Müller lance encore quelque lamelle courte ou quelque gros appendice en arrivant dans la couche des cellules ganglionnaires. Mais désormais, elle n'en donnera plus ; elle va traverser la couche des fibres optiques, s'épaissir graduellement et acquérir des contours plus lisses ; enfin,

1. S. R. CAJAL, Notas preventivas sobre la retina y gran simpático de los mamíferos. *Gaceta sanit. de Barcelona.* 10 de diciembre 1891.

2. DOGIEL, Die Neuroglia in der Retina des Menschen. *Arch. f. mikrosk. Anat.*, Bd. XLI, 1893.

3. RETZIUS, Die Neuroglia des Nervus opticus und der Retina des Menschen und der Säugethiere. *Biol. Unters.*, Bd. VI, 1894.

elle va se terminer par un renflement conique au niveau de la couche limitante interne, c'est-à-dire à la sur-
face antérieure de la rétine (fig.
186, *m*).

Les fibres de Müller présentent
à leurs deux extrémités des lamelles minces hyalines, sans texture
apparente, dont l'ensemble constitue ce qu'on appelle à tort des *couches ou membranes limitantes*. La
limitante externe (fig. 188, *a*) se
trouve au-dessous du pied des
cônes et des bâtonnets ; elle est due
à la juxtaposition des plaques polygonales qui terminent de ce côté
les cellules épithéliales. Chacune
de ces plaques est traversée de
nombreux pertuis qui livrent passage aux prolongements inférieurs
des cellules visuelles. La surface
externe de la plaque porte, en outre,
une sorte de brosse formée de cils
droits, très fins, bien visibles dans
les préparations au chromate d'argent ; ces filaments s'interposent
entre les segments internes des
cônes et des bâtonnets de façon à
les empêcher de se toucher.

La *limitante interne* est formée
par la juxtaposition au même niveau
des plaques hyalines qui garnissent
l'extrémité antérieure conique des
fibres de Müller. Cette cuticule continue sépare la rétine de l'humeur
vitrée (fig. 188, *b*).

En imbibant la face antérieure
de la rétine fraîche avec du nitrate d'argent, comme l'ont fait
Schelzke[1] et Retzius[2], nous verrons sur la limitante interne une

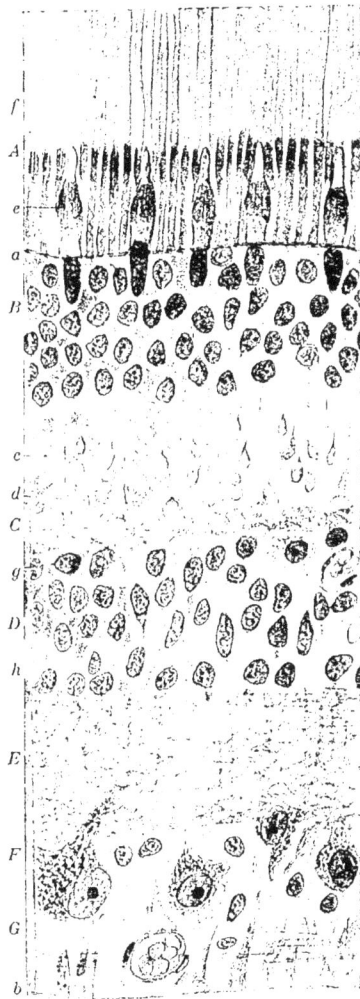

*Membranes
limitantes ex-
terne et in-
terne.*

*Mosaïque de
la limitante in-
terne.*

Fig. 188. — Coupe verticale de la rétine ;
homme adulte. Carmin et Nissl combinés.

A, couche des cônes et bâtonnets ; — B, corps des
cellules visuelles ; — C, plexiforme externe ; —
D, grains internes ; — E, plexiforme interne ; —
F, cellules ganglionnaires ; — G, fibres optiques ; — *a*, limitante externe ; — *b*, limitante
interne ; — *c*, sphérule terminale des bâtonnets ;
— *d*, pied des cônes ; — *e*, cône et appareil
filamenteux de Schultze ; — *f*, bâtonnet ; — *g*,
cellules horizontales ; — *h*, amacrines.

1. Schelzke. Notiz über die sogen-
nante Membrana limitans der menschlichen Netzhaut. *Medic. Centralbl.*, n° 25,
1863.

2. Retzius, On membrana limitans
retinæ interna. *Nordisk. med. Arkiv.*, Bd. III, n° 4, 1871.

mosaïque de champs clairs, de forme et de dimension différentes et limités par des lignes brunes. Ces champs clairs ne sont autres que les extrémités des fibres de Müller, et les lignes sombres les bords contigus de ces extrémités.

Cellules névrogliques ou astrocytes. — Quelques auteurs, dont Schwalbe, Borysiekiewicz, Golgi et Manfredi avaient soupçonné, en étudiant la rétine à l'aide des méthodes ordinaires, que certains noyaux situés entre les fibres de la neuvième couche et semblables à ceux trouvés dans le nerf optique, appartiennent à des cellules névrogliques. Nous avons transformé ce soupçon en certitude, grâce à l'emploi du chromate d'argent, et avons montré qu'il existe, en effet, dans la couche rétinienne des fibres optiques un grand nombre de corpuscules névrogliques à expansions longues (fig. 189, *C*, *D*).

Leur siège dans la couche des cellules ganglionnaires.

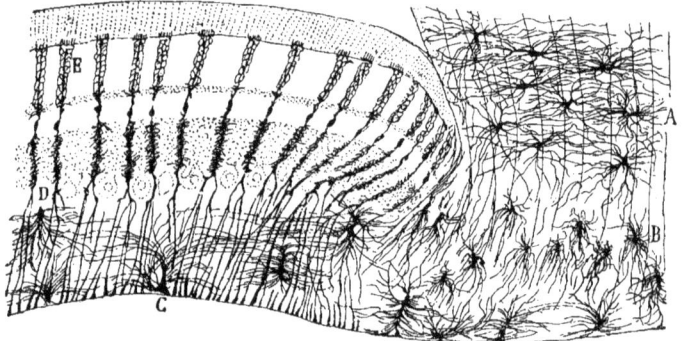

FIG. 189. — Cellules épithéliales et névrogliques de la rétine et du nerf optique; chien adulte. Méthode de Golgi.

A, astrocytes du nerf optique; — B, cellules névrogliques de la papille; — C, astrocytes de la couche des fibres optiques; — D, E, fibres de Müller ou cellules épithéliales.

Forme.

Étendue des rayons.

Ce fait a été confirmé depuis par Dogiel [1] et Greeff [2]. Le corps de ces cellules affecte des formes différentes; sa surface hérissée de lamelles lance de tous côtés d'innombrables prolongements. Ceux-ci, en circulant entre les paquets de fibres nerveuses et partiellement aussi entre les corps des cellules ganglionnaires voisines, s'enchevêtrent et forment un plexus très embrouillé, dont la fonction probable est de combler les interstices et d'éviter les contacts entre cylindres-axes. On peut apercevoir quelquefois des prolongements névrogliques ascendants jusque dans les assises inférieures de la couche plexiforme interne (fig. 195, *f*, *g*, *h*, *i*). Les cellules névrogliques

Abondance des astrocytes dans la papille et le nerf optique.

font entièrement défaut dans les autres couches de la rétine; elles sont au contraire fort abondantes dans la papille et dans le nerf optique, comme le prouve la figure 189, en *A* et *B*.

1. DOGIEL, Die Neuroglia in der Retina des Menschen. *Arch. f. mikrosk. Anat.*, Bd. XLI, 1893.
2. GREEFF, Ueber Spinnenzellen in dem Sehnerven und der Retina. *Arch. f. Augenheilk.*, Bd. XXIX, 1894.

Pines [1] a appliqué à ces astrocytes ainsi qu'aux fibres de Müller la méthode de Weigert pour la coloration de la névroglie ; son succès a été incomplet.

1° **Couche des cellules pigmentaires.** — Cette couche, la première ou la plus externe de toutes, représente la paroi épithéliale externe de la vésicule oculaire de l'embryon ; la paroi interne, qui l'a emporté en différenciation et développement, n'est autre que la rétine au sens nerveux du mot.

Origine.

Cette zone consiste en une rangée unique d'éléments épithéliaux allongés, en forme de prismes à six faces.

Forme des cellules.

On distingue dans ces cellules deux segments : l'un externe pâle, l'autre interne ou pigmentaire. Le *segment externe* renferme un protoplasma incolore et chez quelques animaux, comme les oiseaux et les batraciens, des goutelettes d'une substance grasse appelée *lipochrine*. Il contient, en outre, le noyau, caractérisé par la pâleur de son reticulum chromatique et l'absence de mélanine. Le *segment interne* est beaucoup plus long ; il peut atteindre jusqu'à la membrane limitante externe ; il est formé d'une multitude de prolongements granuleux, aux contours rudes, qui s'insinuent entre les cônes et les bâtonnets pour les séparer. C'est donc un renfort apporté aux cils qui surmontent la membrane limitante externe. Un ciment clair, solide, bien visible quand on observe cette couche à plat, du côté de la choroïde, unit les cellules pigmentaires (fig. 186, *a*).

Leurs deux segments.

Le pigment qui remplit le segment interne a une couleur brune ou grise ; Kühne l'appelle *fuscine*. Sa cristallisation permet de le distinguer de celui de la choroïde. Les cristaux très fins de cette variété de mélanine ne se voient bien chez les mammifères qu'avec l'objectif apochromatique 1,3o ; ce sont des aiguilles parallèles, placées d'ordinaire dans la portion moyenne de la cellule, c'est-à-dire au voisinage du segment externe.

Pigment rétinien : fuscine de Kühne.

Les grains du pigment rétinien se meuvent sous l'influence de la lumière ; ce fait a été démontré par Kühne [2] et constaté depuis par un grand nombre de savants. Dans l'obscurité, les grains sont amassés près de la région où se trouve le noyau de la cellule ; les cônes et les bâtonnets n'en sont pas recouverts. Mais dès que la lumière pénètre dans l'œil, les grains s'enfoncent dans les prolongements internes, enveloppent par conséquent chaque corpuscule visuel et lui font comme une chambre noire qui l'isole parfaitement. Chez les vertébrés inférieurs : batraciens, poissons, etc., les grains s'introduisent jusqu'à la limitante externe même (figs. 203, *B* et 218, *A*, *B*). Kühne a aussi découvert que le pigment pâlit sous l'action d'une lumière vive.

Mouvements et pâlissement des grains du pigment.

2° **Couche des expansions externes des cellules visuelles** (*couche bacillaire ou des cônes et bâtonnets*). — Cette zone, si altérable que quelques heures après la mort il n'est plus possible de l'étudier, consiste en une palissade régulière de prolongements appartenant à des neurones dont le

1. PINES, Untersuchungen über den Bau der Retina mit Weigert's Neuroglia-methode. *Zeitsch. f. Augenheilk.*, Bd. II, H. 3, 1899.
2. KÜHNE, Handbuch der Physiologie von Hermann, Bd. III, 1879.

*Ses deux élé-
ments.*

noyau se trouve dans la troisième couche ou zone des grains externes. On y discerne deux sortes d'expansions : les unes longues et cylindriques, ce sont les *bâtonnets* ; les autres coniques et plus épaisses, ce sont les *cônes*.

*Aspect et
fréquence re-
lative.*

Bâtonnets. — Vus sur une rétine humaine fixée à l'acide osmique, ces appendices se présentent sous l'aspect de cylindres brillants dont la longueur au pôle postérieur de l'œil atteint, d'après Schultze, 60 μ, et dont l'épaisseur varie de 2 à 2,5μ. Ils sont plus nombreux que les cônes, sauf dans la fossette centrale où ils manquent tout à fait. Partout où ils existent, ils sont entre eux d'un parallélisme rigoureux ; au reste, ils sont implantés perpendiculairement dans la limitante externe (fig. 190, *A*).

Les bâtonnets sont composés de deux segments, l'un externe, l'autre interne, très distincts dans les préparations osmiées.

*a) Segment
externe.*

Le segment externe, brillant et biréfringent, comme l'ont démontré Valentin et Schultze, est recouvert d'une fine enveloppe hyaline, visible aux objectifs de grande puissance (fig. 190, *f*). Ce segment prend par l'acide osmique une couleur noire chez la grenouille et une coloration brune chez les mammifères, ce qui n'a pas lieu pour le segment interne ; par contre, il repousse le carmin et l'hématoxyline. L'eau salée et même la dissociation en humeur vitrée le décomposent en disques transversaux extrêmement déliés.

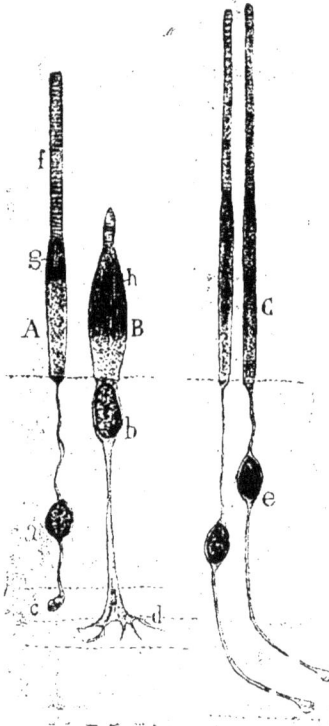

Fig. 190. — Cellules visuelles de l'homme.
Acide osmique et dissociation.
(Figure demi-schématique.)

A, bâtonnet ; — B, cône ; — C, cônes longs et minces de la fossette centrale ; — *a*, grain ou noyau du bâtonnet ; — *b*, noyau du cône ; — *c*, sphérule terminale du bâtonnet ; — *d*. pied du cône ; — *f*, article externe du bâtonnet ; — *g*, *h*, appareil filamenteux des cellules visuelles.

Quelques auteurs mentionnent encore de fins canalicules sur la surface de ce segment externe, canalicules produits peut-être par la pression des appendices des cellules pigmentaires ; ils signalent même un axe ou filament central, analogue peut-être à celui que Held a vu chez les batraciens.

*Pourpre ré-
tinien.*

La couleur du segment que nous étudions est rougeâtre dans la rétine fraîche. Cette teinte est due à un pigment diffus, découvert et bien étudié par Franz Boll [1]. On lui a donné le nom de *rhodopsine*, de *photesthésine*, de

1. BOLL, Zur Anatomie und Physiologie. *Arch. f. Anat. u. Physiol.*, 1877.

rouge ou *pourpre rétinien*. Ce pigment jouit de la singulière propriété de pâlir sous l'influence de la lumière et de se décomposer, comme le bromure d'argent de la plaque photographique. Il est tellement sensible que la rétine devenue rouge pourpre intense par une exposition au soleil, passe en quelques instants au blanc jaunâtre. On conçoit, par suite, la possibilité d'obtenir, dans des conditions déterminées, des *optogrammes*, c'est-à-dire de véritables photographies des objets extérieurs sur la rétine. Les images ainsi obtenues ne se conservent que dans l'obscurité ou dans une lumière peu actinique, comme celle du sodium. On ne trouve la rhodopsine que dans le segment externe des bâtonnets ; elle manque dans le segment interne et dans les cônes ; il n'en existe point dans la tache jaune, par conséquent. Tous les vertébrés, y compris les poissons, en possèdent ; on croit cependant que quelques oiseaux en sont dépourvus. Elle est très abondante chez les animaux nocturnes tels que le grand duc, l'effraye, le rat, la souris.

b) Segment interne. Le segment interne, un peu moins long que le précédent, est un peu plus épais que lui. Il est finement granuleux, prend légèrement le carmin et les anilines basiques, mais refuse l'acide osmique. Une très mince enveloppe l'entoure, creusée de petits sillons longitudinaux dans lesquels se placent les appendices filiformes des fibres de Müller (fig. 190, *A*).

Corps ellipsoïde. Ce segment présente, au voisinage du point où il s'unit au premier, un corpuscule allongé, finement strié dans sa longueur et peu avide de carmin et de couleurs d'aniline (fig. 190, *g*). Cet organite, découvert par W. Krause chez les oiseaux et retrouvé par M. Schultze chez quantité de vertébrés, a reçu le nom de *corps ellipsoïde* ou intercalaire. Il est de plus petite taille et plus pâle chez l'homme que chez les vertébrés inférieurs ; sa texture y est nettement fibrillaire, ce qui explique le nom *d'appareil filamenteux* que Schultze lui a attribué.

Diplosome et filament interne. Signalons, enfin, le diplosome et le filament externe que Held a découverts respectivement dans les segments interne et externe des bâtonnets de la rétine humaine. Nous reviendrons plus en détail sur ces dispositions histologiques à propos de la rétine des batraciens, chez lesquels elles ont été mieux étudiées.

Cônes. — Ces éléments, plus courts que les bâtonnets, sont en moindre nombre, sauf dans la fossette centrale où ils existent seuls. Leur forme est comparable à celle d'une bouteille, dont le fond reposerait sur la membrane limitante externe et dont le col s'élèverait dans les espaces libres que laissent entre eux les bâtonnets (figs. 188, *e* et 190, *B*).

Aspect et fréquence relative.

Longueur, épaisseur. La longueur des cônes augmente de la périphérie de la rétine à la tache jaune. Greeff[1] a trouvé qu'ils ont 22 µ dans l'*ora serrata*, 31 µ dans les territoires intermédiaires et 85 µ dans la fossette centrale où s'opère la vision distincte. Leur épaisseur croît en sens inverse ; elle ne dépasse pas 2 µ dans la fovea, bien que mesurée sur le segment interne, et atteint 7 µ dans les régions périphériques.

Les cônes ont, de même que les bâtonnets, deux segments :

1. GREEFF, Die mikroskopische Anatomie des Sehnerven und der Netzhaut, 1899.

II   34

a) Segment externe.

Le segment externe, court, conique et extrêmement altérable, est couvert d'une pellicule hyaline très mince. Son contenu est homogène et fortement réfringent à l'état frais ; la dissociation le réduit facilement en lamelles superposées.

b) Segment interne.

Le segment interne est à la fois beaucoup plus long et plus épais ; son protoplasma granuleux se teint un peu par le carmin, l'hématoxyline et les anilines basiques. Sa partie périphérique renferme un corps ellipsoïde bien plus gros et plus long que celui des bâtonnets, et sillonné lui aussi de fines stries longitudinales.

Sa contrac- tilité à la lu- mière.

Van Genderen Stort[1] a démontré chez la grenouille que le segment interne du cône se contracte sous l'influence de la lumière. Engelmann[2] avait cons- taté ce fait auparavant chez les batraciens, les poissons et les oiseaux. Il est probable, mais non encore démontré, que ce phénomène se produit également chez les mammifères. Le recroquevillement est si prononcé que, d'après Engelmann, la longueur des cônes de grenouilles descend de 5o µ dans l'obscurité à 5 µ sous les rayons du soleil. Quelques cônes sont dépour- vus de cette faculté de contraction.

Constitution et aspect.

3° **Couche des corps des cellules visuelles** (*grains externes*). — Cette zone est faite d'un épais massif de petits noyaux très serrés, disposés en files irrégulières et prenant fortement le carmin, l'hématoxyline ou les pigments d'aniline. Ces prétendus noyaux ou grains ne sont en réalité que les corps ou parties principales des cônes et des bâtonnets, auxquels ils sont reliés à travers la membrane limitante.

Pour s'en convaincre, il suffit de recourir à la dissociation et mieux aux coupes imprégnées par le bleu de méthylène ou le chromate d'argent. Ces imprégnations constituent d'ailleurs le procédé de choix pour l'étude exacte de la rétine. Il est nécessaire de décrire à part les corps des cônes et ceux des bâtonnets.

a) corps du cône.

Le corps du cône est situé près de la membrane limitante ; il possède un gros noyau ovoïde, pourvu d'un réseau chromatique irrégulier et d'un nucléole. Au-dessous du noyau, le protoplasma de la cellule s'étire en une longue expansion épaisse et rectiligne, dont l'extrémité inférieure se renfle en base de cône, dans la couche plexiforme externe. Du contour basilaire de ce renflement, appelé *pied du cône*, partent en rayonnant quelques fibril- les horizontales peu ramifiées et librement terminées (fig. 190 *d*).

b) corps du bâtonnet.

Le corps du bâtonnet (fig. 190, *a*) siège à des hauteurs différentes dans la couche que nous étudions ; il renferme une toute petite quantité de pro- toplasma et un noyau ovoïde de moindre volume que celui du cône. La

Nucléine.

chromatine nucléaire est parfois segmentée en couches transversales que sépare un plasma incolore. Ce détail, découvert par Henle et confirmé par Ritter, Krause et d'autres, n'est pas constant chez tous les vertébrés ; il

---

1. Van Genderen Stort, Ueber Form und Ortsveränderungen der Netzhautelemente unter Einfluss von Licht und Dunkel. *Arch. f. Ophthalm.*, Bd. XXXIII, 1887.
2. Engelmann, Ueber Bewegungen der Zapfen und des Pigments, etc. *Arch. f. d. Gesamt. Physiol.*, Bd. XXXV, 1885.

manque chez beaucoup d'entre eux ; il est même parfois si peu accentué dans les bâtonnets de l'homme et des mammifères que Schaper [1], entre autres, en nie l'existence : il est vrai, d'autre part, que Stöhr [2] affirme le contraire. Quoi qu'il en soit, ces couches superposées de la nucléine ne sont, comme Flemming [3] l'a démontré, que des travées et des amas chromatiques épais inclus dans un réseau qui s'étend à tout le noyau.

Mann [4] et Pergens [5] concluent de leurs expériences que cette chromatine diminue sous l'influence de la lumière ; Mann ajoute qu'en même temps le noyau augmente de volume. D'autres savants mettent en doute le premier de ces phénomènes ; c'est ainsi que Greeff [6] affirme n'avoir observé chez le chat et le cobaye qu'un léger accroissement du volume du noyau ; sous l'action des rayons lumineux, sa structure ne s'était pas modifiée, du moins d'une façon perceptible.

Sa sensibilité possible à la lumière.

Le protoplasma périnucléaire du bâtonnet s'élire en deux expansions, très fines, sinueuses, d'aspect granuleux, et bien visibles seulement dans les préparations au chromate d'argent.

Les deux expansions du bâtonnet.

L'*expansion ascendante* s'élève jusqu'à la limitante externe ; au-dessus, elle s'épaissit pour constituer le bâtonnet ; l'*expansion descendante* s'enfonce jusqu'à la couche plexiforme externe ; elle se termine dans l'assise périphérique de cette couche par une sphérule parfois ovoïde ou elliptique. Cette sphérule est lisse et absolument libre, ainsi que nous l'avons démontré [7]. Son indépendance est aisée à constater non pas seulement sur les préparations au Golgi, mais encore sur celles au bleu de méthylène, et même sur les coupes colorées au vulgaire picro-carmin. On voit, en effet, dans ces dernières, à la partie supérieure de la couche plexiforme une bordure claire, semée de sphérules pâles (fig. 188, c). Nous sommes donc forcé d'admettre que les ramifications et anastomoses décrites par Tartuferi [8], Baquis [9]. Kallius [10] et d'autres sur cette extrémité inférieure du bâtonnet sont de simples produits artificiels, du reste très rares, de préparations mal imprégnées.

Lorsqu'on compare la rétine des mammifères à celle des vertébrés inférieurs, on est frappé de l'abondance extrême des grains externes ou corps de bâtonnets qui se trouvent dans la première. On y constate en même temps une grande

Différences entre les grains des

1. SCHAPER, Bemerkung zur Structur der Kerne der Stäbchenschzellen der Retina. *Anat. Anzeiger*, Bd. XV, 1899.

2. STÖHR, Ueber die Querschichtung in den Kernen der menschlichen Stäbchenzellen. *Anat. Anzeiger*, Bd. XVI, 1899.

3. FLEMMING, Beobachtungen zur Beschaffenheit des Zellkerns. *Arch. f. mikrosk. Anat.*, Bd. XII, 1876.

4. MANN. Histological changes induced in sympathic, motor, and sensory cells by fonctionnal activity. *Journ. of Anat. a. Physiol.*, vol. XXIX, 1894.

5. PERGENS, Action de la lumière sur la rétine. Bruxelles, 1896.

6. GREEFF, La rétine, dans : *Handbuch der Augenheilkunde von Grafe-Sœmisch*, 1900.

7. S. R. CAJAL, Notas preventivas sobre la retina, etc. *Gaceta sanitaria de Barcelona*, 10 dic. 1891. — *Anat. Anzeiger*, nº 4, 1889.

8. TARTUFERI, Sull' anatomia della retina. *Intern. Monatssch. f. Anat. u. Physiol.*, 1887.

9. BAQUIS. Sulla retina della faina. *Anat. Anzeiger*, nºs 13 et 14, 1890.

10. KALLIUS, Untersuchungen über die Netzhaut der Säugetiere. *Merkel u. Bonnet, etc. Anat. hefte*, Bd. III, 1894.

mammifères et des autres ver-tébrés.

minceur relative de l'expansion descendante du grain. Ces deux détails, qui forment une des caractéristiques de la rétine des mammifères, sont le résultat d'une adaptation à la quantité considérable et à la gracilité de leurs bâtonnets. Chez les animaux dont les prolongements visuels externes sont rares ou épais, on observe, au contraire, que la couche des grains externes renferme un petit nombre de rangées de corps cellulaires, et qu'en outre leurs expansions ascendantes et descendantes sont plus volumineuses. L'épaisseur de ces expansions nous semble donc ne jouer aucun rôle dans le fonctionnement de la rétine et ne varier en plus ou en moins que selon la largeur des intervalles laissés par les grains.

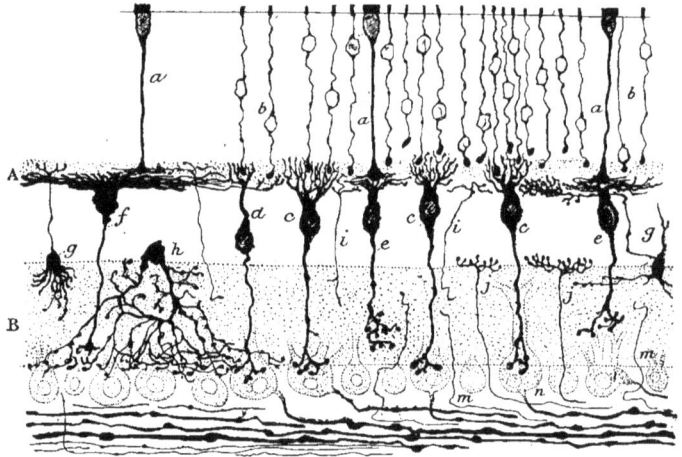

Fig. 191. — Coupe demi-schématique de la rétine d'un mammifère, d'après les enseignements de la méthode de Golgi. — Les première et seconde couches ne sont pas dessinées.

A, couche plexiforme externe ; — B, couche plexiforme interne ; — a, fibre et corps du cône ; — b, fibres et corps du bâtonnet ; — c, d, cellules bipolaires pour bâtonnet ; — e, bipolaires pour cône ; — f, bipolaire géante pour cône ; — g, cellule à cylindre-axe ascendant ; — h, amacrine diffuse ; — i, fibre nerveuse ascendante ; — j, fibre centrifuge exogène ; — m, fibre nerveuse pénétrant dans la plexiforme interne ; — n, cellule ganglionnaire.

Constitution et aspect.

4° **Couche plexiforme externe** (*couche moléculaire externe*). — Cette zone est le lieu de rencontre et d'articulation de nombreuses expansions ; les unes émanent des prolongements descendants des cônes et des bâtonnets ; les autres, des bouquets protoplasmiques supérieurs fournis par les cellules horizontales et les bipolaires. Ce plexus dense prend dans les coupes au carmin l'aspect d'une bande pâle, finement granuleuse, aux limites inégales ; c'est ce qui a valu à cette zone, de la part des anciens histologistes, le nom de *couche moléculaire externe*.

Son plexus : absence de réseau.

Le fait que cette formation est due au concours et à la jonction des divers éléments cités plus haut est admis depuis longtemps. Schultze, Merkel, W. Krause, Schwalbe et bien d'autres l'ont reconnu autrefois, et parmi ceux qui l'ont signalé dans ces derniers temps, il nous suffira de citer Tartuferi, Dogiel, Baquis, Kallius. Mais pour tous ces auteurs,

sauf pour Dogiel et Kallius qui expriment cette opinion avec certaines réserves, les expansions descendante et ascendante qui forment cette couche
sont unies par des anastomoses. Nos observations à l'aide des méthodes de
Golgi et d'Ehrlich nous ont permis, il y a déjà quelques années, de démontrer précisément le contraire : ces expansions n'entrent en rapport les unes
avec les autres que par contact, par simple contiguïté. On voit, en effet, la *Ses deux*
couche plexiforme se disposer pour cela en deux étages : un *étage externe*, *étages d'arti-*
où s'alignent surtout les bouquets des cellules bipolaires pour bâtonnets *culations.*
afin d'entrer en connexion avec les sphérules terminales de ces cellules
visuelles ; et un *étage interne*, où s'amassent et s'articulent en s'enchevêtrant pieds et filaments basilaires de cônes, dendrites de cellules bipolaires

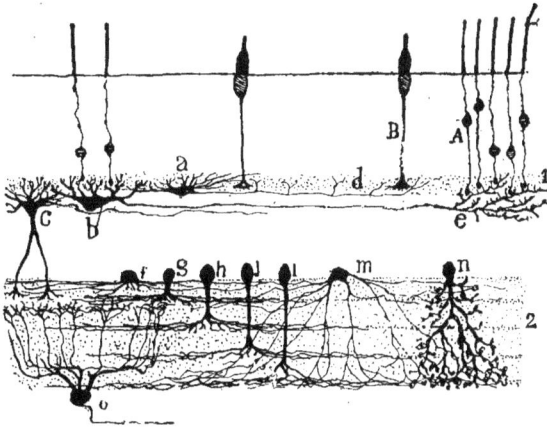

Fig. 192. — Coupe demi-schématique d'une rétine de mammifère, d'après la méthode
de Golgi.

A, corps des bâtonnets ;   B, corps des cônes ; — *a*, petite cellule horizontale ; — *b*, grande cellule
horizontale ; — *c*, cellule horizontale à expansions protoplasmiques descendantes ; — *e*, arborisation terminale d'un cylindre-axe de cellule horizontale ; — *f, g, h, j, l, m, n*, diverses espèces
d'amacrines ou spongioblastes ; — *o*, cellule ganglionnaire bistratifiée.

pour cônes et expansions protoplasmiques de certaines cellules horizontales.
Toutes ces articulations que Retzius, Van Gehuchten, Neumayer, Schaper,
Greeff, etc., ont constatées aussi chez diverses espèces de vertébrés, seront
étudiées tout à l'heure avec plus de détails.

Nous avons vu pénétrer dans la couche plexiforme externe, peu souvent il *Fibrilles*
est vrai, des fibrilles fines venues de couches rétiniennes plus profondes. Ces *fines d'origine*
fibrilles proviennent quelquefois de corpuscules particuliers situés dans la zone *inconnue.*
des cellules amacrines (fig. 191, *g*) ; d'autres fois, on les perd de vue dans la
couche plexiforme interne et l'on ne peut connaître par suite leur origine (fig.
191, *i*). Retzius et Neumayer ont également constaté l'existence de ces fibrilles
chez les sélaciens.

5° **Couche des cellules horizontales** (*grains internes, en partie*). — La

couche appelée communément *zone des grains internes* est une large bande
de noyaux comprise entre les deux plexiformes externe et interne. Lorsqu'on l'étudie attentivement sur des coupes colorées à l'hématoxyline, on
acquiert la conviction qu'elle n'est pas homogène, mais composée de trois
strates bien délimitées et formées elles-mêmes d'éléments dont la morphologie et la fonction sont différentes. Tel est le motif pour lequel nous
avons fractionné la couche classique des grains internes en trois autres :
celle des *cellules horizontales* que nous allons étudier, celle des *corpuscules
bipolaires*, enfin celle des *spongioblastes* ou *cellules amacrines*.

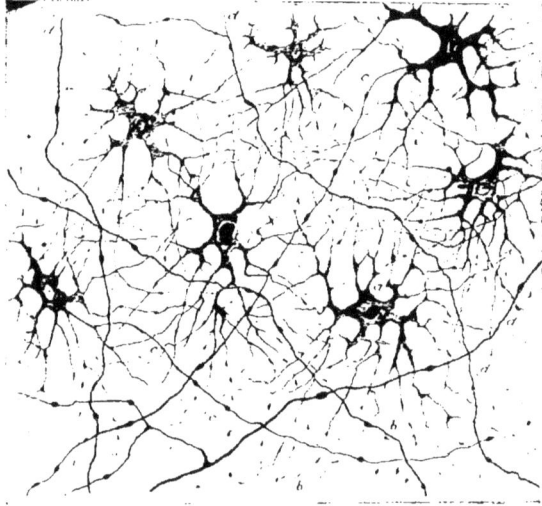

FIG. 193. — Cellules horizontales externes vues à plat et par leur face inférieure.
Méthode d'Ehrlich.

a, cylindres-axes de ces cellules ; — *b*, cylindres-axes épais des cellules horizontales internes.

Les cellules que nous avons appelées *horizontales* à cause de leur direction prédominante, correspondent aux *cellules basales* et *sous-réticulées*
des auteurs, aux *cellules étoilées* de Tartuferi et Dogiel, ou encore aux
cellules concentriques de Schiefferdecker. Elles sont disposées en un lit

étroit, irrégulier, souvent interrompu. On peut distinguer parmi elles des
cellules *externes*, placées immédiatement sous la couche plexiforme externe
et des cellules *internes*, situées au-dessous des précédentes et plus ou moins
éloignées de la couche que nous venons de citer.

*Cellules horizontales externes (Cellules superficielles de moyenne taille
de Tartuferi, cellules concentriques intermédiaires de Schiefferdecker*, etc.). —

Ces éléments, de dimensions réduites, sont très aplatis, comme l'a remarqué
Tartuferi ; ils se trouvent non seulement sous la couche plexiforme externe,
mais jusque dans son épaisseur. Vues sur la rétine à plat, ils ont un aspect
étoilé ; leur corps multipolaire lance dans tous les sens, mais horizontale-

ment, un nombre considérable de dendrites ; celles-ci se ramifient à plusieurs reprises et vont se terminer au-dessous des pieds des cônes par des
branches lisses, qui semblent former avec ceux-ci une connexion spéciale.
Le nombre élevé des cellules horizontales et la longueur de leurs expansions
entrecroisées sous les angles les plus divers créent dans l'étage où se trouvent ces éléments un plexus protoplasmique horizontal, extrêmement aplati
et d'une très grande complication. Les mailles de ce plexus livrent passage
aux bouquets des bipolaires pour bâtonnets et aux dendrites courtes des
cellules horizontales internes (figs. 192, *a* et 193).

Dendrites.

*Plexus pro-
toplasmique.*

Le cylindre-axe, décrit d'abord par nous[1], est difficile à trouver et à
suivre dans le riche plexus dendritique où il prend naissance. Il sort habituellement d'une branche protoplasmique sous la forme d'un filament grêle ;
après un trajet horizontal variable, il se résout en quelques branches fines,
variqueuses et terminées librement dans la couche plexiforme externe (fig.
193, *c*). Il émet parfois quelques collatérales avant de s'arboriser.

Axone.

La planéité et l'abondance du protoplasma inclus dans le corps des cellules
horizontales externes constituent des conditions éminemment favorables à
l'étude de la structure cellulaire. A l'aide des procédés colorants de Nissl et
d'Ehrlich, on y distingue des grains chromatiques et des fibrilles. Ces filaments,
signalés par Dogiel et retrouvés par Embden[2] au moyen de la méthode de
Bethe, semblent passer d'une dendrite à l'autre, dans la même cellule, bien
entendu. Ils ont été également étudiés, à l'aide de notre méthode de l'argent
réduit, par Van der Stricht[3], Guido Sala[4] et nous-même[5]. Rebizzi[6] leur a
aussi appliqué avec succès la méthode à l'argent colloïdal de Lugaro. Il résulte
de ces diverses recherches que ces filaments ou neurofibrilles sont très nettement visibles dans le corps cellulaire et les longues dendrites qui en partent.
Ils ne nous ont pas semblé être indépendants les uns des autres, mais reliés
entre eux par des neurofibrilles secondaires plus ténues, obliques ou transversales, comme dans tous les neurones de grande taille. Cette disposition réticulée, difficile à constater dans les grosses dendrites, se voit particulièrement
autour du noyau et aux angles qui précèdent les divisions des expansions
importantes (fig. 194). Quant au cylindre-axe, il ne se colore que dans sa partie
initiale.

*Structure
des cellules.*

La quantité extraordinaire des expansions protoplasmiques qui forment le
plexus dendritique dont nous avons parlé provoque fréquemment leur contact.
Aussi, ne peut-on pas discerner exactement ces expansions les unes des autres
dans les préparations au bleu de méthylène et même dans celles au chromate

*Anastomoses
apparentes des
dendrites.*

1. S. R. Cajal, La rétine des vertébrés. *La Cellule*, 1892.
2. Embden, Primitivfibrillenverlauf in der Netzhaut. *Arch. f. mikros. Anat.*, Bd. LVII,
1901.
3. Van der Stricht, La nouvelle méthode de Ramón Cajal, son application à la
rétine. Gand, 1904.
4. G. Sala, Contributo allo studio della fina struttura della retina. *Boll. de la
Società medicho-chirurgica di Pavia*, giugnio 1904.
5. S. R. Cajal, Un sencillo método, etc. *Trabaj. del Lab. de Invest. biol.*, t. II, fasc. 4,
1903. — Das Neurofibrillennetz der Retina. *Intern. Monatssch. f. Anat. u. Physiol.* Bd. XXI;
Trabaj. del Lab. de Inv. biol., t. III, 1904.
6. Rebizzi, Sulla struttura de la retina. *Riv. di pat. nerv. e mentale*, vol. X, 1905.

d'argent quand leur imprégnation est complète. Ne nous étonnons donc pas si
quelques histologistes, Dogiel, Renaut [1] et Embden entre autres, ont cru voir
des anastomoses entre les appendices dendritiques de cellules horizontales voisines. Ces anastomoses, niées aussi par Van der Stricht et G. Sala, n'existent
pas, comme le prouvent les préparations neurofibrillaires, car la charpente
filamenteuse de chaque dendrite s'y trouve séparée de celle des expansions
voisines par une couche de protoplasma incolore.

Certaines dendrites des cellules horizontales ont paru à Guido Sala se
diriger vers les capillaires et décrire une spire autour d'eux. Le fait est vrai,

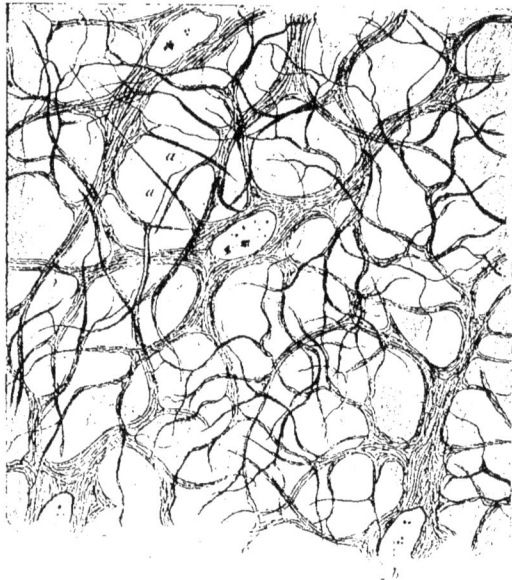

Fig. 194. — Coupe horizontale de la couche des cellules horizontales ;
rétine de lapin adulte. Méthode du nitrate d'argent réduit.

a, cylindres-axes; — b, noyaux des cellules horizontales.

mais exceptionnel ; il ne se présente pas, en effet, chez un grand nombre de
mammifères. A notre avis, il s'agit d'une disposition accidentelle, produite par
adaptation du plexus dendritique aux espaces intercapillaires.

Signalons, enfin, à la surface de certains de ces neurones, des crêtes et des
sillons dus, sans doute aucun, à la pression exercée par les dendrites des cellules-sœurs ou des corpuscules de la couche sous-jacente.

Leurs deux variétés.   *Cellules horizontales internes (grandes cellules superficielles de Tartuferi, grandes et petites cellules étoilées de Dogiel).* — Ces corpuscules, plus volumineux et plus profonds que les précédents, comprennent deux variétés :

1. RENAUT, Sur les cellules nerveuses multipolaires et la théorie du neurone de
Waldeyer. *Bull. de l'Acad. de Méd. de Paris.* 5 mars 1895.

dans l'une il existe des expansions protoplasmiques descendantes, dans l'autre il n'en existe pas.

a) Les *cellules horizontales internes à dendrites descendantes* ont été bien décrites par Tartuferi, Baquis et surtout Dogiel ; elles possèdent de nombreux appendices protoplasmiques ascendants, épais, courts, terminés par des extrémités digitiformes qui montent jusqu'au plan extérieur de la zone plexiforme externe ; elles sont pourvues, en outre, et c'est ce qui les caractérise, d'une et rarement de deux expansions dendritiques descendantes, qui traversent la couche des grains internes et vont se ramifier et se terminer librement dans la première ou la seconde assise de la couche plexiforme interne (figs. 192, *c*, et 195, *a*).

b) Les *cellules horizontales internes sans dendrites descendantes* ont été signalées par nous pour la première fois sur des rétines de chat, de chien

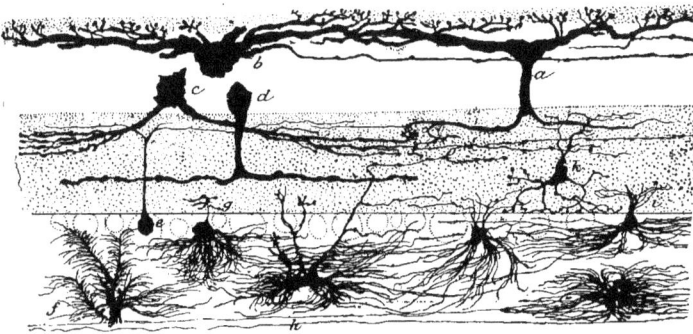

FIG. 195. -- Coupe de la rétine d'un mammifère. Méthode de Golgi.

a, cellule horizontale interne avec dendrite descendante ; — *b*, cellule horizontale interne sans dendrite descendante ; — *c*, *d*, amacrines ; — *f*, *g*, *h*, cellules névrogliques de la couche des fibres optiques ; — *k*, amacrine déplacée.

et de bœuf. A en juger par nos préparations, cette variété est plus abondamment représentée que la précédente. Elle lui ressemble par le gros volume de son corps cellulaire, par le nombre et la brièveté de ses dendrites ascendantes et par la manière d'être de son cylindre-axe (fig. 195, *b*). Une transition semble exister entre cette variété et les cellules horizontales externes : elle est formée par des neurones internes dont les dendrites cheminent horizontalement et se divisent coup sur coup.

Toutes les cellules internes possèdent un gros cylindre-axe. Celui-ci court constamment dans un plan horizontal, au-dessous de la couche plexiforme externe ; après un trajet variable, souvent fort long, il se termine dans cette couche, sous les sphérules mêmes des bâtonnets par une arborisation élégante, compliquée et très étendue. Sur les branchilles variqueuses de cette ramification terminale sont implantés des appendices qui s'élèvent pour pénétrer entre les pieds des bâtonnets. Ce cylindre-axe peut se bifurquer pendant son trajet ; il peut aussi émettre quelques collatérales, décomposées également en arborisations planes (fig. 196, *b*). Les arborisations du

Axone.

cylindre-axe des cellules horizontales internes s'imprègnent très bien par le bleu de méthylène et par le chromate d'argent ; mais si l'on veut voir tous leurs détails, c'est à cette dernière technique qu'il faut recourir, en usant, comme nous l'avons fait, de l'enroulement de la rétine suivi d'un enrobage du bloc dans la celloïdine ou le collodion.

Les détails que nous avons donnés sur le cylindre-axe des cellules horizontales internes sont dus à nos recherches sur les mammifères ; ils ont été confirmés par Kallius [1] et plus récemment par Dogiel [2]. Ce dernier professait naguère une opinion différente ; il croyait qu'après un trajet horizontal variable, ce cylindre-axe descendait et se continuait par une fibre du nerf optique. Cette erreur était imputable à l'emploi du bleu de méthylène, car

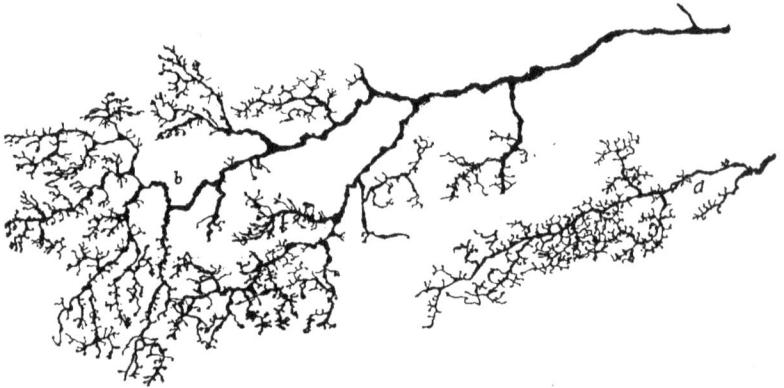

Fig. 196. — Arborisation terminale du cylindre-axe issu des cellules horizontales internes. Méthode de Golgi.

a, arborisation fine ; — *b*, arborisation épaisse et étendue.

cette méthode ne permet pas toujours de bien déterminer l'origine des fibres nerveuses.

Caractères et rôle des cellules horizontales.

Les cellules horizontales, tant externes qu'internes, appartiennent, on l'a deviné, à la catégorie des neurones à cylindre-axe court. Mais quel est leur rôle ? il est difficile de le dire. En tenant compte de leurs connexions, on peut supposer qu'elles diffusent sur une grande partie des articulations de la zone plexiforme l'excitation visuelle recueillie dans une région particulière de la rétine. Nous reviendrons sur ce sujet dont l'importance théorique est considérable.

Historique.

6° **Couche des cellules bipolaires.** — La morphologie générale de ces éléments était connue des anciens histologistes, de Müller, Schultze, W. Krause, Ranvier, etc.

1. Kallius, Untersuchungen über die Netzhaut der Säugetiere. *Anat. Heft. herausgegeb. von F. Merkel u. Bonnet*, 1894.
2. Dogiel, *Arch. f. mikrosk. Anat.*, Bd. XLI, 1893.

Parmi les modernes, c'est à Tartuferi et Dogiel que l'on est redevable de leur bonne description ; c'est à eux aussi que l'on doit la découverte des appendices qui terminent les expansions ascendante et descendante de ces corpuscules. Nous avons de même contribué à la connaissance des bipolaires.

Nos recherches dans les quatre classes des vertébrés nous ont permis, en effet, d'ajouter aux faits connus les quelques notions intéressantes que voici : 1° les expansions ascendantes aussi bien que les descendantes des cellules bipolaires se terminent, non par des réseaux parallèles et continus, comme le supposaient les deux derniers auteurs que nous avons cités, mais par des arborisations libres et bien distinctes pour chaque cellule ; 2° il existe deux types anatomo-physiologiques de bipolaires et non un seul ; c'est, d'une part, la bipolaire destinée à s'articuler avec les cônes et, de l'autre, la bipolaire consacrée aux bâtonnets.

Bipolaires pour cônes. — C'est le seul type que Dogiel et les autres savants avaient reconnu. Un corps ovoïde, de petites dimensions et très pauvre en protoplasma périnucléaire ; une expansion ascendante ou externe, épaisse, parfois double ou triple, décomposée dans l'étage inférieur de la couche plexiforme externe en une arborisation de branches longues, flexueuses, horizontales, en contact avec les pieds et les filaments basilaires de plusieurs cônes ; une expansion descendante ou interne, mince, s'enfonçant jusque dans la plexiforme interne où elle s'épanouit en une arborisation, courte, plane et très variqueuse, tels sont les caractères des bipolaires pour cônes (figs. 191, *e*, et 197, *a*, *b*). Ajoutons que les arborisations de l'expansion descendante s'étalent dans des étages différents de la plexiforme interne ; ces étages, qu'on appelle *lignes granuleuses*, sont chez les mammifères au nombre de trois ou quatre. Nous verrons plus loin qu'à chacun d'eux viennent aboutir les bouquets dendritiques ascendants des cellules ganglionnaires.

Il faut aussi considérer comme des bipolaires pour cônes, certaines cellules dont le corps volumineux placé tout contre la plexiforme externe y envoie un bouquet horizontal, étendu et pourvu de ramuscules très nombreux. En raison de leur grande taille, ces cellules s'appellent *bipolaires géantes* (fig. 191, *f*).

Lorsque nous nous occuperons de la rétine des vertébrés inférieurs, nous constaterons encore deux particularités des bipolaires pour cône ; la première, c'est l'émission de collatérales par l'expansion descendante, fait très rare chez les mammifères (fig. 201) ; la seconde, c'est la présence, parmi les ramuscules du bouquet périphérique, d'un long appendice ascendant, terminé dans la limitante externe. Cet appendice, que l'on appelle *massue de Landolt*, Dogiel assure l'avoir vu dans la rétine humaine, par l'emploi du bleu de méthylène. Pour nous, que ce soit ce colorant ou le chromate d'argent que nous ayons utilisé, jamais nous ne l'avons aperçu chez les mammifères. Aussi doutons-nous fort de la justesse de cette observation ; nous serions porté à croire que ce savant a pris pour une massue de Landolt quelque expansion du corps des bâtonnets.

Les deux espèces :

Aspect.

Expansions :
1° ascendante ;
2° descendante.

Les lignes d'articulation avec les ganglionnaires.

Variété géante.

Différences avec les autres vertébrés.

Bipolaire pour bâtonnet. — Elle est d'ordinaire plus volumineuse que la précédente ; on la reconnaît facilement à ces deux traits : *a*) des troncs, gros et courts, partis au nombre de deux ou trois du pôle supérieur du corps, arrivent à la limite de la plexiforme externe ; là, ils se décomposent en un élégant bouquet ascendant de branches courtes, minces, lisses, montant jusqu'à l'étage le plus périphérique de la plexiforme pour recevoir dans leurs intervalles les sphérules des bâtonnets ; *b*) l'expansion descendante, assez épaisse, traverse toute la couche plexiforme interne ; parvenue à sa frontière inférieure, elle se résout en une arborisation digitiforme simple, dont les branches courtes, grosses et variqueuses s'articulent soit avec le corps, soit avec les dendrites ascendantes des cellules ganglionnaires. L'existence des bipolaires pour bâtonnets, destinées, selon toute vraisemblance, à recueillir les excitations reçues par ces corpuscules, a été confirmée par Kallius, entre autres. Tartuferi les avait, au reste, imprégnées avant nous, incomplètement, il est vrai, et sans soupçonner leur connexion spécifique (fig. 191, *c*, *d*).

Les cellules bipolaires possèdent aussi une charpente neurofibrillaire, dont la présence a été démontrée par Van der Stricht. Pour la mettre en évidence, il faut employer des solutions de nitrate d'argent de 3 à 5 p. 100 et appliquer la première formule d'imprégnation de notre méthode. On voit alors que les neurofibrilles forment un plexus lâche autour du noyau et deux faisceaux, l'un ascendant, l'autre descendant.

7° **Couche des cellules amacrines** (*Spongioblastes de W. Müller, cellules pararéticulées de Kallius*, etc.). — La formation bien délimitée qui les contient est placée à la partie inférieure de la couche classique des grains internes. Wintschgau et W. Müller l'avaient déjà observée, l'un en 1854, l'autre en 1875. Elle est composée, selon les régions rétiniennes examinées, d'une, deux ou trois rangées irrégulières de corpuscules piriformes, dont la taille est variable, mais en général un peu plus grande, cependant, que celle des bipolaires. De temps à autre, on voit surgir une amacrine géante, rappelant les cellules ganglionnaires par le gros volume de son noyau et l'abondance de son protoplasma somatique (fig. 195, *c*, *d*).

La morphologie véritable des cellules amacrines, dont les préparations au carmin ne donnent qu'une idée très imparfaite, a été exposée pour la première fois par Tartuferi et Dogiel. Ce dernier a spécialement attiré l'attention sur l'impossibilité qu'il y a de découvrir parmi les dendrites de ces éléments un vrai cylindre-axe. Grâce à nos recherches, nous avons pu constater l'exactitude de cette affirmation ; nous avons pu, en outre, mieux préciser la disposition terminale des expansions de ces corpuscules et établir l'existence de nombreux types différents de cette espèce cellulaire dans les quatre classes de vertébrés. La forme et les connexions de l'arborisation terminale nous ont permis de diviser les cellules qui nous occupent en *amacrines unistratifiées, bistratifiées* et *diffuses*. Il faut ajouter à ces types dont le siège est normal, les *amacrines déplacées* qui résident au-dessous de la couche des grains internes, dans les zones inférieures (fig. 195, *k*).

Amacrines unistratifiées. — Les corpuscules de cette catégorie, la plus nombreuse de toutes, sont piriformes et ne possèdent qu'une grosse expansion descendante ; celles qui envoient leur ramification dans le premier étage de la plexiforme interne sont, par exception, étoilées et pourvues de plusieurs appendices divergents.

La figure 192 montre, en *f, g, h, j, l*, ces cellules amacrines ; elles ne diffèrent que par l'étage de la plexiforme interne dans lequel le tronc descendant étale son arborisation horizontale. Le nombre de ces étages est, nous l'avons dit, de trois, quatre ou cinq au plus chez les mammifères ; on les compte de dehors en dedans. Nos recherches ont démontré que les arborisations aplaties des amacrines se trouvent précisément dans les étages mêmes où s'alignent les bouquets inférieurs des bipolaires pour cônes et les lits protoplasmiques des cellules ganglionnaires. Il y a donc à chaque étage de la plexiforme interne une articulation complexe de trois neurones. En outre de la différence causée par la diversité de l'étage où elles se termi-

Variétés dues :
1° à l'étage d'articulation avec les bipolaires et les ganglionnaires ;

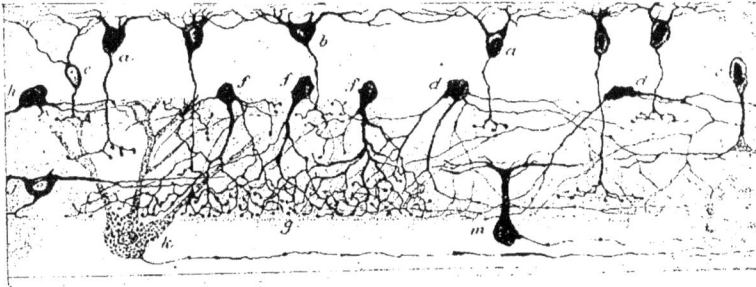

FIG. 197. — Divers types d'amacrines et de cellules bipolaires pour cônes ; rétine du chien. Méthode d'Ehrlich.

nent, les amacrines unistratifiées nous en présentent d'autres, relatives au volume du corps et au mode de ramification du tronc. Il est, en effet, des amacrines géantes dont le tronc se décompose en quelques branches horizontales, épaisses et très longues (fig. 195, *c, d*) ; d'autres sont petites et leur tronc délié s'épanouit en un rayonnement horizontal de filaments très fins, longs et semblables, à cause de leur lissure, à des branches cylindre-axiles (fig. 201, *f*) ; enfin, il n'en manque pas dont la taille est grande ou moyenne et dont l'expansion descendante s'achève par une multitude de ramuscules, flexueux, pas très longs et fortement variqueux (fig. 200, *G*).

2° à l'aspect de la cellule.

Amacrines bistratifiées. — Elles sont très rares dans la rétine des mammifères ; ce sont même les plus rares que nous y ayons rencontrées. Leur nom vient de ce qu'elles fournissent des ramifications terminales à deux étages : le premier et le dernier de la couche plexiforme interne. Les troncs descendants partent directement du corps cellulaire, comme dans les amacrines unistratifiées du premier étage, et les arborisations terminales en lesquelles ils se décomposent atteignent généralement une assez grande étendue.

Amacrines diffuses (fig. 197, *d*). — Cette variété, assez abondamment représentée, prend le bleu de méthylène de la méthode d'Ehrlich plus avidement que les autres. Les cellules y sont de taille moyenne, de forme triangulaire ou semi-lunaire. Le pôle inférieur de leur corps donne naissance à deux ou trois expansions qui, tout en descendant obliquement, se divisent et se redivisent coup sur coup. Les branches secondaires et extrêmement variqueuses, formées par ces divisions, se répandent dans toute la plexiforme interne ; les plus longues s'accumulent cependant dans le dernier étage, où elles constituent un plexus horizontal assez dense.

Variété. Il existe aussi des amacrines diffuses d'un autre type (fig. 191, *h*, 192, *n* et 197, *j*). Ce sont des cellules petites, au corps ovale ou piriforme, d'où s'échappe un tronc court qui, très vite, se résout en une arborisation terminale. Les branches obliques, variqueuses et descendantes de cette dernière embrassent une étendue moindre que dans la grande amacrine diffuse ; elles s'amassent surtout dans les deux tiers inférieurs de la couche plexiforme.

Leurs deux espèces. *Amacrines déplacées.* — On les rencontre dans la plexiforme interne et plus bas encore dans la couche des cellules ganglionnaires. De là, deux sortes d'amacrines déplacées.

a) Les *amacrines interstitielles* habitent dans la couche plexiforme (figs. 195, *k* et 197, *J*). Nagel [1], H. Müller [2], Borysiekiewicz [3] et d'autres avaient aperçu, il y a fort longtemps, des noyaux et des cellules dans cette couche, mais n'en avaient point établi la nature. Nos observations sur la rétine du bœuf et autres mammifères ont montré que ce n'était là que des amacrines sorties de leur gisement habituel. Ces éléments, en général fusiformes ou triangulaires, siègent dans les divers étages de la plexiforme. Leurs expansions, très longues et très ramifiées, ne se répandent parfois que sur une seule ligne granuleuse, celle précisément où se trouve le corps de la cellule. D'autres fois, pourtant, elles couvrent deux ou plusieurs étages voisins.

b) *Amacrines déplacées de la couche des cellules ganglionnaires.* — Ces éléments, découverts par nous, sont très abondants chez les reptiles et les oiseaux ; ils le sont moins chez les mammifères. Nous nous en occuperons plus loin.

Neurofibrilles des amacrines. Les méthodes neurofibrillaires colorent habituellement la charpente intraprotoplasmique des amacrines, ce qui est encore une preuve du caractère nerveux de ces cellules. La charpente est facile à voir dans les neurones volumineux et dans leurs prolongements.

Cellules à cylindre-axe court et ascendant de la couche des amacrines. Nous avons constaté parfois, chez les mammifères, dans la couche des cellules amacrines, la présence de petits corpuscules, triangulaires ou ovoïdes, pourvus d'un bouquet descendant de dendrites ; celles-ci se terminent dans la plexiforme interne (fig. 191, *g*). Le cylindre-axe, fin, sort de la partie supérieure du corps, monte vers la plexiforme externe et s'y termine, augmentant encore la complication du plexus qu'on y rencontre.

1. Nagel, *Græfe's Arch.*, Bd. VI, p. 218.
2. H. Müller, *Zeitschr. f. wissensch. Zool.*, Bd. VIII, 1857.
3. Borysiekiewicz, Untersuchungen über den feineren Bau der Netzhaut. Wien., 1887.

Parmi les amacrines dont il n'aurait vu d'ailleurs que la variété diffuse, Dogiel[1] aurait aperçu dans la rétine humaine traitée par la méthode d'Ehrlich deux espèces particulières de cellules nerveuses. Dans les unes, les expansions protoplasmiques se répandent sur plusieurs étages de la plexiforme interne tandis que le cylindre-axe descendant va rejoindre les fibres du nerf optique ; dans les autres, plusieurs dendrites fusionnées ou anastomosées donnent naissance à l'axone, détail singulier et contraire à tout ce que nous savons de l'origine ordinaire de ce conducteur. Nous n'avons observé aucune de ces espèces cellulaires dans nos préparations ; nous croyons donc que Dogiel a été induit en erreur par quelque fausse apparence ; l'on se rangera vraisemblablement à notre avis quand nous aurons dit que les cellules nerveuses à cylindre-axe long font constamment défaut dans la couche des spongioblastes, chez les mammifères.

Cellules à axone long et descendant de Dogiel; leur existence improbable.

8° **Couche plexiforme interne.** — Cette assise est formée par une succession de plexus horizontaux et parallèles, dont on n'a compris la signification que du jour où Dogiel et nous les avons étudiés au moyen des méthodes histologiques modernes. Les plexus dont il s'agit ne sont, en effet, que des lieux de contact ou d'articulation entre neurones ; leur nombre n'est si grand qu'afin de multiplier les surfaces articulaires et de conserver leur individualité aux courants nerveux. L'épaisseur de la plexiforme interne et le nombre de ses étages croissent donc au fur et à mesure que les bipolaires et amacrines deviennent plus petites et plus abondantes. Cette déduction se vérifie, d'ailleurs; au lieu de compter six ou sept étages comme chez les oiseaux et les reptiles, on n'en peut découvrir que quatre ou au plus cinq chez les mammifères ; or, chez eux, les bipolaires et amacrines sont relativement peu abondantes.

Ses plexus d'articulations.

Corrélation entre son épaisseur et le nombre des bipolaires et amacrines.

Cette couche, déjà si compliquée par le concours des expansions des cellules bipolaires, des amacrines et des ganglionnaires, l'est encore davantage par les innombrables appendices flexueux et d'apparence spongieuse que les fibres de Müller émettent latéralement à ce niveau.

Sa complication.

9° **Couche des cellules ganglionnaires.** — Cette assise ne renferme dans la plus grande partie de la rétine qu'une seule rangée de corpuscules piriformes, ovoïdes ou semi-lunaires ; elle peut en renfermer deux au niveau de la tache jaune et jusqu'à six et huit dans les parois de la fossette centrale. L'augmentation du nombre des cellules glanglionnaires proportionnellement à l'accroissement de l'acuité visuelle indique déjà que cette acuité dépend en grande partie de la quantité des voies conductrices qui se trouvent dans l'unité de surface rétinienne. La taille des cellules ganglionnaires est variable; chez l'homme, elle oscille entre 10 et 30 μ, d'après Müller. Elle est la plus petite, dans la tache jaune et la fovea, comme cet auteur, Schwalbe et Ritter l'avaient remarqué. Cette réduction de la taille cellulaire est, par conséquent, un autre facteur de plus grande sensibilité de ces régions de la rétine.

Forme. Nombre variable des rangées suivant les régions.

Taille.

1. Dogiel, Ueber die nervösen Elemente in der Retina des Menschen. *Arch. f. mikrosk. Anat.*, Bd. XXXVIII, 1891, et Bd. XL, H. 1, 1892.

Structure :
1° A m a s
chromatiques.

La structure des cellules ganglionnaires est la même que celle des autres gros neurones des centres nerveux. La technique colorante de Nissl montre dans leur corps : d'abord un noyau dont la chromatine est toute rassemblée en un gros nucléole, ensuite un protoplasma parsemé de grains chromatiques d'autant plus volumineux que la taille de la cellule est plus forte (fig. 197, *k*). Ces grains sont constants dans les grandes cellules rétiniennes de tous les vertébrés, suivant Abeldort [1]. Dans les petites, le protoplasma est plus pâle et la chromatine plus finement divisée, plus diffuse.

2° Neuro-
fibrilles.

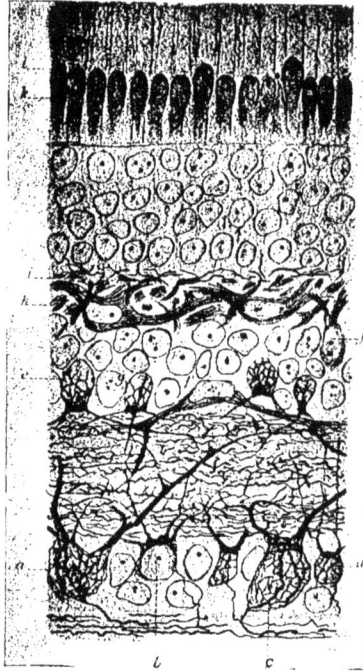

Fig. 198. — Coupe de la rétine du lapin adulte. Méthode du nitrate d'argent réduit.

a, grande cellule ganglionnaire; — *b*, petite cellule ganglionnaire; — *c* neurofibrille allant à l'axone; — *e*, spongioblaste montrant son réseau neurofibrillaire superficiel; — *h*, grandes cellules horizontales; — *i*, plexus dendritique formé par les expansions des cellules horizontales dans la plexiforme externe; — *k*, article interne des bâtonnets; — *l*, corpuscule imprégné dans l'extrémité de cet article du bâtonnet.

Les cellules ganglionnaires de la rétine renferment une charpente neurofibrillaire qu'Embden [2] a été le premier à mettre en évidence dans les types géants, à l'aide de la méthode de Bethe. Notre technique à l'argent réduit révèle cette charpente dans toutes les cellules, qu'elles soient grandes ou petites. Dans les types géants (fig. 198), elle se présente sous l'aspect fasciculé des neurones moteurs; dans les types petits, elle est plutôt disposée en réseau autour du noyau, réseau continu avec les travées neurofibrillaires des expansions. Le squelette filamenteux du cylindre-axe est souvent constitué par un seul paquet latéral de neurofibrilles; ce détail est surtout marqué chez les mammifères âgés de quelques jours. Ajoutons que Held a également constaté ces divers aspects de la charpente neurofibrillaire dans les cellules ganglionnaires.

3° Appareil
tubuleux.

Une formule spéciale d'imprégnation par le nitrate d'argent réduit [3]

1. ABELDORT, Zur Anatomie der Ganglienzellen der Retina. *Arch. f. Augenheilk.*, Bd. XLII, H. 3.

2. EMBDEN, Primitivfibrillenverlauf in der Netzhaut. *Arch. f. mikrosk. Anat. u. Entwickel.*, Bd. XLVII, 1901.

3. S. R. CAJAL, Les conduits de Golgi-Holmgren du protoplasma nerveux, etc. *Trav. d. Labor. d. Rech. biol.*, t. IV, fasc. 3, 1908.

permet d'apercevoir dans les cellules ganglionnaires un appareil tubuleux de Golgi-Holmgren. Dans les neurones de grandes dimensions, cet appareil siège autour du noyau et se présente sous la forme d'un treillis fort compliqué ; il est plus simple, au contraire, dans les neurones de petite taille, et n'occupe que le pôle périphérique du corps cellulaire. Comme dans la plupart des cellules nerveuses, les canalicules offrent deux aspects différents qui répondent peut-être à diverses phases fonctionnelles. Dans certains cas, ils apparaissent comme de grosses travées obscures et parfaitement continues (fig. 199, B) ; dans d'autres, ce sont de simples diverticules pâles, dont les points de jonction sont à peine ou nullement visibles (fig. 199, A). Ces deux aspects ne sont pas si tranchés cependant, car on observe de nombreuses transitions entre eux.

L'appareil tubuleux semble ne pas exister dans les autres cellules de la rétine : bâtonnets, cônes, bipolaires, amacrines, etc. ; du moins, nous ne l'y avons jamais vu jusqu'à présent.

Eu égard à leur forme et à la disposition de leurs dendrites, on peut diviser les cellules que nous étudions en : *ganglionnaires unistratifiées*, *ganglionnaires bi- et pluristratifiées*, *ganglionnaires à bouquet protoplasmique diffus et ganglionnaires déplacées.*

Cellules ganglionnaires unistratifiées. — Ces corpuscules, habituellement bipolaires, lancent par leur extrémité supérieure un gros tronc ascendant. Celui-ci se décompose en branches obliques qui ne tardent pas à devenir horizontales au niveau d'un des étages de la plexiforme interne (fig. 201, *m*, *n*). Leur *cylindre-axe* descendant se rend à la couche des fibres optiques. Au lieu d'un tronc protoplasmique ascendant, le corps peut en projeter deux ou davantage ; c'est le cas, notamment, pour les cellules dont l'arborisation dendritique se répand dans le dernier étage de la plexiforme (fig. 200, *A*, *B*). La taille des cellules et l'étendue des arborisations finales sont très variables dans ce type ; aussi peut-on y distinguer trois variétés : l'une géante par son corps volumineux ainsi que par la longueur et l'épaisseur des branches de sa ramure protoplasmique terminale ; les autres, moyenne et petite ; leur taille moindre, la minceur, les flexuosités, l'enchevêtrement et le peu d'extension de leurs ramuscules terminaux les rendent aisément reconnaissables.

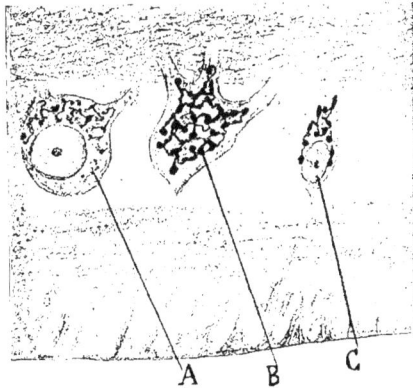

Les quatre espèces de ganglionnaires.

FIG. 199. — Appareil tubuleux de Golgi-Holmgren dans les cellules ganglionnaires de la rétine du chien âgé de 12 jours. Méthode du nitrate d'argent réduit.

A, cellule pourvue d'un appareil tubuleux délicat et pâle ; — B, cellule dont l'appareil est épais et foncé ; — C, petite cellule ganglionnaire et son appareil tubuleux.

Type commun.

Variétés dues :
1° au volume cellulaire :

2° à l'étage
d'arborisation
des dendrites.
Exemple d'é-
conomie de
protoplasma.

On peut encore classer les neurones de ce type en : *cellules ganglionnaires du premier, du second, du troisième, du quatrième, et du cinquième étage*, selon le plan de la couche plexiforme interne dans lequel s'étalent leurs arborisations aplaties. La forme du corps et le nombre des troncs primaires varient dans chacune de ces espèces suivant la loi de l'économie de protoplasma ; en d'autres termes, la ramure terminale provient d'un tronc unique, lorsque le corps cellulaire habite fort au-dessous de l'étage auquel il adresse cette ramure ; elle sort, au contraire, directement du corps si celui-ci est tout près de l'étage où elle s'épanouit ; enfin, elle est due à la décomposition de plusieurs troncs obliques issus eux-mêmes du corps, quand elle doit embrasser un espace considérable (fig. 200, *A*, *B*). Ces dispositions ne vont pas sans présenter, bien entendu, quelques exceptions.

*Aspect et ca-
ractères.*

Cellules ganglionnaires bi- et pluristratifiées. — Ce type contient en abondance des éléments de taille géante ; leur corps semi-lunaire ou irrégulier est surmonté de troncs dendritiques au nombre de deux, trois ou davantage. Les corpuscules de dimensions moyennes et petites ne manquent pas

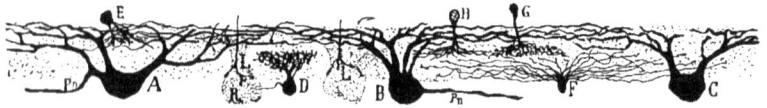

FIG. 200. — Divers types de cellules ganglionnaires de la rétine des mammifères.
Méthode de Golgi.

néanmoins. Aussitôt nés, les troncs ascendants de ces diverses ganglionnaires s'infléchissent pour cheminer horizontalement dans l'un des étages inférieurs de la plexiforme ; ils subissent ensuite une seconde inflexion qui les fait monter plus ou moins verticalement jusqu'à l'un des étages supérieurs

*Plexus den-
dritiques ex-
terne et in-
terne.*

où ils se ramifient. Pendant leur parcours horizontal, les troncs protoplasmiques produisent deux sortes de rameaux secondaires ; les uns, nombreux, s'élèvent jusqu'à l'étage supérieur où les troncs eux-mêmes se sont terminés et s'y arborisent ; de là un plexus externe ; les autres restent dans l'étage inférieur occupé par la portion horizontale ; leurs ramifications, associées à celles de troncs particuliers issus de la même cellule et n'allant pas plus haut, constituent à leur tour, à ce niveau, un plexus interne. Chez

*Espèces cel-
lulaires ; leur
fréquence rela-
tive.*

les mammifères, les plus fréquentes des ganglionnaires bistratifiées forment leurs deux plexus dans le second et quatrième étages (fig. 201, *i*) ; les cellules qui fournissent ces plexus à deux autres étages distants ou à trois étages, comme le cinquième, le troisième et le deuxième, sont rares ; en ce cas, elles portent le nom de pluristratifiées. Les ganglionnaires, qui couvrent de leurs branches terminales variqueuses deux étages consécutifs, le troisième et le quatrième (fig. 201, *n*), ou le premier et le second (fig. 201, *m*), se voient, par contre, assez souvent.

Caractères.

Cellules ganglionnaires diffuses. — Ce type, moins fréquent que les précédents et en général de petit volume, est aisé à reconnaître. Il émet deux, trois ou quatre dendrites qui montent obliquement à travers toute ou presque toute l'épaisseur de la plexiforme interne et se distribuent, sans préférence aucune, dans tous ses étages (fig. 201, o).

Indépendamment de ces divers types, il existe des cellules *ganglionnaires jumelles*, comme les appellent Dogiel et de Greeff qui les ont découvertes. Ce sont des éléments ordinaires, associés parfois deux à deux pour envoyer leurs arborisations dans les mêmes parages.

Ganglion-naires ju-melles.

Le *cylindre-axe* de toutes les cellules ganglionnaires que nous venons de décrire est facile à voir, même dans les préparations au carmin et à l'hématoxyline; on s'explique ainsi pourquoi Corti[1] a pu le découvrir dès 1850. Ce n'est que dans les coupes imprégnées au bleu de méthylène d'Ehrlich ou au chromate d'argent, qu'on peut cependant l'étudier d'une manière satisfaisante. Il se dégage ordinairement d'un côté du pôle inférieur du corps, plus rarement de la base d'une dendrite, et se dirige horizontalement dans la dixième couche qu'il forme avec ses congénères; il converge avec eux vers

Axones des cellules gan-glionnaires ou fibres opti-ques.

Trajet.

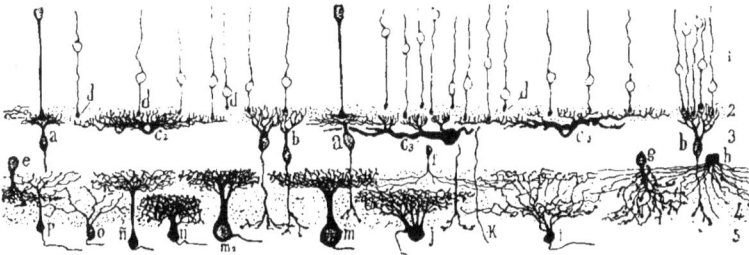

Fig. 201. — Coupe de la rétine d'un mammifère. Méthode de Golgi.

1, corps des cellules visuelles; — 2, plexiforme externe; — 3, grains internes; — 4, plexiforme interne; — 5, cellules ganglionnaires.
a, bipolaire pour cône; — b, bipolaire pour bâtonnet; — c, cellules horizontales; — f, amacrine à filaments dendritiques lisses; — m, n, ñ, o, etc., cellules ganglionnaires.

la papille, y pénètre et s'y transforme, en l'un des tubes à myéline du nerf optique. Pendant son très long parcours dans la rétine, l'axone, nu et variqueux, n'émet ni collatérales, ni ramifications d'aucune sorte. Ce trait singulier distingue le cylindre-axe optique de ceux que nous rencontrons dans les autres centres. Personne ne doute certainement plus que les tubes du nerf optique soient issus des cellules ganglionnaires rétiniennes. S'il en fallait cependant encore une preuve, il nous suffirait de rappeler que Birch-Hirschfeld[2] a provoqué de la chromatolyse dans ces dernières par section du nerf optique.

Absence de collatérales.

Cellules ganglionnaires déplacées. — Dans les préparations imprégnées par la méthode du nitrate d'argent réduit, nous avons aperçu, bien que rarement, des cellules ganglionnaires éloignées de leur siège normal et situées dans la couche plexiforme interne. Nous montrons une de ces cel-

1. CORTI, *Müller's Archiv*, 1850.
2. BIRCH-HIRSCHFELD, Beitrag zur Kenntnis der Netzhautganglienzellen unter physiologischen und pathologischen Verhältnissen. *Græfe's Arch. f. Ophthal.*, Bd. L., Abt. 1, 1900.

lules déplacées sur la figure 202 ; ses longues dendrites s'étendent dans l'étage le plus externe de la plexiforme. On aperçoit, en *a*, sur cette même figure, des fibres nerveuses émanées de la substance blanche, mais dont nous n'avons pu préciser la destination.

10° **Couche des fibres optiques.** — Tous les axones produits par les cellules ganglionnaires se groupent en paquets épais que séparent des cellules et des expansions névrogliques. Il n'existe habituellement qu'un seul lit de ces fascicules dans la dixième couche. Ils sont composés d'un grand nombre de fibres fines et moyennes et d'une petite quantité de grosses fibres émises précisément par les cellules les plus volumineuses. Sur chaque fibre, quel que soit son diamètre, on aperçoit de distance en distance, mais sans aucune régularité, des épaississements ou varicosités, colorées en bleu intense par la méthode d'Ehrlich. Ces varicosités, que Tartuferi avait déjà observées, sont peut-être de simples produits artificiels, comme le soutiennent Kallius et Marenghi. Toujours est-il qu'elles persistent, bien que peu marquées, dans les préparations au chromate d'argent le plus rapidement fixées.

Marenghi [1] a décrit, il y a quelque temps, dans la couche qui nous occupe, de nombreuses collatérales ; elles partiraient à angle droit des fibres optiques, pénétreraient dans l'assise des neurones ganglionnaires et s'enchevêtreraient autour d'eux en un plexus très compact. Malgré toutes nos investigations dans les cinq classes de vertébrés, nous n'avons jamais pu retrouver pareil plexus. Le seul détail que nous ayons constaté, c'est la présence de quelques collatérales chez les reptiles [2] ; mais la chose est tout à fait exceptionnelle et semble faire défaut chez les oiseaux et les mammifères.

Outre les fibres centripètes nées des cellules ganglionnaires, dans la rétine même, on rencontre dans la dixième couche des fibres provenant d'autres centres. Ces conducteurs, dont l'existence vraisemblable avait été admise par Monakow [3], à la suite de ses recherches anatomo-pathologiques, ont été découvertes par nous d'abord dans la rétine des

a) Fibres optiques.

Fasciculation.

Varicosités.

Absence de collatérales chez les mammifères et oiseaux.

b) Fibres centrifuges.

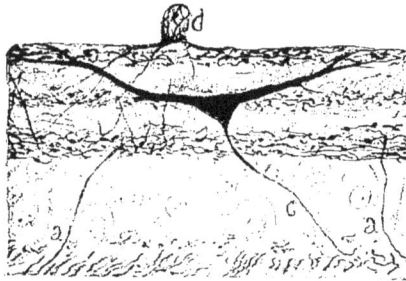

FIG. 202. — Couches profondes de la rétine du lapin. Méthode du nitrate d'argent réduit.

a, fibres nerveuses pénétrant dans la couche plexiforme interne ; — *c*, cylindre-axe d'une cellule ganglionnaire déplacée ; — *d*, amacrine.

1. G. MARENGHI, Contributo alla fina organizzazione della retina. *Soc. d. Anat. di Pavia*, 1900, et *Anat. Anzeiger*, 1900.
2. S. R. CAJAL, La rétine des vertébrés. *La Cellule*, 1892.
3. MONAKOW, Experimentelle und pathologisch-anatomische Untersuchungen über die optischen Centren und Bahnen. *Arch. f. Psych.*, Bd. XX, H. 3, 1889.

oiseaux [1], ensuite dans celle des mammifères [2]. Dogiel [3] et Ressnikoff [4], entre autres, les ont constatées depuis.

Ces fibres centrifuges sont très difficiles à imprégner chez les mammifères ; elles y sont moins épaisses que chez les oiseaux. Dans la rétine du chien, où quelquefois nous les avons aperçues, on les voit sortir de la couche des fibres optiques, monter verticalement au travers de la plexiforme interne, parvenir à la zone des cellules amacrines et se terminer là par une arborisation libre et variqueuse ; les fins rameaux ascendants qui en dérivent paraissent entrer en contact avec les corps et les grosses expansions des spongioblastes. Nous décrirons les fibres centrifuges dans le chapitre suivant, car c'est chez les oiseaux qu'elles sont le plus faciles à étudier.

Trajet.

1. S. R. CAJAL, Estructura de la retina de las aves. *Rev. trim. de Histol. norm. y patol.*, n° 2, Agosto de 1888. — Sur la morphologie et les connexions des éléments de la rétine des oiseaux. *Anat. Anzeiger*, n° 4, 1889.

2. S. R. CAJAL, La rétine des vertébrés. *La Cellule*, 1892.

3. DOGIEL, Ein besonderer Typus von Nervenzellen in der mittleren gangliosen Schicht der Vogelsretina. *Anat. Anzeiger*, n° 23, 1895.

4. RESSNIKOFF, Contribution à l'étude de la structure de la rétine des oiseaux (en russe), 1897

CHAPITRE XVI

RÉTINE (Suite.)

Uniformité de structure de la rétine chez les vertébrés.

De même que presque tous les appareils sensoriels et les ganglions périphériques du système nerveux, la rétine présente dans la série des vertébrés une grande uniformité de structure. Mammifères, oiseaux, reptiles, batraciens et poissons possèdent mêmes couches et, dans chacune d'elles, mêmes types de neurones et même mode de connexions. Mais, chez tous ces animaux, la conformation de l'œil n'est pas semblable et les conditions dans lesquelles s'effectue la vision sont également quelque peu diverses ; aussi, les impressions lumineuses recueillies par chacun d'eux dans le monde extérieur ne peuvent-elles pas être identiques. Chaque type de vertébré

Variations légères suivant les classes.

doit donc avoir une rétine adaptée, et par besoin et par économie, au milieu physique spécial dans lequel il vit et aux nécessités particulières de sa lutte pour l'existence ; de là, des différences intéressantes dans la texture de cette membrane. Ces différences, nous allons le voir à l'instant, ne sont que des nuances, car elles n'altèrent en rien d'essentiel le plan rétinien ;

Nature des variations.

elles touchent seulement à la configuration, au nombre et à la position des neurones et d'une façon plus particulière à la forme, au volume et aux propriétés chimiques des cellules visuelles ou réceptrices.

RÉTINE DES OISEAUX

Historique.

Cette rétine, la plus parfaite et la plus compliquée de toutes, a été l'objet de nombreuses recherches. Presque tous les histologistes anciens, Müller, Schultze, Schwalbe, W. Krause, Dobrowsky, Hoffmann, Schiefferdecker, etc., y ont consacré de longues et patientes études. Quant aux travaux modernes, il nous faut citer ceux de Dogiel, qui s'est servi de la méthode d'Ehrlich, les nôtres exécutés par cette méthode et celle de Golgi, ceux de Ressnikoff, etc. Le résumé que l'on va lire est tiré des résultats de ces diverses investigations.

Couche des cônes et des bâtonnets. — Ce qui frappe tout d'abord lorsqu'on examine cette couche, c'est le très petit nombre de bâtonnets, et cela, quel que soit le point où porte le regard. On peut donc dire que la rétine des oiseaux est essentiellement composée de cônes. Les oiseaux nocturnes font cependant exception ; nos recherches ont démontré qu'ils ont presque autant de bâtonnets que les mammifères.

Différence entre les oiseaux diurnes et nocturnes.

Bâtonnets. — Ils possèdent aussi deux articles : l'un interne, l'autre externe, tous deux grêles chez certains oiseaux comme les nocturnes et les passereaux, ou épais comme chez les gallinacés. C'est chez les oiseaux nocturnes que le rouge rétinien a été découvert.

Cônes. — Ils sont plus fins que chez les mammifères. Leur trait le plus caractéristique est de posséder sur la limite qui sépare les deux articles une sphère de substance grasse colorée (fig. 203, *a*). Cette sphère, qui n'existe point chez les mammifères, occupe presque tout le diamètre du cône ; de sorte que, pour arriver à l'article externe ou sensible, la lumière est obligée de traverser cette sphère ; elle n'y parvient, par suite, que monochromatisée ou pour le moins affranchie d'un grand nombre d'autres couleurs du spectre. Le rouge, l'orange, le jaune ou le vert sont les colorations habituelles de la sphère grasse ; le bleu est plus rare ; Schwalbe a même nié son existence, que W. Krause, Dobrowsky et Greeff affirment, au contraire. Dans quelques cônes la sphère est tout simplement incolore. Un même oiseau peut posséder dans sa rétine des sphères de teintes différentes dont la répartition est variable, ainsi que Wælchli l'a remarqué. Chez le pigeon, par exemple, la partie postéro-supérieure de la rétine est remplie de sphères rouges ; de là, le nom de champ rouge donné à cette région ; le reste de la membrane visuelle est occupé surtout par des sphères jaunes. Wælchli[1] a aussi reconnu que les sphères d'une nuance déterminée siègent dans les cônes à un niveau qui est différent pour les sphères des autres nuances. Aussi, d'après Van Genderen

Sphère grasse colorée.

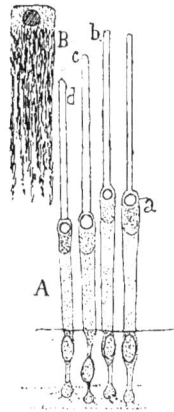

FIG. 203. — Cônes de la rétine du pigeon. Dissociation à l'état frais. (Figure demi-schématique.)

A, articles internes des cônes ; — B, cellule pigmentaire : — *a*, sphère colorée des cônes ; — *b, c, d,* articles externes des cônes.

Stort[2], y aurait-il jusqu'à quatre étages de sphères colorées dans une rétine. Ajoutons que l'article interne des cônes à sphère rouge renferme, en outre et habituellement, de fines granulations roses dans toute sa hauteur ; ce détail a été mis en évidence par Schultze, Beauregard et d'autres savants.

Granulations roses de l'article interne.

Parmi les autres particularités des cônes chez les oiseaux, nous citerons l'existence de *cônes obliques* et de *cônes jumeaux* ; le nom des premiers provient de l'obliquité de l'expansion descendante issue du corps ; celui des

Variétés de cônes.

1. Wælchli, Zur Topographie der gefärbten Kugeln der Vogelnetzhaut. *Arch. f. Ophthalm.*, Bd. XXIX, 1883.
2. Van Genderen Stort, Ueber Form und Ortsveränderungen der Netzhautelemente unter Einfluss von Licht, etc. *Arch. f. Ophthalm.*, Bd. XXXIII, 1887.

seconds tient à l'association et à la quasi-soudure du corps et des articles interne et externe des deux cônes. Nous étudierons mieux ces particularités dans la couche suivante.

Couche des corps de cellules visuelles.

Différence entre les corps de cône et de bâtonnet.

— Le corps du cône est nettement différent de celui du bâtonnet, entre autres chez les passereaux, les colombins et les gallinacés, objets de nos études. Le bâtonnet possède un corps épais, un noyau dont le siège est vers le milieu de la couche, et un pied inférieur, volumineux, d'où rayonnent un grand nombre de filaments horizontaux. Le corps du cône se trouve au contraire à toutes les hauteurs, et son expansion descendante et mince s'achève par une petite masse conoïde, hérissée de quelques appendices. Ces caractères

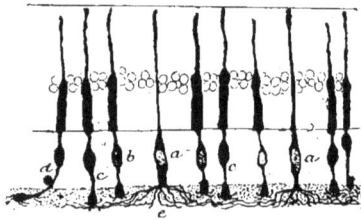

FIG. 204. — Cônes et bâtonnets; rétine de passereau. Méthode de Golgi.

a, bâtonnets; — b, c, cônes droits; — d, cône oblique.

différentiels sont très visibles chez les passereaux, comme le montre la figure 204, en *a* et *b*. On verra, dans ce dessin, que l'extrémité inférieure du bâtonnet occupe un plan plus superficiel, c'est-à-dire plus externe que celle des cônes, et qu'elle produit un bouquet de longues fibres obliques et descendantes.

Cônes obliques.

Dans certains cônes, l'expansion descendante parcourt obliquement ou suivant une courbe la couche des grains externes et la plexiforme voisine, au lieu de les traverser perpendiculairement. Elle se termine par une grosse

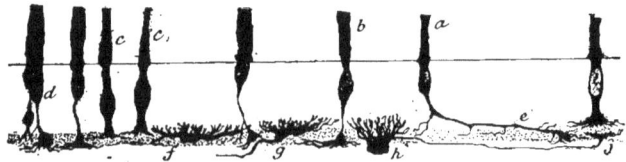

FIG. 205. — Corps des cônes et des bâtonnets; rétine de poulet. Méthode de Golgi.

a, cône oblique; — b, cône droit; — c, bâtonnets; — d, cônes jumeaux; f, g, h, cellules horizontales.

varicosité couverte de filaments dans le plan le plus inférieur de la couche citée en dernier lieu (fig. 204, *d*). Parfois, une bonne partie de son trajet est horizontal; il s'en dégage alors quelques fibrilles (fig. 205, *a, e*). Cette variété de *cônes obliques*, découverte par nous et constatée depuis par Ressnikoff, se rencontre chez les gallinacés et les colombins.

Cônes jumeaux.

On observe encore une autre espèce de cônes chez les oiseaux : ce sont les *cônes jumeaux*, accouplés deux par deux et en contact intime sur une très grande partie de leur longueur; l'un d'eux, le *cône accessoire*, est toujours plus petit que l'autre (fig. 205, *d*). Ces éléments associés conser-

vent, en réalité, leur individualité, car, d'après nos recherches, chacun d'eux
envoie la varicosité ou le pied de son expansion descendante dans un plan
différent de la plexiforme externe, où vraisemblablement elle entre en relation avec une bipolaire qui lui est propre.

Les cônes sont rares, avons-nous dit, chez les oiseaux nocturnes, sauf, *Fréquence*
pourtant, chez deux espèces : l'effraie (*Strix flammea* Lin.) et le hibou vul- *des cellules vi-*
gaire (*Strix otus* Lin.), que nous avons étudiés, et qui, au point de vue *suelles suivant*
les espèces d'oi-
de ce genre de cellules visuelles, se comportent comme les oiseaux diurnes. *seaux.*
Les bâtonnets sont, par contre, extrêmement abondants; ils se terminent dans
le plan supérieur de la couche plexiforme externe par une sphérule lisse,
sans aucun appendice filamenteux [1]. Ce dernier trait rapproche encore,
comme on le voit, la rétine des oiseaux nocturnes de celle des mammifères.

Couche des cellules horizontales. — Elles sont beaucoup plus petites que
dans la classe la plus élevée des vertébrés; il n'en existe qu'un lit bien régu- *Cellules :*
lier. Nous les avons vues sous deux formes dans nos préparations. La pre- *1º en brosse :*
mière, *en houppe* ou *en brosse*, est très fréquente ; elle consiste en un corps
surmonté d'une infinité d'ap-
pendices ascendants (fig. 205,

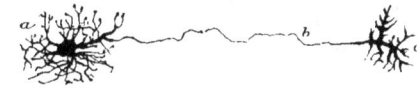

h) ; le *cylindre-axe*, d'une longueur variable, se termine par
une arborisation épineuse,
très caractéristique (fig. 205, *j*   FIG. 206. — Cellule horizontale en brosse, vue à *2º étoilées.*
et 206, *c*). La seconde est   plat; rétine de poulet. Méthode de Golgi.
étoilée ; ses représentants,   *a*, dendrites; — *b*, cylindre-axe; — *c*, arborisation axile
moins abondants, sont plus   horizontale.
aplatis et pourvus de dendrites plus longues, plus horizontales ; leur *cylindre-axe*, que nous avons suivi sur de grandes distances chez les passereaux, s'épanouit en une arborisation un peu plus étendue que la précédente (figs. 205, *g*, et 209, *i*). Ressnikoff a constaté l'existence de la première
forme seulement.

Couche des cellules bipolaires. — On distingue aussi parmi ces neurones : 1º un *type de grandes dimensions*, au protoplasma abondant et *Leurs deux*
aux nombreuses expansions ascendantes, mais sans massue de Landolt *espèces.*
(fig. 207, *n*), et 2º un *type de petites dimensions,* fréquent, ovoïde, au protoplasma rare. Ce dernier siège à différentes hauteurs dans la couche des
grains internes ; son expansion interne ou inférieure se décompose en une
arborisation terminale variqueuse qui s'étale dans l'un quelconque des
étages de la plexiforme interne ; elle émet auparavant des collatérales qui
s'arborisent aussi, mais dans les étages situés au-dessus ; ces arborisations
collatérales ont été découvertes par nous chez les oiseaux, les reptiles et
les batraciens. L'expansion supérieure ou périphérique s'ouvre dans la
plexiforme externe en un bouquet de filaments horizontaux ; elle émet, en

1. S. R. CAJAL, *Anal. Anzeiger*, 1889.

outre, ainsi que Dogiel [1] et nous [2] l'avons signalé simultanément, une fibre ascendante qui se termine par une varicosité libre au niveau ou un peu au-dessus de la limitante externe (fig. 207, *m, o, p, q*). Cet appendice, appelé *massue de Landolt* d'après l'auteur qui en fit le premier la découverte en étudiant la rétine des batraciens, abonde chez les gallinacés et les colombins. Nous n'avons pas réussi à l'apercevoir chez les passereaux.

Massue de Landolt.

Il est probable que les deux types de bipolaires se comportent dans la rétine des oiseaux comme dans celle des mammifères; c'est dire que les grosses bipolaires doivent s'articuler avec les bâtonnets, et les petites avec les cônes.

Rôle probable des deux types de bipolaires.

Cellules étoilées sans axone (fig. 208, *a, b*). — Nous avons trouvé [3], parmi les bipolaires, chez les passereaux, des corpuscules étoilés, ovoïdes ou trian-

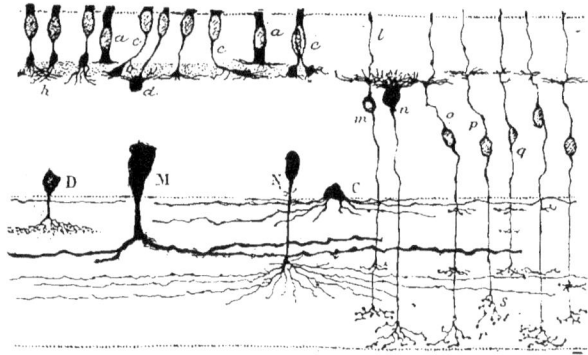

Fig. 207. — Rétine du poulet. Méthode de Golgi.

C, D. M. N, différents types d'amacrines; — *a*, bâtonnet; — *c*, cône oblique; — *d*, cône à pied oblique; — *e*, cônes jumeaux; — *m*, bipolaire à massue de Landolt; — *n*, grosse bipolaire sans massue; — *l*, massue de Landolt; — *s*, bouquet terminal des bipolaires.

gulaires, sans orientation précise. Ces éléments sont pourvus de plusieurs expansions descendantes, relativement courtes, et d'autres, ascendantes, qui se terminent par des ramures compliquées dans la plexiforme externe. Nous n'avons pu en découvrir l'axone. Nous ignorons tout de leur signification.

Les trois espèces d'amacrines.

Couche des cellules amacrines. — Cette assise comprend trois sortes de neurones : les amacrines proprement dites, les amacrines d'association ou à

1. DOGIEL, Ueber das Verhalten der nervösen Elemente in der retina der Ganoiden. *Anat. Anzeiger*, n°° 4 u. 5. 1888. — Ueber die nervösen Elemente in der Netzhaut der Amphibien und Vögel. *Anat. Anzeiger*, mai 1888. — Die Retina der Vögel, *Arch. f. mikrosk. Anat.*, Bd. XLIV, 1894.

2. CAJAL, Estructura de la retina de las aves. *Rev. trimestr. de Histol. norm. y patol.*, n° 2, Agosto de 1888. — Sur la morphologie et les connexions des éléments de la rétine des oiseaux. *Anat. Anzeiger*, n° 4, 1889.

3. S. R. CAJAL. Nouvelles contributions à l'étude histologique de la rétine, etc. *Journ. de l'Anat. et de la Physiol.*, n° 5. 1896.

cylindre-axe court, les amacrines géantes et les cellules ganglionnaires déplacées.

1° Les *amacrines proprement dites* répondent à la description que nous en avons faite précédemment. Elles diffèrent cependant de leurs congénères chez les mammifères, par leur plus grande quantité, la variété et l'extrême élégance de leurs types, enfin par l'extraordinaire richesse de leurs arborisations horizontales. On compte sept étages de ces arborisations dans les points les plus épais de la rétine. Nous renvoyons, pour plus ample description de ces neurones, à notre ouvrage étendu sur la rétine. Les figures 207 et 210 en présentent quelques variétés ; on y voit des amacrines unistratifiées, grandes et petites, à bouquet variqueux et ramassé ou lâche, étalé, et finement rayonné, etc. ; des amacrines bistratifiées et diffuses, et
même en certains points des amacrines bistratifiées (fig. 208, *d*).

2° Les *amacrines d'association
ou à cylindre-axe court*, découvertes par nous [1], sont des éléments
très singuliers (fig. 209, *b*). Leur
corps piriforme émet une expansion
descendante qui se résout en un
bouquet de *dendrites* épaisses, plus
courtes et bien moins ramifiées chez
les passereaux que chez les colombins, chez qui elles le sont d'ailleurs fort peu. Parfois, le bouquet
n'est représenté que par un seul
appendice qui est dentelé et se termine à petite distance. Le *cylindre-
axe*, fort et horizontal, naît de l'ex-

*Différences
avec les mam-
mifères.*

*Étages d'ar-
borisation.*

*Variétés cel-
lulaires.*

Caractères.

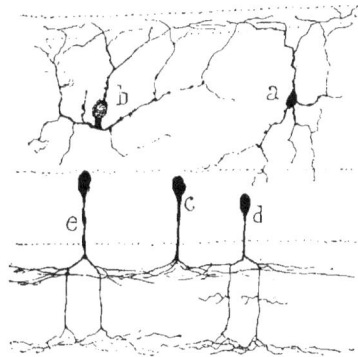

Fig. 208. — Rétine de passereau.
Méthode de Golgi.

a, b, cellules étoilées de la couche des bipolaires ;
— *c*, amacrine unistratifiée ; — *d*, amacrine tristratifiée ; — *e*, amacrine bistratifiée

trémité inférieure de l'expansion descendante ou d'une des dendrites ; il chemine soit dans le premier étage de la plexiforme interne, soit à la limite supérieure de cette dernière ; après un parcours très long, il s'épanouit en une arborisation horizontale, luxuriante, étendue dans le premier étage lui-même. Cette arborisation s'articule avec un certain nombre de troncs des-cendants d'amacrines ordinaires. La méthode d'Ehrlich apprend, comme nous le verrons tout à l'heure, que le corps et les dendrites des amacrines d'association sont embrassées par l'arborisation terminale des fibres centri-fuges exogènes.

*Articula-
tions.*

Dogiel a dû apercevoir les amacrines à cylindre-axe court, mais d'une façon imparfaite, car la méthode au bleu de méthylène, dont il s'est servi, ne permet guère de saisir nettement la morphologie de ces éléments. En outre, fibres centrifuges et amacrines d'association qu'elles enlacent se colorent très souvent

*Erreurs
dues au bleu
de méthylène.*

1. S. R. CAJAL, *Sobre unos corpúsculos especiales de la retina de las aves. Actas
de la Socied. españ. de Histor. natur.*, 3 de julio de 1895.

en même temps; d'où, nouvelles chances d'erreur, sur lesquelles nous avons ailleurs [1] appelé l'attention.

Cellules horizontales à axone court de Dogiel; leur existence improbable.

Il existerait chez les oiseaux, d'après Dogiel [2], certaines cellules horizontales, petites et semi-lunaires, placées immédiatement en dehors de la plexiforme interne et possédant un axone court et fin, arborisé dans ce plan tout à fait extérieur. Nous manquons d'expérience personnelle sur ces corpuscules fort différents des amacrines d'association; car nous ne les avons jamais vus dans aucune de nos préparations, qu'elles aient été faites par la méthode d'Ehrlich ou par celle de Golgi. Nous serions porté à supposer que ce savant a pris pour des éléments nouveaux et à cylindre-axe court des amacrines semi-lunaires, décrites, il y a déjà longtemps, par nous dans la rétine des oiseaux et pourvues de nombreux appendices très longs. Un de ces appendices qui courent dans le premier étage de la plexiforme externe lui aura paru être un cylindre-axe (fig. 210, *B*).

3° *Amacrines géantes.* — Enfin, il existe, en très grande abondance, chez

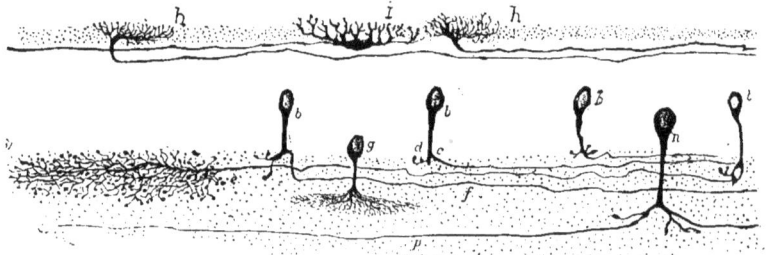

Fig. 209. — Rétine d'un passereau (verdier, *Ligurinus chloris*, L.). Méthode de Golgi.

b, amacrines à cylindre-axe court ou amacrines d'association; — *d*, dendrites de ces cellules; — *c, f*, leur cylindre-axe horizontal; — *e*, leur arborisation axile terminale; — *i*, cellule horizontale aplatie; — *h*, son arborisation axile; — *g, n*, amacrines.

les oiseaux, un type d'amacrines géantes dont les expansions d'abord épaisses, puis de plus en plus effilées, ressemblent à autant d'axones; nous les décrirons à propos de la rétine des reptiles.

Cellules ganglionnaires déplacées ou cellules de Dogiel.

Les *cellules ganglionnaires déplacées* (fig. 212, *A*) de la couche des amacrines ont été signalées pour la première fois par Dogiel. Aussi proposons-nous de les appeler *cellules de Dogiel*. Elles ont été mentionnées ensuite par nous. Ce sont des corpuscules rares, volumineux, de forme semi-lunaire ou mitrale et munis de dendrites et d'un cylindre-axe. Les *dendrites* épaisses et ordinairement horizontales se distribuent dans le premier étage de la plexiforme interne; quant au *cylindre-axe*, il descend verticalement, et sans avoir émis la moindre collatérale, se poursuit sous la forme d'une fibre du nerf optique. Le fait que ces neurones se comportent, sauf pour la position, comme les cellules ganglionnaires dont l'arborisation dendritique s'étale

1. S. R. Cajal, *Journ. de l'Anat. et de la Physiol.*, 1896.
2. Dogiel, Ein besonderer Typus von Nervenzellen in der mittleren gangliosen Schicht der Vogelretina. *Anat. Anzeiger*, n° 23, 1895.

dans le premier étage de la plexiforme nous autorise à penser qu'il s'agit ici de cellules géantes de la neuvième couche, qui auraient quitté leur gîte habituel pour obéir à la loi d'économie d'espace.

Couche des cellules ganglionnaires. — Le nombre de ces neurones est extrêmement grand, surtout chez les passereaux. Les types bi- et tristratifiés s'y font remarquer par la variété de leur volume et de leurs formes et aussi par l'élégance des plexus horizontaux de leurs dendrites décomposées. La figure 212, dans laquelle nous avons dessiné quelques exemplaires de ces cellules, nous dispense de toute description. Quant au type unistratifié, il est presque semblable à celui des reptiles, reproduit sur les figures 215 et 216.

Cellules gan- glionnaires.

Abstraction faite des cellules ganglionnaires, on rencontre encore dans cette couche un grand nombre d'*amacrines déplacées* dont le tronc grêle et ascendant produit dans le troisième étage de la plexiforme interne un bouquet terminal aplati, très dense et très délicat tout à la fois. Les ramuscules

Amacrines déplacées.

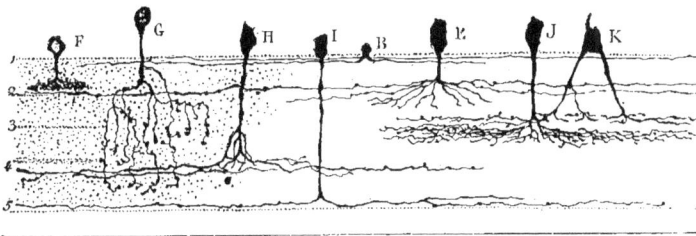

Fɪɢ. 210. — Divers types de cellules amacrines; rétine des oiseaux. Méthode de Golgi.

de cette arborisation sont si variqueux qu'à de faibles grossissements on croit avoir affaire à des amas de granules.

Couche des fibres du nerf optique. — Elle contient des *cylindres-axes centripètes endogènes* dont la plupart ont un diamètre moyen ou petit et des *cylindres-axes centrifuges ou exogènes*, ordinairement plus épais et ramifiés, comme chez les mammifères, dans la zone des cellules amacrines. Ces derniers conducteurs s'imprègnent très facilement chez les oiseaux par les méthodes de Golgi et d'Ehrlich.

Fibres centrifuges. — Nous avons représenté, sur la figure 211, les principales variétés de fibres centrifuges que nous avons observées chez le pigeon. Quant à celles des passereaux, elles sont dessinées en *a*, *b*, *c*, etc., sur la figure 212. Ces fibres proviennent, on le voit, de la dixième couche; elles traversent sans aucune division la plexiforme interne et, parvenues à la zone des amacrines, se décomposent en arborisations aux ramuscules courts, épais et fortement variqueux. Elles se bifurquent pourtant quelquefois à leur passage dans la plexiforme interne ou plus haut; il en résulte deux arborisations un peu distantes l'une de l'autre. Enfin, elles cheminent

Trajet in- tra-rétinien.

parfois horizontalement, sur une certaine longueur, au-dessous des amacrines, avant de produire leur arborisation terminale.

Arborisation terminale en nid.

Celle-ci est souvent modelée en nid élégant autour du corps d'une amacrine; la preuve en a été donnée par nous [1] et confirmée par Dogiel [2]. Au début, nous avions cru que la cellule ainsi entourée était une amacrine ordinaire, mais des recherches ultérieures nous donnent tout lieu de croire qu'il s'agit d'une amacrine d'association ; la chose est certaine, du moins chez les colombins.

Ramuscules terminaux ascendants et descendants.

L'arborisation des fibres centrifuges n'engendre pas seulement un nid péricellulaire ; elle émet encore, et de façon constante, des ramuscules de deux sortes : les uns, *ascendants*, relativement minces, inconstants et librement terminés tout en haut de la couche des amacrines (fig. 211, *a*) ; les

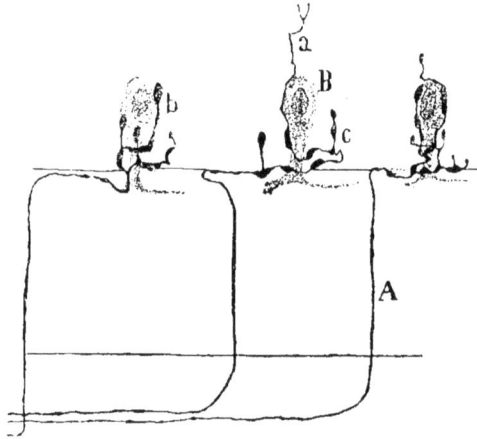

Fig. 211. — Fibres centrifuges; rétine de pigeon. Méthode d'Ehrlich-Bethe.

A, fibre nerveuse ; — B, cellule amacrine enveloppée par l'arborisation de la fibre nerveuse ; *a, b, c,* ramuscules variqueux terminaux.

autres, *inférieurs* ou *basilaires*, horizontaux et serpentant sur la frontière interne des amacrines. Ces deux espèces de ramuscules s'articulent, selon toute vraisemblance, avec les amacrines ordinaires. Elles ne sont bien développées que chez les colombins.

Variétés de l'arborisation.

L'arborisation des fibres centrifuges est souvent si pauvre dans la rétine des passereaux et des gallinacés, qu'elle se réduit au nid terminal (fig. 212, *d, f*), parfois même à une simple massue hérissée de rugosités et accolée à une amacrine d'association. Enfin, l'arborisation peut ne consister qu'en un petit nombre de ramuscules courts ; dans ce cas, il y a contact entre ceux-ci et les dendrites de l'amacrine d'association (fig. 212, *d, f*). En somme, c'est

1. S. R. CAJAL, Die Retina der Wirbelthiere, traduction du docteur Richard Greeff, Wiesbaden, 1894. Voir dans cet ouvrage la note que nous avons ajoutée.
2. DOGIEL, *Anat. Anzeiger*, n° 23, 1895.

par l'intermédiaire du nid terminal et des ramuscules accessoires que chaque fibre centrifuge transmet à une amacrine d'association et à un groupe d'amacrines ordinaires le courant qu'elle a reçu des centres [1].

Articulations des fibres cen- trifuges.

Les points essentiels de la description que nous venons de donner sur les fibres centrifuges ont été reconnus exacts par Dogiel. Dans un de ses travaux, cet auteur abandonne, en effet, l'opinion qu'il entretenait à l'égard de ces fibres. Ce n'étaient pour lui jusque-là que des cylindres-axes de cellules spéciales, logées dans la rétine. Ressnikoff a eu également l'occasion de contrôler la justesse de notre description chez les gallinacés [2].

Historique.

Il existerait, d'après Dogiel [3], d'autres fibres centrifuges ayant un autre mode de terminaison et dans un point différent. Ces fibres traverseraient la plexiforme interne, se bifurqueraient à maintes reprises au-dessus de cette couche et formeraient de vastes arborisations délicates, planes et compliquées. Nous avouons ne pas avoir jusqu'ici aperçu ces fibres ni dans les préparations au bleu de méthylène d'Ehrlich, ni dans celles au chromate d'argent.

Autres fibres centrifuges de Dogiel : leur existence improbable.

Névroglie. — Nous n'avons pas trouvé d'*astrocytes* dans la couche des

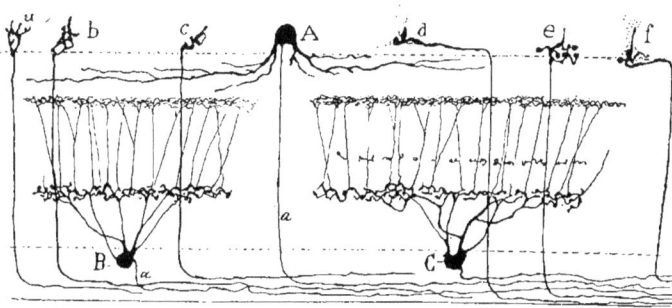

FIG. 212. — Rétine du moineau (*Passer domesticus*). Méthode de Golgi.
A, cellule ganglionnaire déplacée; — B, C, ganglionnaires bi et tristratifiée; — a, b, c, fibres centrifuges; — d, f, arborisations centrifuges très simples.

fibres optiques. Les cellules épithéliales ou *fibres de Müller* se distinguent de celles des mammifères en ce qu'aux environs de la limite supérieure de la plexiforme interne elles se décomposent en un faisceau de prolongements descendants. Ces derniers sont lisses au niveau des étages articulaires de la plexiforme; ils sont au contraire tomenteux dans leurs intervalles. Ils se terminent sur la membrane limitante externe par autant d'épaississements coniques. L'ensemble de ces prolongements prend l'aspect d'un balai (fig. 217, *B*).

1. Nous sommes persuadé, d'après nos recherches, que le gros de l'arborisation entre en connexion, chez le pigeon également, avec les dendrites dentelées des amacrines d'association.

2. RESSNIKOFF, Contribution à l'étude de la structure de la rétine des oiseaux (en russe), 1897.

3. DOGIEL, Die Retina der Vögel. *Arch. f. mikrosk. Anal.*, Bd. XLIV, 1895.

RÉTINE DES REPTILES

Historique.　　Les études anciennes faites sur cette rétine sont dues à Schultze, Hannover, Hoffmann, Ranvier, W. Krause, etc. Parmi les recherches exécutées à l'aide des méthodes histologiques modernes, nous citerons celles de Dogiel et les nôtres; les premières ont porté sur la tortue (*Testudo*); les secondes sur le lézard des murailles (*Lacerta muralis*), le lézard vert (*L. viridis*), le lézard des souches

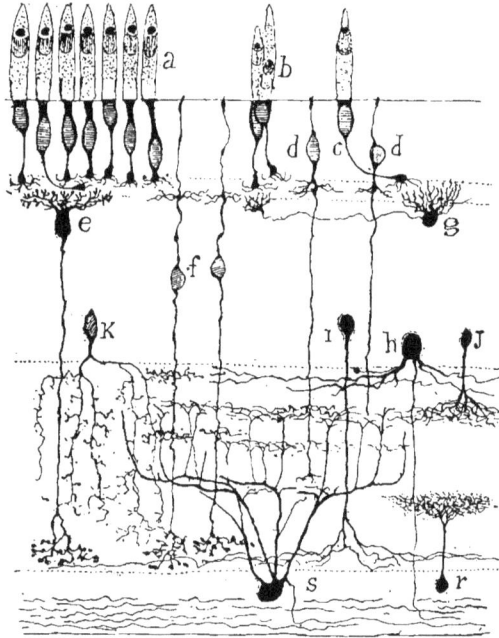

FIG. 213. — Coupe perpendiculaire et demi-schématique de la rétine du lézard vert (*Lacerta viridis*). Méthode de Golgi.

a, cônes; — *b*, cônes jumeaux; — *c*, cône oblique; — *d*, bipolaire déplacée; — *e*, grosse bipolaire; — *f*, bipolaire à massue de Landolt; — *g*, cellule horizontale; — *h*, cellule de Dogiel ou ganglionnaire déplacée; — *i, j, k*, amacrines; — *r*, amacrine déplacée; — *s*, cellules ganglionnaires.

(*L. stirpium*), le lézard ocellé (*L. ocellata*), la couleuvre (*Coluber*) et le caméléon (*Chamæleo*).

Analogie de la rétine des reptiles et oiseaux.　　La rétine des reptiles a une ressemblance extraordinaire avec celle des oiseaux : elle s'en rapproche par le nombre considérable des amacrines et des cellules ganglionnaires, par l'abondance des bipolaires, enfin par la forme et la constitution des cellules visuelles. Aussi, nous dispenserons-nous d'entrer dans beaucoup de détails à son propos.

Couche des cônes. — Il n'existe, en effet, aucun bâtonnet chez les reptiles, *Absence des bâtonnets.* de l'avis de tous ceux qui ont étudié ce sujet. Les cônes rappellent par leur forme et leur structure ceux des oiseaux. On trouve aussi entre leurs articles

externe et interne une sphère de substance grasse, colorée en rouge, jaune, vert *Sphère gras-se.*
ou bleu chez la tortue et le lézard (fig. 213, *a*). Ces colorations sont plus pâles
chez d'autres reptiles; elles peuvent même faire défaut.

On rencontre également des cônes jumeaux, comme en témoignent les des- *Cônes ju-meaux.*
criptions de Schultze, Hoffmann et Ranvier. Les varicosités ou pieds terminaux
du cône principal et du cône accessoire siègent dans des plans différents de la
plexiforme externe (fig. 213, *b*).

Couche des corps des cellules visuelles. — On y voit d'ordinaire trois rangées
de noyaux; les deux externes appartiennent au corps des cônes; la profonde
à celui de bipolaires déplacées.

Le corps des cônes émet, comme chez les oiseaux, une expansion inférieure *Corps de cônes.*
droite ou oblique (fig. 213, *a* et *c*). Elle se termine toujours par un renflement
hérissé d'appendices courts, articulés avec le bouquet des bipolaires. La varicosité terminale des cônes obliques s'enfonce plus profondément.

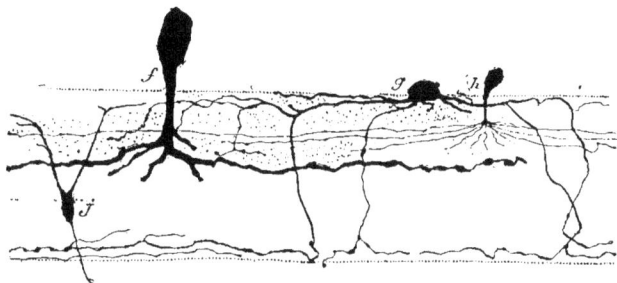

Fig. 214. — Divers types de cellules amacrines; rétine du lézard ocellé (*Lacerta ocellata*).
Méthode de Golgi.

f, grande cellule amacrine; — *g*, autre type d'amacrine; — *h*, amacrine à expansions très fines et
très longues; — *j*, cellule ganglionnaire déplacée.

Les bipolaires déplacées répondent aux cellules basales externes de Ran- *Bipolaires déplacées.*
vier, trouvées par lui chez le gecko (*Platidactylus*) et par Hoffmann chez la
tortue. Il s'agit, comme on le voit sur la figure 213, en *d*, de véritables bipolaires, dont le corps s'est transporté dans la seconde couche. L'arborisation
horizontale destinée à la plexiforme externe naît au-dessous du noyau; la
massue de Landolt, découverte par Hoffmann chez la tortue et retrouvée par
nous chez diverses espèces de reptiles, s'élève au-dessus.

Couche des cellules horizontales. — Les deux variétés que nous avons recon-
nues chez les oiseaux se rencontrent également ici : 1° la *cellule horizontale en
houppe* ou *en brosse* dont le cylindre-axe horizontal se termine par un bouquet
de ramuscules courts et ascendants (fig. 213, *g*); 2° la *cellule étoilée et aplatie* dont
l'axone se rend en un point que nous ignorons.

Couche des cellules bipolaires. — Nous avons déjà mentionné les bipolaires
déplacées; quant aux bipolaires normalement situées, il en existe deux variétés : *Variétés.*
1° Les unes, que nous avons découvertes, possèdent un corps situé au-dessous
de la plexiforme externe; un faisceau d'appendices ascendants, gros et courts,
surmonte ce corps; une expansion très longue en descend et va former son
arborisation terminale au voisinage des cellules ganglionnaires (fig. 213, *e*).
2° Les autres ont un corps ovoïde de petites dimensions, pourvu à sa partie

II
t
41

supérieure d'une massue de Landolt et à sa partie inférieure d'un prolongement descendant. Ce dernier émet latéralement, dans la plexiforme interne et de distance en distance, des appendices rayonnants qui forment dans cette couche autant de plexus horizontaux (fig. 213, *f*). Ce détail curieux a été mis en évidence grâce à nos recherches.

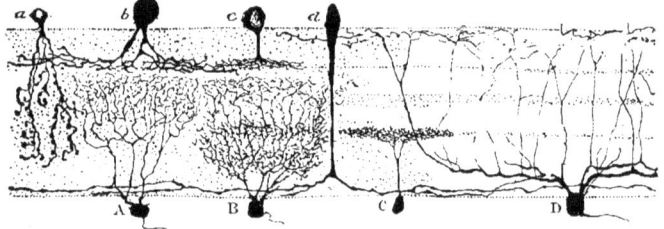

Fig. 215. — Divers types de cellules amacrines et ganglionnaires; rétine du lézard ocellé (*Lacerta ocellata*). Méthode de Golgi.

Couche des cellules amacrines. — Ces neurones sont aussi nombreux et aussi variés que chez les oiseaux. On y trouve de même des amacrines unistratifiées, bistratifiées et diffuses. Parmi les types les plus divers que nous avons rencontrés dans la rétine du lézard ocellé et du caméléon, nous citerons deux variétés : 1° une forme géante dont les branches terminales, d'abord épaisses, s'amincissent brusquement, s'étendent à une très grande distance et deviennent lisses et rectilignes ; 2° une forme dont l'expansion inférieure s'épanouit en un rayon-

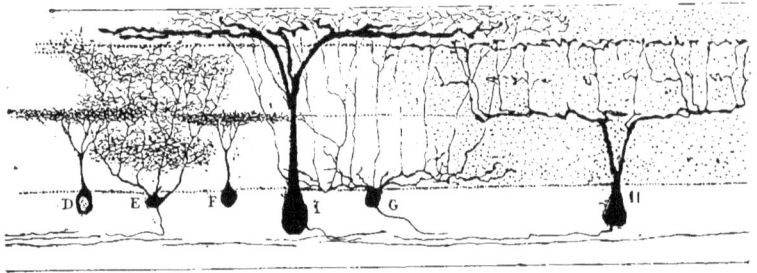

Fig. 216. — Cellules ganglionnaires uni-, bi- et pluristratifiées ; rétine du lézard ocellé (*Lacerta ocellata*). Méthode de Golgi.

nement de fibres horizontales d'une longueur et d'une régularité vraiment surprenantes (fig. 214, *h*). On aperçoit encore dans cette couche des cellules de forme mitrale et à cylindre-axe long, signalées par Dogiel ; ce sont des ganglionnaires déplacées (fig. 213, *h*).

Couche des cellules ganglionnaires. — A part quelques divergences peu importantes, ce sont, pour les formes, le volume et la disposition, les mêmes neurones que chez les oiseaux. Les ganglionnaires bi- et tristratifiées possèdent

une ramure dendritique très élégante. Il en est surtout ainsi de celles qui produisent des plexus protoplasmiques denses ; la délicatesse de ces plexus est
poussée si loin qu'il faut l'apochromatique 1,30 pour en bien définir les ramilles
(figs. 215, *A*, *B* et 216, *E*). Les ganglionnaires géantes (fig. 216, *I*) et unistratifiées
du premier étage de la plexiforme interne (fig. 216, *G*) sont également remarquables ; on reconnaît aisément ces dernières à la gracilité de leurs branches
ascendantes et de leur plexus terminal.

Les amacrines déplacées existent aussi en abondance dans la neuvième
couche de la rétine des reptiles ; elles ont les mêmes caractères que chez les
oiseaux (fig. 216, *D*, *F*). Leur bouquet proto-
plasmique crée dans la plexiforme interne une
ligne granuleuse particulière.

Fibres de Müller. — Elles ressemblent à
celles de la classe précédente de vertébrés. Ce
qui les en différencie un peu, c'est d'être pourvues d'un faisceau d'expansions descendantes
moins nombreuses, mais couvertes d'appendices collatéraux plus longs et plus compliqués (fig. 217, *A*).

RÉTINE DES BATRACIENS

L'étude de cette rétine, entreprise par plusieurs histologistes anciens, a été recommen-
cée par Dogiel et par nous à l'aide des méthodes modernes. Ce sont les détails de la
couche des cônes et des bâtonnets qui la distinguent surtout des membranes visuelles des
autres vertébrés.

Couche des cônes et des bâtonnets. — Elle
renferme des cônes, des bâtonnets rouges et
des bâtonnets verts.

Le cône est très petit, très court, par rapport à l'autre espèce de cellule visuelle ; son
article interne est épais, granuleux et occupé

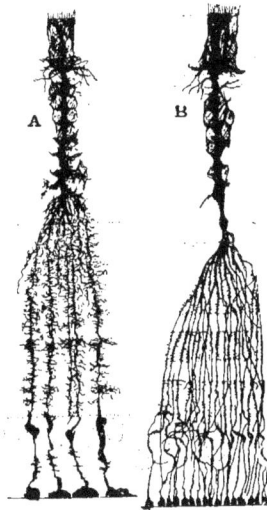

FIG. 217. — Cellules de Müller.
Méthode de Golgi.

A, chez les reptiles ; — B, chez
les oiseaux.

par un corps ellipsoïde volumineux ; son article externe est très court, très
mince. Un globule de substance grasse incolore ou légèrement ambrée se
trouve entre les deux (fig. 218, *d*). Nous avons déjà dit que l'article interne se
contracte beaucoup sous l'influence de la lumière.

Les bâtonnets rouges sont caractérisés par leur couleur due au pourpre rétinien et par les dimensions considérables du segment externe en épaisseur et longueur (fig. 218, *b*). Ce dernier se teint en noir par l'acide osmique et se décompose facilement en lamelles transversales. L'article interne, *b'*, est très court,
granuleux, incolorable par l'acide osmique ; il présente à son extrémité périphérique un corps ellipsoïde tronqué ou demi-ellipsoïde, dont la face plane
recouverte d'une couche linéaire de substance transparente touche à l'article
externe.

Les bâtonnets verts doivent leur nom à la couleur verte, sensible à la lumière, qui imprègne leur segment externe (fig. 218, *a*). C'est Schwalbe qui les
a découverts ; ils ont été ensuite bien décrits par Hoffmann, Krause et d'autres.

On les reconnaît à la finesse et à la longueur extrême de leur article interne, ce qui leur donne l'aspect d'une massue.

Diplosome de Held dans les bâtonnets.

En appliquant la méthode du nitrate d'argent réduit et celle de Bielschowsky à l'étude de la rétine des batraciens, Held [1] a vu deux détails fort intéressants. Il a trouvé, dans l'article interne des bâtonnets rouges et verts de la grenouille,

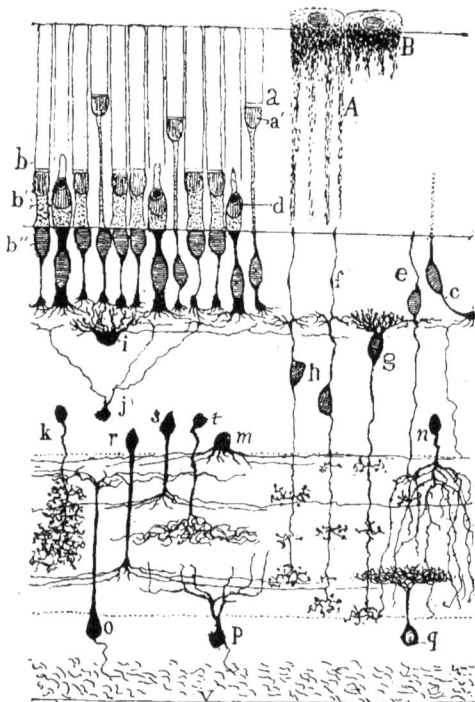

Fig. 218. — Rétine de la grenouille (*Rana esculenta*); figure demi-schématique d'après la méthode de Golgi.

A, cellule pigmentaire avec ses expansions allongées; — B, autre cellule pigmentaire dont les expansions sont rétractées; — *a*, bâtonnets verts; — *a'*, corps ellipsoïde; — *b*, bâtonnets rouges; — *b'*, segment interne des bâtonnets; — *b''*, corps de bâtonnet; — *c*, bâtonnet oblique; — *d*, cônes; — *e*, bipolaire déplacée; — *f*, massue de Landolt; — *g*, grosse bipolaire sans massue; — *h*, bipolaire avec massue; — *i*, cellule horizontale; — *j*, cellule étoilée (?); — *k*, *m*, *n*, divers types d'amacrines; — *o*, *p*, cellules ganglionnaires; — *q*, amacrine déplacée; — *r*, *s*, *t*, cellules amacrines normales de divers types.

un *diplosome*, ce qui confirme la découverte faite par Fürst dans la rétine embryonnaire. Il a trouvé, en outre, que ce diplosome donne naissance à un filament marginal, qui court à l'intérieur du segment externe du bâtonnet, s'amincit progressivement et finit par se perdre vers l'extrémité libre de la cellule visuelle. Held lui donne le nom de *filament externe du bâtonnet (Stäb-*

1. HELD, Zur weiteren Kenntnis der Nervendfüsse u. zur Struktur der Sehzellen, etc. *Abhandl d. math.-physik. Klasse d. königl. sächs. Gesellsch. d. Wissensch.*, Bd. XXIX, n° 2, 1904.

chenaussenfaden). Les cônes rudimentaires de la grenouille renfermeraient également des diplosomes et des filaments externes. D'après Held, Kolmer aurait
vu avant lui ces filaments chez la grenouille par la méthode de Bielschowsky.

Couche des corps des cellules visuelles. — Ces corps forment trois rangées
comme chez les reptiles ; les deux externes correspondent aux grains des
bâtonnets verts et rouges et l'interne à ceux des cônes ainsi qu'à des cellules
bipolaires déplacées.

Contrairement à ce qui a lieu chez les mammifères, le corps des cônes est
épais ; il se termine inférieurement par une large expansion d'où rayonnent de
nombreux filaments basilaires. Le corps et surtout le prolongement descendant
des bâtonnets sont, en revanche, plus grêles ; le dernier se renfle à son extrémité terminale en une petite masse hérissée d'appendices divergents. Ce détail
corrobore l'opinion soutenue jadis par Steinlin [1], qui prétendait que les bâtonnets de la grenouille sont les homologues des cônes des autres vertébrés. Mais
le criterium morphologique doit, en ce cas, céder le pas au criterium fonc-

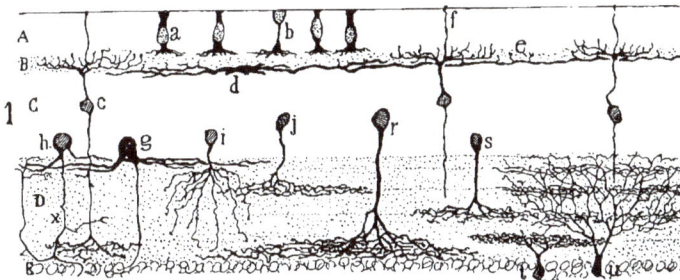

Fig. 219. — Rétine de la grenouille (*Rana esculenta*). Méthode de Golgi.

A, couche des corps des cellules visuelles ; — B, couche plexiforme externe ; — C, couche des
cellules bipolaires ; — D, plexiforme interne ; — *a*, corps de cône ; — *b*, corps de bâtonnet ; —
d, cellule horizontale externe ; — *g*, cellule de Dogiel ou ganglionnaire déplacée ; — *h, i, j, r, s*,
divers types de cellules amacrines.

tionnel ; et puisque l'article périphérique des cellules visuelles qui se terminent
dans la plexiforme externe par un pied de cône renferme le pourpre rétinien,
c'en est assez pour considérer ces cellules comme des bâtonnets et non comme
des cônes (fig 218, *b''*).

On trouve aussi chez la grenouille des bâtonnets obliques (fig. 218, *c*),
semblables aux cônes obliques des oiseaux et des reptiles.

Les bipolaires déplacées sont plus rares que chez les reptiles ; elles existent,
néanmoins, ainsi que le prouvent les descriptions de Krause, Ranvier, Dogiel,
Schiefferdecker, etc. Nous les avons imprégnées au chromate d'argent ; aussi,
pouvons-nous assurer que leur morphologie est la même que chez les oiseaux
et les reptiles (fig. 218, *c*).

Couche des cellules horizontales. — Selon Dogiel, qui les a colorées au bleu
de méthylène chez la grenouille, il n'en existerait qu'un seul type : la *cellule
étoilée*, dont il n'a pu déterminer la nature nerveuse. Nos préparations nous en
ont montré deux espèces : 1° des éléments volumineux, hémisphériques, dont
le côté périphérique émet un faisceau d'expansions courtes, terminées par des

1. Steinlin, Ueber Zapfen und Stäbchen der Retina. *M. Schultze's Archiv*, Bd. IV, 1868.

arborisations digitiformes et ascendantes ; le cylindre-axe, fin, long et horizontal part du même côté (fig. 218, *i*) ; 2° des corpuscules étoilés à dendrites longues et horizontales ; cette espèce répond aux horizontales externes ou petites des mammifères (fig. 219, *d*). Le *cylindre-axe* de l'une et l'autre forme se termine par des arborisations libres dans la plexiforme externe.

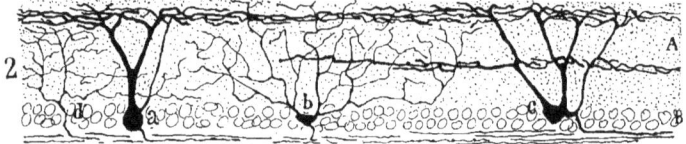

FIG. 220. — Divers types de cellules ganglionnaires; rétine de grenouille (*Rana esculenta*). Méthode de Golgi.

Couches des bipolaires et amacrines. — Elles ont les mêmes caractères que chez les reptiles. On trouve donc dans la rétine des batraciens les deux types *Variétés.* de bipolaires : le type gros et sans massue de Landolt (fig. 218, *g*) et le type mince avec massue (fig. 218, *h*) ; on y trouve aussi de nombreuses variétés de spongioblastes, parmi lesquels dominent ceux qui s'épanouissent en très longs rayons horizontaux (fig. 218, *m*, *r*, *s*). Les ganglionnaires déplacées, découvertes par Dogiel, n'y manquent pas non plus (fig. 219, *g*).

Cellules étoilées.

Il est très possible que la couche des amacrines contienne aussi des éléments étoilés analogues à ceux qui, chez les oiseaux et les poissons, émettent de fines expansions ascendantes, ramifiées dans la plexiforme externe. La cellule dessinée, en *j*, sur la figure 218, donne un grand poids à cette conjecture.

Ganglionnaires.

Couche des cellules ganglionnaires. — Leur nombre est très grand ; quant à leurs formes et variétés, elles sont déjà connues. Les figures montrent leurs différents aspects. Les cellules uni- et bistratifiées géantes (fig. 220, *a*, *c*) et les diffuses (fig. 220, *b*) abondent d'une façon plus particulière. Leur charpente neurofibrillaire a été étudiée par Held.

Amacrines déplacées.

Les amacrines inférieures ou déplacées dans la couche des cellules ganglionnaires sont également constantes et montrent toujours leur arborisation élégante (fig. 218, *q*).

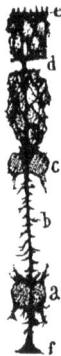

FIG. 221. — Cellule épithéliale ou fibre de Müller ; rétine de grenouille (*Rana esculenta*). Méthode de Golgi.

Fibres de Müller ou cellules épithéliales. — Elles reviennent au type que nous avons observé chez les mammifères ; c'est un des nombreux points de ressemblance qui existent entre les rétines de ces deux classes si éloignées de vertébrés. Le faisceau des expansions inférieures des oiseaux et reptiles a disparu ; des appendices et des saillies de forte taille ont recommencé par contre à garnir les contours de la fibre à son passage à travers les deux couches plexiformes (fig. 221).

RÉTINE DES POISSONS

Les méthodes histologiques anciennes ont permis à M. Schultze [1], W. Mül- *Historique.*
ler [2], Reich [3], Hannover [4], Denissenko [5], Retzius [6] et W. Krause [7] d'écrire de
savants mémoires sur cette rétine. Quant aux méthodes modernes d'imprégnation, elles ont fourni à Dogiel [8] l'occasion de nombreuses recherches sur la
membrane visuelle des ganoïdes, à nous-même [9] sur celles des téléostéens et à
Retzius [10], Neumayer [11], et Schaper [12] sur celles des sélaciens.

La description de la rétine que l'on va lire est un résumé de nos observations chez les téléostéens. Dans cette famille, la structure de la membrane rétinienne est semblable, en grande partie, à celle que les trois derniers auteurs
cités ont trouvée chez les sélaciens.

Couche des cônes et des bâtonnets. — Elle offre un grand développement
chez les poissons et en particulier chez les téléostéens. La proportion des bâ- *Bâtonnets.*
tonnets y est considérable, comme chez les mammifères. Ces corpuscules
visuels sont fins et longs (fig. 222, *b*); l'article interne est très délicat et granuleux,
l'externe plus long, mais de diamètre plus large; quant à l'ellipsoïde intercalaire,
elle n'atteint que de faibles dimensions. A notre avis, la minceur extrême de
l'article interne des bâtonnets n'est qu'un phénomène d'adaptation spatiale à
l'ampleur considérable des cônes. Ces corpuscules sont, en effet, très épais, *Cônes.*
énormes; ils possèdent un segment externe court et un segment interne, gros
et long; un corps ellipsoïde très volumineux et d'aspect granuleux en remplit
le plus grand espace (fig. 222, *A*). La disproportion de volume entre les deux
ordres de cellules visuelles persiste chez les sélaciens, mais à un degré moins
accentué.

Couche des corps des cellules visuelles. — On n'y trouve que des corps et
noyaux de cônes et de bâtonnets. Les corps de ces derniers ont, par leur *Cônes et bâ-*
nombre excessivement élevé, repoussé vers la périphérie ceux des cônes et ont *tonnels ordi-*
forcé leurs noyaux à se réfugier immédiatement en dehors de la limitante *naires.*
externe (fig. 222, *a*). La chose n'est pas poussée aussi loin chez les sélaciens,
d'après Schaper, puisque le noyau des cônes occupe sa place accoutumée.
Quant aux prolongements inférieurs des deux sortes de cellules visuelles, ils
ont, exactement, les mêmes caractères que chez les mammifères (fig. 222, *c*, *D*).

1. SCHULTZE, *Arch. f. mikrosk. Anat.*, Bd. II, 1866.
2. W. MUELLER, *Beiträge zur Anatomie und Physiologie, als Festgabe an Carl Ludwig,
zum 14 Oktobre 1874 ; gewidmet von seinen Schülern*. H. 2, 1875.
3. REICH, *Hoffmann-Schwalbe's Jahresber. der Anat. u. Physiol.*, 1873 u. 1875.
4. HANNOVER, La rétine de l'homme et des vertébrés, 1876.
5. DENISSENKO, *Arch. f. mikrosk. Anat.*, Bd. XIX, 1881.
6. G. RETZIUS, *Biol. Untersuch.*, Bd. I, 1881 u. Bd. III, 1882.
7. W. KRAUSE, Die Retina : II, die Retina der Fische. *Intern. Monatssch. f. Histol. u.
Anat.*, Bd. III, 1886.
8. DOGIEL, *Anat. Anzeiger*, 1888.
9. S. R. CAJAL, La retina de los teleósteos, etc. *Act. d. l. Socied. espan. de Histor.
natur.*, t. II, 1° de Junio 1892.
10. G. RETZIUS, Zur Kenntnis der Retina der Selachier. Upsala, 1896.
11. L. NEUMAYER, Der feinere Bau der Selachier Retina. *Arch. f. mikrosk. Anat.*, etc.,
Bd. XLVIII, 1896.
12. A. SCHAPER, Die nervösen Elemente der Selachier-Retina in Methylenblauprä-
paraten. *Festsch. zum siebenzigsten Geburtstag von Carl. v. Kuppfer*, 1899.

Ce fait, reconnu par nous chez les téléostéens, a été constaté par Retzius chez les sélaciens.

En outre des bâtonnets à sphérule terminale lisse, les plagiostomes posséderaient, selon Neumayer, d'autres bâtonnets plus épais et portant inférieurement, comme chez les oiseaux, les reptiles et les batraciens, un pied conique hérissé de filaments basilaires. Cette forme n'existe probablement pas dans la rétine des téléostéens, car nous ne l'y avons pas encore découverte.

Couche des cellules horizontales. — Les recherches de H. Müller, Krause,

Schiefferdecker et d'autres ont montré que cette couche forme la caractéristique de la rétine chez les poissons par sa grande épaisseur et le développement excessif de ces neurones, qui sont, en effet, les plus volumineux de tout l'organe. Nos préparations nous ont permis de distinguer trois rangées plus ou moins nettes de ces éléments : une externe, une moyenne et une interne.

a) Les *cellules horizontales externes* constituent un lit serré, correspondant à la *membrane fenêtrée* de Krause et aux *cellules concentriques intermédiaires* de Schiefferdecker. Elles sont accolées par leurs faces latérales, mais laissent en certains points des espaces libres et arrondis pour le passage des bipolaires. Au point de vue de la forme, elles reproduisent les cellules horizontales en houppe ou en brosse que nous avons décrites chez les oiseaux; elles ont donc : une face supérieure surmontée de dendrites courtes et digitiformes, une face inférieure lisse et une circonférence en contact avec les cellules voisines; un cylindre-axe horizontal, très long et terminé probablement, comme chez les vertébrés supérieurs, par une arborisation libre, achève la ressemblance (fig. 223, *a*). Neumayer a retrouvé les mêmes détails dans les horizontales externes des sélaciens.

b) Les *cellules horizontales moyennes*, décrites d'abord par Krause sous le nom d'ensemble de *membrane perforée*, et ensuite par Retzius, Schwalbe, Reich, etc., ne diffèrent des externes que par leur plus grande largeur, leurs expansions dendritiques ascendantes plus fortes et plus longues, enfin par leur situation au-dessous d'elles (fig. 223, *b*).

c) Les *cellules horizontales internes* sont disposées en une assise irrégulière, parsemée d'espaces ou de vacuoles pâles, ce qui lui a valu de la part de Krause le nom de *stratum lacunosum*. Ces neurones, comme Schiefferdecker l'a montré le premier, sont volumineux, fusiformes et étirés en longs bras horizontaux. Nous présentons, en *e*, *f*, *g*, sur la figure 223, quelques exemplaires de ces cellules étranges. On remarquera le petit nombre de leurs expansions qui ne dépasse pas deux, en général ; on notera aussi l'épaisseur initiale de ces expansions, qui s'amincissent graduellement, sans parler de leur longueur énorme et du plexus fibrillaire horizontal qu'elles produisent au-dessus des cellules bipolaires. Observons en passant que Schultze et Schwalbe avaient aperçu ce plexus, il y a longtemps, mais qu'ils n'avaient pas réussi à l'interpréter. Une des expansions ressemble à un cylindre-axe; il est à croire qu'en cette qualité, elle se termine dans la plexiforme externe, de la manière que l'on sait.

Concluons de tout cela que les cellules horizontales, considérées par W. Krause, Schiefferdecker et d'autres savants, comme des corpuscules de soutien, sont bel et bien des cellules nerveuses à cylindre-axe court horizontal; nos investigations et les constatations ultérieures de Neumayer ne laissent aucun doute à cet égard.

Le développement énorme de ces cellules chez les poissons est peut-être en rapport avec l'abondance de leurs bâtonnets et aussi avec des nécessités fonctionnelles dont nous nous entretiendrons plus tard.

Cellules bipolaires. — Il résulte de nos recherches, confirmées entièrement par Neumayer et en partie par Retzius et Schaper, qu'il existe chez les poissons comme chez les vertébrés supérieurs deux types de bipolaires, les unes pour les bâtonnets, les autres pour les cônes : 1° Les *bipolaires pour bâtonnets* sont des corpuscules épais, pourvus d'un bouquet ascendant et compliqué et d'un prolongement descendant que termine un bulbe ou une arborisation de fibres courtes et grosses, appliquées sur les cellules ganglionnaires (fig. 222, *d*); 2° les *bipolaires pour cônes* sont, au contraire, des éléments grêles, possédant un bouquet supérieur horizontal, formé de fibrilles fines, et un bouquet inférieur, étalé en différents étages de la plexiforme interne (fig. 222, *e*).

Les deux types cellulaires.

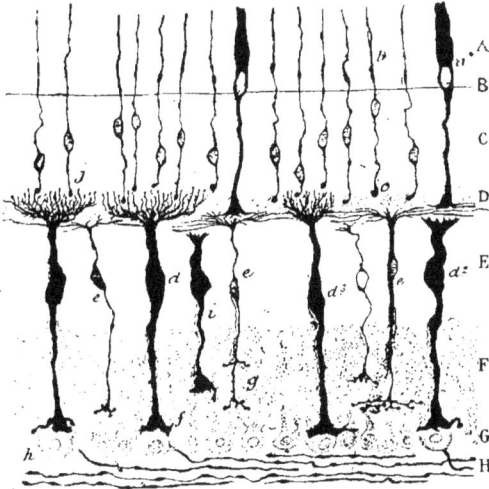

Fɪɢ. 222. — Coupe verticale de la rétine du barbeau commun (*Barbus fluviatilis Agass.*). Méthode de Golgi.

A, couche des cônes et des bâtonnets; — B, limitante externe; — C, couche des corps des cellules visuelles; — D, plexiforme externe; — E, couche des bipolaires; — F, plexiforme interne; — G, couche des cellules ganglionnaires; — *a*, cône; — *b*, bâtonnet; — *c*, sphérule terminale du bâtonnet; — *d*, bipolaires pour bâtonnet; — *e*, bipolaires pour cône; — *h*, cellules ganglionnaires; — *i*, bipolaire pour bâtonnets; — *j*, articulation d'une bipolaire avec un bâtonnet.

Nous n'avons pas retrouvé la massue de Landolt dans les bipolaires pour cônes de nos préparations; peut-être n'existe-t-elle pas chez les téléostéens. Elle est constante, au contraire, dans la rétine des sélaciens, comme le prouvent les travaux de Retzius, Neumayer et Schaper. Ce dernier, dont les recherches ont été exécutées à l'aide de la méthode d'Ehrlich-Bethe, distingue deux catégories de cellules bipolaires à massue : les unes volumineuses et possédant un large bouquet supérieur d'où un fort cylindre protoplasmique se dégage pour aller se terminer dans la limitante externe; les autres, de moindre taille, mais armées d'une massue de Landolt authentique.

Massue de Landolt.

Dogiel[1] a vu chez les ganoïdes et Retzius chez les sélaciens des bipolaires déplacées, logées, par conséquent, au-dessus de la plexiforme externe.

Bipolaires déplacées.

1. Dogiel, Die Retina der Ganoiden. *Arch. f. mikrosk. Anat.*, Bd. XXII, 1888. — Ueber das Verhalten der nervösen Elemente in der Retina d. Ganoiden, etc. *Anat. Anzeiger*, nᵒˢ 4 et 5, 1888.

Cellules étoilées. — Nous avons rencontré, dans la rétine des poissons, des petites cellules étoilées, situées ordinairement au-dessus des amacrines. Elles ont deux sortes d'expansions : les unes ascendantes et ramifiées dans la couche plexiforme externe où elles forment un plexus lâche ; les autres descendantes, habituellement un peu plus grosses et terminées dans la plexiforme interne. Ces corpuscules existent chez les oiseaux et les batraciens, comme nous l'avons déjà vu ; Neumayer les a retrouvés aussi chez les sélaciens. On pourrait les considérer comme des amacrines destinées aux deux couches plexiformes, car ils semblent manquer de cylindre-axe. Des éléments piriformes dont le prolongement ascendant s'épanouit dans la plexiforme externe ont été encore signalés par Retzius chez les sélaciens ; peut-être ne s'agit-il là que d'une variété des cellules dépourvues d'appendices descendants.

Variétés et petit nombre des amacrines.

Couche des cellules amacrines. — Nous avons indiqué dans un autre travail que ces corpuscules forment chez les poissons plusieurs variétés, en raison du volume divers de leur corps et de leurs expansions et aussi en raison de l'étage

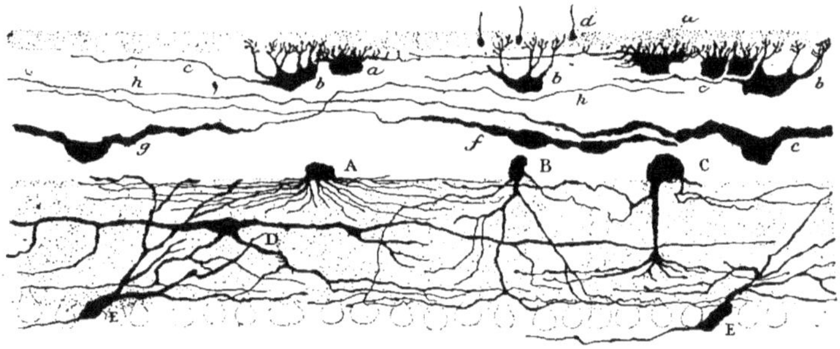

Fig. 223. — Coupe de la rétine d'un poisson téléostéen. Méthode de Golgi.

A, B, C, amacrines ; — D, amacrine interstitielle ; — E, cellules ganglionnaires ; — a, b, cellules horizontales externes et moyennes ; — c, cylindre-axe ; — d, sphérules des bâtonnets ; — e, f, g, grandes cellules horizontales internes.

différent dans lequel se produit leur arborisation terminale. Quoi qu'il en soit, ces amacrines ont beaucoup trop de points communs avec celles des autres vertébrés pour que nous nous attardions à les décrire minutieusement. Il y a cependant moins d'amacrines chez les poissons que chez les oiseaux et les reptiles, leurs variétés sont moins nombreuses, enfin les étages dans lesquels se répandent leurs arborisations sont moins multipliés ; c'est donc comme un retour à une rétine de mammifère, mais à une rétine de construction relativement grossière (fig. 223, A, B, C). Les cellules ganglionnaires déplacées, que Dogiel signale parmi les amacrines chez les ganoïdes, semblent faire défaut chez les téléostéens. Neumayer, Retzius et Schaper ne les mentionnent pas davantage dans la membrane visuelle des sélaciens.

Ganglionnaires déplacées.

Couche des cellules ganglionnaires. — Elles rappellent assez bien les neurones de même nom des mammifères et des batraciens. Les corpuscules géants, les unistratifiés de petite taille, les bistratifiés, les diffus sont parmi les types dominants. Il existe probablement au milieu de ces éléments des amacrines déplacées, reconnaissables à leur bouquet périphérique dense et délicat. Nous n'avons pas rencontré de fibres centrifuges exogènes.

G langlionnaires. Amacrines déplacées et fibres centrifuges.

Cellules épithéliales. — Elles ont la même constitution que chez les mammifères et les batraciens. Elles en diffèrent cependant par la plus grande étendue des lamelles destinées aux grains internes, ainsi que par la longueur et la complication plus accentuées des appendices qu'elles projettent dans la plexiforme interne. Cette couche est aussi le point où se répandent des prolongements d'aspect cotonneux, venus de segments plus externes de la fibre de Müller.

RÉTINE DES POISSONS INFÉRIEURS. — La structure de la rétine est encore plus simple chez *Petromyzon* et *Myxine glutinosa* ; elle y est même modifiée sur des points essentiels. Ainsi, d'après Greeff [1], la couche des fibres optiques est placée au-dessus de la plexiforme interne dans la rétine de la lamproie. Chez la myxine, les recherches de Krause [2] et surtout de Retzius [3] ont montré une dégradation considérable dans la texture de la membrane visuelle. Les bâtonnets et les cônes ne sont plus bien définis, des cellules épithéliales les remplacent ; les couches ont subi aussi des changements profonds dans leur ordre, lui-même très simplifié.

FOSSETTE CENTRALE DE LA RÉTINE

Il existe au fond de la rétine, à l'extrémité de l'axe antéro-postérieur de l'œil, un point où la vision atteint le maximum d'acuité et de netteté. En ce point, on voit à l'œil nu une fossette obscure dont le fond possède, d'après Schafer [4], un diamètre de onze dixièmes de millimètre ; c'est la *fovea centralis* ou *fossette centrale*, dont les bords sont épais et fournis d'une grande quantité de cellules. Selon Schafer et Golding-Bird, il y aurait encore une autre fossette, située derrière la première, sur la face externe de la rétine ; son fond serait formé par la membrane limitante externe. La plus grande longueur des cônes en cet endroit compenserait en partie le dénivellement produit par cette dépression et la masquerait, par conséquent. Greeff [5], Kuhnt [6] et Dimmer [7] n'admettent pas l'existence de cette fossette externe.

Situation, étendue.

Prétendue fossette externe.

Parmi les mammifères, seuls l'homme et les primates jouissent du privilège de posséder une fossette centrale pour la vision distincte. Le chien, le chat, le lapin ont bien au fond de leur rétine un espace où les cônes sont plus fins et les couches plus riches en cellules, mais ce n'est pas là une véritable fossette. A l'exception des gallinacés, les oiseaux et aussi un grand nombre de reptiles sont pourvus, au contraire, d'une fovea très développée ; le caméléon mérite même une mention toute spéciale à cet égard. Certains oiseaux, l'hirondelle (*Hirundo*), le faucon (*Falco*), etc., ont deux fossettes :

La fossette centrale chez les divers animaux.

1. R. GREEFF, Die mikrosk. Anat. d. Sehnerven u. d. Netzhaut, in GREEFF-SOEMISCH *Handbuch d. Augenheilkunde*, 1900.
2. KRAUSE, Die Retina ; II. Die Retina der Fische. *Intern. Monatsschr. f. Histol. u. Anat.*, Bd. III, 1886.
3. RETZIUS, Das Gehirn und das Auge von Myxine, etc. *Biol. Unters.* B. F., Bd. VI, 1893.
4. SCHAFER and GOLDING BIRD, Observations on the structure of the central fovea of the human eye. *Intern. Monatssch. f. Anat. u. Physiol.*, Bd. XII, 1895.
5. GREEFF. Voir note 1, même page.
6. KUHNT, Histologische Studien an der menschlichen Retina. *Arch. f. Anat. u. Physiol.*, Anat. Abtheil, 1889.
7. DIMMER, Beiträge zur Anatomie und Physiologie der Macula lutea des Menschen. Leipzig u. Wien, 1894.

l'une *nasale*, correspondant à celle de l'homme, et l'autre *temporale*, placée
dans la région externe de la rétine. Ceci ressort des constatations faites
par Rollin Stomaker [1] et plus anciennement, mais d'une façon moins
complète, par Müller, Schultze, W. Krause, Chievitz [2] et d'autres savants.
La première de ces fossettes semble devoir servir à la vision de côté, et la
seconde à la vision de face.

Tache jaune. — On aperçoit dans les parois et au pourtour de la fossette centrale de
l'homme un anneau jaunâtre ; c'est la *macula lutea* ou *tache jaune* de
W. Müller, due à la dissémination d'un pigment amorphe, jaune foncé, dans
toutes les couches rétiniennes, les deux premières, — c'est-à-dire cônes et

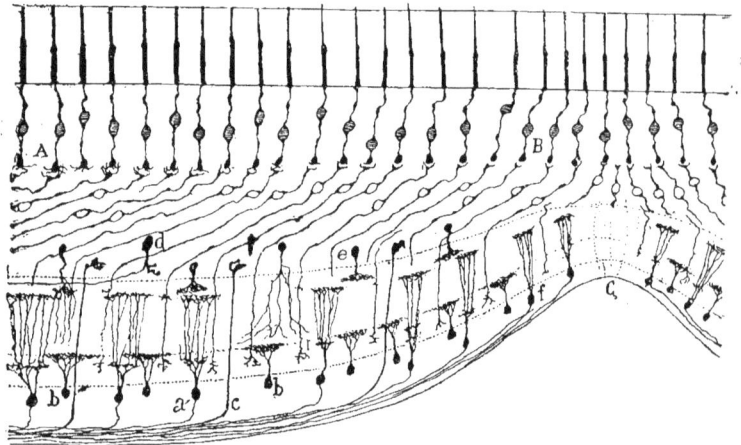

Fig. 224. — Coupe de la rétine au niveau de la fossette principale chez un passereau
du genre Verdier (*Fringilla chloris L.*). Méthode de Golgi.

A, corps des cônes aux environs de la fossette ; — B, corps des cônes dans la fossette ; — C, fond
de la fossette ; — a, cellule ganglionnaire bistratifiée ; — b, amacrine déplacée ; — c, fibre centrifuge ; — d, amacrine à cylindre-axe court ou d'association ; e, amacrines ; — f, ganglionnaire.

grains externes, — exceptées. Ce pigment a probablement pour but d'atténuer
l'intensité chimique des rayons de faible longueur d'onde, les plus photogéniques, on le sait. A ce point de vue, il est donc comparable aux sphères
colorées que renferme le cône des oiseaux et des reptiles.

Structure de la fossette centrale. — A l'inspection d'une coupe fine de la fovea chez l'homme, le regard est
immédiatement attiré d'abord par la dépression, ensuite par les détails sui-
vants : 1º les bâtonnets y font complètement défaut; ils sont remplacés par
des cônes dans le fond et sur les bords de la fossette; 2º les cônes sont très
longs et très minces; leurs articles interne et externe diffèrent à peine d'épaisseur; 3º l'expansion descendante du cône s'allonge et se porte obliquement

1. ROLLIN STOMAKER, A comparative study of the area of acute vision in Verte-
brates. *Journ. of Morphology*, vol. XIII, nº 3, 1893, Boston.
2. CHIEVITZ, Ueber das Vorkommen der Area centralis retina in der vier höheren
Wirbelthierclassen. *Arch. f. mikrosk. Anat.*, 1891.

de la fossette vers ses bords et les régions voisines ; 4° l'absence des bâtonnets, et de leurs corps par conséquent, fait que les étages inférieurs de la couche des grains externes apparaissent vides de noyaux ; les expansions descendantes des cônes n'en sont que plus évidentes en cet endroit, aussi y forment-elles une couche d'aspect exclusivement fibrillaire, caractéristique de la fossette centrale et de la tache jaune ; c'est ce que Henle appelait la *zone fibreuse* ; 5° enfin toutes les couches rétiniennes, à partir de la plexiforme externe, s'amincissent, et au centre même, les cellules ganglionnaires, amacrines et bipolaires disparaissent.

Chose singulière, on a peu étudié la morphologie et les connexions des cellules de la fossette centrale, malgré l'importance théorique considérable

Recherches diverses.

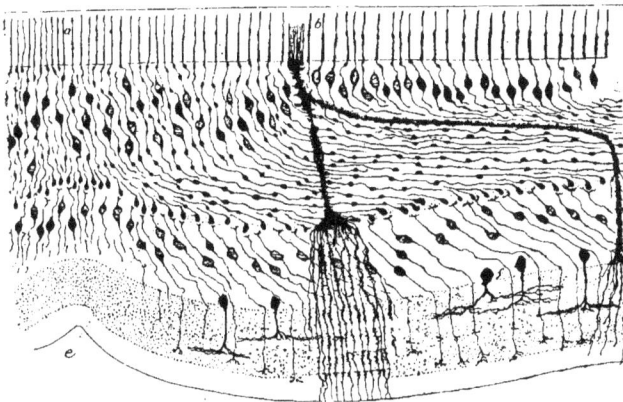

FIG. 225. — Fossette centrale du caméléon (*Chamæleo vulgaris*). Méthode de Golgi.

a, cônes grêles du centre de la fossette ; — *b*. cône un peu plus épais de la périphérie ; — *e*, bipolaires ; — *g*, cellule de Müller avec ses deux grandes branches de bifurcation.

qui s'attache à leur connaissance, chaque cône de cette région transmettant et recueillant une impression visuelle isolée. On ne peut s'en rapporter, pour cette question, aux recherches faites avec le bleu de méthylène par Dogiel [1], puisque cet auteur n'a imprégné que la couche des fibres optiques ; il est vrai qu'il a réussi à prouver que toutes les parties de la fossette, le fond compris, donnent naissance à des fibres constituant le faisceau maculaire du nerf optique. Nous nous sommes donc mis à l'œuvre et avons utilisé pour cela la rétine de divers passereaux et du caméléon.

Les résultats de ces recherches sont consignées sur les figures 224 et 225. Le premier fait important qu'on y observe est relatif au mode d'articulation des cônes avec les bipolaires. Les expansions descendantes des cônes ne se terminent plus, on le voit, par un large pied muni de filaments basilaires, mais par un petit grain arrondi et lisse. D'autre part, la bipolaire pour cône, au lieu de s'achever dans la plexiforme

Fossette centrale :
1° *des oiseaux ;*

1. DOGIEL, Ueber die nervösen Elemente in der Netzhaut des Menschen. 1er Theil, *Arch. f. mikrosk. Anat.*, Bd. XL, 1892.

externe par un ample bouquet de ramuscules horizontaux, ne produit qu'une plaque concave ou une arborisation rudimentaire, exclusivement en contact avec le pied du cône (fig. 224, *B*). Cette bipolaire est d'abord verticale ou presque verticale à son extrémité externe; elle s'incline ensuite vers le pourtour de la fossette, et traverse ainsi obliquement la couche des amacrines jusqu'à la plexiforme interne; là, elle redevient verticale et se termine par l'arborisation que l'on connaît. Nous devons dire que chez les passereaux, les bipolaires sont obliques dans la plus grande partie de la rétine; leur expansion supérieure manque de massue de Landolt; quant aux ramuscules des arborisations collatérales et terminales de leur prolongement descendant, ils se raccourcissent au fur et à mesure qu'on se rapproche de la fossette et finissent par disparaître tout à fait.

L'arborisation terminale des bipolaires, ou ce qui en reste, entre en contact avec la ramure dendritique d'une cellule ganglionnaire unistratifiée. L'étendue de cette articulation se réduit également, mais non autant que celle de la bipolaire et du cône dans la plexiforme externe. Les ganglionnaires bi- et tristratifiées diminuent aussi l'ampleur de leurs arborisations et les simplifient (fig. 224, *f*).

D'autres recherches nous ont encore appris que les bords de la fossette renferment, chez les oiseaux, comme le moineau (*Passer domesticus*), le verdier (*Fringilla chloris*), le chardonneret (*Fringilla carduelis*), et l'hirondelle (*Hirundo*), des cellules horizontales, des amacrines d'association et des fibres centrifuges exogènes (fig. 224, *c*, *d*).

2° des reptiles. Les choses se passent à peu près de même chez le caméléon, avec cette différence, cependant, que les dispositions qui assurent la transmission isolée de chaque unité d'impression perçue par un cône, sont encore plus marquées ; les cônes sont plus déliés, leurs sphérules inférieures plus petites, et leurs prolongements descendants d'une obliquité si exagérée, qu'ils envahissent une grande partie de la rétine et forment au-dessus de la plexiforme externe une forte couche fibrillaire (fig. 225). Cette obliquité est, on le remarquera, à peine sensible chez les oiseaux (fig. 224).

La fossette centrale de ce saurien présente un autre détail intéressant. Pour mieux isoler de tout contact les expansions descendantes des cônes, les fibres de Müller se bifurquent non loin de la limitante externe en deux grosses branches. L'une d'elles descend verticalement et se décompose au-dessous de la plexiforme externe en une gerbe de prolongements descendants ; l'autre, un peu plus mince, court obliquement entre les expansions inférieures des cônes, et s'applique sur une grande partie de leur longueur, grâce à son parallélisme avec elles (fig. 225, *g*) ; elle se résout ensuite comme la première. Les expansions des cônes et les cellules bipolaires sont donc prises entre deux systèmes de mortaises ou de cloisons isolantes ; tout risque de court-circuit par contact transversal est écarté. Dogiel [1] a aussi constaté l'obliquité du segment le plus élevé de la fibre de Müller dans la rétine de l'homme.

1. Dogiel, Die Neuroglia in der Retina des Menschen. *Arch. f. mikrosk. Anat.*, Bd. XLI, 1893.

Il est facile de se rendre compte du but de toutes ces dispositions. Ce sont, en somme, des adaptations anatomiques à l'amincissement des cônes et à la production d'une dépression dans laquelle bon nombre des couches cellulaires profondes sont ou supprimées ou réduites pour augmenter la transparence de la rétine et exalter ses pouvoirs définissant et différenciateur. La région atrophiée de la fossette n'étant plus utilisable pour les contacts entre cônes et bipolaires et entre bipolaires et ganglionnaires, ces diverses cellules ont dû se rejeter dans les parties voisines. S'il n'en avait pas été ainsi, si ces diverses cellules étaient restées en place, il eût fallu, pour maintenir l'isolement des courants dans les couches profondes, non seulement une énorme augmentation d'épaisseur de la plexiforme interne où ont lieu les articulations complexes des bipolaires, des amacrines et des ganglionnaires unistratifiées, mais encore une multiplication de ses étages et un accroissement considérable du nombre des neurones de la neuvième couche. L'obliquité des expansions des cônes et des bipolaires, la plus grande quantité des cellules amacrines et ganglionnaires au pourtour de la fovéa, les étages plus nombreux de la plexiforme interne et même le moindre volume de toutes ces cellules aux environs de la fossette, s'expliquent donc d'une manière parfaitement satisfaisante. On comprend encore pourquoi l'obliquité des expansions des cônes et des bipolaires est d'autant plus grande que les articles externes des cellules visuelles sont plus fins et la fossette centrale plus profonde et plus étendue. Il est aisé de contrôler cette relation en comparant les fossettes profondes de l'homme et du caméléon à celles plus étroites et plus superficielles de quelques oiseaux, comme le verdier (*Fringilla chloris*), le moineau (*Passer domesticus*) et le chardonneret (*Fringilla carduelis*), chez qui les couches inférieures de la rétine ne disparaissent point au centre même de la fovéa.

But des dispositions histologiques de la fossette centrale.

HISTOGÉNÈSE DE LA RÉTINE

Évolution morphologique des éléments rétiniens. — Un grand nombre de savants ont étudié le développement de la rétine; nous citerons, parmi tant d'autres, Babuchin [1], Müller [2], Löwe [3], Ogneff [4], Bellonci [5], Koganei [6], H. Chievitz [7], Falchi [8], Martin [9] et Mall [10]. Nous-même y avons consacré deux

Historique.

1. Babuchin, Beiträge zur Entwickelung des Auges, besonders der Retina. *Würzb. naturwissensch Zeitschr.*, Bd. IV, 1863.
2. Mueller, Festgabe an C. Ludwig, 1874.
3. Löwe, Die Histogenese der Retina. *Arch. f. mikrosk. Anat.*, Bd. XV, 1878.
4. Ogneff, Histogenese der Retina. *Mediz. Centralbl.*, n° 35, 1881.
5. Bellonci, Contribution à l'histogénèse de la couche moléculaire interne de la rétine. *Arch. ital. de Biol.*, vol. III, 1883.
6. Koganei, Untersuchungen über Histogenese der Retina. *Arch. f. mikrosk. Anat.*, Bd. XXIII, 1884.
7. Chievitz, Die Area und fovea centralis beim menschlichen Fœtus. *Intern. Monatsschr. f. Anat. u. Physiol.*, Bd. IV, 1887.
8. Falchi, Ueber Histogenese der Retina und des Nervus opticus. *Græfe's Arch. f. Ophthalm.*, Bd. XXXIV, 2° Abtheil, 1886.
9. Martin, Zur Entwickelung der Retina bei der Katze. *Anat. Anzeiger*, Bd. V, 1890.
10. Mall, Histogenese of the retina in Amblystoma and Necturus. *Journ. of Morphology*, vol. VIII, n° 2, 1893.

mémoires auxquels nous renvoyons le lecteur désireux de plus de détails[1]. Nous nous bornerons à faire de tous ces travaux un résumé succinct.

Cellules de Müller. — Lorsqu'on examine ces éléments dans une rétine embryonnaire, par exemple chez le chat ou la souris, quelques jours avant leur naissance, ou bien encore chez le poulet du dixième au treizième jour de l'incubation, on les aperçoit sous la forme de fuseaux, ainsi que Babuchin, Martin et d'autres l'ont signalé ; ils sont alors munis d'un noyau situé à différents niveaux, et de deux expansions lisses, terminées chacune par une lamelle dans les couches limitantes. Le noyau se transporte vers le milieu de l'épaisseur rétinienne, c'est-à-dire vers les grains internes, à mesure que la membrane visuelle augmente de hauteur et que les couches commencent à se différencier. Des appendices et des expansions jaillissent aussi, graduellement, du contour de la fibre de Müller (fig. 226, *d*).

Stade fusiforme lisse.

Apparition des expansions latérales.

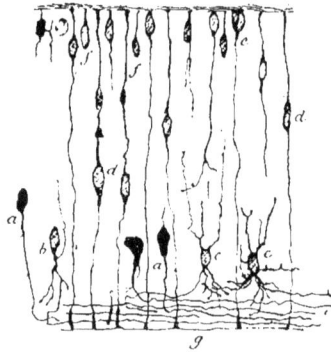

Fig. 226. — Rétine d'un fœtus de souris presque à terme. Méthode de Golgi.

a, cellule ganglionnaire à la phase de neuroblaste : — *b*, *e*, cellule à dendrites rudimentaires ; — *d*, cellules épithéliales embryonnaires ; — *e*, cellule épithéliale en voie de division ; — *f*, cellules visuelles embryonnaires.

Les cellules épithéliales sont encore lisses, chez le chat et le chien nouveau-nés, ainsi que chez l'embryon de poulet de dix jours. C'est du treizième au quatorzième jour chez ce dernier, et quelques jours après la naissance chez les premiers, que l'on y voit apparaître les expansions lamelleuses collatérales ; elles débutent au niveau des cellules amacrines et continuent le long des grains internes. Plus tard, seulement, se montreront les logettes des grains externes et les filaments des plexiformes. Les appendices qui apparaissent les derniers sont ceux de la limitante externe.

Prolongements descendants des oiseaux et reptiles.

La gerbe de prolongements descendants que l'on trouve chez les oiseaux et les reptiles est une production tardive. On y constate un fait intéressant : cette gerbe, d'abord composée de brins peu nombreux, commence à se former à l'extrémité inférieure de la fibre de Müller ; elle est donc très petite au commencement ; elle s'accroît ensuite peu à peu, de dedans en dehors, comme si la fibre de Müller se fendait progressivement dans le même sens (fig. 232, *r*). Les cellules épithéliales peuvent aussi se multiplier tardivement (fig. 227, *a*) ; nos observations chez les mammifères nouveau-nés en ont donné la preuve.

Stade du massif nucléaire.

Cellules nerveuses. — Koganei, His, Martin et d'autres ont montré que, dans les premières périodes de sa formation, la rétine est constituée par un massif de noyaux, sans stratification régulière. Un peu plus tard, mais

1. S. R. CAJAL, La rétine des vertébrés. *La Cellule*, 1892. — Nouvelle contribution à l'étude histologique de la rétine. *Journ. d. l'Anat. et de la Physiol.*, n° 5, 1896.

avant l'apparition de la couche des fibres optiques et de la plexiforme interne, on peut distinguer dans la membrane visuelle deux *formations* : l'une
externe ou *germinale*, édifiée par des corpuscules plus ou moins sphériques
ou irréguliers et dont un grand nombre est en voie de mitose ; ce sont les
cellules germinales de His ; l'autre *interne*, où s'amassent les *neuroblastes*,
c'est-à-dire les éléments plus évolués et caractérisés par leur aspect piriforme et leur expansion descendante unique. Nous avons pu imprégner ces
neuroblastes dans la rétine des fœtus de souris et de chat, à un moment où la
couche plexiforme interne n'est pas encore bien délimitée ; il nous a été
facile ainsi de constater, avec Martin, Mall et d'autres histologistes, l'exactitude des idées de His sur l'origine du nerf optique. Cet auteur affirme, on

Formations germinale et neuroblasti- que.

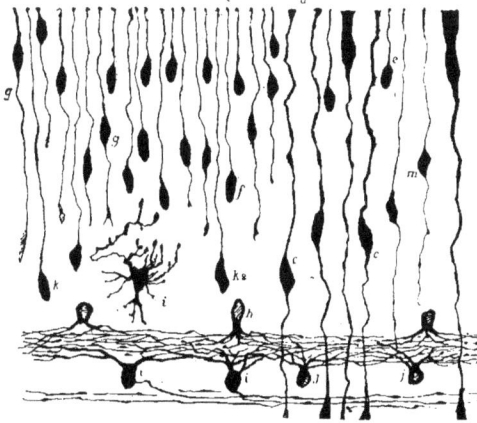

Fɪɢ. 227. — Rétine du chat nouveau-né. Méthode de Golgi.

a, cellule épithéliale à deux noyaux ; — *c*, cônes et bâtonnets (?) au stade neuroblastique ; — *e*, corps
de bâtonnet au stade unipolaire ; — *g*, cône au stade bipolaire ; — *h*, amacrines ; — *i* (au-dessus
de la plexiforme, à gauche), cellule horizontale ; — *i* (en bas), cellules ganglionnaires.

le sait, que le cylindre-axe est la première expansion qui se différencie dans
les cellules ganglionnaires, qu'il marche vers la limitante interne et butte
contre elle ; il s'infléchit alors, glisse sur elle, converge vers la papille, se
joint à ses congénères pour former le nerf optique et finit par atteindre le
cerveau.

Formation précoce de la couche des fi- bres optiques.

Ainsi s'explique la formation de la couche des fibres optiques avant
celle de la plexiforme interne où se rendent les dendrites plus tardives des
cellules ganglionnaires. Ce fait avait été déjà remarqué par Kölliker [1] et
Chiewitz [2]. Ajoutons que la région papillaire où se rendent les fibres
optiques primordiales est placée excentriquement, comme Froriep [3] l'avait
remarqué, et comme le montre bien la figure 228.

1. Kölliker, Embryologie de l'homme et des vertébrés. Édition française, 1882,
p. 717.
2. Chiewitz, *Internat. Monatsschr. f. Anat. u. Physiol.*, Bd. IV, 1896.
3. Froriep, *Arch. f. mikrosk. Anat.*, Bd. LXVI, 1905.

Couche plexiforme interne. — Elle résulte de la différenciation relativement tardive de la ramure dendritique ascendante dans les ganglionnaires et du bouquet descendant dans les amacrines. On peut voir sur les figures 226, en *a*, et 227, en *i*, les transitions entre les cellules ganglionnaires pourvues de quelques vagues prolongements irréguliers et celles où il existe un bouquet dendritique bien développé. La couche plexiforme interne est déjà passablement avancée chez les mammifères nouveau-nés ; les étages d'arborisations et les ramifications horizontales de l'extrémité inférieure des bipolaires y manquent encore néanmoins.

Cellules ganglionnaires. — Des recherches [1], exécutées à l'aide des méthodes neurofibrillaires sur la rétine de l'embryon de poulet, du 3° au 5° jour de l'incubation, nous ont permis de recueillir quelques données intéressantes sur les premières phases parcourues par les cellules ganglionnaires. Ces phases, représentées sur les figures 229 et 230, sont les suivantes :

a) Phase apolaire. — La cellule germinale, encore voisine de la surface extérieure de la vésicule oculaire, cesse de proliférer ; son protoplasma s'accumule au pôle profond, dans la zone fibrillogène de Held. C'est là qu'apparaissent les premières neurofibrilles, peu nombreuses, épaisses et sinueuses au début ; souvent même il n'existe en ce point (fig. 229, *b*, *c*) qu'une seule neurofibrille, disposée en anneau, en S ou en 8 de chiffre. A la fin de cette phase, le pôle profond de la cellule s'allonge en un appendice descendant, qui renferme une neurofibrille ; en même temps, le corps entier de la cellule se déplace vers la surface interne de la vésicule. Cameron [2] prétend que c'est le noyau qui donne naissance à la substance dont se forment les expansions du corpuscule nerveux. Jamais, nous n'avons vu pareille chose, jamais le noyau ne nous a paru subir un changement important, capable de faire croire qu'il participe à la formation des appendices cellulaires.

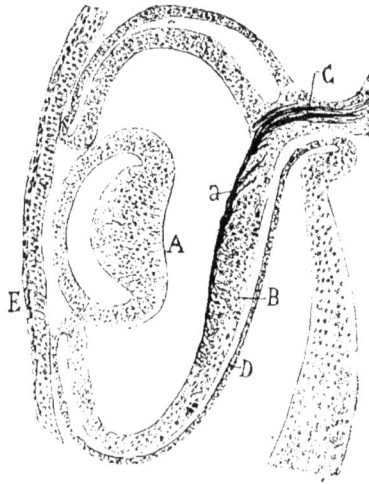

Fig. 228. — Coupe de l'œil d'un embryon de poulet à la 80° heure de l'incubation. Méthode du nitrate d'argent réduit.

A, cristallin ; — B. fond rétinien d'où partent les fibres optiques ; — C, ébauche du nerf optique ; — D, couche de pigment ; — E, cornée ; — *a*, couche des fibres optiques de la rétine.

1. S. R. CAJAL, Genesis de las fibras nerviosas en el embrión, etc. *Trabaj. d. Labor. d. Invest. biol.*, t. IV, 1906. — Nouvelles observations sur l'évolution des neuroblastes, etc. *Anat. Anzeiger*, Bd. XXXII, nᵒˢ 1 et 2, 1908.

2. J. CAMERON, The histogenesis of Nerve-fibres, etc. *Bull. synthétique du premier Congrès fédératif intern. d'Anat.*, Genève, 1907.

b) *Phase bipolaire*. — Dès que le corpuscule apolaire s'est déplacé, on voit son protoplasma s'accumuler à ses deux pôles externe et interne ; en même temps, une expansion radiaire, d'abord courte, puis de plus en plus longue, part de chacun de ces pôles. Des neurofibrilles, en continuité avec la charpente filamenteuse périnucléaire, se montrent dans le corps.

On peut voir sur la figure 229, en *B*, les aspects les plus fréquents offerts par les cellules ganglionnaires de la rétine durant cette phase. On y notera que le prolongement interne ou axone primitif est ordinairement plus épais, plus foncé et plus riche en fibrilles que le prolongement externe ; la disposition inverse n'est cependant pas rare (fig. 229, *B*, *F*). En outre, le mode de terminaison de ces deux expansions est différent ; l'externe, habituellement plus courte, se termine par une pointe fine et pâle qui va jusqu'à la périphérie de la vésicule ou un peu au delà ; l'interne se termine, au contraire, du côté de la limitante interne, par une sphérule ou une pointe (fig. 229, *a*).

Les deux expansions polaires, qui semblaient posséder jusqu'ici à peu près les mêmes propriétés, se différencient maintenant d'une façon très nette. L'axone ou expansion interne, épaissie à son extrémité par un cône de croissance, gagne rapidement en diamètre et en longueur à mesure que les neuroblastes bipolaires s'approchent de la limitante interne ; l'expansion externe pâlit et se raccourcit, au contraire (fig. 229, *H*) ; elle finit même par s'atrophier totalement (fig. 230, *b*).

Arrivé à la limitante interne, le cône de croissance interne butte contre elle et change de direction ; il devient alors tangentiel. Assez souvent, il se bifurque à son contact avec la limitante qui lui fait obstacle ; l'une des branches de cette bifurcation persistera, ce sera

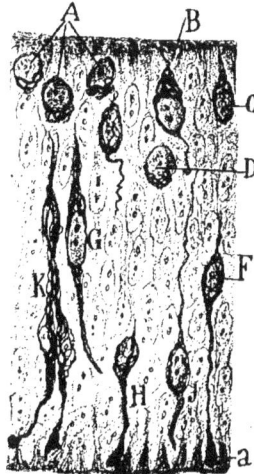

Fig. 229. — Rétine d'un embryon de poulet au deuxième jour et demi de l'incubation. Méthode du nitrate d'argent réduit.

A, neuroblastes en phase apolaire ; — B, neuroblastes en phase bipolaire ; — C, neuroblaste pourvu d'une expansion distale ; — F, G, J, neuroblastes bipolaires plus développés ; — H, neuroblaste dont l'appendice externe est en voie de résorption ; — K, neuroblastes dont l'accolement simule des anastomoses ; — *a*, cône de croissance.

l'axone optique définitif ; l'autre s'insinuera dans les espaces interépithéliaux et finira par se résorber.

c) *Phase unipolaire*. — Nous avons décrit avec détails la phase unipolaire à propos de l'histogénèse de la moelle ; nous n'y reviendrons pas. Nous ferons seulement remarquer que dans la rétine, cette forme est habituellement le résultat de l'atrophie de l'expansion externe et de l'allongement de l'expansion interne ou axone (fig. 230, *F*). Observons encore que, chez l'embryon de poulet parvenu aux 5ᵉ et 6ᵉ jours de l'incubation, la plupart des cellules en phase unipolaire siègent près de la couche des fibres optiques. Le réseau neurofibrillaire, très serré, remplit complètement le corps cellulaire au lieu de n'en occuper qu'un côté, comme pendant le stade bipolaire. La phase unipolaire, pendant laquelle les neuroblastes présentent la forme d'une cornue, avait été vue et dessinée, il y a déjà longtemps, par His[1] ; nous l'avions également constatée à l'aide de la méthode de Golgi, lors de nos recherches sur la rétine des mammifères nouveau-nés[2].

Massif nucléaire des cellules visuelles et de la plexiforme externe.

Cônes et bâtonnets. — La couche des cônes et des bâtonnets, celle des corps des cellules visuelles et la plexiforme interne n'existent pas encore chez les mammifères nouveau-nés, tels que le chat, le chien, la souris. Les quatre cinquièmes extérieurs de la rétine y sont formés par une masse de noyaux pressés et sans aucune trace de stratification, masse étendue depuis la plexiforme interne encore rudimentaire jusqu'à la limitante externe. On distingue, parmi les petites cellules ovoïdes, accumulées près de cette limitante, de nombreux noyaux en voie de mitose. C'est ce que Koganeï et Chiewitz appellent des *cellules prolifférantes.*

Neuroblastes des cônes et bâtonnets et phases de développement.

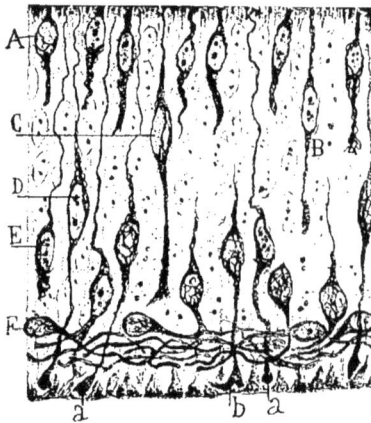

FIG. 230. — Rétine de l'embryon de poulet au 4e jour de l'incubation. Méthode du nitrate d'argent réduit.

A.B.C, phases diverses des cellules bipolaires ; — D, corpuscule bipolaire dont l'axone pourvu d'un cône de croissance touche la membrane limitante interne : — F, neuroblastes de His ; — *a, b,* cônes de croissance.

Les essais d'imprégnation, que nous avons entrepris chez les mammifères nouveau-nés par la méthode de Golgi, nous ont montré que la plupart des innombrables petits éléments renfermés dans la moitié externe de la rétine ne sont que des formes jeunes des cellules visuelles. Voici les phases par lesquelles passent ces dernières :

a) Phase germinale. — Le corpuscule plus ou moins sphérique ou polyédrique est situé près de la limitante externe. On peut l'identifier avec le *corpuscule germinal* de His, à cause de son état indifférent et de ses nombreuses mitoses.

b) Phase unipolaire. — Le protoplasma du corpuscule s'étire en une expansion fine ; celle-ci s'élève jusqu'à la limitante externe et fait saillie au-dessus d'elle sous la forme d'un tout petit mamelon (fig. 227, *e*).

c) Phase bipolaire. — Le pôle inférieur et auparavant lisse du corpuscule émet un long appendice qui s'accroît progressivement et se termine à différentes hauteurs des couches moyennes par un petit cône irrégulier (figs. 227 et 231). Plus tard, quand se dessinera la plexiforme externe, ce cône inférieur se raccourcira, atteindra le même niveau que tous les autres et se modèlera en sphérule ou en pied terminal (fig. 231, *a*).

Différencia-

Les cônes et les bâtonnets évoluent de la même façon ; aussi est-il diffi-

1. W. His, Histogenese und Zusammenhang der Nervenelemente, etc. *Internat. med. Kongress zu Berlin*, August 1890.
2. S. R. Cajal, La rétine des vertébrés. *La Cellule*, 1892.

cile de les distinguer au début. Pourtant, on reconnaît souvent le cône, en phase unipolaire, à son noyau plus volumineux et à son protoplasma somatique plus abondant (fig. 227, g).

Les prolongements externes des cellules visuelles, les cônes et les bâtonnets autrement dit, ne se forment que très tard. On ne les voit pas encore chez le chien et le chat nouveau-nés, ou bien ils sont encore à l'état de petites saillies sur la limitante externe. Ils croissent peu à peu dans les jours qui suivent la naissance et atteignent presque leur modelé définitif au moment de l'ouverture des paupières. Nous sommes donc d'accord avec Babuchin, Ogneff, Koganeï, Mall et d'autres savants pour affirmer que les cônes et les bâtonnets ne sont que des émanations, des prolongements du corps des cellules visuelles ou grains externes. L'article profond de ces cellules se formerait, d'après les histologistes précédents, avant l'article périphérique. Pour le corps ellipsoïde, il pourrait fort bien provenir d'une segmentation du noyau des cônes, ainsi que l'affirme Kostenisch.

Cellules bipolaires. — Aux phases primitives, il n'est pas possible de les discerner des corpuscules visuels qui leur sont mélangés. Nous n'avons pu les imprégner chez les mammifères qu'après la naissance. On les reconnaît déjà chez le chien et le chat au bout de quatre jours ; ils se présentent alors sous la forme d'éléments bipolaires, minces, ayant une expansion inférieure terminée dans la plexiforme interne par un petit amas protoplasmique, et une expansion supérieure qui progresse vers la limitante externe.

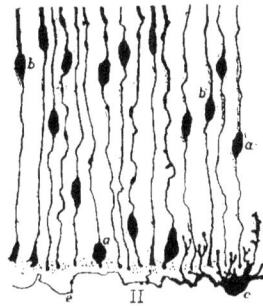

FIG. 231. — Coupe de la couche des cellules visuelles ; chat âgé de 4 jours. Méthode de Golgi.

a, corps de bâtonnet ; — b, corps de cône ; — c, cellule horizontale embryonnaire ; — e, son cylindre-axe.

Plus tard, cette dernière expansion se rétracte et n'aboutit plus qu'à la plexiforme externe, sauf pourtant chez les vertébrés inférieurs, où son extrémité terminale persistera et formera la massue de Landolt (fig. 232, b). La différenciation entre bipolaires pour cônes et bipolaires pour bâtonnets demande encore plus de temps ; elle est déjà très nette dans la rétine du chat et du chien âgés de huit jours. Comme le montre la figure 233, reproduite d'après une rétine de chat de cet âge, la bipolaire pour bâtonnet se distingue déjà par son épaisseur et par son pied volumineux, qui s'appuie sur les cellules ganglionnaires.

Cellules horizontales. — Nous n'avons pas réussi à les imprégner au stade neuroblastique, mais à un stade beaucoup plus avancé, alors que les dendrites ont fait leur apparition (fig. 227, i, à gauche, au-dessus de la plexiforme interne). Les sinuosités de leur axone ainsi que l'aspect grossier et variqueux de leur arborisation axile sont frappants. Par sa brièveté, cette dernière rappelle quelquefois le cône de croissance (fig. 231, c).

Amacrines. — Elles se montrent en même temps que les cellules ganglionnaires. Au début, elles possèdent un tronc descendant très court, armé d'appendices brefs et grossiers. Peu à peu, ce tronc s'allonge et étend son bouquet terminal, en suivant ainsi l'épaississement graduel de la plexiforme interne. Quant aux différents types d'amacrines, ils se constituent à mesure que la plexiforme interne prend plus d'épaisseur (figs. 227 et 232).

Évolution cytologique des éléments rétiniens. — Les détails que nous venons de donner sur l'histogénèse de la rétine concernent, avant tout, l'évolution morphologique de ses éléments nerveux et épithéliaux; nous avons peu étudié, en effet, leur évolution cytologique; aussi sommes-nous heureux de résumer ici un certain nombre de travaux exécutés en ces dernières années pour nous renseigner sur cette évolution.

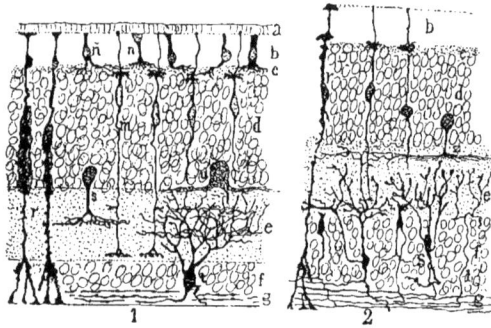

Fig. 232. — Coupes de la rétine de l'embryon de poulet à diverses périodes de son développement. Méthode de Golgi.

a, couche des segments externes des cônes et bâtonnets; — b, couche des corps des cellules visuelles; — c, plexiforme externe; — d, couche des bipolaires; — e, couche plexiforme interne; — f, couche des cellules ganglionnaires; — g, couche des fibres optiques; — m, bipolaires; — n, n', corps des bâtonnets et des cônes;—r, fibres de Müller; — s, amacrines; —t, cellule ganglionnaire bistratifiée; — u, cellule horizontale; — z, amacrine à expansions fines et longues. — La figure 2, à droite, répond à une phase plus précoce du développement.

Différenciation de l'épithélium primitif.

L'un des plus intéressants est celui de Fürst[1] qui s'est imposé la tâche de suivre le développement rétinien chez le saumon (*Salmo Salar*), à l'aide de l'hématoxyline au fer de Heidenhain. Cet investigateur a trouvé ainsi que la rétine de ce poisson passait par trois phases : 1° une phase d'épithélium unistratifié, devenant pluristratifié par prolifération ; 2° une phase de différenciation pendant laquelle s'établissent les couches cellulaires et se modèlent les éléments nerveux ; 3° une phase de croissance, caractérisée par le développement des expansions cellulaires et la formation des cônes et bâtonnets.

La multiplication cellulaire commence dans la couche germinale ou portion la plus externe de la rétine. Elle s'y poursuit de telle façon que les cellules-filles conservent toujours un pédicule étendu jusqu'à la surface périphérique, tandis que leur corps s'enfonce plus ou moins vers la surface interne de la membrane visuelle.

Diplosome du pédicule cellulaire, son

Fürst a signalé un fait très intéressant. Le pédicule renferme, de même que les futures cellules de Müller, un diplosome, colorable en noir par la méthode de Heidenhain, dirigé perpendiculairement à la surface rétinienne et situé au

1. Fürst, Zur Kenntnis der Histogenese u. des Wachstums der Retina. *Lund's Universitets Arsskrift*. Bd. XL. Afdeln 1, n° 1. Lund., 1904.

voisinage de la limitante externe. Ce diplosome jouerait, d'après Fürst, un *rôle forma-*
rôle considérable dans la formation des cônes et des bâtonnets. Voici en effet *teur.*
ce qui se passerait lorsque les couches de la rétine se sont différenciées. Les
pédicules des cellules visuelles émettraient au delà de la limitante externe un
bourgeon dans lequel le diplosome pénétrerait; le granule le plus externe de
ce diplosome donnerait naissance à son tour à un filament qui deviendrait
l'ébauche partielle du cône ou bâtonnet futur.

    Les recherches de Held[1] ont prouvé que les diplosomes émigrés de la
couche des cônes et des bâtonnets persistent à l'âge adulte et produisent le
filament marginal et parallèle à l'axe longitudinal des cellules visuelles, fila-
ment dont nous avons déjà parlé à propos de la rétine des batraciens.

    Les résultats obtenus par Fürst chez les poissons ont été confirmés et com-   *Formation*
plétés chez les mammifères par Leboucq[2] qui s'est également servi de la mé- *des cellules vi-*
thode au fer de Heidenhain. Ce savant ajoute que les centrosomes renfermés *suelles.*
dans le corps des cellules visuelles président à la formation des cônes et bâton-
nets. Voici d'ailleurs comment cet au-
teur se figure la formation des cônes.
L'article interne serait dû à la production
pure et simple d'une expansion par le
corps de la cellule. Quant à l'article ex-
terne, son développement serait bien
plus compliqué. Le centrosome ou di-
plosome engendrerait un troisième gra-
nule qui émigrerait dans l'extrémité pé-
riphérique du bourgeon dont parle Fürst;
ce granule produirait à son tour un fila-
ment qui s'accroîtrait vers la périphérie;
ce serait là le futur cône proprement dit.
Plus tard, il se formerait dans ce seg-
ment un protoplasma parsemé de granu-

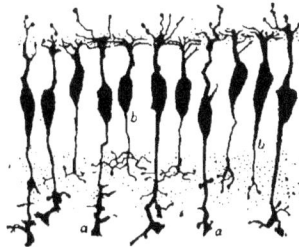

FIG. 233. — Cellules bipolaires pour
cônes et bâtonnets; rétine du chat âgé
de 8 jours. Méthode de Golgi.

a, bipolaire pour bâtonnet; — *b*, bipolaire
pour cône.

Mitochon-
dries.

lations mitochondriques, tout à fait ana-
logues à celles que Benda, Meves et Heidenhain ont décrites dans diverses
cellules. Ces mitochondries, qui se disposent aussi en chaînettes, auraient
pour propriétés de se colorer en noir par la méthode de Heidenhain et d'avoir
une affinité spéciale pour le cristal-violet. Meves[3] a retrouvé ces mitochon-
dries dans les cellules de la vésicule oculaire ainsi que dans presque tous les
autres éléments cellulaires de l'embryon du poulet.

    Weysse et Burgess[4] ont mis de nouveau en doute l'individualité des cellules *Syncytium*
de la rétine; pour eux, ces éléments formeraient, pendant les premières phases *rétinien sup-*
du développement, un syncytium où ils seraient tous anastomosés. Ce syncy- *posé, mais*
tium n'a rien de réel, d'après nous; car, aux époques où Weysse et Burgess *inexistant.*

    1. HELD, Zur weiteren Kenntniss der Nervenendfüsse und zur Struktur der Seh-
zellen. *Abhandl. der math.-phys. Klasse der königl. sächs. Gesellschaft der Wissensch.*,
Bd. XXIX, n° 2, 1904.
    2. LEBOUCQ, Contribution à l'étude de l'histogénèse de la rétine. *Arch. d'Anat.*
microscopique, t. X, fasc. 3 et 4, 1908.
    3. F. MEVES, Die Chondriosomen als Träger erblicher Anlagen, etc. *Arch. f. mikros.*
Anat., Bd. LXXII, 1908.
    4. WEYSSE and BURGESS, Histogenesis of the retina. *The american Naturalist*,
vol., XL, n° 477, sept. 1906.

supposent les cellules rétiniennes anastomosées, vers la 64ᵉ heure de l'incubation chez le poulet par exemple, les méthodes neurofibrillaires montrent déjà des cellules apolaires et bipolaires indépendantes. Voici à titre de renseignement les trois phases que ces savants distinguent dans l'évolution rétinienne : 1° une *phase de multiplication* ; 2° une *phase de réorganisation* ; 3° une *phase de différenciation terminale*. Ces trois phases dureraient chez l'embryon de poulet : la première, du 2ᵉ au 3ᵉ jour de l'incubation; la seconde, du 8ᵉ au 10ᵉ et la troisième pendant le reste du temps de l'incubation.

INDUCTIONS PHYSIOLOGIQUES TIRÉES DE LA STRUCTURE DE LA RÉTINE

Ses trois assises de neurones.

Structure schématique de la rétine. — Réduite à ses éléments les plus essentiels, la membrane visuelle peut être considérée comme formée de trois

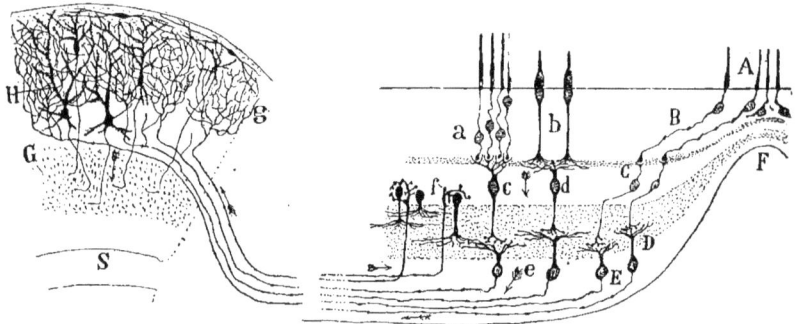

Fig. 234. — Schéma de la rétine, du tubercule quadrijumeau antérieur
et de leurs connexions.

A, cônes de la fossette centrale ; — *a, b,* bâtonnets et cônes des régions antérieures de la rétine ; — *c, d,* bipolaires ; — *e,* cellules ganglionnaires ; — *g,* arborisations des fibres optiques dans l'écorce du tubercule quadrijumeau ; — *f,* fibres centrifuges. — Les flèches indiquent le sens des courants.

assises superposées de neurones qui s'articulent par leurs extrémités libres au niveau des deux couches plexiformes.

La première assise, constituée par les cônes et les bâtonnets, est la zone sensible ou photo-chimique; son rôle est de transformer en énergie nerveuse l'excitation qu'elle reçoit de la lumière et d'analyser en même temps, au point de vue qualitatif et quantitatif, les ondes de ce mode de mouvement. Chacun des éléments de cette assise est revêtu du *caractère spatial* ; c'est dire qu'il est affecté à un point particulier de l'espace, en sorte que le courant qui débute dans l'article externe provoque à son arrivée au cerveau les phénomènes nerveux nécessaires pour la connaissance de l'espace et de la position relative des objets.

La seconde assise renferme deux espèces de cellules bipolaires, les unes pour cônes, les autres pour bâtonnets.

La troisième et dernière assise est formée par la rangée des ganglionnaires, dont le cylindre-axe devient une des fibres du nerf optique.

On pourrait appeler les neurones des deux dernières assises *neurones de conduction et de renforcement*, car d'une part, ils doivent, selon toute vraisemblance, augmenter la tension des ondes faibles produites dans les cônes et les bâtonnets et, d'autre part, ils les transmettent et les conduisent jusqu'aux centres ou stations secondaires de l'encéphale (fig. 234).

Fonctions des cellules visuelles, du pigment rétinien, etc. — Tout le problème de la vision n'est autre que celui de la faculté singulière que possèdent les cônes, chez tous les vertébrés, de réagir sous l'influence de la lumière. Les physiologistes supposent, en général, que les articles externes de ces cellules visuelles renferment des substances photogéniques incolores de diverses espèces et que c'est la décomposition chimique de celles-ci qui détermine une décharge variable en nature et en intensité dans les éléments visuels ; cette commotion est l'origine du courant nerveux. Nous n'exposerons pas les multiples théories qui ont été imaginées pour expliquer le mécanisme de cette impression ou ébranlement des cônes et des bâtonnets; on les trouvera soit dans les traités de physiologie, soit dans les monographies étendues, publiées dans ces dernières années par Kries, Weinland [1], Hirth [2], Parinaud [3], Charpentier [4], Patten [5], notre savant collègue le docteur Gómez Ocaña [6] et nous-même [7].

Cônes.

Nous nous en tiendrons seulement à quelques observations sur la fonction que possèdent probablement les bâtonnets, les cellules pigmentaires, les sphères colorées des oiseaux et d'autres détails anatomiques.

Les bâtonnets semblent être impressionnés par l'intensité seule de la lumière, c'est-à-dire par la lumière dépouillée de ses propriétés chromatiques. C'est une opinion professée, il y a déjà longtemps, par Schultze et reprise, avec quelques modifications, par Kries, Parinaud et d'autres. Ses meilleurs fondements sont les constatations histologiques suivantes : 1° les bâtonnets abondent chez les mammifères et les oiseaux nocturnes; on sait que dans l'obscurité nous ne reconnaissons point les couleurs, sauf le noir et le blanc; 2° ils prédominent chez les batraciens et les poissons qui, habitant d'ordinaire dans des eaux profondes, ne reçoivent qu'une lumière très atténuée; 3° ils sont rares chez les oiseaux diurnes, et manquent chez les reptiles, espèces animales qui ne voient pas dans l'obscurité; 4° leur article externe contient une substance très colorée et photogénique, ce qui ne pourrait avoir lieu si cette substance avait quelque influence sur l'impression chromatique.

Bâtonnets.

Quant à la longueur du bâtonnet, elle est vraisemblablement en rapport avec la sensibilité à la lumière blanche et représente, par conséquent, l'épaisseur de la couche sensible dans les plaques photographiques. Il semble donc que si, par suite de leur pauvreté en cônes, les poissons et les batraciens n'ont qu'une

Longueur du bâtonnet.

1. WEINLAND, Neue Untersuchungen über die Funktionen der Netzhaut, etc. Tübingen, 1895.

2. G. HIRTH, La vue plastique, fonction de l'écorce cérébrale. etc. Paris, 1893. — Energetische Epigenesis und Epigenetische Energieformen, etc. München u. Leipzig, 1898.

3. PARINAUD, La vision; étude physiologique. Paris, 1890.

4. CHARPENTIER, *Rev. génér. d. sciences*, n° 13. Paris, 1898.

5. PATTEN, A basis for a theory of colour vision. *Amer. Naturalist*, vol. XXXII, 1898.

6. GÓMEZ OCAÑA, Bosquejo (esquisse) de una nueva teoría de la visión. *Rev. trimestr. micrográf.*, t. II, 1897.

7. S. R. CAJAL, Conferencias en el Ateneo de Madrid. Enero de 1897. — Notre hypothèse, basée sur la théorie des ondes stationnaires de Zenker et de Lipmann, a été publiée, en 1897, par le Prof. G. Ocaña.

vision imparfaite des couleurs, ils jouissent, au contraire, par la longueur de leurs bâtonnets, d'une sensibilité exquise à la lumière blanche.

Le pourpre rétinien ou photo-esthésine est, croit-on, la substance sensible, qui, en se décomposant sous l'action de la lumière, dégage une énergie calorifique, mécanique ou électrique, capable d'ébranler le segment interne du bâtonnet et de provoquer un courant nerveux. Cette substance photogénique est la seule qui existe dans les bâtonnets; on comprend, par suite, que l'excitation créée en eux ne puisse provoquer dans le sensorium qu'une sensation de lumière pure. Ces phénomènes sont comparables à ceux qui ont lieu dans la plaque photographique; la substance sensible y est unique, et les couleurs qu'elle donne sont le blanc et le noir seuls.

Ce que l'on ne conçoit pas encore, c'est la raison de la couleur rouge du pourpre rétinien; étant donné sa fonction, il pourrait tout aussi bien être incolore. Nous nous permettrons une explication à cet égard; cette teinte antiphotogénique n'existe-t-elle pas dans les bâtonnets, précisément pour éviter les effets nuisibles de la réflexion de la lumière dans la chambre oculaire? En y songeant, on voit, en effet, que les rayons, étant colorés en rouge, ne seront pas aptes à impressionner le rouge rétinien des espaces rétiniens opposés. Chez les oiseaux diurnes, où la photo-esthésine manque, on trouve, par contre, le peigne, écran noir antéro-postérieur, qui divise la rétine en deux champs. Ne serait-ce pas là une disposition de suppléance pour empêcher les réflexions lumineuses dans l'intérieur de l'œil ?

Plusieurs auteurs ont également tenté d'expliquer le rôle de la matière colorante jaune de la *macula lutea* de l'homme. Pour eux, cette substance agit à la façon des écrans jaunes usités en photographie isochromatique ; elle a donc pour but d'atténuer l'énergie photogénique trop violente des rayons bleus et violets et de rendre égales les valeurs d'impression de toutes les ondes du spectre. On sait, à ce propos, que l'activité chimique des rayons jaunes et rouges est moindre que celle des rayons bleus.

On pourrait attribuer le même rôle aux sphères colorées contenues dans les cônes des oiseaux et des reptiles ; nous avons même défendu cette hypothèse dans un autre travail. Malheureusement, la diversité des couleurs de ces sphères, qui sont rouges, jaunes, orangées, vertes, et l'existence de grains bleus, éminemment photogéniques, jettent sur elle quelques doutes. L'insensibilité presque absolue de ces écrans colorés à la lumière, prouve, d'autre part, que leur rôle ne peut être comparable à celui du pourpre rétinien des bâtonnets, ni à celui des substances impressionnables, théoriquement admises par Hering.

La teinte même des sphères s'oppose à ce qu'on leur attribue un rôle dans l'analyse des couleurs, car : 1° si un rayon rouge tombe sur une sphère verte, l'impression résultante est non pas le rouge, mais le noir, l'onde colorée ayant été absorbée par l'écran de couleur différente ; 2° les sphères de couleurs diverses sont distribuées dans des cônes plus ou moins distants ; il s'en suit que l'acuité de perception pour chaque couleur doit être très abaissée ; c'est pourquoi deux images bleues ou rouges, projetées sur la rétine des oiseaux, doivent, pour être perçues comme telles, être séparées par une distance beaucoup plus grande que chez les mammifères; dans ces conditions, la délicatesse extrême des cônes de la fossette centrale n'apparaît plus que comme une disposition inutile ; 3° enfin, une image blanche ou grise serait décomposée en une multitude de points ou petites taches de couleurs différentes.

Tout cela nous conduit à présumer que les sphères de différentes teintes des cônes servent d'écrans colorés, et que, comme ceux de la photographie isochromatique, elles atténuent certaines radiations de pouvoir chimique trop actif; mais nous ignorons pourquoi elles présentent des colorations différentes non seulement chez divers animaux, mais encore chez le même individu. Quant à l'analyse des couleurs, dont, par conséquent, les sphères ne peuvent être chargées, il faut l'attribuer à une substance sensible ayant pour siège l'article externe des cônes.

Reste le pigment rétinien. Il est hors de doute que sa fonction est d'empêcher le phénomène du halo, c'est-à-dire la propagation latérale des ondes dans la couche sensible. L'éblouissement que l'on éprouve en passant d'un lieu obscur à la pleine lumière du soleil tient vraisemblablement à ce que le pigment rétinien, rassemblé dans le corps des cellules pigmentaires par l'effet de l'obscurité, a besoin d'un certain temps pour se transporter dans les prolongements de ces cellules et enfermer chaque élément visuel dans une chambre obscure anti-halo. Van Genderen Stort admet que les mouvements du pigment rétinien sont un phénomène réflexe. J. Roux[1] suppose que la voie centripète de ce réflexe est formée par la rétine et le nerf optique, tandis que sa voie centrifuge est constituée par des filets de la troisième paire, c'est-à-dire par les nerfs ciliaires.

Pigment ré-tinien.

Sens des courants. — *Voie centripète ou principale*. — On connaît le mode d'articulation des trois assises cellulaires essentielles de la rétine. Il est facile d'en déduire le sens des courants, si l'on se rappelle que le point de départ de l'excitation visuelle se trouve dans le segment externe des cônes et des bâtonnets. Par conséquent, et conformément à la loi de la polarisation dynamique, postulat absolument indispensable ici, l'excitation se propagera des cellules visuelles aux bouquets périphériques des bipolaires, et des pieds de celles-ci aux ramures dendritiques des cellules ganglionnaires (fig. 234).

Direction générale.

Mais il existe deux sortes d'appareils récepteurs : les cônes et les bâtonnets ; les neurones des seconde et troisième assises devront donc former une chaîne de conduction pour chacun d'eux. Celle du cône se composera du cône lui-même et de son expansion inférieure, de la bipolaire qui lui est destinée et de la ganglionnaire unistratifiée correspondante ; celle du bâtonnet comprendra : cette cellule visuelle, son prolongement descendant, la grosse bipolaire qui lui est propre, enfin les cellules ganglionnaires volumineuses de la neuvième couche.

Direction distincte pour les cônes et les bâtonnets.

Ces grandes cellules ganglionnaires, dont le corps est articulé avec les bipolaires pour bâtonnets, reçoivent peut-être les courants apportés par les deux chaînes. Il se peut, en effet, que, par leur arborisation dendritique, elles entrent en contact avec les bipolaires pour cônes. Mais l'on peut tout aussi bien admettre, puisque l'on ne connaît pas exactement les rapports de ces grosses ganglionnaires, que leurs dendrites s'articulent exclusivement avec certaines amacrines, peut-être avec celles de taille considérable.

Les bipolaires des oiseaux et des reptiles possèdent, on s'en souvient,

1. J. Roux, Réflexes rétino-rétiniens. *Arch. d'Ophtalm.*, vol. XVIII, 1898.

plusieurs arborisations horizontales superposées; il est donc possible pour l'une quelconque d'entre elles de se mettre en connexion avec plusieurs cellules ganglionnaires. L'on peut supposer, il est vrai, que cette abondance d'arborisations n'a pour but que de multiplier les contacts entre le second et le troisième chaînon cellulaire de la rétine.

Chaines conductrices pour l'image mentale et le réflexe lumineux.

Enfin, dernière hypothèse : les cellules ganglionnaires unistratifiées constituent peut-être avec les bipolaires les plus courtes une chaîne conductrice exclusivement réservée aux impressions de localisation dans l'espace ; les ganglionnaires pluristratifiées, en rapport avec un grand nombre de bipolaires également pluristratifiées, formeraient, au contraire, l'origine de la voie réflexe. Cette hypothèse est reproduite graphiquement sur la figure 235 ; les deux voies de conduction de l'excitation visuelle y sont représentées avec les connexions qu'elles peuvent entretenir avec les cellules amacrines. *B*, est la canalisation de l'image visuelle parvenant jusqu'au sensorium ; *A*, est celle des réflexes.

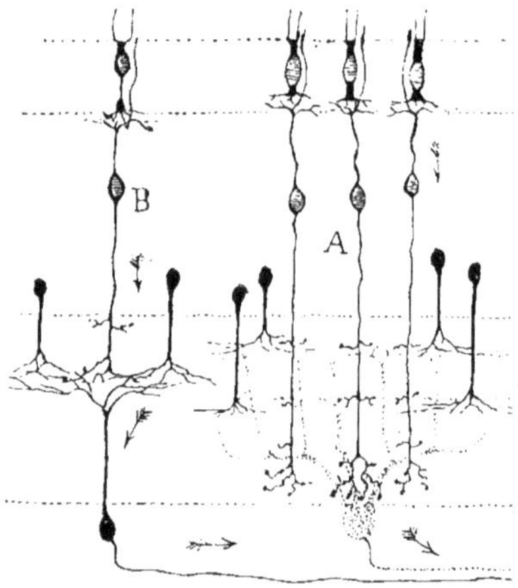

FIG. 235. — Schéma des deux canalisations possibles de l'impression visuelle chez les oiseaux.

A, canalisation diffuse pour les réflexes ; — B, canalisation individualisée pour l'image visuelle mentale. — Les flèches indiquent le sens des courants.

Dans cette dernière canalisation, la ganglionnaire reçoit le courant le plus important par la bipolaire dont le pied est appuyé sur son corps ; les courants accessoires lui viennent par ses plexus dendritiques horizontaux, articulés avec les arborisations collatérales de bipolaires, dont les pieds reposent sur le corps d'autres cellules ganglionnaires. Les ramifications des amacrines font aussi partie de ces plexus horizontaux. Les schémas de la figure 235 ne sont qu'hypothétiques, nous le répétons ; ils représentent des faits et des connexions possibles, mais non certains.

Voies horizontales intra-rétiniennes. — La partie la plus importante de l'excitation recueillie par la cellule visuelle passe directement au nerf optique, à travers les trois chaînons cellulaires de la rétine ; cela ne fait pas l'ombre d'un doute. Mais une autre partie de cette excitation doit se propager également dans le sens transversal et emprunter, pour cela, l'intermédiaire des cellules horizontales placées au-dessous de la couche plexiforme externe. Or, si nous considérons la disposition des dendrites et de l'arborisation cylindre-axile de ces cellules, si nous nous rappelons, en outre, que ceux de ces corpuscules qui sont internes et volumineux manquent chez les oiseaux et chez les reptiles ainsi que dans la fossette centrale et la tache jaune de l'homme, nous nous croyons autorisé à penser d'abord que les cellules horizontales externes servent à associer entre eux des groupes de cônes, ensuite que les horizontales internes en font autant pour des amas considérables de bâtonnets.

Mais peut-on admettre qu'il s'agisse ici d'une véritable association transversale des cellules visuelles ? Est-il permis de supposer que dans la rétine, appareil sensitif doué d'un pouvoir différenciateur aussi élevé, il existe une disposition anatomique qui entraîne l'annihilation de ce pouvoir différenciateur et

Rôle des cellules horizontales.

supprime ou tout au moins affaiblit en certains points la puissance delocalisation dans l'espace, dont cônes et bâtonnets sont pourvus? Nous ne le croyons pas. On pourrait, il est vrai, pour soutenir cette manière de voir, attribuer le vague de la vision périphérique à l'abondance des cellules horizontales dans les régions excentriques de la rétine, tandis que la précision et l'acuité de la vision centrale seraient dues au petit nombre de ces neurones dans la fovea. Mais, il n'est pas nécessaire, selon nous, de faire appel à cette différence de quantité dans les cellules horizontales pour expliquer l'imperfection ou la perfection de la vision suivant les points de la rétine. Le raccourcissement graduel des filaments basilaires des

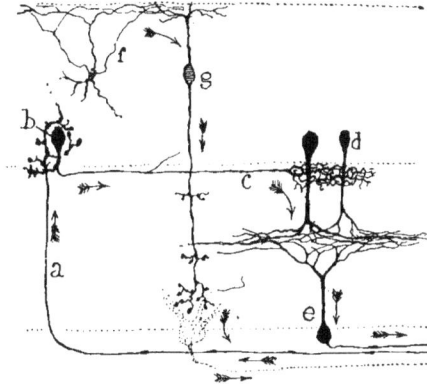

FIG. 236. — Schéma de la marche probable des courants dans les fibres centrifuges et les amacrines des oiseaux (suivre les flèches).

a, fibre centrifuge : — *b*, son arborisation autour du corps d'un spongioblaste d'association ; — *c*, cylindre-axe court de ce spongioblaste ; — *d*, amacrines ordinaires articulées avec l'arborisation axile de l'amacrine d'association ; -- *e*, cellule ganglionnaire : — *f*, cellule étoilée de la couche des bipolaires ; — *g*, bipolaire. — *a*, *b*, *c*, *d*, *e*, constituent le circuit de la voie centrifuge inférieure ; — *a*, *f*, *g*, et la ganglionnaire estompée forment, d'autre part, celui de la voie centrifuge supérieure.

cônes à mesure que l'on se rapproche de la fossette centrale, leur disparition totale dans celle-ci et l'amincissement considérable du pied du cône, articulé désormais avec une seule bipolaire, en rendent compte tout aussi bien. Du reste, les recherches que nous avons exécutées sur les bords de la fossette chez les oiseaux et sur la tache jaune chez l'homme semblent prouver qu'en ces points les cellules horizontales ne disparaissent pas ; elles ne font que diminuer de taille, et se réduisent *probablement* toutes, par cela même, au type aplati et menu qui, vraisemblablement, s'articule avec les cônes seuls. Nous sommes obligé de dire *probablement*, parce que nos observations effectuées sur des préparations colorées à l'hématoxyline ou au carmin ne nous ont malheureusement pas permis de préciser la morphologie des cellules [1].

1. Nous avons vu des cellules horizontales en brosse jusque dans les parois de la fossette centrale, chez les oiseaux.

A notre avis, les cellules horizontales ne constituent, par conséquent, ni un appareil d'association ni un appareil de dissémination des courants ; c'est plutôt un entrepôt d'énergie nerveuse, destiné à donner plus de force et de tension à l'excitation recueillie, pour la faire parvenir jusqu'aux centres. Les énormes cellules horizontales pour bâtonnets, que l'on trouve chez les poissons et en général chez tous les animaux dont la vie se passe ou peut se passer dans des endroits faiblement éclairés et dont la rétine possède une quantité considérable de bâtonnets, sont un argument en faveur de l'opinion que nous venons d'émettre. Il est bien entendu que nous ne refusons pas d'autres fonctions aux cellules horizontales ; nous admettrions volontiers qu'elles puissent servir encore d'intermédiaires à des courants centrifuges, comme le soutient Marquez en se basant sur des considérations théoriques. On peut penser aussi, d'accord avec Roux, qu'elles forment le chaînon périphérique d'une voie réflexe rattachée aux fibres centrifuges, voie qui aurait pour but de provoquer dans les articulations cellulaires de la rétine un contact plus intime pendant l'attention consciente.

Courant inférieur ou pour la plexiforme interne.

Courants centrifuges. — Tous les appareils sensitifs ou sensoriels renferment des fibres émanées des centres supérieurs; nous avons déjà constaté ce fait bien des fois, et nous aurons encore l'occasion de le constater. La rétine, nous l'avons vu, n'échappe pas à cette règle ; les fibres centrifuges, qui y parviennent, se ramifient au niveau des spongioblastes et apportent à ceux-ci un courant né peut-être dans le cerveau. La chaîne cellulaire de ce courant centrifuge afférent se compose, comme le montre la figure 234, de trois neurones : la cellule qui donne naissance à la fibre centrifuge, la cellule amacrine et la cellule ganglionnaire. La chaîne s'augmente d'un anneau chez les oiseaux, car ils possèdent les amacrines d'association, qu'on n'a pas encore trouvées dans la rétine des mammifères. Le courant chemine donc d'abord dans la fibre centrifuge ; puis de celle ci il passe aux corps et dendrites courtes des amacrines d'association ; l'arborisation cylindre-axile horizontale de ces dernières le transmet aux troncs des amacrines ordinaires, et peut-être aussi à celui des bipolaires; enfin, le bouquet des amacrines ordinaires le décharge sur la ramure dendritique des cellules ganglionnaires (fig. 236, *a*, *b*, *c*).

Opinions diverses sur son rôle.

Quel est le rôle de cette voie motrice rétinienne ? Nous avions pensé qu'elle apportait du cerveau à la rétine quelque excitation indispensable pour son fonctionnement, qu'elle donnait, peut-être, aux courants centripètes, la tension ou l'énergie nécessaires pour leur bonne transmission. Mais, depuis, d'autres idées se sont fait jour. Ainsi, M. Duval et son élève Manouélian [1] affirment que le stimulus transporté par les fibres centrifuges a pour objet de faire contracter les ramifications des cellules bipolaires et ganglionnaires, d'où adaptation plus exacte et contact plus intime des surfaces articulaires de ces deux espèces de neurones et, par suite, passage plus facile des courants centripètes.

Lenhossék [2], qui a retrouvé les fibres centrifuges chez les céphalopodes,

1. M. Duval, Les neurones et l'amiboïdisme nerveux. La théorie histologique du sommeil. *Rev. de l'École d'Anthropol.*, t. X, 1900.
2. Lenhossék, Histologische Untersuchungen am Schlappen der Cephalopoden. *Arch. f. mikrosk. Anat.*, Bd. XLVII, 1896.

les suppose, d'autre part, destinées à fournir à la rétine un courant sensitif. D'autres, tels que Roux[1] et Radziwittowicz[2], les considèrent comme les conducteurs de l'attention expectante, c'est-à-dire d'une excitation d'origine centrale, capable d'exalter l'intensité de l'impression dans les régions sensibles de l'organisme. Remarquons, en passant, que cette opinion, loin d'être opposée à celle de Duval, cadre très bien avec elle.

Puisque l'articulation intercellulaire inférieure, représentée par la plexiforme interne, possède des fibres centrifuges, il est logique de supposer que l'articulation supérieure ou plexiforme externe en contient aussi. A dire vrai, on n'a pas observé jusqu'ici des fibres venues du nerf optique et arborisées directement dans cette couche. Mais le courant centrifuge que ces fibres auraient pu apporter à la plexiforme externe peut y arriver indirectement. Rappelons-nous, en effet, les cellules qui, chez divers vertébrés et chez les mammifères mêmes, sont disséminées au milieu des amacrines ; leur cylindre-axe ou prolongement ascendant se distribue et se termine précisément dans la plexiforme externe. Rien ne nous empêche d'imaginer que leur corps et leur bouquet dendritique inférieur entrent en contact, d'autre part, soit avec certaines fibres centrifuges, soit avec celles-là mêmes qui vont aux amacrines. La chaîne ainsi complétée, le courant monte jusqu'à la plexiforme externe, où il agit sur l'articulation qui met les cônes et les bâtonnets en présence des cellules bipolaires et horizontales.

Courant supérieur ou pour la plexiforme externe: son existence théorique.

Les deux voies centrifuges supérieure et inférieure sont schématisées sur la figure 236, en *f* et *g* ; on y suppose que le courant apporté aux amacrines d'association et aux cellules dont le cylindre-axe monte dans la plexiforme externe arrive par les mêmes fibres centrifuges à ces deux espèces de cellules.

1. Roux, *Arch. d'Ophtalm.*, t. XVIII, 1896.
2. RADZIWITTOWICZ, *Neurol. Centralbl.*, n° 13, 1901.

CHAPITRE XVII

NERF, CHIASMA ET BANDELETTE OPTIQUES

NERF OPTIQUE. — STRUCTURE DU CHIASMA CHEZ LES DIFFÉRENTES ESPÈCES DE VERTÉBRÉS. — FIBRES CROISÉES ET FIBRES DIRECTES. — BANDELETTE OPTIQUE. — THÉORIE DE L'ENTRE-CROISEMENT DES NERFS OPTIQUES ET DES ENTRE-CROISEMENTS EN GÉNÉRAL.

NERF OPTIQUE

Disposition de ses fibres suivant leur origine dans la rétine.

Les cylindres-axes qui émanent des cellules ganglionnaires et courent dans la couche des fibres optiques ne sont pas disposés au hasard et irrégulièrement dans le nerf optique. Pour s'en convaincre, il suffit d'examiner des coupes de la rétine faites perpendiculairement à ses deux surfaces et passant par le nerf. On y voit que les cylindres-axes possèdent dans ce dernier une position correspondante à celle que leurs cellules d'origine occupent dans la rétine; chaque secteur de la rétine se poursuit donc jusque dans le nerf optique à quelques légères variantes près et toute fibre du nerf optique se trouve approximativement dans le même plan de grand cercle que la cellule qui lui a donné naissance et du même côté qu'elle. Cette corrélation, d'une grande importance théorique, nous montre que la nature s'efforce de conserver dans les voies centrales la localisation spatiale dont chaque cône rétinien est chargé.

Structure du nerf.
Fibres.

Les fibres, d'épaisseur diverse, qui forment le nerf optique sont enveloppées d'un manchon de myéline, porteur d'étranglements, de disques de soudure allongés, en un mot de tous les attributs habituels des tubes de la substance blanche des centres. Ces fibres à myéline cheminent non pas isolément. mais réunies en gros paquets, sans être entourées cependant par la gaine lamelleuse que l'on trouve dans les nerfs périphériques; il n'existe, pour les séparer, que de fortes cloisons conjonctives en continuité avec le névrilème. Des noyaux très abondants peuplent l'intérieur de ces gros faisceaux. On sait, depuis les recherches de Petrone [1], les nôtres et celles de Greeff, que ces corpuscules ne sont autres que de vraies cellules névrogliques (fig. 189, *A*, *B*).

Névroglie.

Espaces lymphatiques

On trouve, entre la charpente conjonctive des cloisons et le contour de chaque faisceau nerveux, un espace lymphatique. Cet espace, dont Schwalbe

---

1. PETRONE, Sur la structure des nerfs cérébro-rachidiens. *Intern. Monatsschr. f. Anat. u. Physiol.*, Bd. V, H. 1, 1898.

ainsi que Retzius et Key ont démontré l'existence par la méthode des injections, s'étend sur toute la longueur du nerf jusqu'à la papille ; il communique avec l'espace sous-pial ou système lacunaire situé au-dessous du névrilème. A sa phériphérie, le nerf optique est protégé, en qualité de prolongement cérébral, par les trois méninges, la dure-mère, l'arachnoïde et la pie-mère. Les deux premières membranes circonscrivent un espace lymphatique bien décrit par Schwalbe et appelé *espace sous-dural* ; les deux dernières en circonscrivent un autre, *l'espace lymphatique sous-arachnoïdien*, interrompu par de multiples cloisons et filets conjonctifs, tous revêtus d'un endothélium.

périfasciculaires.

Enveloppes.

Chiasma optique. — A leur arrivée à la base du cerveau, devant le tuber cinereum, les deux nerfs optiques se fusionnent en une masse transversale de substance blanche, *le chiasma*, uniquement formé de tubes nerveux et de cellules névrogliques. Le chiasma ne renferme pas que des fibres optiques, comme on pourrait le croire d'après ce que nous venons de dire ; il contient aussi des tubes acoustiques, mais la position respective de ces deux espèces de tubes est bien nette. Les tubes venus de la rétine occupent les trois quarts antérieurs du chiasma ; les tubes acoustiques

Constitution.

Fibres optiques et acoustiques : leur position respective.

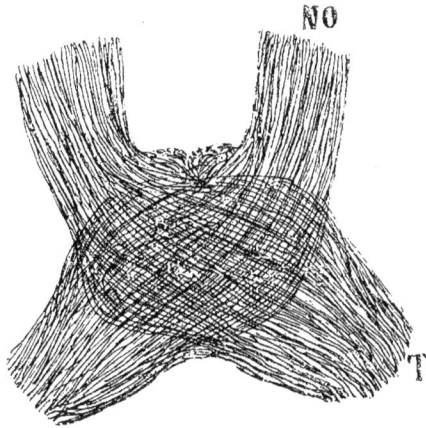

Fig. 237. — Chiasma optique de la souris. Méthode d'Ehrlich.

NO, nerf optique ; — T, bandelette optique.

siègent dans le quart postérieur, où ils constituent la *commissure de Gudden*. Nous avons parlé de ces dernières fibres dans des chapitres précédents, et si l'on s'en souvient, nous avons dit que, probablement, elles tirent leur origine du corps genouillé interne.

L'organisation du chiasma change un peu chez les vertébrés, suivant que leur vision est à champ unique, comme chez l'homme, le singe, le chat, le chien, etc., ou qu'elle est à champ double, un pour chaque œil, comme chez le lapin, la souris, le cobaye, les oiseaux, les reptiles, les batraciens, les poissons, tous animaux à vision panoramique. C'est ce qui nous oblige à une description du chiasma pour chacun de ces deux types de vision.

Structure suivant le genre de vision.

1° **Chiasma des vertébrés supérieurs ou vertébrés doués d'un champ visuel unique et de la sensation de relief.** — Dans l'opinion des premiers anatomistes et physiologistes, tels que Galien, Vésale, Monro, etc., le chiasma était dû à l'entre-croisement pur et simple des deux nerfs optiques.

Historique et opinions diverses.

Cela n'est pas exact ; de toutes les fibres venues de la rétine, celles qui émanent des portions nasales ou internes de cette membrane sont, en effet, les seules qui s'entre-croisent. Ce fait, déjà prévu par Newton, grâce à des considérations d'ordre mathématique, a été démontré par de nombreux savants, tels que Joseph et C. Wenzel, Hannover, etc., parmi les anatomistes ; Johannes Müller, Nicati, etc., parmi les physiologistes ; Gudden, Singer et Münzer, Cramer, Bechterew, Jakobsohn, Bernheimer, etc., parmi les neuropathologistes. Quant aux fibres qui naissent dans les régions temporales ou externes de la rétine, elles passent par les parties latérales du chiasma sans aucun entre-croisement et s'incorporent à la bandelette optique de leur côté. Malgré tous ces témoignages, Michel [1] et Kölliker [2] se sont refusés à croire à l'existence de ce faisceau direct, à cause, prétendaient-ils,

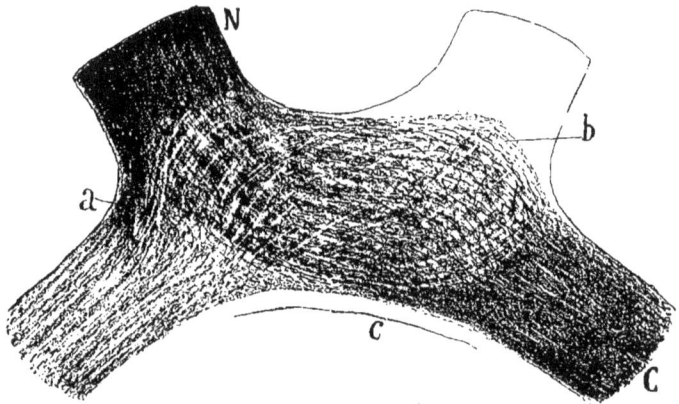

Fig. 238. — Chiasma optique du chat. Méthode de Marchi.

N, nerf optique ; — C, bandelette optique ; — c, commissure de Gudden.

de la difficulté d'en faire la preuve par les méthodes anatomiques. Mais ce scepticisme n'est rien moins que justifié, car le procédé de coloration de Weigert, dont ces auteurs se sont servis et qui les a amenés à revenir à la conception primitive du chiasma, ne permet pas de juger la question : par son moyen, on ne peut suivre les fibres dans le chiasma que sur un trop *Nos recher-* faible trajet. Nous avons pourtant voulu nous assurer de ce qu'il pouvait y *ches.* avoir de vrai dans cette négation d'un fait qui paraissait si bien établi. Nous avons donc entrepris de nouvelles recherches sur ce point, chez tous les vertébrés, à l'aide des méthodes de Golgi et d'Ehrlich, qui permettent de suivre les fibres sur une très grande longueur.

Faisceaux Le résultat a été que le chiasma est bien constitué par des fibres directes *direct et croi-* et des fibres croisées chez les mammifères à champ visuel unique. Notre

1. MICHEL, Lehrbuch der Augenheilkunde. 2e Aufl., 1890. — *Arch. f. Ophthalm.*, Bd. XXX, 2e Abtheil., 1873.

2. A. KÖLLIKER, Handbuch der Gewebelehre des Menschen. 6e Aufl., 1896 ; Bd. II, p. 565 et suivantes.

démonstration a été même si convaincante que, dans un mémoire ultérieur, *sé ; fibres bi-*
Kölliker, se rangeant à l'opinion générale, a admis l'existence du faisceau *furquées.*
rétinien direct. Ces recherches eurent encore une utilité ; elles nous permirent de trouver, détail assez important, que des fibres rétiniennes, en petit
nombre, il est vrai, se bifurquent dans le chiasma en une branche pour la
bandelette optique de leur côté et une autre pour celle du côté opposé.

Faisceau croisé. — Pour se rendre compte de l'itinéraire de ce faisceau

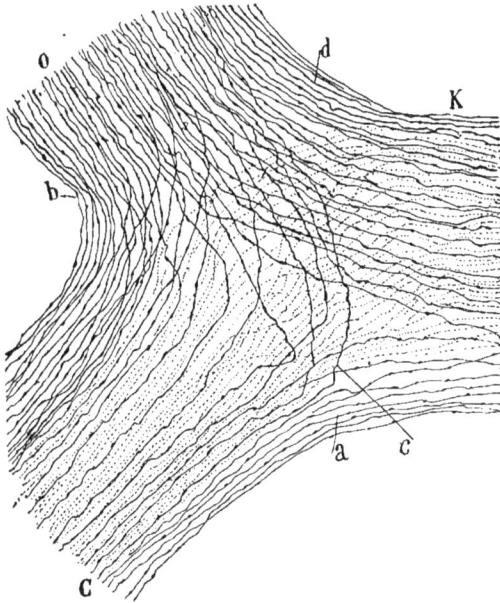

Fig. 239. — Portion du chiasma optique; chat âgé de quelques jours.
Méthode de Golgi.

C, bandelette optique : — K, chiasma; — O, nerf optique; — *a*, commissure de Gudden ; — *b, c*, fibres
directes; — *d*, fibres croisées.

teurs dans le chiasma, il suffit de regarder la figure 239, en *b* ; c'est la reproduction d'une coupe de cet organe chez un chat auquel nous avions
énucléé un œil pour étudier les dégénérations consécutives par la méthode
de Marchi. La plupart de ses fibres cheminent transversalement d'abord ; *Trajet et*
elles décrivent ensuite une courbe convexe en avant, que Michel et Kölliker *position.*
ont bien observée, et pénètrent enfin dans la bandelette optique opposée,
où elles occupent surtout les deux tiers internes. Quelques-unes des fibres
les plus antérieures s'avancent jusqu'à l'entrée même de l'autre nerf optique
dans le chiasma, en décrivant leur courbe.

Faisceau direct. — La plupart de ses fibres proviennent de la région *Origine et*
externe du nerf optique ; elles forment dans le côté correspondant de la *position.*

1. KÖLLIKER, Neue Beobachtungen zur Anatomie des Chiasma Opticum. Würzburg, 1899.

bandelette un faisceau dont les conducteurs ne sont pas absolument distincts des tubes croisés. On aura une idée bien plus exacte que tout à l'heure sur la disposition des fibres directes et croisées, en examinant la portion du chiasma de chat âgé de quelques jours, que nous avons traitée par la méthode de Golgi et représentée sur la figure 239. La plupart des tubes directs, *b*, occupent sur ce dessin la situation que nous venons de leur assigner, dans la bandelette. Mais d'autres, *c*, en nombre appréciable, circulent aussi, plus en dedans, parmi les tubes croisés et même tout près de la commissure de Gudden.

Disposition des fibres dans le chiasma.

La rétine ne possède pas dans tous ses points la même sensibilité, avons-nous dit ; elle est divisible, à cet égard, en deux régions : l'une antérieure, considérable, pour la vision indistincte ; l'autre très limitée, la fossette centrale en un mot, destinée à la vision exacte. Il était à présumer que les contingents de fibres émanées de ces deux régions ne se confondent pas dans les voies optiques primaires. C'est, en effet, ce qui a lieu. Il existe dans les nerfs opti-

Courants maculaire et cortical.

ques et dans le chiasma, d'après les observations anatomo-pathologiques probantes de Leber, Samelsohn, Bunge, Vossius, Thomsen, Henschen, etc., deux courants séparés de fibres ; l'un, dans l'axe même du nerf et de son entre-croisement, c'est le *courant maculaire*, ainsi nommé à cause de son origine dans la macula ou tache jaune ; l'autre *périphérique* ou *cortical*, constitué par les fibres de l'ample région antérieure de la rétine. Ces deux courants donnent des fibres directes et des fibres croisées ; cela est surtout vrai pour le courant maculaire, chargé de transmettre les impressions visuelles les plus importantes. Les fibres de ce courant sont situées dans la partie inféro-externe de la papille et y forment un secteur à base périphérique. En pénétrant dans le nerf optique, elles en occupent le centre ; elles conservent cette position dans le chiasma et dans la bandelette optique, d'après les observations de Sachs[1],

Moitiés supérieure et inférieure des voies optiques.

Wilbrand[2], Widmark[3] et Henschen. Outre cette division naturelle des fibres optiques directes et croisées en courant maculaire et courant cortical, on peut en concevoir une autre, artificielle, qui divise nerf optique et chiasma en deux portions : l'une supérieure ou dorsale, renfermant les axones issus de la moitié supérieure de la rétine, l'autre inférieure ou ventrale contenant les fibres venues de la moitié correspondante de la membrane visuelle.

Fibres bifurquées. — La découverte de ces fibres est due aux recherches que nous avons faites sur le chiasma du lapin, à l'aide du bleu de méthylène ;

1° *chez le lapin.*

elles sont peu nombreuses, puisque chez cet animal nous n'avons jamais pu en colorer plus de quatre ou six par chiasma. Leurs bifurcations se trouvent en différents points, mais, d'ordinaire, à l'endroit où le nerf optique se jette dans l'entre-croisement (fig. 240). Les branches-filles partent d'un étranglement ; leur épaisseur est à peu près la même ; l'une se porte à la bandelette optique du même côté que le tronc d'origine, l'autre dans la bandelette opposée. Nous avons aussi remarqué des bifurcations à la base

1. Sachs, Das Gehirn des Försterchen. *Arb. aus. d. Phys. Klin. zu Breslau*, H. 2, 1895.
2. Wilbrand, Die Seelenblindheit. Wiesbaden, 1887.
3. Widmark, Om lâget af det papillo-makulaera knippet. *Nord. med. Arch.*, 1898.

même de la bandelette optique ; dans ce cas, les deux branches suivent le même chemin.

C'est en vain que nous avons cherché les fibres bifurquées dans le chiasma du chat et du chien. Kölliker a réussi cependant à les découvrir par la méthode de Golgi chez le premier de ces animaux, alors qu'il est âgé de quelques jours seulement ; d'après son observation, la plupart de ces bifurcations se trouvent à l'entrée du nerf optique dans le chiasma.

2° chez le chat.

Quel est le rôle de ces fibres bifurquées ? Les avis sont partagés. Pour Henschen, ces fibres feraient partie du faisceau maculaire, car, selon Wilbrand, chaque fovea semble entrer en relation avec les deux hémisphères cérébraux. D'après nous, ces fibres pourraient fort bien représenter la première partie de

Rôle réflexe probable des fibres bifurquées.

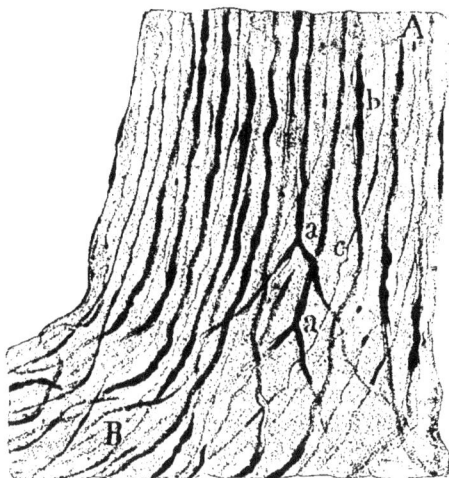

FIG. 240. — Portion du chiasma et du nerf optique ; lapin. Méthode d'Ehrlich.

A, nerf optique ; — B, fragment du chiasma ; —*a*, fibre bifurquée ; — *b*, étranglement.

cette voie visuelle réflexe, qui est chargée, on le sait, de déterminer dans les centres correspondants du cerveau moyen des réactions répercutées ensuite sur les muscles des deux yeux à la fois. Les fibres bifurquées du chiasma optique seraient, par conséquent, les conducteurs initiaux des réflexes pupillaires, de l'accommodation et peut-être aussi de la convergence du regard. L'hypothèse que nous venons d'énoncer a été précisément la cause de la découverte des fibres bifurquées. Nous étions convaincu, en effet, que tous les conducteurs issus de la rétine n'ont point le même rôle ; les uns, pensions-nous, doivent servir à transporter au cerveau les éléments déjà analysés, différenciés, de l'impression visuelle, les autres doivent être, au contraire, tout à fait étrangers à cette fonction ; leur rôle est seulement réflexe. En raison de leur affectation diverse, les premiers doivent logiquement conserver leur indivisibilité jusqu'aux centres ; il faut, par contre, que les seconds se partagent, se bifurquent, pour pouvoir provoquer des réactions synergiques dans les centres moteurs des deux yeux. Cette nécessité s'impose, du moins pour les conducteurs des réflexes pupillaire et convergentiel. Si les fibres réflexes bifurquées existent, pensions-nous encore, leurs bifurcations doivent avoir lieu dans le chiasma même, car c'est l'endroit où elles peuvent s'effectuer avec le plus d'économie de protoplasma et de parcours pour la fibre génératrice. Toutes ces conjectures se sont vérifiées après quelques essais d'imprégnation par la méthode d'Ehrlich-Bethe chez le rat et le lapin.

Chiasma à fibres

2° **Chiasma des vertébrés inférieurs ou vertébrés à champ visuel panoramique.** — Suivant l'opinion classique, les nerfs optiques s'entre-croisent en

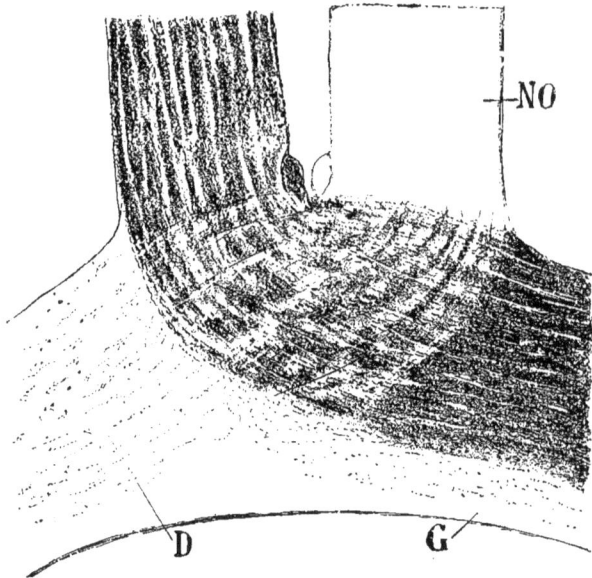

FIG. 241. — Chiasma optique du lapin. Méthode de Marchi.

NO, nerf optique sain ; — D, bandelette optique ; — G, commissure de Gudden.

1° entièrement croisées.

totalité chez ces animaux. Les recherches que nous avons faites à l'aide du bleu de méthylène chez les divers représentants des vertébrés inférieurs donnent entièrement raison à cette assertion. Les figures 237 et 241 montrent le chiasma de la souris et du lapin. Les fibres nerveuses à myéline, qui se trouvent dans cette portion des voies optiques, possèdent un diamètre variable et des étranglements très marqués. Elles se groupent en rubans, cordons et lames d'épaisseurs différentes qui en s'entre-croisant forment comme un tissu à trame compliquée. Parmi ces fibres, on n'en rencontre chez les

Absence de fibres bifurquées.

oiseaux, les reptiles et les batraciens aucune qui soit bifurquée. Cette absence s'accorde fort bien avec l'indépendance connue des réflexes pupillaires et accommodatif dans les deux yeux de ces animaux. Le chiasma des vertébrés inférieurs renferment des fibres grêles aux étranglements peu prononcés et des fibres épaisses dont le disque de soudure est très apparent.

Les mammifères, dont la vision est entièrement panoramique ou seulement demi-panoramique, sont déjà pourvus d'un commencement de faisceau visuel direct. Les observations faites par plusieurs auteurs à l'aide de la méthode de Marchi en fournissent la preuve. Chez le lapin, par exemple, Singer et Münzer [1], puis Myers [2] ont noté l'existence de fibres dégénérées, en petit nombre il est vrai, dans la bandelette située du même côté que la lésion. Nous-même [3] avons fait semblable observation chez le cobaye et le rat ; Dexler [4] a fait aussi la même remarque chez le cheval, etc. En examinant la figure 241, copie de préparations obtenues par la méthode de Marchi appliquée à un lapin privé d'un œil expérimentalement, on reconnaîtra que les fibres directes, en petit nombre, sont disséminées dans presque toute l'épaisseur de la bandelette optique du même côté ; elles ne forment pas, conséquemment, un faisceau distinct. Ces fibres ne sont pas toutes dues à des cylindres-axes indivis et directs ; quelques-unes représentent certainement des branches de bifurcation ; les tubes qui fournissent ces dernières envoient l'autre branche dans la bandelette du côté opposé. Les fibres croisées constituent, au contraire, un cordon très volumineux qui embrasse les trois quarts antérieurs du chiasma ; elles traversent la ligne médiane, groupées en faisceaux, et parviennent enfin au côté opposé. Elles laissent presque intacte la région de la commissure de Gudden. Pagano [5] et Hellendal [6] avaient supposé l'existence d'une commissure nerveuse entre les deux rétines ; on voit par la figure 241 qu'il n'en est absolument rien, puisque le nerf optique du côté sain ne présente pas la moindre fibre dégénérée.

2° en partie directes mais non groupées en faisceaux.

Existence de fibres bifurquées.

Bandelette optique. — Ce cordon cylindrique ou plutôt un peu aplati émane du bord postéro-externe du chiasma ; il se porte en arrière et en haut, contourne le pédoncule cérébral et se termine dans trois centres optiques secondaires : le corps genouillé externe, le pulvinar et le tubercule quadrijumeau antérieur. L'axe de la bandelette optique est, lui aussi, occupé par le faisceau maculaire ; ce fait ressort des observations anatomo-pathologiques de Vossius, Bunge et d'autres savants. Quant au faisceau direct, il est situé au-dessus et en dehors du faisceau croisé ; c'est dire avec Henschen que celui-ci réside dans le segment inféro-interne de la bandelette.

Trajet, constitution et terminaison.

1. Singer u. Münzer, Beiträge zur Kenntniss der Sehnervenkreuzung. Wien., 1888.
2. Myers, Beitrag zur Kenntniss des Chiasma u. der Commissuren am Boden des dritten Ventrikels. *Arch. f. Anat. u. Entwickel.*, 1902.
3. S. R. Cajal, Algunas contribuciones al conocimiento de los ganglios del encéfalo : VII, Terminación central del nervio óptico. *Anal. d. l. Socied. españ. de Histor. natur.*, t. III, 1894.
4. Dexler, Untersuchungen über den Faserlauf im Chiasma des Pferdes, etc. *Arb. aus dem. Prof. Obersteiner's Laboratorium.* Wien, 1897.
5. Pagano, Sulle vie associative periferiche del nervo ottico. *Rev. d. pathol. nerv. e mentale*, vol. II, fasc. 2, 1897.
6. Hellendal, Ein Beitrag zur Frage der Kreuzung der Sehnerven. *Arch. f. Anat. u. Physiol.*, Bd. XI, 1897.

THÉORIE DES ENTRE-CROISEMENTS

Nous avons essayé de découvrir la raison utilitaire de l'entre-croisement total des fibres optiques chez les vertébrés inférieurs. Le résultat de ces recherches a été consigné dans un travail spécial sur le chiasma dans la série animale[1]. Nous nous permettrons d'en donner ici un court résumé. *A priori*, l'entre-croisement total des fibres optiques paraît être un contre-sens. Point de décussation ou mieux une décussation mixte, comme celle de l'homme, aurait constitué, semble-t-il, des organisations plus conformes aux principes d'économie dont la nature se montre si jalouse ; les voies réflexes eussent été, en

Contre-sens apparent de l'entre-croisement total.

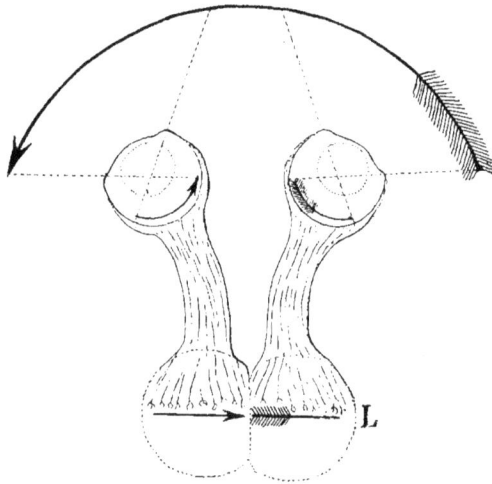

Fig. 242. — Schéma destiné à montrer la disparité de l'image visuelle mentale par rapport à l'objet, dans le cas où le vertébré inférieur manquerait de chiasma optique.

L, centre visuel.

outre, plus efficaces. Le rôle de toute excitation visuelle, venue d'une moitié de l'espace, n'est-il pas, en effet, de provoquer, par le plus court chemin, des réflexes coordonnés et plus ou moins étendus aux deux moitiés du corps, ainsi que des ébranlements conscients dans les deux hémisphères cérébraux ? Il va de soi que, parmi ces réactions, il doit y en avoir de prédominantes ; ce sont précisément celles qui se manifestent dans la musculature de la moitié du corps à laquelle appartiennent les surfaces sensibles excitées. Nous pouvons même dire que très souvent elles sont non seulement prédominantes, mais uniquement localisées à cette moitié du corps. En y réfléchissant longuement, nous sommes parvenu à nous expliquer le contre-sens apparent de l'entre-croisement total. Cette explication peut se réduire au principe suivant :

1. S. R. CAJAL, Estructura del kiasma óptico y teoría general de los entrecruzamientos de las vias nerviosas. *Rev. trimest. micrográf.*, t. III, 1898.

L'entre-croisement des nerfs optiques, inauguré probablement chez les poissons et les céphalopodes en même temps que la vision au travers d'un cristallin, n'est qu'un moyen organique de correction ou de compensation de la vision; son but est de rendre continue et conforme à la réalité l'image mentale formée dans chacun des deux yeux.

Ce principe suppose comme postulatum que *la perception mentale correcte*

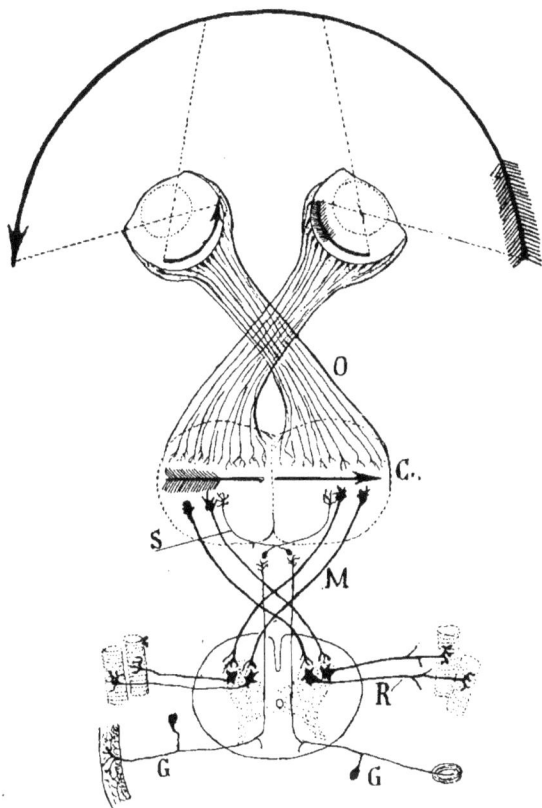

Fig. 243. — Schéma destiné à montrer l'utilité du chiasma optique et de l'entre-croisement compensateur des voies motrices et sensitives chez les vertébrés inférieurs.

C, centres visuels secondaires; — G, ganglions rachidiens et racines sensitives; — M, voie motrice croisée; — O, nerfs optiques croisés; — R, racines motrices de la moelle épinière; — S, voie sensitive centrale croisée.

de l'espace visuel ne peut se faire sans l'existence dans le cerveau d'un centre percepteur bilatéral dont chaque moitié agit de concert avec l'autre, de façon à rendre continues et de même sens les deux images que les rétines droite et gauche y projettent.

L'entre-croisement optique entraîne, pour des raisons économiques, celui des voies motrices d'origine cérébrale et cérébelleuse; il en résulte que le côté du corps atteint par l'excitation périphérique est celui-là même qui réagira de préférence. On en peut dire autant des voies centrales du toucher, de l'audition

et du sens musculaire ; elles s'entre-croisent pour que les foyers centraux, auxquels elles aboutissent et qui représentent une même moitié de l'espace, correspondent aux centres visuels affectés à cette moitié.

Nous reviendrons sur ce sujet, et avec plus de détails, lorsque nous nous
occuperons des théories du cerveau et de la formation de l'image visuelle mentale. Pour le moment, nous
nous contenterons de reproduire quelques schémas tirés
du travail que nous avons mentionné ci-dessus. Ils suffiront à
faire comprendre la pensée que
nous avons formulée dans le
principe précédent ; ils montreront aussi à quel point l'entre-croisement des nerfs optiques est lié, chez les vertébrés
inférieurs, au mécanisme géométrique de la vision lenticulaire.

Le premier schéma (fig. 242)
représente la forme de la projection visuelle dans le cerveau, en admettant qu'il n'y ait
point d'entre-croisement des
nerfs optiques. Les deux moitiés de l'image mentale ne s'a-
daptent absolument pas; aussi,
l'animal dépourvu d'entre-croisement serait-il incapable de se
former une idée exacte et fidèle
de la réalité, à l'aide des deux
images perçues. Il verrait
toujours l'espace développé devant lui sous la forme d'une
vue panoramique, dont les deux
moitiés auraient été interver-
ties [1].

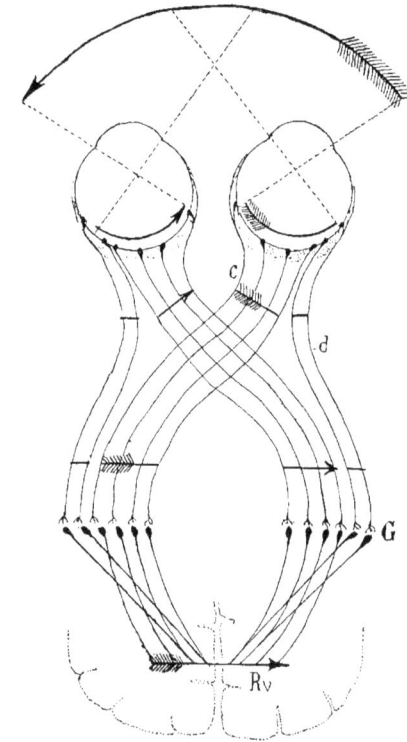

Fig. 244. — Schéma du chiasma des voies optiques et de la projection visuelle centrale
chez un mammifère à vision semi-panoramique
(lapin).

C, faisceau croisé du nerf optique ; — *d.* faisceau direct
de faible volume ; — G, centres optiques primaires ;
— Rv, projection de l'image mentale dans l'écorce
visuelle du cerveau.

Le second schéma (fig. 243)
nous révèle l'aspect de l'image
mentale, quand les nerfs optiques s'entrecroisent, comme
cela a lieu, par une merveil-
leuse adaptation, chez les vertébrés dont la vision est panoramique, c'est-à-dire
à champs visuels distincts. La chose est évidente ; grâce à la décussation des

. 1. Chez les crustacés (*Astacus fluviatilis*), le plus grand nombre des fibres optiques
ne s'entre-croisent pas, d'après Havet (*Rev. trim. microgr.*, t. IV, 1899), ce qui est conforme à la théorie. Mais, détail inconnu chez les vertébrés, bon nombre des fibres
optiques émettent au niveau du chiasma des collatérales pour la rétine de l'œil du
côté opposé. Il y aurait donc chez les crustacés un entre-croisement de collatérales
rétrogrades, dont le rôle est difficile à comprendre.

deux nerfs, les deux images mentales droite et gauche se font suite l'une à l'autre et constituent un tout continu, sans la moindre interversion; c'est donc une image conforme à la réalité, sauf, bien entendu, le renversement géométrique dû aux cristallins.

Le troisième schéma (fig. 244) nous montre la formation de l'image mentale chez les vertébrés à vision semi-panoramique, tels que le lapin, la souris, le cobaye, la chèvre, le mouton, etc. Chez ces animaux, le faisceau des fibres directes est encore peu important et les deux images visuelles mentales, directes et croisées, ne se fusionnent que pour la petite partie du monde extérieur qui se trouve dans l'axe du corps, en avant des yeux ; c'est, aussi, la seule partie qui soit vue avec la sensation de relief. Quant au reste, il ne donne qu'une image panoramique, en tout semblable à celle que perçoivent les vertébrés inférieurs à entre-croisement optique total.

Pour l'homme, le chat, le chien et autres animaux voisins, le schéma précédent n'est applicable qu'avec des modifications dues au plus gros volume des faisceaux rétiniens directs, au parallélisme des axes visuels et à leur direction vers un même point de l'espace lorsque le regard y converge. S'il n'y avait point de faisceau direct, la convergence du regard produirait dans le lobe occipital de chacun des hémisphères cérébraux une image mentale distincte de l'objet examiné, comme il est aisé de le déduire des schémas précédents ; il existerait donc dans le cerveau deux images entières et semblables du même objet. Mais le faisceau rétinien direct existe, et, grâce à lui, l'image visuelle mentale reste unique.

3° Dans le cas d'entre-croisement partiel avec petit faisceau direct.

4° Dans le cas d'entre-croisement partiel avec faisceau direct volumineux.

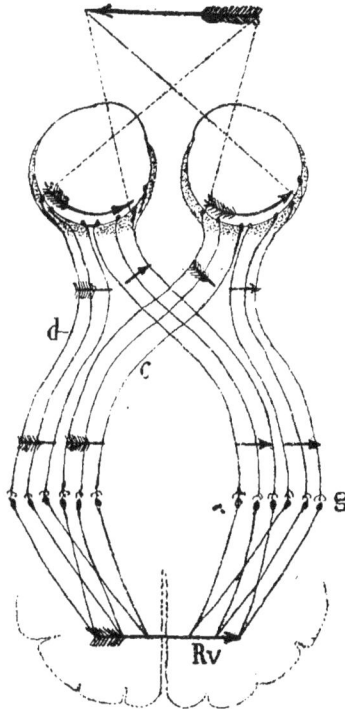

Fig. 245. — Schéma du chiasma des voies optiques et de la projection visuelle centrale chez l'homme. — On y voit que le faisceau direct est nécessaire chez les animaux à champ visuel unique.

c, faisceau croisé du nerf optique ; — d, faisceau direct volumineux ; — g, corps genouillé externe ; — Rv, projection de l'image mentale dans l'écorce visuelle du cerveau.

En examinant le schéma représenté par la figure 245, on voit comment ce phénomène se réalise. Au moyen du faisceau rétinien direct, chaque œil projette dans l'hémisphère cérébral placé du même côté que lui la moitié temporale de l'image rétinienne. Il projette de même, dans l'hémisphère opposé, par l'intermédiaire du faisceau croisé, la moitié nasale de l'image rétinienne. Chaque bandelette optique transporte donc à l'hémisphère qui est de son côté une double image d'une même moitié de l'objet. Ces deux images se fusionnent à leur arrivée au cerveau, en sorte que chaque lobe occipital n'en perçoit plus qu'une, celle de chacune des moitiés de l'objet. Les images mentales de chacune de ces moitiés forment alors une image continue, qui est la représentation fidèle mais invertie de l'objet, à cause du renversement produit par le cristallin.

L'apparition du faisceau rétinien direct ne détruit nullement les avantages de l'entre-croisement chez les animaux à vision entièrement ou semi-panoramique. Ces avantages subsistent toujours, au contraire, car les images formées dans les hémisphères droit et gauche par les faisceaux entre-croisés, forment un tout continu, identique à l'image totale ou partielle qui est constituée par les faisceaux directs et confondu avec elle. La décussation de la voie motrice n'est pas moins nécessaire chez les animaux pourvus d'un faisceau rétinien direct que chez ceux qui n'en ont point, puisque la moitié droite de l'espace, par exemple, vient se peindre, chez eux aussi, dans le cerveau gauche.

Objections de Lugaro.

La théorie que nous venons d'exposer a recueilli les suffrages d'un bon nombre de savants. Quelques auteurs, Lugaro[1] entre autres, ont cependant formulé des objections contre le postulat qui lui sert de base. Il n'en est pas moins vrai que, jusqu'à présent, la théorie elle-même n'a pu être réfutée ni remplacée par une autre qui fût aussi plausible. Nous ne nous appesantirons pas davantage sur ce point.

Le lecteur désireux de connaître les discussions soulevées par notre théorie devra consulter le travail que nous sommes en train de publier. Il y verra qu'en définitive, et malgré nombre d'idées ingénieuses, Lugaro laisse, sans explication utilitaire suffisante, l'entre-croisement des nerfs optiques et celui des autres voies sensorielles[2].

1. LUGARO. Considerazioni critiche intorno alla ipotesi di S. R. Cajal sul significato degli incrociamenti sensoriali, sensitivi e motori. *Riv. di patol. nerv. e mentale*, t. IV, fasc. 6, 1899.

2. Pour édifier son hypothèse, Lugaro admet, sans preuve aucune, que la perception visuelle a besoin, pour s'effectuer, d'un substratum cérébral dans lequel les régions correspondant à des points voisins de la rétine sont reliés par des voies d'association courtes et puissantes. Des voies inter-visuelles trop longues, telles que celles qui relieraient les points extrêmes du double champ visuel mental, ne peuvent donc pas exister entre les deux hémisphères cérébraux ; elles sont remplacées par des voies d'association calleuses relativement courtes, grâce à l'existence de l'entre-croisement des nerfs optiques. Ces suppositions ne résistent malheureusement pas à une critique un peu serrée. En effet : 1º le besoin de fibres associatives, courtes, intra-cérébrales n'est nullement prouvé, et leur existence l'est encore moins ; 2º quand bien même elles existeraient, quand bien même un très petit nombre d'entre elles s'allongeraient pour réunir les bords extrêmes des deux champs visuels cérébraux, cela n'expliquerait en rien le fait capital de l'entre-croisement complet des nerfs optiques chez les batraciens, les reptiles, les poissons, les oiseaux et les mammifères à regard très latéral. D'ailleurs, les batraciens et les poissons manquent de corps calleux et de cerveau visuel, et il est fort douteux que des fibres d'association relient l'écorce des deux moitiés de leur mésocéphale; 3º en admettant même la nécessité économique et fonctionnelle indiquée par Lugaro, n'eût-il pas été suffisant, pour y satisfaire, qu'un petit nombre de fibres rétiniennes marginales fussent entre-croisées, ou mieux divisées dans leur trajet intra-cérébral ? De la sorte, les conducteurs émanés de points voisins de l'image rétinienne auraient abouti à des régions isodynamiques du cerveau et des voies associatives courtes auraient pu être établies entre elles ; 4º du reste, il est tout à fait invraisemblable que l'entre-croisement des nerfs optiques se soit produit uniquement pour associer les zones marginales des champs visuels, zones qui sont précisément les moins analytiques et les moins importantes pour la vision, etc.

CHAPITRE XVIII

CORPS GENOUILLÉ EXTERNE ET PULVINAR

CORPS GENOUILLÉ EXTERNE. — NOYAUX DE TERMINAISON DES FIBRES DU NERF OPTIQUE. —
CELLULES DU CORPS GENOUILLÉ ET VOIE OPTIQUE CENTRALE QUI EN ÉMANE.
NOYAU DE LA BANDELETTE OPTIQUE. — PULVINAR.

La bandelette optique se termine, comme nous l'avons dit précédemment, dans trois foyers : le *corps genouillé externe*, le *pulvinar* et le *tubercule quadrijumeau antérieur*. Partie de ses fibres se rendent encore au *noyau de la bandelette optique* et au *noyau accessoire de la voie optique bigéminale*. De tous ces foyers, le seul qui, d'après les observations cliniques, soit positivement en rapport avec les fibres destinées à la vision mentale, est le corps genouillé externe. Le tubercule quadrijumeau antérieur ne sert qu'aux réflexes optiques et peut-être en est-il de même pour le pulvinar. Le premier de ces deux centres peut être détruit sans que la fonction visuelle soit sensiblement altérée ; c'est du moins ce qui semble ressortir des cas publiés par Nothnagel, Eisenlohr, Monakow et Miura. Les lésions du corps genouillé se traduisent, au contraire, par de l'hémianopsie, comme le prouvent un certain nombre d'observations.

Noyaux de terminaison des fibres optiques.

CORPS GENOUILLÉ EXTERNE

Ce noyau, de grand volume chez l'homme, est constitué par une écorce blanche due à l'étalement de la bandelette optique et par une masse grise sous-jacente. Des stries fibrillaires blanches, de nature optique également, pénètrent dans cette masse par son extrémité inférieure et la traversent.

Dimensions: 1° chez l'homme ;

Les dimensions de ce noyau sont moindres chez les autres mammifères, en particulier chez le lapin et la souris ; mais, comparé à celui de la couche optique, son volume est proportionnellement plus considérable chez eux. Aussi, forme-t-il sur le côté externe de cette dernière une grosse saillie qui s'étend jusqu'à sa partie supérieure et ne laisse qu'un espace très réduit pour le pulvinar. Nous avons reproduit sur la figure 247 une coupe au Weigert d'une portion de la couche optique du cobaye. On voit que chez cet animal le corps genouillé externe est partagé par une traverse oblique de substance blanche en deux segments : le *segment supérieur* ou *ovoïde*, C, qui est le plus grand, et le *segment inférieur*, B, qui est le plus petit ; Kölliker les appelle *ganglions genouillés latéraux ventral et dorsal*. Ces deux

2° chez les autres mammifères.

Ses deux segments.

segments ont même structure : une écorce blanche superficielle, une masse
grise profonde et des stries optiques internes. De gros faisceaux arciformes
formés de fibres blanches, visibles du côté profond du noyau (fig. 251, *F*),
se condensent à la partie supérieure du pédoncule cérébral; c'est là un
contingent important des fibres de la voie optique supérieure ou centrale.

Éléments constitutifs.

Nous avons à étudier dans le corps genouillé externe : les fibres optiques
ou afférentes, les cellules nerveuses, les fibres efférentes ou de la voie optique centrale et les fibres centrifuges.

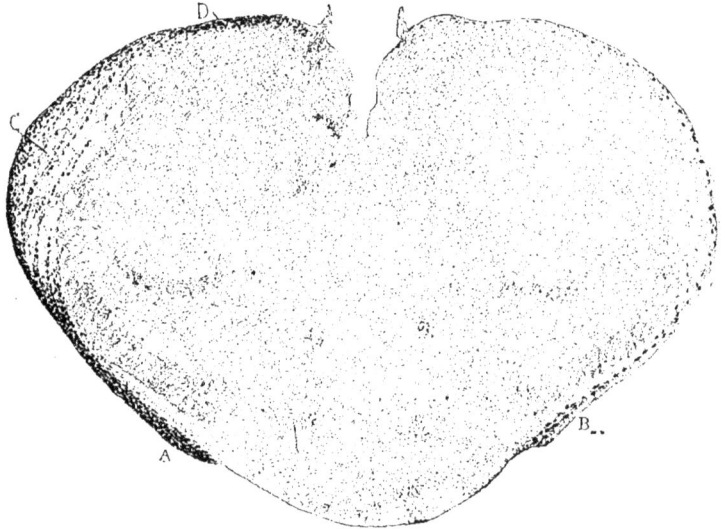

Fig. 246. — Coupe de la couche optique d'un rat auquel on avait énucléé un œil.
Méthode de Marchi.

A, bandelette optique du côté opposé à la lésion; — B, bandelette optique du même côté que la
lésion; — C, corps genouillé externe; — D, courant optique allant au tubercule quadrijumeau
antérieur.

Fibres optiques ou afférentes. — Chez les petits mammifères, il est extrêmement facile de constater la continuité de la bandelette optique avec
l'écorce et les stries blanches internes du corps genouillé, et cela par n'importe quelle technique colorante : Weigert, Marchi, Golgi ou toute autre. Si
les coupes frontales sont bien orientées, on y voit tout à la fois le chiasma,
la bandelette optique qui lui fait suite et l'entrée de celle-ci dans le corps
genouillé.

*Chez les ani-
maux :
1° à champ
visuel panora-
mique ;*

Une coupe de couche optique préparée au Marchi et provenant d'un
rat auquel nous avions énucléé un œil (fig. 246) suffit pour montrer l'itinéraire centripète des fibres optiques. On y constate nettement la présence des
fibres rétiniennes dans l'écorce et dans les stries internes, C, du corps
genouillé. On y aperçoit, en outre, une traînée de gouttelettes graisseuses,
D, étendue dans la région supérieure ou *stratum zonale* du thalamus. Le

pulvinar semble manquer chez les petits mammifères, tels que souris, lapin, cobaye, etc.; aussi, le courant des fibres optiques, continué au-dessus du corps genouillé, se porte-t-il en arrière et pénètre-t-il dans le tubercule quadrijumeau antérieur, où il forme le plan le plus élevé des fibres sagittales. Outre cette voie importante, destinée au cerveau moyen, il existe chez le chien, le chat et surtout l'homme un système de fibres optiques qui va se terminer dans l'étage supérieur de la couche optique, en avant et au-dessus du corps genouillé externe.

2° à champ visuel unique.

La méthode de Marchi ne décèle jamais de fibres dégénérées au delà du pulvinar. Il en faut conclure que les fibres issues de la rétine s'arrêtent toutes dans les trois foyers que nous avons indiqués. Il n'y a donc point de voie rétino-cérébrale directe, bien que certains auteurs en aient affirmé l'existence ; il n'y a pas davantage de relations entre la bandelette optique et l'habenula ou d'autres noyaux thalamiques.

Lorsqu'on extirpe un seul globe oculaire, on constate la présence de traînées dégénératives dans les deux corps genouillés externes, avec des différences suivant le genre de vision de l'animal. Chez le lapin, le rat, le cobaye, en un mot chez tous les animaux à vision panoramique ou semi-panoramique, le corps genouillé situé du côté de la lésion ne renferme que de très rares fibres dégénérées; chez les animaux à champ visuel unique, le chat, par exemple, les traînées graisseuses abondent, au contraire, dans les deux corps genouillés, mais surtout dans celui qui est opposé à la lésion. Chez ces mammifères, la dégénération semble intéresser par conséquent toute l'épaisseur du corps genouillé de l'un et de l'autre côté ; on en peut déduire que fibres directes et croisées venues de la rétine ont dans ces foyers la même distribution.

Fibres croisées et fibres directes ;
1° dans le corps genouillé ;

Quant au courant destiné au tubercule quadrijumeau antérieur, il renferme, lui aussi, chez le rat, le cobaye, le chat, etc., des fibres directes et croisées; mais la différence dans le nombre de ces deux sortes de fibres nous a semblé être moindre que dans le corps genouillé. Cela est surtout marqué chez les rongeurs; l'immense majorité des fibres optiques directes se rendent chez eux au tubercule quadrijumeau antérieur, ce qui s'accorde fort bien avec la théorie.

2° dans le tubercule quadrijumeau.

1° *Terminaisons chez les animaux à champ visuel unique.* — Il est aisé de voir comment les fibres optiques se terminent dans le corps genouillé, en appliquant la méthode de Golgi aux mammifères, tels que le chat, le lapin, le chien, âgés seulement de quelques jours. C'est à mon frère [1] que revient l'honneur d'avoir découvert les arborisations libres de ces fibres ; il résolut ainsi un problème dans lequel avaient échoué nombre d'auteurs ; citons entre autres Marchi [2] et Tartuferi [3], qui avaient utilisé cependant le chro-

Historique.

---

1. Pedro Ramón, Investigaciones de histología comparada en los centros de la visión de los distintos vertebrados. Zaragoza, 1890. — Investigaciones micrográficas en el encéfalo, cuerpos geniculados, etc., de los batracios, reptiles. Zaragoza, 1891.

2. Marchi, Sulla struttura dei Talami Ottici. *Riv. speriment. di Freniatria*, 1884-1885.

3. Tartuferi, Studio comparativo del tratto ottico e dei corpi genicolati nell'uomo, nelle scimie e nei mamiferi inferiori. Torino, 1881.

mate d'argent ; citons aussi Forel, Monakow, Ganser, Honneger, etc., qui s'étaient servis, il est vrai, de techniques insuffisantes. Depuis, ces arborisations ont été constatées par nous-même [1], Kölliker [2], Edinger [3], Van Gehuchten [4] et Tello.

Dans le corps genouillé externe du chat, où nous avons étudié leur distribution, les fibres optiques se groupent en deux courants, l'un inférieur, allant au segment ventral ou ovoïde, l'autre supérieur, se rendant au segment dorsal.

a) Courant inférieur et noyau ventral.

Les fibres du courant inférieur s'étendent d'abord sur un petit espace le long du corps genouillé ; elles s'incurvent ensuite à différents niveaux et s'enfoncent plus ou moins loin dans sa masse grise, sans présenter auparavant ni bifurcations ni collatérales. Parvenues à une certaine distance, variable pour chacune d'elles, les fibres se décomposent en une arborisation terminale et libre, dont les derniers ramuscules nombreux, tortueux et enchevêtrés forment comme un buisson. On se rendra compte de leur aspect par la figure 250, en *C*, où nous avons reproduit celles du chat âgé de huit jours. On remarquera qu'avant de s'arboriser, la fibre se bifurque ou se trifurque ; chacune des branches nées de cette division joint néanmoins sa ramure à celles des autres. On notera aussi que, dans l'arborisation si étendue et si touffue de chaque fibre, il

Fibres terminales.

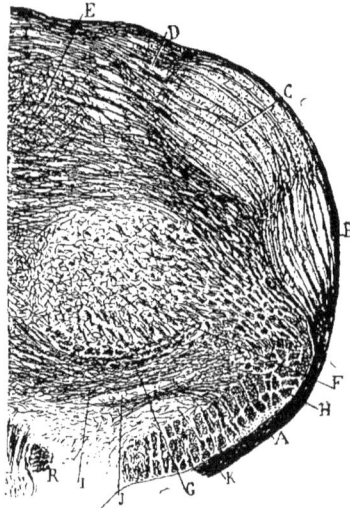

Fig. 247. — Coupe frontale de la couche optique; cobaye. Méthode de Weigert-Pal.

A, bandelette optique; — B, segment inférieur du corps genouillé externe; — C, segment supérieur du même corps; — E, noyau supéro-interne du thalamus; — F, noyau sensitif; — G, voie sensitive centrale; — H, pédoncule cérébral; — I, fibres destinées au noyau de la capsule interne; — J, noyau de la zone incertaine; — K, corps de Luys; — R, trigone cérébral.

existe des espaces vides au nombre de quatre, six ou davantage, destinés à loger des cellules multipolaires. C'est encore là une preuve de notre théorie de l'avalanche de conduction, puisque le courant apporté par une seule fibre se transmet à tout un groupe de cellules du corps genouillé et monte au cerveau, par un faisceau de cylindres-axes. Enfin, en regardant la figure 248, en *A*, on ne manquera pas d'être frappé d'abord par l'épanouissement en éventail des fibres optiques à leur entrée dans le noyau inférieur, ensuite

1. S. R. CAJAL. Apuntes para el estudio del bulbo, etc.. 1894, et la traduction allemande (Leipzig, 1896), où se trouvent quelques notes additionnelles sur ce sujet.
2. KÖLLIKER, Lehrbuch der Gewebelehre. 6e Aufl., 1896, Bd. II, p. 585.
3. EDINGER, Die nervösen Centralorgane, 5e Aufl., 1898.
4. VAN GEHUCHTEN, Anatomie du système nerveux de l'homme, t. I, 1900.

par la disposition de leurs arborisations en trois ou plusieurs séries concentriques de bas en haut et de dehors en dedans. Cela donne vaguement l'impression d'une rétine très épaisse.

Il n'est pas tout à fait exact de dire, comme nous l'avons fait plus haut, que les fibres optiques ne fournissent point de collatérales avant leur plongement dans le noyau inférieur du corps genouillé externe ; car elles en émettent quelques-unes, plutôt rares il est vrai, et dont l'arborisation, identique à celles des fibres génératrices, est plus longue et plus pauvre en ramuscules.

Collatérales.

Les fibres du *courant supérieur*, superficielles pour la plupart, circulent par conséquent dans l'écorce du corps genouillé externe. Elles arrivent ainsi au niveau du segment supérieur de ce corps et s'y enfoncent successivement. Leurs arborisations libres sont moins étendues et moins régulièrement disposées que celles du segment inférieur ou noyau ovoïde (fig. 248,*C*). Elles atteignent cependant une plus grande extension au voisinage de ce dernier et y présentent une direction ascendante (fig. 248, *B*).

b) *Courant supérieur et noyau dorsal.*

L'aspect des deux foyers dans lesquels les fibres optiques viennent s'arboriser varie suivant la position relative des coupes faites à travers le corps genouillé. Les sections les plus postérieures ne renferment que le segment supérieur fort volumineux. Un plexus très vaste d'arborisations optiques le remplit ; au-dessous de lui passe, comme le montrent

Aspect des noyaux et des arborisations optiques suivant les coupes.

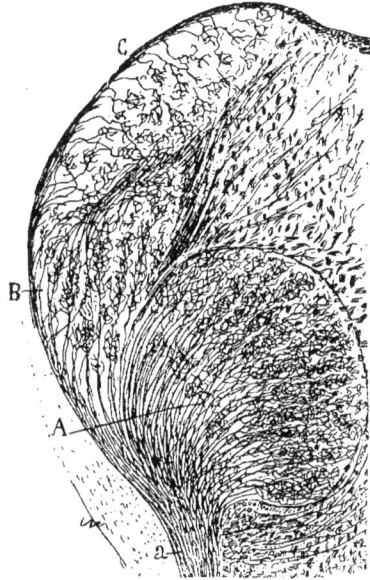

FIG. 248. — Coupe frontale et faiblement grossie de la couche optique ; chat âgé de quelques jours. Méthode de Golgi.

A. segment ou foyer inférieur du corps genouillé externe ; — B, C, segment supérieur du même corps ; — *a*, fibres optiques ou rétiniennes.

les préparations au Marchi, la grande voie optique allant au tubercule quadrijumeau antérieur. Les coupes les plus antérieures ne contiennent, par contre, que le segment inférieur ou ovoïde du corps genouillé externe. Ce segment s'y prolonge quelque peu en avant dans la couche optique. La bandelette optique n'est déjà plus visible dans ces sections antérieures. Du côté du centre et de la région interne du segment, on voit les fibres optiques coupées en travers et divergeant en tous sens. Si l'on veut apercevoir les deux segments à la fois, il faut examiner des coupes intermédiaires, comme celle représentée par la figure 248 ; on y voit à la fois le segment ovoïde parvenu à son plus grand développement, et le segment supérieur très réduit, mais pas encore autant que dans des coupes plus antérieures, où il ne se présentera plus que sous l'aspect d'une mince couche grise occupée par des arborisations optiques courtes.

Si les coupes du corps genouillé sont faites dans un plan sagittal, c'est-à-dire plus ou moins antéro-postérieur, les arborisations optiques se présentent avec une disposition plus régulière et forment trois assises continues et incurvées en S (fig. 249) ; c'est ce que Tello [1] a montré, grâce à ses recherches sur le chat âgé de quelques jours. Ce même savant a encore montré que nos deux foyers supérieur et inférieur ne sont pas distincts, mais continus entre eux ; ils ne diffèrent, d'après lui, que par l'épaisseur de la substance grise et le nombre des plexus, réduits à deux dans le noyau le plus élevé. On voit, sur la

Continuité des deux noyaux, d'après Tello.

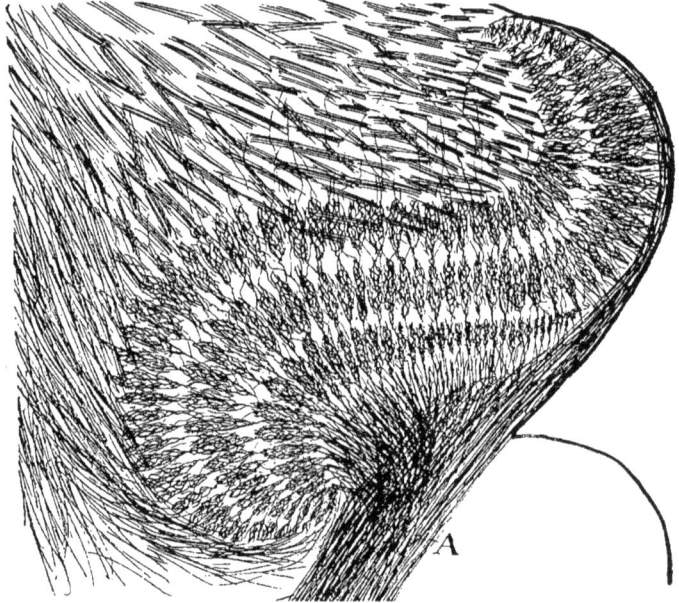

FIG. 249. — Coupe antéro-postérieure du corps genouillé externe du chat.
Méthode de Golgi (d'après Tello).

A, bandelette optique, décomposée en arborisations terminales, formant trois assises dans le corps genouillé.

figure 249, en A, que les fibres optiques pénètrent dans le corps genouillé par sa partie postéro-inférieure.

2° *Terminaisons chez les animaux à vision panoramique ou demi-panoramique.* — Chez la souris, le rat, le lapin, le cobaye, etc., la disposition des fibres optiques au niveau du corps genouillé externe est un peu différente. La très grande majorité de ces conducteurs, qu'ils soient superficiels ou fassent partie des stries profondes, ne font que passer dans le corps genouillé pour se rendre au tubercule quadrijumeau antérieur. On peut s'en convaincre en regardant les figures 251, en A, B, et 252, en D, E, copiées, l'une sur une coupe frontale de la couche optique, l'autre sur une coupe sagittale et très latérale du même centre, chez la souris. Les fibres qui se ramifient dans les noyaux supérieur et inférieur

Fibres de passage.

1. TELLO. Disposición macroscopica y estructura del cuerpo geniculado externo. *Trab. d. Labor. d. Invest. biol.*, t. III, 1904.

du corps genouillé ne sont donc pour la plupart que des collatérales de fibres *Collatérales.*
de passage. Ce fait est important ; il établit que, chez les rongeurs, les fibres
rétiniennes chargées de provoquer l'image mentale dans le cerveau font partie
intégrante de la voie réflexe ou bigéminale. En cela, elles se comportent exactement comme celles des vertébrés inférieurs chez qui mon frère avait déjà
démontré l'existence de ce détail.

Les fibres optiques dont la terminaison s'effectue immédiatement dans le *Terminales.*

Fɪɢ. 250. — Portion du segment inférieur du corps genouillé externe du chat.
Méthode de Golgi.

A, arborisations superficielles des fibres optiques ; — B, C, D, arborisations profondes de ces
fibres ; — F, couche superficielle ou écorce du corps genouillé, formée par les fibres optiques.

corps genouillé sont loin d'être exceptionnelles, cependant, chez les animaux à
vision entièrement ou à demi panoramique. Il s'en distribue un grand nombre
dans le segment supérieur, comme le montre la figure 252, en c. Quant au
segment inférieur, nous n'y avons vu se terminer jusqu'à présent que des collatérales, du moins chez la souris et le lapin ; elles s'y décomposent en un feutrage compliqué, moins riche et moins touffu cependant que celui du segment
supérieur. On voit, en a et b, sur la même figure, que beaucoup de fibres de
passage émettent des collatérales au nombre de deux, trois ou davantage,

collatérales qui vont se ramifier les unes dans le segment supérieur, les autres dans l'inférieur.

Taille.

Cellules nerveuses. — Dans les préparations au Nissl, les neurones des deux foyers du corps genouillé externe ressemblent beaucoup, chez le chat et chez le lapin, aux corpuscules du corps genouillé interne. Les éléments les plus volumineux ont une taille moyenne variant de 17 à 18 μ; ils possèdent un protoplasma relativement abondant, où sont disséminés, surtout vers la périphérie, quelques grains chromatiques. D'autres éléments plus

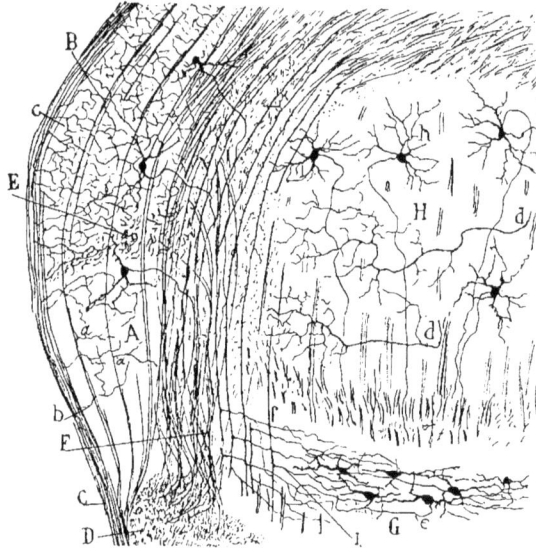

FIG. 251. — Coupe frontale d'une portion de la couche optique; souris âgée de quelques jours. Méthode de Golgi.

A, segment inférieur du corps genouillé externe; — B, segment supérieur du même corps; — C, bandelette optique; — D, pédoncule cérébral; — E, lame blanche intermédiaire; — F, voie optique centrale; — H, noyau sensitif.

petits sont dépourvus d'amas chromatiques ou ne contiennent que des granules extrêmement ténus.

Distribution.

1° **Neurones à cylindre-axe long**. — Ces corpuscules nerveux sont répartis, en général, de façon irrégulière dans le plexus axile abondant du corps genouillé; la chose est manifeste dans les préparations au Weigert et plus particulièrement dans celles au Golgi. Cependant, ils sont réunis assez souvent en groupes, et presque toujours en compagnie de quelques cellules de petite taille.

Aspect.

Dans les coupes au chromate d'argent, l'aspect des neurones du corps genouillé externe est bien tel que l'a décrit mon frère pour la première fois; ils possèdent une forme étoilée et des appendices protoplasmiques passablement longs, rayonnant en tous sens, divisés à plusieurs reprises et couverts d'épines. Les cellules reproduites sur la figure 253 appartiennent au lapin ; leurs dendrites sont moins nombreuses et moins tortueuses que celles du chat.

Les différences de forme permettent de distinguer des cellules marginales ou sous-optiques et des cellules profondes. Les cellules marginales, situées soit au-dessous de l'écorce des fibres amenées par la bandelette optique, soit entre ses faisceaux, sont disposées en une ou deux rangées irrégulières et discontinues. Elles sont fusiformes ou triangulaires, et leurs

1° cellules marginales ;

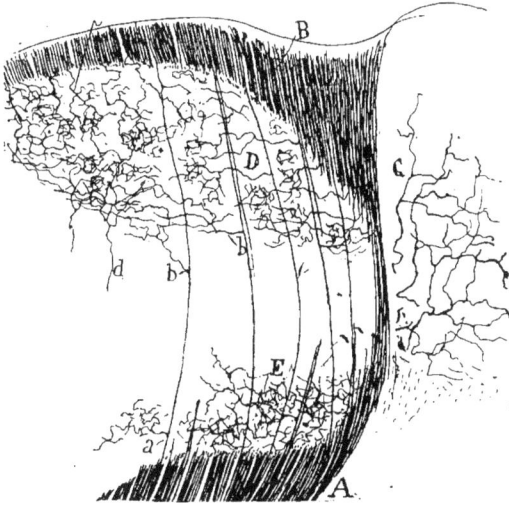

Fig. 252. — Coupe sagittale et très latérale de la couche optique; souris âgée de 15 jours.
Méthode de Golgi.

A, bandelette optique ; — B, sa partie supérieure destinée au tubercule quadrijumeau antérieur ; — C, corps genouillé interne ; — D, E, segments supérieur et inférieur du corps genouillé externe ; — a, collatérales optiques inférieures ; — b, collatérales optiques supérieures.

principales dendrites s'allongent parallèlement aux faisceaux de substance blanche qui leur sont superposés (fig. 253, B). Elles envoient pourtant quelques appendices protoplasmiques vers la profondeur, où elles se ramifient.

La majeure partie des corpuscules du corps genouillé externe sont des cellules profondes ; elles sont triangulaires, fusiformes ou étoilées. Leurs dendrites, divisées à plusieurs reprises, se portent dans toutes les directions ; elles sont loin d'atteindre cependant la complication de celles qu'émettent les neurones du corps genouillé interne, comme il est facile de s'en convaincre en comparant les figures 178 et 253.

2° cellule profondes.

Cylindres-axes ; radiations optiques de Gratiolet. — Habituellement, le cylindre-axe issu des cellules du corps genouillé externe fait un grand crochet au début ; il émet ensuite une ou deux collatérales, mais non constamment, et pénètre, après un trajet variable, dans la substance blanche sous-

Trajet :
1° chez les animaux ;

jacente au corps genouillé ; là, il s'incorpore à la voie optique centrale (fig. 253, *a*). Il est impossible de suivre le cylindre-axe dans tout son parcours, chez le lapin et le chat. Nous avons été, par contre, beaucoup plus heureux dans l'étude de ces cylindres-axes chez la souris âgée de quelques jours. Nous les avons vus bien des fois se réunir en petits paquets, cheminer ainsi au-dessous du segment inférieur du corps genouillé externe et aborder le pédoncule cérébral ; là ils s'amassent en un gros faisceau triangulaire, placé au-dessus de la voie motrice et se prolongent vers le cerveau [1]. C'est ce prolongement qui est connu sous le nom de *radiations optiques de Gratiolet* ou de voie optique centrale.

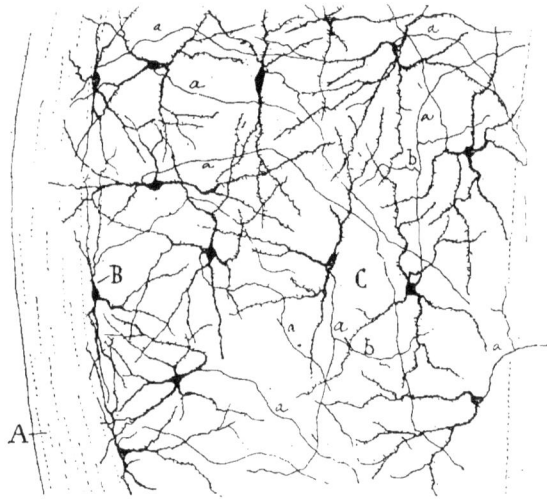

FIG. 253. — Portion d'une coupe frontale du corps genouillé externe ; lapin âgé de 8 jours. Méthode de Golgi.

A, couche superficielle formée par les fibres optiques ; — B, cellules superficielles ; — C, cellules profondes ; — *a*, cylindres-axes ; — *b*, collatérales.

Nous avons constaté parfois chez la souris nouveau-née que la fibre optique centrale se divise, au moment où elle aide à la formation des radiations de Gratiolet, en une branche ascendante principale qui va au cerveau et en une branche descendante ou accessoire qui se rend en un point que nous ignorons ; c'est peut-être une simple collatérale destinée à se ramifier dans les régions postérieures du corps genouillé externe.

2° chez l'homme.	Chez l'homme, les fibres nées dans le corps genouillé et le pulvinar sont disposées en un vaste système de fibres arciformes, qui traversent les couches périphériques du thalamus de haut en bas et de dedans en dehors et se réunissent en un gros faisceau à quel on a donné le nom de *pédoncule postérieur de la couche optique, voie optique centrale* ou *radiations optiques*

1. S. R. CAJAL, Apuntes para del estudio del bulbo raquídeo, cerebello, etc.,

de Gratiolet. Ces radiations se portent horizontalement en arrière, à travers l'extrémité du segment postérieur de la capsule interne, c'est-à-dire à travers *le segment rétro-lenticulaire* de Dejerine ; après être montées dans le lobe occipital, suivant l'axe de son centre blanc, elles se terminent dans l'écorce de la face interne et de la pointe de ce lobe. Le thalamus envoie encore un grand nombre de radiations nerveuses à l'écorce cérébrale ; mais celles qui proviennent du corps genouillé externe sont les seules qui, d'essence visuelle, soient chargées de mettre en connexion les noyaux optiques primaires avec la substance corticale du lobe occipital.

2° **Neurones à cylindre-axe court**. — En outre des cellules de taille moyenne que nous venons d'étudier, la méthode de Nissl révèle, dans le corps genouillé externe, l'existence de corpuscules de dimensions réduites, bien visibles surtout chez les mammifères supérieurs. Nous n'avons pas

réussi à les imprégner chez les rongeurs par le chromate d'argent ; chez le chat et le chien nous n'y sommes parvenu qu'au prix de nombreuses tentatives ; encore n'avons-nous pu les déceler que dans le segment inférieur, où elles paraissent assez répandues. Leur *taille* est fort petite, et leur forme très irrégulière et très variable (fig. 254). Leurs *dendrites* se décomposent, comme dans le corps genouillé interne, en un bouquet de filaments épineux

Leur absence chez les mammifères inférieurs.

Caractères.

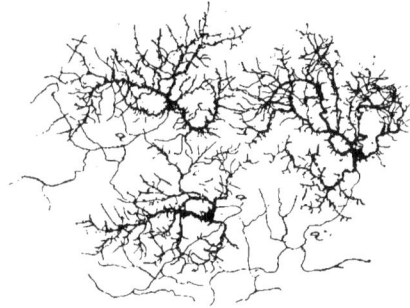

Fig. 254. — Cellules à cylindre-axe court du segment ou foyer inférieur du corps genouillé externe du chat. Méthode de Golgi.

a, cylindres-axes.

et très tortueux ; quant à leur *cylindre-axe* ténu, il se résout peu après sa naissance en une arborisation terminale lâche et peu étendue (fig. 254, *a*).

Tello a également constaté l'existence de ces cellules à cylindre-axe court ; il en décrit deux types : l'un petit et répondant aux cellules signalées par nous, l'autre plus grand et pourvu d'un axone à ramification plus ample.

Les cellules à cylindre-axe court décrites ci-dessus correspondent, peut-être, aux *cellules intercalaires* dont Monakow suppose l'existence dans les foyers sensoriels ; là, elles uniraient, suivant cet auteur, les fibres afférentes aux cellules à cylindre-axe efférent. Avec Kölliker, nous pensons que l'existence de ces cellules intercalaires n'est pas nécessaire, puisque, en ce qui concerne le courant visuel, les dendrites et le corps des cellules d'où partent les axones constitutifs des radiations de Gratiolet, sont des intermédiaires suffisants entre ces cylindres-axes et les arborisations des fibres rétiniennes. D'ailleurs, les cellules à cylindre-axe court, et par conséquent les cellules intercalaires qu'elles sembleraient représenter, paraissent manquer chez les mammifères inférieurs. Cela paraît indiquer que leur rôle dans le mécanisme

Leur homologie possible; leur rôle.

de la vision n'est pas essentiel, et que leur présence est un simple perfectionnement, au reste encore indéterminé, du système de transmission des courants
optiques.

Trajet. **Lame blanche intermédiaire.** — On remarque chez les rongeurs, entre les
segments supérieur et inférieur du corps genouillé externe, une lame formée
de tubes longitudinaux myélinisés et dont l'épaisseur va croissant d'arrière en
avant (fig. 251, *E*). En suivant le trajet de cette lame vers le cerveau, chez le
rat et la souris, nous l'avons vue devenir de plus en plus superficielle, puis
pénétrer dans la couronne rayonnante et le corps strié.

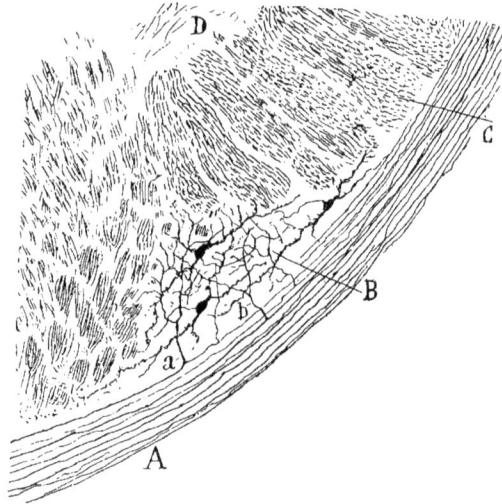

FIG. 255. — Coupe frontale de la bandelette optique et du pédoncule cérébral;
souris âgée de 8 jours. Méthode de Golgi.

A, bandelette optique; — B, noyau de la bandelette optique; — C, pédoncule cérébral; — D, corps
de Luys; — *a*, grosse collatérale optique; — *b*, fines collatérales optiques.

Collatérales Sur des coupes sagittales, on voit les tubes de cette lame émettre des colla-
et terminales. térales pour le segment supérieur du corps genouillé externe. Peut-être les
troncs d'origine de ces collatérales s'épuisent-ils eux-mêmes dans ce segment.
Son origine Les tubes de cette lame constitueraient-ils par hasard la voie centrifuge ou
corticale pos- cortico-thalamique du corps genouillé externe ? La chose est possible, mais
sible. nullement certaine. Tout ce qu'il nous est permis de dire, c'est que nous avons
vu très rarement pénétrer dans cette lame médullaire des cylindres-axes issus
du corps genouillé externe ; d'autre part, tous nos efforts pour voir entrer dans
ce foyer d'autres conducteurs d'origine centrale sont restés absolument vains.

NOYAU DE LA BANDELETTE OPTIQUE

Siège et for- En étudiant des coupes frontales du thalamus, faites parallèlement à la
me. bandelette optique, nous avons observé chez la souris et le lapin que certaines
fibres, émanées probablement de la rétine, émettent des collatérales qui se

rendent à un amas cellulaire spécial, inconnu ou peu exploré jusqu'à présent (fig. 255, *B*). Cet amas, dont la forme, sur ces coupes, est triangulaire, occupe une encoche située à la face inférieure et convexe du pédoncule cérébral, à son contact avec la bandelette optique. Celle-ci recouvre en grande partie l'amas cellulaire. En certains points de cet amas, bien visible dans les préparations colorées par la méthode de Nissl et semblant occuper chez le lapin et le cobaye une position plus élevée que chez la souris, on aperçoit quelques cellules groupées en une lamelle très fine, ascendante, qui s'arrête non loin du bord supéro-externe du pédoncule cérébral. Ces cellules sont petites, piriformes, *Neurones.* munies de dendrites modérément ramifiées et d'un *cylindre-axe* dont nous n'avons pu déterminer l'itinéraire. Un plexus nerveux englobe ces corpuscules ; *Collatérales* il est dû aux ramifications des collatérales optiques dont nous venons de parler. *optiques et* Certaines de ces collatérales sont si épaisses qu'elles peuvent être considérées *plexus termi-* comme la terminaison de troncs d'origine ascendants (fig. 255, *a*). La plupart *nal.* d'entre elles cheminent parallèlement à la surface du pédoncule cérébral ; aussi, les voit-on mieux sur les coupes tangentielles à ce cordon que sur les coupes frontales. Ces diverses collatérales nous ont semblé provenir de tous les points de la bandelette optique, de la région postérieure notamment, c'est-à-dire de fibres correspondant à la commissure de Gudden.

PULVINAR

Ce foyer est absent ou rudimentaire chez les rongeurs ; il est situé chez *Chez les* le chat à la partie supéro-externe du thalamus où il constitue un espace *mammifères:* blanc, le *stratum zonale*. Les *cellules nerveuses* contenues dans la substance *1° inférieurs;* grise sous-jacente ressemblent morphologiquement à celles du corps genouillé externe ; leur *cylindre-axe* semble descendre aussi et se mettre en quête de la voie optique centrale. C'est tout ce que nous savons de la structure du pulvinar chez les mammifères inférieurs. Quant aux fibres optiques qui s'y rendent, nous ignorons la manière dont elles s'y terminent. On ne *2° supé-* peut étudier convenablement le pulvinar que chez l'homme et les primates ; *rieurs.* cela explique pourquoi la structure fine de ce foyer est si peu connue.

Le pulvinar ne semble pas renfermer de conducteurs optiques allant à *Absence pro-* l'écorce et par conséquent nécessaires à la vision mentale. On cite, en effet, *bable de fibres* des cas de lésions plus ou moins étendues de la couche optique, où, malgré *corticipètes.* de graves désordres dans ce foyer, on n'a pas observé d'hémianopsie.

CHAPITRE XIX

COUCHE OPTIQUE (Suite)[1].

NOYAU SENSITIF : TERMINAISON DU RUBAN DE REIL MÉDIAN OU VOIE SENSITIVE CENTRALE; VOIE SENSITIVE THALAMO-CORTICALE ; CELLULES DU NOYAU SENSITIF. — NOYAUX ACCESSOIRES DU NOYAU SENSITIF OU NOYAUX SEMI-LUNAIRES ANTÉRIEUR ET POSTÉRIEUR. — NOYAU POSTÉRIEUR OU PRÉBIGÉMINAL.

NOYAU SENSITIF

(Noyau latéral de Kölliker, noyau thalamique ventral de Nissl.)

Situation et rapports. Si l'on examine une coupe frontale de la couche optique, passant par le corps genouillé interne, on voit, en dedans de ce foyer, au-dessous du noyau thalamique postérieur ou noyau latéral postérieur de Nissl et au-dessus de la voie sensitive, un ganglion volumineux, de forme ovoïde, qui s'allonge d'avant en arrière sur une grande étendue de la couche optique. Chez les rongeurs, ce noyau s'amincit en avant et touche dans cette direction au grand noyau rayé et au noyau dorsal ; par contre, il confine, en arrière, au corps genouillé interne (figs. 247, *F* et 256, *A*). Les dimensions de cette masse grise ont un certain rapport avec l'étendue de l'enveloppe cutanée de l'animal.

Éléments constitutifs. Nous avons à considérer, dans ce noyau : les fibres afférentes inférieures ou sensitives, les fibres afférentes supérieures ou d'origine cérébrale et les cellules nerveuses.

Fibres afférentes inférieures et terminaison de la voie sensitive. — Le ruban de Reil médian ou voie sensitive centrale s'étale dans un plan horizontal et sous forme de ruban concave avant d'arriver au noyau sensitif ; une fois qu'il y est parvenu, il se place immédiatement sous lui et l'accompagne d'arrière en avant jusqu'à complet épuisement. C'est ce que montrent avec la dernière évidence les coupes frontales ou sagittales en série traitées par la méthode de Weigert.

Trajet préterminal.

Nous connaissons déjà la manière dont se termine la voie sensitive par ce que nous en avons dit dans un chapitre précédent.

Opinions diverses sur sa terminaison. Nous rappellerons ici que, d'après Monakow[2], les fibres sensitives se perdent dans le *noyau thalamique ventral*, que nous désignons sous le nom

1. Voir chapitre XIV, p. 282.
2. Monakow, Neue Experimentelle Beiträge zur Anatomie der Schleife. *Neurol. Centralbl.*, 1885.

de noyau sensitif. Mahaim et Dejerine partagent cette opinion; il en est de même de Probst[1], Ferrier et Turner[2], Wallenberg[3], Van Gehuchten[4], Döllken[5], etc., qui se sont servis plus récemment de la méthode de Marchi. D'autres savants, et parmi eux Flechsig, Hösel, Tschermak[6], etc., ont une manière de voir bien différente; ils supposent, en effet, que la voie sensitive se bifurque dans la couche optique; un premier groupe de ses fibres s'arrêteraient au noyau ventral, où un troisième neurone ascendant ou thalamo-cortical prendrait naissance; un second groupe monterait directement,

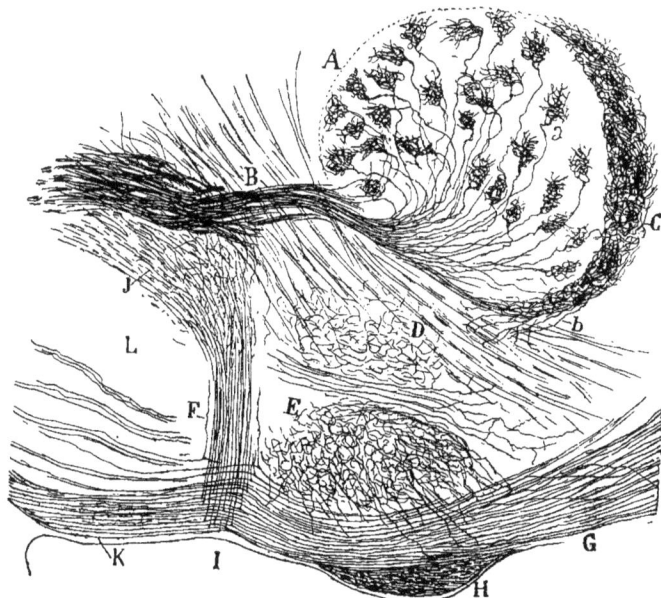

Fig. 256. — Coupe sagittale des régions thalamique inférieure et pédonculaire : souris âgée de 20 jours. Méthode de Golgi. — Cette coupe assez latérale renferme l'axe du pédoncule cérébral.

A, noyau sensitif du thalamus ; — B, faisceau sensitif ; — C, noyau semilunaire ; — D, noyau grillagé (Gitterkern) antérieur de Nissl ; — E, noyau de Luys ; — F, faisceau de collatérales du pédoncule cérébral ; — G, bandelette optique ; — I, corne d'Ammon ; — J, champ de Forel où s'effectue la terminaison principale du faisceau de collatérales du pédoncule.

à travers la capsule interne, jusqu'à l'écorce motrice du cerveau où elles se termineraient.

Cette question est maintenant résolue définitivement, grâce aux obser-

Terminaison réelle :

1. Probst, Arch. f. Psychiatr., Bd. XXXIII, 1900.
2. Ferrier a. Turner, Philosoph. Transactions, vol. CLXXXV, 1895.
3. Wallenberg, Sekundäre sensible Bahnen im Gehirnstamme des Kaninchens, etc. Anat. Anzeiger, nos 4 u. 5, 1900.
4. Van Gehuchten, La voie centrale des noyaux du cordon postérieur, etc. Le Névraxe, vol. IV, fasc. 1, 1902.
5. Döllken, Zur Entwickelung der Schleife und ihre centralen Verbindungen. Neurol. Centralbl., no 2, 1899.
6. Tschermack, Arch. f. Anat. u. Physiol., Anat. Abtheil., 1898.

vations que nous avons faites chez les petits mammifères, à l'aide de la
méthode de Golgi[1]. La voie sensitive ou ruban de Reil médian se termine
tout entière dans le noyau ventral, et ses arborisations libres, finales,
se mettent en contact avec certaines cellules qui sont le point de départ de
la voie sensitive supérieure ou thalamo-corticale. Les relations accessoires
supposées entre le ruban de Reil médian et différents territoires nerveux

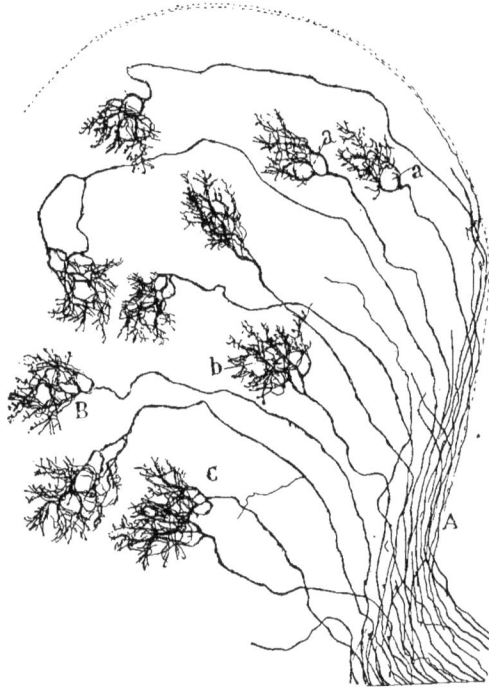

Fig. 257. — Coupe sagittale montrant une portion du noyau sensitif de la couche
optique et les fibres sensitives qui s'y terminent; souris âgée de 24 jours. Méthode
de Golgi, imprégnation double.

A, voie sensitive; — B. arborisation terminale d'une fibre de cette voie; — C. deux fibres mélan-
geant leurs arborisations; — *a, b,* cavités ménagées dans les arborisations pour les cellules
nerveuses.

plus ou moins voisins se sont montrées inexistantes dans nos préparations.
Nous n'avons aperçu aucune de celles que la voie sensitive entretient avec
la commissure postérieure d'après Probst, avec la commissure de Meynert
d'après Tschermak et Döllken, avec la zone incertaine et le pédoncule
mamillaire d'après Wallenberg, avec le tubercule quadrijumeau d'après Van
Gehuchten, avec la substance noire encore d'après Tschermak et Döllken,

1. S. R. Cajal, Contribución al estudio de la vía sensitiva central y de la estructura del tálamo óptico. *Rev. trimestr. micrográf.,* t. V, 1900.

avec le cervelet d'après Ferrier et Turner et aussi d'après Mott, etc., etc.
Cela est d'autant plus remarquable que le ruban de Reil s'est montré imprégné en totalité dans un grand nombre de nos coupes sagittales et que nous
pouvions le suivre de la façon la plus précise, depuis le niveau de la protubérance jusqu'à celui du noyau thalamique ventral. Les seules connexions
que nous ayons constatées entre la voie sensitive et d'autres territoires nerveux sont formées par quelques collatérales parties de cette voie au-dessous et en arrière du noyau rouge et allant à ce noyau et plus particulièrement au noyau thalamique postérieur ou prébigéminal (fig. 261, c). Ce que
nous affirmons est basé sur les observations exactes que nous avons faites
chez la souris et le lapin ; par
suite, nous ne pouvons nier
d'une façon absolue l'existence d'une voie sensitive
directe, chez l'homme, par
exemple ; la chose nous paraît néanmoins peu probable.

2° chez les mammifères supérieurs.

Les figures 256 et 257
montrent très clairement les
détails de la terminaison du
ruban de Reil médian; elles
sont la copie de préparations
tirées de la souris âgée de
24 jours. On y voit les détails
suivants : les fibres sensitives
abordent le noyau par sa partie postéro-inférieure ; elles
cheminent un certain temps
dans son intérieur sans émettre de collatérales, décrivent
alors une courbe, augmentent
d'épaisseur et se résolvent enfin en une arborisation touffue

Les arbori- sations termi- nales :
1° chez la souris;

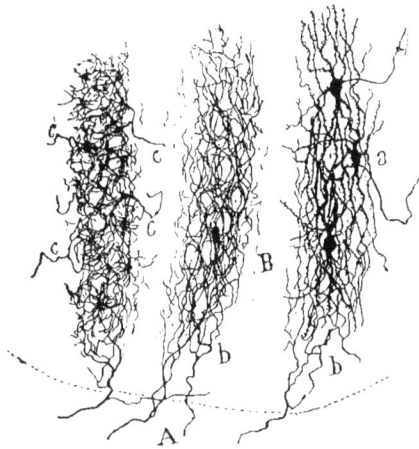

FIG. 258. — Portion d'une coupe horizontale du
noyau sensitif; souris âgée de 20 jours. Méthode
de Golgi.

A, noyau semi-lunaire antérieur ; — B, noyau sensitif ; —
a, grappes de cellules ; — b, fibres centrifuges ; —
c, séries d'arborisations sensitives.

de nombreux rameaux variqueux, très rapprochés et très fréquemment
entre-croisés. Les branchilles ultimes sont hérissées d'appendices variqueux
en si grand nombre qu'il est fort difficile de les discerner les unes des autres.
Trois ou quatre espaces vides arrondis trouent le plexus terminal dense de
chaque fibre ; ce sont les cavités où logent autant de cellules nerveuses à
cylindre-axe long. Parfois, l'un de ces nids est de grande taille ; d'autres
sont d'étendue moyenne ou petite.

La situation des arborisations terminales n'est pas le fruit du hasard;
un certain ordre y préside; ainsi, celles qui proviennent des fibres les plus
postérieures du ruban se trouvent placées dans les portions postérieures du
noyau; celles qui émanent, au contraire, des fibres antérieures, se disposent
en séries successives et plus en avant.

Le plexus terminal des fibres sensitives est beaucoup moins caractéristique et moins significatif si, au lieu de l'étudier chez le rat et la souris âgés de 20 à 24 jours, on l'examine chez ces mêmes animaux à leur naissance; on le voit alors formé de quelques rares branches ténues et variqueuses, étendues sur un périmètre plus grand que chez l'individu plus avancé en âge.

2° chez le lapin et le chat. Chez le lapin et le chat, la fibre sensitive fournit un plexus terminal plus ample, mais par contre plus lâche; le nombre des vides péricellulaires y est aussi plus considérable (fig. 260, F). Le volume que le noyau sensitif atteint chez ces animaux ne permet pas, bien entendu, d'établir avec autant de commodité que chez la souris la continuité des fibres sensitives avec le courant que forme le ruban de Reil médian au-dessous du noyau.

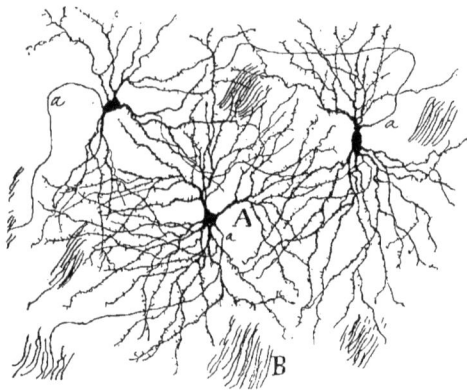

FIG. 259. — Cellules nerveuses du noyau sensitif du lapin adulte.
Méthode de Golgi.

A, cellules; — B, faisceaux sagittaux de substance blanche auxquels s'incorporent les cylindres-axes issus des cellules sensitives.

Fibres afférentes d'origine cérébrale. — Les résultats des expériences *Historique.* anatomo-pathologiques ont amené plusieurs auteurs à supposer l'existence dans la couche optique de fibres centrifuges issues du cerveau; Held et Kölliker sont parmi ces auteurs, mais pas plus que les autres ils ne donnent de preuves à l'appui de leur assertion. Nous avons été plus heureux; après quelques tentatives infructueuses, nous sommes parvenu à voir ces fibres, de la façon la plus évidente, chez la souris, le lapin et le chat, comme en témoignent les figures 260, en G, et 263, en e.

Point de départ et trajet. On les aperçoit déjà, constamment, dans les coupes frontales de la couche optique chez le chat âgé de quelques jours. Elles proviennent des faisceaux de substance blanche qui traversent cette couche en direction sagittale ou oblique; après s'être incurvées et avoir cheminé plus ou moins horizontalement sur un certain espace, elles se terminent par une arborisation de rameaux épais, dont l'extension est telle qu'ils embrassent une partie considérable du noyau sensitif. Mais c'est seulement dans les coupes sagittales du thalamus, comme celle représentée par la figure 263, b, ou dans les coupes horizontales, comme celle dessinée sur la figure 263, *e*, que l'on peut constater la continuité de ces fibres avec la couronne rayonnante et prouver par cela même leur origine cérébrale. Rien n'est plus facile, en effet, que de poursuivre dans de telles coupes le tronc générateur de l'arborisation terminale, à travers le noyau semi-lunaire antérieur, le noyau grillagé, jusqu'au corps strié lui-même.

Chez les animaux âgés de quelques jours, l'arborisation terminale de la fibre centrifuge est diffuse, sans forme bien accusée, comme on peut s'en convaincre en l'étudiant chez la souris (fig. 265, *b*) et aussi chez le chat

Arborisations terminales.

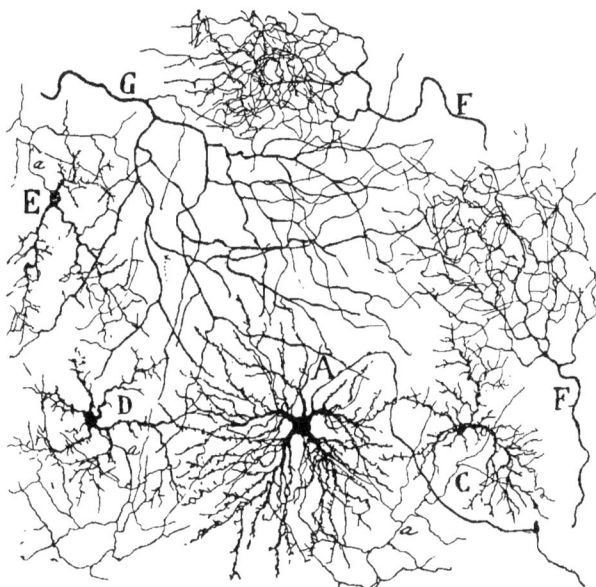

FIG. 260. — Portion d'une coupe frontale du noyau sensitif; chat âgé de quelques jours.
Méthode de Golgi.

A, cellule à cylindre-axe long ; — C, D, E, cellules à cylindre-axe court ; — F, fibres sensitives ;
G, fibres centrifuges ou cérébrales.

(fig. 260, G). Il en est autrement lorsque les coupes, qui doivent être horizontales, proviennent de la souris ou du lapin âgés de 20 jours et au delà : on observe alors que les arborisations terminales centrifuges sont disposées en plexus linéaires et curvilignes, orientés obliquement de dehors en dedans et d'arrière en avant. Ces plexus, auxquels des séries arciformes de ramifications sensitives viennent aussi contribuer, forment comme des cartouches où un grand nombre de cellules peuvent être renfermées. La fibre cortico-thalamique aborde généralement la cartouche plexiforme par son extrémité antéro-externe ; les fibres sensitives du ruban de Reil médian y pénètrent, au contraire, par le reste de son étendue, surtout par son extrémité postérieure (fig. 258, *b*, *c*).

Cartouches plexiformes.

Portes d'entrée des fibres afférentes.

Caractères.   **Cellules nerveuses.** — Un examen même superficiel de coupes traitées par la méthode de Nissl démontre l'existence, dans le noyau sensitif, de cellules tout à fait semblables à celles des corps genouillés internes. Leur forme est étoilée; leur taille, moyenne, oscille entre 20 et 22 μ.; quant à leur protoplasma pâle, il est parsemé de rares amas chromatiques. Outre ces

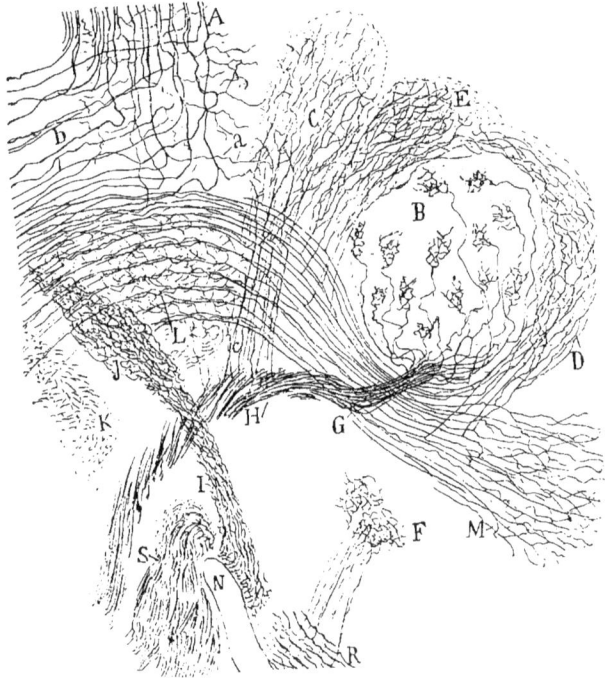

FIG. 261. — Coupe sagittale et latérale de la couche optique et d'une partie du mésencéphale ; souris âgée de 8 jours. Méthode de Golgi.

A, commissure postérieure; — B, noyau sensitif de la couche optique; — C, noyau thalamique postérieur; — D, E, noyaux semi-lunaires accessoires du noyau sensitif; — F, noyau spécial sous-thalamique; — G, ruban de Reil médian; — H, portion de ce ruban, donnant naissance à des collatérales; — I, tractus pédonculaire transverse; — J, noyau où se termine ce tractus; — L, noyau rouge; — S, voie pyramidale, — c, collatérales sensitives pour le noyau prébigéminal.

cellules moyennes, on en voit d'autres, chez le chat, qui sont plus petites, puisqu'elles ont seulement de 12 à 14 μ ; elles sont disséminées dans tout le noyau. On rencontre aussi ces neurones de petite dimension chez le lapin, mais leur nombre est beaucoup moindre et leur protoplasma plus pâle.

Leurs deux espèces.   Le chromate d'argent, en même temps qu'il décèle beaucoup mieux la morphologie des cellules du noyau sensitif, nous apprend que ces éléments appartiennent les uns au type à cylindre-axe long, les autres au type à cylindre-axe court.

1° *Cellules à cylindre-axe long.* — Nissl [1] et après lui Kölliker [2] affirment que le noyau sensitif contient surtout des éléments multipolaires volumineux. Ils classent ces éléments en deux catégories d'après la disposition de leurs dendrites : l'une renfermant les corpuscules munis de dendrites nombreuses, courtes et enchevêtrées, d'où le nom de *Buschzellen* ou *cellules en buisson* ; l'autre comprenant les corpuscules étoilés à expansions protoplasmiques longues et peu ramifiées. Quant au cylindre-axe de ces divers éléments, après avoir fourni éventuellement des collatérales, il pénétrerait dans les faisceaux de la couronne rayonnante, comme Held [3] semble l'avoir observé.

Leurs deux variétés, d'après Nissl et Kölliker.

Les cellules que nous montrons, en *A*, dans les figures 259 et 260 dessinées d'après nos préparations du noyau sensitif, appartiennent toutes à un seul type : celui des corpuscules à *dendrites* nombreuses et disposées en faisceaux ou bouquets semblables à ceux que nous avons décrits dans le corps genouillé interne. Le nombre des appendices protoplasmiques change avec l'espèce de mammifère étudiée ; il est peu élevé chez la souris et plus abondant chez le lapin ; chez ce dernier animal les dendrites se groupent en deux, trois ou plusieurs petits faisceaux divergents. Ces derniers sont, au contraire, plus nombreux dans le noyau sensitif du chat (fig. 260, *A*) ; en outre, les dendrites qui les constituent nous ont paru être plus courtes et plus enchevêtrées. Il n'est pas rare que les principaux de ces faisceaux protoplasmiques soient orientés dans le sens même des cartouches cellulaires que nous avons décrites un peu plus haut (fig. 258, *a*).

Leur espèce unique, d'après nous.

L'*axone*, passablement épais, fait ordinairement un crochet au début de son trajet ; il émet, bien que très rarement, une, deux ou plusieurs collatérales, et s'incorpore enfin à l'un des faisceaux radiés qui traversent le noyau sensitif et pénètrent dans le corps strié. Plusieurs fois, et grâce à des coupes sagittales un peu obliques de la couche optique chez la souris, nous avons pu suivre ces cylindres-axes depuis le noyau sensitif jusqu'à la couronne rayonnante, où ils se mêlent aux faisceaux de la voie sensitive.

Cylindre-axe pour la voie sensitive thalamo-corticale.

L'ensemble de tous ces cylindres-axes constitue la *grande voie sensitive supérieure centrale* ou *thalamo-corticale* ; nous verrons de quelle façon elle se termine, lorsque nous nous occuperons de l'écorce motrice du cerveau.

2° *Cellules à cylindre-axe court.* — Nous ne les avons observées jusqu'à présent que dans le noyau sensitif du chat ; elles y sont fort abondantes. Leur *forme* est très diverse et leur taille plus petite que celle des neurones à cylindre-axe long, ce en quoi elles ressemblent aux corpuscules à cylindre-axe court du corps genouillé interne. Leurs *dendrites* sont très ramifiées très velues (fig. 260, *C, D, E*). Il ne manque pas cependant de cellules auxquelles des prolongements protoplasmiques plus longs mais peu ramifiés donnent des dimensions plus considérables. Quel que soit l'aspect de ces

1. Nissl, *Tagblatt der* 62⁰ⁿ *Versamml. deutsch. Naturforsch. u. Aerzte zu Heidelberg*, 1889-1890.

2. Kölliker, Lehrbuch der Gewebelehre, 6ᵉ Aufl. 1896, Bd. II, p. 595 et suivantes.

3. Held, Beiträge zur feineren Anatomie des Kleinhirns und des Hirnstammes. *Arch f. Anat. u. Physiol.*, Anat. Abtheil., 1893.

corpuscules, leur *cylindre-axe* est toujours pourvu d'une arborisation dont les branches lâches n'embrassent qu'une étendue assez faible.

NOYAU SEMI-LUNAIRE OU FOYER ACCESSOIRE ANTÉRIEUR DU NOYAU SENSITIF

Situation, forme, rapports.

En avant du noyau sensitif, on voit dans les coupes sagittales de la couche optique imprégnées par la méthode de Golgi, une sorte de capuchon de substance grise, dont la forme est celle d'une demi-lune. Cette masse, qui n'est autre que le *noyau semi-lunaire* ou *foyer accessoire antérieur du noyau sensitif*, mérite une description à part, à cause des caractères spé-

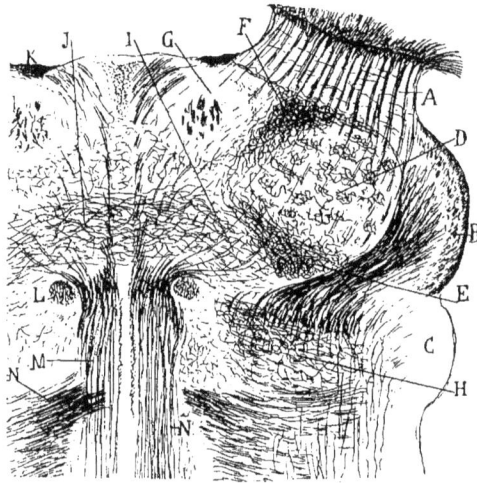

Fig. 262. — Coupe horizontale de la couche optique; souris âgée de 20 jours. Méthode de Golgi.

A, noyau rayé; — B, corps genouillé externe; — C, corps genouillé interne; — D, noyau sensitif — E, F, noyaux semi-lunaires postérieur et antérieur; — H, noyau postérieur; — G, noyau dorsal et faisceau de Vicq d'Azyr; — I, J, noyau médian ou intermédiaire; — K, tænia thalami; — — L, faisceau rétroflexe de Meynert; — N, commissure postérieure.

ciaux qu'elle présente et que nous allons rapporter. La forme semi-lunaire n'apparaît que sur les coupes sagittales, où on voit le foyer s'adapter exactement à la convexité antérieure du noyau sensitif (fig. 261, *D*). Dans les coupes horizontales, l'aspect est celui d'une masse triangulaire, bornée sur son côté antéro-externe par le noyau rayé, sur son côté postérieur par le noyau sensitif et sur son côté interne par le noyau dorsal de la couche optique; le bord postéro-interne de cette masse se prolonge en dedans du noyau sensitif jusqu'à sa rencontre avec le noyau accessoire postérieur (fig. 262, *F*).

Éléments constitutifs.

Nous avons à étudier, dans le noyau semi-lunaire, des fibres afférentes et des cellules nerveuses. Quant aux fibres efférentes, nous les connaissons trop peu pour pouvoir en parler.

Fibres afférentes. — Ces fibres proviennent de deux directions. Les unes émanent de centres placés plus bas et encore indéterminés ; nous les appellerons *fibres afférentes inférieures* ; les autres sortent principalement du corps strié et peuvent être désignées sous le nom de *fibres afférentes supérieures*.

Fibres afférentes inférieures. — Nous avions cru, autrefois, que le noyau semi-lunaire recevait, comme le noyau sensitif, des fibres du ruban de Reil médian. Des recherches plus attentives nous ont montré qu'il n'en était rien

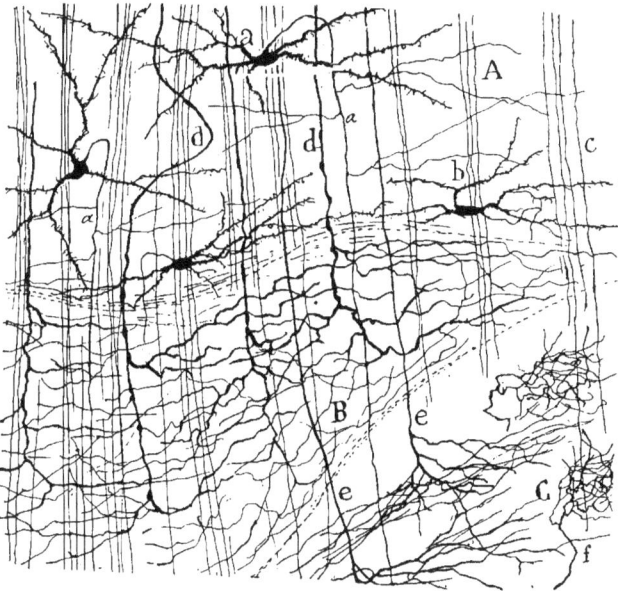

Fig. 263. — Portion très grossie de la coupe horizontale précédente de la couche optique: souris âgée de 20 jours. Méthode de Golgi.

A, portion du noyau rayé; — B, noyau semi-lunaire antérieur avec les fibres centrifuges énormes qui s'y rendent; — d, ces fibres centrifuges; — e, autres fibres centrifuges allant au noyau sensitif; — f, fibres du ruban de Reil médian.

et que les fibres parvenues à ce noyau émanent du grand courant sagittal placé au-dessous du noyau sensitif. Ce courant, auquel nous donnerons provisoirement le nom de *lame blanche centrale du thalamus*, pour ne rien préjuger de son origine encore incertaine, reçoit le prolongement de la voie sensitive centrale du trijumeau, comme on peut s'en convaincre par l'examen de coupes sagittales faites dans l'encéphale de la souris. Il reçoit aussi des fibres venues de la substance réticulée de la protubérance et du cerveau moyen; enfin, le prolongement antérieur du pédoncule cérébelleux supérieur et un certain nombre de fibres du faisceau longitudinal postérieur viennent augmenter la puissance de ce courant. On conçoit aisément combien cette complexité de la lame blanche centrale met obstacle à la

Lame blanche centrale. Sa composition.

détermination exacte du rôle joué par les fibres qui se jettent dans les noyaux accessoires.

*Ses collaté-
rales et termi-
nales pour le
noyau acces-
soire.*

Il n'en reste pas moins que le grand courant thalamique central fournit, en passant au-dessous du noyau semi-lunaire, une multitude de fibres à ce noyau. Elles y pénètrent par son extrémité inférieure, s'élèvent en serpentant jusqu'à sa partie supérieure et se décomposent en longues arborisations extrêmement compliquées, où sont ménagés des espaces vides pour un grand nombre de cellules nerveuses. Ces fibres afférentes sont de deux sortes, ainsi qu'on peut le voir sur la figure 261, en *D*. Les unes représentent des terminaisons de tubes nerveux qui se détachent de la lame centrale pour monter dans le noyau semi-lunaire et s'y ramifier; les autres sont de simples collatérales, nées à angle droit sur des fibres qui, continuant leur trajet, vont se terminer dans quelque foyer occupant une situation plus antéro-inférieure.

*Point de dé-
part et tra-
jet.*

Fibres afférentes supérieures. — Elles sont très abondantes et très épaisses, ce sont peut-être même les fibres les plus épaisses de toute la couche optique. Pour se rendre bien compte de leur point de départ et de leur terminaison, il est nécessaire de porter son examen sur des coupes horizontales de la couche optique faites chez la souris et le lapin et comprenant tout à la fois les noyaux rayé, semi-lunaire et sensitif (fig. 263, *d*). On remarque alors que ces fibres descendent du corps strié, soit isolément, soit en compagnie des faisceaux de la couronne rayonnante; qu'elles traversent le noyau rayé, parfois après quelques détours, abordent le semi-lunaire, et s'épanouissent aussitôt en une arborisation très étendue de branches pour la plupart horizontales et transversales. Dans ces mêmes coupes et, par suite, sur la même figure 263, en *e*, on remarque d'autres fibres moins volumineuses que les précédentes et traversant le noyau semi-lunaire pour se décomposer en arborisations horizontales dans le noyau sensitif. Ces fibres centrifuges semblent être tout à fait indépendantes de celles du noyau semi-lunaire.

Cellules. — Leur aspect est étoilé ou fusiforme, et les nombreuses *dendrites* velues qui partent de leur corps sont remarquables par la complication de leur ramure et leur orientation surtout verticale. Le *cylindre-axe* présente un parcours si tortueux, qu'il nous a été impossible d'en fixer la destination; il est à présumer qu'il va faire partie de la couronne rayonnante.

NOYAU SEMI-LUNAIRE OU ACCESSOIRE POSTÉRIEUR DU NOYAU SENSITIF

*Siège et for-
me.*

Nous attribuons ces noms à un amas situé immédiatement en arrière du noyau sensitif, entre celui-ci et le noyau thalamique postérieur. Les coupes horizontales montrent que cet amas est plus épais en dehors qu'en dedans (fig. 262, *E*). Dans cette dernière direction, il se prolonge en coin très aminci et arrive ainsi tout près et même au contact de l'angle postérieur du noyau semi-lunaire antérieur.

*Éléments
constitutifs.*

Le noyau accessoire, dont il est question ici, reçoit des fibres afférentes et possède, bien entendu, des cellules nerveuses.

Fibres afférentes. — Elles émanent de deux directions différentes et peuvent prendre le nom de fibres afférentes inférieures et supérieures, comme dans le noyau précédent.

Fibres afférentes inférieures. — Ces conducteurs ont la même origine que ceux du noyau semi-lunaire antérieur; ils proviennent de la lame blanche centrale de la couche optique; mais l'immense majorité d'entre-eux ne sont que des collatérales, issues, on peut le voir sur la figure 261, en *E*, de fibres qui continuent leur course en avant. Ces branches s'élèvent dans

Origine apparente et trajet.

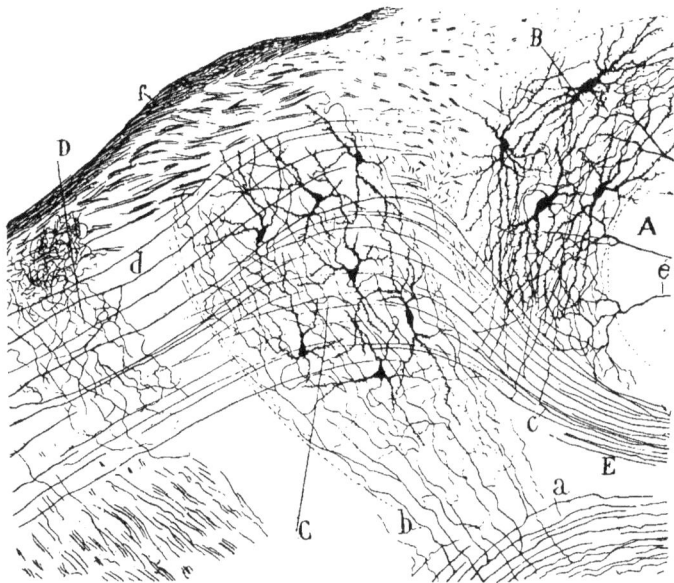

Fig. 264. — Coupe sagittale de la couche optique dans sa portion voisine du tubercule quadrijumeau antérieur; souris âgée de 19 jours. Méthode de Golgi.

A, extrémité postérieure du noyau sensitif; — B, noyau semi-lunaire postérieur; — C, noyau postérieur ou bigéminal; — D, noyau de la voie optique bigéminale; — E, lame blanche centrale ou médullaire interne de la couche optique; — *a*, ruban de Reil médian; — *b*, collatérales destinées au noyau postérieur; — *c*, collatérales issues de la lame blanche centrale et se rendant au noyau semi-lunaire postérieur; — *d*, voie optique centrifuge; — *e*, fibres corticifuges du noyau semi-lunaire postérieur; — *f*, fibres optiques se rendant au tubercule quadrijumeau.

le noyau postérieur, s'y divisent à angle aigu et produisent des arborisations compliquées entre les cellules autochtones. L'ensemble de ces arborisations et de celles qui proviennent des fibres centrifuges donne au noyau accessoire postérieur l'aspect d'un plexus clos des plus inextricables, lorsque les préparations sont bien imprégnées.

Plexus terminal.

Les collatérales du noyau semi-lunaire postérieur, de même que celles du noyau antérieur, pourraient fort bien provenir de la voie sensitive centrale du trijumeau, voie qui, chez la souris, constitue peut-être le contingent principal des fibres de la lame blanche thalamique ou lame médullaire interne des

Origine réelle possible.

auteurs. Cette opinion concorde avec celle de Wallenberg [1] et de Van Gehuchten [2]. Le premier de ces savants a vu, en effet, la portion la plus haute de cette
voie donner des fibres à la commissure postérieure, puis se perdre dans la lame
médullaire interne; quant au second, il a observé dans les préparations au
Marchi qu'une bonne partie de la voie centrale de la cinquième paire disparaît
dans une région très proche de l'extrémité postérieure du noyau sensitif qu'il
appelle *noyau ventral*; or, cette région correspond sans doute aucun à notre
noyau semi-lunaire postérieur. Mais la méthode de Marchi ne montre ni les
collatérales ni les arborisations terminales; aussi, ni Wallenberg, ni Van
Gehuchten n'ont pu préciser le lieu où se termine la voie du trijumeau. Ajoutons
que les dessins de Van Gehuchten présentent quelques gouttes graisseuses,
qui, se portant en avant, au-dessous du noyau sensitif, semblent répondre aux
fibres destinées au noyau semi-lunaire antérieur. Quoi qu'en soit de notre
interprétation, une chose reste néanmoins certaine, puisqu'elle est prouvée par
les observations des deux auteurs que nous venons de citer : c'est que la voie
centrale du trijumeau ne va pas jusqu'au cerveau.

Terminaison de la voie centrale du trijumeau.

Fibres afférentes supérieures ou d'origine cérébrale. — Ces conducteurs
épais se détachent en grand nombre des faisceaux sagittaux du noyau sensitif; ils traversent d'abord ce noyau, puis se rendent au foyer semi-lunaire
postérieur en pénétrant par sa région antérieure. Chacun d'eux se résout en
une arborisation lâche de grosses fibres, dont les branches flexueuses atteignent une grande longueur et cheminent surtout selon la verticale (fig. 264, *e*).

Cellules. — Leur taille est moyenne et leur forme étoilée ou en fuseau ;
elles possèdent de nombreuses *dendrites* longues, velues et très ramifiées.
Leur *cylindre-axe*, qu'il nous a été impossible de poursuivre suffisamment
loin, décrit de grandes sinuosités; il semble se porter en avant et pénétrer
dans les paquets sagittaux de substance blanche qui se dirigent vers le cerveau (fig. 264, *B*).

NOYAU RAYÉ OU NOYAU GRILLAGÉ DE NISSL

Situation, caractères.

Nous désignons sous ce nom le *noyau grillagé* ou *Gitterkern* de Nissl.
C'est une grosse et large coiffe de substance grise, qui entoure en avant et
en dehors une portion importante de la couche optique et la sépare ainsi du
corps strié et de la couronne rayonnante. Les qualificatifs *rayé*, *grillagé*,
que l'on donne à ce noyau sont dus à la disposition sinon parallèle, du moins
peu divergente, des innombrables faisceaux rectilignes qui le traversent
pour aller de la couche optique à l'écorce et *vice versa*.

Rapports.

Les rapports du noyau rayé sont les suivants : en avant, il est voisin du
corps strié ou plutôt du noyau caudé; en arrière, il touche successivement
et de dedans en dehors : aux noyaux dorsal, semi-lunaire antérieur et sensitif

Éléments constitutifs.

et à une partie du corps genouillé externe (fig. 262, *A*). Il renferme les arborisations de fibres afférentes et des cellules nerveuses.

1. Wallenberg, Sekundäre sensible Bahnen im Gehirnstamme des Kaninchens, etc.
Anat. Anzeiger, n°s 4 et 5, 1900.
2. Van Gehuchten, Recherches sur les voies centrales. La voie centrale du trijumeau. *Le Névraxe*, t. III, fasc. 3, 1902.

Fibres afférentes. — Nous n'en avons découvert, jusqu'à présent, aucune qui provienne de noyaux situés en aval. Toutes celles que nous avons aperçues chez le lapin et la souris émanent en effet du corps strié. Les unes, des *collatérales*, sont fines et sortent à angle droit du trajet des fibres motrices, ou en tout cas descendantes, qui passent dans le voisinage du corps strié (fig. 265, *E*, *f*); les autres, des *fibres terminales*, *e*, beaucoup plus grosses, donnent naissance à des arborisations lâches et passablement étendues. Ces deux sortes de fibres semblent avoir leur terminaison dans les masses grises du noyau rayé, exclusivement; cela n'est peut-être pas si absolu, et quelques-uns de ces conducteurs pourraient envoyer leurs arborisations dans l'un quelconque des noyaux thalamiques voisins.

Leur origine dans le corps strié.

Cellules. — Elles occupent les espaces laissés entre les faisceaux et sont disposées, par suite, en groupes linéaires. Dans les préparations au Nissl, ces corpuscules se présentent avec des dimensions relativement considérables, un aspect fusiforme ou triangulaire, un protoplasma assez riche en chromatine et des dendrites croisant pour la plupart transversalement les faisceaux de passage. Quant à la méthode de Golgi, elle nous apprend que ces expansions protoplasmiques sont longues, modérément ramifiées et velues (fig. 263, *a*). Les cellules, *b*, situées près des limites des noyaux semi-lunaire antérieur et sensitif sont constamment fusiformes; la direction de leurs dendrites volumineuses est transversale.

Caractères.

Des observations ultérieures sur le noyau rayé, chez le lapin et la souris, nous ont amené à un résultat intéressant et tout à fait imprévu. Nous avons trouvé, en effet, qu'après avoir décrit quelques sinuosités et émis deux ou trois longues collatérales terminées dans le foyer même, le cylindre-axe assez gros des cellules de ce foyer se recourbe franchement en arrière et en bas, et pénètre dans les faisceaux qui traversent dans le sens sagittal les noyaux sensitif et semi-lunaire. Le noyau rayé est par conséquent une station centrifuge. Il est peut-être analogue, par conséquent, au corps strié, puisque ses cellules adressent leur cylindre-axe non pas au cerveau, mais à des foyers périphériques encore inconnus. Nous n'affirmons pas, cependant, qu'il ne puisse y avoir dans le noyau rayé des cellules dont le cylindre-axe se comporte autrement.

Axone centrifuge.

NOYAU THALAMIQUE POSTÉRIEUR OU FOYER PRÉBIGÉMINAL

(*Noyau postéro-latéral de Nissl, noyau postérieur de Kölliker, etc.*)

Lorsqu'on examine une coupe horizontale de la couche optique, on remarque en avant du tubercule quadrijumeau antérieur et en arrière du noyau semi-lunaire postérieur et du noyau médian ou intermédiaire, une masse grise, ovoïde, aux contours indécis et au grand axe transverse et un peu oblique en avant et en dedans (fig. 262, *H*). Une multitude de paquets de fibres blanches traversent cette masse d'avant en arrière, plus particulièrement dans ses portions profondes. En haut, cette masse, qui n'est autre que le foyer prébigéminal, est en contact avec le massif de fibres optiques des-

Aspect, situation et rapports.

tinées au tubercule quadrijumeau postérieur; ce rapport est nettement visible en *C*, sur la coupe sagittale représentée par la figure 264. En bas, elle possède une extrémité inférieure, amincie, qui se prolonge jusqu'au voisinage du ruban de Reil médian, *a*; enfin, en arrière, elle est peu éloignée d'un noyau superficiel et allongé, *D*, le noyau de la voie optique bigéminale *Éléments* que nous connaissions déjà. Nous décrirons dans le noyau prébigéminal des *constitutifs:* fibres afférentes, des cellules nerveuses et des faisceaux de passage.

Fibres afférentes. — Celles que nous avons pu le mieux suivre chez les

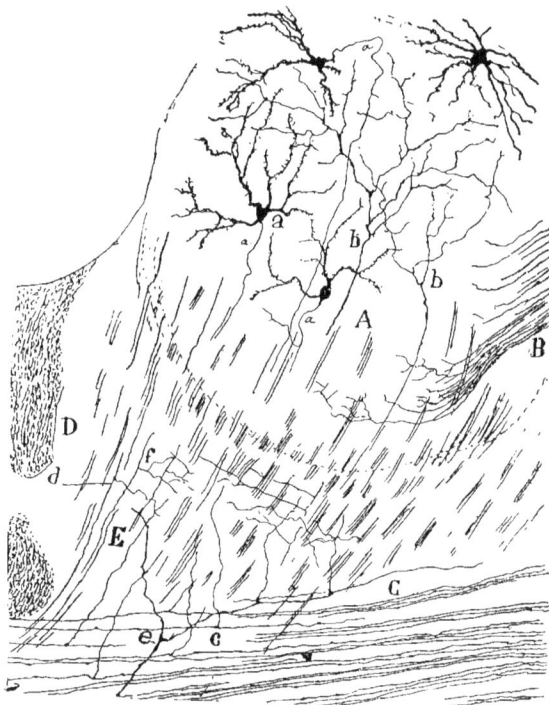

FIG. 265. — Portion d'une coupe sagittale de la couche optique; souris âgée de 15 jours. Méthode de Golgi.

A, noyau sensitif; — B, terminaison du ruban de Reil médian; — C, fibres les plus hautes du pédoncule cérébral; — E, noyau rayé ou grillagé; — *b*, arborisation de la fibre d'origine corticale; — *c, e*, fibres provenant du pédoncule et allant au noyau rayé.

1° *du ruban de Reil médian.* petits mammifères proviennent du ruban de Reil médian ou voie sensitive centrale, avant sa disparition dans le noyau sensitif principal (figs. 261, *c* et 264, *b*). Ces fibres, constituées par des collatérales et parfois aussi par des branches de bifurcation des conducteurs du ruban, s'élèvent obliquement en haut et en arrière, pénètrent dans l'extrémité inférieure du noyau prébigéminal et se décomposent dans son épaisseur en arborisations terminales lâches, mais fort longues (fig. 264, *b*).

Nous avons aussi aperçu dans ce noyau des arborisations formées par des fibres très épaisses, dont, malgré tout, l'origine nous a échappé jusqu'ici ; il s'agit peut-être de terminaisons de tubes corticifuges ou cortico-thalamiques.

2º d'origine inconnue.

Cellules nerveuses. — Nous en avons réussi l'imprégnation chez le lapin, la souris et le chat. Ce sont des corpuscules fusiformes, triangulaires ou étoilés et de taille moyenne. Leurs *dendrites*, en nombre assez restreint, se portent en tous sens, avec une préférence marquée cependant pour le sens vertical. Le *cylindre-axe* prend des directions variables ; il décrit des sinuosités telles qu'on ne peut le suivre ; pourtant, il nous a semblé avoir une certaine tendance à se porter en avant, afin de pénétrer dans les faisceaux curvilignes qui traversent le noyau dans le sens sagittal (fig. 264, *C*).

Faisceaux de passage. — Ces paquets, très nombreux, sont dirigés, pour la plupart, obliquement d'avant en arrière et de dehors en dedans. Bien qu'il ne nous ait pas été possible de déterminer la nature de tous ces faisceaux de passage, nous pouvons indiquer les espèces auxquelles certains d'entre eux appartiennent. D'aucuns font partie, en effet, de la voie centrifuge du tubercule quadrijumeau antérieur ; cette voie passe surtout par la partie supérieure du noyau thalamique postérieur et se distingue par l'épaisseur de ses fibres, dont quelques-unes fourniraient des collatérales au noyau de la voie optique bigéminale (fig. 264, *d*). D'autres faisceaux servent à constituer la lame blanche centrale ou lame médullaire interne de la couche optique, et lancent des collatérales qui montent au noyau semi-lunaire postérieur (fig. 264, *E*). Ces faisceaux traversent les régions moyennes du ganglion qui nous occupe ; ils deviennent de plus en plus denses à mesure qu'en descendant ils approchent de la partie antérieure de la couche optique.

Leur origine diverse.

CHAPITRE XX

COUCHE OPTIQUE (Suite)
NOYAUX INTERNES

NOYAU ANGULAIRE OU A GRANDES CELLULES. — NOYAU DORSAL ET TERMINAISON DU FAIS
CEAU DE VICQ D'AZYR. — GANGLION DE L'HABENULA ; TERMINAISON DE LA STRIE MÉDUL-
LAIRE ET ORIGINE DU FAISCEAU DE MEYNERT. — NOYAUX CENTRAUX ET COMMISSURAUX :
ANTÉRO- OU SUPÉRO-INTERNE, SUPÉRIEUR DU RAPHÉ, RHOMBOÏDAL ET FALCIFORMES,
COMMISSURAL INFÉRIEUR, OVALE, TRIANGULAIRE OU MÉDIAN, COMMISSURAL INTERDORSAL.
NOYAUX THALAMIQUES SUPÉRIEURS CHEZ L'HOMME.

Disposition des noyaux de la rangée interne.

Les masses grises qui font partie de la rangée interne de la couche optique ne sont pas disposées rigoureusement sur une même ligne. Elles forment plutôt une traînée de noyaux, plus ou moins rapprochés de la ligne médiane, et se suivant, irrégulièrement, de haut en bas et de dedans en dehors. De ces masses, les plus externes sont le noyau médian, le noyau à grandes cellules et le noyau dorsal ; les plus internes sont le noyau de l'habenula et les foyers commissuraux. Nous décrirons séparément ceux de ces amas qui sont les plus connus et, ensemble, sous le titre commun de noyaux centraux et commissuraux, ceux pour lesquels nous ne possédons encore que peu de renseignements.

NOYAU ANGULAIRE OU A GRANDES CELLULES

(Noyau latéro-antérieur de Nissl et partie supérieure du noyau dorsal de Kölliker)

Situation et rapports.

Dans les coupes horizontales très élevées de la couche optique, dans celles où se trouvent le ganglion de l'habenula et l'extrémité supérieure du noyau sensitif (fig. 267), on aperçoit, en dehors de la strie médullaire thalamique ou *tænia thalami*, et dans l'angle obtus formé par l'union du cerveau intermédiaire avec le cerveau antérieur, un noyau de forme irrégulièrement triangulaire, qui fait saillie à l'extrémité antérieure du thalamus ; c'est le noyau angulaire. On se rend très bien compte de la position, de la forme et des rapports de ce noyau, sur les coupes sagittales et centrales qui passent par le bord externe du *tænia thalami*. Il suffit de jeter un coup d'œil, en *A*, sur la figure 268, représentant une de ces coupes chez la souris, pour voir que le noyau dont il s'agit, c'est-à-dire le ganglion angulaire, siège au-dessus du noyau dorsal, en arrière et au-dessous de la *stria* ou *tænia thalami*. En avant, il touche au ventricule latéral, qui le sépare de la corne d'Ammon et de l'origine de la fimbria ou corps bordant.

La méthode de Golgi, que nous avons été le premier à employer pour ce noyau, nous apprend que ce ganglion contient : des fibres afférentes, des fibres de passage et des cellules nerveuses.

Fibres afférentes. — Elles sont : les unes inférieures et les autres supérieures, suivant les centres d'où elles proviennent. .

Fibres afférentes inférieures. — Ces conducteurs émanent d'une écorce de substance blanche, qui, étudiée sur des coupes en séries, semble se continuer en dedans avec le faisceau de Vicq d'Azyr ou cordon mamillo-thalamique. On reconnaît aussi cette continuité sur les coupes sagittales internes (fig. 266, *a*); on y voit même que les fibres destinées au ganglion angulaire y pénètrent par sa partie inférieure et interne, après avoir traversé le noyau dorsal. Dès qu'elles sont dans le ganglion angulaire, les fibres s'épanouissent en arborisations étendues et lâches, mais cantonnées uniquement dans ses limites. Chacune de ces arborisations se dispose en nids péricellulaires, faciles à voir chez les animaux âgés de 20 à 3o jours (fig. 266, *A*).

Fibres afférentes supérieures ou corticifuges. — Les

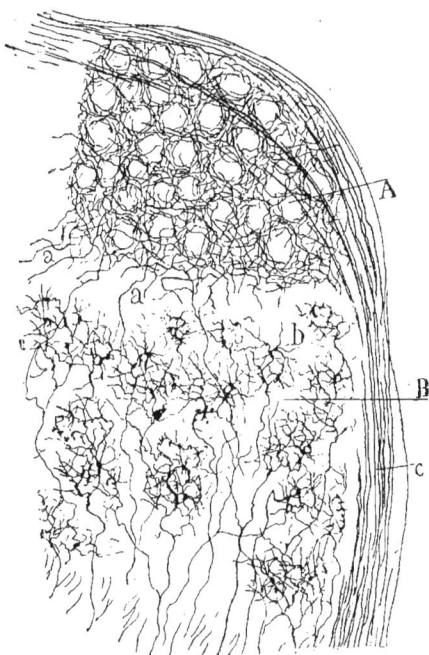

Fig. 266. — Coupe sagittale et presque médiane de la partie antérieure de la couche optique; souris âgée de 24 jours. Méthode de Golgi.

A, noyau angulaire ou à grandes cellules; — B, noyau dorsal; — *b*, arborisations moussues du faisceau de Vicq d'Azyr; — c, strie médullaire de la couche optique ou tænia thalami.

coupes horizontales du noyau angulaire, telles que celle représentée par la figure 267, montrent certaines fibres, *a*, qui sont plus épaisses que les précédentes et semblent venir du noyau rayé et, par suite, du cerveau. Ces fibres s'introduisent dans le noyau qui nous occupe par son côté externe ; elles s'y résolvent aussitôt en un plexus enchevêtré, qui s'ajoute à celui formé par les fibres afférentes inférieures.

Fibres de passage. — Plusieurs paquets de fibres, détachés de la strie médullaire de la couche optique ou *tænia thalami*, traversent le noyau angulaire de bas en haut, comme on peut s'en assurer par la figure 266; mais ces faisceaux ne font que passer ; ils n'abandonnent aucune collatérale au ganglion et n'ont, par conséquent, aucun rapport avec lui.

Cellules. — Dans les préparations provenant du lapin et colorées au Nissl, les cellules du noyau angulaire se font remarquer par leur volume, très supérieur à celui de tous les autres corpuscules de la couche optique ; elles oscillent, en effet, entre 24 et 30 μ. Leur protoplasma assez abondant renferme de nombreux amas chromatiques de grosseur moyenne. On observe en outre dans ces préparations que les neurones sont pour ainsi dire noyés dans un plexus interstitiel touffu.

Dans les coupes imprégnées au chromate d'argent, ces éléments sont multipolaires ; leurs *dendrites*, longues, épaisses et couvertes de varicosités, vont répandre leur ramure compliquée dans l'aire du ganglion. Les cellules les plus superficielles peuvent adopter la forme en fuseau, avec dendrites parallèles aux faisceaux de la strie médullaire (fig. 268, *A*). Le *cylindre-axe*, assez épais, possède un trajet irrégulier à l'intérieur du ganglion ; il se porte en dehors et pénètre dans un faisceau arciforme, qui s'incorpore, semble-t-il, à la couronne rayonnante ; nous ne

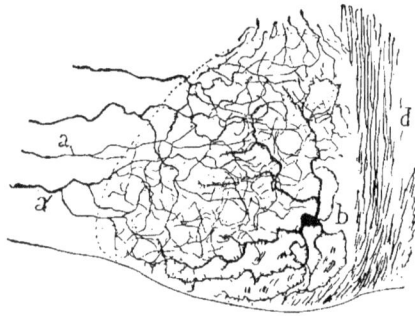

Fig. 267. — Coupe horizontale de la couche optique montrant uniquement le noyau angulaire ; souris âgée de trois semaines. Méthode de Golgi.

a, fibres centrifuges venues de l'extérieur ; — *b*, une cellule nerveuse du noyau ; — *d*, strie médullaire de la couche optique ou tænia thalami.

l'avons pas suivi suffisamment loin pour pouvoir indiquer sa destination. Il émet parfois, pendant son parcours initial, plusieurs *collatérales* qui se distribuent entre les cellules du ganglion d'origine.

NOYAU DORSAL

Situation et rapports.

Ce foyer, ovoïde et un peu allongé dans le sens antéro-postérieur, est l'un des plus importants et aussi l'un des mieux délimités de la couche optique ; il en occupe la portion antéro-interne. Les coupes sagittales qui intéressent le noyau externe de l'habenula montrent le prolongement interne ou plutôt l'extrémité interne du lobe moyen du ganglion dorsal et l'entrée du faisceau de Vicq d'Azyr ou cordon mamillo-thalamique dans ce noyau. Mais veut-on être mieux renseigné ? Il faut s'adresser encore aux coupes sagittales qui passent un peu plus en dehors et comprennent le noyau angulaire (fig. 268). Dans de telles coupes, on ne voit pas, il est vrai, le faisceau de Vicq d'Azyr dans sa totalité, mais, par contre, on embrasse le ganglion dorsal dans tout son développement. On y distingue deux lobes de section quadrangulaire : l'un *supérieur*, attenant au noyau angulaire et

Ses deux lobes.

constitué par des cellules de taille réduite ; l'autre *inférieur*, placé non loin du petit noyau de la strie médullaire thalamique et renfermant des corpuscules de taille moyenne.

Fibres afférentes. — Comme dans les noyaux précédents, nous avons à considérer ici des fibres afférentes inférieures très intéressantes et des fibres afférentes supérieures.

Fibres afférentes inférieures. — Le faisceau puissant de Vicq d'Azyr, qui émane, comme nous le verrons plus tard, de la bifurcation d'un cordon issu du ganglion mamillaire interne, vient se terminer dans le noyau dorsal, d'après les observations de Gudden et Ganser, confirmées par les nôtres et celles de Kölliker. Il aborde ce noyau par sa région inférieure et s'y disperse en petits paquets ; les uns se distribuent dans le lobe inférieur ; d'autres, montant verticalement, se rendent au lobe supérieur (fig. 266, *B*).

Terminaison du faisceau de Vicq d'Azyr.

La position et le trajet de ce faisceau sont très faciles à reconnaître dans les coupes de la couche optique colorées soit par la méthode de Golgi, soit par celle de Weigert. En effet, alors que le faisceau de Meynert, la strie médullaire ou tænia thalami et les piliers du trigone forment des masses fibrillaires compactes, le faisceau de Vicq d'Azyr n'est que l'ensemble d'un certain nombre de petits paquets ascendants, qui s'écartent sous

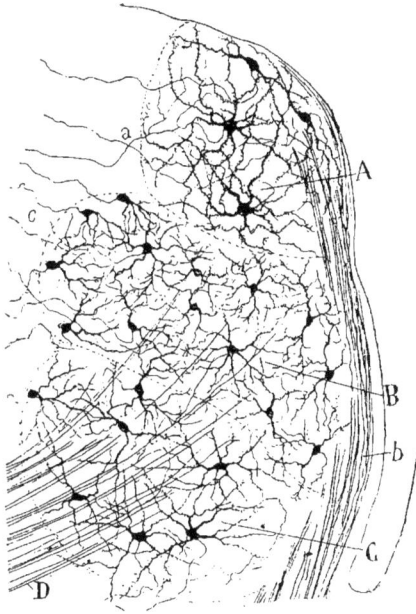

Fig. 268. — Coupe sagittale de l'extrémité antérieure de la couche optique faite parallèlement à la strie médullaire ; souris âgée de 15 jours. Méthode de Golgi.

A, noyau angulaire ; — B, lobe supérieur du noyau dorsal ; — C, son lobe inférieur ; — D, faisceau de Vicq d'Azyr ; *a*, cylindres-axes issus du noyau angulaire ; — *b*, strie médullaire de la couche optique ou tænia thalami.

Disposition de ce faisceau.

des angles très aigus et finissent même par se disperser dans le noyau dorsal. Cette disposition est très visible, en *J*, sur la figure 277, dessinée d'après une coupe sagittale de la couche optique chez la souris. Le faisceau de Vicq d'Azyr donne lieu à d'autres remarques sur les coupes frontales, dont les figures 269 et 280 donnent deux reproductions à des grossissements différents. On y voit que ses paquets les plus internes côtoient, en dedans, le lobe inférieur du noyau dorsal, touchent au noyau commissural antérieur

Trajet de ses fibres internes.

ou interdorsal, puis s'infléchissent sous un angle obtus pour atteindre, à la partie la plus élevée de sa face interne, le lobe supéro-externe du noyau dorsal. Un des paquets de ces fibres internes et tangentielles semble se rendre au noyau angulaire.

Ses arborisations terminales.

Les arborisations libres des fibres cylindre-axiles qui composent le faisceau de Vicq d'Azyr ont été découvertes par nous, il y a déjà quelque temps [1]. Pauvres et diffuses chez les animaux nouveau-nés, elles constituent, au contraire, chez ceux qui sont parvenus à l'âge de 20 à 30 jours,

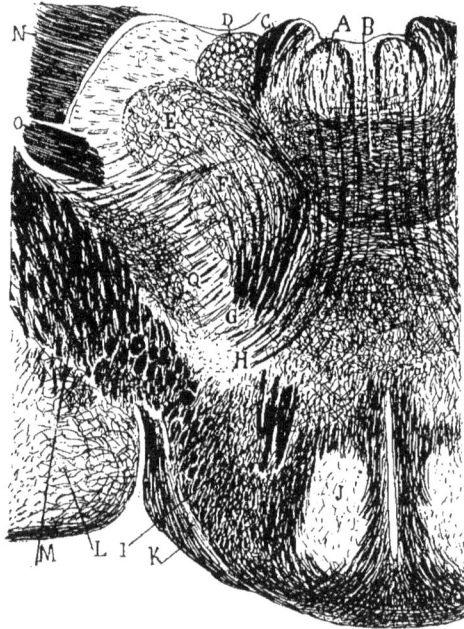

Fig. 269. — Coupe frontale de la couche optique chez la souris. Méthode de Golgi.

A, noyau commissural supérieur; — B, noyau commissural interdorsal; — C, strie médullaire du thalamus ou tænia thalami; — D, noyau angulaire ou à grandes cellules: — E, F, lobes supérieur et inférieur du noyau dorsal; — G, faisceau de Vicq d'Azyr; — H, faisceaux descendants du noyau supérieur du raphé; — I, trigone cérébral; — K, chiasma optique; — L, écorce du lobe temporal; — M, capsule interne; — N, fimbria ou corps bordant de la corne d'Ammon; — O, voie de projection de l'écorce olfactive du cerveau.

un plexus riche, très caractéristique et rappelant assez bien celui des fibres moussues dans le cervelet. La plupart des ramuscules de chaque arborisation s'épaississent, en effet, deviennent inégales et présentent en certains points des amas, dont les contours raboteux donnent naissance à des filaments divergents. Ces amas ou massues et les filaments qui en partent laissent assez souvent un petit espace libre où vient se loger vraisemblablement la base d'une dendrite. Du reste, bien que peu étendue, l'arborisation

1. S. R. Cajal, Apuntes para el estudio del bulbo raquídeo, etc. XII. Estructura del tálamo óptico, 1895.

tout entière est creusée de plusieurs cavités, servant de nids à des cellules nerveuses. Chez le lapin et le chat, ces arborisations sont beaucoup plus amples et en même temps moins variqueuses que chez la souris.

Lorsque nous étudierons l'origine du faisceau de Vicq d'Azyr, nous apprendrons que le noyau dorsal est un centre subordonné au ganglion mamillaire, car il en reçoit des excitations sensorielles dont la nature est encore indéterminée.

Fibres afférentes supérieures ou cortico-thalamiques. — Les coupes frontales et très antérieures de la couche optique permettent de remarquer, de fois à autre, quelques fibres descendantes, qui se détachent de la voie thalamo-corticale, pour aborder le noyau dorsal par sa face externe et se ramifier dans son sein. L'écorce cérébrale peut donc agir, grâce à ces fibres, sur l'articulation nerveuse constituée par les cellules du noyau et les arborisations terminales du faisceau de Vicq d'Azyr.

Cellules. — Elles ont une taille moindre dans le lobe supérieur ; leur forme générale est ovoïde ; quant à leurs *dendrites*, déliées, divergentes et au nombre de plusieurs, elles possèdent des contours fortement duvetés et se terminent souvent en bouquet. Les corpuscules situés à la périphérie du noyau présentent fréquemment un aspect piriforme ; leur surface externe est alors dépourvue d'appendices protoplasmiques ; par contre, un *cylindre-axe* fin et descendant s'en détache (fig. 268, *B*). On peut très bien voir ce que deviennent les cylindres-axes, en examinant des coupes sagittales de la couche optique de la souris ; ils forment d'abord des faisceaux radiés, se dirigent ainsi d'arrière en avant, pénètrent ensuite dans le corps strié et constituent alors un important système fibrillaire thalamo-cortical. Nous montrons une de ces coupes sagittales sur la figure 277 ; l'on y aperçoit très bien, en *k*, l'ensemble des radiations formées par les cylindres-axes ; elles croisent sous un angle plus ou moins aigu les paquets terminaux du faisceau de Vicq d'Azyr, c'est-à-dire de la voie afférente, et traversent la partie inférieure du noyau rayé ou noyau grillagé ventral de Nissl.

GANGLION DE L'HABENULA

Ce petit noyau, que Serres a signalé en 1824, et qui, depuis, a été mieux décrit par Stieda en 1869 et Meynert en 1870, se présente sous la forme d'un amas gris fusiforme, à direction sagittale, placé sur la crête qui sépare la face interne de la couche optique de sa face supérieure. Il est situé en avant de la glande pinéale et sous le tractus blanc superficiel appelé *tænia thalami* ou encore pédoncule antérieur de la glande pinéale.

Le ganglion de l'habenula constitue un organe important dans le cerveau intermédiaire ; il ne manque, en effet, chez aucun vertébré ; il possède même chez leurs représentants inférieurs un volume relativement plus considérable que chez l'homme. Pour Edinger, ce centre se trouve sous la dépendance de l'appareil olfactif ; ses dimensions sont par cela même proportionnelles à celles du bulbe olfactif et de l'écorce cérébrale affectée à

Rapports du noyau dorsal et du tubercule mamillaire.

Axone pour le corps strié.

Situation.

Ses rapports avec l'appareil olfactif.

l'olfaction. Ces rapports anatomiques expliquent donc très bien la petitesse du ganglion de l'habénula chez l'homme et chez les animaux dont le
sens olfactif est peu développé.

Historique.   On peut affirmer que la structure et les connexions du ganglion de l'habénula sont aujourd'hui à peu près complètement déterminées, grâce aux recherches de Meynert, Edinger [1], Mayser [2], Van Gehuchten [3], Pedro Ramón [4],
et aux nôtres propres [5]. C'est Meynert qui, le premier, a établi les relations de
ce ganglion avec le faisceau rétroflexe ; mais c'est Van Gehuchten qui a démontré chez les poissons que les fibres de ce faisceau prennent leur source dans
les cellules du ganglion de l'habénula et vont s'achever dans le ganglion interpé-

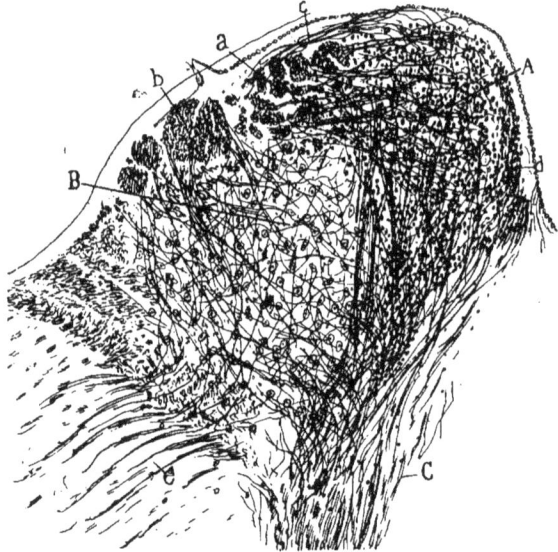

FIG. 270. — Coupe frontale du ganglion de l'habénula chez le cobaye.
Méthode de Weigert-Pal et carmin boraté.

A, noyau interne ou à petites cellules du ganglion de l'habénula ; — B, noyau externe ; — C, origine du faisceau rétroflexe ou de Meynert ; — *a*, portion de la strie médullaire ou *tænià thalami* dont les fibres se ramifient dans le noyau interne ; — *b*, portion de la strie médullaire destinée au noyau externe.

donculaire. Nous avons fait la même démonstration chez les mammifères, et
avons été heureux de voir nos observations confirmées par Kölliker. Nous

1. EDINGER, Untersuchungen über die vergleichende Anatomie des Gehirns, II. Das
Zwischenhirn, 1892.
2. MAYSER, Vergleichend-anatomische Studien über das Gehirn der Knochenfische
mit besonderer Berücksichtigung der Cyprinoiden. *Zeitschr. f. wissensch. Zool.*,
Bd. XXXVI, 1882.
3. VAN GEHUCHTEN, Contribution à l'étude du système nerveux des téléostéens. *La
Cellule*, t. X, 1893.
4. P. RAMÓN CAJAL, Investigaciones micrográficas en el encéfalo de los batracios, etc. Zaragoza, 1894.
5. S. R. CAJAL, Estructura del ganglio de la habénula de los mamíferos. *Anal. d. l.
Soc. españ. d. Histor. natural.*, t. XXIII, 1894.

avons pu constater, en outre, que la morphologie des cellules et le mode d'arborisation des fibres présentent des variations et des perfectionnements dans les diverses espèces animales.

Nous avons à étudier quatre sortes d'éléments dans le ganglion de l'habenula : les *cellules*, la *voie centripète* ou *tænia thalami*, la *commissure inter-habénulaire* et la *voie centrifuge*, appelée encore *faisceau rétroflexe* ou de *Meynert*.

Éléments constitutifs.

Cellules. — Nissl et nous-même avons démontré que le ganglion de l'habenula est composé, en réalité, de deux amas intimement unis : 1° un amas gris *interne*, petit et renfermant des cellules exiguës ; 2° un amas *externe*, plus grand, contenant des neurones de taille moyenne. Ces deux amas sont fusiformes ; leur épaisseur diminue d'arrière en avant, où ils se terminent en pointe ; ils sont logés parallèlement, sous la face profonde du *tænia thalami* (fig. 270).

Les deux amas cellulaires interne et externe.

a) *Cellules de l'amas interne.* — Dans les préparations au Nissl ou au carmin, elles présentent le même aspect que les grains du cervelet ; elles sont donc très petites, comme le prouve leur diamètre qui ne dépasse guère 10 à 15 μ. Leur protoplasma raréfié résiste presque absolument à la coloration par les anilines basiques ; quant à leur noyau sphérique et riche en chromatine, il contient un nucléole suspendu au milieu d'un reticulum pâle. De même que dans les grains du cervelet, le noyau de quelques-unes de ces cellules renferme, en outre du

Aspect au Nissl.

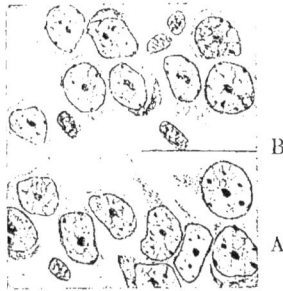

Fig. 271. — Cellules du noyau interne du ganglion de l'habenula chez le lapin. Méthode de Nissl.

A, cellules ; B, glomérules ou plexus intercellulaires.

nucléole, plusieurs granules de nucléine, disséminés dans la charpente (fig. 271, A). Les cellules sont groupées en îlots, ou bien encore en rangées irrégulières ; les espaces libres ainsi réservés hébergent les dendrites. On peut, par analogie, donner à ces espaces le nom de *glomérules habénulaires* (fig. 271, B).

Les corpuscules du noyau interne se présentent sous un aspect tout à fait caractéristique, lorsqu'on les traite par la méthode de Golgi chez le lapin, le chien et le chat. Leur *corps* est étoilé, fusiforme ou piriforme (fig. 272, A) ; les *dendrites*, au nombre de deux, trois ou davantage, sont courtes et velues ; elles rayonnent en tous sens et se résolvent, après un court trajet, en bouquets extrêmement compliqués. Ces derniers, dont la ressemblance avec les houppes terminales des cellules à panache du bulbe olfactif et des neurones logés dans les noyaux bulbaires de Goll et de Burdach est assez grande, se concentrent plus particulièrement dans les espaces clairs que nous avons appelés glomérules habénulaires. Le *cylindre-axe*, ténu, émane du corps même de la cellule et plus rarement d'une expansion protoplasmique. Son parcours est compliqué dans les cellules adultes ou presque

Aspect au Golgi.

Glomérules habénulaires.

Axone pour le faisceau de Meynert.

adultes; car souvent il commence par monter pour descendre ensuite, ou
bien il se porte en dedans ou en dehors, puis s'infléchit pour devenir vertical. Quelles que soient ses premières directions, il finit toujours par gagner
la partie inféro-externe du ganglion, afin de s'incorporer au faisceau de
Meynert. Dans les cellules appartenant à la souris et au lapin âgés de quelques jours seulement, le cylindre-axe possède un trajet moins compliqué,
car il se dirige aussitôt en bas et en dehors. Nous n'avons aperçu de *collatérales* du cylindre-axe que dans l'amas interne du chien et du chat; elles

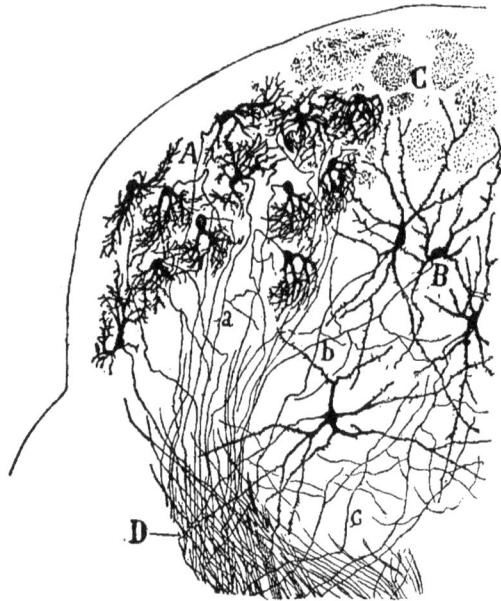

Fig. 272. — Coupe frontale des deux noyaux du ganglion de l'habenula chez le chien.
Méthode de Golgi.

A, noyau interne; — B, noyau externe; — C, strie médullaire de la couche optique; —
D, faisceau de Meynert.

se ramifient dans le foyer même et s'y perdent, semblant ainsi se mettre
en connexion avec les cellules autochtones; d'ailleurs, les cylindres-axes
pourvus de ces collatérales initiales ne sont qu'en petit nombre. En tout cas,
les cylindres-axes, qu'ils aient ou non émis des collatérales dans le foyer
interne, restent indivis sur la plus grande partie de leur trajet lorsqu'ils ont
pénétré dans le faisceau rétroflexe de Meynert.

Aspect :
1o au Nissl;

    b) Cellules de l'amas externe. — Elles se présentent avec des dimensions
plus grandes que celles du foyer précédent, dans les coupes colorées au
Nissl ou au carmin : elles ont, en effet, de 20 à 26 μ de diamètre. Leur corps
fusiforme ou polygonal contient un protoplasma rempli de fins granules
chromatiques jusqu'à la base même des dendrites. De larges plexus interstitiels séparent ces grandes cellules. On aperçoit en outre dans ces mêmes

préparations des neurones de taille plus petite, dont le protoplasma rare est pâle et peu visible ; il s'agit là vraisemblablement de neurones à cylindre-axe court (fig. 273).

Si nous examinons les grandes cellules, après traitement par la méthode de Golgi, nous observons qu'elles possèdent de longues *dendrites* velues, modérément ramifiées et ressemblant à celles des neurones habituels de la couche optique (fig. 272, *B*). Ces dendrites sont très nombreuses au centre et à la partie inférieure du foyer ; on les voit s'entremêler, à sa partie supéro-externe, avec des faisceaux de fibres à myéline, dirigés d'avant en arrière et correspondant à la moitié externe de la strie médullaire.

Le *cylindre-axe* de quelques-unes des cellules de l'amas externe est épais et fournit des collatérales au nombre de trois, quatre ou davantage au noyau lui-même ; après un parcours variable, il pénètre dans le faisceau de Meynert, où son calibre relativement grand permet de le distinguer facilement au milieu des axones minces, issus de l'amas interne. D'autres cylindres-axes, d'où émanent un grand nombre de collatérales que l'on voit se ramifier et se terminer entre les cellules du foyer externe, se portent en haut et en dedans sans que nous puissions mieux préciser, car nous n'avons pas pu les suivre assez loin. Contribuent-ils, comme les précédents, à former le faisceau de Meynert, ou bien constituent-ils une voie centrale, c'est-à-dire allant au cerveau, comme les voies thalamo-corticales parties d'autres noyaux thala-

2° au Golgi.

Axone :
1° pour le faisceau de Meynert ;

2° pour une destination inconnue.

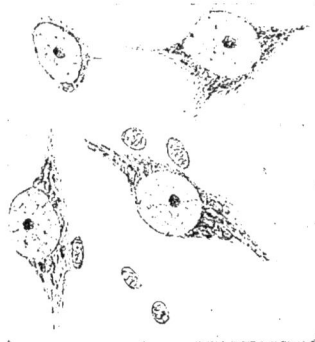

Fig. 273. — Cellules du noyau externe du ganglion de l'habenula chez le lapin. Méthode de Nissl.

miques ? C'est ce que nous ignorons. Nous avons, il est vrai, observé bien des fois, dans des préparations au Weigert-Pal, des fibres relativement épaisses qui se détachaient de la face inféro-latérale de l'amas externe et allaient se mêler à des faisceaux arciformes d'origine corticale (fig. 270, *e*) ; mais rien ne prouve que ces fibres ne soient pas descendantes, c'est-à-dire cortico-thalamiques, et que le hasard ne soit pas pour quelque chose dans leur défaut d'imprégnation par le chromate d'argent.

Si l'on veut se rendre bien compte de la façon dont les cylindres-axes du foyer externe se réunissent pour aider à la formation du faisceau de Meynert, il suffit de pratiquer des coupes sagittales, parallèlement au grand axe de l'amas (fig. 277, D). On voit alors, à la base de ce faisceau, trois seg-ments. L'un est central et provient du sommet du ganglion de l'habenula ; l'autre est postérieur et forme une bandelette ou un petit faisceau sagittal qui court le long de la face ventrale du foyer jusqu'à son extrémité anté-rieure (fig. 277, *e*) ; le troisième, enfin, est postérieur ; c'est lui qui reçoit les cylindres-axes nés le plus en arrière ; il se rapproche beaucoup de la commissure inter-habénulaire (fig. 277, *c*).

Formation du faisceau de Meynert.

    Fibres afférentes. — Tout comme la plupart des noyaux de la couche optique, le ganglion de l'habenula possède une voie afférente sensorielle composée de fibres directes et croisées.

    1° **Fibres afférentes directes ou strie médullaire de la couche optique.** — Tous les auteurs admettent que la voie afférente du ganglion de l'habenula est olfactive, car elle provient du tubercule olfactif et peut-être du pédon-

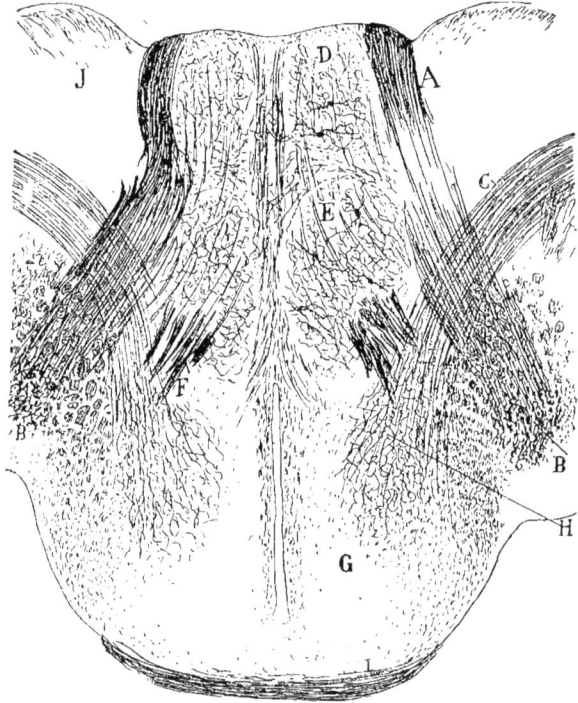

FIG. 274. — Coupe frontale passant par l'extrémité antérieure de la couche optique ; souris âgée de 10 jours. Méthode de Golgi.

A, strie médullaire ; — B, voie olfactive frontale ; — C, tænia semicirculaire ; — F, piliers antérieurs du trigone ; — H, noyau du tænia semi-circulaire ; — I, chiasma des nerfs optiques ; — J, corne d'Ammon.

cule du bulbe olfactif. Cette voie n'est autre que la *strie médullaire de la couche optique* ou *tænia thalami*. Comme nous l'avons démontré ailleurs [1], le faisceau très épais, qui constitue cette voie, est formé, à son origine, par des fibres collatérales et terminales issues d'un grand courant centrifuge sagittal, appelé voie de projection olfactive frontale par les uns et radiations olfactives profondes par Dejerine et d'autres savants.

    1. S. R. CAJAL, Plan de estructura del tálamo óptico. *Revista de medicina y cirugía prácticas*, maio 1905, Madrid. — Estudios talámicos. *Trabaj. d. Labor. d. Invest. biol.*, etc., t. II, fasc. 1, 2, 3, 1903.

La coupe frontale de l'extrémité antérieure de la couche optique, que nous avons reproduite sur la figure 274 et qui provient de la souris, montre clairement, en *A*, la continuation de la voie afférente de l'habenula avec le courant olfactif frontal. Ce courant, soit dit entre parenthèses, se *Leur trajet.* trouve chez la souris comme aussi chez le lapin dans le segment inférieur du pédoncule cérébral, entre les contingents fibrillaires de la voie motrice devenue ascendante et les nombreux faisceaux issus du *septum lucidum*.

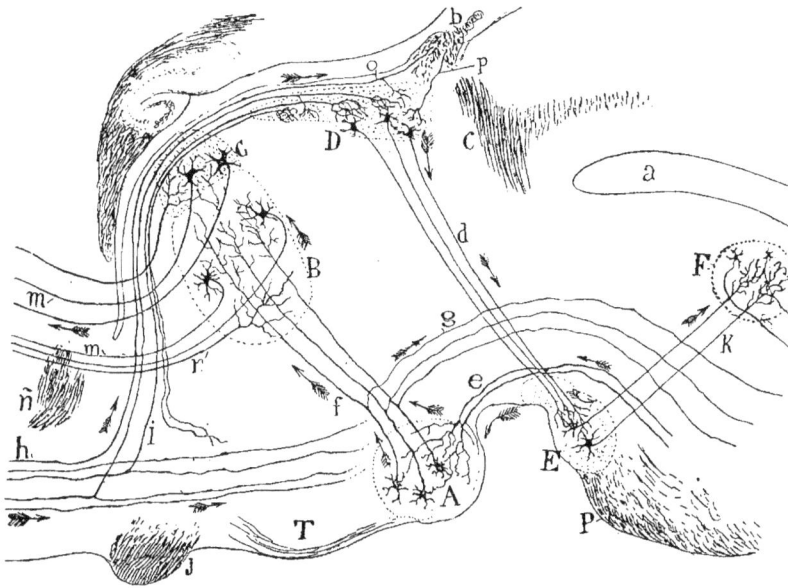

FIG. 275. — Schéma de l'ensemble des voies afférentes et efférentes du tubercule mamillaire, du ganglion de l'habenula et du noyau thalamique dorsal.

A, noyau interne du tubercule mamillaire; — B, noyau dorsal de la couche optique; — C, segment supérieur du même noyau; — D, ganglion de l'habenula; — E, ganglion interpédonculaire; — F, noyau dorsal de la calotte — I, chiasma des nerfs optiques; — *a*, aqueduc de Sylvius; — *b*, commissure interhabénulaire; — *c*, commissure postérieure; — *d*, faisceau rétroflexe ou de Meynert; — *e*, pédoncule du corps mamillaire; — *f*, faisceau de Vicq d'Azyr; — *g*, faisceau de la calotte de Gudden; — *h*, voie de projection olfactive; — *i*, strie médullaire de la couche optique; — *m*, fibres thalamo-corticales; — *n*, fibres cortico-thalamiques; — *o*, fibre de la strie médullaire allant à la commissure interhabénulaire pour s'arboriser dans le ganglion de l'habenula du côté opposé; — *p*, fibre venant du côté opposé. — Les flèches indiquent le sens des courants.

On voit donc, sur la coupe frontale dessinée ici, comment les paquets fibrillaires de la strie thalamique montent entre d'autres faisceaux sagittaux de substance blanche (fig. 274, *B*), et comment ils s'élèvent en dehors des piliers du trigone, *F*, pour atteindre le bord antéro-supérieur de la couche optique, et de là se porter en arrière, aux noyaux de l'habenula. Nous avons représenté, en *i*, sur le schéma de la figure 275, le trajet entier de cette voie.

En outre des conducteurs d'origine sûrement olfactive, nous avons vu *Les fibres* pénétrer dans la strie médullaire, par sa partie postérieure, des fibres dont *d'une autre* nous n'avons pu déterminer la provenance. La strie médullaire de la couche *origine.*

11   50

optique recevrait encore des fibres des piliers antérieurs du trigone, d'après Ganser, Schwall, Forel, Honegger, Lotheisen, Kölliker, etc. Nos préparations de petits mammifères ne nous ont pas permis de confirmer cette assertion; l'existence de ces fibres est donc quelque peu problématique. Nous en dirons autant, et pour les mêmes raisons, d'abord des fibres qui tirent leur origine du *septum lucidum* et arrivent, selon Lotheisen, Kölliker et d'autres, à la strie, par l'intermédiaire du faisceau septo-thalamique, ensuite de celles qui viennent du tænia semicirculaire, à en croire Reil, Luys, Honegger et d'autres savants.

Terminaison des fibres dans le ganglion de l'habernula.

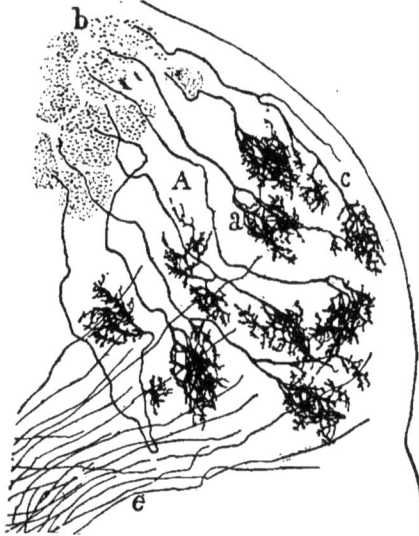

FIG. 276. — Coupe vertico-transversale du ganglion de l'habenula chez le lapin. Méthode de Golgi.

A, arborisations terminales des fibres de la strie médullaire dans le noyau interne du ganglion de l'habenula; — b, strie médullaire; — e, faisceau rétroflexe ou de Meynert.

Lorsqu'on examine des coupes frontales du ganglion de l'habenula (fig. 270), on voit que les fibres de la strie médullaire, réunies en faisceau, y occupent la région supéroexterne. De là, elles se disséminent dans la substance du ganglion et y forment un plexus de fibres à myéline, évident surtout dans les préparations au Weigert-Pal, en particulier dans le noyau externe. La portion terminale, amyélinique, des fibres de ce plexus se voit, au contraire, parfaitement bien dans les coupes au chromate d'argent ; on apprend ainsi que l'arborisation ultime affecte une forme différente dans chacun des noyaux.

Disposition, dans la strie, des fibres destinées à chaque amas.

Les fibres qui se ramifient dans le noyau interne du ganglion de l'habenula appartiennent aux faisceaux les plus internes de la strie médullaire, car les faisceaux les plus externes envoient leurs fibres au noyau externe. Le courant afférent de la strie médullaire se compose donc de deux parties indépendantes, qui, distinctes à leur terminaison, pourraient l'être aussi à leur origine. Il s'en suit que la strie médullaire n'est pas un organe simple, comme on se le figure, mais un système fibrillaire complexe.

Aspect et formation.

a) *Arborisations terminales dans l'amas interne.* — On ne peut les confondre avec celles d'aucun autre foyer, tant elles sont caractéristiques. Leurs rameaux très abondants, fortement variqueux et touffus, se pressent tellement les uns contre les autres, qu'on ne peut mieux faire que de les comparer aux plexus denses dont les cellules de Purkinje sont enveloppées (fig. 276). Elles ressemblent en certains points à un amas de ronces; dans ce cas, il est impossible de reconnaître le début et la terminaison des ramuscules secondaires. Voici d'ordinaire comment se forme l'arborisation. La fibre afférente s'épaissit tout d'abord ; elle se divise ensuite en deux ou trois branches ; celles-ci se décomposent bientôt en bouquets de filaments granuleux, variqueux et couverts d'excroissances ou d'appendices filiformes, enchevêtrés étroitement. Dans chacune des arborisations sont ménagés trois ou quatre espaces vides, destinés à loger autant de petites cellules du noyau. Il nous a semblé néanmoins que la majeure partie des arborisations terminales se mêlaient intimement aux ramifications dendritiques des cellules et contribuaient à former avec elles les glomérules habénulaires. Parfois, les fibres nerveuses afférentes fournissent une collatérale avant de se décomposer en arborisation terminale; cette collatérale participe également aux plexus péricellulaires et glomérulaires.

Leur participation aux glomérules habénulaires.

L'aspect des terminaisons nerveuses des fibres afférentes et de leur plexus est peu variable chez les animaux que nous avons étudiés, c'est-à-dire chez le lapin, le chat et le chien. Ce qui change surtout, c'est l'étendue occupée par les ramuscules issus d'une seule et même fibre.

Caractères chez divers animaux.

b) Arborisations terminales dans l'amas externe. — Il s'agit ici, comme nous l'avons dit plus haut, de la terminaison des fibres provenant des faisceaux externes de la strie médullaire. Ces fibres se décomposent d'une tout autre manière que celles du noyau interne. Elles donnent, en effet, des branches fines, longues et écartées les unes des autres; aussi, le plexus interstitiel qu'elles forment est-il continu et très enchevêtré. Cette disposition, si contraire à celle en îlots ou glomérules que nous avons constatée dans le noyau interne, nous porte à admettre que le courant nerveux amené par chaque fibre ne limite pas son influence, comme précédemment, à un petit nombre de cellules, mais la distribue à presque tous les neurones de l'amas.

Aspect.

La diffusion de l'arborisation terminale de la fibre afférente dans le noyau externe est encore plus vaste que ne le laisse présumer l'examen des coupes transversales. Dans les coupes sagittales réussies de la couche optique de la souris et du lapin, on voit que tous ou au moins la plupart des tubes émettent, pendant leur parcours à travers le noyau externe, trois ou plusieurs collatérales. Or, ces dernières peuvent entrer en relation avec tous les groupes de cellules qui se succèdent d'avant en arrière dans ce noyau relativement long. Après avoir fourni ces collatérales assez volumineuses, les fibres poursuivent parfois leur chemin jusqu'à l'extrémité la plus reculée du noyau, où elles s'épuisent; mais alors, elles sont d'une ténuité extrême (fig. 277, *a*).

Leur diffusion.

2° **Fibres afférentes croisées ou commissure inter-habénulaire.** — Les stries médullaires se composent de trois contingents de fibres. L'un est *externe* et se ramifie, comme nous l'avons vu, dans le noyau externe du ganglion de l'habenula; un autre est *interne* et se termine dans le noyau interne de ce même ganglion; enfin, un troisième traverse la ligne médiane, pour se partager et se distribuer dans les deux noyaux habénulaires du côté opposé. C'est ce contingent commissural qui, avec son congénère de l'autre côté,

Les trois faisceaux de la strie médullaire.

La constitution vraie de la commissure

inter-habénu-laire.

constitue, d'après nos recherches, la commissure inter-habénulaire, cordon superficiel de fibres transversales, placé en avant et au-dessous de la glande pinéale, et semblant unir les deux ganglions opposés de l'habenula, de même que les deux stries médullaires. En dépit du nom de commissure inter-habénulaire et d'autres appellations plus anciennes qui lui ont été données par Willis, Vicq d'Azyr, etc., comme celles de *freins* et de *pédoncules antérieurs de la glande pinéale*, ce cordon ne reçoit aucune fibre ni du ganglion

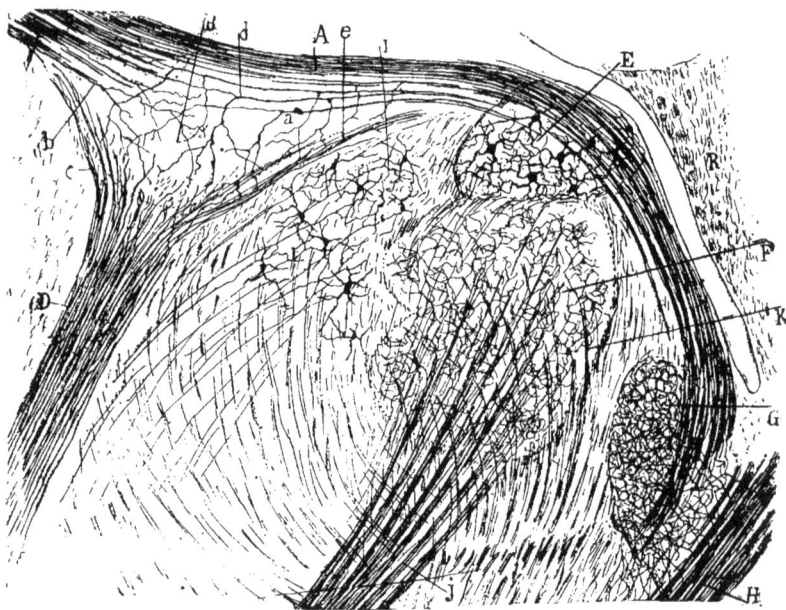

Fɪɢ. 277. — Coupe sagittale de la couche optique : souris âgée de quelques jours. Méthode de Golgi.

A, strie médullaire de la couche optique ; — B, noyau externe du ganglion de l'habenula : — C, fibres destinées à la commissure inter-habénulaire ; — D, faisceau rétroflexe ou de Meynert ; — E, noyau angulaire ; — G, noyau de la strie médullaire du thalamus : — H, piliers antérieurs du trigone ; — F, K, segments supérieur et inférieur du noyau dorsal de la couche optique ; — I, commencement du noyau sensitif de la couche optique ; — J, faisceau de Vicq d'Azyr : — d, collatérales de la strie médullaire pour le ganglion de l'habenula.

de l'habenula, ni de l'épiphyse. Il ne s'agit ici, nous le répétons, que d'un entre-croisement partiel des deux stries médullaires de la couche optique.

Distribution bilatérale probable de ses fibres.

Leur trajet.

Sur la figure 277 et sur le schéma de la figure 275, on voit quelques-uns des tubes de la commissure émettre, avant de s'entre-croiser, des *collatérales* pour le ganglion habénulaire de leur propre côté ; il est possible que tous les tubes fassent de même et que la strie médullaire d'un hémisphère innerve le ganglion de l'habenula des deux côtés. Les fibres commissurales n'ont point, d'ailleurs, un trajet absolument transversal, mais arciforme ; elles se portent, en effet, d'abord en arrière et en dedans, puis directement en dedans ; elles traversent alors la ligne médiane, en décrivant une courbe à concavité antérieure; enfin, elles se placent à la partie interne du ganglion habénulaire opposé et disséminent leurs arborisations entre ses cellules.

La figure 278, sur laquelle nous avons représenté une coupe frontale de la commissure inter-habénulaire chez la souris âgée de huit jours, montre que le bord supérieur de cette commissure renferme, en *e*, quelques neurones fusiformes. Nous n'avons rien trouvé de semblable chez le lapin adulte ; nous devons en conclure que ces neurones représentent sans doute des éléments déplacés du noyau interne, qui reprendront leur place lorsque le développement sera terminé. C'est aussi à l'âge peu avancé de l'animal étudié ici qu'il faut attribuer la faible complication de l'arborisation termi-

Cellules probablement déplacées de l'amas interne.

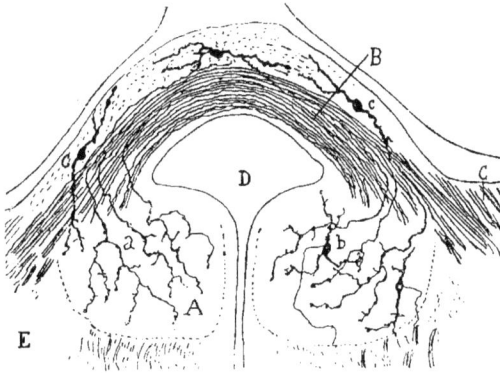

FIG. 278. — Coupe frontale de la commissure inter-habénulaire : souris âgée de 8 jours. Méthode de Golgi.

A, noyau interne du ganglion de l'habenula ; — B, commissure inter-habénulaire ; — D, entrée de l'aqueduc de Sylvius.

nale des fibres commissurales dans le noyau interne (fig. 278, *A*, *a*), car, chez l'adulte, cette complication est beaucoup plus grande.

Les auteurs professent des opinions fort diverses sur les connexions de la commissure inter-habénulaire. Cependant, on n'admet plus, en général, qu'il existe aucun rapport entre cette commissure et la glande pinéale, et l'on croit, au contraire, à sa continuité directe avec la strie médullaire. Mais les divergences apparaissent à nouveau sur la manière dont s'effectue cette continuité. Pour Kölliker, il ne s'agit que d'une commissure pure et simple entre les deux stries médullaires. Dejerine pense, qu'en outre des conducteurs qui lui viennent des stries médullaires, la commissure renferme des fibres issues, les unes du ganglion de l'habenula, les autres du faisceau rétroflexe, d'autres, enfin, et en assez grand nombre, des faisceaux radiés de la couche optique et du *stratum zonale* du pulvinar ; ces différentes fibres se rendraient au ganglion de l'habenula et à la strie médullaire du côté opposé. Cette opinion s'appuie sur la dégénération de la commissure inter-habénulaire que cet auteur a vu se produire en même temps que celle de la strie médullaire à la suite d'altérations de l'écorce olfactive. Comme on l'a vu par la description précédente, nous n'avons pu constater l'existence que d'une seule des espèces de fibres

Rapports et constitution de la commissure inter-habénulaire, suivant les auteurs.

admises par Dejerine dans la commissure, c'est-à-dire de celles qui partent d'une strie médullaire pour se ramifier dans le ganglion opposé de l'habenula. Ajoutons, pourtant, que nous avons observé de temps à autre des cylindres-axes du faisceau de Meynert qui semblaient se dégager du ganglion de l'habenula, puis s'incliner en dedans jusqu'au point où la commissure prend naissance ; mais il ne nous a pas été possible d'établir, de façon irréfutable, leur continuité avec elle (fig. 277, C).

Fibres efférentes ou faisceau de Meynert.

Terminaison.

Trajet et direction de ses fibres initiales.

Fibres efférentes ou faisceau de Meynert. — Cette voie descendante, qui se termine dans le ganglion interpédonculaire, comme nous l'avons vu au chapitre XIII, tire son origine, nous le savons maintenant, du ganglion de l'habenula. Ses fibres se montrent même dans les préparations au Weigert ; elles y apparaissent sous la forme de paquets de substance blanche, minces, peu colorés, traversant de haut en bas les noyaux de l'habenula et se rassemblant à leur partie inféro-externe en un cordon volumineux. Étant donnée la position latérale de ce cordon, les fibres qui lui viennent du noyau interne ont une direction oblique en bas et en dehors, tandis que celles qui naissent dans le noyau externe sont presque verticales (fig. 270, *C*).

NOYAUX CENTRAUX ET COMMISSURAUX

Situation des noyaux.

Leur homologie difficile.

La couche optique des petits mammifères renferme une région très complexe et fort peu connue ; cette région, qui est centrale, s'étend, en hauteur, depuis le ganglion de l'habenula jusqu'au plan inférieur de la commissure moyenne, et se trouve limitée sur les côtés par les noyaux sensitifs et semi-lunaires. Chez l'homme, elle comprend, sans doute, le *noyau interne* de Burdach, le *noyau médian* de Luys et peut-être aussi le *noyau semi-lunaire* de Flechsig. Mais il est fort difficile, pour ne pas dire presque impossible, d'identifier, chez le lapin et le chat, les masses grises qui peuvent leur correspondre ; cela tient aux différences considérables que présente l'aspect de la région centrale de la couche optique suivant tel ou tel animal.

Une circonstance ajoute encore à la difficulté du problème ; la méthode de Golgi, si précieuse pour l'élucidation des connexions nerveuses dans les masses grises voisines du raphé, s'est montrée ici à peu près inefficace. Force nous est donc de nous restreindre à indiquer la position des amas cellulaires situés dans cette région centrale, et de ne signaler, en passant, qu'un petit nombre de détails de leur structure.

Leur groupement et nomenclature chez le lapin et le cobaye.

L'examen d'une série de coupes frontales de la couche optique, provenant du lapin ou du cobaye et traitées par les méthodes de Nissl et de Weigert, nous apprend que la région grise centrale, loin d'être uniforme, se partage en groupes cellulaires, imparfaitement isolés. Leur position permet de distinguer parmi eux des groupes médians ou centraux et des groupes latéraux.

Les groupes médians sont : le *noyau supérieur du raphé*, le *noyau rhomboïdal* ou *intermédiaire*, le *noyau commissural inférieur* et le *noyau interdorsal*. Les masses grises latérales comprennent : le *noyau antéro-interne*, le *noyau falciforme* ou *transversal*, le *noyau médian* ou *triangulaire* et le *noyau ovoïde*. On aura une idée de la position et de la forme de ces diverses masses grises en jetant un coup d'œil sur les figures 279, 282 et 285 ; la première est dessinée d'après une coupe de la couche optique du cobaye,

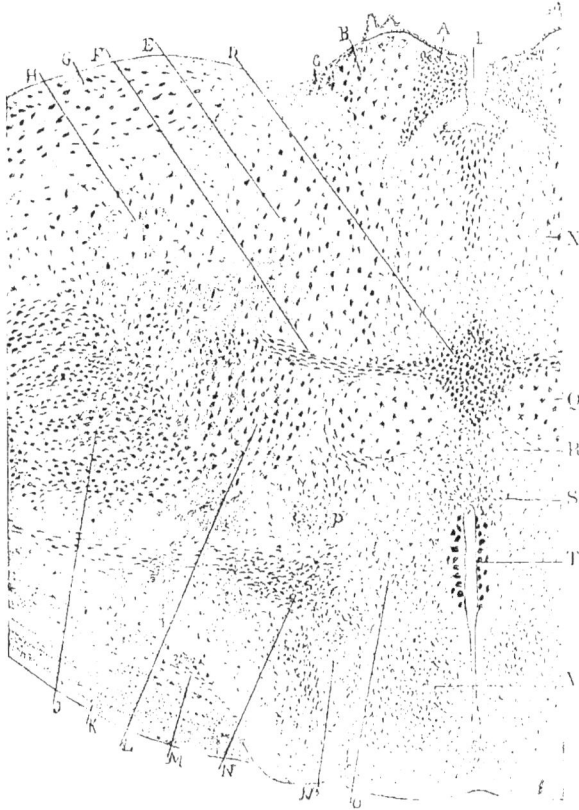

Fig. 279. — Coupe vertico-transversale de la couche optique du cobaye.
Méthode de Nissl.

A, B, noyaux du ganglion de l'habenula ; — C, strie médullaire de la couche optique. — D, noyau rhomboïdal ; — E, noyau antéro- ou supéro-interne ; — F, noyau falciforme ; — G, corps genouillé externe ; — H, portion externe du noyau supéro-interne ; — I, portion médiane du noyau supérieur du raphé ; — J, noyau sensitif ; — K, bandelette optique ; — L, noyau triangulaire ; — M, noyau de la bandelette optique ; — N, région postéro-interne du noyau de la capsule interne ; — N', trigone ; — O, V, noyaux du tuber cinereum ; — P, faisceau de Vicq d'Azyr ; — Q, noyau ovoïde. — R, S, noyau commissural inférieur ; — T, noyau sous-ventriculaire ; — X, noyau supérieur du raphé.

traitée par le Nissl ; les deux autres reproduisent une suite de coupes frontales de la couche optique du lapin, imprégnées par le chromate d'argent.

Noyau antéro- ou **supéro-interne.** — Il répond, en partie du moins, aux *noyaux gris central* de Kölliker et *postéro-interne* de Nissl, et peut-être aussi à la *substance grise centrale* de Dejerine. Par suite de son étendue dans le

Ses homolo-
gues possibles
chez l'homme.

Situation et rapports.

sens longitudinal depuis le noyau dorsal en avant jusqu'au delà du niveau de la commissure postérieure en arrière, cette masse grise affecte les rapports suivants. En haut, elle touche au ganglion de l'habenula, qu'elle embrasse dans une encoche; en bas, au noyau falciforme, qui la sépare du noyau triangulaire (fig. 279, *E*); enfin, en dedans, elle se trouve au voisinage du noyau supérieur du raphé, mais en est distincte, grâce à un plan vertical de fibres nerveuses, bien visibles sur les coupes transversales (figs. 282, *J* et 285, *Y*). Le noyau antéro-interne pourrait fort bien être composé de plusieurs foyers, comme l'indique l'étude des coupes sériées horizontales. Mais, étant donné que nous ne connaissons pas encore les voies propres à chacun des foyers composants, il nous semble préférable, pour éviter toute confusion, de considérer ici seulement leur ensemble, c'est-à-dire le ganglion antéro-interne dans sa totalité.

Cellules et fibres thalamo-corticales. — Les neurones qui forment ce ganglion sont multipolaires et de taille moyenne; leurs *dendrites*, peu nombreuses, rayonnent en tous sens, et leur *cylindre-axe*, d'où naît parfois une collatérale, pénètre dans certains faisceaux arciformes, concentriques et descendants, qui traversent le noyau antéro-interne de haut en bas et un peu de dedans en dehors. En poursuivant ces faisceaux, on les verrait passer au travers des noyaux triangulaire et ovoïde, s'incorporer ensuite à la couronne rayonnante et gagner enfin le cerveau.

Fibres cortico-thalamiques. — On voit pénétrer dans le noyau qui nous occupe une multitude de tubes nerveux ascendants, qui sont entremêlés aux fibres descendantes que nous venons de décrire. Ces tubes, dont l'origine et la terminaison n'ont pu être clairement révélées par nos préparations, produisent dans le noyau antéro-interne et aussi dans le ganglion commissural supérieur, un *plexus* serré de fibrilles fines.

Fibres afférentes ou sensorielles. — Tous nos efforts pour les déterminer ont échoué. Pourtant, dans des coupes sagittales de la couche optique chez la souris, nous avons réussi plus d'une fois à voir des fibres ascendantes et ramifiées, qui pénétraient dans le noyau dont nous traitons ici et ne semblaient pas être des conducteurs cortico-thalamiques; mais nous n'avons pu les poursuivre jusqu'à une voie sensorielle connue, en sorte que nous ignorons et leur rôle et celui du noyau antéro-interne.

Situation, rapports, forme.

· **Noyau supérieur du raphé.** — Les préparations effectuées par la méthode de Nissl montrent, au voisinage même du raphé, entre les deux noyaux antéro-internes, un amas impair et verticalement allongé de petites cellules tassées, amas qui correspond à la substance grise centrale des auteurs (fig. 279, *I*, *X*). Sur le raphé lui-même, les cellules forment par leur accumulation une lame verticale impaire, plus épaisse à sa partie supérieure, c'est-à-dire immédiatement sous l'épendyme inter-habénulaire. Cette lame, dont les neurones sont habituellement un peu plus volumineux que ceux des autres parties du noyau, s'arrête bien avant le noyau rhomboïdal. Si l'on veut reconnaître la forme du noyau supérieur du raphé, il faut s'adresser à des coupes sagittales plutôt qu'à des sections transversales. On note alors que sa forme est celle d'une faux, et qu'il s'étend dans un plan sagittal, depuis l'orifice d'entrée de l'aqueduc de Sylvius jusqu'à l'extrémité antérieure de la couche optique (fig. 281, D). Son épaisseur augmente d'arrière en avant ; aussi se présente-t-il, à son extrémité antérieure, comme un foyer central, large, ovoïde, compris entre les deux stries médullaires, et situé immédiatement au-dessus du noyau commissural inter-dorsal (fig. 280, A).

Neurones. — Dans les préparations au Nissl, les cellules du noyau supé-

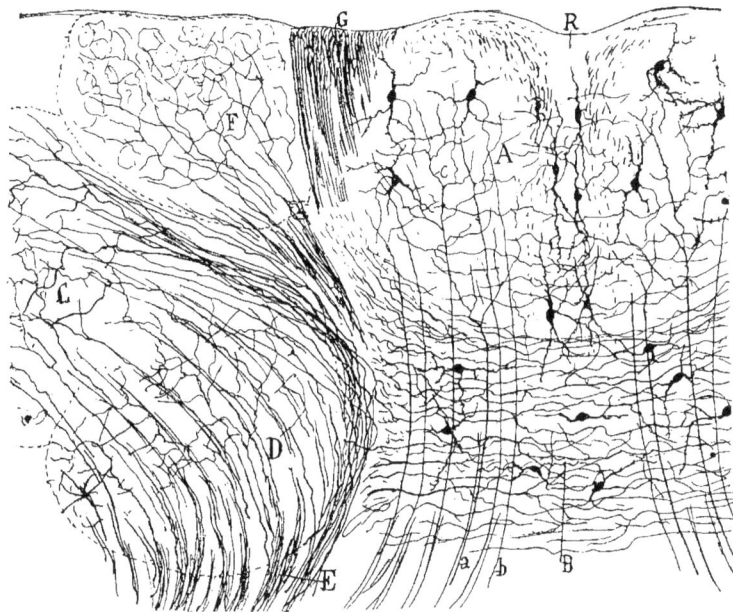

Fig. 280. — Coupe vertico-transversale de l'extrémité antérieure de la couche optique : souris âgée de 10 jours. Méthode de Golgi.

A, noyau commissural supérieur ; — B, noyau commissural interdorsal ; — C, D, segments supérieur et inférieur du noyau dorsal ; — E, faisceau de Vicq d'Azyr ; — F, noyau angulaire ; — G, strie médullaire ; — R, raphé.

rieur du raphé apparaissent sous l'aspect de corpuscules petits et pâles ; celles de la ligne médiane même possèdent, néanmoins, de plus grandes dimensions, sont orientées dans le sens vertical et renferment dans leur protoplasma un peu de chromatine.

Imprégnées par le chromate d'argent, les cellules se présentent sous la forme d'une étoile ou d'un fuseau (fig. 280, A). Malgré que leur cylindre-axe descendant soit, en général, difficile à suivre, nous avons pu en certains cas le voir rentrer dans un faisceau radié vertical, après avoir émis, dans son noyau d'origine, quelques collatérales qui s'y arborisent. Dans les coupes frontales, il est fort aisé de voir les faisceaux constitués par ces cylindres-axes passer ensuite en dedans des noyaux dorsal et triangulaire pour se diriger vers le plan supéro-interne de la capsule interne (fig. 269, H). Les

Leur axone descendant.

préparations au chromate d'argent montrent, comme celles au Nissl, les neurones voisins du raphé, orientés dans le sens vertical; elles nous apprennent, en outre, que leurs dendrites polaires émettent parfois des branches qui franchissent la ligne médiane et forment, par leur entre-croisement avec celles du côté opposé, une commissure protoplasmique (fig. 280, R).

Commissure protoplasmique.

Fibres afférentes. — Les coupes frontales du noyau du raphé, obtenues soit par la méthode de Weigert, soit par la technique de Golgi, montrent,

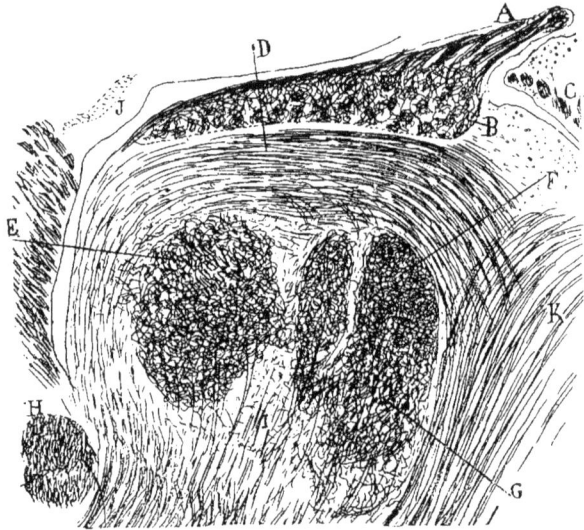

Fig. 281. — Coupe sagittale de la couche optique au voisinage du raphé; souris âgée de quelques jours. Méthode de Golgi.

A, commissure inter-habénulaire; — B, noyau interne du ganglion de l'habenula; — D, noyau supérieur du raphé avec ses fibres sagittales; — E, noyau interdorsal; — F, plexus interstitiel du noyau rhomboïdal; — G, fibres épaisses de la commissure moyenne; — H, commissure antérieure; — K, fibres venant de l'aqueduc de Sylvius.

Situation et trajet.

sectionnés transversalement, des faisceaux de fibres à direction sagittale. Ces faisceaux, qui se trouvent concentrés surtout à la partie supérieure et au voisinage de la ligne médiane, parcourent une grande partie du noyau, ainsi que le révèlent les coupes longitudinales; ils deviennent descendants plus loin, en arrière du ganglion de l'habenula et du bord postérieur du noyau rhomboïdal. Les fibres qui composent ces faisceaux, et dont, à notre grand regret, nous n'avons pu élucider tout à fait ni le trajet, ni la termi-naison, sont probablement des fibres sensorielles afférentes, arborisées dans le noyau qui nous occupe (fig. 281, D). Le plexus nerveux très abondant et très délicat, qu'elles y engendrent entre les cellules, renferme aussi des collatérales initiales des cylindres-axes autochtones. Quoi qu'il en soit, une partie des fibres de ce plexus traversent la ligne médiane et contribuent

Leur caractère probablement sensoriel.

Commissure axile.

à former avec leurs congénères du noyau opposé une commissure cylindre-axile compliquée.

Fibres cortico-thalamiques. — Nous les avions déjà signalées dans un de nos travaux sur la couche optique [1]. La figure 280 montre, en c, leurs arborisations terminales libres et une portion de leur trajet ascendant. Ces conducteurs semblent constituer une partie des faisceaux arciformes descendants et se trouvent entremêlés aux fibres thalamo-corticales ou efférentes du noyau.

Noyau rhomboïdal et noyaux falciformes. — Dans le noyau rhomboïdal, amas impair et central, déjà vu par Nissl qui lui avait attribué le nom de *noyau de la ligne médiane*, on aperçoit chez la souris, le cobaye et le lapin, *Situation,* des cellules multipolaires, de taille moyenne, et plongées au milieu d'un *rapports.* plexus nerveux interstitiel. Ce qui aide singulièrement à reconnaître ce foyer dans les coupes frontales traitées par la méthode de Nissl, c'est, d'une part, sa situation médiane au-dessus de la commissure des fibres à myéline, et, de l'autre, sa forme losangique (fig. 279, D) en section transversale, avec *Forme.* deux angles supérieur et inférieur et deux ailes ou prolongements latéraux. Remarquons, en passant, que ces derniers semblent constituer des noyaux distincts : les *noyaux falciformes* (fig. 279, F). Pour voir le noyau rhomboïdal dans sa plus grande netteté, il faut examiner des coupes qui passent par l'extrémité postérieure du ganglion de l'habenula ; ses contours sont, au contraire, indécis dans les sections intéressant les noyaux dorsaux.

Nous n'avons pu encore élucider complètement la structure d'aucun de *Structure.* ces foyers. Tout ce que nous pouvons en dire c'est qu'au niveau ainsi qu'au-dessus et au-dessous du noyau rhomboïdal il existe une vaste commissure de fibres nerveuses cortico-thalamiques qui se ramifient entre ses neurones, comme aussi entre ceux du noyau triangulaire de côté opposé. Ajoutons que les *cellules* du noyau rhomboïdal possèdent une forme multipolaire, et que leurs longs *cylindres-axes* descendants s'incorporent aux faisceaux arciformes les plus internes. Nous montrons une partie du plexus nerveux interstitiel de ce noyau sur les figures 269 et 282. Au niveau de cet amas, en F, sur la figure 281 qui représente une coupe sagittale presque médiane, on verra également ce plexus sous l'aspect d'un lacis très touffu.

Noyau commissural inférieur. — On trouve dans le raphé, entre le foyer rhomboïdal en dessus et le troisième ventricule en dessous, un territoire *Situation.* granuleux et parsemé de petites cellules passablement espacées ; c'est le noyau commissural inférieur (fig. 279, S), qui occupe l'étage inférieur de la commissure moyenne. Il renferme, comme le noyau précédent, un plexus nerveux, délicat, formant commissure dans sa plus grande partie et où l'on *Structure.* rencontre de temps à autre des fibres encore recouvertes de leur gaine de myéline (fig. 282, T). Les *cellules* de ce foyer sont multipolaires. Quant à leur *cylindre-axe*, il nous a été impossible d'en déterminer le trajet.

1. S. R. CAJAL, Las fibras nerviosas de origen cerebral del tubérculo cuadrigémino anterior y tálamo óptico. *Trab. d. Labor. d. Invest. biol.*, t. II, fasc. 1, 1903.

Noyau ovoïde. — Non loin du raphé, immédiatement au-dessus du foyer
que nous venons de décrire et au-dessous des noyaux falciformes, c'est-à-dire
des ailes du noyau rhomboïdal, on aperçoit sur les coupes vertico-transver-
sales de la couche optique traitées par la méthode de Nissl (fig. 279, Q), une
masse gris pâle, ovoïde, qui renferme un nombre restreint de fibres myélinisées et de cellules nerveuses. Ces dernières sont plongées dans une
substance granuleuse abondante. Nous n'avons sur ce noyau que des rensei-

Situation.

Structure.

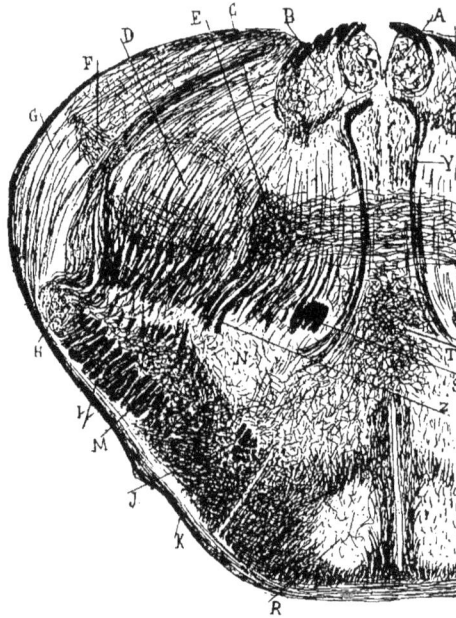

Fig. 282. — Coupe vertico-transversale de la couche optique; souris âgée de 8 jours.
Méthode de Golgi.

A, B, noyaux du ganglion de l'habenula : — C, noyau antéro- ou supéro-interne; — D, noyau sensitif; — E. noyau triangulaire; — G. corps genouillé externe; — J. piliers antérieurs du trigone;
— K, bandelette optique; — R, noyau principal du tuber cinereum; — S, faisceau de Vicq
d'Azyr; — T, noyau commissural inférieur; — Y, voie centrale du noyau supérieur du raphé.

gnements fort incomplets, et chez le lapin seulement, car il nous a été
impossible d'identifier ce foyer chez d'autres mammifères. Ses *neurones*,
d'une taille relativement assez grande, ont une forme triangulaire ou étoilée
et se trouvent immergés dans un plexus cylindre-axile délicat, dont nous
n'avons pu mettre l'origine en évidence.

Noyau triangulaire ou médian. — Cette masse grise, de forme irrégulièrement triangulaire, apparaît dans les coupes qui intéressent la moitié postérieure du noyau sensitif thalamique; elle se trouve en dedans de ce noyau,
au-dessous du noyau falciforme et en dehors du noyau ovale. On la distingue
du noyau sensitif contigu par la minceur de ses faisceaux radiés, l'absence

*Situation et
rapports.*

d'orientation de ses cellules et son très riche plexus nerveux interstitiel. Dans certaines préparations, elle semble constituer un simple lobe interne du noyau sensitif.

De même que dans ce dernier, les *neurones* du noyau triangulaire sont de deux sortes. Les uns, transversalement orientés, possèdent, en effet, une taille assez considérable, un cylindre-axe long et d'épaisses dendrites divergentes (fig. 283, *A*); les autres, disposés en tous sens, sont, au contraire, de dimension petite ou moyenne; leurs expansions dendritiques se développent en une ramure compliquée; quant à leur cylindre-axe court, il s'arborise à des distances variables (fig. 283, *B*).

Structure.

Fibres thalamo-corticales. — Les cylindres-axes issus des grosses cellules

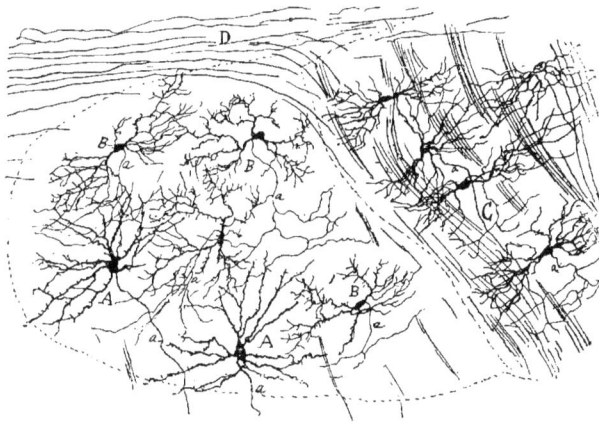

Fig. 283. — Portion d'une coupe frontale de la couche optique; chat âgé de 8 jours. Méthode de Golgi.

A, cellules à cylindre-axe long du noyau triangulaire; — B, cellules à cylindre-axe court C, portion interne du noyau sensitif; — D, fibres commissurales.

du noyau se groupent en faisceaux descendants, qui vont constituer une voie thalamo-corticale, dont la terminaison est encore indéterminée (fig. 283, *A*).

Fibres cortico-thalamiques. — Ces conducteurs, qui forment une voie très importante, présentent à leur terminaison une disposition vraiment caractéristique. Lorsqu'on examine sur des coupes frontales et un peu obliques en bas et en avant, les portions postérieures de la couche optique chez le lapin et la souris, on voit des faisceaux de tubes épais se détacher de l'étage supérieur du pédoncule cérébral et monter dans le sens même des coupes, en longeant, à distance variable, le bord interne du noyau sensitif; parvenus au-dessous ou dans l'intérieur du noyau triangulaire, leurs fibres se bifurquent; leur *branche supérieure* ou externe, ordinairement un peu plus grosse (fig. 284, *D*), se ramifie dans le noyau triangulaire du même côté; leur *branche inférieure* ou interne s'infléchit immédiatement, traverse à des hauteurs différentes et en serpentant le noyau triangulaire et une partie du noyau ovale voisin; elle se porte alors en dedans, gagne le raphé, le

Trajet.

Bifurcation; branches directe et croisée.

franchit et va se perdre dans le noyau triangulaire du côté opposé ainsi que dans les noyaux limitrophes, c'est-à-dire dans les noyaux rhomboïdal, falciforme, commissural inférieur, etc. (fig. 284, C). Pendant tout son parcours transverse, cette branche interne émet des collatérales.

Collatérales.   La fibre-mère des deux branches de la bifurcation donne aussi parfois, avant son dédoublement, des collatérales qui se rendent à l'extrémité infé-

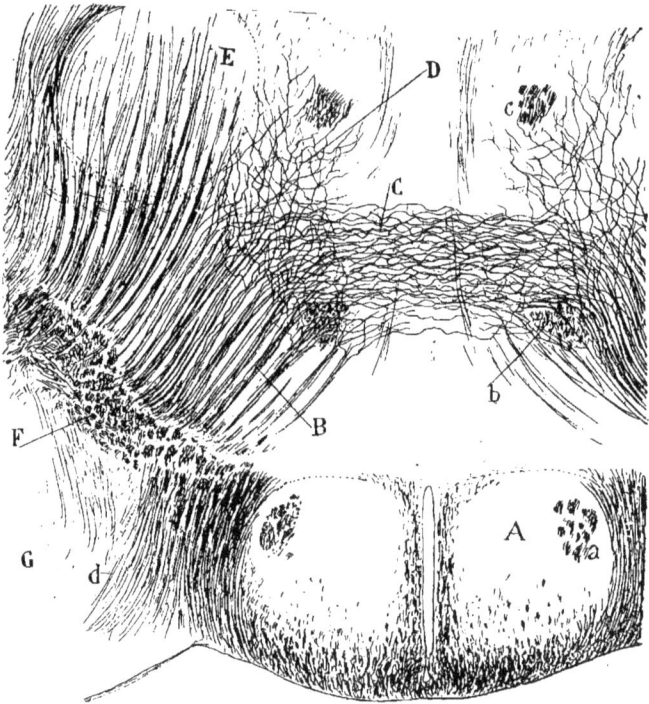

Fig. 284. — Coupe frontale et oblique en bas et en avant de la couche optique; souris âgée de quelques jours. Méthode de Golgi.

A, noyau principal ou antérieur du tuber cinereum; — B, fibres d'origine corticale, destinées à la commissure moyenne et au noyau triangulaire; — C, branches commissurales de ces fibres corticales; — D, branches ascendantes; — E, noyau sensitif; — F, capsule interne; — a, pilier du trigone; — b, faisceau de Vicq d'Azyr; — c, faisceau rétroflexe ou de Meynert.

rieure du noyau triangulaire. Cette même fibre-mère fournit, parfois également, deux branches internes au lieu d'une à la commissure moyenne.

Champ d'innervation des fibres croisées.   Le système de fibres formé par les branches inférieures que nous venons de décrire embrasse une étendue considérable de la commissure moyenne, comme le prouvent les coupes frontales. Il est une région de cette commissure, où pourtant ces fibres sont plus densément accumulées et possèdent un plus gros calibre, c'est celle qui comprend la moitié postérieure du noyau sensitif et les environs du noyau rhomboïdal (fig. 282, C, E.)

Fibres afférentes sensorielles. — On ne les a pas encore mises en évidence, mais, d'après l'analogie de structure des noyaux sensitif et triangulaire, il est à présumer qu'elles existent.

Le noyau triangulaire atteint un très grand développement dans le cerveau du lapin et surtout dans celui du chien et du chat. Nous ignorons s'il correspond au *noyau médian* que Luys a décrit dans l'encéphale de l'homme, ou s'il n'est qu'un appendice du noyau semi-lunaire postérieur, dont il semble être la continuation chez la souris. De nouvelles recherches s'imposent pour résoudre cette question, de même que pour connaître le rôle physiologique de ce noyau.

Volume chez les divers animaux ; homologie.

Noyau commissural inter-dorsal. —Dans les coupes frontales de la région antérieure de la couche optique, lorsque le noyau sensitif y a fait place, en grande partie, au noyau dorsal, et que les masses grises des noyaux rhomboïdal, ovoïde et triangulaire ne s'y trouvent pas encore, on voit sur la ligne médiane, au-dessous du noyau supérieur du raphé et entre les deux ganglions dorsaux, un amas compact de petites cellules, plongées dans un plexus cylindre-axile extrêmement dense ; c'est le noyau commisural inter-dorsal. Il renferme, et cela le caractérise, un grand nombre de fibres horizontales, qui partent du voisinage du noyau dorsal, se rendent en dedans, serpentent et se ramifient pendant ce trajet, et vont se terminer dans les deux moitiés du noyau que nous étudions. Celles de ces fibres qui sont les plus haut placées embrassent la partie inférieure du noyau supérieur du raphé ; quelques-unes même paraissent s'y distribuer.

Situation et rapports.

Fibres afférentes, probablement d'origine corticale.

Nous ne connaissons pas l'origine de ce riche système de fibres horizontales que l'on peut voir représenté sur la figure 280, en *B*. A un examen superficiel de préparations telles que celles représentées sur les figures 269 et 280, on serait tenté de penser qu'il s'agit là d'une simple dérivation du faisceau de Vicq d'Azyr. Mais cette interprétation tombe d'elle-même lorsqu'on approfondit la question, et il semble plus probable, en définitive, que ces fibres ont leur source dans l'écorce-cérébrale.

Les nombreuses petites cellules multipolaires que renferme le noyau interdorsal émettent un cylindre axe qui va faire partie de faisceaux allant de la couche optique vers la corticalité ; on aperçoit quelques-uns de ces neurones, en *B*, sur la figure 280 ; on remarquera leur orientation prépondérante dans le sens transversal.

Cellules et axones.

Noyaux thalamiques supérieurs chez l'homme. — La couche optique contient chez l'homme à peu de chose près les mêmes noyaux que chez les autres mammifères ; mais leur volume et leur situation y subissent des modifications très importantes. Le *corps genouillé externe*, par exemple, possède chez l'homme de grandes dimensions et présente des plicatures, dont les couches grises renferment chacune une rangée d'arborisations ; il est donc loin d'offrir la même régularité que dans le cerveau du chat, où, comme Tello vient de le montrer [1], ses trois étages échelonnés de cellules et d'arborisations optiques donnent

Noyaux existant chez les autres mammifères.

1. Tello, Estructura del cuerpo geniculado externo. *Trab. d. Labor. d. Invest. biol.*, t. II, fasc. 4, 1903.

l'impression d'une rétine. Le *noyau latéral*, homologue du sensitif des autres mammifères, est énorme et très allongé dans le sens antéro-postérieur. Le *noyau dorsal*, compris entre le noyau latéral et l'interne, est de taille relativement petite; enfin, le *pulvinar*, ébauché dans la couche optique des animaux que nous avons étudiés, atteint chez l'homme des proportions considérables.

Noyaux non encore identifiés ou d'homologie douteuse.

Les *noyaux semi-lunaires* et du *raphé* doivent, sans aucun doute, se trouver aussi dans le cerveau humain; mais les recherches faites jusqu'à présent n'ont pas encore permis d'en déterminer la situation et la forme.

Parmi les foyers dont l'homologie est la plus douteuse, il faut citer : le *centre médian de Luys*, le *noyau interne de Burdach* et le *semi-lunaire de Flechsig*, bien étudiés chez l'homme seulement jusqu'ici.

Situation et rapports.

Centre médian de Luys. — Cette masse grise et à peu près sphérique est placée entre le pulvinar qui la continue postérieurement, les noyaux externe et sensitif situés en dehors, et le noyau interne qui la limite en devant et en dedans. Elle se trouve vis-à-vis du ganglion de l'habenula et touche en dehors à la lame médullaire interne ainsi qu'au noyau semi-lunaire de Flechsig. Sa structure est peu connue; on sait, néanmoins, qu'elle renferme des cellules multipolaires et un plexus abondant de fibres à myéline. Le centre médian de Luys se distingue par là du noyau interne beaucoup plus pauvre en fibres nerveuses. On ignore de même le rôle physiologique de cette masse. Certains auteurs ont émis l'hypothèse d'une relation de ce centre avec le ruban de Reil médian. Cette hypothèse a été confirmée par Dejerine [1] qui a vu arriver à ce centre un certain nombre de fibres de la voie sensitive, sans parler des fibres issues du pédoncule cérébelleux supérieur et des faisceaux longitudinaux de la substance réticulée du bulbe, sans compter non plus les contingents importants de fibres descendant de l'écorce cérébrale. Babinski et Nageotte [2], ont nettement constaté aussi par la méthode de Marchi ce mode de terminaison du ruban de Reil médian.

Structure.

Rôle et connexions.

Homologie.

Il n'est nullement aisé de reconnaître dans la couche optique le noyau qui, chez le lapin ou le chat, correspond au centre de Luys. Aussi, les avis sont-ils partagés. Monakow pense qu'une bandelette de substance grise, renfermée dans un dédoublement de la lame médullaire interne, représente chez le lapin le centre de Luys du cerveau humain. Il nous a été impossible de découvrir l'homologue de ce centre dans nos préparations d'animaux; parfois, cependant, nous avons cru pouvoir l'identifier avec le noyau triangulaire des mammifères que nous avons étudiés.

Situation et rapports.

Noyau interne de Burdach. — C'est le nom que porte dans le cerveau de l'homme un foyer volumineux, situé dans la région antérieure du thalamus, en dedans de la lame médullaire interne et en avant du pulvinar et du centre médian de Luys. La substance grise centrale le sépare du ventricule moyen. Ses limites postérieures sont imprécises, car il se continue insensiblement avec le pulvinar. Les coupes au Nissl montrent les nombreuses petites cellules nerveuses étoilées qu'il renferme, et celles au Weigert révèlent sa pauvreté en fibres à myéline. Les connexions de ce noyau sont tout aussi incertaines que celles du précédent. Dejerine admet qu'il lui vient des fibres du pédoncule inféro-interne du thalamus, de l'anse lenticulaire et du faisceau de Forel. Monakow suppose, de son côté, que l'écorce du noyau interne de Burdach est reliée aux deuxième et troisième circonvolutions frontales et à celles de l'insula. Toutes ces connexions ont un caractère très hypothétique.

Structure.

Connexions.

1. DEJERINE, Anatomie des centres nerveux, t. II, p. 350, 1901.
2. BABINSKI et NAGEOTTE, *Iconographie de la Salpêtrière*, n° 6, 1902.

Il est probable, mais non certain, que ce foyer est représenté chez le lapin par la masse grise antérieure, qui se trouve au-dessous de la strie médullaire et du ganglion de l'habenula et à laquelle nous donnons le nom de *noyau supéro-interne*.

Noyau cupuliforme de Tschisch. — Dans les coupes frontales de la couche optique de l'homme, on aperçoit au-dessous du noyau de Luys, en dehors et à une certaine distance de l'écorce blanche du noyau rouge, un amas gris pâle et incurvé, découvert par Tschisch[1]. Dejerine lui donne le nom de *corps cupuliforme* et de *noyau semi-lunaire* et Kölliker celui de *noyau arqué*. On ne sait rien de ses connexions ni de ses homologies chez les animaux.

Homologie.

---

1. Tschisch, Untersuchungen zur Anatomie der Grosshirnganglien des Menschen. *Sitzb. d. math. phys. klasse d. k. sächs. Gesellsch. d. Wiss. zu Leipzig*, 1885.

CHAPITRE XXI

RÉGION SOUS-THALAMIQUE ; SES NOYAUX

CORPS DE LUYS. — ZONE INCERTAINE. — NOYAU DE LA CAPSULE INTERNE. — FAISCEAU ET CHAMP DE FOREL. — NOYAU DE LA STRIE MÉDULLAIRE. — NOYAU SOUS-VENTRICULAIRE. — CORPS MAMILLAIRE. — TUBER CINEREUM.

L'étage inférieur du cerveau intermédiaire ne le cède pas en complication à la région supérieure ou couche optique dont nous venons d'achever la description. On y rencontre un grand nombre de noyaux, dont quelques-uns seulement sont aujourd'hui bien différenciés. Ils sont disposés comme ceux de l'étage supérieur, c'est-à-dire en files irrégulières, à direction antéro-postérieure. La *rangée externe* ou *latérale* comprend : le *corps de Luys*, le *noyau de la zone incertaine*, le *faisceau* et le *champ de Forel*, le *noyau de la capsule interne*, le minuscule *noyau de la strie médullaire* et quelques autres encore, moins nettement distincts, comme, par exemple, celui qui entoure les piliers du trigone (fig. 279, *N'*), la *substance grise du pédoncule cérébral*, etc. Dans la *série interne*, on trouve alignés d'arrière en avant : le *corps mamillaire*, le *tuber cinereum*, le *noyau sus-optique* et le *petit noyau sous-ventriculaire*.

CORPS DE LUYS

Situation et rapports.

Lorsqu'on examine des coupes frontales de la couche optique, passant par le corps mamillaire et traitées par la méthode de Weigert, on voit que la surface occupée par la substance noire de Sœmmering diminue au fur et à mesure que les coupes sont plus antérieures; à sa place, apparaît une masse grise, plus petite, transversale, allongée un peu obliquement, et de forme ovoïde ou lenticulaire; c'est le *corps de Luys* (fig. 285, *E*). La morphologie et la structure de ce noyau ont une très grande similitude chez l'homme et chez les mammifères. Ses limites, nettement accusées, sont chez les petits représentants de cette classe de vertébrés : en bas, le pied du pédoncule cérébral, dont il n'est qu'une dépendance, comme nous le verrons bientôt; en arrière, le faisceau de Forel qui le sépare du locus niger; en haut, une région, pauvre en fibres nerveuses, au voisinage de laquelle se trouvent, postérieurement, la zone incertaine et son noyau, et antérieurement le foyer de la capsule interne. Le corps de Luys est moins volumineux dans le cerveau du lapin et du chat que dans celui de l'homme. Chez ce dernier, une sorte de capsule de fibres à myéline, étroitement appliquée sur sa face supérieure, le sépare, en haut et en dedans, du faisceau et du champ de Forel, qui le recouvrent en partie.

Capsule recouvrante.

On reconnaît aisément le corps de Luys dans les coupes colorées par la méthode de Nissl au grand nombre de ses cellules fusiformes ou polygonales et de taille moyenne. Le protoplasma de ces éléments et de leurs expansions

Aspect au Nissl et au Weigert.

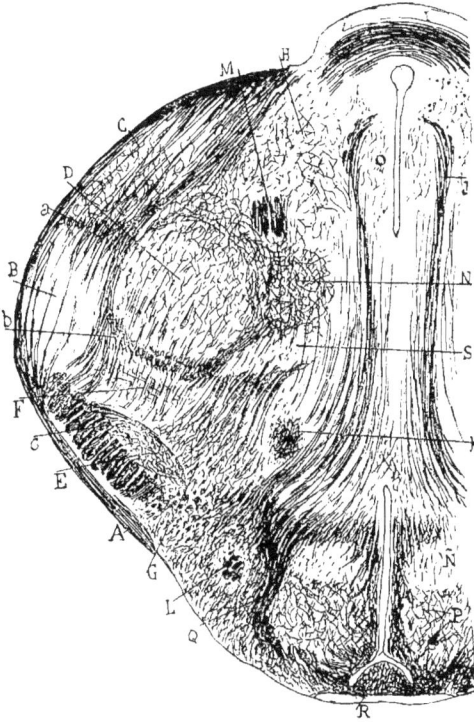

Fig. 285. — Coupe frontale du cerveau intermédiaire au niveau du corps de Luys chez la souris. Méthode de Golgi.

A, bandelette optique; — B et C, noyaux du corps genouillé externe; — D, noyau sensitif; — E, corps de Luys; — F, zone incertaine; — I, commissure postérieure; — J, voie centrale du noyau supérieur du raphé; — N, noyau triangulaire; — O, noyau supérieur du raphé.

renferme de fins amas chromatiques, inégalement distribués. On remarque des concrétions basophiles, superficielles, sur quelques-uns de ces neurones, et des noyaux de cellules névrogliques autour d'un assez grand nombre d'autres. Dans les préparations au Weigert, on aperçoit entre les cellules du noyau un plexus extrêmement touffu de fibres à myéline, qui font partie de faisceaux ascendants émanés du pédoncule cérébral (fig. 286).

Les résultats de nos études sur la souris, le lapin et le chat confirment en grande partie ce qu'avaient déjà découvert Kölliker et Mirto relativement à la structure fine du corps de Luys.

Aspect au Golgi.

Cellules. — La figure 286, montre, en *A* et *B*, qu'il s'agit d'éléments fusiformes, triangulaires ou polygonaux, disséminés sans ordre dans toute l'étendue de la masse grise. Les neurones situés au voisinage ou à l'intérieur même de la capsule sont orientés transversalement (fig. 286, *B*). Les *dendrites* assez longues de tous ces corpuscules se portent en tous sens, sont flexueuses et velues et se ramifient à plusieurs reprises. Le *cylindreaxe* fait des crochets considérables au début de son trajet ; aussi est-il difficile d'en préciser la destination. Nous sommes parvenu néanmoins, dans un certain nombre de cas, à constater que chez le lapin et le chat il se

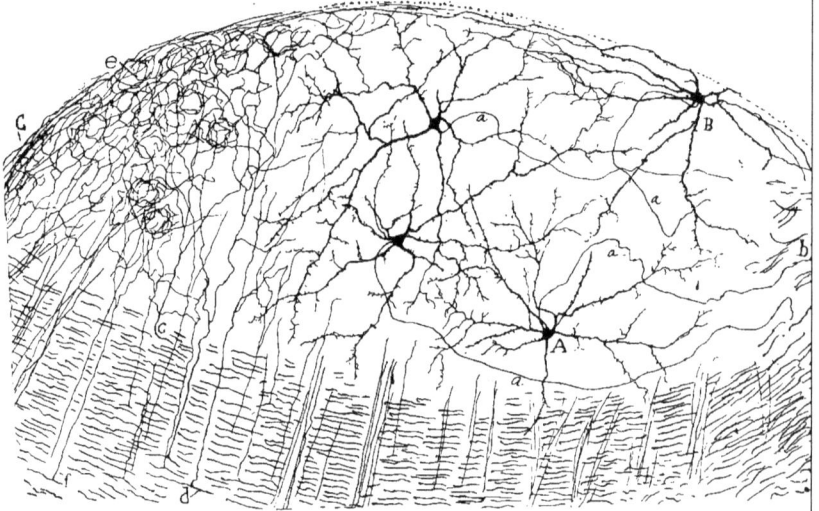

Fig. 286. — Coupe frontale du corps de Luys ; chat âgé de 8 jours.

A, cellules dont le cylindre-axe se porte en bas et en dedans ; — B, cellule marginale ; — C, capsule du corps de Luys formée par des collatérales venues du pédoncule cérébral ; — *a*, cylindreaxe des cellules du corps de Luys ; — *b*, faisceaux de fibres descendantes auxquels s'incorporent les cylindres-axes précédents ; — *c*, *d*, *f*, point de départ des collatérales pédonculaires destinées au corps de Luys ; — *e*, plexus formés dans ce corps par les collatérales pédonculaires.

dirige en dedans et en arrière pour s'unir à des faisceaux de fibres descendantes, placées dans l'angle interne du corps de Luys et au-dessus du tiers interne du pied du pédoncule. Il se peut que tous les cylindres-axes originaires du noyau que nous étudions se comportent de même. On se rendra compte de la marche de ces conducteurs chez le jeune chat âgé de huit jours en jetant un coup d'œil sur la figure 286, en *a* et *b*.

Fibres afférentes. — Il en existe deux sortes. Les unes sont des collatérales, les autres des fibres terminales ; au reste, toutes proviennent des faisceaux pédonculaires sous-jacents ou des paquets aberrants qui traversent le corps de Luys dans le sens antéro-postérieur.

a) collatérales :   Les fibres collatérales partent à angle droit des tubes pédonculaires situés au-dessous du corps de Luys, et plus particulièrement, de ceux qui se trouvent sur sa bordure externe, comme le montre la figure 286, en *C*. Elles se groupent en petits faisceaux, alors qu'elles cheminent entre les paquets de la voie motrice. En arrivant au noyau, elles se séparent, se disséminent et s'achèvent par une arborisation compliquée. L'enchevêtrement de toutes les arborisations donne naissance à l'un des plexus nerveux les plus riches et les plus denses qui soient dans la couche optique (fig. 286, *e*). Des cavités y sont réservées aux cellules du corps de Luys.

1° *externes*.

Nous avons dit qu'une capsule de substance blanche revêt la surface supéro-interne de ce noyau. Les fibres qui forment cette capsule sont des collatérales du pédoncule cérébral. On s'en rend aisément compte en examinant la figure 287, où nous avons représenté une coupe du pédoncule d'une souris à peine âgée de quelques jours. A cette époque, le plexus nerveux du noyau ne s'est pas encore assez développé pour empêcher de voir l'origine pédonculaire de ces collatérales, qui se ramifient surtout dans la portion interne du noyau. Il ne faudrait pas croire, néanmoins, que ces collatérales proviennent de toutes les parties du pied pédonculaire ; son bord inférieur, ainsi que ses régions supérieures, étrangères, on le sait, à toute conduction motrice, n'en fournissent aucune, en effet. Par contre, dans les parties du pédoncule, d'où les collatérales surgissent en plus grand nombre, on voit des tubes moteurs émettre deux et même trois de ces collatérales. Les coupes sagittales du pédoncule et du corps de Luys, chez la souris nouveau-née, sont les plus propres à montrer ce détail, déjà signalé dans un de nos précédents travaux [1].

2° *internes ou capsulaires*.

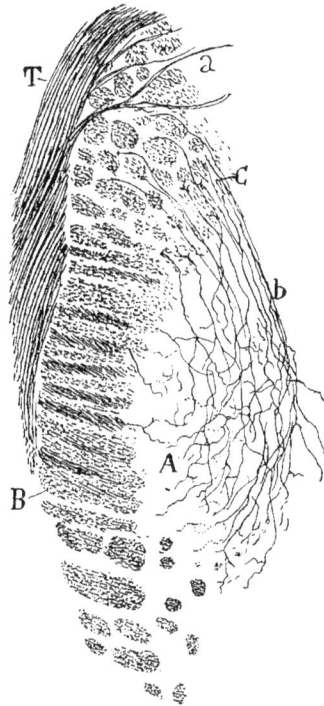

Fig. 287. — Coupe transversale du pédoncule cérébral au niveau du corps de Luys; souris âgée de 20 jours. Méthode de Golgi.

A, corps de Luys et son plexus de collatérales; — B. portion inférieure du pédoncule ne donnant pas de collatérales au corps de Luys; C, région profonde du pédoncule émettant la majeure partie des collatérales qui vont au corps de Luys; — T, bandelette optique; — *b*. capsule du corps de Luys formée par des collatérales.

En outre des collatérales issues des fibres de passage et des fibres du pédoncule cérébral, le corps de Luys en reçoit d'autres bien visibles dans les coupes sagittales provenant de la souris. Elles prennent naissance sur des tubes épais qui, après avoir croisé plus ou moins obliquement

b) *terminales*.

1. R. S. CAJAL. Contribución al estudio de la vía sensitiva central y á la structura del tálamo óptico. *Rev. trim. micrográf.*, t. V. 1900.

les faisceaux moteurs et avoir décrit une courbe dans le corps de Luys, s'y terminent en s'y amifiant complètement (fig. 288, *b*). Ces tubes épais fournissent donc au noyau que nous étudions des branches collatérales et des branches terminales. En certains cas (fig. 288, *c*), nous avons pu suivre les tubes épais en question jusque dans le cerveau, où nous les avons vus se perdre dans le corps strié ; mais il nous a été impossible de découvrir leurs cellules d'origine.

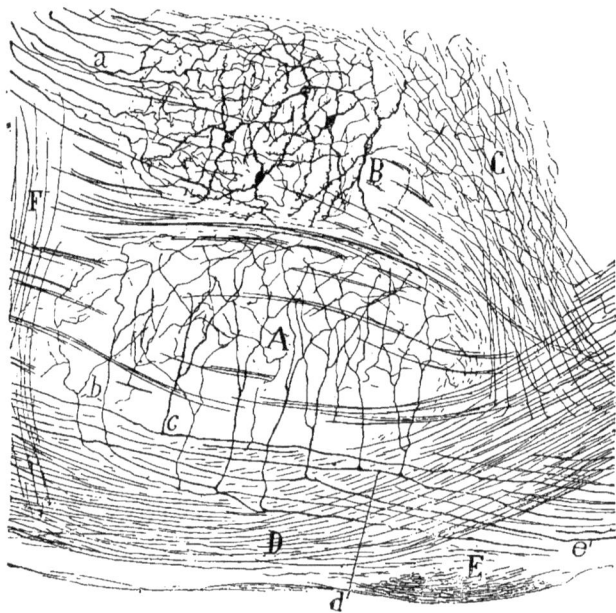

Fig. 288. — Coupe sagittale de la région sous-thalamique ; souris âgée de quelques jours. Méthode de Golgi.

A, corps de Luys ; — B, noyau de la zone incertaine ; — C, noyau de la capsule interne ; — *b*, *c*, fibres épaisses à collatérales et terminales pour le corps de Luys.

Courants reçus et émis par le corps de Luys et actuellement connus.
En dehors des courants, que des recherches ultérieures pourraient à la rigueur mettre en évidence, le corps de Luys n'envoie ou ne reçoit que les trois suivants : *a*) un courant efférent ou descendant, qu'il adresse peut-être à des noyaux moteurs du bulbe et de la moelle ; *b*) un courant afférent qui lui vient de l'écorce cérébrale et qui est formé par des collatérales sorties de la capsule interne ; *c*) enfin un autre courant afférent provenant peut-être du corps strié. Il est possible, mais néanmoins improbable, que les deux courants afférents aient tous deux leur origine réelle dans le corps strié, car beaucoup de fibres de ce ganglion se trouvent accolées à la voie motrice, du moins chez les petits mammifères.

Opinions di- Kölliker [1] et Mirto [2] avaient déjà signalé la présence de collatérales dans le

1. KÖLLIKER, Lehrbuch der Gewebelehre, 7ᵉ Aufl., 1896, p. 995 et suiv.
2. MIRTO, Sulla fina anatomia delle regioni peduncolare e subtalamina nell'uomo. Nota preliminare. *Riv. d. Patol. nerv. e mentale*, t. I, 1896.

corps de Luys. Le premier les fait provenir pour la plupart de la bandelette optique ; le second admet d'autres origines qui nous paraissent problématiques. Pour lui, le corps de Luys recevrait en effet la terminaison : 1° de collatérales issues de l'anse du noyau lenticulaire ; 2° de cylindres-axes émanant directement de cette anse : 3° de fibres délicates émises par le noyau lenticulaire et 4° de collatérales sorties du segment postérieur de la capsule interne.

Selon Dejerine, des fibres du *faisceau lenticulaire de Forel* viennent se terminer dans le corps de Luys ; c'est là une relation plus apparente que réelle, comme nous le verrons. Un contingent bien plus considérable de conducteurs qui descendent du corps strié, c'est-à-dire du *globus pallidus*, du *putamen* et du *noyau caudé*, s'y achèverait également. Cette dernière assertion est appuyée sur ce fait que les fibres reliant le corps strié au corps de Luys dégénèrent chaque fois que le premier de ces foyers et en particulier le noyau lenticulaire est détruit par un processus pathologique ou par expérience.

Flechsig, Edinger, Bechterew pensent que la voie sensitive se termine en partie dans le corps de Luys. Nous avons fait tous nos efforts pour constater cette terminaison, et jamais nous n'avons vu le moindre courant sensoriel pénétrer dans ce noyau. Ce résultat négatif prouverait, s'il était confirmé par des investigations ultérieures, que le corps de Luys est essentiellement différent des noyaux que renferme l'étage supérieur de la couche optique.

Plusieurs auteurs, entre autres Bernheimer, Kölliker, etc., soutiennent que le corps de Luys est le point de départ de l'une des racines du nerf optique. Cette assertion, émise jadis par Stilling et reprise plus récemment, est le résultat pur et simple d'une erreur d'interprétation des coupes colorées par la méthode de Weigert ou par d'autres techniques insuffisantes. Dans ces coupes, les collatérales issues de la capsule interne ou les fibres qui vont au delà, jusqu'au *globus pallidus*, peuvent être prises très aisément, en effet, pour des fibres optiques, grâce au voisinage et à la direction de la bandelette optique. La méthode de Golgi ne laisse point de place à une telle méprise. On voit nettement sur les coupes fournies par elle (fig. 288, c, d) que toutes les fibres perforantes pédonculaires, plus ou moins proches de la bandelette optique, naissent, non point de celle-ci, mais de la capsule interne ou du *globus pallidus* et du noyau lenticulaire. Du reste, Dejerine [1] avait déjà appelé l'attention, en termes discrets, sur les erreurs que la méthode de Weigert pouvait occasionner en la circonstance ; il avait également fait observer que les résultats de la méthode des dégénérations plaident contre l'existence de ces prétendues relations entre le corps de Luys et les voies optiques ; aussi croit-il lui-même que les cellules comprises dans ce noyau envoient leur cylindre-axe à la commissure de Forel, et de là peut-être au noyau lenticulaire opposé. Cela ne paraît pourtant pas probable, car dans nos préparations nous n'avons pu déceler des fibres commissurales.

Plus loin, lorsque nous ferons la synthèse de nos connaissances sur la couche optique, nous verrons que le corps de Luys, semblable en cela à la substance noire, aux noyaux rayés et à d'autres amas gris sous-thalamiques, constitue, apparemment, un ganglion moteur intermédiaire, c'est-à-dire une station, où les fibres motrices cérébrales ou primaires viennent se terminer pour agir sur les noyaux moteurs secondaires ou terminaux.

verses sur l'origine des collatérales du corps de Luys.

Opinions diverses sur les systèmes engendrés par le corps de Luys.

Rôle coordinateur du corps de Luys

---

1. DEJERINE, Anatomie des centres nerveux. t. I, 1895.

Fibres de passage et corps accessoires de Luys. Le corps de Luys est plus volumineux chez l'homme et les mammifères gyrencéphales que chez les rongeurs. Sauf chez ces derniers, il est traversé par un grand nombre de faisceaux sagittaux de fibres pédonculaires déplacées, qui lui abandonnent de nombreuses collatérales. Ces faisceaux de passage peuvent être si épais, dans le corps de Luys du chat et du chien, qu'ils en détachent inférieurement quelques groupes cellulaires. Nous avons donné à ces petits amas distincts le nom de corps de Luys accessoires [1] (fig. 295, *C*).

ZONE INCERTAINE ET SON NOYAU

Les auteurs appellent zone incertaine une bande transversale de subs-

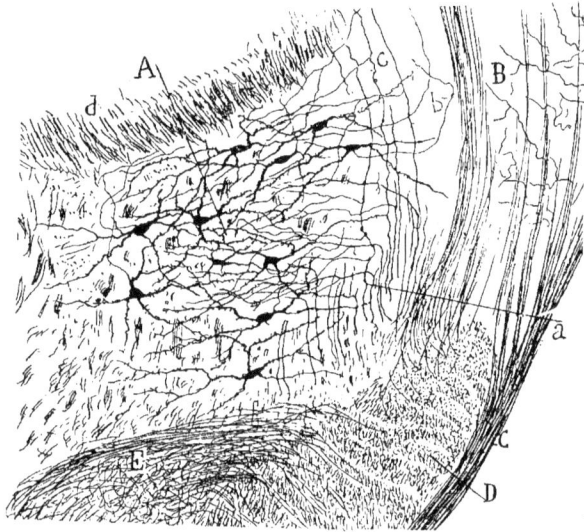

Fig. 289. — Portion d'une coupe frontale de la couche optique, passant par le corps de Luys ; souris âgée de quelques jours. Méthode de Golgi.

A, noyau de la zone incertaine ; — B. corps genouillé externe ;   C, bandelette optique ; D, pédoncule cérébral ; - E, corps de Luys.

Situation et limites. tance grise, pauvre en fibres nerveuses et située entre l'écorce du corps de Luys et la couche blanche qui revêt le noyau sensitif à sa partie inférieure. Cette couche comprend, on s'en souvient, le ruban de Reil médian et les autres voies ascendantes du bulbe et de la protubérance (figs. 288, *B* et 289, *A*). En arrière, la zone incertaine s'étend jusqu'au début de la substance noire ; en avant, elle manque de limites bien nettes et semble se confondre avec un noyau particulier de la région sous-thalamique, le noyau de la capsule interne, que nous avons différencié (fig. 288, *C*).

Structure. Toute cette zone, de la forme d'un carré long sur coupe transversale, est traversée par de gros paquets de fibres descendantes, qui se portent en

1. S. R. CAJAL, Estudios talámicos. *Trab. d. Labor. d. Invest. biol.*, t. II, 1903.

dehors, puis d'avant en arrière pour se mêler aux fibres de la capsule interne. Elle est en outre parsemée de groupes cellulaires ou de cellules isolées, passablement volumineuses. Ces groupes et ces cellules, dont la répartition est irrégulière, se rencontrent en plus grand nombre en dehors, c'est-à-dire dans le voisinage du corps genouillé externe.

Les neurones qui peuplent la zone incertaine se montrent, lorsqu'on les imprègne par la méthode de Golgi, sous la forme d'un triangle ou d'un fuseau, dont les *dendrites* polaires sont orientées surtout dans le sens transversal. Leur *cylindre-axe* décrit une courbe à ses débuts et semble se porter en arrière; nous ne l'avons pas suivi assez loin pour reconnaître sa terminaison (figs. 288, *B* et 289, *A*). *Cellules.*

La zone incertaine reçoit deux sortes de fibres afférentes. Les unes sont des branches de division descendantes de la grande voie sensitive sagittale placée au-dessous du noyau sensitif et dont la voie centrale du trijumeau et la portion terminale du pédoncule cérébelleux supérieur font partie, vraisemblablement; les autres sont des collatérales cérébrales issues de tubes cortico-thalamiques. *Fibres afférentes.*

Les branches de division de la voie sensitive constituent la caractéristique de la zone incertaine et ont servi précisément à la distinguer du territoire voisin (figs. 288, *a* et 289). La plupart d'entre elles s'infléchissent transversalement en abordant le noyau où elles se ramifient et se terminent, puis elles y décrivent de grandes sinuosités qui rendent difficile l'étude de leur cours total; elles s'achèvent en formant un plexus moyennement dense. Bien qu'il nous soit impossible de rien affirmer sur l'origine et le rôle de ces fibres, nous avons tout lieu de supposer, d'après quelques imprégnations heureuses chez la souris, que la zone incertaine est la principale station terminale du pédoncule cérébelleux supérieur. Elle pourrait avoir, bien entendu, d'autres connexions sensitives, par exemple avec la voie du trijumeau (fig. 321, *M*); mais, jusqu'à présent, ce n'est qu'une simple possibilité. *1. Branches de la voie sensitive.*

Les collatérales cérébrales sont de grosses fibres issues de tubes cortico-thalamiques, dont la majeure partie se rendent au noyau sensitif. Ces collatérales, dont le nombre s'élève à une, deux et même plus par tube générateur, se portent en dedans, passent entre les cellules volumineuses de la zone incertaine et se ramifient abondamment autour d'elles, de façon à embrasser leurs dendrites et leur corps dans des arborisations compliquées (fig. 289, *a*). *2. Collatérales corticales.*

NOYAU DE LA CAPSULE INTERNE

Grâce à des recherches exécutées sur le chat, le lapin et la souris, nous avons pu distinguer dans la couche optique une masse grise qui semble être le prolongement de la zone incertaine. Cette masse, à laquelle nous avons donné le nom de noyau de la capsule interne, joue, relativement à la partie supérieure de cette capsule qui lui sert d'appui, le même rôle que le corps de Luys par rapport au pédoncule cérébral. Elle est bien appa- *Situation et rapports.*

rente dans les coupes frontales qui passent en avant du corps de Luys et de la zone incertaine dont elle prend la place. Les limites de ce noyau, aplati de haut en bas et plus épais en dedans qu'en dehors, sont les suivantes : par sa face interne, il touche aux faisceaux de Vicq d'Azyr et du trigone, entre lesquels il s'insinue jusqu'à mêler ses cellules à celles de la frontière externe du *tuber cinereum* (fig. 279, *N*); en haut, il est en contact, d'une part avec la capsule blanche qui enveloppe le noyau sensitif, et d'autre part avec la zone grise située au-dessus du faisceau de Vicq d'Azyr, zone à laquelle

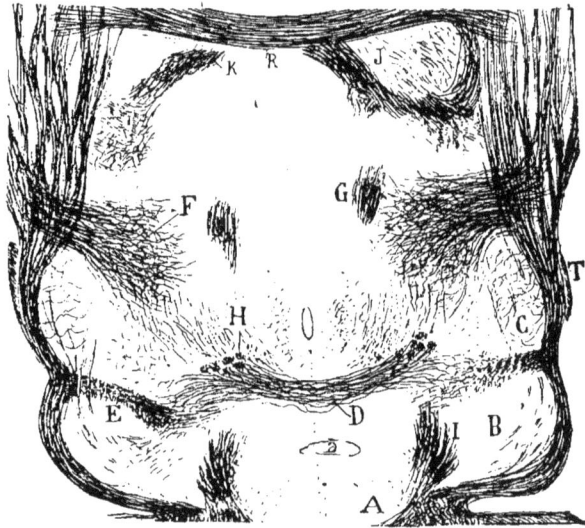

Fig. 290. — Coupe horizontale de la région sous-thalamique de la souris.
Méthode de Golgi.

A, ganglion interpédonculaire ; — B, substance noire ; — C, corps de Luys ; — D, décussation des piliers antérieurs du trigone ; — E, faisceau de Forel ; — F, noyau de la capsule interne ; — G, faisceau de Vicq d'Azyr ; — I, voie sensitive ; — R, commissure antérieure ; — T, bandelette optique.

Forme. nous avons donné le nom de noyau ovale; enfin, il adhère par sa face inférieure à la capsule interne. Ce noyau présente, en outre, dans les coupes frontales colorées par la méthode de Nissl ou de Weigert, la forme d'un triangle dont l'angle externe s'allonge en un long et mince pédicule horizontal entre le noyau sensitif et la partie supérieure de la capsule interne.

Sur les coupes horizontales du cerveau imprégnées par la méthode de Golgi et provenant de la souris, par exemple, on voit que la portion interne du noyau, dont il est ici question, s'élargit considérablement en direction sagittale, surtout en arrière, où elle dépasse les limites antéro-internes du corps de Luys.

Caractéristique. Pour distinguer ce noyau des autres formations sous-thalamiques, nous avons été guidé, non par son aspect extérieur, mais par le système très abon-

dant et aussi très spécial de fibres collatérales et terminales qu'il reçoit
de la capsule interne, comme nous allons le voir.

Le noyau de la capsule interne comprend, en effet, des fibres afférentes, *Structure.*
des cellules nerveuses et leurs cylindres-axes efférents.

Les fibres afférentes sont les unes terminales, les autres collatérales. *Fibres affé-*
Les *terminales*, épaisses et fréquemment réunies en faisceaux qui croisent *rentes.*

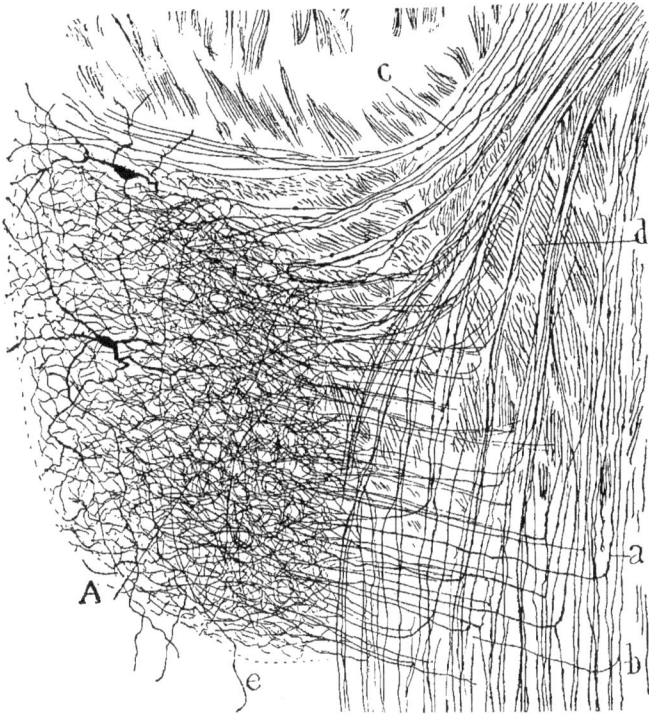

FIG. 291. — Portion d'une coupe horizontale de la région sous-thalamique; chat âgé
de quatre jours. Méthode de Golgi.

A, noyau de la capsule interne placé en avant du corps de Luys; — a, fibres pédonculaires donnant une grosse branche au noyau de la capsule interne; — b, autre fibre lui fournissant une
collatérale; — c, fibres terminales venues de la capsule interne; — e, cylindres-axes nés dans
le noyau de la capsule interne et se portant en arrière.

obliquement les contingents des fibres du pédoncule cérébral au point de
paraître émaner du noyau lenticulaire sous-jacent, décrivent une courbe
et pénètrent dans le noyau de la capsule interne. Les *collatérales* sont de
deux sortes; les unes sont de fines branches issues à angle droit d'un
cylindre-axe un peu plus épais qu'elles (fig. 291, *b*); les autres sont plus
volumineuses et constituent de véritables branches terminales, car le prolongement de leur tronc primitif leur est inférieur en calibre (fig. 291, *a*).
Toutes ces fibres collatérales et terminales entrent dans le noyau par sa *Plexus.*

face externe et s'y ramifient en arborisations terminales étendues; celles-ci forment par leur enchevêtrement un plexus très touffu, et, en tout cas, beaucoup plus compliqué et abondant que celui du corps de Luys (fig. 291, *A*).

Neurones colorés :
1° par le Nissl ;

Lorsqu'on examine les cellules sur des préparations colorées par la technique de Nissl, on les voit sous la forme de corpuscules petits, ovoïdes ou fusiformes, remplis d'un protoplasma pâle où les amas chromatiques sont rares. On rencontre ces cellules en plus grande abondance à la base du noyau, près du faisceau de Vicq d'Azyr. De distance en distance on en aperçoit de plus volumineuses, pourvues d'un protoplasma plus abondant et d'un plus grand nombre de dendrites rayonnantes. Presque toutes semblent orientées transversalement; il en est ainsi surtout pour celles que renferme le long pédicule horizontal, où elles sont écrasées, pour ainsi dire, par le grand nombre de faisceaux radiés qui y passent.

2° par le Golgi.

Examinées sur des coupes imprégnées au nitrate d'argent, les cellules du noyau de la capsule interne, noyées dans le plexus interstitiel des fibres afférentes, se présentent sous la forme multipolaire avec de longues *dendrites* ramifiées et velues. Après avoir décrit quelques sinuosités, leur *cylindre-axe* semble se diriger en arrière, pour se transformer en une fibre centrifuge analogue à celle qui prend naissance dans le corps de Luys (fig. 291, *c*).

Rôle du noyau.

Jusqu'à présent, nous n'avons vu rentrer dans le noyau de la capsule interne aucune fibre ascendante, c'est-à-dire aucune fibre provenant des foyers du cerveau moyen ou du bulbe. Ce noyau nous paraît donc former un ganglion centrifuge, à l'égal du corps de Luys, du noyau rouge, de la substance noire, des noyaux rayés, etc., où jusqu'à présent on n'a pas vu pénétrer de fibres sensitives ou sensorielles.

CORDON LENTICULAIRE DE FOREL ET CHAMP DE FOREL

Situation.

On connaît, sous le nom de *cordon lenticulaire de Forel*, un paquet volumineux de fibres transversales, qui part de la capsule interne ou d'au delà, se porte en arrière et en dedans, revêt en partie le corps de Luys, du moins chez l'homme, et se perd en se disséminant dans le *champ de Forel*, territoire gris, voisin du raphé et peu éloigné du pilier antérieur du trigone (fig. 292, *J*). Grâce à nos recherches, sur la souris, le lapin et le chat au moyen des techniques de Golgi et d'Ehrlich, on sait maintenant quels sont l'origine et le trajet de ce cordon, bien visible sur les coupes frontales de la région sous-thalamique.

Nature réelle du cordon de Forel.

Les auteurs considéraient ce cordon comme une dépendance du corps strié et un système tout à fait étranger au pédoncule cérébral. C'est le contraire qui est précisément la vérité, ainsi que le montrent les figures 292, en *F* et 295, en *A*. On y voit que le cordon de Forel est tout simplement un groupe considérable de collatérales issues à angle droit du trajet des fibres motrices du pédoncule cérébral. Les coupes sagittales, excellentes pour étudier ce système de fibres, le présentent sous la forme d'un cordon compact, incurvé et dirigé en dedans, en haut et en arrière, puis longeant ou avoisinant de près la limite supérieure de la substance noire et éparpillant enfin ses fibres en éventail (figs. 292 et 296, *A*).

Le cordon lenticulaire change d'aspect lorsqu'on l'examine sur des coupes frontales passant en avant de la substance noire ; il est alors partagé en un certain nombre de paquets parallèles, qui émanent de la région centrale ou motrice du pédoncule cérébral (fig. 293, *A*). Quoi qu'il

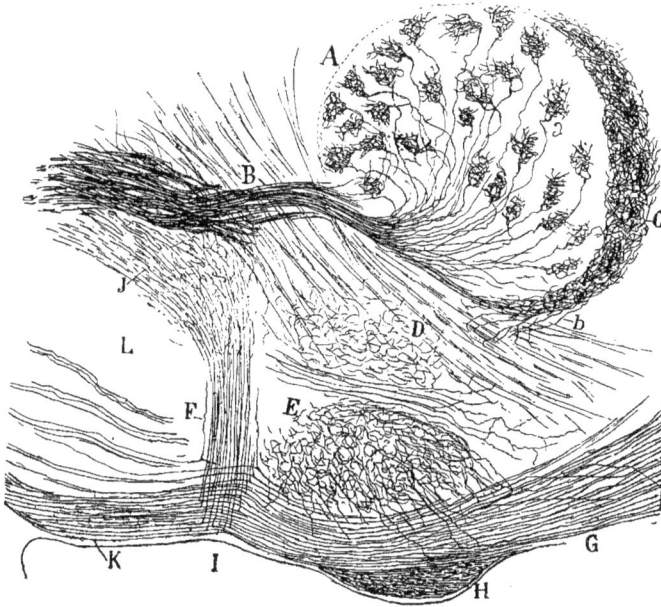

Fig. 292. — Coupe sagittale des régions sous-thalamique et pédonculaire ; souris âgée de vingt jours. Méthode de Golgi.

A, noyau latéral de la couche optique ; - B. faisceau sensitif ; — C. noyau semi-lunaire ; — D, noyau grillagé ventral de Nissl ; — E, corps de Luys ; — F, cordon lenticulaire de Forel ; — G. pédoncule cérébral ; — H, bandelette optique ; — I, corne d'Ammon ; J, champ de Forel où se répand la plus grande partie des fibres du cordon de Forel.

en soit, l'aire du pédoncule où le faisceau prend naissance paraît très restreinte.

Origine. — Les coupes de cerveau tirées du chat jeune ou adulte et colorées au Golgi ou au bleu d'Ehrlich montrent bien les détails de l'origine du cordon de Forel. On voit, en *a*, sur la figure 294. dessinée d'après une coupe traitée par la seconde de ces techniques, que les collatérales formant le faisceau de Forel naissent d'un étranglement des fibres pédonculaires qui présentent d'ordinaire, à ce niveau, une inflexion ou un angle, comme les fibres funiculaires de la moelle. Souvent, le tronc de la fibre pédonculaire s'amincit après avoir donné la branche destinée au faisceau de Forel, qui, de par son calibre plus faible, est réellement une collatérale (fig. 294, *b*) ;

Détails de son origine.

II   54

d'autres fois, et la chose est encore assez fréquente, collatérale et prolongement de la fibre pédonculaire sont de même grosseur. Ajoutons que, parfois, les fibres pédonculaires envoient deux branches au cordon de Forel.

Point de départ de ses collatérales constitutives.

Les collatérales constitutives de ce faisceau proviennent des étages tant inférieurs que supérieurs du pied pédonculaire, comme le montre la coupe imprégnée au chromate d'argent que nous avons représentée sur la figure 293 ; celles des étages inférieurs nous ont paru néanmoins plus rares dans le cerveau du chien et du chat. Les faisceaux moteurs aberrants les plus hauts du pédoncule qui traversent le corps de Luys et le locus niger à des niveaux passablement élevés fournissent aussi des collatérales au cordon de Forel, comme le prouvent les figures 292 et 295. On aperçoit, enfin, des fibres-mères, mais en nombre extrêmement restreint, dans les coupes sagittales colorées par les méthodes de Golgi et d'Ehrlich et provenant du chien et du chat ; ce sont des tubes pédonculaires ascendants, qui s'infléchissent brusquement au niveau de la racine du cordon de Forel, s'y engagent, mais se distinguent néanmoins de ses autres fibres composantes par leur diamètre plus fort. Ces fibres-mères se divisent parfois en deux branches parallèles, dès leur entrée dans le faisceau.

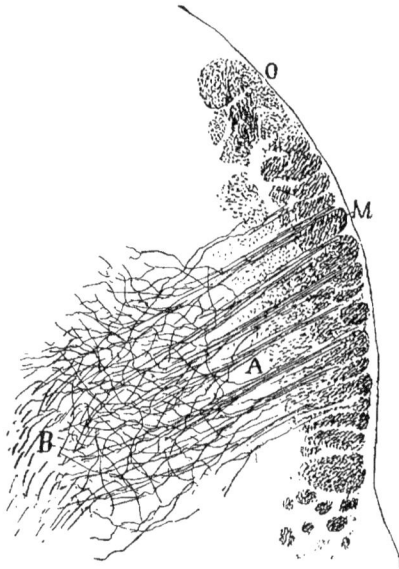

FIG. 293. — Coupe transversale du pédoncule cérébral, passant derrière le corps de Luys ; souris âgée de quinze jours. Méthode de Golgi.

A, paquets de collatérales formant le faisceau de Forel ; — B, arborisations de ces collatérales dans le champ de Forel ; — O, voie optique centrale dépourvue de collatérales ; — M, partie probablement motrice du pédoncule cérébral.

L'aire occupée par l'origine du cordon de Forel est tout naturellement plus étendue dans l'encéphale du chien et du chat que dans celui de la souris et du cobaye ; les coupes sagittales la présentent, en effet, sous l'aspect d'une large bande, partagée en deux ou plusieurs fascicules mal délimités et allant du locus niger au voisinage du corps de Luys.

Formation du cordon de Forel par les

Toutes les fibres du pédoncule prennent-elles part, au moyen de collatérales, à la formation du cordon lenticulaire de Forel ? On a vu par ce qui précède que nous ne le croyons pas. Dans notre premier travail sur le cordon lenticulaire, nous avions déjà montré que les collatérales partent non des étages supérieurs et inférieurs du pédoncule, mais exclusivement de sa région moyenne, région qui correspond, selon toute vraisemblance, à la voie pyramidale, car, chez l'homme, ces mêmes collatérales émanent de la portion pédonculaire où se trouvent les fibres issues de la sphère motrice du cerveau. Dans cette région moyenne et présumée motrice du pédoncule, il existe néanmoins des fibres qui ne donnent point de collatérales au cordon lenticulaire. Quoi qu'il en soit, on peut affirmer, en s'appuyant sur les résultats de nos recherches exécutées au moyen des méthodes d'Ehrlich et de Golgi, que chez la souris, le lapin et le chat, la plupart des fibres pédonculaires motrices contribuent à former le cordon lenticulaire.

collatérales issues de la région motrice du pédoncule.

Il est, d'autre part, fort intéressant de connaître les noyaux supérieurs qui donnent naissance aux fibres pédonculaires pourvues de collatérales pour le faisceau de Forel. Nous avons admis qu'elles font partie de la voie motrice, affirmant par cela même qu'elles sont originaires de la région centrale de l'écorce cérébrale. A tort ou à raison, les auteurs font naître au contraire le cordon lenticulaire et le champ de Forel dans le corps strié. Pour trancher le différend, il faut donc déterminer, à l'aide de coupes sagittales favorables, le trajet ascendant et descendant des fibres qui donnent les collatérales au faisceau lenticulaire. C'est ce que nous avons fait. Nous avons ainsi appris que, dans leur trajet supérieur, la plupart de ces fibres au moins ne se séparent pas des faisceaux de la capsule interne et ne s'arrêtent pas, par conséquent, dans le noyau lenticulaire; elles prennent donc naissance dans la sphère motrice de l'écorce cérébrale.

Opinions diverses sur l'origine centrale des fibres dont les collatérales forment le cordon de Forel.

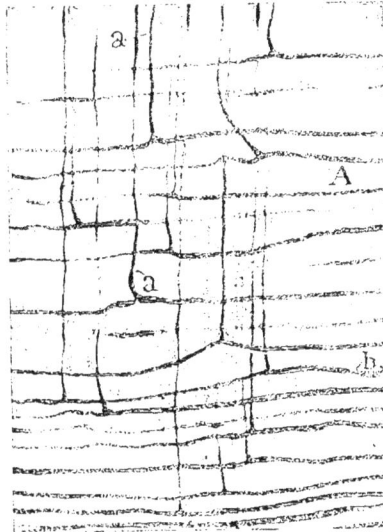

Fig. 294. — Détails relatifs à l'origine du faisceau de Forel dans le pédoncule cérébral du chat. Méthode d'Ehrlich; Obj. apochrom. 1,30.

A, fibres pédonculaires avant qu'elles donnent les branches formant le faisceau de Forel; — *a*, fibres du faisceau de Forel.

L'opinion d'après laquelle ces fibres proviennent du corps strié nous parait due à la direction que semble prendre le cordon lenticulaire dans les coupes colorées par la méthode de Weigert ou par le carmin. Dans de telles coupes, on le voit, en effet, traverser les faisceaux de la capsule interne et se porter vers les segments peu éloignés du noyau lenticulaire. Ces mêmes méthodes de coloration appliquées aux petits mammifères, chez qui les distances sont fort raccourcies, prouvent cependant et de façon absolue qu'aucune des fibres du faisceau lenticulaire ne traverse entièrement le pédoncule et ne se rend, même en partie, à la bandelette optique, contrairement à la supposition de Kölliker. Du reste, la bandelette se trouve, chez les rongeurs, placée très en avant du point d'où le faisceau lenticulaire tire son origine.

Malgré les résultats de nos recherches, Probst[1] croit encore que le cordon de Forel prend naissance dans le noyau lenticulaire. Il s'appuie sur ce fait que l'ablation de l'écorce motrice n'entraîne pas de dégénérescence dans ce cordon. Cet argument n'est pas péremptoire, car la méthode de Marchi ne révèle pas

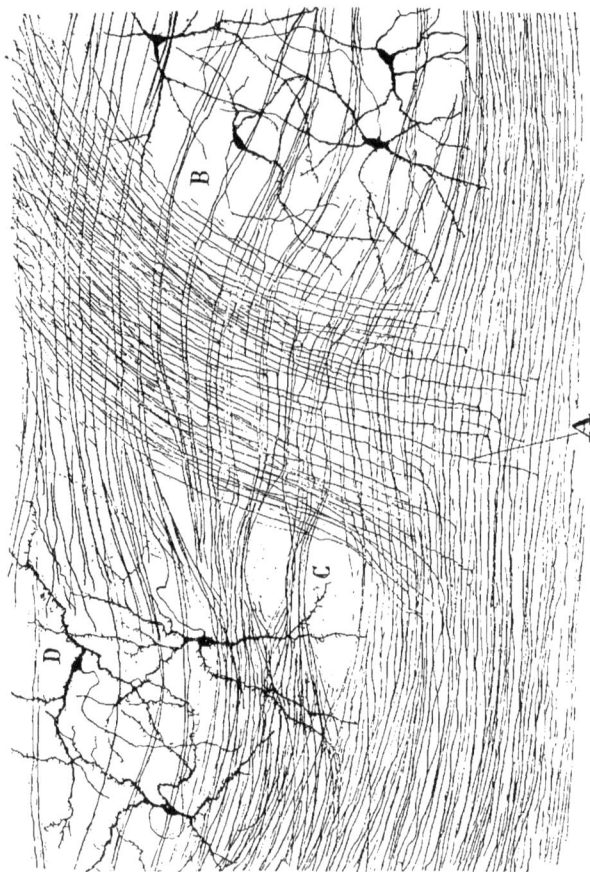

Fig. 205. — Portion d'une coupe sagittale de la région sous-thalamique ; chat âgé de quelques jours. Méthode de Golgi.

A, collatérales du pédoncule cérébral formant le cordon de Forel ; — B, substance noire ; — C, corps accessoire de Luys ; — D, corps de Luys.

toujours et en toute évidence les dégénérations survenues dans les collatérales nerveuses.

Trajet.

Trajet et terminaison. — Plusieurs neurologistes, et en particulier Dejerine, ont déjà étudié le parcours des faisceaux de collatérales contenues dans le cordon lenticulaire et le champ de Forel. Voici comment ce trajet

1. Probst, Ueber die zentralen Sinnesbahnen und die Sinneszentren des menschlichen Gehirnes. *Sitzungsb. d. kaiserl. Akad, des Wiss. zu Wien* ; *Math.-natur.-Klasse*, Bd. CXV, Abt. III, 1906.

se présente dans nos préparations. Les faisceaux se dirigent d'abord en haut *Trajet.*
et en dedans, en décrivant une courbe bien visible sur les coupes frontales
du pédoncule ; ils parviennent ainsi au-dessus de la substance noire, non
loin de la voie sensitive, puis de là, ils s'infléchissent en haut et en arrière,
s'étalent en éventail et se disposent en plexus. A ce niveau, ils laissent entre
eux des intervalles où sont logées des cellules nerveuses dont l'ensemble

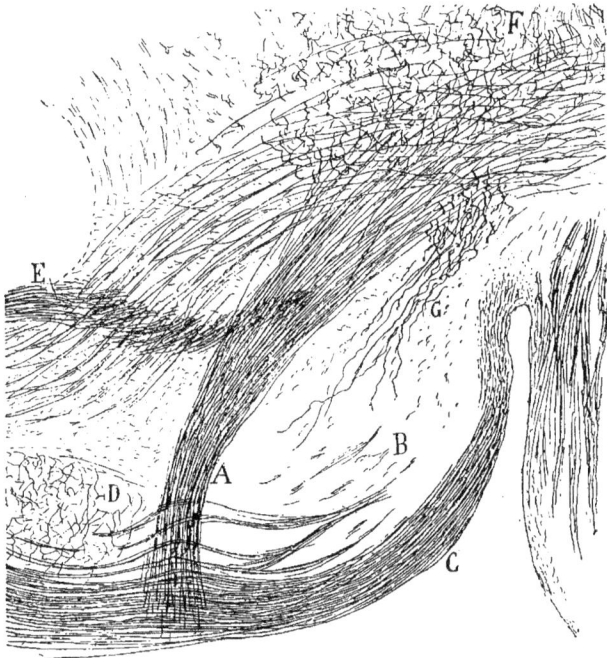

FIG. 296. — Coupe sagittale et oblique de la région sous-thalamique de la souris.
Méthode de Golgi.

A, cordon de Forel ; — B. substance noire ; — C, pédoncule cérébral ; — D, corps de Luys ;
E, voie sensitive ; — F, noyau rouge ; — G, voie issue de la substance noire.

forme un amas qu'on pourrait appeler *noyau du champ de Forel*. Dès ce *Noyau in-*
moment, de nombreuses fibres se mêlent aux faisceaux du cordon de Forel ; *terstitiel du*
les unes viennent du corps de Luys, les autres de la voie motrice elle-même *champ de Fo-*
dont elles constituent des tubes aberrants, d'autres enfin émanent peut-être *rel.*
de la voie centrale du trijumeau ou d'un système de fibres ascendantes, issues
de la substance réticulée de la protubérance et de la calotte. Au delà de ce
plexus, les collatérales du cordon lenticulaire, se portant de plus en plus en
dedans et en arrière, se placent au-dessous de la voie sensitive qu'elles croisent en partie très obliquement, pour aborder, en fin de compte, la substance
réticulée grise de la calotte et pénétrer dans la capsule externe du noyau
rouge. Vu la complexité et la confusion des fibres sagittales situées dans

II   55

cette région, il est impossible de suivre plus loin, sur les coupes sagittales et un peu obliques de l'encéphale de la souris, les collatérales qui forment le cordon lenticulaire (fig. 296, *A*).

Terminaison indéterminée.

Pendant leur trajet initial, c'est-à-dire en avant et au-dessus de la substance noire, les fibres du cordon de Forel émettent elles-mêmes quelques collatérales et vont jusqu'à se dédoubler. Les branches qui en résultent semblent se terminer autour des cellules enclavées entre les faisceaux du cordon lenticulaire lui-même. Aussi pensions-nous, au début, que toutes les fibres de ce cordon avaient leur terminaison dans le noyau du champ de Forel[1]. Mais le peu d'importance que ce noyau présente dans les préparations au Nissl par rapport au nombre considérable des collatérales qui le sillonnent et le fait qu'un très grand nombre de ces collatérales n'émettent aucune branche depuis leur origine jusqu'au voisinage du noyau rouge nous ont obligé d'abandonner cette opinion ; ils nous ont poussé, par contre, à admettre que le cordon et le champ de Forel constituent, du moins dans leur portion initiale, une voie longue, qui prend fin dans des foyers encore indéterminés du cerveau moyen et peut-être du bulbe.

Le noyau rouge, station terminale possible du cordon de Forel.

Quels sont ces foyers ? est-ce surtout le noyau rouge ? la chose est possible. En effet, d'une part, Dejerine a reconnu chez l'homme que les fibres du champ de Forel pénètrent dans la capsule du noyau rouge et qu'il est impossible de les suivre au delà. D'autre part, nous venons de montrer les rapports étroits que le cordon lenticulaire contracte avec le noyau rouge chez les petits mammifères. En outre, nous avons soumis à un examen minutieux les meilleures de nos préparations de cette région et, malgré les difficultés de l'observation dues à la complication des fibres qui s'entre-croisent en dehors et en avant du noyau rouge, nous avons pu dans certains cas voir pénétrer dans ce foyer des branches de bifurcation et des ramifications qui semblaient être en continuité avec les fibres du faisceau lenticulaire de Forel.

Par conséquent, et bien que nous manquions de faits plus précis pour trancher la question définitivement, nous ne cacherons pas que l'hypothèse d'une terminaison totale ou partielle du cordon de Forel dans le noyau rouge est loin de nous déplaire, car elle comble une lacune laissée par l'observation anatomique. Le noyau rouge émet, on se le rappelle, le faisceau de Monakow, voie descendante dont certaines collatérales s'irradient probablement dans les noyaux moteurs de la protubérance et du bulbe, en particulier dans celui du facial, ainsi que nos recherches l'ont prouvé ; peut-être même cette voie entre-t-elle aussi en relations avec les noyaux moteurs de la moelle. Quoi qu'il en soit, ces connexions sont incomplètes ; il faudrait encore au noyau rouge une voie afférente qui fasse de lui le centre moteur réflexe qu'il paraît être. Cette voie, ce serait le cordon et le champ de Forel qui émanent du faisceau pyramidal. Ajoutons que les fibres descendantes qui vont, d'après certains auteurs et spécialement Dejerine, de l'écorce cérébrale au noyau rouge, ne seraient peut-être rien d'autre que les fibres du cordon de Forel.

1. S. R. Cajal, *Rev. trim. micrográf.*, t. V, 1900.

Les idées que nous venons d'émettre sur l'origine et la nature du cordon lenticulaire de Forel et du champ de Forel renversent les opinions actuelles.

Forel [1], à qui l'on doit la découverte de ces faisceaux sous-thalamiques, pensait, en effet, qu'ils tiraient leur source du noyau lenticulaire situé dans le corps strié, et presque tous les auteurs se sont rangés à son avis. Il en est ainsi, par exemple, de Monakow [2], Mahaim [3] et De Sanctis [4], qui donnent de bons dessins de ce système de fibres.

Kölliker [5], l'ayant aussi étudié sur des préparations au Weigert chez le lapin et le chat, le fait venir de la capsule interne. Selon lui, le cordon de Forel s'en détacherait dans la région sous-thalamique, pour pénétrer dans le faisceau de la calotte du corps mamillaire ou pour en faire partie, après être resté quelque temps accolé aux piliers du trigone. Un certain nombre de faisceaux du cordon, appelés *faisceaux perforants* par Kölliker, proviendraient néanmoins, d'après ce savant, d'une autre source : de la bandelette optique. On voit, en effet, dans les dessins de Kölliker, ces faisceaux traverser le pédoncule cérébral à différents niveaux et se continuer au-dessous par des fibres optiques.

Dejerine [6] décrit également bien le trajet et les rapports topographiques du cordon de Forel, mais il en méconnaît l'origine. Pour lui, ce cordon provient du noyau lenticulaire et se prolonge jusqu'à la capsule du noyau rouge. Il fonde cette opinion sur une observation anatomo-pathologique remarquable (le cas Gardette), dans laquelle le cerveau renfermait deux foyers de nécrose, l'un au niveau de l'écorce motrice, l'autre au niveau de la couche optique, en plein champ de Forel. Mais Dejerine ignore si les fibres du cordon se terminent dans le noyau rouge ou si elles vont plus loin ; il reconnaît seulement que l'on ne peut suivre les gouttelettes de graisse, indice de la dégénération du prolongement postérieur du champ de Forel, que jusqu'au noyau rouge. En tout cas, la dégénération étant à la fois descendante et ascendante, il en conclut que le cordon renferme deux sortes de fibres, les unes centripètes, les autres centrifuges. En examinant les figures 304 et 305 de l'ouvrage de Dejerine, on voit tout d'abord que le cordon lenticulaire ne vient pas nécessairement du corps strié; on voit en outre, que la voie motrice pédonculaire est complètement dégénérée, et qu'au point où elle est le plus atteinte, elle donne naissance à un courant d'abondantes gouttelettes graisseuses qui se continue avec le cordon de Forel et le champ H [2]. A la rigueur, ces aspects peuvent autoriser à croire à l'origine lenticulaire du faisceau de Forel, surtout si, comme l'affirme Dejerine, il existe des fibres dégénérées dans le foyer inférieur du corps strié. Il nous paraît néanmoins beaucoup plus naturel et légitime de supposer que la voie pyramidale et le cordon de Forel sont en continuité l'un avec l'autre, puisque la dégénération

1. FOREL, Beiträge zur Kenntniss des Thalamus opticus. Zurich, 1872. — Untersuchungen über die Haubenregion. *Arch. f. Psychiatrie*, Bd. VII, 1877.

2. MONAKOW, Einiges über secundäre Degeneration im Gehirn. *Corr. Bl. f. Schweiz. Aerzte*, 1896. — Ueber einige durch Extirpation circumscripter Hirnrindenregionen bedingte Entwickelungshemmungen des Kaninchenhirns. *Arch. f. Psychiatrie*, Bd. XII, 1881. — Experimentelle und pathologisch-anatomische Untersuchungen über die Haubenregion, den Sehhügel und die Region subthalamica, nebst Beiträgen zur Kenntniss früherworbener Gross-und Kleinhirndefecte. *Arch. f. Psychiatrie*, Bd. XXVII, 1895.

3. MAHAIM, *Arch. f. Psychiatrie*, Bd. XXV, 1893.

4. DE SANCTIS, *Ricerche fatte nell Laboratorio d'Anatomia di Roma*, vol. IV, p. 127, 1894.

5. KÖLLIKER, Lehrbuch der Gewebelehre, 6e Aufl., Bd. II, 1896.

6. DEJERINE, Anatomie des centres nerveux, t. II, p. 303, 1901.

consécutive à la nécrose de l'écorce motrice a retenti sur tous les deux à la fois. Dejerine, évidemment, ne pouvait pas faire cette hypothèse, puisqu'il ignorait l'origine pédonculaire du cordon de Forel par l'intermédiaire de collatérales.

NOYAU DU TÆNIA THALAMI ET NOYAU SOUS-VENTRICULAIRE

Ses conne-xions incon-nues.

NOYAU DU TÆNIA THALAMI. — En arrière de la portion profonde ou initiale de la strie médullaire de la couche optique, au-dessous et en dedans du noyau dorsal, se trouve un amas de petites *cellules* multipolaires dont nous n'avons pu établir les connexions. On voit dans cet amas un plexus délicat de collatérales fournies par des faisceaux sagittaux de projection et par d'autres systèmes de fibres de provenance inconnue. Cet amas se prolonge, comme le montre la figure 277, en *G*, jusqu'à l'intervalle existant entre le tænia de la couche optique et les piliers du trigone. Il est hors de doute que des collatérales, venant de ces piliers, s'arborisent dans ce foyer.

Ses conne-xions incon-nues.

NOYAU SOUS-VENTRICULAIRE. — Dans les préparations de la couche optique obtenues par la méthode de Nissl et dans les coupes qui comprennent le ganglion sensitif ainsi que le noyau rhomboïdal, on aperçoit, sous l'épithélium de la cavité ventriculaire postérieure à la commissure moyenne, une ou deux rangées de *cellules* ovoïdes ou piriformes, volumineuses, dont le protoplasma contient une grande quantité de chromatine (fig. 279, *T*). Nous n'avons pas réussi à imprégner ces éléments par la méthode de Golgi ; nous ne connaissons donc ni l'aspect réel, ni les connexions de cette singulière masse grise, qui se trouve sur la ligne médiane.

CORPS MAMILLAIRE

Aspect et si-tuation.

Le corps ou tubercule mamillaire est une éminence superficielle, arrondie, blanchâtre et située à la base du cerveau entre le *tuber cinereum* et l'espace inter-pédonculaire. Chez l'homme, ce tubercule fait une saillie considérable à la face inférieure du cerveau intermédiaire ; chez les animaux de laboratoire, tels que chats, lapins, cobayes, il est au contraire peu saillant, car il est caché pour ainsi dire dans l'espace perforé postérieur, très étroit chez les rongeurs et semblable à une fente transversale (*repli mamillo-protubé-rantiel*).

Lorsqu'on examine le corps mamillaire de l'homme sur des coupes frontales, on le voit apparaître sous la forme d'une masse grise, voisine du raphé, et séparée en partie de l'autre corps mamillaire par un prolongement du ventricule moyen. Cet appendice ventriculaire manque chez les carnassiers et les rongeurs, en sorte que les deux corps mamillaires sont soudés par une mince bandelette compacte de tissu névroglique.

Structure.

Chaque tubercule mamillaire est composé, comme l'a démontré Gudden, de deux noyaux intimement unis. L'*interne* ou *principal* constitue à lui seul presque tout le tubercule ; l'*externe*, beaucoup plus petit et en demi-lune, s'applique en dehors sur le premier, le contourne, mais ne forme point saillie à l'extérieur. Une zone grise, d'aspect un peu spécial, zone que l'on pourrait appeler *noyau limitant*, comme nous l'avons fait nous-même [1], revêt en outre les faces antéro-supérieures du noyau interne. Enfin une couche de substance blanche couvre la face postéro-inférieure de ce noyau ; c'est la capsule du corps mamillaire à laquelle celui-ci doit sa couleur.

Noyau mamillaire interne. — Cette masse grise, relativement pauvre en fibres à myéline, renferme une multitude de cellules nerveuses séparées par des plexus. Dans les préparations effectuées par la technique de Nissl, on voit que ces corpuscules sont extrêmement petits et renferment un protoplasma très peu abondant, sans chromatine ou semé seulement de granules basophiles très fins. Leur corps polyédrique ou ovoïde donne naissance à de

Cellules ; leur aspect : 1º au Nissl:

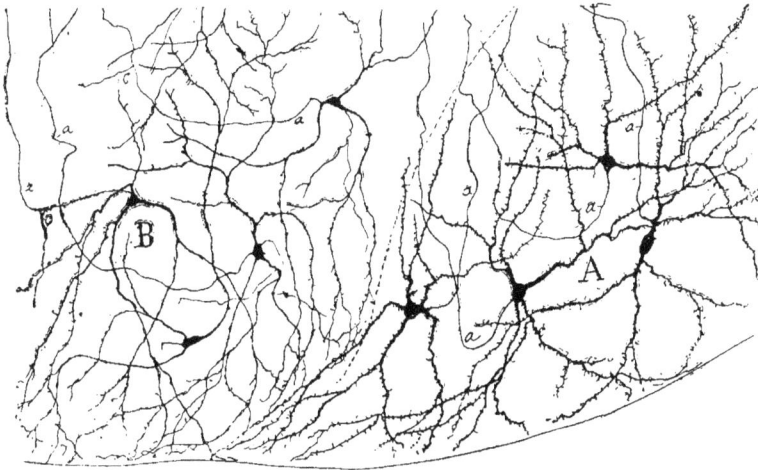

Fig. 297. — Coupe frontale d'une portion des noyaux mamillaires; chat âgé de 8 jours. Méthode de Golgi.

A, noyau mamillaire externe ; — B, portion du noyau mamillaire interne : — *a*, cylindre-axe ; *c*, collatérale.

fines dendrites difficiles à suivre. Si l'on examine avec attention au moyen de l'objectif apochromatique 1,30, des coupes de ce ganglion fortement colorées au Nissl, on s'aperçoit que les cellules sont ordinairement disposées en groupes ou îlots ; des espaces clairs où se trouvent de temps à autre un noyau névroglique les séparent ; c'est là que s'accumulent les dendrites des neurones voisins. Les cellules sont très abondantes dans la région inférieure et externe du noyau dont nous nous occupons. Leur taille, qui est de 10 à 12 μ, tend à augmenter à mesure qu'elles s'approchent du noyau limitant, où leur corps fusiforme et plus riche en protoplasma atteint un diamètre maximum de 14 μ.

Les cellules du noyau interne se présentent, dans les préparations au

2º au Golgi.

1. S. R. CAJAL, Estudios talámicos. II, El pedunculo mamilar. *Trab. d. Labor. d. Investig. biol.*, t. II, 1903.

II   56

Dendrites. Golgi tirées du chat âgé de quelques jours, sous la forme de neurones multipolaires, dont les dendrites longues, ramifiées et tomenteuses, ont été bien figurées et décrites par Kölliker (fig. 297, *B*). Dans les cellules qui occupent le centre du noyau, ces appendices rayonnent en tous sens, tandis que dans celles qui sont placées au voisinage de la capsule, les appendices sont orientés perpendiculairement à la surface. Enfin, un certain nombre de dendrites nées à la partie inférieure du corps des cellules décrivent une

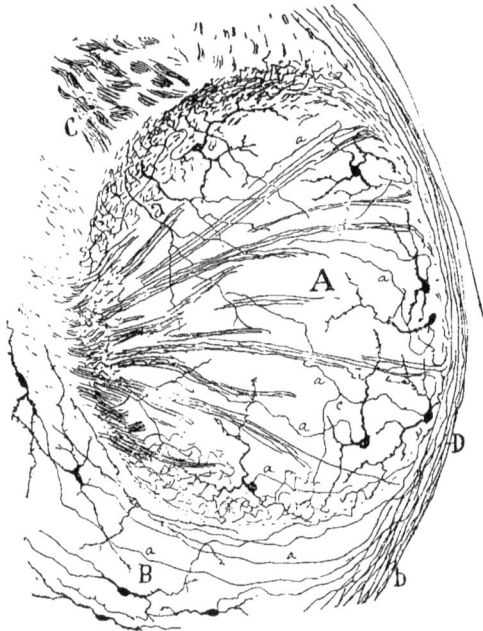

FIG. 298. — Coupe sagittale du noyau mamillaire interne de la souris.
Méthode de Golgi.

A, noyau mamillaire interne ; — B, cellules du noyau marginal ou limitant : — C, décussation des piliers antérieurs du trigone ; — D, capsule du noyau mamillaire ; — *a*, arborisations terminales des fibres du pédoncule mamillaire ; — *a*, axones des cellules du noyau mamillaire interne.

courbe pour s'approcher de la périphérie. Les prolongements protoplasmiques se terminent souvent, comme l'a remarqué Kölliker, par un bouquet épineux. Ce bouquet, et en général toutes les ramifications protoplasmiques délicates. s'amassent dans les espaces clairs dont nous avons parlé et se mettent là en contact avec les plexus nerveux qui vont bientôt nous occuper. Dans les figures 298 et 311, l'arborisation dendritique des cellules est plus simple que dans les précédentes, elle est comme embryonnaire ; cela tient à ce que les préparations, sur lesquelles elles ont été dessinées, proviennent de la souris nouveau-né ou âgée de quelques jours.

Axone; for-   Le cylindre-axe des neurones du noyau interne est fin et sinueux pen-
mation du fais-   dant son trajet initial, ce qui empêche souvent d'en reconnaître la destina-

ceau de Vicq
d'Azyr.

tion. En étudiant avec soin des coupes axiales du cerveau de la souris nouveau-née [1], nous sommes parvenu, néanmoins, à observer qu'après un trajet
irrégulier et variable, ce cylindre-axe pénètre dans l'un des petits paquets
de fibres ascendantes qui constituent la voie mamillaire efférente. Cette
voie se continue plus haut, on le sait, avec les faisceaux de Vicq d'Azyr et
ceux de la calotte de Gudden. Quelques *collatérales* ramifiées dans l'épaisseur du ganglion partent assez rarement, du reste, du trajet initial et flexueux
du cylindre-axe. Dans les coupes également axiales du corps mamillaire,
colorées par la méthode de Weigert et provenant du lapin ou du cobaye, on
voit, en apparence du moins, sortir de la capsule un certain nombre de
petits faisceaux situés très en arrière dans la voie efférente (fig. 299, *a*). Ce
fait, qu'il est aisé de constater aussi sur les préparations effectuées par la
méthode de Golgi (fig. 298), permet de présumer qu'un grand nombre de

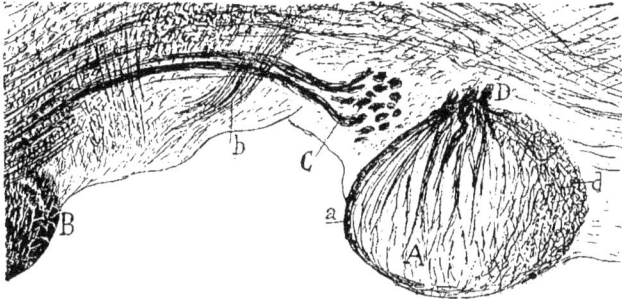

Fig. 299. — Coupe sagittale du noyau mamillaire interne et de la région interpédonculaire chez le cobaye. Méthode de Weigert-Pal.

A, noyau mamillaire interne ; — B, protubérance ; — C, entre-croisement des piliers antérieurs du
trigone ; — *a*, capsule du noyau mamillaire ; — *d*, noyau marginal ou limitant.

cylindres-axes, nés dans le noyau interne, se dirigent immédiatement vers la
capsule, y cheminent d'avant en arrière, descendent par la région postérieure du ganglion et s'incorporent aux faisceaux de la voie efférente ou
centrifuge.

Noyau externe. — Les figures 305 et 309 montrent respectivement, en *B*
et en *E*, l'aspect falciforme de ce noyau et sa situation sur le côté externe
du corps mamillaire, près du sillon mamillo-pédonculaire, tout contre les
piliers antérieurs du trigone auxquels il adhère intimement par sa portion
basilaire ou externe. Ses cellules, vues dans des préparations colorées par
la méthode de Nissl, apparaissent sous l'aspect fusiforme ou triangulaire et
possèdent une taille plus grande que celles du noyau interne ; elles ont,
en effet, de 18 à 24 μ. Leur protoplasma, plus riche en chromatine, renferme, en outre, un reticulum qui se colore assez bien par le bleu de méthylène. Ici, comme dans le noyau interne, les cellules se disposent en groupes ou îlots, séparés par des plexus pâles.

Aspect et si-
tuation.

Cellules ;
1° au Nissl :

1. S. R. Cajal, Apuntes para el estudio del bulbo raquídeo, etc., 1895.

2° au Golgi.
Dendrites.

Leur corps volumineux présente, lorsqu'on le colore par le chromate d'argent, des dendrites longues, mais peu ramifiées. Ces expansions rayonnent en tous sens, comme on le voit en jetant un coup d'œil, en *A*, soit sur la figure 297, soit sur la figure 300 où nous avons reproduit une coupe sagittale et très latérale du corps mamillaire chez la souris.

Axone ; son
incorporation
au faisceau de
Vicq d'Azyr.

Quant au cylindre-axe dont le trajet initial, fort compliqué, ne donne naissance à aucune collatérale, il est impossible de le suivre. Pourtant, en examinant des coupes frontales colorées par la méthode de Weigert ou par celle à l'hydroquinone [1], on remarque de la façon la plus claire un système de tubes, qui naît dans le noyau externe (fig. 307, *E*), contourne en dedans le trigone et pénètre dans la voie efférente principale par son côté externe. Il est, pour nous, hors de doute que les cylindres-axes provenant du noyau mamillaire externe constituent avec ceux du noyau interne le faisceau de Vicq d'Azyr et celui de la calotte de Gudden et non point le pédoncule mamillaire, comme des auteurs l'ont cru par erreur.

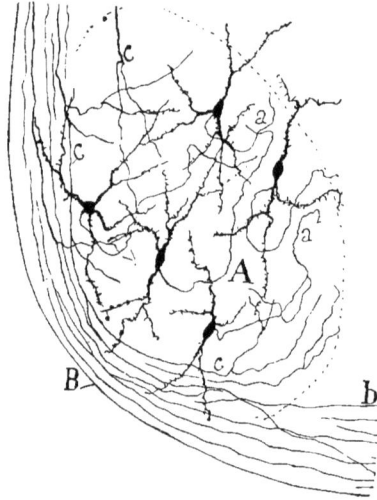

Cellules du
noyau limi-
tant.

FIG. 300. — Coupe sagittale du noyau mamillaire externe chez la souris. Méthode de Golgi.

A, noyau mamillaire externe ; — B, sa capsule fibreuse ; — b, fibres se rendant au tuber cinereum ; — c, ramification du pédoncule mamillaire.

Dans le noyau limitant (fig. 298, *B*) qui fait partie du noyau mamillaire interne, les cellules ont d'habitude des dimensions un peu plus grandes, une forme en fuseau orientée dans le sens vertical, et enfin des *dendrites* polaires ascendantes et descendantes, modérément ramifiées. Les *cylindres-axes* se dirigent constamment en bas, longent la portion antérieure du noyau et se perdent dans une lame blanche, continue en partie avec la capsule.

Voies du corps mamillaire. — Le double ganglion mamillaire possède, comme les foyers supérieurs de la couche optique, une voie sensorielle ou ascendante qui est le *pédoncule du corps mamillaire*, une voie supérieure ou cortico-thalamique, formée par les *piliers antérieurs du trigone* et une voie mixte centripéto-centrifuge, représentée par le *faisceau de Vicq d'Azyr* et le *faisceau de la calotte*. Il existe encore une quatrième voie accessoire, probablement descendante et de constitution inconnue ; c'est la *capsule mamillaire*.

1. S. R. CAJAL, Estudios talámicos, etc. *Trab. d. Labor. d. Invest. biol.*, 1903.

1° **Pédoncule du tubercule mamillaire.** — Sur les côtés de l'espace inter-pédonculaire et presque parallèlement au bord interne du pédoncule, se trouve un cordon isolé, blanc, volumineux, composé de fibres épaisses que la méthode de Weigert colore fortement. Ce cordon, qui émane de la région de la calotte, devient superficiel dans l'espace interpédonculaire, passe à travers les racines du moteur oculaire commun, s'applique intimement au côté antéro-externe du noyau mamillaire externe, s'y arrête et se perd à l'intérieur des deux noyaux (figs. 301, *A* et 302, *B*).

Les notions que l'on possédait avant nos travaux [1] sur l'origine, la terminaison et le rôle de ce faisceau important étaient passablement contradictoires.

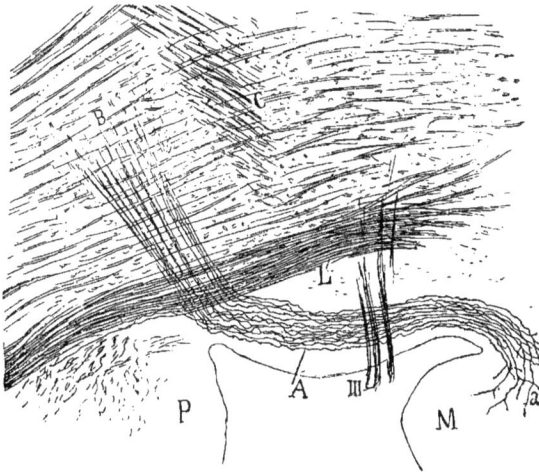

FIG. 301. — Coupe sagittale de l'espace mamillo-protubérantiel ; chat âgé de quelques jours. Méthode de Golgi.

A, pédoncule mamillaire ; — B. noyau de la substance réticulée où le pédoncule mamillaire prend une direction transversale ; — C. entre-croisement du pédoncule cérébelleux supérieur ; — L, voie sensitive ; — M. corps mamillaire ; — P, protubérance ; — III, nerf oculo-moteur commun.

Forel [2] considérait cette voie comme une portion détachée du ruban de Reil médian et pensait qu'elle se dirige vers le noyau mamillaire.

Wallenberg [3], ayant vu pénétrer dans le pédoncule mamillaire un contingent considérable de fibres de la voie sensitive centrale, a soutenu, en collaboration avec Édinger [4], la même opinion. Ces deux auteurs ne croient pas cependant que ces fibres constituent à elles seules tout le pédoncule. Quant à leur origine, ils estiment qu'elle se trouve dans les noyaux bulbaires des cordons de Goll et

1. S. R. CAJAL, Estudios talámicos, etc. *Trab. d. Labor. d. Invest. biol.*, 1903.
2. FOREL, Beiträge zur Kenntniss des Thalamus opticus. Zurich, 1872.
3. WALLENBERG, Secundäre sensible Bahnen im Gehirnstamme des Kaninchens. *Anat. Anzeiger*, n° 4-5, 1900.
4. EDINGER u. WALLENBERG, Untersuchungen über den Fornix und das Corpus mamillare. *Arch. f. Psychiatrie*, Bd. XXXV, H. 1, 1902.

de Burdach. Pour Ganser [1], le pédoncule aurait son origine dans la substance
noire et se porterait de là vers le noyau dont nous nous occupons. Des faisceaux du pilier du trigone des deux côtés et des fibres venues de la zone incertaine des deux moitiés du cerveau pénétreraient, d'après Honegger [2], dans le
pédoncule, transformé ainsi en complexus. D'autres auteurs, comme de Sanctis [3],
nient toute relation entre le corps mamillaire et son pédoncule.

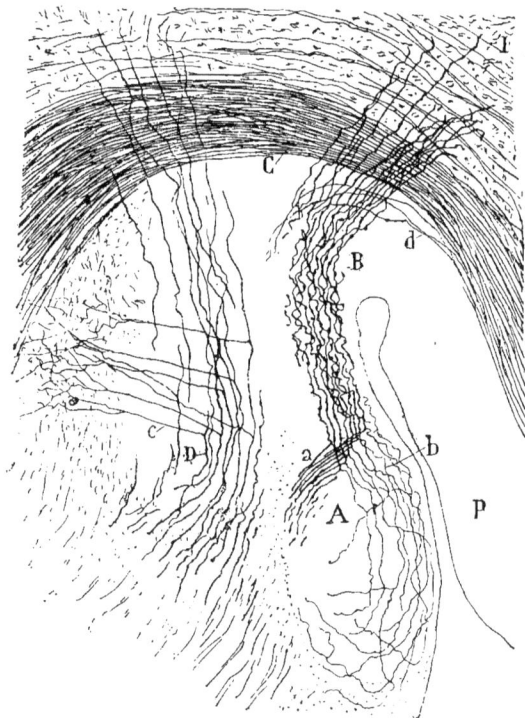

Fig. 302. — Portion d'une coupe sagittale de la région sous-thalamique
et de la région de la calotte chez la souris. Méthode de Golgi.

A, noyau mamillaire externe ; — B, pédoncule du corps mamillaire ; — C, voie sensitive ; —
D, voie olfactive de projection venue de la région frontale du cerveau ; — I, région où les fibres
du pédoncule mamillaire deviennent transversales ; — P, protubérance ; — a, branche antérieure du pédoncule mamillaire ; — b, branche postérieure du même pédoncule ; — c, collatérales
de la voie olfactive de projection ; — d, fibres du pédoncule paraissant se détacher de la voie
sensitive.

Kölliker [4] a défendu une opinion qui s'écarte passablement des précédentes.
D'après lui, le pédoncule tire son origine des cellules du noyau mamillaire

1. Ganser, Vergleichend anat. Studien über das Gehirn. d. Maulwurfs. *Morphol.
Jahrb.*, Bd. VII, 1881.
2. Honegger, Vergleichend anat. Untersuchungen über. den Fornix, etc. *Rec. de
Zool. suisse*, t. V, 1890.
3. De Sanctis, *Ricerche fatte nell. Labor. d'anat. di Roma*, t. IV, p. 127, 1894.
4. Kölliker, Lehrbuch der Gewebelehre. Bd. II, 1896.

externe; il se porte ensuite en haut et en arrière, dans une direction sagittale, de façon à se placer entre la substance noire et le ruban de Reil médian; il se perd enfin dans la substance réticulée de la calotte. Ailleurs, Kölliker ajoute que le pédoncule mamillaire se termine probablement dans le ganglion dorsal de la calotte de Gudden, c'est-à-dire dans l'amas gris où se disséminent les fibres nées du ganglion interpédonculaire.

Enfin, Dejerine[1], qui a étudié ce faisceau chez l'homme et chez le lapin au moyen de la méthode de Weigert, admet aussi que ses fibres proviennent du noyau mamillaire externe et qu'elles se dirigent en arrière pour s'irradier à travers la calotte. Une partie d'entre elles croise, d'après lui, le ruban de Reil médian; une autre semble se diriger vers le locus niger, et une troisième, fort importante, entoure le faisceau de Meynert, traverse la décussation du pédoncule cérébelleux supérieur, concourt ainsi à former les faisceaux longitudinaux de la substance réticulée de la calotte et gagne enfin les noyaux dorsal et ventral de cette région.

D'après les deux dernières opinions que nous venons de résumer, le pédoncule mamillaire constituerait la voie efférente ou centrifuge du noyau mamillaire externe. Quiconque a étudié avec un peu d'attention l'organisation du cerveau intermédiaire ne peut qu'en être doublement surpris : d'abord, à cause de la disproportion frappante qui existe entre le volume considérable du pédoncule et la petitesse du noyau mamillaire externe dont les cellules sont très peu nombreuses; ensuite, parce que le tubercule mamillaire semble manquer totalement de voie afférente principale; on ne peut considérer, en effet, que comme des connexions accessoires celles que lui fournissent, d'ailleurs en petit nombre, les piliers du trigone, qui, de l'avis général, constituent bien une voie sensorielle, mais cortico-thalamique.

Le pédoncule mamillaire est, contrairement aux opinions relatées plus haut, une voie ascendante ou sensorielle qui se termine dans les deux noyaux mamillaires et dans le noyau limitant. Cela ne fait plus aucun doute, depuis les recherches que nous avons faites et dont nous allons donner ici un résumé. *Notre opinion.*

Origine. — Certaines préparations tirées de la souris, du lapin et du chat montrent que ce pédoncule se compose à son origine de deux courants convergents de fibres : 1° un *courant principal*, qui se détache, dans la région de la calotte, d'un gros faisceau de tubes arciformes situés au-dessous du pédoncule cérébelleux supérieur; les fibres de ce courant croisent presque à angle droit la voie sensitive centrale, se portent en dedans et en bas et pénètrent enfin dans le pédoncule; 2° un *courant accessoire* ou *interne*, qui est peu apparent chez le lapin et la souris (fig. 302, *d*) et un peu plus développé dans le cerveau du chien et du chat; ce courant sort du ruban de Reil médian, comme paraissent l'avoir vu aussi Forel et Wallenberg. Ses fibres s'incorporent au pédoncule mamillaire par son côté antérieur. *Les deux courants du pédoncule mamillaire.*

Pour apercevoir cette double origine avec toute la netteté voulue, c'est aux coupes horizontales de la région interpédonculaire du chat, par exemple, qu'il faut s'adresser (fig. 303, *a, b*). Les coupes sagittales, comme celle que nous reproduisons sur la figure 301, en *A*, montrent beaucoup mieux, cepen- *Leur aspect et leur trajet.*

1. Dejerine, Anatomie des centres nerveux, t. II, p. 303, 1901.

dant, la façon dont le pédoncule mamillaire prend naissance et l'importance
considérable du courant de la calotte dans sa constitution. Par un de ces
hasards, qui sont encore assez fréquents dans la méthode de Golgi, le pédoncule mamillaire s'est trouvé complètement et presque exclusivement imprégné dans la préparation que nous avons dessinée sur cette figure. A ses
débuts, postérieurement, nous le voyons parvenir au voisinage de la protu-

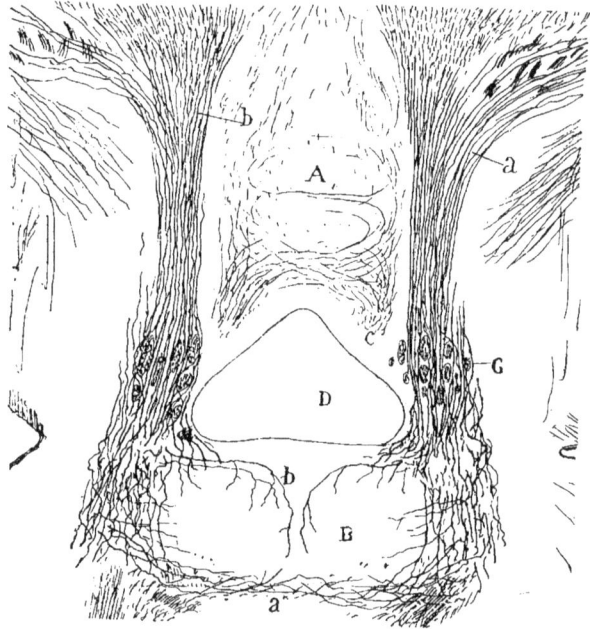

Fig. 303. — Coupe horizontale passant à un niveau très inférieur du pédoncule cérébral
et du corps mamillaire; chat âgé de 8 jours. Méthode de Golgi.

A, ganglion interpédonculaire ; — B, corps mamillaire externe ; — C, faisceau rétroflexe ou de
Meynert ; — D, repli mamillo-protubérantiel ; — G, racine du nerf oculo-moteur commun ; —
a et *b*, les deux segments d'origine du pédoncule mamillaire. — Les lettres *a* et *b* qui sont
répétées au bas de la figure indiquent des branches internes, antérieures et postérieures du
pédoncule cérébral destinées au corps mamillaire interne.

bérance, derrière l'entre-croisement du pédoncule cérébelleux supérieur ; il
se coude ensuite suivant un angle obtus, traverse les faisceaux du ruban
de Reil médian et se divise en paquets parallèles pour perforer de part en
part une masse grise qui appartient à la substance réticulée protubérantielle
et qui, vraisemblablement, n'est autre que le *noyau central supérieur* de
Bechterew ; il prend enfin une direction transversale et franchit probablement la ligne médiane.

    Terminaison. — Nous avons déjà relaté l'opinion de Kölliker et de Deje-
rine, pour qui le pédoncule contracte des rapports étroits avec le noyau mamillaire externe. Ces connexions existent, en effet, et rien n'est plus facile à

constater que la pénétration des fibres du pédoncule dans ce noyau, lorsqu'on examine des coupes frontales sériées et colorées par la méthode de Weigert-Pal. Ces fibres, que leur gros diamètre ne permet pas de confondre avec aucune de celles qui sillonnent le noyau mamillaire externe, se portent en bas et un peu en dedans, comme le montre la figure 308, en *A* ; elles abordent le noyau externe par sa face postéro-supérieure, s'insinuent, en petits paquets, entre ses neurones et se disséminent dans toute son étendue, en s'infléchissant et en changeant de direction. Mais les préparations au Weigert, surtout lorsqu'elles proviennent de la souris et du cobaye, nous apprennent bien autre chose. Elles nous montrent, en effet, détail resté inaperçu des neurologistes, qu'un bon nombre et peut-être même la majorité des fibres du pédoncule se jettent dans le noyau mamillaire interne, après s'être portées en dedans, pour devenir transversales (fig. 308, *D*). Le pédoncule mamillaire entre donc en rapport, non seulement avec le noyau externe, mais aussi avec l'interne. Ainsi, ce n'était pas sans raison que l'on était surpris de voir les auteurs attribuer exclusivement au minuscule noyau externe une voie aussi volumineuse que le pédoncule.

Terminaison dans les noyaux externe et interne.

Les préparations au chromate d'argent sont encore plus démonstratives que celles à l'hématoxyline de Weigert. Elles confirment les faits précédents et révèlent de plus une disposition intéressante des fibres du pédoncule avant leur terminaison ; c'est la suivante. La fibre destinée au noyau externe n'est, très souvent, qu'une branche de bifurcation du tronc qui se rend au noyau principal ou interne. Ces bifurcations du pédoncule mamillaire sont très faciles à constater sur les coupes sagittales de l'encéphale de la souris. C'est au moment où le pédoncule aborde l'extrémité supérieure du noyau externe, que ses fibres se divisent en Y, comme le montre la figure 302, en *a*, *b*, et donnent ainsi naissance à des branches antérieures et postérieures. Mais ce n'est pas le seul point où ces fibres se bifurquent. En *A*, sur la figure 304, qui représente une coupe axiale du noyau mamillaire externe chez la souris, on aperçoit, en effet, des bifurcations à différentes hauteurs de ce noyau et jusque dans son bord antéro-inférieur. Quelques-unes s'opèrent même si loin, que leurs branches, de plus en plus amincies, se portent en bas et en avant et pénètrent dans le territoire du tuber cinereum (fig. 304, *d*).

Bifurcation des fibres pédonculaires.

Les *branches antérieures* et un peu internes qui naissent de la bifurcation des fibres du pédoncule mamillaire (fig. 302, *a*) sont très distinctes à cause de leur grande épaisseur ; elles longent sur une petite distance le bord postérieur du noyau mamillaire externe, puis très rapidement s'enfoncent vers la ligne médiane, c'est-à-dire dans le noyau interne ; il est impossible de suivre plus loin ces rameaux, parce que la coupe sagittale passe précisément au travers du noyau externe. Les *branches postérieures* (fig. 302, *b*), qui sont aussi descendantes, ont une épaisseur moindre et ressemblent souvent à de simples collatérales des premières ; elles se logent dans les couches superficielles du noyau externe, se ramifient et se terminent dans son épaisseur ; elles décrivent auparavant des courbes concaves en avant et plus ou moins concentriques, et projettent quelques collatérales.

Trajet et terminaison de leurs bran- ches :
1° *dans les préparations au Golgi, chez la souris et le chat.*
a) *branche antérieure;*

Dans les préparations qui proviennent de la souris âgée de quelques jours, on remarque souvent que la branche antéro-interne, très volumineuse, en général, contourne le pilier antérieur du trigone, s'infléchit en dedans et pénètre dans le noyau mamillaire interne où elle se résout. Son arborisation ample est étendue sur une grande partie du foyer. Dans le cerveau du chat, les grosses branches antérieures fournissent, à leur terminaison, de nombreux rameaux qui, en se ramifiant, donnent lieu à des arborisations encore plus étendues que chez la souris et forment un plexus touffu dans la totalité du noyau interne (fig. 3o5 et 3o6, *b*). Les arborisations terminales s'accumulent surtout au voisinage de la ligne médiane et de la limite antéro-inférieure du noyau; elles s'y pressent même à tel point qu'il est impossible de bien discerner les nids péricellulaires, dès lors confondus en apparence. Quelques branches antérieures du pédoncule mamillaire se ramifient d'abord dans le noyau interne d'un côté, puis traversent le raphé en serpentant pour se terminer par une arborisation dans le noyau interne de l'autre côté (fig. 3o5, *e*). D'autres, en nombre encore assez grand, cheminent tangentiellement à travers le noyau limitant ou la partie postérieure du noyau interne, atteignent le raphé, prennent une direction sagittale et se ramifient dans les régions du noyau mamillaire interne qui sont voisines de la ligne médiane. Parfois, ce sont seulement des rameaux issus des branches antérieures qui effectuent ce trajet et se terminent en ces points. En tout cas, les branches principales ou leurs rameaux secondaires émettent, pendant leur trajet dans la capsule, des collatérales qui se ramifient dans les territoires gris sous-jacents à celle-ci (fig. 3o5, *b*).

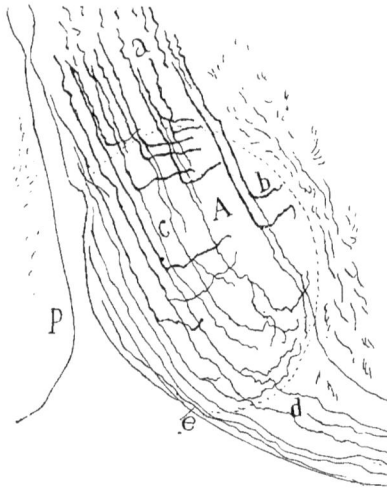

Fig. 304. — Coupe sagittale passant par le noyau mamillaire externe et montrant les détails relatifs à la bifurcation des fibres du pédoncule mamillaire; souris âgée de 8 jours. Méthode de Golgi.

A, noyau mamillaire externe; — P, protubérance; — *a*, fibres pédonculaires afférentes; — *b*, branche interne de ces fibres; — *c*, leur branche postérieure; — *d*, branches postérieures de fibres pédonculaires semblant aller au tuber cinereum.

Nous avons déjà décrit la distribution de la branche postérieure dans le noyau mamillaire externe de la souris âgée de quelques jours et nous avons vu que son arborisation y est encore maigre et d'aspect schématique. Si l'on veut bien juger de l'importance du plexus terminal que l'ensemble des branches postérieures engendre dans le noyau, c'est à un autre animal, c'est-à-dire au chat parvenu à l'âge de quinze jours, qu'il faut s'adresser.

Lorsque l'imprégnation au chromate d'argent est réussie, comme dans la préparation que représente la figure 3o5, en *B*, on voit dans tout le noyau externe un lacis foncé et extrèmement dense de fibrilles, produit par l'arborisation des branches postérieures. Ce lacis, en forme d'aile mince, ne dépasse pas les limites du noyau ; il recouvre la face externe du noyau interne. En suivant, vers leur origine, les fibres qui constituent le plexus si touffu du noyau externe, on les voit se grouper en petits paquets,

Fig. 3o5. — Coupe frontale des deux noyaux du corps mamillaire ; chat âgé de quelques jours. Méthode de Golgi.

A, noyau mamillaire interne ; — B, noyau mamillaire externe avec son plexus d'arborisations formées par le pédoncule mamillaire ; — C, troncs des fibres du pédoncule mamillaire coupés transversalement ; — D, faisceaux de la voie mamillaire efférente ; — E, coupe des faisceaux du pilier antérieur du trigone ; — a, cellules du noyau mamillaire interne ; — b, arborisations terminales des branches pédonculaires internes ; — c, faisceaux de cylindres-axes efférents ; — d, cylindres-axes nés dans le noyau mamillaire externe ; — e, commissure formée par l'entrecroisement des branches pédonculaires internes.

passer ainsi soit au-dessous du pilier antérieur du trigone, soit entre ses faisceaux (fig. 3o5, *E*) et se continuer enfin par une des deux branches de bifurcation des grosses fibres du pédoncule mamillaire (coupées en travers ou obliquement dans la figure 3o5, en *C*), c'est-à-dire par la branche postérieure.

Les préparations à l'hématoxyline de Weigert ou à l'hydroquinone permettent également de se rendre compte de la façon dont se comportent les branches du pédoncule mamillaire. La masse des fibres épaisses qui constituent ce dernier donnent naissance, comme le représente la figure 3o8, en *B*, à des branches inférieures minces qui se rendent au noyau externe,

2° dans les préparations au Weigert, chez le cobaye.

et à des branches supérieures, par conséquent opposées, qui vont au noyau interne ; ces dernières sont placées, à l'origine, au-dessus des piliers du trigone, immédiatement en avant du point où ils s'infléchissent pour se décusser. Lorsqu'on compare les préparations obtenues par les méthodes de Weigert et de Golgi, on apprend que la plupart des fibres qui, d'après les auteurs, forment la commissure inter-mamillaire, sont purement et simplement des branches antéro-internes croisées du pédoncule mamillaire, branches qui se trouvent dans le noyau limitant (fig. 307, A). Nous ne prétendons pas, néanmoins, que cette commissure ne contient pas des fibres d'une autre provenance.

2° **Piliers antérieurs du trigone ou voie cortico-thalamique.** — Dans nos

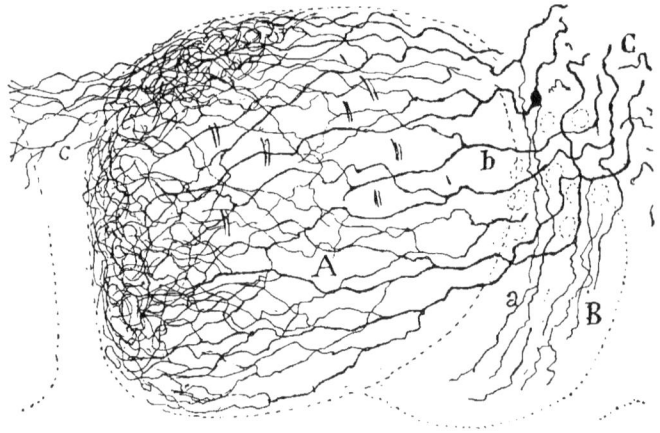

Fig. 306. — Arborisations de la branche pédonculaire interne dans le corps mamillaire : chat âgé de quelques jours.

A, noyau mamillaire interne ; — B, noyau mamillaire externe ; — C, troncs des fibres du pédoncule mamillaire ; — a, b, branches de bifurcation pour les noyaux interne et externe.

Collatérales et bifurcations pour les noyaux mamillaires. premiers travaux sur la structure des tubercules mamillaires, nous avions signalé l'existence d'un certain nombre de collatérales, qui naissent des piliers antérieurs du trigone au niveau du noyau mamillaire externe et se terminent dans ce noyau ainsi que dans son congénère interne. Kölliker a fait la même constatation. De nouvelles études effectuées sur le chat nous permettent d'ajouter que les fibres de ces piliers donnent en outre des branches de bifurcation à ces deux noyaux et en particulier à l'externe, à en juger par nos préparations. Ces branches fines se ramifient modérément et contribuent par là à compliquer le plexus du corps mamillaire. En certains cas, il nous a paru que les fibres des piliers envoyaient une branche de division à chacun des noyaux du tubercule.

Mais ces connexions entre le trigone et les foyers mamillaires ne sont pas aussi importantes qu'on l'a cru. En effet, la plupart des fibres du pilier ne semblent pas envoyer de collatérales ou de branches de bifurcation à ces noyaux. En outre, qu'elles restent indivises ou se bifurquent, ces fibres quittent le noyau mamillaire externe, se dirigent en haut et en arrière en se croisant avec celles du côté opposé et traversent la ligne médiane, comme l'ont démontré d'abord Gudden, puis Forel, Ganser, Vogt, Kölliker, Probst et Dejerine entre autres. On sait qu'elles se continuent ensuite par des tubes descendants dans le bulbe rachidien. Cet entre-croisement rétro-mamillaire est manifeste sur les coupes frontales de la couche optique colorées par la méthode de Weigert ou de l'hydroquinone (fig. 309, b). On le voit également dans les coupes sagittales du tubercule mamillaire et du bulbe, telles que celle représentée sur la figure 299. On y aperçoit, en C,

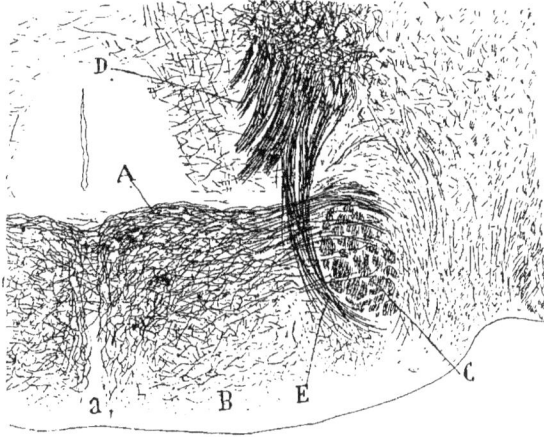

Fig. 307. — Coupe frontale des noyaux mamillaires ; cobaye adulte.
Méthode à l'hydroquinone.

A, espace riche en fibres dans la partie antérieure du noyau mamillaire interne ; — B, zones superficielles du noyau mamillaire interne ; — C, piliers antérieurs du trigone ; — D, voie efférente du système mamillaire ou faisceau principal ; — E, groupe de fibres issues du noyau mamillaire externe et allant au faisceau principal.

les faisceaux entre-croisés et transversalement sectionnés de l'un des piliers ; on y aperçoit aussi la voie qui en provient, voie dont il est facile de suivre les fibres jusqu'à la protubérance.

Honegger, Vogt et d'autres encore ont mentionné l'existence de fibres issues des piliers antérieurs du trigone et allant s'incorporer au pédoncule mamillaire de leur côté et à celui du côté opposé. On a signalé également l'entrée de fibres du trigone dans la voie efférente du tubercule mamillaire, c'est-à-dire dans le faisceau de Vicq d'Azyr et dans celui de la calotte. Nous n'avons pu constater aucune de ces connexions.

Connexions douteuses du trigone avec les voies afférente et efférente mamillaires.

3° **Voie efférente ou centripéto-centrifuge.** — Les cylindres-axes fournis par les cellules des noyaux mamillaires se portent, comme nous l'avons déjà dit, en haut et en avant ; ils atteignent ainsi les confins du noyau interne et se groupent en un cordon volumineux et ascendant qui monte jusqu'à la partie supérieure de la région sous-thalamique.

Les coupes frontales du tubercule mamillaire colorées par la méthode de Weigert révèlent de la façon la plus nette les détails du parcours de ces paquets de fibres, ainsi que le mode de formation de la voie efférente. Lorsque ces coupes intéressent l'extrémité postérieure du tubercule mamillaire au niveau de l'entre-croisement des piliers du trigone, les paquets de la voie efférente se montrent coupés en travers (fig. 309, *D*), et une aire triangulaire de substance blanche, correspondant au point où commence cette voie, apparaît. Si les coupes passent par le centre du tubercule, les paquets, déjà nombreux, se présentent coupés sagittalement et sous une forme arquée (fig. 308, *E*); en même temps on voit une portion de la voie afférente. Faisons remarquer, en passant, qu'aucun des faisceaux ascendants ne franchit

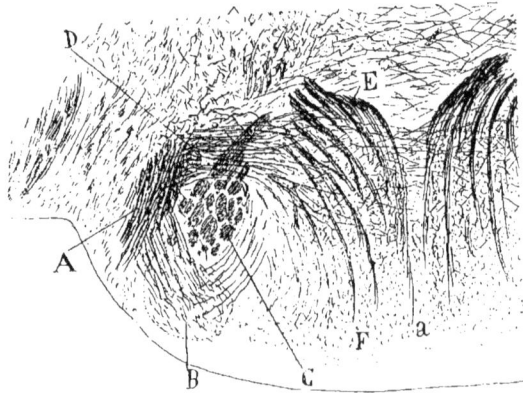

Fig. 308. — Coupe frontale des noyaux mamillaires faite en arrière de la précédente cobaye adulte. Méthode à l'hydroquinone.

A, pédoncule mamillaire ; — B, branches se rendant au noyau mamillaire externe ; — C, noyau mamillaire externe ; — D, branches se rendant au noyau interne ; — E, faisceaux d'origine du faisceau efférent principal ; — F, noyau mamillaire interne ; — *a*, raphé.

la ligne médiane, d'où il faut conclure que chaque noyau mamillaire n'est représenté que dans la voie efférente de son côté. Enfin, les coupes encore plus antérieures montrent la voie efférente dans son entier développement et remontant jusqu'à l'étage supérieur de la couche optique (fig. 307, *D*); on y remarque aussi les fibres horizontales du pédoncule mamillaire. Il est facile de voir dans ces coupes que les fibres efférentes émanées du noyau mamillaire externe sont placées en avant et en dehors de celles que donne le noyau interne, lorsqu'elles s'incorporent à la voie efférente.

Pour se former une idée précise de la façon dont la voie efférente se comporte au delà, il faut recourir à des coupes sagittales. Celles qui proviennent de la souris et du lapin nouveau-nés, animaux favorables à une imprégnation très complète, sont particulièrement instructives. On y découvre, en effet, un détail important, mis en lumière par nous [1] en 1895 et confirmé

1. S. R. Cajal, Apuntes para el estudio del bulbo raquídeo, etc., Madrid, 1895.

depuis par Kölliker [1]. C'est le suivant : les deux faisceaux de Vicq d'Azyr et de la calotte, qui font suite à la voie mamillaire efférente, prennent naissance, non point, séparément, en des cellules distinctes du tubercule, mais dans les mêmes cellules ; ils sont formés par des branches de bifurcation des mêmes cylindres-axes.

Nous montrons ce détail intéressant sur la figure 311, en *B* ; les cylindres-axes du faisceau principal ou princeps, comme l'appelle Kölliker, se divisent en Y à des niveaux un peu différents. La *branche antérieure* issue de cette bifurcation et destinée à former le faisceau de Vicq d'Azyr se porte franchement en haut et en avant ; elle se termine, comme nous l'avons prouvé et comme l'a confirmé Kölliker, dans le noyau dorsal au moyen d'amples ar-

faisceaux de Vicq d'Azyr et de la calotte, chez la souris.

Terminaison :
1° du faisceau de Vicq d'Azyr ;

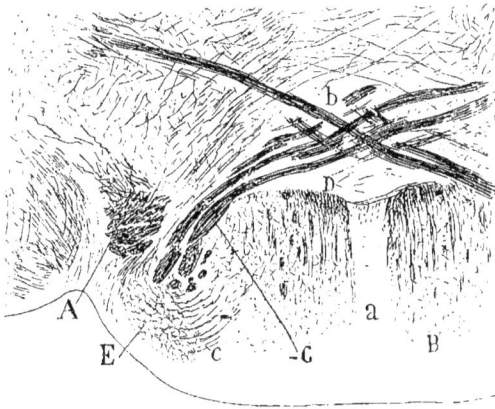

FIG. 309. — Coupe frontale passant par la partie la plus postérieure du corps mamillaire chez le cobaye. Méthode du nitrate d'argent réduit par l'hydroquinone.

A, pédoncule mamillaire ; — B, noyau mamillaire interne ; — C, piliers antérieurs du trigone ; — D, voie efférente principale du corps mamillaire ; — E, noyau mamillaire externe ; — a, raphé ; — b, entre-croisement des piliers antérieurs du trigone.

borisations libres. La *branche postérieure*, plus mince d'ordinaire, bien que pour Kölliker elle soit la plus volumineuse chez le lapin, se dirige en haut et en arrière, décrit à des niveaux différents de petits arcs à concavité inférieure et gagne la région de la calotte, tout en s'approchant graduellement de la ligne médiane et en se plaçant au-dessous du faisceau longitudinal postérieur ; elle se termine dans le noyau rouge et dans d'autres masses grises mal connues de la protubérance, du bulbe et peut-être de la moelle. Ces branches postérieures sont visibles dans les préparations colorées par la méthode de Weigert (fig. 310, *I*) ; leur minceur est telle qu'elle sert à les distinguer suffisamment des autres fibres sagittales de la calotte.

2° du faisceau de la calotte.

Nous avons eu également l'occasion [2] de constater la bifurcation de la voie efférente mamillaire dans le cerveau du chien et du chat, où elle se pré-

b) Son dédoublement chez

1. KÖLLIKER, Lehrbuch der Gewebelehre. 6e Aufl., 1896, Bd. II, p. 514.
2. S. R. CAJAL, Estudios talámicos, etc., 1903.

le chien et le chat.

sente comme dans celui de la souris et du lapin ; nous avons observé que la branche postérieure est chez eux ordinairement plus déliée que l'antérieure. Quelques-unes des fibres de la voie efférente nous ont semblé se rendre directement, c'est-à-dire sans se diviser, dans le faisceau de Vicq d'Azyr qui est considérable.

Analogie du corps mamillaire et des noyaux sensoriels.

Avant d'en finir avec la voie efférente, faisons remarquer la grande analogie qui existe entre les noyaux acoustiques, les noyaux visuels et les foyers mamillaires. La voie qui sort du corps mamillaire est mixte comme celle qui part des deux premières sortes de noyaux sensoriels ; nous voulons dire par

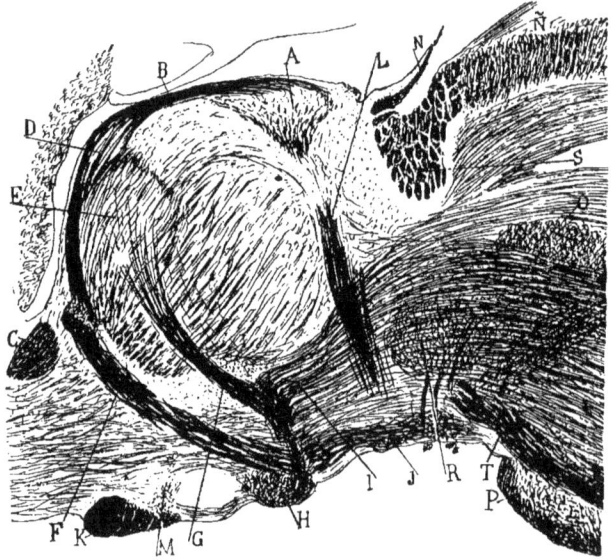

FIG. 310. — Coupe sagittale de la couche optique chez le cobaye.
Méthode de Weigert-Pal.

A, ganglion de l'habenula ; — B, strie médullaire de la couche optique ou tænia thalami ; — C, commissure antérieure : — D, noyau angulaire ; — E, noyau dorsal ; — F, piliers antérieurs du trigone ; — G, faisceau de Vicq d'Azyr ; — H, corps mamillaire ; — I, faisceau de la calotte de Gudden ; — J, pédoncule mamillaire ; — K, chiasma des nerfs optiques ; — L, faisceau de Meynert ; — M, commissure de Meynert ; — N, commissure interhabénulaire ; — P, protubérance ; — R, noyau rouge ; — S, commissure postérieure.

là qu'elle est composée de *branches ascendantes* qui vont contribuer à la voie sensitive centrale, et de *branches descendantes* ou *réflexes* destinés à des centres placés plus bas et dépourvus probablement de fibres ascendantes pour la couche optique.

Mais une chose distingue le corps mamillaire des noyaux acoustiques et visuels ; c'est que ces derniers, plus évolués et plus différenciés, donnent naissance, non seulement à une voie née de cylindres-axes communs, ce qui est un signe d'infériorité, mais encore à des voies ascendantes ou centrales, séparées et fort développées. Par conséquent, le tubercule mamillaire n'est point l'analogue des noyaux thalamiques secondaires des autres voies sensorielles, mais celui de leurs foyers primaires, tels que la rétine, le ganglion

ventral acoustique, les noyaux des cordons de Goll et de Burdach. Le vrai
centre thalamique secondaire de l'appareil mamillaire, celui qui répond réellement, pour la fonction, aux corps genouillés, aux noyaux sensoriels, etc., c'est
le *ganglion dorsal* ; c'est lui, comme nous l'avons déjà dit, qui donne naissance
à la voie supérieure ou thalamo-corticale, dont le rôle est de transmettre au
cerveau les excitations sensorielles apportées d'abord par le pédoncule mamillaire, puis par le faisceau de Vicq d'Azyr.

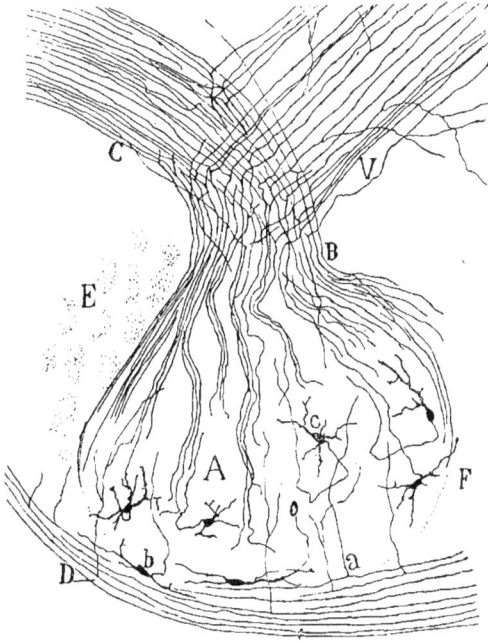

Fig. 311. — Coupe sagittale du noyau mamillaire interne; souris nouveau-née.
Méthode de Golgi.

A, noyau interne du corps mamillaire ; — B, cordon commun aux faisceaux de la calotte et de
Vicq d'Azyr ; — C, faisceau de la calotte ; — D, faisceau de la capsule du corps mamillaire
interne ; — E, piliers antérieurs du trigone ; — F, région antérieure du noyau mamillaire interne ;
— V, faisceau de Vicq d'Azyr ; — a, collatérale du faisceau capsulaire ; — b, cellule fusiforme
superficielle ; — c, cellules dont le cylindre-axe semble pénétrer dans le cordon commun aux
faisceaux de la calotte et de Vicq d'Azyr.

On verra, en *c* et *A*, sur le schéma de la figure 275, le trajet du courant
nerveux qui part du tubercule mamillaire et traverse la couche optique pour
aboutir à l'écorce du cerveau.

L'origine du courant sensoriel afférent transporté par le pédoncule mamillaire n'est pas marquée sur ce schéma ; c'est que par malheur nous l'ignorons
totalement. On ne peut faire à cet égard que des conjectures qui dépendent
elles-mêmes du rôle possible du corps mamillaire.

Or, ce corps est très certainement pour nous un centre sensoriel et peut-
être un centre gustatif. Dans ce cas, le pédoncule mamillaire aurait quelque
chance de provenir, directement ou indirectement, de la colonne grise qui
accompagne le faisceau solitaire ou, mieux, les fibres terminales bulbaires du

*Fonction
gustative pos-
sible du corps
mamillaire.*

glosso-pharyngien. Les recherches en cours de Tello sur les poissons donnent quelque fondement à cette hypothèse. Ce savant a vu, en effet, aboutir au corps mamillaire des courants de fibres parties des régions bulbaires où se terminent les nerfs vague et glosso-pharyngien.

4° **Capsule mamillaire.** — Elle est formée de deux sortes de fibres ; les unes émanent des noyaux mamillaires et vont, selon toute vraisemblance, à la voie efférente ; les autres sont des fibres de passage à direction sagittale qui proviennent du tuber cinereum, mais dont l'origine vraie est inconnue. La capsule envoie quelques collatérales dans le noyau interne où elles se terminent, mais la complexité des fibres capsulaires empêche de savoir d'où viennent réellement ces collatérales (fig. 311, *o*).

TUBER CINEREUM

Situation. En avant des éminences mamillaires, entre elles et le chiasma optique, on aperçoit aussi bien chez l'homme que chez les autres mammifères un renflement médian, grisâtre, conique dont le sommet se prolonge en un mince pédicule auquel est suspendu le corps pituitaire. Ce renflement, que l'on appelle *tuber cinereum*, contient un prolongement du ventricule moyen revêtu de l'épithélium épendymaire.

Ses trois noyaux. Lorsqu'on examine des coupes faites à travers le tuber cinereum des mammifères et colorées par la méthode de Nissl, on voit que cet organe renferme une multitude de cellules petites, serrées les unes contre les autres, polygonales, pauvres en protoplasma et presque dépourvues de granules chromatiques. Ces éléments, dont on ne peut connaître la forme que sur des préparations au chromate d'argent, se groupent en un grand amas à la partie inférieure du tuber, sur les côtés de l'épendyme et près de la surface libre. Nous appellerons *noyau antérieur* ou *principal* cet amas, le plus important du tubercule cendré. Au-dessus de ce noyau, s'en trouve un autre, moins considérable, que nous désignons sous le nom de *noyau supérieur* ; il est bien distinct du précédent sur les préparations effectuées par la méthode de Golgi, mais assez peu sur celles que l'on obtient par la technique de Nissl. Enfin on trouve, entre le noyau principal et la limite antérieure du noyau mamillaire antéro-interne, un troisième noyau, aplati d'avant en arrière et allongé de haut en bas (fig. 312, *B*) ; c'est le *noyau postérieur*.

Rareté des fibres à myéline. Tous ces noyaux sont fort pauvres en fibres à myéline, au point que cette quasi-absence de fibres nerveuses à double contour permet de reconnaître aisément le tuber cinereum sur les coupes frontales ou sagittales de la couche optique, lorsqu'elles sont colorées par l'hématoxyline de Weigert. Néanmoins, on voit circuler constamment, au-dessus et au-dessous du noyau principal, des fibres myélinisées qui semblent se rendre aux noyaux limitrophes. Nous en reparlerons plus loin.

Noyau antérieur ou principal. — Ce noyau est probablement l'homologue du noyau postéro-latéral de Lenhossék et du noyau du tuber de Ganser. Il constitue chez les rongeurs presque la totalité du tuber cinereum. Sa section frontale est presque circulaire, comme le montre la figure 313, en *A*, et ses contours, correctement dessinés, se trouvent formés d'une couche ou cap-

Situation et rapports.

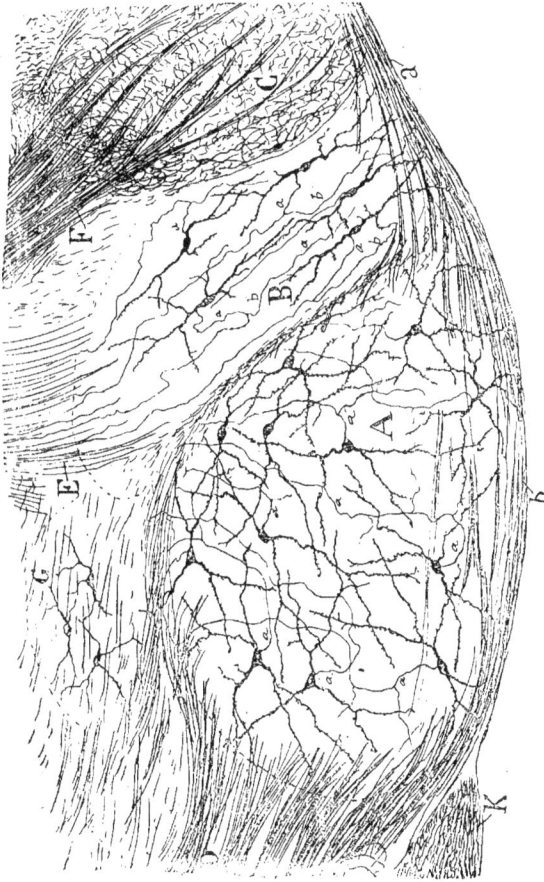

Fig. 312. — Coupe sagittale du tuber cinereum; souris âgée de 8 jours. Méthode de Golgi. A, noyau antérieur ou principal du tuber; — B, noyau postérieur ou accessoire du tuber; — C, noyau mamillaire interne; — D, voie nerveuse issue du septum lucidum; — E, fibres semblant se rendre à la substance grise centrale; — F, voie efférente des tubercules mamillaires; — G, noyau supérieur du tuber; — K, chiasma des nerfs optiques.

sule de tubes nerveux en partie myélinisés. Le prolongement du ventricule moyen qui descend jusqu'au voisinage presque immédiat de la surface du cerveau sépare ce noyau de son congénère (fig. 313). Quant aux coupes sagittales, elles lui donnent une forme ovoïde avec une extrémité antérieure plus épaisse que la postérieure, une face dorsale recouverte par le noyau supérieur et une face ventrale superficielle (fig. 312, *A*).

Les préparations colorées par la méthode de Nissl ne montrent dans ce noyau qu'un amas de petites *cellules* ovoïdes ou fusiformes, de 12 à 15 μ.

Son aspect:
1° au Nissl:

de diamètre et pauvres en protoplasma et en chromatine. L'hématoxyline de Weigert y décèle quelques rares *fibres* myélinisées, très minces. Ce n'est que sur les parties latérales du noyau, au niveau de la capsule superficielle, que l'on aperçoit des petits paquets de fibres nerveuses fines. Les tubes à myéline manquent totalement, du moins chez le lapin et le cobaye, dans la région inférieure ou superficielle ainsi que dans la région interne ou ventriculaire du noyau.

2° au Golgi.

La méthode de Golgi nous fournit plus de renseignements. Elle nous apprend qu'il existe dans ce foyer une multitude de *cellules* fusiformes, triangulaires ou étoilées et plus volumineuses que celles du tubercule mamillaire, malgré leur taille moyenne. De longues *dendrites* ramifiées en partent dans toutes les directions ; quelques-unes d'entre elles sont même si longues qu'elles peuvent traverser tout le noyau. Le *cylindre-axe*, de faible diamètre, se porte en tous sens, tantôt en bas, tantôt en avant, mais plus souvent en haut ; il décrit en chemin des sinuosités qui empêchent de le suivre facilement. Néanmoins nous sommes parvenu nombre de fois à le voir entrer dans les faisceaux sagittaux qui recouvrent les faces supérieure, interne et externe du noyau, et y prendre une direction antéro-postérieure. Pendant son trajet initial, ce cylindre-axe émet constamment des *collatérales* qui se ramifient à l'intérieur du noyau ; nous en avons compté jusqu'à trois dans certains cas (fig. 313, *A*). L'ensemble des cylindres-axes nés dans le noyau et entremêlés à des fibres d'autre origine produit sur les frontières du foyer, mais surtout en haut et en dehors, une voie volumineuse, à direction antéro-postérieure, sans limites précises et prenant la forme d'une capsule.

Voie efférente.

Capsule fibrillaire. — Nous appelons ainsi l'ensemble des fibres à myéline marginales et plus ou moins sagittales qui s'accumulent sous forme de lame autour du noyau principal et constituent un courant antéro-postérieur fort compliqué. L'immense majorité de ces fibres manquent de myéline et ne sont visibles par cela même que dans les préparations au chromate d'argent. Celles qui possèdent un manchon de myéline, et ce sont les plus épaisses, se trouvent principalement sur les côtés au voisinage des piliers antérieurs du trigone, et empiètent un peu sur les faces supérieures et inférieures du noyau.

Constitution.

Cette capsule, bien marquée sur les coupes transversales du cerveau de souris et de lapin, présente en certains points une condensation toute particulière de ses fibres (fig. 313). On peut distinguer dans cette capsule plusieurs régions : une *région interne*, plexiforme, relativement pauvre en fibres et placée tout contre le prolongement ventriculaire ; une *région inférieure* plus épaisse, surtout près du raphé, où se montre la coupe du faisceau triangulaire qui se rend au corps pituitaire et une *région supérieure* qui se continue sans limites précises avec une *région externe* ; cette dernière, la plus épaisse de toutes, renferme les tubes les plus gros et la plupart des fibres à myéline.

Ses régions.

Les fibres capsulaires donnent naissance à des collatérales qui se ramifient dans le noyau et qui sont visibles surtout dans la région externe de la capsule. Les coupes sagittales montrent aussi des fibres terminales, détachées ordinairement des faisceaux qui arrivent à la capsule par sa partie

Collatérales et terminales pour le noyau principal.

antérieure ; des fibres terminales, issues de la région supérieure de la capsule, se voient également dans les coupes frontales. Toutes ces fibres, collatérales et terminales, engendrent à l'intérieur du noyau un plexus nerveux délicat, très riche, qui se condense en certains points jusqu'à former de véritables nids péricellulaires. Nous avons représenté sur la figure 313, en c, une partie de ce plexus chez la souris âgée de quelques jours. On peut imaginer, d'après ce dessin, le degré de complexité que ce lacis fibrillaire atteint chez le lapin âgé de huit jours.

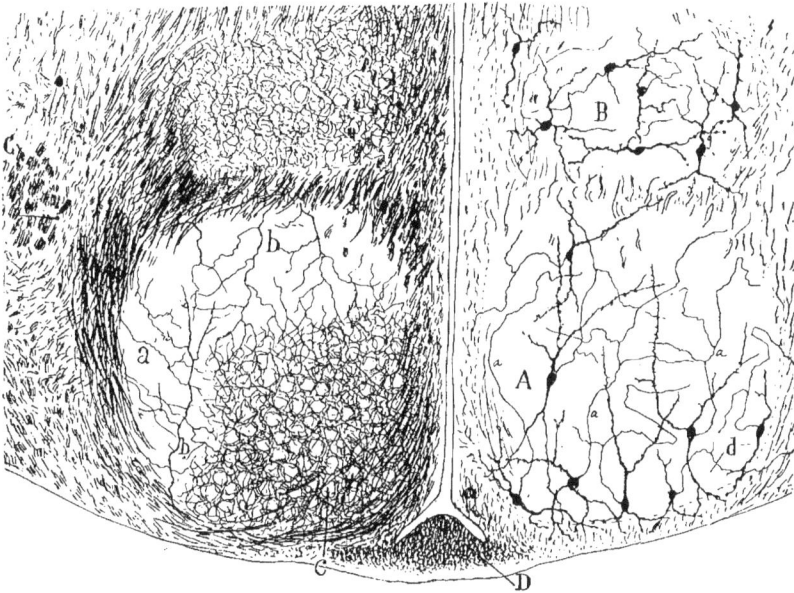

Fig. 313. — Coupe frontale du tuber cinereum ; souris âgée de quelques jours. Méthode de Golgi.

A, noyau principal ; — B, noyau supérieur ; — C, piliers antérieurs du trigone ; — D, faisceau du tuber cinereum ; — a, collatérales nées dans la capsule du tuber cinereum ; — b, fibres terminales ; — c, plexus nerveux interne du tuber.

Origine des fibres capsulaires.

D'où proviennent les fibres capsulaires ? La structure extrêmement compliquée de la capsule et l'impossibilité qui en résulte pour suivre ses fibres jusqu'à leur source nous empêchent de répondre à cette question d'une manière satisfaisante. En tout cas, il nous semble hors de doute que la capsule renferme trois sortes de conducteurs : 1° des cylindres-axes nés dans le noyau principal du tuber et dont nous n'avons pu déterminer le trajet ultérieur ; 2° des fibres de passage, envoyées par des foyers situés plus haut ; ces fibres s'accumulent surtout dans la région capsulaire inférieure, traversent le noyau postérieur du tuber et pénètrent dans la capsule du corps mamillaire ; 3° des fibres venues de centres plus antérieurs et se terminant dans le noyau qui nous occupe.

Fibres cap-
sulaires exo-
gènes :
a) sus-chias-
matiques ;

Chez la souris, le rat et le lapin âgés de quelques jours, il est impossible d'étudier la capsule avec profit, à cause de son extrême complication. La chose est plus facile chez la souris nouveau-née ; aussi peut-on y distinguer aisément une catégorie spéciale de fibres de passage, que l'on trouve représentées sur la figure 314, en *E*. Ces fibres descendent d'un plan situé au-dessus du chiasma, en se mêlant partiellement aux cellules du noyau sus-chiasmatique, où on aperçoit la section transversale d'un grand nombre d'entre elles. Parvenues au noyau postérieur du tuber, chacune d'elles se partage en deux branches : l'une postérieure et sagittale, *a* (fig. 314), qui se rend à la capsule du corps mamillaire et de là vers la calotte ; l'autre antérieure ou ascendante, *b*, qui se ramifie dans le noyau postérieur du tuber. Quelques-

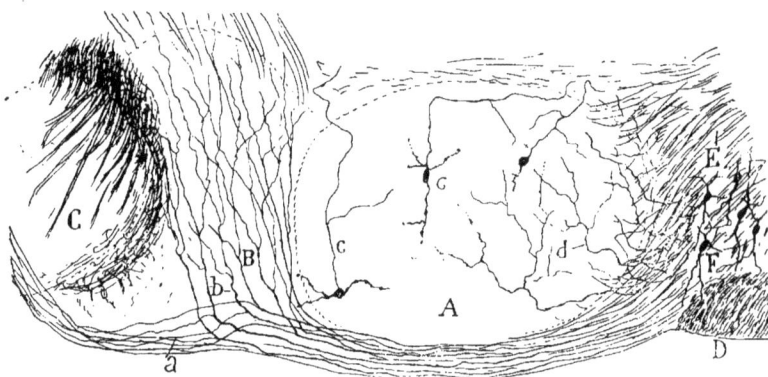

Fig. 314. — Coupe sagittale du tuber cinereum ; souris nouveau-née.
Méthode de Golgi.

A, noyau antérieur ou principal ; — B, noyau postérieur ou accessoire ; — C, noyau mamillaire interne ; — D, chiasma optique ; — E, voie afférente du tuber ; — F, noyau sus-chiasmatique ; — *a*, *b*, branches de bifurcation de fibres capsulaires ; — *c*, cylindre-axe d'une cellule capsulaire ; — *d*, fibres terminales.

branches de ce dernier genre semblent sortir du noyau (fig. 314, *B*) et pénétrer aussi dans la calotte. Toutes les fibres de passage qui descendent de la région sus-chiasmatique ne paraissent pas se diviser ; il en est ainsi de celles qui traversent le noyau principal du tuber un peu au-dessus des précédentes, et qui se continuent dans la capsule du corps mamillaire.

b) du sep-
tum lucidum ;

Nous avons déjà insisté sur l'impossibilité encore présente de déterminer l'origine des fibres capsulaires exogènes, en particulier celle des fibres de passage et des fibres ramifiées dans le noyau principal du tuber. Nous avons indiqué les causes de ces difficultés : nombre considérable des fibres capsulaires, dispersion de ces fibres dans de grandes masses, enfin absence de limites précises entre les systèmes de provenance distincte. Aussi, ne pouvons-nous assurer qu'une chose, c'est qu'une bonne partie des fibres amenées par le courant afférent proviennent de la cloison transparente ; car nous avons pu les suivre quelquefois jusque-là et les voir se perdre en avant de la commissure antérieure. Ce grand courant de fibres fines se partage en deux branches, lorsqu'il arrive à l'extrémité antérieure du noyau principal du tuber; l'une d'elles est inférieure, contourne cette extrémité et se rend, en partie, à la région capsulaire inférieure; l'autre est supérieure, longe la face culminante du noyau principal et se place entre ce noyau et le noyau supérieur du tuber (fig. 312, D).

Il est un autre système de fibres qui se rend probablement aussi au tuber, c'est celui du tænia semi-circulaire ou lame cornée. Nous avons démontré ailleurs que ce grand courant provient de la région olfactive ou inférieure du lobe temporal; après un grand crochet, il s'engage dans un noyau particulier et allongé, le *noyau du tænia*, situé sur le côté externe de l'extrémité antérieure de la couche optique, non loin de la commissure antérieure; il lui fournit des collatérales, puis paraît se rendre en grande partie au noyau supérieur ou postérieur du tuber; mais nous ne savons s'il s'y termine (fig. 274, H).

c) de la lame cornée.

Noyau postérieur ou accessoire du tuber cinereum. — Ce noyau, qui réside entre le corps mamillaire et le noyau principal du tuber, est allongé de haut en bas et un peu obliquement; sur une coupe sagittale il a une forme quadrangulaire (fig. 312, B).

Situation, forme.

Ses neurones, fusiformes et allongés dans le sens même du noyau, émettent des *dendrites* polaires, les unes ascendantes, les autres descendantes. Leur *cylindre-axe*, assez fin, se dirige toujours en haut (fig. 312, B, a) et devient une fibre arciforme; celle-ci contourne la région qui avoisine la partie supérieure du corps mamillaire, se porte en arrière et pénètre peut-être dans le grand courant cylindre-axile sagittal qui entoure l'aqueduc de Sylvius. Pendant son trajet dans le noyau postérieur, l'axone émet ordinairement des *collatérales*, dont l'une est souvent récurrente (fig. 312, b). Chez la souris, beaucoup de cylindres-axes ne donnent que cette collatérale rétrograde; on la voit monter jusqu'au niveau le plus élevé du noyau, où elle se ramifie probablement.

Neurones.

Les fibres de passage, inférieures ou superficielles, du noyau principal envoient, comme nous l'avons signalé, des collatérales au noyau postérieur (fig. 314, B). D'autres faisceaux de passage, à direction sagittale, traversent également la portion inférieure de ce dernier, sans entrer spécialement en rapport avec lui; ils se rendent à la capsule du corps mamillaire (fig. 314, a). Nous ne saurions dire si ces fibres viennent du septum lucidum; en tout cas, il est à présumer que le noyau postérieur participe à quelques-unes des connexions du noyau principal, car l'extrémité antérieure de l'un se trouve enveloppée dans le prolongement de la capsule de l'autre.

Fibres afférentes.

Noyau supérieur. — Les coupes frontales faites à travers le tubercule cendré et imprégnées par la méthode de Golgi montrent, au-dessus du noyau principal et derrière lui, une sorte de lobe formé par une masse grise ovoïde, qu'un plan de fibres, particulièrement épais, sépare de la ligne médiane (fig. 313, B). Dans les préparations obtenues par la méthode de Nissl, ce lobe est moins distinct du noyau principal du tuber, mais cependant encore assez, comme le prouve la figure 279, en O.

Aspect et situation.

Des *cellules* fusiformes ou vaguement sphériques remplissent le noyau supérieur du tuber. Elles émettent des *dendrites* variqueuses, à trajet tor-

Structure.

tueux, et un *cylindre-axe* mince, qui atteint en serpentant les confins du noyau. Un *plexus* extrêmement touffu d'arborisations cylindre-axiles, représenté sur la figure 3i3, entoure les cellules nerveuses. Enfin, une *capsule* fibrillaire, placée à la périphérie du noyau, le sépare mal du reste de la région sous-thalamique; au point où elle touche à l'enveloppe fibrillaire du noyau principal, c'est-à-dire en bas, cette capsule est disposée en lame horizontale plexiforme. Au niveau de la fusion des capsules des deux noyaux, supérieur et principal, se trouvent d'ordinaire les piliers antérieurs du trigone, dont la hauteur varie avec le niveau de la coupe frontale (fig. 3i3, *C*).

Structure du tuber cinereum :
1° chez l'homme ;

Les détails histologiques dont nous venons de faire l'exposé sont tirés d'un de nos travaux [1] qui constituait la première étude sur la structure fine du tuber cinereum. Le peu que l'on en savait jusque-là concernait l'homme seul et résultait de recherches exécutées à l'aide de méthodes imparfaites. Voici un aperçu de quelques opinions anciennes et modernes sur ce sujet.

Selon Meynert.

D'après Meynert, il existe dans les parties latérales du tuber cinereum, chez l'homme, deux noyaux basilaires, optiques; ils commencent en avant, au-dessus de la bandelette optique, se prolongent en arrière jusqu'à un centimètre de la limite postérieure du tuber et renferment des cellules nerveuses fusiformes.

Suivant Lenhossék.

En cherchant à élucider dans un travail excellent la question du nombre et de la position des noyaux du tubercule cendré chez l'homme, Lenhossék[2] a vu qu'il existait trois masses grises, séparées par des cloisons blanches et rangées d'avant en arrière. Le noyau le plus antérieur ou *sus-optique*, peu volumineux, se trouve sur le bord antérieur de la bandelette optique, à une distance assez grande de la ligne médiane; les deux autres, c'est-à-dire le *noyau antérieur* et le *postéro-latéral*, siègent en arrière du chiasma, en plein tuber cinereum et sont enveloppés de capsules fibrillaires. Des cellules fusiformes, plongeant dans un plexus très fin de fibrilles pour la plupart non myélinisées, occupent tous ces noyaux.

Les couches superficielles du tuber contiennent, en outre, suivant Lenhossék, un faisceau longitudinal de fibres blanches, que Gudden avait déjà vu. Ce faisceau, qui circule sur les côtés du tuber, irait de la région postérieure du corps mamillaire jusqu'au-dessous de la bandelette optique, où il s'unirait à des fibres émanées du trigone. Un second faisceau, issu également du corps mamillaire, se rendrait, selon Lenhossék, à la substance grise de la substance perforée antérieure.

Suivant Kölliker.

L'existence des trois noyaux décrits par l'auteur dont nous venons de rapporter les recherches a été constatée, avec addition de quelques nouveaux détails, par Kölliker[3]; mais ce dernier les nomme de façon différente. C'est ainsi qu'il appelle *noyau optique basal*, le noyau sus-optique placé au-dessus et en dehors du tractus optique, immédiatement en dedans du pied du pédoncule, et *noyau du tuber* (*nucleus tuberis*), le plus considérable des deux autres foyers de Lenhossék. Il affirme, d'ailleurs, que ce dernier amas est situé plus en dedans que le noyau sus-optique et possède des cellules de moindre volume. Il pense, en outre, que le faisceau longitudinal, découvert par Gudden et Lenhossék, sert à établir des relations, d'une part entre le noyau optique basal et le corps

1. S. R. CAJAL, Estudios talámicos, etc. *Trab. d. Lab. d. Investig. biol.*, 1903.
2. LENHOSSÉK, *Anat. Anzeiger*, 1887.
3. KÖLLIKER, Lehrbuch der Gewebelehre, Bd. II, 1896.

mamillaire, et, d'autre part, entre ce dernier et certains faisceaux dorsi-ventraux de la strie médullaire de la couche optique. Enfin, il croit qu'il existe une commissure légère entre les deux noyaux du tuber.

Les deux noyaux décrits par Meynert chez l'homme et improprement appelés optiques, en raison d'une idée physiologique préconçue et nullement démontrée, existeraient aussi chez la taupe, suivant l'affirmation de Ganser[1]; ils s'y présenteraient sous la forme d'amas étendus dans le sens sagittal sur toute la longueur du tuber. Ces noyaux ne seraient pas situés à la périphérie de cet organe, mais en son centre, et c'est à eux que serait due la saillie du tuber.

2° chez les animaux ; suivant Ganser.

Pour Dejerine[2], la substance grise du *tuber cinereum* continue la substance grise centrale du cerveau moyen, de la commissure moyenne, du cerveau intermédiaire et de la substance perforée antérieure. Elle renferme le noyau susoptique de Lenhossék ou ganglion optique basal de Kölliker et Meynert, noyau qui, d'après Dejerine, se prolonge en arrière et va fusionner avec les noyaux postéro-latéraux du premier de ces auteurs. Ces noyaux, que Retzius appelle éminences hyperencéphaliques latérales, constitueraient, en quelque sorte, des tubercules mamillaires accessoires. Au sujet des connexions du tuber, Dejerine mentionne une voie profonde qui, après être partie de la ligne médiane où elle formerait une commissure transversale à peu de distance de la bandelette optique et de la commissure de Meynert, se dirige dans le sens sagittal en dedans du faisceau de Vicq d'Azyr, et va se perdre dans l'aqueduc de Sylvius. Cette voie, qui n'est autre que le *faisceau du tuber cinereum* de Gudden, proviendrait, selon Darkschewitsch et Pribytkow, de la portion basilaire du noyau lenticulaire; elle s'entre-croiserait avec sa congénère sur la ligne médiane, au voisinage de l'épendyme, et devenue sous-ventriculaire, se jetterait dans la substance grise centrale qui est comprise entre le pilier antérieur du trigone et le faisceau de Vicq d'Azyr. Dejerine n'admet pas que les fibres constituant le faisceau du tuber de Gudden aient cette origine, car jamais il n'a vu dégénérer ce dernier à la suite de lésions du noyau lenticulaire.

Selon Dejerine.

Par contre, Kölliker n'est point parvenu à retrouver avec certitude les noyaux du tuber cinereum chez les animaux. Néanmoins, on voit sur la figure 631 de son traité[3] la reproduction d'une coupe frontale du cerveau du lapin, dans laquelle un grand noyau ovoïde, désigné sous le nom de ganglion optique basal, se montre sur les côtés du ventricule moyen, tout contre la ligne médiane. Or, ce ganglion ne semble pas répondre au foyer que cet auteur décrit dans le texte sous le même nom, mais plutôt au *nucleus tuberis*, qui est peut-être le noyau postéro-latéral de Lenhossék. En présence de ces hésitations qu'il faut attribuer à la difficulté du sujet et à l'impossibilité où l'on se trouve parfois pour identifier, chez les animaux, les foyers qui ont été distingués d'abord chez l'homme, la question de l'homologie des noyaux du tuber dans l'encéphale de ce dernier et dans celui des rongeurs et des carnassiers reste indécise.

Suivant Kölliker.

Nous sommes fort loin, on le voit, de connaître les rapports des noyaux du tuber cinereum; c'est encore affaire de temps et de recherches. En tout cas, une chose nous paraît actuellement indubitable, c'est que ce centre nerveux n'est pas en connexion avec le chiasma optique. Il faut, par conséquent, rejeter tout à

Connexions et rôle probables du tuber cinereum.

1. GANSER, Vergleichend anatomische Studien über das Gehirn des Maulwurfs. *Morphol. Jahrbuch.*, Bd. VII, 1881.
2. DEJERINE, Anatomie des centres nerveux, t. II, 1902.
3. KÖLLIKER, Lehrbuch der Gewebelehre, Bd. II, 1906, p. 499.

fait les noms employés par Meynert, Lenhossék et Kölliker, pour désigner les noyaux du tuber, puisqu'ils portent en eux l'idée d'une relation inexistante avec le système visuel. En outre, malgré l'obscurité dont la question est encore enveloppée, nous sommes porté à penser que le tuber cinereum constitue, à l'égal du corps de Luys, du locus niger, etc., une station motrice ou réflexe intermédiaire, placée sur le trajet des voies de projection de la cloison transparente et d'autres systèmes de fibres corticales, encore indéterminés.

Noyau périchiasmatique ou tangentiel. — On trouve chez le lapin, le cobaye et la souris, au-dessus et en arrière du chiasma, une lame grise tangentielle, qui recouvre la surface du tuber cinereum. Cette lame constitue un noyau médian, de petite taille, auquel nous donnons le nom de *noyau périchiasmatique ou tangentiel.* La méthode de Nissl y révèle l'existence de *cel-*

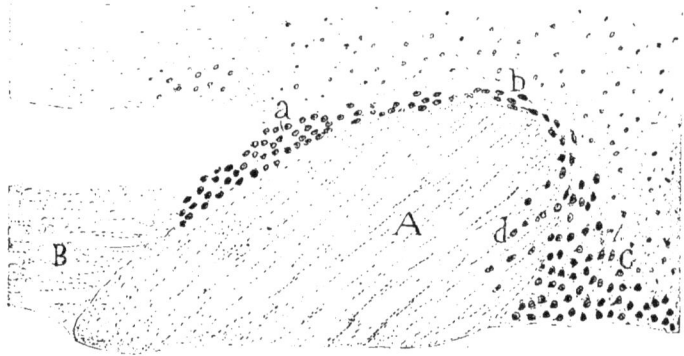

FIG. 315. — Coupe sagittale de la région du chiasma optique chez le lapin. Méthode de Nissl.

A, coupe transversale du chiasma ; — B, nerf optique ; — a, b, c, portions antérieure, supérieure et postérieure du noyau périchiasmatique.

lules volumineuses, richement pourvues de granules chromatiques ; elle montre également que ce noyau est formé : en avant par un prolongement mince, a, qui revêt la face antérieure du chiasma (fig. 315) ; au milieu, par une lamelle encore moins épaisse, b, située au-dessus du chiasma ; enfin, par un amas postérieur triangulaire, c, le plus considérable, dont quelques cellules s'interposent aux faisceaux superficiels de la commissure de Gudden. Ces neurones interstitiels sont très développés chez le cobaye.

Dans les préparations au chromate d'argent, on voit des fibres épaisses sortir du noyau, après lui avoir fourni une ou deux collatérales épaisses ; elles se portent en haut et en dedans, et constituent vraisemblablement la commissure de Meynert.

Malgré la proximité du chiasma, il ne nous est arrivé que très rarement de voir certaines de ces fibres pénétrer dans le noyau tangentiel et s'arboriser entre ses cellules ; ces collatérales douteuses proviendraient plutôt de la commissure de Gudden.

Le noyau que nous venons de décrire, et dont les connexions sont encore inconnues, correspond peut-être chez l'homme au foyer sus-optique de Lenhossék et aux trois amas cellulaires sus-optiques de Kölliker, c'est-à-dire aux noyaux antérieur, dorsal et postérieur de cet auteur. Il est bon de noter, toutefois, que les noyaux de l'homme et celui des rongeurs présentent entre eux de grandes différences de forme, de position et d'étendue.

Ses homologies possibles chez l'homme.

CHAPITRE XXII

COUCHE OPTIQUE (Suite).

GLANDE PINÉALE OU CONARIUM. — GLANDE OU CORPS PITUITAIRE. — COMMISSURES DE LA
COUCHE OPTIQUE. — VOIES EXOGÈNES DU CERVEAU INTERMÉDIAIRE. — SYNTHÈSE ANA-
TOMO-PHYSIOLOGIQUE DE LA COUCHE OPTIQUE.

Les deux appendices de la couche optique; position et rapports.

La couche optique présente deux appendices impairs, médians par conséquent, piriformes et essentiellement glandulaires. Ce sont : l'*épiphyse*,
conarium ou *glande pinéale* qui est placée à la face supérieure, en avant du
tubercule quadrijumeau antérieur, au-dessus de la commissure inter-habénulaire ; et l'*hypophyse* ou *glande pituitaire* située à la face inférieure. Cette
dernière, qui est logée dans la selle turcique du sphénoïde, possède, chez
l'homme, une forme ovoïde et un volume considérable. Elle est relativement petite chez les carnassiers et les rongeurs, et se porte en arrière,
pour se placer entre l'extrémité postérieure du tuber cinereum et la protubérance annulaire. On ne connaît qu'imparfaitement encore l'anatomie de ces
deux organes ; quant à leur rôle physiologique, il est purement hypothétique.

GLANDE PINÉALE

Situation et dimensions.

Cette glande conique, à base inférieure, est enveloppée dans un repli de la
pie-mère qui semble la soutenir verticalement. Elle n'adhère au cerveau que
par sa base, fixée au centre de la commissure inter-habénulaire. Chez les
petits mammifères tels que souris, lapin, etc., elle occupe entre les lobes
occipitaux, c'est-à-dire dans la scissure interhémisphérique, un espace assez
considérable; chez l'homme, elle est relativement moins volumineuse et
ne dépasse pas, en haut, le niveau du corps calleux.

Structure.

Parenchyme. — Malgré les nombreux travaux qui ont été exécutés sur
cette glande en ces dernières années, on en connaît peu la structure fine.
On sait, néanmoins, qu'elle est revêtue d'une enveloppe fibro-vasculaire,
intimement liée à la pie-mère, et que de cette enveloppe partent des cloisons
conjonctives qui divisent la glande, comme l'a démontré Henle, en compartiments plus ou moins arrondis et de volume inégal. Ces derniers sont
remplis de cellules polyédriques, pâles, qui présentent tout l'aspect de corpuscules glandulaires.

Quelques auteurs, entre autres Henle [1] et Hagemann [2], ont également signalé dans la glande pinéale l'existence de cellules bipolaires ou multipolaires, anastomosées entre elles et en continuité, semble-t-il, avec des fibres à myéline. Nous avons réussi à imprégner par le chromate d'argent, chez le lapin, ces cellules étranges, situées entre les acini de la glande. On voit, comme le montre la figure 316, en c, que leur corps est petit, sphérique ou un peu anguleux, et qu'il émet deux à quatre expansions courtes, mais de longueur variable, tantôt indivises, tantôt bifurquées ; ces prolongements se terminent ordinairement par un granule ou une massue protoplasmique

Cellules, de nature inconnue.

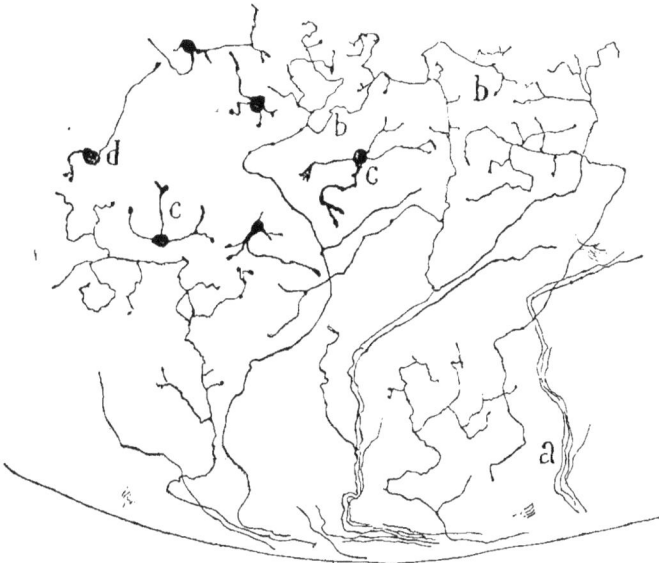

FIG. 316. — Coupe transversale de la glande pinéale ; lapin âgé de huit jours. Méthode de Golgi.

a, faisceau de fibres sympathiques ; — b, arborisations terminales de ces fibres ; — c, cellules étoilées spéciales.

arrondie et ont quelque ressemblance avec les dendrites des cellules nerveuses. Nous n'avons pu y découvrir de cylindre-axe. En raison de toutes ces singularités, nous ignorons la nature de ces éléments et pensons qu'ils correspondent, peut-être, aux cellules nerveuses interstitielles des glandes.

Les cloisons fibreuses qui segmentent le conarium renfermeraient chez les vieillards, d'après Bizzozero [3], de volumineuses cellules pigmentaires, remplies de granulations jaunâtres. On trouve aussi dans le parenchyme de la glande pinéale, chez l'homme, de fines concrétions calcaires constituant le

Autres éléments.

1. Henle, Handbuch der Nervenlehre des Menschen. 2e Auflage, Braunschweig, 1879, p. 323.
2. Hagemann, Ueber den Bau des Conariums. *Arch. f. Anat. u. Physiol.*, 1872, p. 429.
3. Bizzozero, *Medicinisches Centralblatt*, n° 46, 1871.

sable cérébral ou *acervulus cerebri*. Enfin, pour Dimitrowa [1], on trouverait, dans l'épiphyse, des cellules névrogliques. Jamais, cependant, nous n'en avons observé dans nos préparations.

Historique et opinions diverses.

Terminaisons nerveuses. — Divers auteurs ont affirmé l'existence de fibres nerveuses dans la glande pinéale; mais leurs opinions sur l'origine, la quantité et la terminaison de ces fibres sont fort diverses. Pour Kölliker, qui, le premier, en fit mention en 1850, ces fibres sont très rares et proviennent, en partie du moins, de la commissure inter-habénulaire chez le chat et le lapin. Hagemann [2] soutint, au contraire, que le plexus nerveux formé par ces fibres est très abondant, mais, comme son prédécesseur, il leur attribua la même fausse origine. Plus tard, Cionini [3] en fit des fibres de nature sympathique; il se rangeait ainsi à l'opinion déjà fort ancienne de Henle, qui, malgré des méthodes d'investigation imparfaites, avait réussi à voir que les fibres destinées au conarium ne viennent pas de la commissure inter-habénulaire, mais sont la continuation des filets sympathiques périvasculaires de la toile choroïdienne. Henle ne s'était mépris que sur un point; pour lui, le plexus nerveux pinéal était peu touffu; en réalité, c'est peut-être l'un des plus riches et des plus fournis de toutes les glandes.

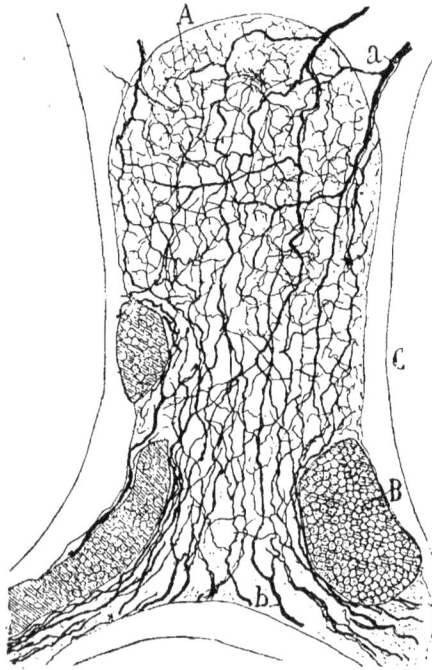

Fig. 317. — Coupe frontale de la glande pinéale chez la souris. Méthode de Golgi.

A, plexus interstitiel ; — B, coupe d'une veine ; — C, écorce cérébrale interhémisphérique ; — *a*, fibres sympathiques arrivant par la partie supérieure de la glande ; — *b*, fibres venues avec les artères inférieures.

Fibres afférentes sympathiques.

Les fibres qui produisent ce plexus sont très nombreuses et très épaisses, comme nous l'avons prouvé il y a déjà plusieurs années [4]. La figure 317 en

1. DIMITROWA, Recherches sur la structure de la glande pinéale chez quelques mammifères. *Le Névraxe*, vol. VIII, 1901.

2. HAGEMANN, *Arch. f. Anat. u. Physiol.*, 1872.

3. CIONINI, Sulla strutura de la ghiandola pineale. *Rivista speriment.*, vol. XII.

4. S. R. CAJAL, Apuntes para el estudio del bulbo, etc. *Anal. de la Soc. español. de Histor. natur.*, febrero 1895.

montre quelques-unes, en *A*. Elles partent du pourtour des vaisseaux de la toile choroïdienne et ne sont, par conséquent, que des expansions du ganglion cervical supérieur du grand sympathique ; elles pénètrent dans la glande pinéale par toute sa périphérie, mais davantage du côté de sa base. Parvenues dans le parenchyme, elles s'y ramifient un très grand nombre de fois. Des branches épaisses s'en détachent et serpentent dans le tissu de la glande, suivant son grand axe surtout. Enfin, les derniers ramuscules produisent par leur entremêlement autour des petits amas de cellules glandulaires un plexus qui, par son extrême densité et sa délicatesse, rappelle tout à fait ceux du pancréas et des glandes salivaires. Dimitrowa [1] a constaté aussi l'existence de ce même plexus nerveux. Nous avons représenté, sur la figure 316, en *b*, les détails de l'arborisation terminale des fibres de ce plexus, dans la glande pinéale du lapin.

Plexus.

Il était encore d'opinion courante, il y a quelques années, que la glande pinéale des vertébrés inférieurs, et plus particulièrement des reptiles, n'est rien d'autre qu'un organe visuel impair, l'*œil pariétal*, qui se serait atrophié chez les mammifères et les oiseaux. C'est, du moins, ce qui semblait résulter des recherches de Graaf et B. Spencer. Cette opinion, battue en brèche par les travaux de Beraneck [2] et d'autres savants, tend aujourd'hui à disparaître. D'ailleurs, le conarium des mammifères n'a, d'après nous et de façon certaine, absolument rien de commun avec celui des reptiles. D'une part, il ne possède aucun des caractères anatomiques d'un œil et, d'autre part, il ne reçoit aucune fibre, ni du nerf optique, ni du cerveau ; enfin, détail tout aussi décisif, loin de tendre à disparaître, comme un organe vestigiaire, il atteint chez l'homme une plus grande importance que chez les petits mammifères et les oiseaux. Le puissant développement de son plexus nerveux sympathique nous dit, au reste, qu'à n'en pas douter l'épiphyse est purement et simplement une glande vasculaire sanguine.

Dissemb'ance de l'épiphyse des mammifères et des reptiles.

HYPOPHYSE OU GLANDE PITUITAIRE

La glande pituitaire des mammifères est un organe complexe, formé de deux lobes associés ; l'inférieur, ou *lobe glandulaire*, est constitué par une glande vasculaire sanguine ; le supérieur, ou *lobe nerveux*, est en continuité par un pédicule avec le tuber cinereum.

Ses deux lobes.

Lobe supérieur ou nerveux. — Dans les préparations colorées à l'hématoxyline ou au Nissl, on voit dans ce lobe une multitude de cellules sphériques ou polyédriques, dont la taille est petite et le protoplasma rare et peu coloré. Une substance granuleuse et d'aspect plexiforme, mais peu abondante, est interposée entre ces éléments.

Structure : 1° au Nissl ;

En imprégnant le lobe nerveux de l'hypophyse par le chromate d'argent chez la souris et le rat, on obtient des coupes où les cellules, petites et plus

2° au Golgi.

1. DIMITROWA, *Le Névraxe*, 1901.
2. BERANECK, *Anat. Anzeiger*, 1892 et 1893.

Cellules de nature indéterminée.

ou moins sphériques, se montrent pourvues de trois ou plusieurs expansions fines, courtes et terminées par des extrémités verruqueuses et comme déchiquetées. Aucun cylindre-axe ne semble émaner de ces éléments (fig. 318). Les corpuscules que nous venons de décrire sont-ils répandus dans tout le lobe nerveux, ou bien se trouvent-ils seulement cantonnés en certains points ? C'est ce que nous ne pouvons encore décider.

Cellules névrogliques.

Berkley [1], Retzius [2] et Caselli [3] mentionnent dans leurs travaux des cellules nerveuses plus ou moins semblables aux précédentes. Il est néan-

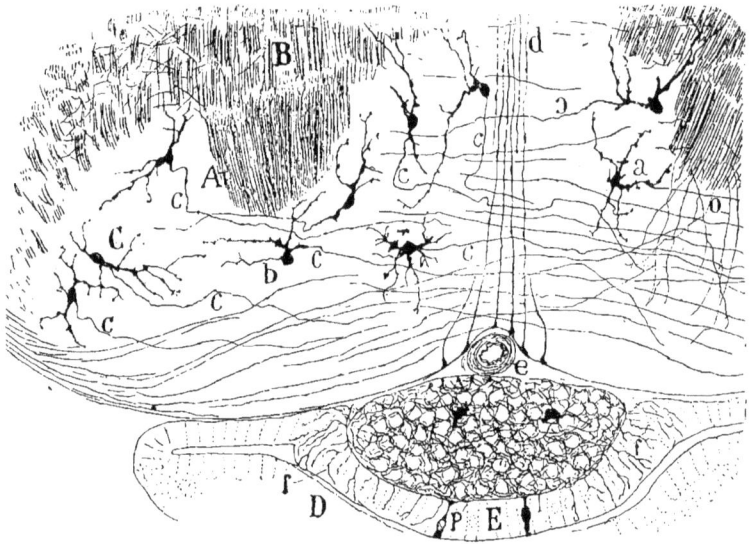

Fig. 318. — Coupe frontale de la protubérance et du corps pituitaire ; souris âgée de deux jours. Méthode de Golgi.

D, paroi de la glande pituitaire ; — E, paroi antéro-inférieure de son lobe épithélial ; — P, cellules épithéliales ; — *f*, fibres nerveuses inter-épithéliales. — Au-dessous de la protubérance, on voit le lobe nerveux de l'hypophyse avec son plexus extrêmement touffu.

moins difficile d'affirmer que les éléments figurés par les deux premiers de ces auteurs correspondent tout à fait à ceux que nous avons représentés sur la figure 318; ils pourraient, en effet, et même mieux, comme le pense Retzius, appartenir à quelque espèce de cellules névrogliques. Du reste, nous avons trouvé nous-même dans le lobe nerveux de l'hypophyse de vraies cellules et fibrilles névrogliques, visibles surtout chez l'homme et les grands mammifères, comme l'ont prouvé Retzius et Berkley. Enfin, nous avons

1. Berkley, *Brain*, 1894.
2. Retzius, Die Neuroglia des Gehirns beim Menschen und bei den Säugethieren. *Biol. Untersuch.*, Bd. III, 1891. — Die Neuroglia der Neuro-Hypophyse der Säugethiere. *Biol. Untersuch.*, Bd. VI, 1894.
3. A. Caselli, Studii anatomici e sperimentali sulla fisio-patologia della glandula pituitaria, 1900.

aussi constaté dans le lobe nerveux l'existence de prolongements émis par les cellules épendymaires et ramifiés entre les corpuscules pseudo-nerveux. Ces prolongements, que Lothringer [1] avait signalés depuis longtemps, ont été bien dessinés par Retzius.

Terminaisons nerveuses. — W. Krause [2], qui le premier en avait fait mention, avait supposé qu'elles font suite au pédicule ou infundibulum de l'hypophyse. Schwalbe, Henle et d'autres encore nièrent ensuite l'existence de ces terminaisons, car ils n'admettaient pas que le lobe supérieur de l'hypophyse fût de nature nerveuse. Kölliker lui-même, malgré l'emploi de méthodes plus précises, se refusa, également, à reconnaître leur présence dans le lobe supérieur. Pour lui, les fibres parallèles qui, à travers l'infundibulum, se rendent au corps pituitaire sont probablement des fibrilles névrogliques. Les recherches que nous avons instituées en 1894 nous ont permis de démontrer, de façon péremptoire, que Krause avait raison [3]. Non seule-

Historique.

Plexus.

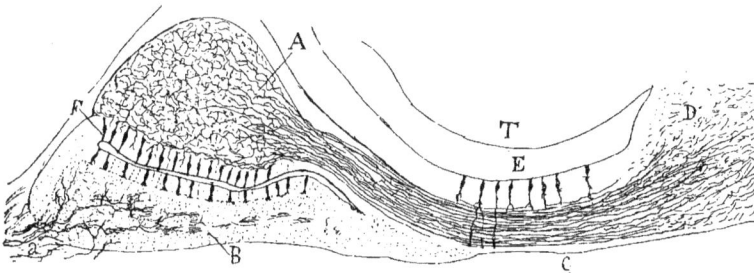

Fig. 319. — Coupe sagittale du corps pituitaire ; souris âgée de quelques jours. Méthode de Golgi.

A, lobe nerveux ; — B, lobe glandulaire ; — C, infundibulum ; — E, prolongement du troisième ventricule ; — F, épithélium et cavité séparant le lobe nerveux du lobe glandulaire.

ment il existe dans le lobe supérieur un plexus nerveux, mais celui-ci est encore l'un des plus riches, des plus compacts et des plus délicats qui se puissent voir dans la substance grise. C'est aussi ce que Thaon [4] a constaté à l'aide de la méthode du nitrate d'argent réduit. Un autre savant, Joris, a également vu ce plexus en employant le bleu de méthylène ; mais il ne croit guère à son caractère nerveux.

On remarquera sur les figures 318 et 319, copiées d'après des préparations tirées de la souris âgée de quelques jours, combien les fibres nerveuses de ce plexus sont fines, variqueuses et abondamment ramifiées ; elles le sont même à tel point qu'elles forment des nids cylindre-axiles d'une

1. LOTHRINGER, Untersuchungen an der Hypophyse einiger Säugethiere und des Menschen. *Arch. f. mikrosk. Anat.*, Bd. XXVIII, 1886.
2. W. KRAUSE, Allgemeine u. mikroskopische Anatomie, 1876, p. 437.
3. S. R. CAJAL, Algunas contribuciones al conocimiento del cerebro. III, Hypophysis. *Anal. de la Soc. españ. de Histor. natur.*, 2ª serie, t. III, 1 de agosto de 1894.
4. THAON, L'hypophyse à l'état normal et dans les maladies. *Thèse de la Faculté de médecine de Paris*, 1907.

grande ténuité autour des cellules. Le lobe supérieur est rempli de ces nids, et les seuls espaces restés libres sont occupés par les cellules.

Origine de ses fibres.

Si l'on examine des coupes longitudinales de l'hypophyse, on apprend que les fibres terminales du lobe supérieur sont formées par la simple ramification d'un faisceau de cylindres-axes inclus dans le pédicule du corps pituitaire ou infundibulum. En poursuivant ce faisceau vers son origine, on voit que ses fibres se dispersent en éventail, lorsqu'elles arrivent à une masse grise située derrière le chiasma optique ; c'est dans les cellules de cette masse qu'elles prennent naissance.

Terminaisons dans le pédicule et l'épithélium glandulaire.

Un grand nombre des cylindres-axes destinés à l'hypophyse se ramifient déjà dans le pédicule et se terminent près de sa surface par des extrémités variqueuses. D'autre part, le plexus terminal, renfermé dans l'hypophyse, semble émettre des fibrilles fines, qui pénètrent dans la paroi épithéliale supérieure du lobe glandulaire. Ces fibrilles s'achèvent par des ramuscules libres et variqueux entre les cellules épithéliales, non loin de la surface cavitaire ou glandulaire (fig. 318, *f*). Gemelli [1] a constaté, lui aussi, l'existence de ces fibrilles inter-épithéliales dans l'hypophyse du cheval et du chat. Il en a repris l'étude récemment et a pu les imprégner par la méthode de Golgi et celle du nitrate d'argent réduit. Il a ainsi observé de nouveaux détails dans ce qu'il appelle la *portion épithéliale postérieure du lobe glandulaire.* Au dire de Gemelli, Pinone aurait également imprégné les terminaisons nerveuses inter-épithéliales de l'hypophyse par notre procédé à l'argent réduit.

Nature sensorielle probable du lobe supérieur.

Deux faits semblent indiquer que le lobe supérieur de l'hypophyse doit être un organe sensoriel ; c'est, d'une part, la richesse du plexus axile inclus dans le lobe nerveux et l'épithélium adjacent ; c'est, d'autre part, l'existence de nombreuses cellules bipolaires épithéliales particulières, signalées par Retzius et nous dans l'épithélium de la glande. Mais quelle est la nature sensorielle de cet organe ? c'est ce que nul ne saurait dire jusqu'ici. En tout cas, ce ne peut être, comme le veut Joris [2], « une ruine conjonctivo-névroglique », sans cellules nerveuses ni fibres conductrices, sans fonction importante, par conséquent.

Lobe glandulaire. — Ce lobe, qui enveloppe les côtés et la face inférieure du précédent, atteint de bien plus grandes dimensions que lui. Les coupes frontales montrent qu'il possède une portion centrale amincie et deux lobes latéraux qui dépassent de beaucoup les limites du lobe nerveux. Une cavité à direction transversale le divise en deux portions fort inégales. La portion supérieure se réduit à un simple revêtement épithélial, formé par des cellules prismatiques et fusiformes (fig. 319, *F*), qui couvrent la face extérieure du lobe nerveux; la portion inférieure, bien plus considérable, est constituée

Situation et rapports.

Cavité et épithélium.

1. GEMELLI, Nuove ricerche sull'anatomia e sull'embriologia dell'Ipofisi. *Boll. del. Società medico-chirurgica di Pavia*, 1903. — Ulteriori osservazioni sulla struttura della Ipofisi. *Anat. Anzeiger*, Bd. XXVII, n° 24, 1906.

2. JORIS, Contribution à l'étude de l'hypophyse. *Mémoire publié par l'Acad. royale de médecine de Belgique*, t. XIX, fasc. 6, 1907.

en haut, par le revêtement épithélial inférieur de la cavité ci-dessus mentionnée, et, en bas, par une masse de cellules polyédriques, d'aspect glandulaire, séparées par des cloisons conjonctivo-vasculaires. C'est là, à proprement parler, la *glande vasculaire sanguine* du corps pituitaire, où semblent venir se terminer, d'après Berkley et Gemelli, des fibres sympathiques. D'après Thaon et Launois [1], les cellules épithéliales ou glandulaires du lobe inférieur de l'hypophyse sont disposées sans ordre chez les rongeurs et assez régulièrement, en séries convergeant de la périphérie au centre, chez l'homme. En les examinant avec soin, on y reconnaît, en outre, ainsi que l'ont fait jadis Flesch, Lothringer, Pisenti, Viola, etc., deux sortes d'éléments : des *cellules chromatophiles* avides d'hématoxyline et de couleurs d'aniline, et des *cellules incolorables*. Pour Saint-Remy [2] et Benda [3], ces deux espèces cellulaires, reliées, d'ailleurs, par des formes intermédiaires, ne seraient que des états fonctionnels différents d'un même type. Quoi qu'il en soit, Gemelli distingue parmi les cellules chromatophiles trois variétés : des *cellules acidophiles*, d'autres *basophiles*, et enfin des *cellules mixtes* ou de *transition*. Launois et Joris ont aussi étudié plus récemment les cellules glandulaires de l'hypophyse au point de vue de leurs affinités pour les matières colorantes.

Cellules glandulaires ; leurs propriétés chimiques.

Les relations de cause à effet que Marie et Marinesco ont découvertes entre les altérations de la glande pituitaire et l'acromégalie semblent indiquer que cet organe possède une action particulière sur la nutrition. Cette action se rapprocherait de celle du corps thyroïde, d'après Caselli, qui a consacré un travail important à la physiologie de l'hypophyse. Les phénomènes qui se produisent lorsqu'on extirpe ces deux glandes sont, en effet, très analogues ; le pouls s'accélère, la respiration se ralentit, les mouvements s'affaiblissent, enfin la cachexie s'établit progressivement, suivie bientôt de la mort.

Fonctions de la glande pituitaire.

COMMISSURES DE LA COUCHE OPTIQUE

Dans les chapitres précédents, nous avons décrit les commissures supérieures, c'est-à-dire la commissure moyenne ou molle et la commissure interhabénulaire. Il ne nous reste plus à parler ici que de la commissure postérieure et des commissures inférieures ou de Meynert et de Forel.

Commissure postérieure. — Si l'on examine une coupe sagittale médiane de la couche optique et du cerveau moyen, après l'avoir colorée par la méthode de Weigert (fig. 310, S), on voit, derrière le ventricule moyen et en avant du tubercule quadrijumeau antérieur, un volumineux faisceau de

Aspect : 1° dans les coupes sagittales et horizontales ;

1. LAUNOIS, Recherches sur la glande hypophysaire de l'homme. *Thèse de la Faculté des sciences de Paris*, 1904.

2. SAINT-REMY, Contribution à l'histologie de l'hypophyse. *C. R. de la Soc. de Biol.*, 1892.

3. BENDA, Beiträge zu dem normalen Bau und der Pathologisch-Histologie der Hypophysis. *Berl. klin. Wochenschr.*, 1900.

fibres nerveuses horizontales, qui semblent continuer le système de fibres de la commissure inter-habénulaire. Ce faisceau, qui n'est autre que la commissure postérieure, se porte en bas et en arrière et parvient, après quelques interruptions, à la couche des fibres transversales du cerveau moyen avec laquelle il se confond. Sur les coupes horizontales, la commissure postérieure se présente sous la forme d'une anse à convexité antérieure, avec des branches qui, après avoir côtoyé la substance grise centrale du mésocéphale,

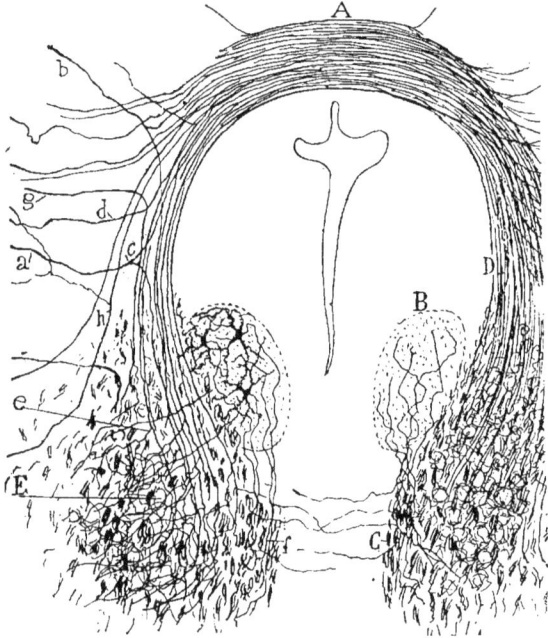

Fig. 320. — Coupe frontale de la commissure postérieure : chat âgé de huit jours. Méthode de Golgi.

A, commissure postérieure ; — B, noyau de Darkschewitsch ; — C, reste du faisceau longitudinal postérieur ; — E, noyau interstitiel ; — a, b, c, fibres pénétrant dans la commissure ; — e, collatérales émanées de ces fibres et allant au noyau interstitiel.

se dirigent en dehors et en arrière pour s'enfoncer dans l'épaisseur des tubercules quadrijumeaux antérieurs et de la calotte.

2° dans les coupes frontales.

Pour se rendre un compte exact du trajet et de la direction de la commissure postérieure, il faut de toute nécessité recourir aux coupes frontales colorées, soit par l'hématoxyline de Weigert, soit par le chromate d'argent. On la voit alors (fig. 320, A) prendre l'apparence d'une bandelette transversale, incurvée et tendue à travers le raphé, au-dessus de la substance grise de l'aqueduc de Sylvius. En descendant sur les côtés de cette substance, la

Ses deux groupes de conducteurs ; leur trajet.

bandelette se partage en deux groupes de conducteurs. L'un est formé de *cylindres-axes commissuraux afférents* qui forment surtout la partie supéro-externe de la commissure ; l'autre, le plus important, est constitué par des *cylindres-axes commissuraux efférents ou descendants.* Ce dernier groupe longe extérieurement la substance grise centrale, passe en dehors du noyau de Darkschewitsch et parvient au voisinage de l'extrémité supérieure du faisceau longitudinal postérieur et sur son côté ; là, il se coude, prend une direction sagittale d'avant en arrière, traverse la calotte et se rend à la protu-

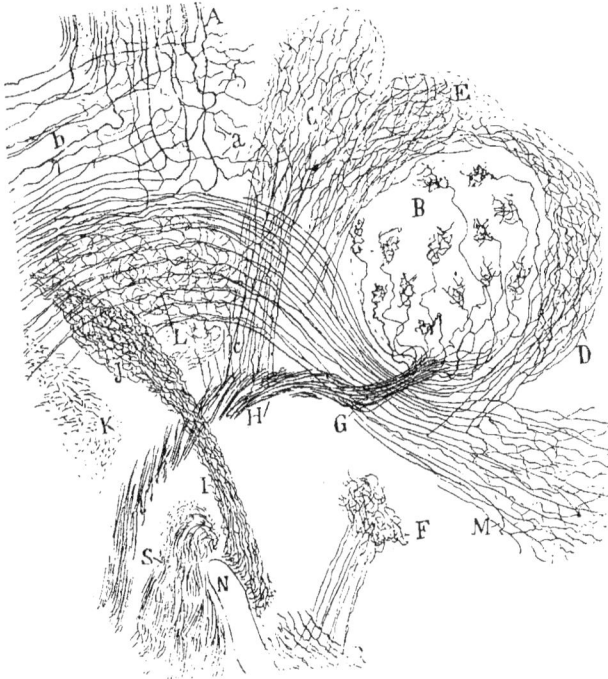

Fig. 321. — Coupe sagittale et latérale de la couche optique et d'une partie du mésencéphale ; souris âgée de huit jours. Méthode de Golgi.

A, commissure postérieure ; — B, noyau sensitif de la couche optique ; — C, noyau postérieur de cette couche ; — D, E, foyers accessoires du noyau sensitif ; — F, noyau spécial sous-thalamique ; — G, ruban de Reil médian ; — H, une de ses portions donnant naissance à des collatérales ; — I, tractus pédonculaire transverse ; — J, amas où se termine ce tractus ; — L, noyau rouge ; — M, voie sensitive centrale du trijumeau ; — N, sillon protubérantiel ; — R, voie olfactive de projection ; — S, voie pyramidale ; — a, collatérales et branches ascendantes de la commissure postérieure.

bérance et au bulbe. L'espace que ce groupe occupe dans la calotte est assez étendu à cause de la dissémination de ses fibres ; il est situé chez le lapin, le chat et la souris, à la partie supérieure de cette région du cerveau moyen, en dehors et au-dessus du faisceau longitudinal postérieur, à l'endroit même où se trouve l'amas cellulaire auquel nous donnons le nom de *noyau interstitiel.* Nous allons voir que ce noyau sert de station terminale à une partie des fibres principales et collatérales du faisceau efférent de la commissure postérieure.

Les coupes frontales du cerveau moyen de la souris, du lapin et le chat   *Son origine.*

montrent nettement que cette commissure est formée par des cylindres-axes issus de la substance grise du tubercule quadrijumeau antérieur du côté opposé. Ceux qui proviennent des ses portions interne et supérieure se rendent à la commissure par un trajet presque horizontal (fig. 320, *b*); ceux qui naissent, au contraire, dans les régions externes de la substance grise quadrigéminale, comme *a* et *d*, se portent d'abord en dedans, puis en haut, pour gagner la ligne médiane.

Bifurcation initiale de ses fibres.

Tous ces axones se bifurquent souvent au moment où ils abordent la masse des fibres commissurales ou bien un peu avant (*fig.* 320, *c*, *b*). L'une de leurs branches de bifurcation est ascendante et consacrée à la commissure dont elle constitue une fibre croisée ; l'autre est descendante et se dirige vers les noyaux interstitiel de la calotte et accessoire de la commissure postérieure situés du même côté qu'elle. Les cylindres-axes non bifurqués sont fréquents néanmoins; ils se continuent, par une fibre croisée, comme en *d*. Pendant leur trajet descendant, fibres croisées et fibres directes émettent assez souvent, à l'exemple de la fibre *h*, quelques collatérales qui vont se ramifier dans les amas gris du tubercule quadrijumeau antérieur.

Fibres croisées et fibres directes.

Collatérales initiales.

L'existence de ces bifurcations sur la portion initiale ou précommissurale des cylindres-axes issus de la substance grise quadrigéminale nous apprend que le groupe des fibres descendantes de la commissure postérieure renferme des fibres directes. Il contient, en outre, en plus grand nombre, cela va sans dire, des fibres croisées, nées du tubercule quadrijumeau antérieur opposé.

Collatérales préterminales pour le noyau interstitiel.

Les coupes sagittales faites dans le cerveau de la souris et du lapin et passant un peu en dehors du faisceau longitudinal postérieur nous révèlent un détail intéressant sur la manière dont se comportent les fibres commissurales descendantes en arrivant au noyau interstitiel. On y voit, en effet, qu'au moment où la fibre verticale quitte sa direction pour devenir sagittale, elle donne très souvent naissance à un rameau délicat, ascendant d'ordinaire, mais parfois aussi oblique ou transversal (fig. 321, *a*). Avant de changer de direction et de se bifurquer ainsi, la fibre émet ordinairement quelques collatérales fines et sinueuses (fig. 321, *A*). Elle en émet encore un grand nombre d'autres, mais cette fois dans le noyau interstitiel lui-même et pendant qu'elle le traverse d'avant en arrière (*fig.* 321, *b*). Ces collatérales, qui sont fournies par la branche principale de la bifurcation quand la fibre se dédouble, se divisent et se subdivisent, et finissent par englober dans des nids les cellules volumineuses du foyer. On voit, d'après la figure 320, en *e*, que ces collatérales existent aussi dans le noyau interstitiel du chat et qu'elles y forment des plexus d'une grande complication.

Chez la souris, le noyau interstitiel dépasse, en avant, le bord antérieur de la commissure ; c'est pour cette raison que les collatérales adoptent un trajet ascendant (fig. 321).

Rôle réflexe de la commissure postérieure.

Cet exposé nous conduit à admettre, avec un grand degré de vraisemblance, que *la commissure postérieure est une voie optique réflexe destinée à transmettre l'excitation visuelle aux noyaux moteurs de l'œil*. En effet, d'une part, les cellules d'origine des fibres de la commissure sont placées dans les zones des tubercules quadrijumeaux antérieurs où se distribuent des arborisations appartenant aux fibres du nerf optique ; d'autre part, les cylindres-axes de la commissure entrent en rapport avec les cellules du noyau interstitiel ; or, nous savons déjà qu'après avoir fait partie du faisceau longitudinal postérieur, les volumineux axones issus de ce noyau se mettent en relation avec les noyaux oculo-moteurs, par l'intermédiaire de collatérales. Il suit de là que la voie opto-motrice serait constituée par la chaîne des neurones suivants : 1° le neurone rétinien avec sa fibre optique ramifiée dans le tubercule quadrijumeau antérieur ; 2° le neurone mésencéphalique avec son cylindre-axe formateur de la commissure postérieure ; 3° le neurone du noyau interstitiel de la calotte, avec ses collatérales destinées aux noyaux moteurs ; 4° le neurone des noyaux bulbaires des nerfs moteurs oculaires commun et externe et du pathétique avec son cylindre-axe allant aux muscles de l'œil. *Chaînons probables de la voie opto-motrice.*

Dans les coupes frontales qui renferment la commissure postérieure on aperçoit entre les deux faisceaux longitudinaux postérieurs, et sous la forme d'une anse à concavité dirigée en haut, un faisceau commissural peu important, que Schnopfhagen, Honegger, Kölliker, Dejerine et d'autres avaient déjà signalé. Dans les sections transversales qui passent par la région de la calotte du cerveau de chat et qui sont imprégnées par la méthode de Golgi, les fibres de ce faisceau paraissent provenir du noyau de Darkschewitsch et s'incorporer au faisceau longitudinal postérieur ; mais ce point est encore douteux. *Autre faisceau commissural d'origine et de destination inconnues.*

Commissure de Forel. — Cette commissure, qui correspond à la *décussation hypo-thalamique postérieure de Kölliker*, est située au-dessus du corps mamillaire et tendue, pour ainsi dire, entre les deux faisceaux de la voie afférente de ce corps. Elle n'a pourtant avec lui aucune connexion. Les fibres de cette commissure se croisent sous un angle très aigu, puis se disséminent dans l'étage inférieur de la calotte et se perdent enfin dans le voisinage du corps de Luys et de la zone incertaine ou noyau infra-sensitif. Selon Dejerine, cette commissure unirait les deux corps de Luys ; elle joindrait en même temps le corps de Luys d'un côté au noyau rouge et au champ de Forel de l'autre. Quant à nous, nous ignorons la source et la terminaison de ses fibres. *Situation.* *Trajet.* *Connexions.*

Les coupes frontales montrent, en arrière et au-dessous de la commissure de Forel, l'entre-croisement des piliers antérieurs du trigone, dont nous avons déjà parlé.

Commissure de Meynert. — On appelle ainsi un système de fibres transversales, placées entre le plancher du ventricule moyen en dessus, et le chiasma des nerfs optiques en dessous et surtout en arrière. Chez le lapin et le cobaye, ces fibres apparaissent dans les coupes sagittales, sous la forme de tubes épais, disséminés sur un grand espace, et traversant le raphé pour se porter vers le pédoncule cérébral ; c'est entre les faisceaux de ce dernier qu'elles semblent se perdre, ainsi que Gudden l'avait fait remarquer. *Situation et aspect.*

Les connexions de cette commissure ne sont pas encore établies. Gudden fait venir ses fibres du chiasma même et les fait arriver au pédoncule cérébral. Pour Darkschewitsch et Pribytkow, il s'agirait là d'un système unissant le corps de Luys, le noyau lenticulaire et le ruban de Reil médian.

Dejerine se refuse à admettre toute continuité entre la commissure de Meynert et le ruban de Reil ; par contre, il accepte fort bien qu'elle puisse provenir du noyau lenticulaire ; et, pour lui, cette commissure ne sert à rien d'autre qu'à joindre ce noyau à celui du côté opposé.

Les observations que nous avons faites chez le lapin et le cobaye sur des coupes frontales du cerveau intermédiaire, sériées et colorées par la méthode de Weigert, ne confirment guère ces opinions ; les fibres de la commis-

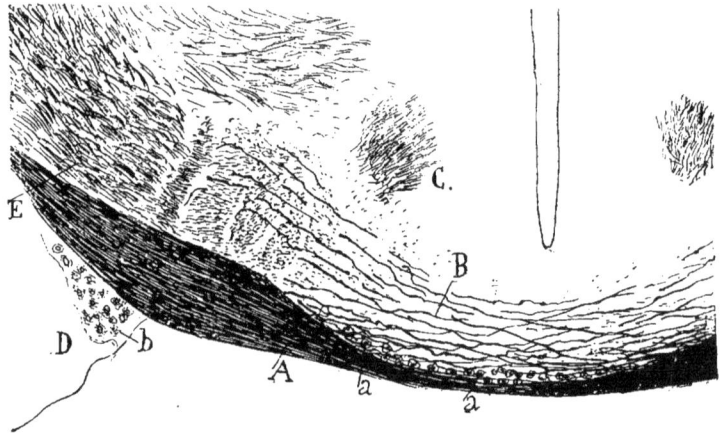

Fig. 322. — Coupe frontale de la région du chiasma chez le cobaye.
Méthode de Weigert-Pal.

A, bandelette optique ; — B, commissure de Meynert ; — C, piliers antérieurs du trigone ; — D, région de l'amygdale ; — F, portion interne du pédoncule cérébral ; — a, noyau périchiasmatique.

sure de Meynert, remarquables par leur épaisseur de beaucoup supérieure à celle des cylindres-axes nés dans le noyau lenticulaire, ne sortent jamais, en effet, de la portion externe du pédoncule cérébral, dont elles accompagnent les faisceaux en prenant, semble-t-il, une direction descendante (fig. 322, *B*).

Les fibres de la commissure de Meynert prennent probablement naissance dans les grosses cellules du noyau tangentiel ou périchiasmatique (fig. 322, *a*). De là, elles se dirigent en dedans, s'enfoncent graduellement, puis traversent le raphé en s'entre-croisant avec leurs congénères du côté opposé. Lorsque l'on suit ces fibres sur des coupes frontales colorées par la méthode de Weigert, on les voit, près de leur point de départ, se placer au-dessus et en arrière de la commissure de Gudden, de telle sorte qu'elles paraissent tirer leur origine du chiasma, comme ce savant le supposait. Cette illusion s'évanouit si l'on examine les coupes à de forts grossissements. Alors, les fibres de la commissure de Meynert, toujours plus épaisses que celles de la commissure de Gudden, s'arrêtent constamment au niveau des grosses cellules du noyau tangentiel, dont quelques corpuscules sont aussi enclos entre les paquets des fibres du chiasma.

VOIES EXOGÈNES DU CERVEAU INTERMÉDIAIRE

A part les deux grands systèmes de fibres radiées qui vont de l'écorce cérébrale au thalamus et de celui-ci à l'écorce, la couche optique est traversée par des voies exogènes soit en direction antéro-postérieure, soit obliquement. Parmi ces voies nous citerons : le *pédoncule cérébral*, la *voie sensitive* ou *ruban de Reil médian*, la *voie trigéminale*, la *portion terminale du pédoncule cérébelleux supérieur*, le *faisceau longitudinal postérieur*, les *piliers antérieurs du trigone*, la *voie olfactive de projection du lobe frontal*, la *lame cornée* ou *voie olfactive de projection temporale*, le *tænia thalami* ou *strie médullaire de la couche optique*, le *cordon de Forel*, le *pédoncule du corps mamillaire*, etc., etc. Nous avons déjà décrit un certain nombre de ces voies exogènes, de même que les voies endogènes principales de la couche optique. Nous nous occuperons des autres lorsque nous aurons à traiter de la corne d'Ammon et du bulbe olfactif. Ici, nous ne retiendrons que certaines voies, dont les origines sont encore douteuses, telles que les lames médullaires interne et externe du thalamus et surtout le pédoncule cérébral, le plus important de tous les systèmes nés en dehors de la couche optique.

Énumération.

Voies traitées ici.

Lame médullaire interne. — Entre les noyaux interne et externe de la couche optique, on trouve chez l'homme une lame de substance blanche qu'on appelle lame médullaire interne. Cette lame se dirige obliquement en bas et en dehors, et se bifurque en haut pour donner naissance à une lame secondaire, appelée *lame médullaire supérieure*. Elle renferme des fibres à direction sagittale et oblique de haut en bas, qu'il est difficile d'étudier chez l'homme et les grands mammifères. On parvient, au contraire, à les voir pénétrer dans les faisceaux supérieurs de la capsule interne, chez le lapin et la souris. Selon Dejerine, des fibres horizontales se détachent de la lame médullaire interne, au niveau de la commissure moyenne. Nous ne nions point que la lame interne puisse renfermer des fibres allant de l'écorce cérébrale à la couche optique, mais nous croyons, ainsi que nous l'avons déclaré dans notre premier travail sur le cerveau intermédiaire, que la plupart des fibres de la lame interne sont des conducteurs allant de la couche optique à l'écorce. Aussi leurs cellules d'origine résident-elles, pour nous, peut-être dans les foyers thalamiques internes et dans ceux du raphé.

Situation.

Bifurcation et trajet.

Origine possible.

Lame médullaire externe. — Chez l'homme, cette strie est située entre le noyau externe et la zone grillagée. Chez le lapin et la souris, elle est fort peu développée et se confond avec les fibres thalamo-corticales les plus externes du noyau sensitif. Nous ignorons complètement d'où viennent les fibres qui constituent cette lame.

Situation.

Origine inconnue.

Pédoncule cérébral. — Ce vaste système de fibres sagittales, dont la section transversale est semi-lunaire, est placé superficiellement dans l'étage inférieur des cerveaux moyen et intermédiaire. Il y forme une saillie de substance blanche qui disparaît en avant sous le lobe temporal du cerveau. Les deux pédoncules sont séparés : en arrière par l'espace perforé postérieur et le noyau inter-pédonculaire, en avant par le corps mamillaire et le tuber cinereum. En haut, le pédoncule adhère à la face inférieure de la couche optique ; il occupe dans ce centre une situation de plus en plus externe et élevée, à mesure qu'il avance jusqu'à ce que, transformé enfin en capsule interne, il s'engage dans le corps strié. En bas et en dehors, chaque pédoncule est embrassé par la bandelette optique, dont les fibres le croisent presque à angle droit.

Lorsqu'on examine le pédoncule sur des coupes frontales sériées et provenant de la souris ou du lapin (fig. 247, *H*), on note que sa richesse en fibres s'accroît d'arrière en avant, et qu'en même temps, la disposition de ses faisceaux se modifie.

Au niveau du corps mamillaire, le pédoncule est renflé dans le sens vertical et pour ainsi dire déchiqueté par les amas cellulaires de la substance noire. Il s'adjoint, à son côté interne, le pédoncule du tubercule mamillaire, tandis que par sa face supérieure il est contigu à une couche grise, qui se continue en avant par la zone incertaine.

Les coupes un peu plus antérieures (fig. 285) et passant par le corps de Luys montrent cette voie sous l'aspect d'un segment semi-lunaire à concavité supérieure. Elle est ici plus dense et plus amincie de haut en bas. Ses faisceaux, dont la direction est verticale, cheminent en groupes parallèles dans chacun desquels les fibres font cependant un angle obtus avec celle des groupes voisins (fig. 287, *B*). Les conducteurs issus du corps genouillé externe déjà formé et du noyau sensitif à ses débuts se joignent au pédoncule à ce niveau et y forment un plan supérieur de faisceaux qui peu à peu remplissent la zone incertaine et s'étalent en dedans jusqu'au faisceau de Vicq d'Azyr.

Dans les coupes qui intéressent le tuber cinereum, l'étage supérieur occupé par les fibres thalamiques s'accroît considérablement ; il en est de même des bords interne et externe du pied pédonculaire, qui se sont épaissis par l'adjonction d'autres fibres de la couche optique. Le pédoncule est constitué à ce niveau par : 1º le *système moteur* ou *centre du pied pédonculaire* (fig. 282, *I*), que prolonge en arrière la voie pyramidale ; 2º le *cordon triangulaire* ou *externe*, formé surtout par des fibres venues du corps genouillé externe, comme on le voit chez la souris et le lapin (fig. 282, *H*) ; 3º l'*aire blanche interne*, système de tubes très puissant, produit : en partie par les faisceaux cortico-thalamiques et thalamo-corticaux, connexionnés avec les noyaux interne et triangulaire ainsi qu'avec les amas cellulaires du raphé, en partie par les voies de projection olfactives, celles du septum lucidum et celles qui naissent au niveau du tuber cinereum (fig. 282, *J*) ; 4º enfin l'*étage supérieur* où sont disposés, en groupes plus ou moins horizontaux, de nombreux paquets de fibres en rapport principalement avec le noyau sensitif, les foyers semi-lunaires, les noyaux rayés, celui de la zone incertaine, etc. (fig. 282, *M, Z*).

Arrivées à la hauteur du noyau dorsal, les coupes montrent que le pédoncule s'est porté en dehors et en haut (fig. 269, *M*), puis qu'il a gagné le corps strié et s'est transformé en capsule interne. Sous cette nouvelle forme, il reçoit encore de nouveaux contingents de fibres : ceux qui émanent des noyaux dorsaux, du noyau angulaire, des noyaux rayés dorsal et ventral, et ceux qui se rendent à ces mêmes foyers; ceux de la capsule interne, ceux du tænia semi-circulaire ou voie de projection de l'écorce olfactive temporale; enfin, ceux qui, sous la forme d'un gros faisceau à direction sagittale, proviennent du corps genouillé externe (fig. 282, *F*).

4° au niveau du noyau dorsal de la couche optique.

Collatérales pédonculaires. — Pendant tout son trajet à travers la couche optique, le pédoncule émet des collatérales et même des fibres terminales qui se rendent soit à des noyaux interstitiels, c'est-à-dire placés entre les faisceaux mêmes du pédoncule, soit et surtout aux grands foyers sus-pédonculaires que nous venons d'étudier. Ceux de ces noyaux où les collatérales se ramifient de préférence sont, en les énumérant d'avant en arrière : le noyau de la capsule interne, le noyau du faisceau et du champ de Forel et peut-être par l'intermédiaire de ce dernier le noyau rouge, puis le corps de Luys, la substance noire, enfin les noyaux de la protubérance. Bien que ce point ne soit pas entièrement élucidé, il est à présumer que les collatérales qui innervent ces divers noyaux tirent leur origine de la portion motrice du pédoncule.

Noyaux de distribution.

Rôle physiologique des divers systèmes de fibres du pédoncule cérébral. — Rien ne serait plus intéressant que de déterminer les divers systèmes dont se compose le pédoncule, ainsi que l'origine et la terminaison de leurs fibres. Cette tâche est malheureusement très ardue, et jusqu'à présent nous en sommes réduits à peu près aux seuls renseignements fournis par la pathologie humaine; à part la voie motrice et quelques autres courants dont on peut aisément reconnaître la naissance dans la couche optique, l'anatomie pathologique expérimentale appliquée aux petits mammifères n'a encore donné, en effet, que des résultats insuffisants.

La nature du présent ouvrage ne nous permet point de faire l'historique de la question et encore moins de citer les opinions les plus autorisées sur la composition physiologique du pédoncule. Nous rapporterons cependant les conclusions de Dejerine, afin de donner un aperçu de ce que l'on sait sur ce point.

Composition du pédoncule cérébral, selon Dejerine.

Ce savant partage les courants qui descendent de l'écorce cérébrale et atteignent le cerveau moyen en deux grandes formations :

1° La *voie pédonculaire*, qui comprend : *a*) toutes les fibres de projection du segment postérieur de la capsule interne, fibres qui ne s'arrêtent ni dans la couche optique ni dans la région sous-thalamique; *b*) les fibres du segment sous-lenticulaire de la capsule interne, qui forment le faisceau de Türck. Ces fibres, que l'on pourrait appeler fibres pédonculaires longues, se distribuent dans le locus niger, le cerveau postérieur ou mésencéphale, la protubérance et la moelle épinière.

2° Les *radiations thalamiques*, formées par l'ensemble des fibres cortico-thalamiques et thalamo-corticales, c'est-à-dire des fibres qui relient les noyaux de la couche optique à toutes les régions de l'écorce cérébrale. On a divisé un peu arbitrairement ces conducteurs en : *a)* fibres cortico-thalamiques antérieures ou frontales ; *b)* fibres cortico-thalamiques moyennes ou pariéto-frontorolandiques ; *c)*, fibres cortico-thalamiques inférieures ou occipito-temporales.

Il faut ajouter encore des courants de moindre importance :

3° Les *radiations du corps genouillé externe et du tubercule quadrijumeau antérieur ;*

4° Les *radiations du corps genouillé interne et du tubercule quadrijumeau postérieur ;*

5° Les *radiations du noyau rouge.*

La voie pédonculaire ou voie à long parcours, provient, selon Dejerine, du segment moyen des hémisphères. Les segments antérieur et postérieur, c'est-à-dire les trois quarts antérieurs du lobe frontal ainsi que le lobe occipital, y compris le pli courbe, ne participent nullement à sa formation. Cette voie passe par le genou de la capsule et par le segment postérieur et sous-lenticulaire de la capsule interne ; elle s'entre-croise là avec les fibres cortico-thalamiques, genouillées, etc., et gagne le pédoncule.

On peut diviser ce dernier en cinq parties égales, dont :

a) Le *cinquième interne*, appelé aussi *faisceau interne du pied pédonculaire*, reçoit ses fibres de l'opercule rolandique et de la partie adjacente de l'opercule frontal, c'est-à-dire de la zone motrice facio-pharyngo-laryngée. La plupart de ces fibres s'épuisent, à leur terminaison, dans le locus niger ; d'autres vont jusqu'à la protubérance, en traversant la ligne médiane ; d'autres, enfin, mais en petit nombre, parviennent aux pyramides bulbaires. Divers auteurs ont reconnu l'existence de cette voie, à laquelle ils ont donné différents noms. C'est ainsi que Meynert l'appelle *anse du noyau lenticulaire* ; Flechsig, *faisceau cortico- ou fronto-protubérantiel* ; Brissaud, *faisceau psychique* ou *intellectuel*, etc. Ces noms de faisceau psychique, de faisceau du langage, etc., de même que l'importance considérable que l'on a attribuée à cette voie s'expliquent aisément par ce fait qu'elle renferme les fibres destinées aux noyaux des nerfs crâniens, dont le rôle dans l'expression de la physionomie et dans le langage est si considérable. On connaît aussi cette voie sous l'appellation de *voie géniculée*, qui lui vient de ce qu'elle est en continuité avec le faisceau géniculé ou portion angulaire de la capsule interne.

b) Les *trois cinquièmes moyens*, *portion moyenne* ou encore *faisceau moyen*, proviennent des cinq sixièmes supérieurs des circonvolutions rolandiques, des pieds d'insertion des circonvolutions frontales et des première et deuxième pariétales, enfin du lobe paracentral. Après avoir formé le segment postérieur de la capsule interne, ce courant va constituer, dans la moelle, les voies pyramidales directe et croisée. Dans son passage à travers le cerveau moyen, il abandonne des fibres au locus niger, aux noyaux de la protubérance et au foyer d'origine du facial. Toutes les fibres du faisceau moyen sont intimement enchevêtrées, en sorte qu'il ne peut être question de discerner dans le pédoncule des faisceaux distincts pour la protubérance, ou pour le facial, ou pour tout autre noyau.

c) Le *cinquième externe* forme la *portion externe du pied pédonculaire* appelé aussi *faisceau de Türck*. Il prend naissance dans le lobe temporal et en particulier dans l'écorce de ses deuxième et troisième circonvolutions. Il passe d'abord par le segment sous-lenticulaire, puis par le segment postérieur de la capsule interne, et se termine presque en totalité dans les noyaux de la partie postéro-supérieure de la protubérance. Ce courant, qui ne participe point à la voie pyramidale, comme Flechsig, le premier, l'a démontré, renfermerait aussi, d'après ce savant, des fibres issues du lobe occipital.

SYNTHÈSE ANATOMO-PHYSIOLOGIQUE DE LA COUCHE OPTIQUE

Abstraction faite des systèmes de passage et des foyers dont la texture et

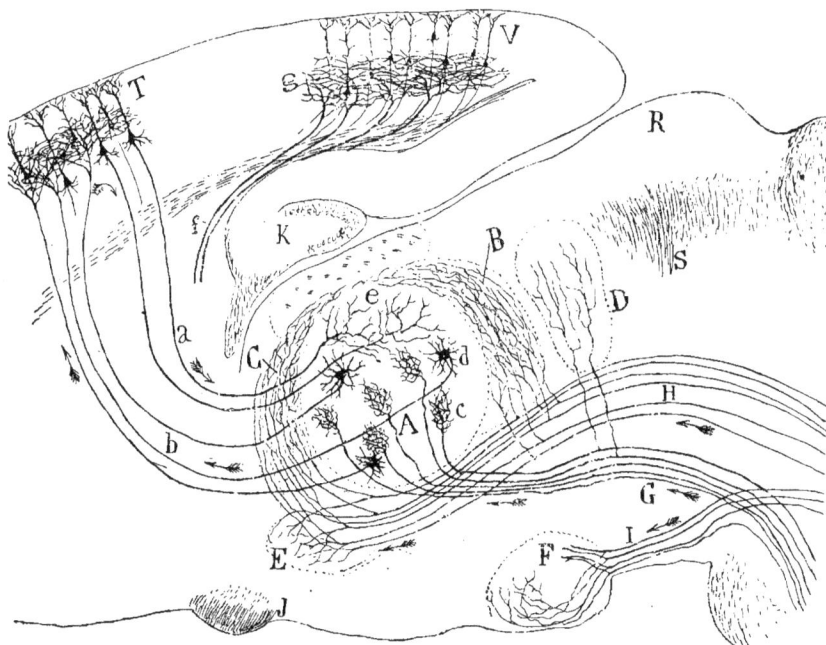

FIG. 323. — Schéma des voies sensitives (ruban de Reil médian et voie du trijumeau) destiné à montrer les éléments constitutifs types des noyaux thalamiques supérieurs.

A, noyau sensitif principal de la couche optique ; — B, C, noyaux sensitifs accessoires ou trigéminaux ; — D, noyau postérieur de la couche optique ; — E, noyau de la zone incertaine ; — F, noyau mamillaire externe ; — G, ruban de Reil médian ; — H, voies centrales de la cinquième paire et d'autres districts ; — I, pédoncule du corps mamillaire ; — J, chiasma optique ; — K, corne d'Ammon ; — T, écorce motrice du cerveau — V, écorce visuelle du cerveau ; — a, fibres sensitives cérébrales ou cortico-thalamiques ; — b, voie sensitive supérieure ou thalamo-corticale ; — f, voie optique supérieure ou thalamo-corticale.

les rapports sont encore inconnus, en tenant compte par conséquent des seuls noyaux qui ont été le mieux étudiés, nous pouvons considérer le cerveau intermédiaire comme un segment encéphalique formé par la juxtaposition de deux sortes de centres aux fonctions différentes.

1° La *région thalamique supérieure* ou couche optique proprement dite constitue le premier groupe de ces centres. Elle contient, en effet, les noyaux

Ses deux régions :

1° *sensorielle ;*

sensoriels intermédiaires de la vision, de la sensibilité, de l'audition, etc.,
noyaux où s'épuisent entièrement les cylindres-axes de certains neurones
centripètes de second ordre et où commence le chaînon de troisième ordre ou
thalamo-cortical. Ces noyaux sont : les corps genouillés interne et externe,

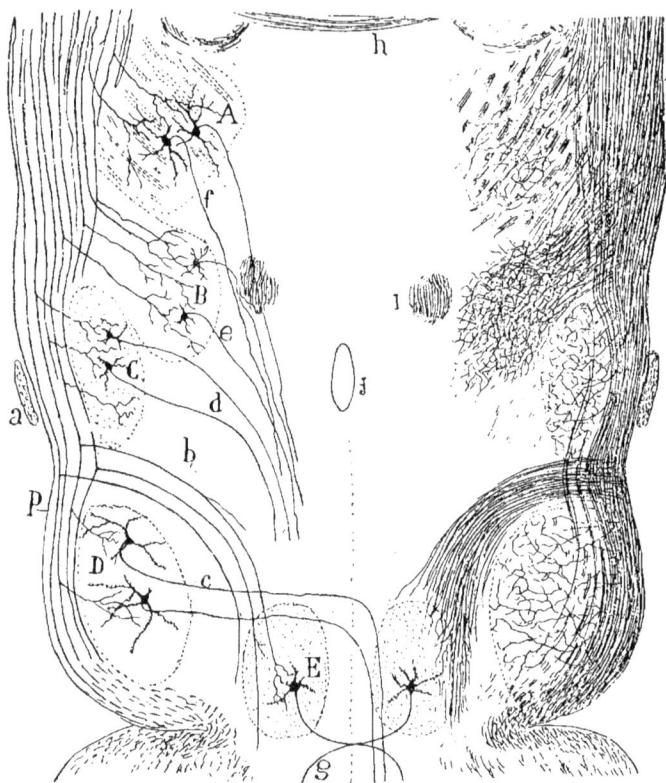

Fig. 324. — Schéma montrant l'ensemble des noyaux moteurs sous-thalamiques
d'après une coupe horizontale de la couche optique chez la souris.

A, noyau rayé ou grillagé ; — B, noyau de la capsule interne ; — C, corps de Luys ; — D, substance
noire de Sœmmering ; — E, noyau rouge ; — I, pédoncule cérébral ; — a, bandelette optique ;
— b, cordon de Forel ; — c, voie centrifuge de la substance noire ; — d, voie centrifuge du corps
de Luys ; — e, f, voies centrifuges du noyau rayé et de la capsule interne ; — g, faisceau de
Monakow ; — h, commissure antérieure.

le noyau sensitif, le noyau de la zone incertaine, les noyaux dorsal, semi-
lunaire, triangulaire, et probablement aussi ceux du raphé.

2º motrice.　　2º La *région thalamique inférieure* ou *sous-thalamique* contient le second
groupe de centres, les centres moteurs ou centrifuges intermédiaires, où se
ramifient certaines fibres provenant de l'écorce cérébrale pour entrer en
connexion avec des neurones dont le cylindre-axe centrifuge se termine,
selon toute probabilité, dans les noyaux moteurs. A ce groupe appartiennent
très vraisemblablement : le noyau de la capsule interne, les noyaux rayés

ou grillagés, le noyau du champ de Forel, le corps de Luys, la substance noire, le noyau rouge et le tuber cinereum.

Chacune des deux régions précitées ne contient pas exclusivement des noyaux sensoriels ou des noyaux moteurs. Ainsi, le plan supérieur renferme le ganglion de l'habenula probablement centrifuge, et l'on rencontre dans le plan sous-thalamique le corps mamillaire, centripète, intimement lié au noyau dorsal et comparable, comme nous l'avons dit précédemment, aux noyaux sensoriels primaires, tels que les noyaux des cordons de Goll et de Burdach, la rétine, le noyau ventral de l'acoustique dans le bulbe, etc.

Quatre éléments différents entrent dans la composition de tous les noyaux sensoriels de la couche optique ; ce sont : 1° des fibres afférentes ou sensorielles ; 2° des cellules dont le cylindre-axe long forme une voie efférente vers l'écorce, c'est-à-dire une voie thalamo-corticale ; 3° des cellules à cylindre-axe court et ramifié dans les plexus dus à l'enchevêtrement des terminaisons des fibres afférentes ; 4° des fibres cortico-thalamiques ou centrifuges, dont les arborisations semblent apporter à l'articulation du neurone secondaire avec le neurone tertiaire un courant d'origine cérébrale indispensable au fonctionnement du centre sensoriel. *Composition des noyaux sensoriels.*

Chaque fibre centripète et centrifuge se termine en un territoire distinct des noyaux thalamiques, en sorte que l'aire sensorielle périphérique se trouve être ainsi projetée réellement dans la couche optique. Ce mode de connexions par groupes isodynamiques permet au cerveau d'agir au moyen de ses fibres cortico-thalamiques sur des districts déterminés du champ sensoriel, peut-être en inhibant, peut-être en intensifiant certains courants [1]. *Aire sensorielle périphérique, centre thalamique et écorce cérébrale.*

1. Pour plus de détails sur cette question, voir : Cajal, Plan de estructura del tálamo óptico. Conférence faite à la Faculté de médecine de Madrid, le 28 avril 1903. *Revista de Medicina y Cirugía prácticas*, Mayo 1903, Madrid.

CHAPITRE XXIII

CORPS STRIÉ

GÉNÉRALITÉS. — STRUCTURE GÉNÉRALE DU CORPS STRIÉ CHEZ LES MAMMIFÈRES. — CELLULES A CYLINDRE-AXE COURT, CELLULES A CYLINDRE-AXE LONG, FAISCEAUX CORTICAUX DE PASSAGE, COLLATÉRALES MOTRICES ET FIBRES AFFÉRENTES. — STRUCTURE PARTICULIÈRE DU CORPS STRIÉ: NOYAU CENTRAL. NOYAU CAUDÉ. NOYAU LENTICULAIRE. LE CORPS STRIÉ CHEZ LES VERTÉBRÉS INFÉRIEURS.

Situation.

Ses deux noyaux.

Son évolution dans la série des vertébrés.

Le corps strié, ainsi appelé en raison des stries blanches qu'y forment en le traversant de nombreux faisceaux de fibres, est un amas gris volumineux, placé dans chaque hémisphère cérébral, sur le côté externe de la couche optique, autour de la capsule interne. Deux noyaux le constituent : le *noyau caudé*, piriforme, plus épais en avant, placé immédiatement en dehors de la couche optique, par-dessus et en dedans de la capsule interne ; et le *noyau lenticulaire*, situé en dehors et au-dessous de la capsule, et comme niché dans le lobe temporal. De même que le tubercule quadrijumeau antérieur, le corps strié est un centre nerveux en voie de déchéance, car doué primitivement de fonctions très élevées et très complexes, il ne possède plus, par l'effet de réductions successives, que le rôle de coordinateur de mouvements réflexes. Chez les poissons, où il a conservé son ancienne importance, il représente encore à lui seul toute la vésicule cérébrale antérieure. Il s'est au contraire dédoublé dans le reste de la série animale ; une partie s'est séparée de lui pour former un organe à part : l'écorce cérébrale, encore rudimentaire chez les reptiles et les batraciens; une autre partie est restée en place : c'est le corps strié proprement dit, celui des mammifères, avec ses neurones uniquement consacrés aux réflexes supérieurs.

STRUCTURE GÉNÉRALE DU CORPS STRIÉ CHEZ LES MAMMIFÈRES

Éléments constitutifs.

En étudiant chez l'homme, par la méthode de Nissl, l'un quelconque des deux noyaux qui composent le corps strié, c'est-à-dire le noyau caudé ou le noyau lenticulaire, on apprend que les éléments communs qui entrent dans sa structure sont au nombre de quatre. Ce sont : 1° les *faisceaux de fibres de passage*, qui relient le cerveau antérieur aux noyaux du cerveau intermédiaire et moyen, ainsi qu'aux autres centres situés plus bas ; 2° des *cellules petites*, car elles n'ont que 8 à 10 μ de diamètre, à forme plus ou moins sphérique ou polygonale, et dont le protoplasma peu abondant et peu coloré manque presque entièrement de chromatine ; 3° des *cellules plus volumineuses*, renfermant de rares granules chromatiques ; 4° enfin, des *cellules géantes*, étoilées, pourvues d'un noyau considérable et d'un protoplasma rempli d'amas chromatiques. En s'adressant aux préparations imprégnées par la méthode de Golgi, on apprend qu'il existe, en outre, dans le corps strié : des *cellules naines*, des *collatérales de fibres de passage*, des *arborisations de fibres ascendantes* et des *cellules névrogliques*.

Neurones. — Le nombre des cellules petites et moyennes du corps strié est fort considérable ; aussi forment-elles une masse continue qui comble tous les interstices des faisceaux de passage. Les cellules géantes sont, au contraire, plus rares; et chez l'homme on ne les voit que de loin en loin, souvent à grande distance les unes des autres. On rencontre également chez les animaux, tels que le lapin, le chat, etc., les trois espèces de neurones précités; mais le type géant y atteint un volume plus faible, ce qui le différencie moins des autres types; de plus, ses amas chromatiques ne sont pas aussi abondants que chez l'homme et les autres grands mammifères.

Nombre relatif des diverses espèces cellulaires.

Lorsqu'on examine en outre le noyau caudé ou le noyau lenticulaire à l'aide d'une méthode qui met en évidence la charpente fibrillaire des neurones, comme celle du nitrate d'argent réduit imaginée par nous [1], on observe que les cellules de taille petite et moyenne et à cylindre-axe court ont leur protoplasma tout à fait incolore, c'est-à-dire dépourvu de neurofibrilles. Les grandes cellules, qui sont toutes à cylindre-axe long, renferment, au contraire, un reticulum fibrillaire lâche et délié, disposé en faisceaux au niveau des dendrites.

Leur aspect neurofibrillaire.

Cellules moyennes et petites à cylindre-axe court. — Marchi [2] est le premier qui ait vu ces corpuscules; leur existence a été ensuite constatée par nous [3], Kölliker [4], Cl. Sala [5], Dejerine [6] et La Villa [7]. Ils sont extrêmement nombreux, surtout dans le noyau caudé, où ils forment des groupes très étendus. Ils affectent une forme sphérique ou polygonale, comme on peut le voir sur la figure 325, en *A*, copiée sur des préparations de cerveau humain. Leur corps donne naissance à une multitude d'expansions rayonnantes, épineuses, modérément ramifiées et terminées à une assez faible distance. Leur *cylindre-axe*, assez fin, et issu tantôt du corps cellulaire même, tantôt de la base d'une dendrite, fait souvent un crochet au début ; il se décom-

Historique.

Caractères.

1. S. R. CAJAL, Sobre un sencillo método de colorear las fibrillas interiores del protoplasma nervioso. *Archivos latinos de Biología y medicina*, núm. 1, octubre de 1903.

2. MARCHI, Sulla fina struttura dei corpi striati e dei talami optici. *Riv. speriment. di Freniatria*, vol. XII, 1887.

3. S. R. CAJAL, Algunas contribuciones al conocimiento de los ganglios del encéfalo : V. Cuerpo estriado. *Anal. de la Soc. españ. de Historia natural*, 2 de agosto de 1894.

4. KÖLLIKER, Handbuch der Gewebelehre des Menschen. Bd. II, p. 615, 1896.

5. CL. SALA, La corteza cerebral de las aves. Madrid, 1893.

6. DEJERINE, Anatomie des centres nerveux, vol. II, p. 306, 1902.

7. J. LA VILLA, Algunos detalles sobre la estructura del cuerpo estriado. *Thèse et Revista ibero-americana de ciencias médicas*, junio de 1903.

pose ensuite en une arborisation luxuriante, compliquée, variqueuse et libre, qui, en certains cas, ne dépasse point le périmètre de la ramure protoplasmique.

Variétés.   Ainsi que nous, Dejerine et La Villa l'avons montré, on rencontre chez

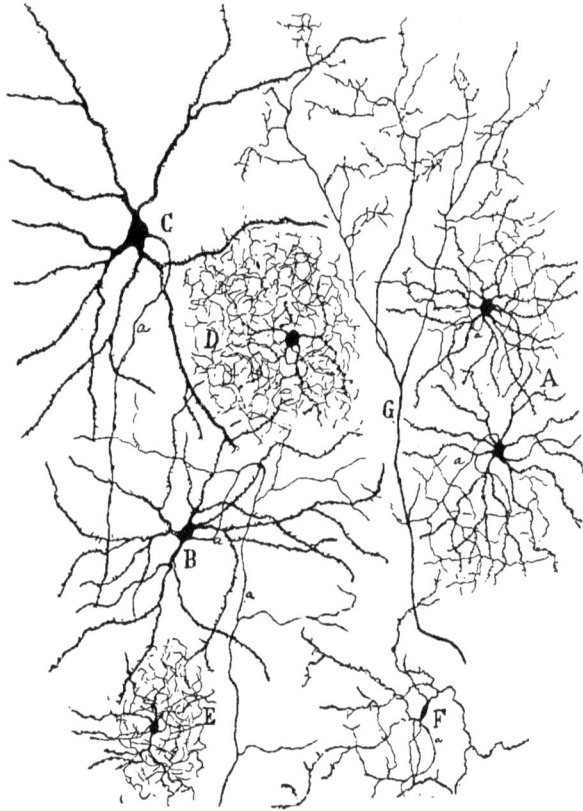

FIG. 325. — Quelques types cellulaires du noyau strié pris dans la région voisine du *claustrum;* cerveau d'enfant. Méthode de Golgi.

A, cellules de petite taille à cylindre-axe court ; — B, cellule à cylindre-axe long et descendant ; — C, cellule géante à cylindre-axe long ; — D, E, cellules naines à cylindre-axe court. — G, fibre ascendante ramifiée ; — a, cylindre-axe.

l'homme, de même que chez le lapin, le chien et le chat, deux variétés de cette espèce cellulaire :

a) Des *cellules volumineuses*, dont le *cylindre-axe* court couvre de ses branchages une grande étendue de l'un ou l'autre des noyaux du corps strié (fig. 326, *B*); b) des *cellules moyennes et petites*, hérissées de nombreux appendices dendritiques, fins et divergents et munies d'un *cylindre-axe* court, très mince, dont les ramifications ne vont pas bien loin de la cellule d'origine. Des formes de passage relient, bien entendu, ces deux variétés (fig. 326. *C*).

Cellules nerveuses naines ou neurogliformes (fig. 325, *D*). — Ces éléments ont été signalés par mon frère P. Ramón[1] et par Cl. Sala[2] dans le ganglion basal des vertébrés inférieurs ; nous-même les avons observés chez

Historique.

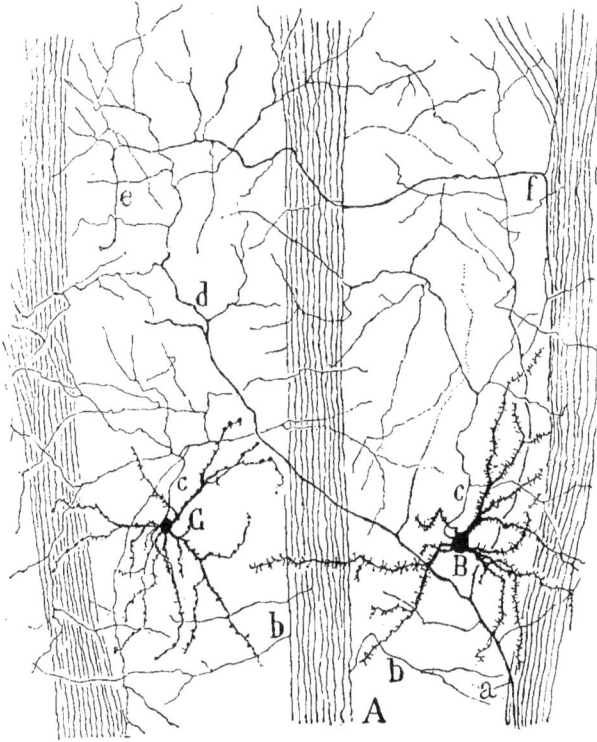

Fig. 326. — Portion d'une coupe sagittale du corps strié ; lapin âgé de quelques jours. Méthode de Golgi.

A, faisceaux nerveux de passage ; — B, grande cellule à cylindre-axe court ; — C, cellule moyenne à cylindre-axe court ; — *a*, fibre ascendante ramifiée ; — *b*, collatérales de fibres de passage ; — *c*, cylindre-axe long appartenant à une cellule non imprégnée ; — collatérale pour l'écorce cérébrale (?).

l'homme[3]. Ce sont de petites cellules, de 6 à 10 µ, de forme sphérique, dont l'aspect rappelle, à première vue, celui d'un corpuscule névroglique à prolongements courts. L'examen, fait au moyen d'un objectif apochromatique puissant, dissipe toute incertitude. On y reconnaît, en effet, quelques dendrites courtes, très variqueuses (fig. 325, *D*) et surtout un *cylindre-axe* extrêmement

Caractères.

1. P. Ramón Cajal, *Trabajos de la sección de técnica analómica de la Facultad de medicina de Zaragoza*, 1889.

2. Cl. Sala, *La corteza cerebral de las aves*, 1893.

3. S. R. Cajal, *Estructura de la corteza acústica. Rev. trim. microgr.*, t. V, 1900.

ténu qui, aussitôt né, se décompose en une arborisation très touffue. Les mailles formées par les branchilles si délicates de cette arborisation logent les cellules ordinaires à cylindre-axe court.

Cellules à cylindre-axe long. — Marchi avait indiqué, mais sans preuves

suffisantes, l'existence de ces neurones. Il a fallu nos travaux, ceux de Kölliker, Dejerine et La Villa chez les mammifères, et ceux d'Edinger, P. Ramón, Van Gehuchten et Cl. Sala chez les vertébrés inférieurs, pour que la chose fût nettement établie. Du reste, on avait toute raison de supposer la présence de ces neurones dans le corps strié ; car Edinger [1] avait démontré que le *ganglion primordial (Stammganglion,* en allemand), qui chez les poissons, les reptiles et les batraciens est l'homologue du corps strié des mammifères, donne naissance à un cordon important et descendant, le *faisceau basal du cerveau antérieur,* dont la terminaison a lieu dans des centres inférieurs de l'axe cérébro-spinal.

Caractères :
1° chez la souris nouveau-née ;

Pour s'assurer de l'existence de ces neurones, il faut, de préférence, examiner le cerveau de la souris nouveau-née ou âgée de quelques jours ; leur extrême simplicité facilite beaucoup, en outre, l'étude de leur cylindre-axe [2]. On voit sur la figure 327, en *A,* qu'à ces périodes de la vie de la souris, les neurones du corps strié sont fusiformes, avec des expansions polaires épaisses et modérément ramifiées. De leur corps ou d'une dendrite, s'échappe un gros *cylindre-axe* qui débute par quelques sinuosités, puis descend pour s'incorporer aux faisceaux de fibres blanches de passage et pénétrer, en dernier lieu, dans le pédoncule cérébral. Par suite de leur état très embryonnaire, le *cylindre-axe* de ces neurones ne possède pas encore de collatérales ; aussi, n'est-ce que rarement que nous avons vu naître, au point d'inflexion de l'axone, une *fibrille ascendante,* qui se portait peut-être à l'écorce cérébrale.

2° chez d'autres animaux adultes.

Les cellules à cylindre-axe long du corps strié sont très volumineuses chez le lapin, le chat et l'homme adultes. Elles ont un aspect fusiforme, polygonal ou étoilé. De longues et fortes *dendrites,* moins nombreuses en général que sur les neurones à cylindre-axe court, mais hérissées d'une multitude d'épines, émanent de leur corps. Ces neurones sont assez différents de *taille* pour qu'on puisse y distinguer : un type géant de 40 à 50 μ, pourvu d'appendices potoplasmiques très longs mais modérément arborisés (fig. 325, *C*), et un type de moindres dimensions, souvent triangulaire ou fusiforme, qui a été bien étudié par Kölliker et La Villa (fig. 325, *B*). Le *cylindre-axe* de ces divers neurones, dépourvu parfois de collatérales, s'entoure d'une gaine de myéline et se joint aussitôt aux faisceaux de passage. Il est néanmoins plus fréquent qu'il décrive, avant cette jonction et comme nous l'avons signalé depuis longtemps, un grand détour, pendant lequel il émet plusieurs *collatérales* longues et abondamment ramifiées (fig. 326, *c*). Souvent, aussi, le cylindre-axe se dirige presque perpendiculairement aux

1. EDINGER, *Deutsch. mediz. Wochenschrift,* num. 26, 1887. — *Verhandl. d. Anat. Gesellsch. im Strasburg,* 1894. — Vorlesungen über den Bau der nervösen Central-Organe des Menschen u. der Thiere, etc., 5ᵉ Aufl., 1896, Leipzig.
2. S. R. CAJAL, Corps strié. *Bibliographie anatomique,* nᵒ 2, 1895.

faisceaux de passage pendant son trajet initial, ce qui lui permet de parcourir une grande étendue des noyaux caudé et lenticulaire. Enfin, la longue *collatérale ascendante*, que nous avons signalée dans les cellules embryonnaires de la souris, se retrouve également ici, quittant le cylindre-axe au moment où il va se mêler aux faisceaux de passage et se rendant, peut-être pour s'y terminer, soit aux étages supérieurs du corps strié, soit en pleine écorce cérébrale (fig. 326, *f*).

Fibres nerveuses du corps strié. — Si l'on examine une coupe sagittale

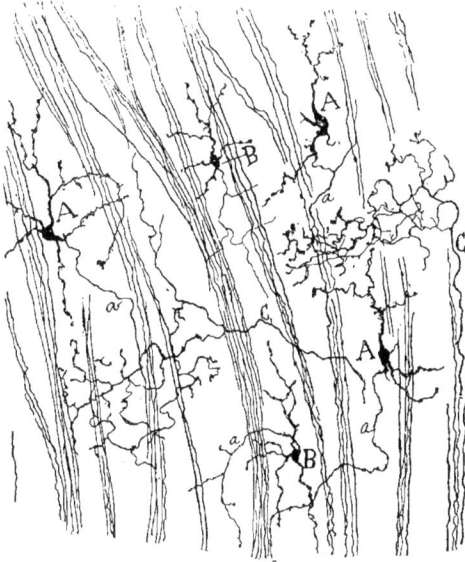

FIG. 327. — Coupe sagittale d'une portion du noyau caudé; souris nouveau-née. Méthode de Golgi.

A, cellules à cylindre-axe long ; — B, neurones à cylindre-axe court ; — C, fibres nerveuses ascendantes.

et latérale du cerveau d'un rongeur, tel que la souris, le cobaye ou le lapin, on voit le corps strié traversé par une multitude de faisceaux blancs à direction antéro-postérieure, faisceaux qui de l'écorce du cerveau se rendent à la couche optique et au pédoncule cérébral. Ces faisceaux, disséminés chez les petits mammifères, se condensent pour la plupart, chez l'homme, en une masse blanche unique, la *capsule interne*.

Disposition suivant les mammifères.

En étudiant avec soin les faisceaux de passage sur des préparations au chromate d'argent faites chez les rongeurs à peine âgés de quelques jours, on apprend qu'ils renferment : 1° des fibres descendantes ou de la voie pyramidale, allant jusqu'à la moelle; 2° des fibres descendantes, probablement réflexo-motrices, qui tirent leur origine du corps strié; 3° des fibres ascendantes, sensitives selon toute probabilité, qui se ramifient dans les noyaux

Leurs espèces certaines.

caudé et lenticulaire; 4° enfin, de nombreuses fibres cortico-thalamiques et thalamo-corticales, sans compter les fibres ascendantes et descendantes qui unissent le cerveau antérieur aux masses grises du cerveau moyen et du cerveau postérieur.

Ces constatations, permises par la méthode de Golgi, s'accordent entièrement avec les résultats de l'anatomie pathologique humaine et de la neurologie comparée.

Espèce peu probable. Il n'en est pas de même pour une cinquième espèce de fibres dont l'existence, admise par Kölliker, semble découler des expériences de Monakow, Bianchi, d'Abundo, Marinesco [1] et d'autres savants qui ont vu le corps strié s'atrophier et dégénérer après l'ablation de diverses régions de l'écorce cérébrale. Ces fibres descendantes, que l'anatomie pathologique expérimentale suppose entre l'écorce cérébrale et le corps strié, ne se sont jamais présentées à nous dans les préparations du chat et du lapin que nous avons faites jusqu'ici, et cela malgré tous nos efforts pour les découvrir.

Leur description. Une description sommaire de quelques-unes des espèces de fibres que nous venons d'énumérer nous paraît nécessaire.

Fibres ascendantes ramifiées dans le corps strié. — Marchi les avait signalées le premier, sans en préciser ni la nature ni le point de départ; mais c'est nous qui en avons démontré l'existence chez le lapin. Comme le montre la figure 326, en *a*, ce sont, chez cet animal, de gros cylindres-axes ascendants, qui se détachent des faisceaux de passage à différents niveaux, puis se bifurquent et se divisent plusieurs fois de manière à produire une vaste *Leur arborisation.* arborisation. Celle-ci entre en contact avec un nombre infini de neurones à cylindre-axe long et court. Les branchilles ultimes, variqueuses et ondulantes, sont hérissées de ramuscules courts. Cette dernière particularité est surtout sensible dans le corps strié de l'homme (fig. 325, *G*). Kölliker a constaté la présence de ces grandes arborisations dans le noyau lenticulaire, et La Villa dans les deux noyaux striés.

Branche pour l'écorce cérébrale. Nous avons observé parfois, chez la souris, qu'une branche supérieure de ces arborisations se rend à l'écorce cérébrale; nous ignorons comment elle s'y termine.

Collatérales cortico-striées des fibres motrices de passage. — En étudiant, chez la souris et le rat, la marche des cylindres-axes produits par les cellules pyramidales du cerveau, nous avions reconnu autrefois [2] que ces fibres émettent, de distance en distance, quelques collatérales à leur passage à *Leur arborisation.* travers le corps strié (fig. 651, *b*). Ces filaments s'arborisent entre les cellules, et leur transmettent selon toute vraisemblance une excitation motrice volontaire. On retrouve ces collatérales chez le lapin, le chat et l'homme, mais il est presque impossible de déterminer à quelle espèce de fibres de passage elles appartiennent. Leur arborisation terminale est assez compliquée et semble entrer en connexion spéciale avec les cellules à cylindre-axe long.

---

1. Marinesco, Ueber die Funktionen der Corpora striata. *Sitzungsber. des Internat. Mediz. Kongres. in Kopenhagen,* 1896. — *Compt. rend. de la Soc. de Biologie,* fév. 1895.
2. S. R. Cajal, Structure de l'écorce cérébrale de quelques mammifères. *La Cellule,* t. XIII, 1891.

Le cerveau n'agit-il sur le corps strié que par la voie indirecte de ces collatérales cortico-striées ? ou bien existe-t-il, de plus, un autre système de conducteurs directs allant de l'écorce aux noyaux caudé et lenticulaire ? Nous oserons affirmer que, du moins chez les rongeurs, il n'existe que des collatérales cortico-striées, et cela parce que nous avons exploré avec un très grand soin la disposition des fibres de passage sur des coupes excellemment imprégnées et provenant de ces animaux. Nous ne serons pas aussi affirmatif pour ce qui concerne l'homme et les mammifères gyrencéphales; car, à côté des collatérales on pourrait découvrir, chez eux, malgré les difficultés de la question, la voie spéciale de fibres cortico-striées directes, supposée naguère par Meynert et plus récemment par Marinesco et Kölliker. Cependant, les recherches attentives de Dejerine sur le cerveau humain sont tout à fait défavorables à cette hypothèse. D'après ce savant, la voie cortico-striée directe ne peut exister; d'ailleurs les atrophies consécutives à des abrasions de l'écorce cérébrale opérées par Monakow, Bianchi et d'Abundo, Marinesco et d'autres n'ont que peu d'importance et peuvent s'expliquer par la disparition pure et simple des collatérales, la résorption des faisceaux de passage et l'inaction obligatoire de l'organe. En tout cas, on ne peut comparer les lésions déterminées par ces expériences dans le corps strié avec les altérations considérables qu'éprouve la couche optique dans les mêmes conditions expérimentales.

Fibres corlico-striées directes ; leur existence improbable.

Collatérales du ruban de Reil médian. — Nous ne pouvons rien dire des autres fibres de passage, car nous ignorons si elles entrent en rapport avec le corps strié, ce qui ne paraît nullement probable. Seules, les fibres du ruban de Reil médian nous ont semblé donner quelques rameaux à ce ganglion ; mais le fait mérite confirmation, parce qu'il est difficile d'observer tout à la fois le trajet de ces fibres dans le corps strié et leur arborisation dans l'écorce cérébrale.

Fibres strio-thalamiques ou de projection du corps strié. — Les cylindres-axes longs, issus des neurones du corps strié, descendent, avons-nous dit, vers la capsule interne, en se mêlant aux faisceaux de passage. Les méthodes histologiques ne permettent point de savoir ce que ces conducteurs deviennent plus loin. Les seules recherches qui aient donné quelques éclaircissements sur ce point sont celles d'Edinger sur le chien au cerveau décortiqué par Goltz et celles de Dejerine sur plusieurs cas de lésions cérébrales, où il était facile de suivre les voies de projection nées dans le corps strié, grâce à la disparition d'une grande partie de celles de l'écorce. Elles nous ont appris que la plupart des fibres émanées du corps strié se terminent dans le cerveau intermédiaire. Leur principal contingent s'achèverait, selon Dejerine, dans la région sous-thalamique, surtout dans le corps de Luys, l'anse lenticulaire et le faisceau de Forel. Nous avons démontré que ce dernier procède en réalité de la capsule interne.

Leur terminaison dans le cerveau intermédiaire.

STRUCTURE PARTICULIÈRE DES NOYAUX DU CORPS STRIÉ

Tout ce que nous venons de dire concerne plus particulièrement le noyau caudé, l'amas le plus important du corps strié chez les petits

Division topographique

et division histologique du corps strié.

mammifères. Mais cette structure ne s'arrête pas là ; elle est aussi celle de la masse grise qui se trouve en arrière et au-dessous de la capsule interne, et qui chez le lapin et le chat atteint presque le commencement du lobe temporal. Si donc, au point de vue purement topographique, on a raison de distinguer le corps strié en noyau caudé et noyau lenticulaire, parce que ces deux ganglions correspondent chez l'homme et les mammifères gyrencéphales à deux masses placées respectivement au-dessus et au-dessous de la capsule interne, au point de vue de la texture cette distinction est fautive et il vaut mieux partager le corps strié en trois grands districts : 1° un *noyau antéro-supérieur* en rapport avec l'écorce fronto-pariétale du cerveau,

Ses trois segments.

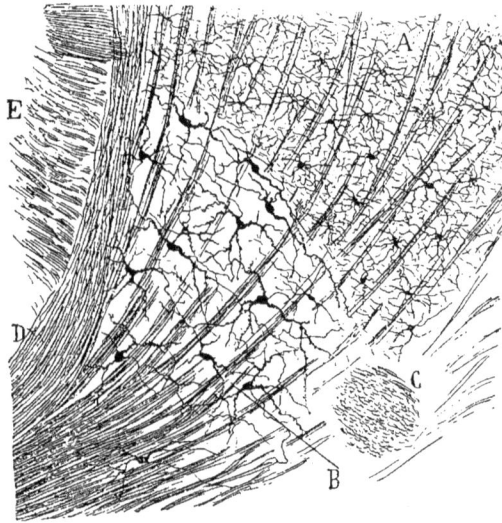

Fig. 328. — Portion d'une coupe sagittale du cerveau : souris âgée de 20 jours. Méthode de Golgi.

A, noyau caudé ; — B, noyau central ou à cellules géantes ; — C. commissure antérieure ; D, capsule interne ; — E, tænia semi-circulaire.

c'est le noyau caudé classique ; 2° un *noyau inférieur ou temporal*, comprenant les étages inférieurs du noyau lenticulaire, et 3° un *noyau central ou à cellules géantes*, constitué par la portion du noyau lenticulaire qui avoisine la capsule interne et où convergent, en se tassant, toutes les fibres issues des circonvolutions fronto-pariétales.

Aspect.

Noyau central ou à cellules géantes (fig. 328, *B*). — Les coupes sagittales et un peu latérales des hémisphères de la souris et du lapin permettent de constater que la trame du noyau caudé change brusquement d'aspect au niveau de la commissure antérieure, entre celle-ci et le tænia semi-circulaire. Au plexus cylindre-axile très compact fait suite, en effet, une substance interstitielle, pâle et pauvre en fibrilles terminales ; et au lieu de la multitude des petites et moyennes cellules à cylindre-axe court, on ne voit plus que quelques neurones géants, étoilés ou fusiformes, contenant chez le lapin et le chat, un protoplasma riche en amas chromatiques. Les *dendrites* volumineuses de ces cellules se dirigent perpendiculairement aux faisceaux de la capsule interne, comme le montrent les préparations au chromate d'argent. Quant à leur *axone*, il suit d'abord la même direction ou se porte obliquement par rapport aux faisceaux capsulaires, puis devient descendant. Dans le cerveau du chat, où les neurones du noyau central atteignent une taille considérable et s'imprègnent fort bien par la méthode de Golgi, l'axone, également transversal, donne toujours une ou deux collatérales qui se ramifient dans le noyau central même. Les neurones de ce noyau s'insinuent parfois entre les faisceaux de la capsule interne jusque dans la région sous-thalamique.

Neurones géants :
1° chez la souris et le lapin :

2° chez le chat.

Nous avons rencontré aussi dans le noyau dont il est question ici d'autres cellules de moindre taille et peu nombreuses, dont nous n'avons pu préciser les caractères morphologiques.

Neurones moindres et indéterminés.

En résumé, le noyau central ou à grandes cellules, formé presque exclusivement de corpuscules à cylindre-axe court et descendant, possède, selon toute vraisemblance, une grande valeur au point de vue phylogénique. De tous les amas gris du corps strié il est, en effet, celui qui ressemble le plus au noyau basal des vertébrés inférieurs, noyau où, nous le verrons, les cylindres-axes courts font défaut.

Importance phylogénique du noyau central.

Noyau caudé. — Nous avons décrit pour ainsi dire ce noyau lorsque nous avons exposé la structure générale du corps strié. Nous ajouterons seulement, car cela lui est particulier, que ses neurones, parmi lesquels dominent les éléments de grande et de moyenne taille à cylindre-axe court, semblent constituer un tout continu. La Villa a trouvé que, dans le noyau caudé du chien et du chat, les cellules géantes à cylindre-axe long s'accumulent principalement dans la région inféro-externe du noyau et au voisinage de la capsule interne. Une bande plexiforme très dense, formée de plusieurs séries de cellules grosses et moyennes à cylindre-axe court, se rencontre près du ventricule moyen. Les dendrites de ces cellules se dirigent en majorité parallèlement à la surface ventriculaire libre.

Neurones de différentes tailles et à axones divers.

Bande cellulaire plexiforme.

Nous signalerons encore dans le noyau caudé les éléments névrogliques qui sont de deux sortes : 1° les cellules épendymaires du ventricule, dont les expansions périphériques pénètrent et se ramifient dans le noyau caudé ; 2° les nombreuses cellules névrogliques pourvues de prolongements courts et spongieux, cellules construites exactement sur le type de la substance grise, que nous avons décrit dans la *Partie générale* de cet ouvrage.

Névroglie.

Noyau lenticulaire. — Chez l'homme, ce noyau montre, sur sa coupe transversale triangulaire, trois bandes grises concentriques : l'une externe ou périphérique et obscure, que l'on appelle *putamen*, et deux internes, pâles, formant le *globus pallidus*. Entre le putamen et la bande extérieure du globus est insérée une bande blanche incurvée, connue sous le nom de *lame*

Ses amas gris et lames blanches :
1° chez l'homme ;

médullaire externe. Une lame semblable, mais moins étendue, est comprise entre les deux bandes du globus pallidus et constitue la *lame médullaire interne.*

2° chez les petits mammifères. Le noyau lenticulaire est, toutes proportions gardées, plus considérable chez les petits mammifères, tels que le chat, le lapin et la souris; il remplit chez eux tout le lobe temporal et se relie par d'innombrables faisceaux radiés à l'écorce cérébrale olfactive, dont il semble être une dépendance. Comme chez l'homme, on y voit des lames grises séparées par des cloisons blanches. Il n'est pas facile d'identifier avec celles de l'homme ces masses grises, dont

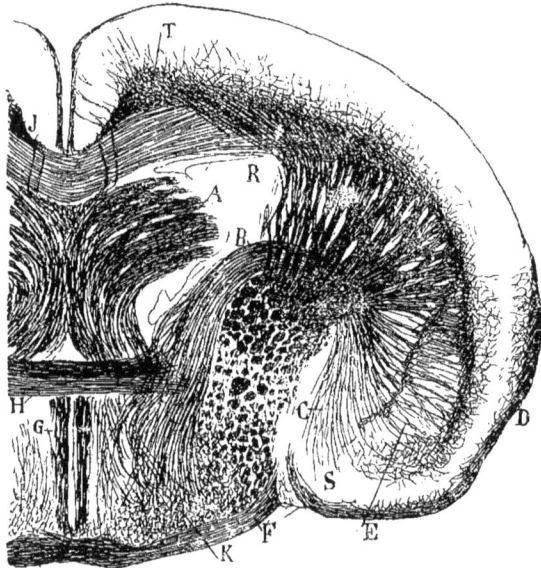

Fig. 329. — Coupe vertico-transversale du cerveau: souris âgée de quelques jours. Méthode de Golgi.

A, piliers antérieurs du trigone; — B, lame cornée; — D, écorce temporo-olfactive; — E, portion externe du noyau lenticulaire; — R, noyau caudé traversé par la capsule interne.

la forme et la position varient quelque peu suivant l'animal. On remarque surtout parmi elles: 1° une *masse externe,* très étendue (fig. 329, *E*), en forme de virgule et intimement unie à l'écorce temporale supérieure; La Villa en fait l'homologue de l'avant-mur; elle représenterait plutôt le putamen; 2° une *masse inféro-interne,* arrondie, composée de petites cellules et voisine de la capsule interne; 3° *deux* ou *trois petits amas cellulaires,* situés en bas et en dedans, non loin du noyau amygdalien, et qui, joints à la masse précédente, représentent peut-être le globus pallidus de l'homme.

Leur homologie.

Neurones: a) de la masse externe; De tous ces amas, c'est la masse externe qui renferme les neurones les plus volumineux. On les reconnaît aisément, dans les préparations obtenues par la méthode de Nissl, à la forme polygonale ou triangulaire de leur corps et à l'abondance de ses blocs chromatiques. Dans les coupes imprégnées par le chromate d'argent, ces neurones présentent, comme l'a montré La Villa, un aspect fusiforme, triangulaire ou étoilé avec des dendrites très longues et peu ramifiées, partant de leurs pôles. Leur *cylindre-axe*, très épais, décrit de grandes sinuosités et fournit des collatérales ramifiées et fort longues. Ce cylindre-axe offre la particularité de se dédoubler, après avoir parcouru un grand trajet; ses branches embrassent alors une vaste portion du noyau. Parfois, l'une de ces grosses branches terminales se dirige en haut et en dedans par un chemin long et compliqué, puis semble s'engager dans la voie de projection du lobe temporal, car elle se mêle aux fibres nées dans l'écorce olfactive voisine. De toutes façons, il est douteux que les neurones de la masse externe soient des cellules à cylindre-axe long, car dans les préparations où ils sont imprégnés et où les fibres ne le sont pas, on découvre souvent des cylindres-axes, qui ressemblent à ceux que nous venons de décrire, se ramifient à angle droit, et s'épuisent en nombreux ramuscules dans les limites mêmes du noyau lenticulaire.

Les autres foyers de ce noyau renferment, chez les petits mammifères, des cellules étoilées, à cylindre-axe court pour la plupart. Malgré tous nos efforts, nous n'avons pu faire une étude suffisante de ces éléments à cause de la rareté des bonnes imprégnations et de la difficulté de suivre leur cylindre-axe.

b) des autres foyers.

Le foyer externe et les amas internes du noyau lenticulaire sont traversés par une multitude de faisceaux de passage, issus pour la plupart de la région olfactive de l'écorce temporale; les faisceaux internes tirent cependant leur origine du noyau amygdalien et des territoires avoisinants. Un grand nombre des fibres de ces faisceaux émettent, à leur passage dans le noyau lenticulaire, des collatérales dont les arborisations contribuent à compliquer le plexus cylindre-axile de ce noyau.

Fibres de passage et collatérales.

LE CORPS STRIÉ CHEZ LES VERTÉBRÉS INFÉRIEURS

Ganglion basal. — L'homologue du corps strié chez ces animaux est le *ganglion basal*, qui forme un renflement considérable dans la portion inférieure de la vésicule cérébrale antérieure. C'est de ce ganglion que part un courant volumineux de fibres appelé *faisceau basal.*

Parmi les savants qui ont étudié les neurones du ganglion basal au moyen du chromate d'argent, nous citerons : Van Gehuchten [1], qui a porté ses efforts sur les téléostéens et les urodèles; Edinger [2], dont les travaux ont été exécutés sur les poissons, les reptiles et les oiseaux; P. Ramón [3], mon frère, qui a fait également ses recherches sur ces trois classes de vertébrés; enfin Cl. Sala [4], qui s'est particulièrement occupé des oiseaux.

Historique.

1. Van Gehuchten, Le ganglion basal et la commissure habénulaire. Bruxelles, 1897. — Contribution à l'étude du système nerveux des téléostéens. *La Cellule*, 1893.
2. Edinger, Neue Studien über das Vorderhirn der Reptilien, etc., 1896, ainsi que toutes ses monographies classiques sur l'encéphale des poissons, des reptiles et des oiseaux.
3. P. Ramón Cajal, Estructura del encéfalo del camaleón. *Rev. trim. micrográf.*, 1896. — L'encéphale des amphibiens. *Bibliogr. anal.*, n° 6, 1896. — Ganglio basal de los batracios y fasciculo basal. *Rev. trim. micrográf.*, t. V, 1900.
4. Cl. Sala, La corteza cerebral de las aves, 1893.

Ses cellules:

Les cellules du ganglion basal sont très nombreuses chez les oiseaux, les reptiles et les poissons, et relativement rares chez les batraciens. En examinant, en *A*, la figure 330, empruntée à un travail de mon frère, on apprend que ces cellules possèdent une forme ovoïde, chez les batraciens et les poissons, et que de leurs pôles s'échappent d'un côté un tronc protoplasmique plus ou moins ascendant et terminé par un bouquet de dendrites, et de l'autre un cylindre-axe descendant qui va former le faisceau basal.

1° chez les poissons et les batraciens:

2° chez les reptiles:

Ce neurone à cylindre-axe long atteint de grandes dimensions dans le ganglion des reptiles et présente la forme étoilée; mais il n'est pas le seul. Mon frère a découvert, en effet, à côté de lui, un corpuscule également étoilé à cylindre-axe court et une autre petite cellule énigmatique à expansions rayonnantes (fig. 331, *P*).

3° chez les oiseaux.

Le nombre des neurones à cylindre-axe court augmente encore et de façon considérable chez les oiseaux, comme l'ont reconnu P. Ramón et Cl. Sala. En outre, ces neurones affectent déjà les deux types morphologiques, propres au cerveau des mammifères, c'est-à-dire le type géant et le type moyen.

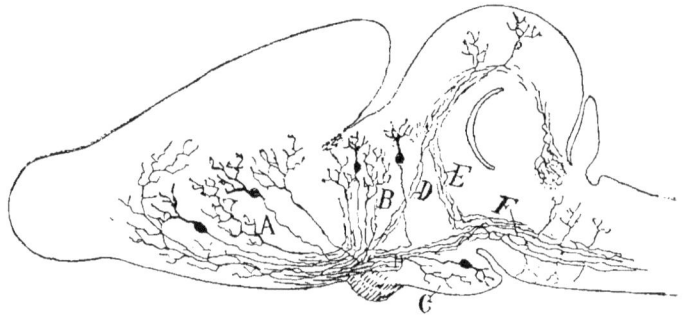

Fig. 330. — Coupe sagittale et demi-schématique de l'encéphale de la grenouille. Méthode de Golgi. D'après P. Ramón.

A, ganglion basal avec ses cellules nerveuses et ses fibres sensitives ou ascendantes: — B, connexions du ganglion basal avec le cerveau intermédiaire: — D, fibres venues du cerveau moyen.

Son plexus et ses fibres d'origine.

Un plexus nerveux, très riche, entoure les cellules; on sait, depuis les recherches de Van Gehuchten sur les poissons et de P. Ramón sur les batraciens et les reptiles qu'il est en continuité avec des fibres sensitives ou centripètes ascendantes. D'après le dernier des auteurs que nous venons de citer, il faut chercher l'origine de ces fibres principalement dans le noyau antérieur de la couche optique, homologue, selon toute vraisemblance, du noyau sensitif thalamique des mammifères; il faut également la chercher dans les noyaux visuels des cerveaux intermédiaire et moyen, c'est-à-dire dans le corps genouillé externe et le toit optique. Ces fibres constituent le courant ascendant du faisceau basal.

Ses homologies chez les mammifères.

Trajet.

Faisceau basal. — Ce système fibrillaire est, chez les poissons, l'homologue de la voie pyramidale de l'homme, tandis que chez les batraciens, les reptiles et les oiseaux, il représente à la fois la voie pyramidale et la voie centrifuge du corps strié. Tout d'abord, il occupe la portion basilaire ou inféro-interne du cerveau, puis il traverse d'avant en arrière les cerveaux intermédiaire et moyen, et va, semble-t-il, s'épuiser dans la moelle épinière.

Il renferme, d'après les investigations d'Osborn [1], Edinger, Van Gehuchten et P. Ramón, deux sortes de conducteurs : des fibres *ascendantes* ou *sensitives* que nous venons de mentionner et des fibres *descendantes* ou *motrices*, nées dans le ganglion basal. Le lieu où se rendent ces dernières fibres est encore indéterminé à cause de l'impossibilité presque absolue où l'on se trouve de les suivre sur toute leur longueur dans une seule et même coupe sagittale. Elles se termineraient, selon Van Gehuchten, partie dans l'infundibulum chez les poissons, partie dans

Fibres ascendantes sensitives.

Fibres descendantes motrices :

1° d'origine striée;

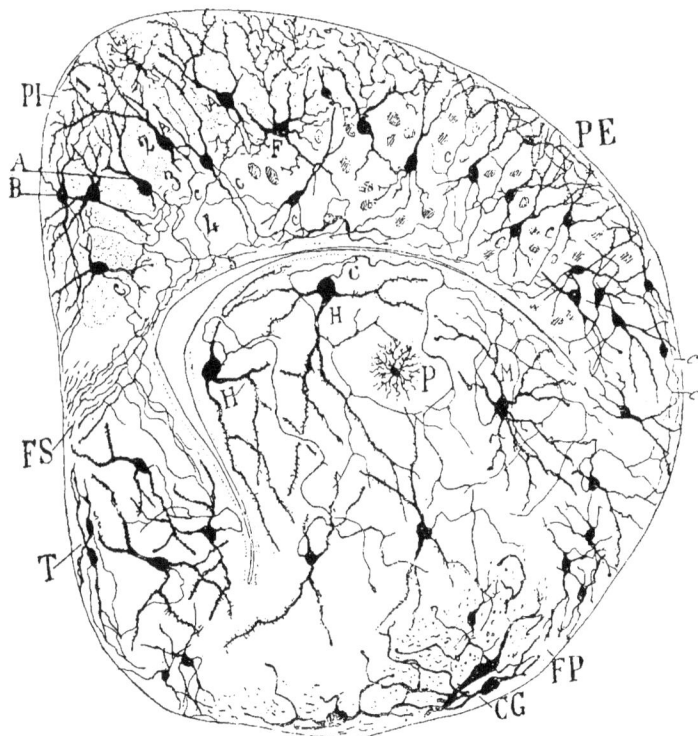

FIG. 331. — Coupe frontale du cerveau antérieur du caméléon. Méthode de Golgi.

A, B, écorce de la corne d'Ammon ; — H, P, M, cellules du ganglion basal ou corps strié primitif ; — CG, région occupée par le faisceau basal dont les fibres sont sectionnées transversalement.

les noyaux inférieurs et la moelle épinière chez la salamandre. Edinger croit qu'elles s'achèvent dans le cerveau intermédiaire, en particulier dans le *noyau rond* de la couche optique, noyau qui donnerait aussi au faisceau basal un petit nombre de fibres ascendantes.

P. Ramón [2] a étudié avec soin ce point intéressant, et pour lui, il y a lieu de distinguer les fibres descendantes basales en *fibres courtes* et *fibres longues*. Les *fibres courtes* arrêtent leurs arborisations libres et terminales dans les

1. Osborn, A contribution to the internal structure of the amphibians. *Brain*, 1888.
2. P. Ramón Cajal, *Rev. trim. micrográf.*, t. V, 1900.

noyaux antérieur et rond de la couche optique et peut-être aussi dans le corps genouillé externe et le toit optique. Les *fibres longues* parviennent jusqu'à la moelle; mais auparavant elles émettent des collatérales pour les noyaux d'origine des nerfs optiques. Des fibres motrices d'origine cérébrale, constituant le *faisceau septo-mésencéphalique* qui est l'homologue de la voie pyramidale des mammifères, se joindraient, en petit nombre chez les batraciens, plus abondamment chez les oiseaux et les reptiles, aux fibres descendantes du faisceau basal.

2º d'origine corticale; faisceau septo-mésencéphalique.

Évolution des voies motrices.

En somme, et c'est à quoi il fallait s'attendre, les voies motrices se compliquent à fur et à mesure du développement du cerveau. Nous voyons, en effet, que chez les animaux privés d'écorce motrice cérébrale, c'est-à-dire chez les pois-

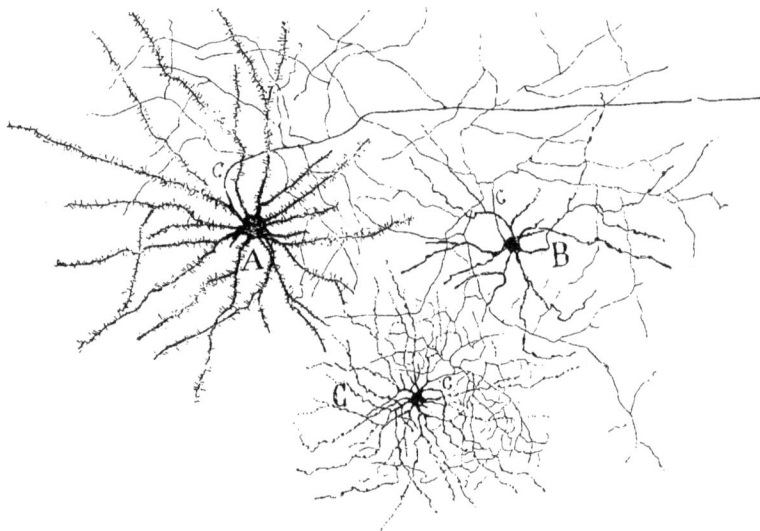

FIG. 332. — Cellules du ganglion basal ou corps strié des oiseaux. Méthode de Golgi.
A, cellule à cylindre-axe long; — B, cellule à cylindre-axe court; — C, cellule nerveuse naine

sons, il n'existe qu'une espèce de tubes moteurs, ceux-là mêmes qui sont chargés de relier le ganglion basal aux noyaux centrifuges inférieurs. Mais dès que l'écorce se différencie à la surface du cerveau, créant ainsi un centre moteur cortical au-dessus du centre moteur strié, primordial, la voie descendante change de nombre; elle devient double. L'on voit alors chez les batraciens et surtout chez les reptiles et les oiseaux deux voies descendantes : le faisceau basal strié, vestige encore puissant du faisceau unique des poissons, et le cordon septo-mésencéphalique, ébauche grandissante de la voie pyramidale et de l'ensemble des fibres de projection qui naîtront dans l'écorce cérébrale chez les mammifères. A chacune de ces voies est attribuée maintenant une partie de la fonction compliquée dont s'acquittait le système cérébral centrifuge primitif.

CHAPITRE XXIV

STRUCTURE DE L'ÉCORCE CÉRÉBRALE EN GÉNÉRAL

CONSIDÉRATIONS GÉNÉRALES

Chez les vertébrés, les poissons exceptés, la vésicule antérieure du cer- *Sa constitu-*
veau possède une voûte ou écorce qui est séparée du corps strié ou ganglion *tion.*
primordial par le ventricule latéral. C'est dans cette écorce que les fonctions
les plus hautes du système nerveux se sont réfugiées. L'étendue et la complication histologique de cette couche grise varient tout naturellement
avec le rang que chaque espèce de vertébrés occupe dans la hiérarchie
psychologique. Chez les batraciens et les reptiles, où pour la première fois *Les centres*
elle apparaît, l'écorce cérébrale ne renferme encore que la projection cen- *sensoriels cor-*
trale des surfaces sensorielles olfactives. Chez les oiseaux, il s'y ajoute, *ticaux ; leur*
multiplication
comme le prouvent les expériences de Munk, une sphère visuelle ; enfin, chez *à mesure de*
les mammifères, l'écorce contient tous les centres supérieurs qui sont reliés *l'évolution.*
à tous les organes des sens. Chez ces animaux, on trouve, par conséquent,
dans la couche grise du cerveau, des territoires visuels, acoustiques, sensitifs, olfactifs et gustatifs, chargés de recueillir et de transformer en sensations les excitations qui leur viennent des sens correspondants. Ce n'est
pas tout ; en outre de ces zones sensorielles, l'homme et les mammifères, *Les centres*
dont l'écorce cérébrale est plissée, posséderaient, suivant Flechsig, des ter- *d'association*
de Flechsig.
ritoires corticaux intercalaires, destinés à associer et à combiner de mille
manières les résidus sensoriels qui leur arrivent des zones corticales sensorielles, pour en faire des processus psychiques d'une complexité extrême.
Ces territoires intercalaires, qui ne sont reliés directement ni avec les
noyaux moteurs placés plus bas ni avec les organes des sens, constituent les
centres d'association. Si la théorie de Flechsig est vraie, l'écorce cérébrale
renfermerait donc deux projections des organes des sens à deux degrés différents : une *projection directe* ou *de premier ordre*, formée par les sphères centrales sensorielles, et une *projection indirecte* ou *de second ordre* due à

l'existence des centres cérébraux auxquels aboutissent les voies spéciales, centripètes, issues des sphères de premier ordre. En d'autres termes, l'écorce sensorielle représenterait en réduction toute la surface sensible de l'organisme et l'écorce d'association figurerait en abrégé toute l'étendue de l'écorce sensorielle. Par conséquent, l'écorce d'association synthétiserait encore davantage la synthèse psychique déjà faite par l'écorce sensorielle.

Aspect macroscopique.

L'écorce cérébrale se compose de deux formations superposées : la *substance grise*, en couche molle, gris rosé, très vasculaire, placée à la surface même du cerveau, sous la pie-mère, et la *substance blanche*, beaucoup plus épaisse et située entre la couche grise d'une part, les ventricules et le corps strié d'autre part. L'écorce grise est lisse chez les vertébrés inférieurs ainsi que chez les petits mammifères, tels que souris, cobaye, lapin, etc. ; elle est, au contraire, plissée chez les mammifères de grande taille, en particulier chez le singe et l'homme ; on voit donc chez ces animaux le cerveau couvert de circonvolutions séparées par des sillons ou des anfractuosités. Lisse ou plissée, l'écorce cérébrale considérée dans ses traits principaux est construite sur le même plan, comme nous le verrons.

Plan descriptif.

L'étude que nous allons faire de l'écorce cérébrale comprendra cinq parties. Dans la première, nous nous occuperons de sa structure générale chez l'homme et les mammifères gyrencéphales ; dans la seconde, nous examinerons, au contraire, la structure particulière de chacune de ses régions en tant qu'elles présentent des traits histologiques qui leur sont propres : la troisième sera consacrée à l'écorce cérébrale des petits mammifères et des vertébrés inférieurs ; la quatrième renfermera des détails sur l'histogénèse de la couche grise du cerveau ; enfin, dans la dernière, nous exposerons les conclusions physio-psychologiques auxquelles nous amène, le plus naturellement, l'ensemble des faits acquis par l'histologie, l'anatomie pathologique, l'ontogénie et la phylogénie cérébrale. Ce dernier chapitre constituera donc, autant que le permettra le petit nombre de données certaines que nous possédons, un essai de théorie histologique et fonctionnelle du cerveau.

STRUCTURE DE L'ÉCORCE CÉRÉBRALE EN GÉNÉRAL
COUCHES DE L'ÉCORCE

Stratification apparente.

La substance grise des circonvolutions n'est pas homogène. On y voit déjà à l'œil nu une stratification plus ou moins vague, surtout dans les lobes occipitaux, où une bande blanche intermédiaire, appelée *raie de Gennari* ou de *Vicq d'Azyr*, apparaît très distinctement. Cependant, cette stratification ne devient tout à fait manifeste qu'au microscope et sur les préparations colorées au carmin, à l'hématoxyline ou aux anilines basiques ; on peut alors distinguer le nombre des couches et leur composition.

Énumération des couches vues au microscope.

Faisons abstraction, pour le moment, des différences qui existent dans les diverses régions du cerveau ; nous reconnaîtrons que l'écorce du cerveau chez l'homme et les mammifères gyrencéphales, tels que le singe, le chien, le chat, renferme, en général, sept couches concentriques portant les numéros et les noms suivants :

1° *Couche plexiforme* ; c'est la *zone pauvre en cellules* de Meynert ou encore la *zone moléculaire* d'un grand nombre d'auteurs.

2° *Couche des petites cellules pyramidales.*

3° *Couche des moyennes et grandes cellules pyramidales externes.*

4° *Couche des cellules pyramidales naines et des cellules étoilées ;* c'est la *couche des grains* des auteurs.

5° *Couche des grandes cellules pyramidales profondes.*

6° *Couche des moyennes cellules pyramidales profondes.*

7° *Couche des cellules triangulaires et fusiformes.*

1° Couche plexiforme. — Dans les préparations au carmin, cette couche paraît finement granuleuse ; elle prend au contraire un aspect nettement plexiforme dans les coupes traitées par les méthodes de Golgi ou d'Ehrlich. Cette zone, plutôt pauvre en cellules autochtones, est surtout le lieu de contact et d'articulation de deux facteurs exogènes : les bouquets dendritiques terminaux des cellules pyramidales et les arborisations nerveuses ascendantes d'un grand nombre de cellules à cylindre-axe court situées à divers étages de l'écorce. Cette couche rappelle tout à fait, par les articulations intercellulaires qui la caractérisent, l'assise plexiforme de la rétine et la zone moléculaire du cervelet (fig. 333, *I*).

On peut voir sur la figure 334, en *A*, et sur la figure 335, l'aspect que présente cette zone dans les préparations obtenues respectivement par les méthodes de Nissl et d'Ehrlich. On remarquera la rareté des cellules nerveuses, signalée depuis longtemps par Meynert, et l'abondance relative des noyaux appartenant à des cellules névrogliques. La prédominance de ces éléments conduisit Golgi à supposer que la première couche n'est occupée que par des cellules névrogliques, intimement unies à des capillaires. C'était une erreur que nous n'eûmes pas de peine à redresser en démontrant que les neurones sont absolument constants dans cette assise, et qu'ils

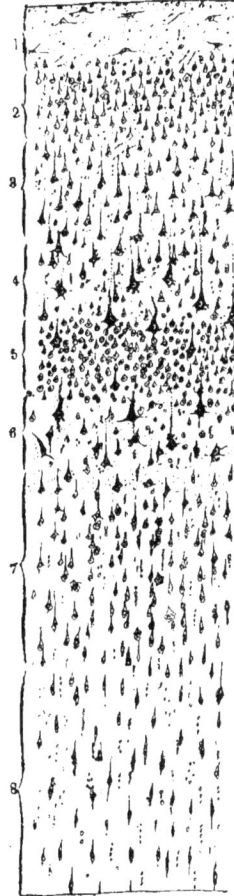

Traits caractéristiques.

Aspect au Nissl et à l'Ehrlich.

Fig. 333. — Coupe de a circonvolution pariétale ascendante chez l'homme. Méthode de Nissl.

1, couche plexiforme ; — 2, couche des petites cellules pyramidales ; — 3 et 4, couche des moyennes et grandes cellules pyramidales externes ; — 5, couche des grains ou cellules pyramidales naines ; — 6, couche des grandes cellules pyramidales profondes ; — 7, couche des cellules pyramidales moyennes profondes ; — 8, couche des cellules fusiformes.

appartiennent à plusieurs variétés de la cellule à cylindre-axe court [1].

Éléments constitutifs. L'étude de la première couche au moyen des méthodes d'Ehrlich, de Golgi et de Weigert permet d'y reconnaître les éléments suivants : 1° des

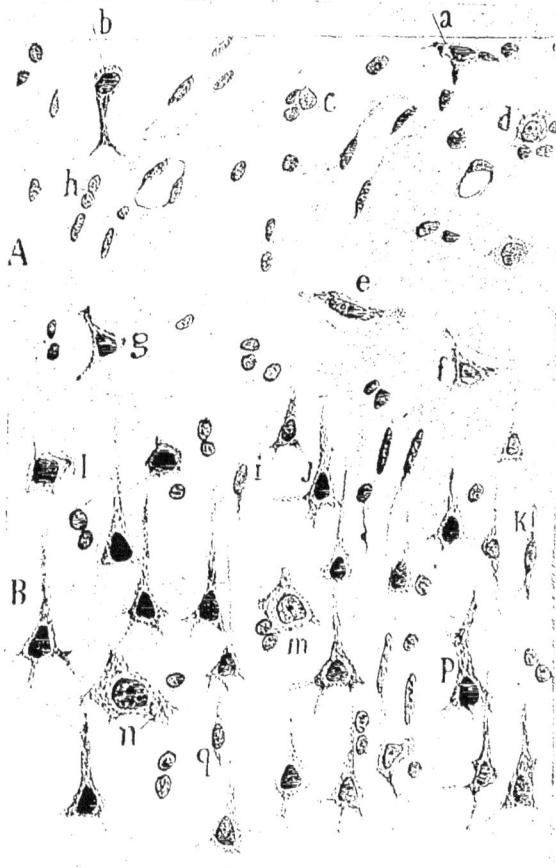

Fig. 334. — Cellules des première et deuxième couches de la circonvolution frontale ascendante; homme adulte. Méthode de Nissl; obj. apochrom. 1,30 de Zeiss.

A, couche plexiforme où l'on a réuni des cellules répandues, en réalité, sur une surface trois fois plus grande; — B, couche des petites cellules pyramidales; — *a, b,* cellules marginales, piriformes ou triangulaires; — *c, d,* petites cellules à cylindre-axe court; — *e, f, g,* cellules horizontales; — *h,* cellules névrogliques; — *i, k,* cellules fusiformes ou à double bouquet protoplasmique; — *l, m, n,* grosses cellules à cylindre-axe court; — *p,* cellules pyramidales vraies; — *q,* cellule fusiforme à double bouquet dendritique.

cellules petites et moyennes à cylindre-axe court; 2° *des grandes cellules*

1. S. R. CAJAL, Sobre la existencia de células nerviosas especiales en la primera capa de las circonvoluciones cerebrales. *Gaz. med. catalana*, 15 diciembre, 1890. — Textura de las circonvoluciones cerebrales de los mamíferos inferiores. Nota preventiva, 30 nov. 1890, Barcelona.

horizontales, munies d'un cylindre-axe demi-long et tangentiel, c'est-à-dire parallèle à la surface de la circonvolution ; 3° des *bouquets dendritiques terminaux*, émanés des cellules pyramidales et autres neurones des étages sous-jacents ; 5° des *arborisations nerveuses ascendantes*, issues de cellules à cylindre-axe demi-long qui siègent également dans des couches plus profondes ; 5° des *cellules névrogliques* ou *de Deiters*.

Nous allons examiner en détail les quatre premiers de ces facteurs.

CELLULES A CYLINDRE-AXE COURT. — Nous avons été le premier à décrire *Historique.* ces neurones que nous avions découverts dans l'écorce cérébrale du lapin et du rat [1], au moyen du chromate d'argent. Depuis, nous les avons revus dans le cerveau du chat adulte après imprégnation par le bleu de méthylène. Aucun autre savant n'a pu les mettre en évidence, probablement par défaut de technique. Ainsi, Retzius ne les figure pas dans ses travaux classiques sur les cellules spéciales de la zone plexiforme et Kölliker ne semble pas

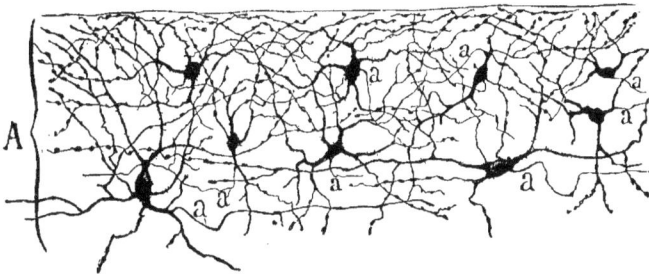

Fig. 335. — Cellules à cylindre-axe court de la couche plexiforme du cerveau ; chat adulte. Méthode d'Ehrlich-Bethe.

a, cylindres-axes.

non plus les avoir aperçus. Il en est de même de Schaffer [2] et de Bevan Lewis, qui croient les avoir imprégnés par la méthode de Golgi et qui les placent dans le segment externe de la deuxième couche, appelée par le premier de ces auteurs *couche des cellules polymorphes superficielles*, et par le second *couche des cellules polygonales*. Malgré leur assertion, ces deux neurologistes n'ont certainement pas constaté l'existence des cellules à cylindre-axe court de la première couche ; car, lorsqu'ils parlent de l'arborisation cylindre-axile de ces corpuscules, ils supposent que la plupart de ses branches s'étendent, non point dans la couche plexiforme, mais dans la zone sous-jacente ou zone des petites cellules pyramidales, ce qui est manifestement erroné.

En examinant la figure 335, empruntée à l'un de nos travaux sur cette *Caractères.* question, on peut se rendre compte de la grande *quantité* de cellules à cylindre-axe court, que la méthode d'Ehrlich révèle dans la couche plexi-

1. S. R. CAJAL, Las células de cilindro-eje corto de la capa molecular de cerebro. *Rev. trim. microgr.*, t. II, 1897.
2. K. SCHAFFER, Zur feineren Structur der Stirnrinde und über die funktionnelle Bedeutung der Nervenzellenfortsätze. *Arch. f. mikrosk. Anat.*, Bd, XLVIII, 1897.

forme du chat. Elles *siègent* dans toute la hauteur de la zone, avec des dimensions d'autant plus fortes qu'elles sont plus profondes ; leur *forme* est triangulaire, polygonale ou ovoïde, et de leur corps émanent en tous sens, mais surtout vers la surface du cerveau, un grand nombre de *dendrites*. Les ramifications ultimes de ces appendices se montrent couvertes de vari-cosités, comme cela est habituel dans les préparations au bleu de méthylène ; mais c'est surtout dans la moitié la plus super-ficielle de la couche que l'état variqueux est le plus marqué.

Axone.

Variétés cel-lulaires :
1° chez les petits mammi-fères ;

2° chez l'hom-me.

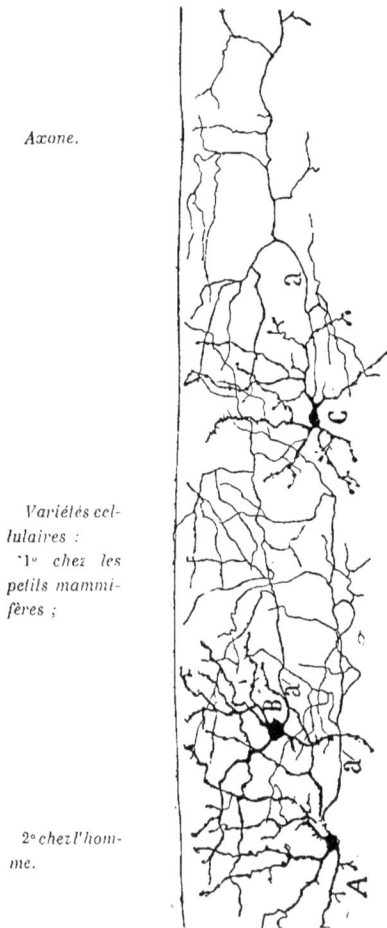

FIG. 336. — Cellules à cylindre-axe court de l'écorce cérébrale : chat âgé de quelques jours. Méthode de Golgi. A, B, cellules de taille moyenne ; — C, cellules petites.

Pour connaître les particularités du cylindre-axe, il faut recourir maintenant à des préparations au chromate d'argent. Nous représentons sur la figure 336 une de ces coupes provenant du chat âgé de quelques jours. L'axone s'y dirige en di-vers sens, mais plus souvent parallèle-ment à la surface cérébrale ; après un trajet variable et un ou plusieurs cro-chets, il se résout en une arborisation libre qui ne dépasse point les limites de la première couche. La longueur de ce cylindre-axe et le volume de la cellule sont assez variables chez le lapin, le chien et le chat, pour qu'on puisse dis-tinguer deux sortes de neurones à cy-lindre-axe court : l'un petit, globuleux et étoilé, dont l'expansion cylindre-axile se ramifie très tôt (fig. 336, *A*, *B*) ; l'autre, plus grand, fusiforme ou triangulaire, logeant d'habitude dans le tiers inférieur de la zone qui nous occupe, et dont l'axone épais et horizontal s'épanouit en une arborisation étendue.

L'homme aussi possède des cellules à cylindre-axe court dans la première cou-che de son cerveau. Mais, comme on de-vait s'y attendre, elles présentent chez lui une grande diversité de formes. Nous pouvons cependant les réduire à quatre, eu égard à la grandeur du corps et à l'ampleur de l'arborisation cylindre-axile terminale.

a) Type moyen ou ordinaire (fig. 338, *A*, *B*). — C'est un des corpus-cules les plus fréquents ; on le trouve surtout au centre et à l'étage inférieur de la première couche. Ses dendrites sont pour la plupart ascendantes, et son cylindre-axe, presque toujours horizontal, distribue des ramuscules terminaux à une faible distance du corps.

b) Type volumineux. — En dehors de ses dimensions inusitées, cette forme est caractérisée par ses grosses et longues dendrites, dont certaines descendent à travers la deuxième couche et même jusqu'aux confins de la troisième, pour s'y terminer (fig. 337, *B*). Le cylindre-axe, volumineux, prend franchement une direction horizontale, émet quelques collatérales et s'achève nous ne savons encore comment. Les cellules de ce type sont probablement les homologues des gros neurones à cylindre-axe horizontal, dont nous avons signalés, plus haut, l'existence dans le cerveau du chat et du chien.

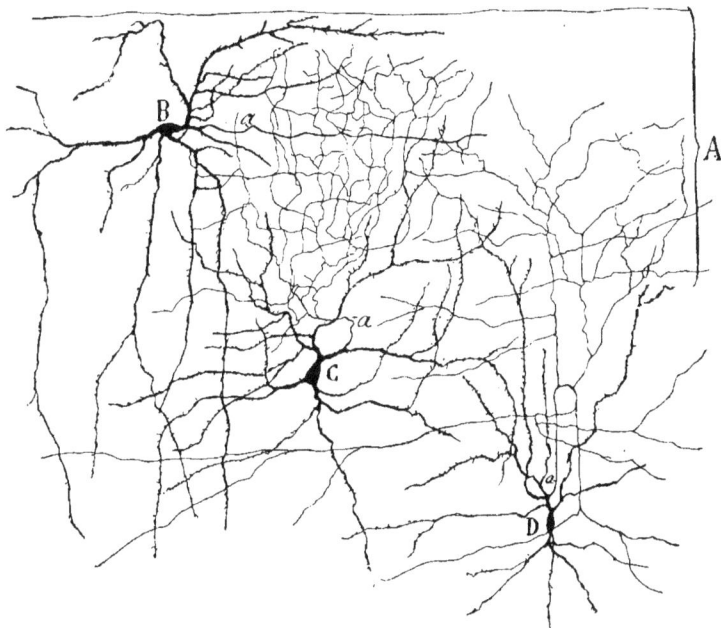

Fig. 337. — Grosses cellules à cylindre-axe court des première et deuxième couches de la circonvolution frontale ascendante ; enfant âgé de 25 jours. Méthode de Golgi.

A, couche plexiforme ; — B, neurone géant de cette couche ; — C, grosse cellule à cylindre-axe ascendant ; — D, cellule dont le cylindre-axe s'arborise dans les première et deuxième couches.

c) Type réduit. — Il a, pour traits particuliers sa petitesse, son aspect ovoïde ou piriforme et son cylindre-axe extrêmement ténu et ramifié au voisinage du corps cellulaire (fig. 338, *C*). Quelques neurones de ce type ont encore chez l'enfant de quinze à vingt jours des caractères très embryonnaires ; ils siègent tout près de la pie-mère et possèdent une tige divisée en ramuscules courts, parmi lesquels il est impossible de bien discerner le cylindre-axe (fig. 338, *D*, *E*).

d) Type neurogliforme. — Il ressemble aux cellules naines qui sont renfermées dans les zones plus profondes et se trouve le plus souvent dans la moitié inférieure de la première couche. On le reconnaît aisément à l'arborisation terminale, délicate, très compliquée et très dense de son cylindre-axe.

Apparence cylindre-axile de leurs expansions.

CELLULES HORIZONTALES. — Lors de nos recherches déjà anciennes sur l'écorce cérébrale des petits mammifères [1], nous avions observé une cellule nerveuse de grande taille, fusiforme ou triangulaire, qui offrait la bizarrerie de posséder des expansions polaires, très lisses, horizontales en même temps qu'extrêmement longues, et pourvues de fins rameaux, dont plusieurs avaient l'apparence de cylindres-axes (fig. 340). Chez le lapin, en particulier, il existe de ces éléments auxquels on peut attribuer deux et trois cylindres-axes, si l'on ne tient compte, pour porter ce jugement, que du criterium morphologique, c'est-à-dire de la longueur, de l'absence d'aspérités, de la minceur, de la division à angle droit, etc. Des études faites

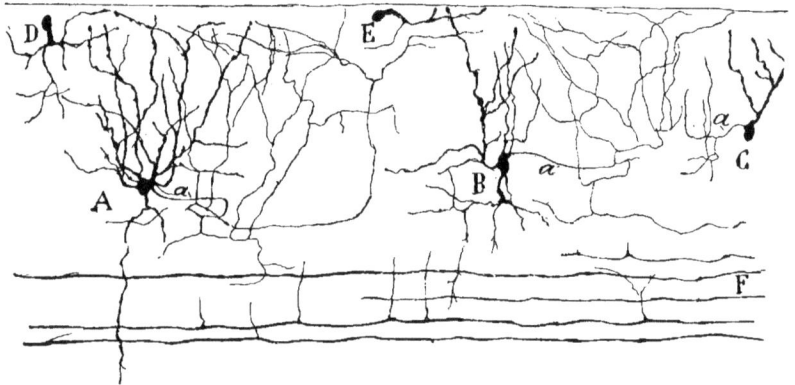

FIG. 338. — Plusieurs espèces de cellules à cylindre-axe court de la couche plexiforme dans la circonvolution frontale ascendante; enfant âgé d'un mois.
Méthode de Golgi.

A, B, types cellulaires de taille moyenne; — C, types de petite taille; — D, E, cellules rudimentaires à cylindre-axe court; — F, fibres tangentielles ou cylindres-axes de cellules horizontales.

depuis à l'aide du bleu de méthylène [2], les observations de Retzius [3] sur le fœtus humain, celles de Veratti sur le lapin [4], enfin les travaux que nous avons entrepris ultérieurement sur le cerveau de l'enfant nouveau-né [5] ont

Le vrai cylindre-axe.

cependant modifié notre manière de voir. Aujourd'hui nous sommes certain, en effet, que parmi les prolongements polaires ou collatéraux de la cellule un seul mérite d'être considéré comme un cylindre-axe. C'est une fibre relativement grosse et passablement plus épaisse que certaines bran-

1. S. R. CAJAL, Sobre la existencia de células nerviosas especiales en la primera capa de las circonvoluciones cerebrales. *Gaceta médica catalana*, 15 diciembre 1890. — Structure de l'écorce cérébrale de quelques mammifères. *La Cellule*, t. VII, 1891.

2. S. R. CAJAL, Las células de cilindro-eje corto de la capa molecular del cerebro. *Rev. trim. microgr.*, t. II, 1897.

3. RETZIUS, Die Cajal'schen Zellen der Grosshirnrinde beim Menschen und bei Säugethieren. *Biol. Untersuch.*, N. F., Bd. V, 1893, et Bd. VI, 1894.

4. VERATTI, Ueber einige Structureigenthümlichkeiten der Hirnrinde bei den Säugethieren. *Anat. Anzeiger*, n° 14, 1897.

5. S. R. CAJAL, *Rev. trim. micrográf.*, t. IV, V et VI, 1899, 1900 et 1901.

ches protoplasmiques ; elle est en outre horizontale et si longue qu'il est
impossible d'en voir l'extrémité, même dans les plus grandes coupes ; enfin
elle est pourvue de collatérales, qui partent à angle droit ou obtus, prennent

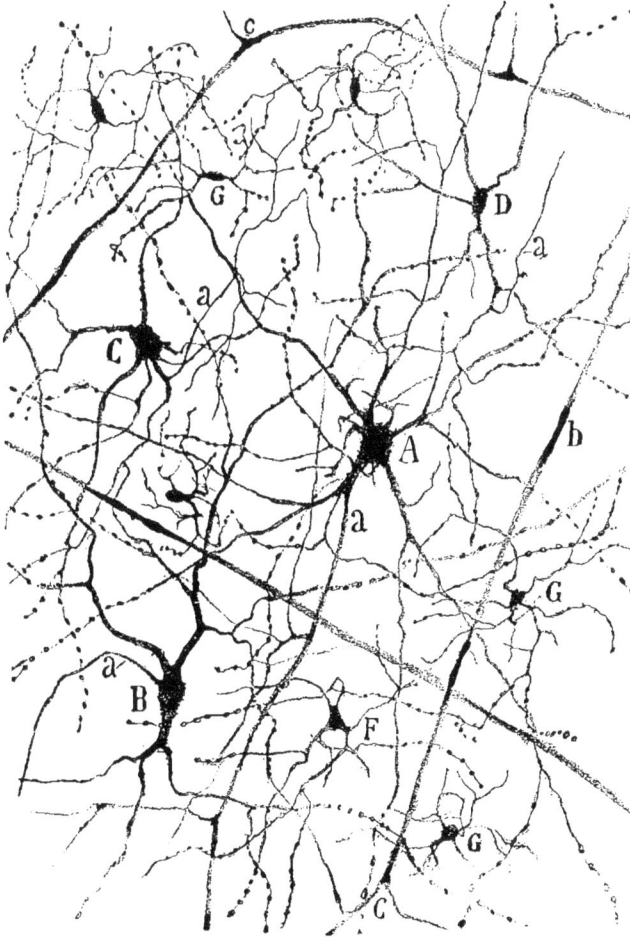

Fig. 339. — Coupe tangentielle de la couche plexiforme ; chat adulte.
Méthode d'Ehrlich.

A, cellule horizontale ou spéciale ; — B, C, D, cellules volumineuses à cylindre-axe court ; —
F, G, cellules dont le cylindre-axe court s'arborise à peu de distance de son origine ; —
a, cylindre-axe d'une cellule horizontale ; — b, autres cylindres-axes probablement de même
nature — c, bifurcation de ces cylindres-axes.

pour la plupart une direction ascendante et se terminent exclusivement dans
la première couche.

Il est probable que ce cylindre-axe se colore par la méthode de Weigert-
Pal, ainsi que nous l'avons suggéré dans notre premier travail sur l'écorce

cérébrale ; car les préparations effectuées par cette technique présentent, dans la première couche, de gros tubes nerveux tangentiels qui ne sont pas en continuité avec les fibres de Martinotti et qui ne peuvent guère correspondre qu'à l'axone des cellules horizontales [1].

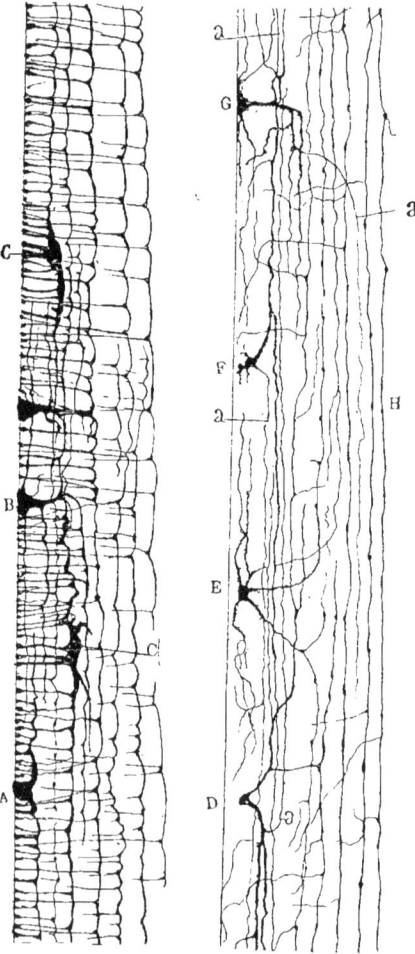

Les dendrites.

La cellule horizontale :
1° chez les petits mammifères ;

Le caractère dendritique des longues expansions polaires est nettement mis en évidence par la méthode d'Ehrlich. On voit, en effet, en *A*, sur la figure 339, copiée sur une préparation traitée par le bleu de méthylène et provenant du cerveau de chat adulte, que ces prolongements lisses et sans épines au début de leur parcours et avant leurs divisions principales, se couvrent de grosses varicosités au niveau de leurs ramifications ultimes. On voit, par contre, que le cylindre-axe ne présente jamais ces varicosités. La distinction est donc facile et certaine.

Les neurones horizontaux, pourvus du cylindre-axe que nous venons de décrire, sont peu nombreux chez les petits mammifères que nous avons étudiés. c'est-à-dire chez le lapin et le chat. Ils se trouvent à diverses hauteurs dans la couche plexiforme. en particulier dans la portion inférieure. au voisinage de la couche des petites cellules pyramidales.

Les préparations au Golgi révèlent. dans les cellules horizontales des petits mammifères à l'état fœtal, les mêmes particularités et surtout les longues dendrites

FIG. 340. — Cellules de la première couche ou zone plexiforme de l'enfant. Méthode de Golgi.

A, B, C, cellules horizontales de l'écorce visuelle chez l'enfant nouveau-né ou le fœtus presque à terme ; — D, E, F, G, cellules horizontales de l'écorce visuelle chez l'enfant âgé de 20 jours ; — H, fibres horizontales ou tangentielles provenant de cellules horizontales très éloignées ; — *a*. fines expansions d'aspect cylindre-axile.

1. S. R. CAJAL. *La Cellule*, t. VII, 1891.

tangentielles et variqueuses que nous allons décrire chez l'homme au même stade de développement ; malheureusement, il est très difficile et tout à fait aléatoire d'observer ces neurones chez eux, car leur nombre y est très restreint.

Les cellules horizontales sont beaucoup plus abondantes et beaucoup plus volumineuses chez l'homme ; aussi méritent-elles une description spéciale. Nous les considérerons sous deux états : sous la forme fœtale et sous la forme adulte ou définitive.

a) Forme fœtale. — La figure 340 montre, en *A, B, C,* l'aspect étrange que présente chez le fœtus humain cette cellule, dont la découverte est due à Retzius [1]. On remarquera la diversité de sa configuration ; il en est, en effet, de fusiformes, de triangulaires, d'étoilées et de piriformes. Quelle que soit cette diversité, toutes possèdent une ou plusieurs dendrites périphériques, terminées sous la pie-mère et, en outre, deux ou plusieurs branches polaires, volumineuses et très longues. Celles-ci cheminent horizontalement tout en dessinant de petites courbes et en donnant, à angle droit au niveau d'une varicosité, d'innombrables rameaux ascendants qui, toujours, se terminent sous la pie-mère par une sphérule.

Chaque cellule émet ordinairement un grand nombre de branches polaires horizontales, que Retzius appelle *fibres tangentielles* ; aussi en voit-on une quantité considérable dans

2° *chez l'homme.*
Ses deux états.

Aspect.

Dendrites polaires ou fibres

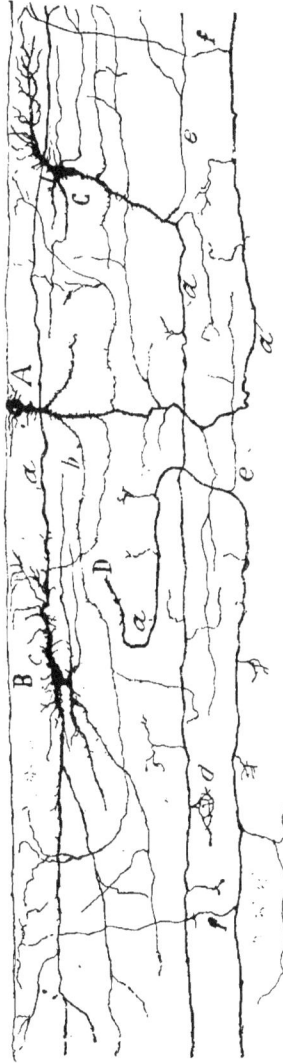

FIG. 341. — Quelques cellules horizontales de la première couche des sphères motrices ; enfant âgé de plus d'un mois. Méthode de Golgi.

A, cellule marginale ou piriforme ; — B, cellule bipolaire ; — C, cellule triangulaire ; — D, cylindre-axe d'une cellule non imprégnée ; — a, cylindres-axes ; — b, dendrites tangentielles ou longues ; — c, dendrites courtes ; — d, branches cylindre-axiles terminées par des arborisations courtes et variqueuses ; — e, collatérales initiales et épaisses du cylindre-axe.

1. G. RETZIUS, *Die Cajal'schen Zellen der Grosshirnrinde beim Menschen, etc. Biol. Untersuch.*, Bd. V, 1893.

tangentielles de Retzius.

les bonnes préparations, où elles constituent, aux divers niveaux de la couche plexiforme, un système important de conducteurs parallèles, dont la longueur est telle, d'habitude, qu'on n'en peut voir l'extrémité (fig. 340).

Axone encore indifférenciable.

Le cylindre-axe circule parmi les branches polaires, mais sa ressemblance avec elles est si grande qu'il est impossible de le différencier.

Historique.

b) Forme adulte. — Retzius, qui avait retrouvé chez le fœtus humain les cellules horizontales découvertes par nous chez les petits mammifères, et qui, le premier, avait pu en signaler les caractères embryologiques, s'est trouvé dans l'impossibilité de les imprégner chez l'enfant après la naissance. Il admit, malgré cela, que la morphologie de ces éléments n'éprouve pas de changements considérables dans la suite. Nos recherches, exécutées sur des nouveau-nés jusqu'à l'âge de vingt-cinq et trente jours, prouvent qu'il n'en

Caractères.

est pas tout à fait ainsi. Nous avons vu, en effet, que : 1° la plupart des rameaux ascendants décrits par Retzius et issus des branches polaires horizontales sont des dispositions embryonnaires, destinées à disparaître dans le mois ou les deux mois qui suivent la naissance ; quelques-uns, cependant, persistent mais changent de direction et se ramifient dans la couche plexiforme ; 2° les très longues branches horizontales persistent indéfiniment et forment sur toute la hauteur de la première couche un système de fibres parallèles ayant gardé la direction originelle et pourvues seulement de quelques fins ramuscules, disséminés dans l'assise plexiforme ; 3° une de ces branches horizontales, épaisse d'ordinaire, constitue le cylindre-axe, car elle s'entoure d'un manchon de myéline, chemine horizontalement sur d'énormes distances et fournit de temps à autre des collatérales qui se ramifient autour

Incolorabilité chez l'homme adulte.

des cellules à cylindre-axe court de la première zone. Il nous est impossible de dire si ces caractères s'accentuent ou s'ils se maintiennent chez l'homme adulte ; car jusqu'à présent nous n'avons pas réussi à imprégner chez lui les cellules horizontales.

Types divers.

Nous avons reproduit sur les figures 340 et 341 les détails relatifs à la morphologie des cellules horizontales chez l'enfant âgé d'un mois ou d'un mois et demi. Parmi les types que nous avons figurés sur ces dessins et que nous allons décrire, on en reconnaîtra plusieurs qui avaient été déjà mentionnés par Retzius.

Le *type unipolaire* ou *marginal* est déjà visible dans les préparations de cerveau humain adulte, colorées par la méthode de Nissl (fig. 334, *a, b*). Dans les coupes imprégnées au chromate d'argent, on lui reconnaît : un corps triangulaire ou piriforme ; quelques dendrites courtes, émanées du corps et dont les plus élevées s'étendent horizontalement sur la bordure périphérique de la zone plexiforme ; une tige protoplasmique épaisse, descendante, couverte d'un assez grand nombre d'épines et donnant naissance, d'une part, à quelques appendices dendritiques courts, et, de l'autre, à quelques longues expansions arciformes ou horizontales ; ces expansions représentent les fibres tangentielles de Retzius et se terminent librement à diverses hauteurs dans la première couche ; enfin, on voit partir de la tige protoplasmique descendante et dans son prolongement un cylindre-axe très épais, qui se loge presque toujours dans le tiers inférieur de la zone où se trouve sa cellule d'origine (figs. 340, *B*, *G* et 341, *A*).

Le *type bipolaire* possède également : un corps souvent couvert de dendrites courtes, une expansion polaire épaisse sur laquelle naissent de nombreux appendices protoplasmiques horizontaux, les uns courts, les autres longs, enfin un prolongement très étendu, issu du côté opposé à l'expansion précédente et présentant tous les caractères d'un cylindre-axe (fig. 341, *B*).

Les *types étoilé* et *triangulaire* offrent le plus de variétés dans leurs formes. Leur corps produit trois ou plusieurs troncs, qui se résolvent très rapidement en un très grand nombre de dendrites tantôt courtes, tantôt longues ; certaines d'entre elles sont arciformes et leurs arborisations se terminent dans les confins superficiels de la zone plexiforme. On ne distingue que difficilement le cylindre-axe de ces espèces cellulaires, à cause de la complexité de leurs dendrites horizontales. Dans certains cas, nous avons pu, cependant, le voir partir de l'une des grosses expansions protoplasmiques descendantes, devenir horizontal et parcourir des distances considérables (figs. 340, *E* et 341, *C*).

Nous avons aussi reproduit sur la figure 341, en *d*, *e*, quelques détails relatifs aux collatérales des cylindres-axes provenant des cellules horizontales adultes. On remarquera, en *e*, que sur quelques-uns de ces axones les collatérales sont très rares et qu'elles en partent à des intervalles d'un dixième de millimètre ou davantage. Sur d'autres, en *d*, leur nombre est plus grand ; elles se présentent alors sous deux aspects : dans un cas, ce sont de courts ramuscules qui se terminent, soit en se bifurquant en deux branches épaisses et terminées à peu de distance, soit en formant une petite corbeille, qui paraît être péricellulaire ; dans l'autre, ce sont de longues collatérales, qui naissent tantôt à angle droit, tantôt à angle aigu, montent ou descendent, cheminent ensuite horizontalement à divers niveaux de la première couche et se ramifient à plusieurs reprises, si bien que nous n'avons pu fixer le lieu de leur terminaison. Parmi ces collatérales, il nous faut mentionner d'une façon toute particulière celles qui partent du coude décrit par le cylindre-axe au début de son trajet (fig. 341, *e*). Ces fibres atteignent parfois une épaisseur telle qu'on les prendrait aisément pour des branches de bifurcation du cylindre-axe ; elles se dirigent, en outre, presque toujours, en sens contraire de ce dernier. Ajoutons que parfois, comme on le voit, en *G*, sur la figure 350, de gros cylindres-axes émettent de longues collatérales descendantes qui pénètrent dans la bordure externe de la seconde couche et se ramifient entre ses cellules pyramidales les plus superficielles.

Quant aux axones mêmes qui tirent leur origine des cellules horizontales, ils ne vont jamais aux couches sous-jacentes. Il est donc à supposer qu'ils se terminent dans la zone plexiforme, bien que jusqu'ici nous n'ayons pas vérifié le fait. Ils y occupent, avons-nous déjà dit, des niveaux divers ; les plus épais semblent pourtant s'accumuler dans le tiers moyen, ce qui concorde avec les renseignements fournis par la méthode de Weigert-Pal. Dans les préparations obtenues par cette technique on voit, en effet, que les tubes les plus gros se trouvent précisément dans cette région.

Collatérales du cylindre-axe.

Collatérale initiale.

Collatérales descendantes.

Terminaison de l'axone.

Historique.

BOUQUETS TERMINAUX DES CELLULES PYRAMIDALES. — Golgi et Martinotti avaient vu les troncs protoplasmiques de quelques cellules pyramidales arriver jusqu'à la zone plexiforme ; dans les dessins annexés à leurs travaux ils avaient même reproduit l'arborisation de quelques-uns de ces troncs. Nous sommes cependant le premier qui ayons montré la véritable disposition de la portion terminale de la tige dendritique chez les mammifères [1], de même que Retzius est le premier à avoir fait cette démonstration chez l'homme [2]. Loin de se terminer, comme le pensait Golgi, par des branches verticales, pointues et en rapport avec les vaisseaux et les capillaires, le tronc protoplasmique se décompose, au moment où il atteint la zone plexiforme ou parfois avant, en un bouquet de dendrites qui, se séparant les unes des autres sous un angle aigu, prennent bientôt une direction plus ou moins horizontale et parcourent parfois ainsi de grandes distances, à diverses hauteurs de la couche. Les branches du bouquet et le tronc qui les produit sont hérissés de nombreuses épines simples ou bifurquées, comme nous l'avons prouvé le premier, d'abord à l'aide du chromate d'argent, puis au moyen du bleu de méthylène. Nous reviendrons sur tous ces points, et principalement sur les aspects divers des bouquets, lorsque nous étudierons les cellules pyramidales.

Mode d'arborisation.

Épines collatérales.

FIBRES NERVEUSES ASCENDANTES. — Il existe, dans toutes les couches sous-jacentes à la première, des cellules dont le cylindre-axe se rend, non pas vers la substance blanche, mais vers la zone plexiforme ; là, il se dédouble ou s'infléchit et constitue de longues fibres horizontales et ramifiées. Nous avons donné à ces cylindres-axes ascendants le nom de fibres de Martinotti ; nous en reparlerons au moment où nous décrirons leurs cellules d'origine.

CELLULES NÉVROGLIQUES. — Il en sera question à la fin de l'étude générale de l'écorce cérébrale.

2° Couche des petites cellules pyramidales.

— Schaffer et Schlapp ont encore donné à cette assise le nom de *couche des cellules polymorphes superficielles*. C'est l'une des mieux délimitées de toute l'écorce et aussi l'une des plus reconnaissables, grâce à la petitesse et au tassement des cellules qui l'occupent. On y trouve quatre espèces de corpuscules : les petites cellules pyramidales, les grandes cellules à cylindre-axe court, les petites cellules également à cylindre-axe court, enfin les cellules de Martinotti, dont l'axone se termine dans la couche plexiforme.

Éléments constitutifs.

PETITES CELLULES PYRAMIDALES. — Le nom que portent ces neurones leur a été attribué, il y a déjà longtemps, par Meynert. Ils présentent un aspect triangulaire lorsqu'ils sont coupés suivant leur longueur ; mais, en réalité, leur forme est celle d'un cône, comme le prouvent les préparations au chro-

Forme.

1. S. R. CAJAL, Textura de las circonvoluciones cerebrales de los mamíferos inferiores. Nota preventiva, 30 noviembre 1890, et *Gacéta médica catalana*, 15 diciembre 1890.
2. G. RETZIUS, Ueber den Bau der Oberflächenschicht der Grosshirnrinde beim Menschen und bei der Säugethieren. *Biologiska Föreningens Forhandlingar*, Bd. III, janv.-mars 1891.

mate d'argent, cône donnant naissance par sa base au cylindre-axe et se prolongeant par son sommet en une longue tige périphérique. Lorsqu'on étudie les petites cellules pyramidales à l'aide de la méthode de Nissl

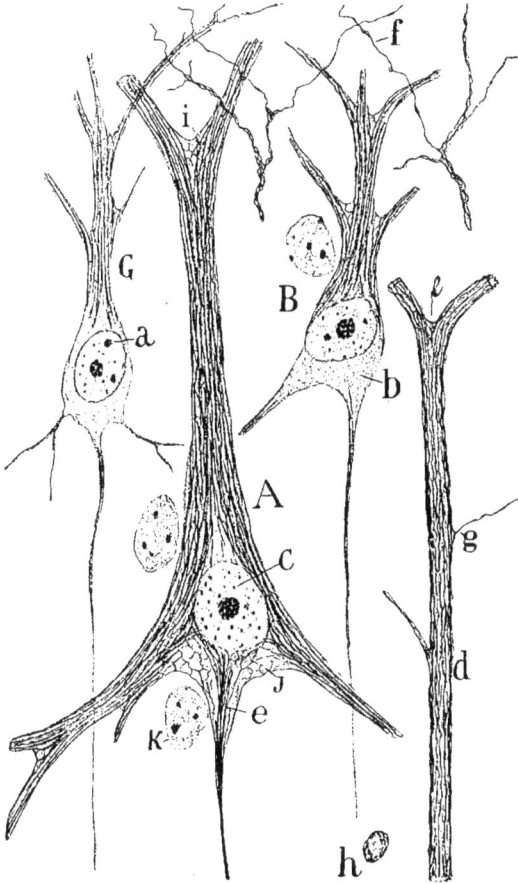

Fig. 342. — Cellules nerveuses de la couche des petites pyramidales : cerveau humain. Méthode du nitrate d'argent réduit (formule 1, sans fixation préalable).

A, cellule pyramidale moyenne ; — B, G, petites cellules pyramidales ; — C, noyau ; — a, nucléoles; b, région cellulaire où les neurofibrilles s'imprègnent avec difficulté. .

(fig. 334, p), on voit que leur corps est rempli par de fins granules chromatiques et par un noyau ovoïde ou triangulaire contenant lui-même un ou plusieurs nucléoles. Le nitrate d'argent réduit ne révèle qu'une mince charpente neurofibrillaire entre les granules ; cette charpente est un peu plus manifeste, cependant, à l'origine du tronc protoplasmique, ainsi qu'on peut le constater chez l'homme, le chat et le chien (fig. 342, B, G)

Amas chromatiques.

Neurofibrilles.

Morpholo-
gie des expan-
sions.

Les cellules pyramidales humaines qui sont représentées sur les figures 343 et 344 permettent de se rendre compte de leur morphologie et de
leurs connexions. On y reconnaît trois sortes d'expansions : les dendrites
basilaires, la tige protoplasmique périphérique avec ses branches latérales,
enfin le cylindre-axe.

Dendrites
basilaires.

Les dendrites basilaires, volumineuses et au nombre de trois ou davantage, descendent obliquement tout en se divisant à plusieurs reprises, et se

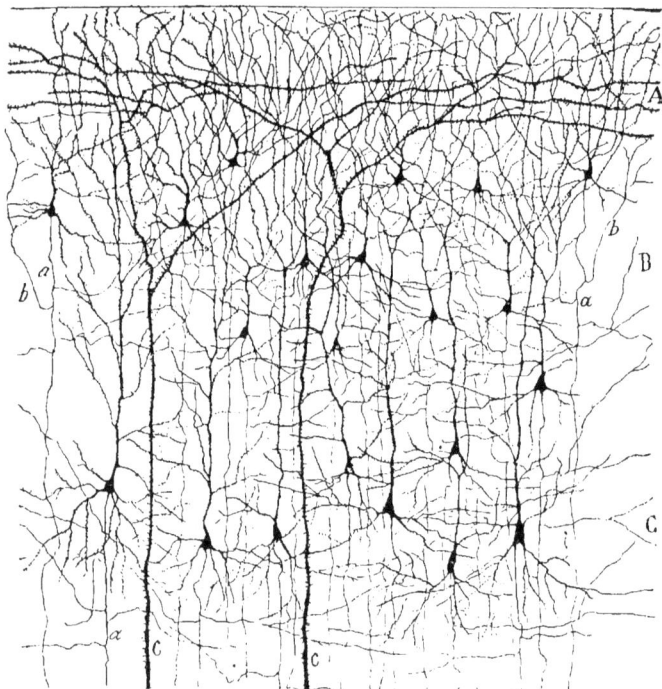

Fig. 343. — Partie superficielle de l'écorce visuelle ; enfant âgé de quelques jours.
Méthode de Golgi.

A, couche plexiforme ; — B, couche des petites cellules pyramidales ; — C, commencement
de la couche des cellules pyramidales grandes et moyennes.

Tige proto-
plasmique ra-
diale.

terminent dans la deuxième couche par des extrémités amincies. La tige
périphérique, épaisse et longue, part du sommet du corps, traverse l'assise
où elle a pris naissance, pénètre dans la zone plexiforme et là s'épanouit en
un bouquet de trois, quatre ou un plus grand nombre de branches horizontales, qui se divisent et se subdivisent. Il n'est pas rare que la tige protoplasmique se partage prématurément, c'est-à-dire près de son origine. Les
cellules voisines de la couche plexiforme ne possèdent, bien entendu, qu'une
tige fort courte ; celle-ci peut même leur faire défaut ; dans ce cas, le bouquet des dendrites s'insère directement sur l'angle supérieur du corps. Cette

disposition est moins fréquente chez l'homme que chez les petits mammi-
fères, tels que le lapin, la souris et le chat. Le corps de la cellule et surtout la tige protoplasmique émettent à angle aigu quelques branches qui montent oblique-ment et se perdent en se rami-fiant dans les divers étages de la seconde couche. A l'exception du corps et du début de la tige protoplasmique, toutes les den-drites sont couvertes d'une mul-titude de petits appendices épi-neux, visibles tant sur les pré-parations au chromate d'argent que sur celles au bleu de méthy-lène (fig. 344).

Le cylindre-axe des petites cellules pyramidales, que Golgi avait vu le premier au moyen de sa méthode, prend naissance sur le corps ou sur une grosse den-drite basilaire, sous la forme d'un cône très allongé ; il des-cend ensuite à travers les cou-ches sous-jacentes et pénètre dans les faisceaux radiés qui se rendent à la substance blanche. Chez l'homme, il est impossible de le suivre jusque-là en raison de l'énorme distance qu'il doit parcourir. Il en est, par bon-heur, tout autrement chez les animaux qui, à l'exemple du rat et de la souris, n'ont qu'une écorce grise de faible épaisseur; chez eux, en effet, on peut assez facilement voir ces cylindres-axes entrer dans la substance blanche dont ils vont faire partie (fig. 344, b).

Pendant leur trajet dans la seconde et même la troisième couche, ces cylindres-axes émet-tent trois, quatre et même un

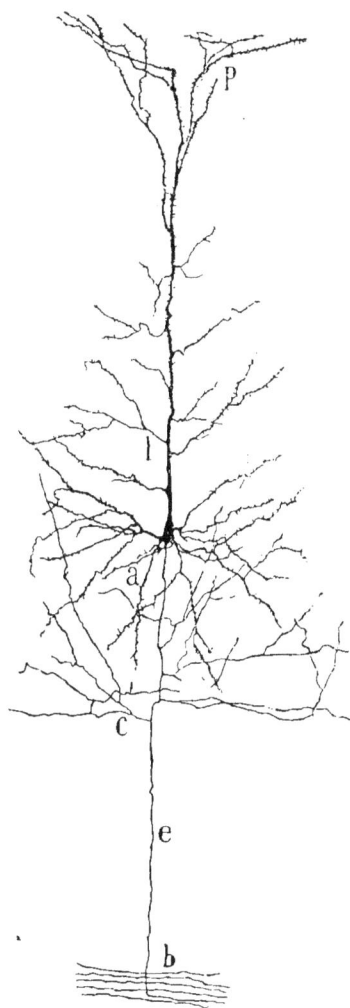

Épines.

Axone.

FIG. 344. — Ensemble des arborisations cylin-dre axiles et dendritiques d'une cellule pyramidale de la souris. Méthode de Golgi.

a, expansions protoplasmiques basilaires ; — b, sub-stance blanche où se jette le cylindre-axe ; — c, collatérales du cylindre-axe ; — e, portion du cy-lindre-axe dépourvue de collatérales ; — l, tige protoplasmique périphérique ; — q, bouquet proto-plasmique terminal.

Collatérales:
1° directes :

plus grand nombre de collatérales, extrêmement fines, qu'il faut rechercher avec l'apochromatique 1,3o, lorsqu'on veut les bien voir chez l'homme. Le volume de ces collatérales ainsi que celui du corps de leur cellule d'origine est plus grand chez les autres mammifères. Aussi est-il plus facile de constater chez eux que ces fibres-filles se divisent à plusieurs reprises et que les branches qui résultent de ces divisions prennent une direction horizontale ou oblique dans la deuxième couche, où elles parcourent de grandes distances.

2° récurrentes.

Quelques collatérales, en petit nombre hâtons-nous d'ajouter, ont un trajet récurrent ; elles proviennent du cylindre-axe des cellules situées sur la limite externe de la deuxième couche, et lancent leurs branches dans la bordure extérieure de cette couche et même dans le territoire de la première. Ces collatérales récurrentes n'existent pas toujours, et, à notre avis, C. Schaffer [1] a beaucoup exagéré leur importance théorique.

Évolution tardive des collatérales.

Les collatérales du cylindre-axe n'ont pas acquis tout leur développement chez l'enfant à sa naissance ; elles semblent même ne pas encore avoir fait leur apparition dans certaines cellules. Elles manquent, à plus forte raison et bien plus fréquemment à un âge encore moins avancé. Si Kölliker ne les a pas aperçues, c'est qu'il a étudié des cerveaux trop embryonnaires ; on peut d'ailleurs s'en convaincre en consultant la figure 726 de son ouvrage [2]. Il faut arriver à l'âge de huit jours pour commencer à observer ces collatérales, comme nous l'avons fait dans le cerveau de l'enfant ; mais ce n'est qu'un mois et même un mois et demi après la naissance qu'elles montrent leurs divisions et subdivisions. du reste fort difficiles à suivre jusqu'à leur terminaison à cause de leur longueur extrême.

Aspect.

CELLULES À CYLINDRE-AXE COURT. — Dans les préparations colorées par la méthode de Nissl, on aperçoit, mêlés aux corpuscules pyramidaux que nous venons de décrire, un grand nombre d'éléments polygonaux ou ovoïdes. sans tige périphérique et pourvus d'un protoplasma peu coloré (fig. 334, c, d).

Nombre.

Ce sont là évidemment les cellules à cylindre-axe court, que le chromate d'argent met en évidence. Ces neurones sont accumulés au voisinage de la couche plexiforme ; mais leur nombre ne nous paraît pas justifier le nom de *couche des cellules polymorphes* que Schaffer donne à la seconde zone, car il est toujours inférieur à celui des cellules pyramidales, tant chez l'homme que chez les autres mammifères.

Types divers :

L'étude attentive de ces corpuscules n'est possible que sur les bonnes coupes de cerveau humain imprégnées par la méthode de Golgi ; elle permet d'y reconnaître plusieurs types que nous allons décrire.

1° chez l'homme.

a) *Grande cellule étoilée.* — Ce type, qui correspond à la cellule à cylindre-axe court signalée tout d'abord par Golgi [3], Mondino [4] et Martinotti [5], possède une forme polygonale. Ses *dendrites* divergentes sont variqueuses et

1. SCHAFFER, *Arch. f. mikrosk. Anat.*, Bd. XLVIII. 1897.
2. A. KÖLLIKER, Handbuch der Gewebelehre, etc., 6ᵉ Aufl.. Bd. II, p. 644 et suivantes.
3. GOLGI, Sulla fina Anatomia degli organi centrali del sistema nervoso. Pavia, 1886.
4. MONDINO, Richerche macro-microscopiche sui centri nervosi. Milano, 1886 et Torino, 1887.
5. MARTINOTTI, Su alcuni miglioramenti della tecnica della reazione al nitrato di argento, etc. *Annali di Freniatria e Scienze affini*, vol. I, 1889.

se ramifient à plusieurs reprises. Son *cylindre-axe* décrit souvent une courbe au-dessus ou au-dessous du corps cellulaire et se résout en une arborisation terminale et lâche, formée de longs ramuscules pour la plupart verticaux et horizontaux ; un assez grand nombre de ces rameaux montent jusqu'à la zone plexiforme (fig. 337, *C, D*).

On pourrait distinguer plusieurs variétés dans ce type cellulaire en   *Variétés*

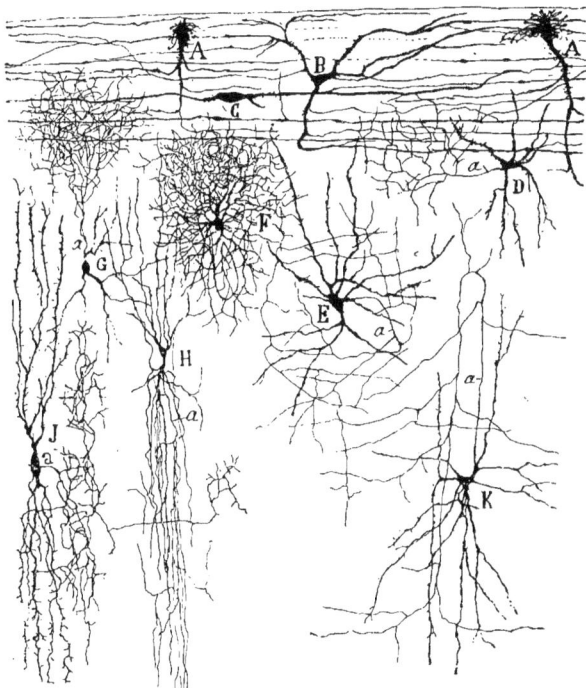

Fɪɢ. 345. — Région superficielle de l'écorce motrice ; enfant âgé d'un mois.
Méthode de Golgi.

A, B, C, cellules horizontales de la couche plexiforme ; — D, E, F, cellules à cylindre-axe court de la deuxième couche ou des petites cellules pyramidales ; — G, cellule à cylindre-axe ascendant destiné à la première couche ; — H, I, cellules à double bouquet protoplasmique ; — K, grosse cellule à cylindre-axe court de la troisième couche.

tenant compte de la direction et de l'étendue de son arborisation axile terminale ; nous en représentons quelques-unes sur les figures 337 et 345 : 1° variété, où le cylindre-axe, relativement long, monte, descend ou chemine horizontalement et fournit son arborisation terminale à une distance assez grande du corps cellulaire ; 2° variété, où le cylindre-axe se décompose peu après sa naissance en une arborisation terminale (fig. 345, *E*) ; 3° variété, où le cylindre-axe, descendant, produit une vaste arborisation qui s'étend dans l'étage inférieur de la deuxième couche, dans la troisième et parfois aussi dans la quatrième zone, etc. (fig. 345, *K*).

La grande cellule étoilée existe également dans l'écorce cérébrale des mammifères tels que chien, lapin et chat (fig. 347, *A*); mais elle est moins riche en variétés morphologiques. Chez le lapin, cette espèce de neurone est souvent piriforme à l'étage supérieur de la deuxième couche, étoilée et de plus grandes dimensions dans les étages inférieurs. Les cellules qui se trouvent dans ces dernières régions possèdent un cylindre-axe plus ou moins descendant. La longueur du *cylindre-axe* et l'étendue de son arborisation terminale présentent ici, de même que chez l'homme, de nombreuses variations.

b) Cellule naine ou neurogliforme. — Cette très petite cellule à cylindre-axe court, que nous avons trouvée dans l'écorce cérébrale humaine [1], se distingue par le faible volume de son corps, ainsi que par le grand nombre et la finesse de ses dendrites rayonnantes. On la trouve également dans toute l'écorce, mais surtout dans les couches profondes. Comme le montre la figure 345, en *F*, son corps polygonal émet de chacune de ses crêtes une multitude d'*expansions dendritiques*, fines, variqueuses, très peu ramifiées et courtes. A première vue, on prendrait ce neurone pour une cellule névroglique à prolongements courts, n'étaient l'absence d'appendices latéraux sur les dendrites et l'existence certaine d'un *cylindre-axe*. Ce dernier est d'une très grande minceur, au point qu'il se colore seulement en jaune par le chromate d'argent. Il se décompose, peu après sa naissance, en une arborisation fort dense de ramuscules délicats et moniliformes, que seul l'emploi de l'objectif apochromatique permet de bien étudier. Parfois l'arborisation s'imprègne seule, le corps et les dendrites restant invisibles ; c'est là une circonstance très favorable à son examen.

On rencontre plus rarement ce type cellulaire dans l'écorce cérébrale du chien et du chat (fig. 347, *b*); il y atteint une taille un peu plus grande et y présente une arborisation cylindre-axile terminale beaucoup plus considérable que chez l'homme.

c) Petites cellules à cylindre-axe court, ascendant et épanoui en arborisation très dense. — Nous avons rencontré en divers points de l'écorce cérébrale de l'homme [2], au niveau de la seconde couche, et plus particulièrement dans sa moitié inférieure, une cellule petite, ovoïde ou étoilée, pourvue de *dendrites* fines, pas très longues et souvent ascendantes ou descendantes (fig. 345, *G*). Mais ce n'est pas cela qui rend cette cellule remarquable; c'est la façon dont se comporte son *cylindre-axe* fin et ascendant. Lorsque celui-ci arrive au tiers externe de la seconde couche, il se résout en une arborisation terminale riche et dense, logée surtout sur la limite de la première et de la deuxième zone. Cette arborisation élégante s'imprègne fréquemment toute seule ; d'autrefois, mais plus rarement, sa cellule se colore en même temps. Toutes ces arborisations réunies forment entre les deux premières couches un *plexus* nerveux dense et continu, où l'on aperçoit d'innombrables nids destinés aux corps des cellules pyramidales (fig. 346, *A*, *B*, *C*).

d) Cellules fusiformes à double bouquet dendritique. — Parmi les neu-

Marginal notes:
2° chez les autres mammifères.
1° chez l'homme.
2° chez les autres mammifères.

---

1. S. Ramón Cajal, La corteza visual. *Rev. trim. microgr.*, t. IV, 1899.
2. S. Ramón Cajal, La corteza motriz. *Rev. trim. microgr.*, t. IV, 1899.

rones que nous avons mis en évidence chez l'homme [1], nous devons men-tionner une petite cellule fusiforme, orientée perpendiculairement à la surface des circonvolutions, et donnant naissance, par son pôle interne et son pôle externe, à un faisceau de *dendrites* variqueuses, minces, presque paral-lèles et fort longues, surtout les descendantes. Ces corpuscules, que nous avons observés pour la première fois dans l'écorce acoustique, existent dans tous les lobes cérébraux et dans toutes leurs couches, la première

Caractères généraux et répartition.

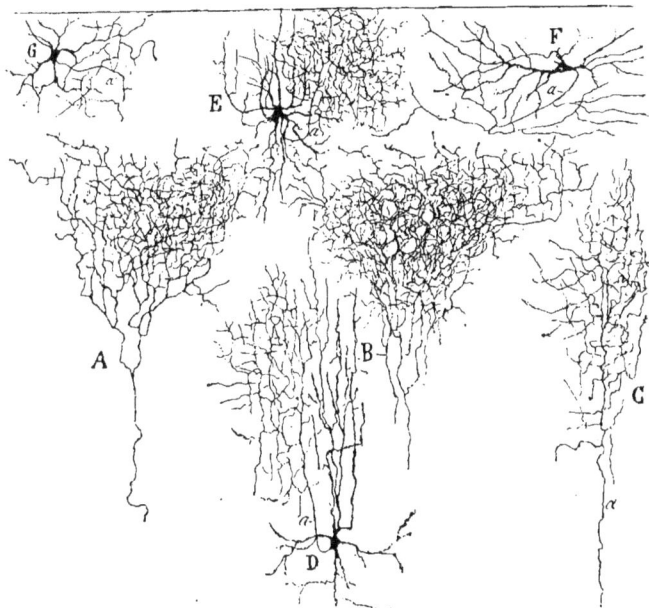

FIG. 346. — Arborisations nerveuses fines des première et deuxième couches de l'écorce visuelle ; enfant âgé de quinze jours. Méthode de Golgi.

A, B, plexus nerveux très touffus de la couche des petites cellules pyramidales ; — C, arborisation moins dense ; — D, petite cellule dont le cylindre-axe ascendant se résout en une arborisation passablement compacte ; — E, cellule étoilée et en araignée dont le cylindre-axe se décompose en une arborisation extrêmement serrée dans la première couche ; — F, G, petites cellules à cylindre-axe court et faiblement ramifié.

exceptée. Ils ne manquent jamais dans la seconde, mais paraissent être plus abondants dans la troisième et la quatrième.

Le nombre des corpuscules à double bouquet dendritique est extraordi-nairement grand chez l'homme. Aussi, n'hésitons-nous pas à considérer ces neurones comme une des caractéristiques les plus importantes de son écorce cérébrale. Ce nombre est même si élevé dans les sphères motrice, acous-tique et visuelle, et ces corpuscules y sont tellement rapprochés, lorsque les

Fréquence caractéristi-que chez l'hom-me.

1. S. RAMÓN CAJAL, Estructura de la corteza visual. Nota preventiva. *Rev. Ibero-Ame-ricana de Ciencias médicas*, marzo 1899. — Voir aussi tous nos travaux ultérieurs sur l'écorce cérébrale dans la *Rev. trim. micrográf.*, t. IV, V et VI, 1899, 1900 et 1901.

préparations au chromate d'argent sont réussies, que les arborisations cylindre-axiles d'un neurone touchent celles de ses voisins et forment toutes ensemble de très longues franges verticales, jaunâtres par suite de leur extrême minceur, et étendues sur deux et même trois zones.

Rareté relative chez les autres mammifères. — Nous avons constaté, mais plus rarement, l'existence des neurones à double bouquet protoplasmique dans l'écorce du chien et du chat (fig. 347, d): on n'y remarque point d'arborisations cylindre-axiles aussi riches, ni de fibrilles aussi minces et aussi longues que chez l'homme.

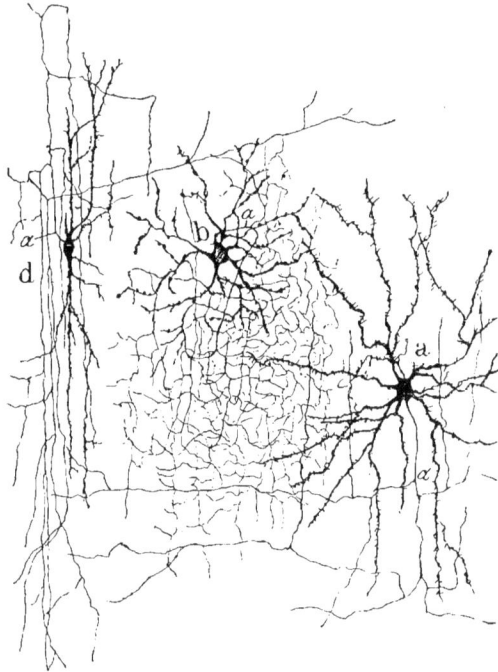

FIG. 347. — Cellules à cylindre-axe court de l'écorce visuelle; chat âgé de 25 jours. Méthode de Golgi.

a, cellule à cylindre-axe court ordinaire; — b, cellule naine; — c, cellule à axone court et à double bouquet protoplasmique.

Cylindre-axe, son arborisation spéciale. — L'arborisation du cylindre-axe constitue par sa forme le trait le plus intéressant des neurones à double bouquet dendritique. On voit sur la figure 348, en a, comment elle s'effectue. Le *cylindre-axe* très fin, part du corps ou d'une dendrite, monte ou descend radialement, c'est-à-dire dans une direction perpendiculaire à la surface des circonvolutions, et se résout, d'ordinaire, à une grande distance du corps de la cellule, en un faisceau de filaments longitudinaux très délicats. Auparavant et pendant son long trajet, il émet à angle droit de nombreuses *collatérales*, qui se décomposent bientôt elles-mêmes en faisceaux parallèles et flexueux de fibrilles jaunâtres, variqueuses et ascendantes ou descendantes. Ces filaments sont si longs qu'ils peuvent s'étendre à toute la hauteur de l'écorce, zone plexiforme comprise (fig. 35o, *L*); ils sont en même temps si minces qu'il faut, de toute nécessité, employer l'objectif apochromatique 1,3o de Zeiss pour les étudier. Ces arborisations cylindre-axiles sont encore un peu épaisses et ne s'étendent pas très loin chez l'enfant nouveau-né ou âgé de quelques jours ; elles n'acquièrent tout leur développement et toute leur finesse qu'à l'âge de vingt à trente jours. Les figures 348 et 345, en *H*, ne donnent qu'une idée imparfaite de cette minceur, le procédé de reproduction ayant grossi les traits du dessin original.

Si l'on examine attentivement l'un des petits faisceaux parallèles produits par l'axone des cellules fusiformes, on remarque entre ses fibrilles un espace vide, vertical, dont l'étendue paraît correspondre au volume de la tige dendritique d'une cellule pyramidale grande ou moyenne. Comme le cylindre-axe du neurone à double bouquet protoplasmique peut fournir plusieurs de ces petits faisceaux, il s'en suit qu'il peut se mettre en rapport avec plusieurs cellules pyramidales.

L'écorce humaine présente une variété de ce neurone à double panache dendritique. L'examen des figures insérées dans un des travaux de Retzius [1] prouve que ce savant l'a aperçue ; il n'en donne pas cependant de description particulière, ce qui laisse supposer que pour lui c'était peut-être une petite cellule pyramidale. Ce corpuscule

Ses connexions particulières.

Variété cellulaire chez l'homme.

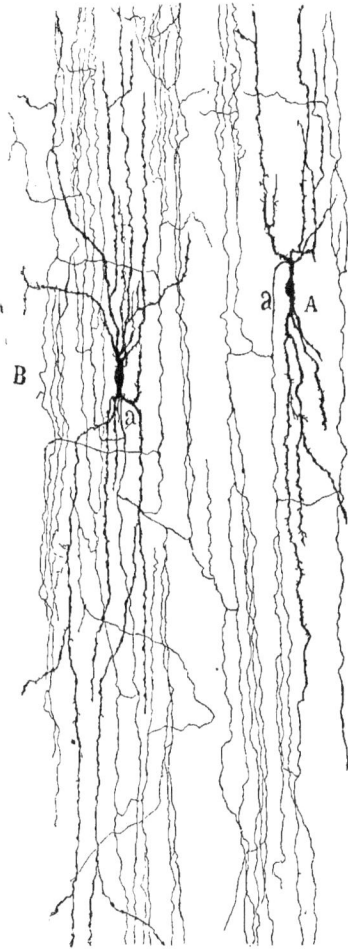

Fig. 348. — Cellules à double bouquet dendritique de diverses couches de l'écorce acoustique; enfant âgé de 27 jours. Méthode de Golgi.

A, cellule à cylindre-axe ascendant et modérément ramifié ; — B, cellule à cylindre-axe, décomposé en nombreux paquets de fibres descendantes et ascendantes très longues; — a, cylindre-axe.

1. RETZIUS, Die Cajal'schen Zellen der Grosshirnrinde beim Menschen und bei den Säugethieren. *Biol. Untersuch. N. F.*, Bd. V, 1893. — Voir sur la planche IV, à la figure 6, les cellules marquées : kp.

fusiforme et plus volumineux que le type décrit ci-dessus possède comme lui deux faisceaux de *dendrites*, l'un descendant, l'autre ascendant ; mais ces dendrites sont plus épaisses et en même temps couvertes de longues épines (figs. 345, *J* et 349, *B*). Le faisceau ascendant atteint la première zone et s'y prolonge souvent jusqu'à sa bordure externe. Le *cylindre-axe*, qui part soit de la région supérieure, soit de la région inférieure du corps cellulaire, est de calibre moyen ; il se bifurque non loin de son origine ; de ses divisions et subdivisions naît, à peu de distance du corps de la cellule, une arborisation touffue de fibres variqueuses, disposées en nids ou plexus autour du corps des petites cellules pyramidales (fig. 349, *A*).

CELLULES DE MARTINOTTI OU A CYLINDRE-AXE ASCENDANT. — Les cellules pyramidales dont le cylindre-axe, contrairement à celui des autres neurones pyramidaux de la seconde couche, monte vers la zone plexiforme et s'y termine par des branches horizontales de longueur variable, ont été mentionnées pour la première fois par Martinotti. Bien que nous croyons avoir eu pleinement raison de donner à ces neurones le nom de ce savant, nous devons faire observer : 1° que ces corpuscules ne sont pas des

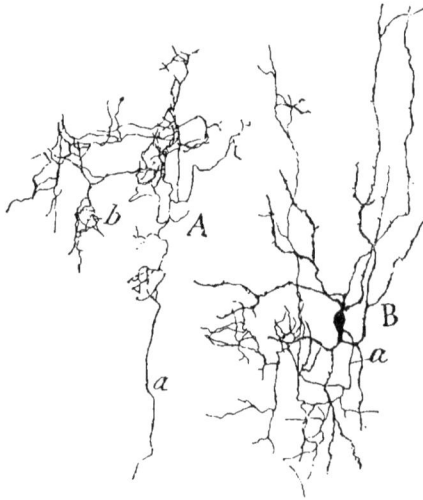

FIG. 349. — Cellule à double bouquet protoplasmique de taille moyenne dans la seconde couche de l'écorce cérébrale de l'enfant âgé d'un mois. Méthode de Golgi.

A, cylindre-axe imprégné isolément et montrant les nids péricellulaires qu'il forme ; — B, cellule entièrement imprégnée.

Différences avec les cellules pyramidales.

cellules pyramidales, mais des éléments globuleux, ovoïdes ou fusiformes, sans tige protoplasmique périphérique, et pourvus seulement de dendrites variqueuses, ascendantes et descendantes ; 2° qu'ils sont extrêmement abondants dans toutes les couches cérébrales, mais surtout dans le tiers inférieur de l'écorce où ils peuvent atteindre de grandes dimensions et présenter de nombreuses variétés de forme. Ces remarques, dues aux recherches que nous avons faites tant sur le cerveau de l'homme que sur celui des autres mammifères [1], ont été confirmées en même temps que l'existence même des cellules de Martinotti par Retzius, Kölliker et Schaffer.

1. S. R. CAJAL, Sur la structure de l'écorce cérébrale de quelques mammifères. *La Cellule*, vol. VII, fasc. 1, 1891. — Estudios sobre la corteza humana : Corteza acustica. *Rev. trimestr. micrográf.*, t. V, 1900.

Les neurones à cylindre-axe ascendant, que l'on rencontre dans la *Variétés* deuxième zone et partie de la troisième chez l'homme, appartiennent à deux *chez l'homme.*

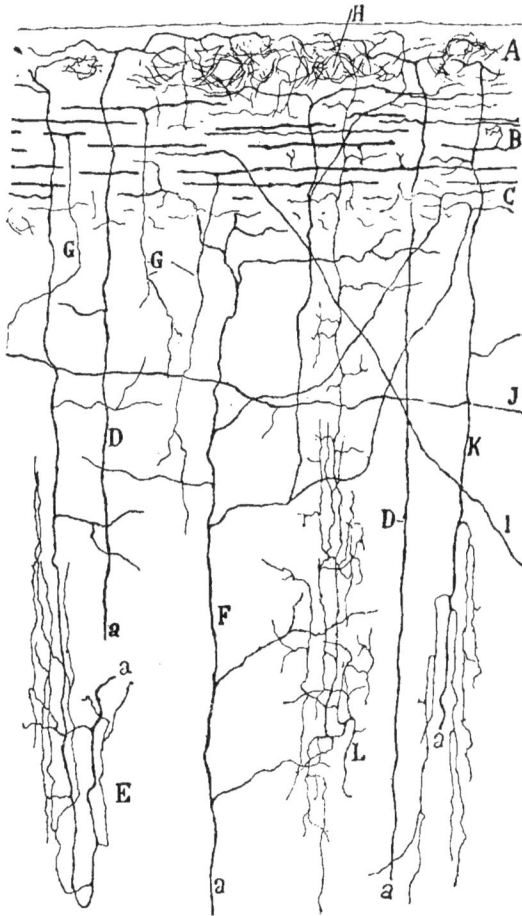

FIG. 350. — Couche plexiforme et fibres de Martinotti de l'écorce cérébrale ; enfant âgé d'un mois. Méthode de Golgi. — On n'a dessiné que les cylindres-axes afin de donner plus de clarté à la figure.

A, assise externe de la première couche ; — B, assise moyenne ; — C, assise interne ; — D, grosses fibres de Martinotti peu ramifiées ; — E, fibres disposées en faisceaux de collatérales verticales dès leur origine ; — F, fibre à vaste arborisation ; — G, collatérales de fibres tangentielles ; — L, branches supérieures du cylindre-axe d'une cellule à double bouquet protoplasmique ; — a, point de départ du cylindre-axe.

formes : *a*) L'une possède un corps en fuseau ou étoilé et un cylindre-axe ascendant qui parvient jusqu'à la limite externe de la couche plexiforme où il se ramifie en un plexus enchevêtré et de grande étendue ; auparavant et non loin de son point de départ, il émet plusieurs branches qui descendent ver-

544 HISTOLOGIE DU SYSTÈME NERVEUX

ticalement dans des étages sous-jacents (fig. 35o, *E*, *K*). *b*) L'autre est trian-

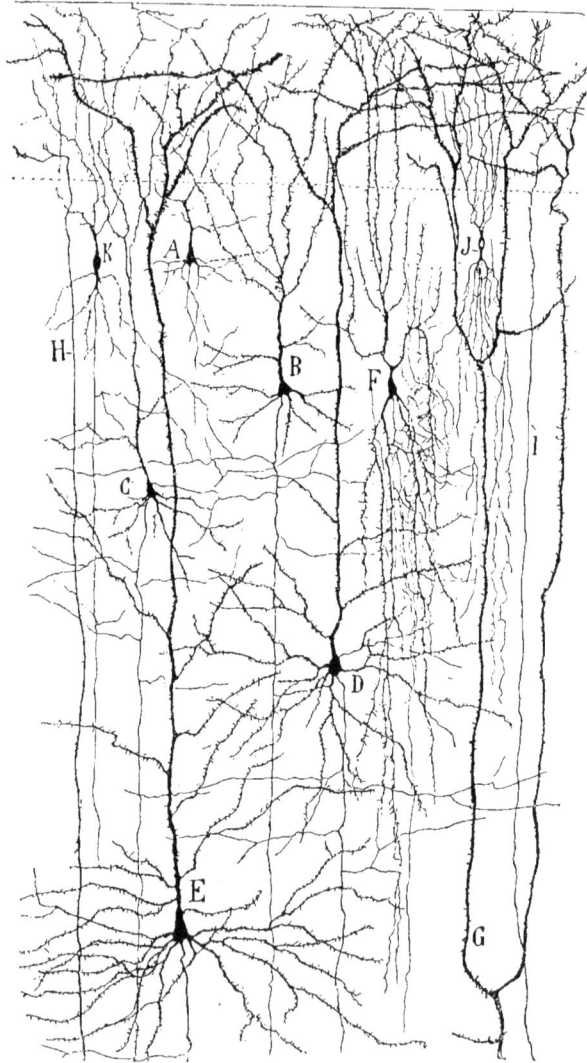

Fig. 351. — Première, deuxième et troisième couches de la circonvolution frontale ascendante: enfant âgé d'un mois. Méthode de Golgi.

A, B, C, petites cellules pyramidales; — D, E, cellules pyramidales moyennes; — F, cellule à double bouquet protoplasmique et dont le cylindre-axe forme des nids péricellulaires; — G, tige protoplasmique provenant d'une grande cellule pyramidale de la quatrième couche; — H, I, troncs dendritiques fins appartenant à des cellules des cinquième et sixième couches; — J, petites cellules à double bouquet dendritique; — K, cellule fusiforme à cylindre-axe long.

gulaire ou étoilée et d'ordinaire plus volumineuse que la précédente; son

axone ascendant ne donne point naissance à des collatérales au début de
son parcours ; il en fournit, au contraire, plus tard, un certain nombre qui
montent verticalement ou obliquement dans la seconde couche. Lorsqu'il
arrive à la zone plexiforme, il se divise en deux ou plusieurs branches
horizontales très longues (fig. 35o, *D*).

3° **Couche des cellules pyramidales grandes et moyennes**. — Au-dessous de la zone que nous venons de décrire, et sans ligne de démarcation
bien précise, on aperçoit, dans les coupes colorées par la méthode de
Nissl, un étagement important de cel-
lules pyramidales dont le volume augmente de la périphérie de l'écorce vers
sa profondeur. Cette formation descend jusqu'au contact de la couche
des grains, et c'est à ce niveau que le
corps de ses neurones atteint la plus
grande taille, soit une épaisseur de 22 µ
pour une longueur de 26 à 28 µ chez
l'homme ; mais en moyenne, il oscille
entre 12 et 16 µ (fig. 333, 3 et 4).

*Aspect au
Nissl.*

Cellules pyramidales grandes et
moyennes. — L'importance considérable des cellules pyramidales de cette
couche, — elles donnent vraisemblablement naissance aux voies longues
qui partent du cerveau, — nous oblige
à faire de la structure et de la morphologie de ces éléments une étude quelque peu minutieuse.

*Taille des
neurones.*

Amas chromatiques. — On reconnaît facilement ces neurones dans les
préparations effectuées par la méthode
de Nissl, d'abord à leur gros noyau

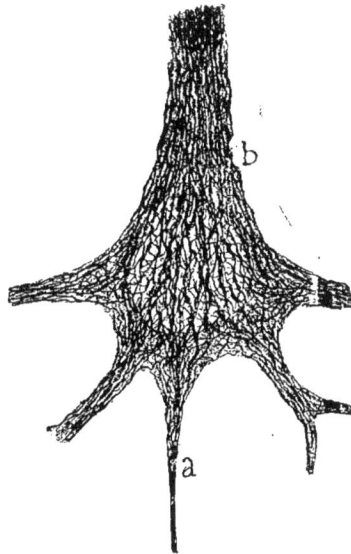

Fig. 352. — Neurofibrilles du corps d'une
grande cellule pyramidale ; chat adulte.
Méthode au nitrate d'argent réduit.

ovoïde ou triangulaire où apparaît un volumineux nucléole, ensuite à leur
abondant protoplasma qui s'engage quelque peu dans la base de la tige périphérique et des dendrites basilaires, et que parsèment des blocs chromatiques d'une assez grande dimension. Un de ces blocs, de forme triangulaire et de forte taille, se trouve ordinairement au-dessus du noyau, vis-
à-vis la racine de la tige protoplasmique.

Neurofibrilles. — Les blocs de Nissl ménagent entre eux des travées
claires qui vont d'une dendrite à l'autre et surtout de la tige radiale
à la naissance du cylindre-axe. Lorsqu'on teint ces travées par la méthode
de Bethe et mieux encore par celle au nitrate d'argent réduit, on voit
qu'elles sont formées, comme Bethe l'a découvert, par des faisceaux de
fibrilles très fines, variqueuses et disposées en plexus. Ces faisceaux se
rendent de la tige protoplasmique au cylindre-axe et aux dendrites basi-

*1° dans le
corps.*

laires qu'ils envahissent (figs. 352, 353 et 354). Malgré leur ténuité, nous sommes parvenu à voir que les fibrilles s'anastomosent entre elles dans le corps cellulaire et à l'intérieur des dendrites. Le réseau, ainsi formé, est visible surtout chez les mammifères nouveau-nés ; il persiste chez eux à l'âge adulte, en subissant quelques modifications. Si l'on examine attentivement la tige protoplasmique et les grosses dendrites au moyen de l'objectif apochromatique 1,30 de Zeiss, on apprend que les neurofibrilles cheminent

2° dans la tige protoplasmique.

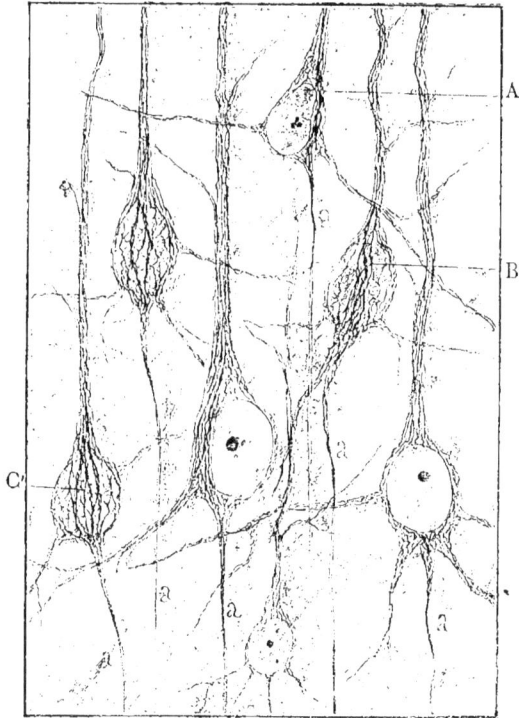

FIG. 353. — Neurofibrilles des cellules pyramidales moyennes; lapin adulte. Méthode au nitrate d'argent réduit.

A, B, faisceau de grosses neurofibrilles allant de la tige protoplasmique au cylindre-axe — C, filaments primaires en mise au point superficielle; — a, cylindre-axe.

seulement tout contre la périphérie des expansions et laissent, de cette façon, un espace central occupé uniquement par du plasma incolore. Les branchilles ultimes des dendrites ne contiennent qu'une neurofibrille qui semble se terminer librement en pleine substance grise, et dont le plus souvent on ne voit pas l'extrémité, à cause de la pâleur de l'imprégnation. Ainsi, les fibrilles intraprotoplasmiques ne sortent jamais, ni du corps de la cellule ni de ses dendrites ; elles forment une charpente exclusivement intracellulaire, tout à fait indépendante des nids cylindre-axiles péricellulaires[1]. Cette dernière constatation, faite aussi par Held[2] et Donaggio[3], est précisément l'opposé de ce que Bethe, Nissl et Meyer affirmaient, d'ailleurs sans l'appui d'une seule observation précise. Remarquons, en outre, que les neurofibrilles font entièrement défaut dans les épines des dendrites,

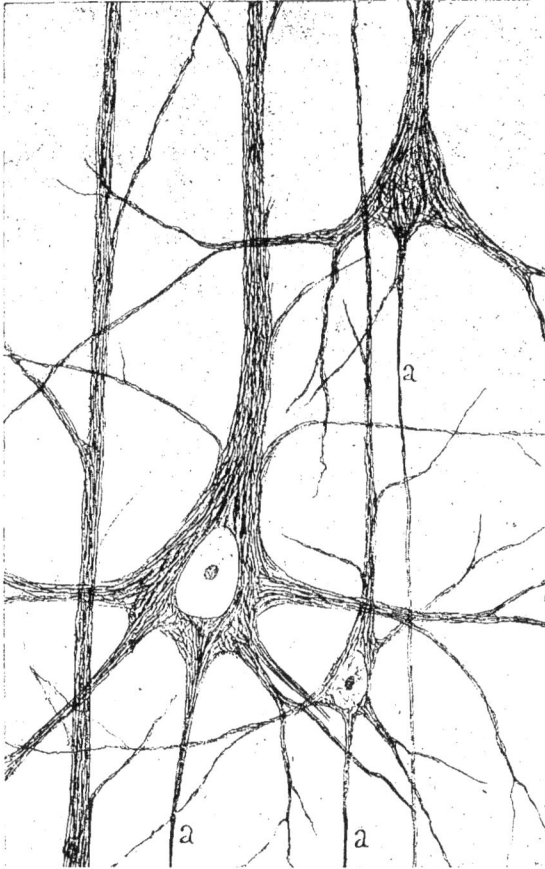

FIG. 354. — Neurofibrilles des cellules pyramidales grandes et moyennes dans l'écorce visuelle de l'homme. Méthode au nitrate d'argent réduit.

a, cylindre-axe.

et que les ramuscules protoplasmiques les plus fins contiennent une masse

1. S. R. CAJAL, Consideraciones criticas sobre la teoria de A. Bethe acerca de la estructura y conexiones de las células nerviosas. *Trab. del Lab. de Invest. biol.*, t. II, 1903. — Un sencillo método de coloración del retículo protoplásmico y sus efectos en diversos órganos nerviosos. *Trab. del Lab. de Invest. biol.*, fasc. IV, 1903.

2. HELD, *Arch. f. Anat. u. Physiol.*, Anat. Abteil., 1902.

3. DONAGGIO, Communication au Congrès médical international de Madrid, t. I, avril, 1903.

plasmatique assez abondante, dans l'axe de laquelle se trouve l'unique et très mince neurofibrille.

3° dans l'a-
xone.

Quant au cylindre-axe, il est formé par un faisceau de neurofibrilles qui viennent de toutes les parties de la cellule et surtout de la tige périphérique. Chez le lapin (fig. 353), le protoplasma qui entoure le noyau est moins abondant que chez l'homme ; aussi, peut-on mieux y apercevoir le passage des neurofibrilles du tronc dendritique au cylindre-axe. Ces fibrilles, groupées en faisceaux flexueux et variqueux, cheminent de dehors en dedans. Quelques filaments obliques, que nous avons appelés *filaments secondaires*

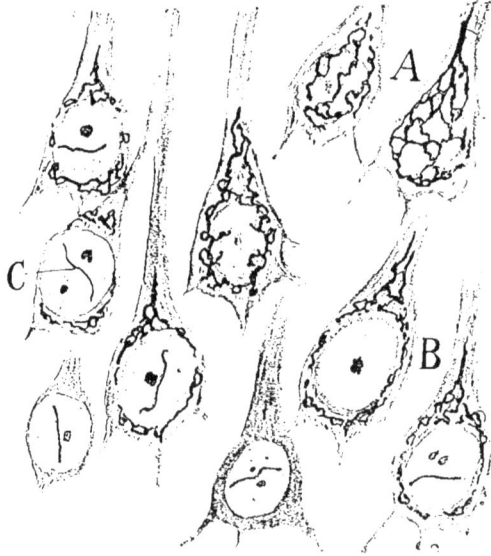

FIG. 353. — Cellules pyramidales profondes du cerveau de lapin.
Méthode du nitrate d'argent réduit.

A, canalicules intraprotoplasmiques de Golgi-Holmgren, en section optique superficielle ; - B, les mêmes, en section optique équatoriale ; — C, cellules pourvues d'un bâtonnet intranucléaire.

et qui ne sont pas toujours très distincts, unissent les fibrilles entre elles. En arrivant à l'endroit où le cône s'amincit, le faisceau neurofibrillaire destiné au cylindre-axe se tasse en un cordon d'apparence homogène. Ce nouvel aspect du faisceau neurofibrillaire persiste jusqu'au point où commence le manchon de myéline. En cet endroit le cylindre-axe présente sa plus faible épaisseur, et le faisceau de neurofibrilles n'est plus visible ou l'est à peine par défaut ou insuffisance d'imprégnation. Il reparaît plus loin, c'est-à-dire au delà du premier étranglement ou anneau de ciment (fig. 354, a). On aperçoit souvent, comme sur la plus grande cellule de la même figure, deux couches de neurofibrilles dans le cône d'origine du cylindre-axe ; l'une, centrale, très dense, formée par des filaments qui semblent provenir d'un plexus périnucléaire compliqué et en continuité avec le tronc protoplasmique ; l'autre, périphérique, plus lâche, qui semble être constituée par les fibrilles venues des autres dendrites.

Relation des neurofibrilles entre elles.

Malgré tout ce que nous venons d'exposer, il est certainement impossible, chez l'homme surtout, de déterminer les relations des neurofibrilles entre elles, tant sont grandes leur abondance et la complexité de leur disposition. Aussi, faut-il considérer comme très hypothétiques et fort voisines d'un schéma la description et les figures que Bethe a données de la structure neurofibrillaire et que plusieurs auteurs ont copiées d'après lui.

Par contre, les dessins publiés par Bielschowski [1], Brodmann et Schaffer [2], dessins exécutés d'après les préparations faites par la méthode du premier de ces savants, sont infiniment plus exacts. Marinesco [3] a également donné de bonnes figures de neurofibrilles ; il a même signalé quelques détails nouveaux à leur sujet, en particulier le reticulum à mailles polygonales larges qu'elles forment dans la région où se trouve le pigment cellulaire.

Les figures 353 et 354 reproduisent l'aspect spécial des neurofibrilles des pyramidales, l'une dans le cerveau du lapin, l'autre dans le cerveau de l'homme. On remarquera, sans doute, la rareté relative des filaments neurofibrillaires chez le premier de ces mammifères et leur abondance extraordinaire chez le second. La couche neurofibrillaire qui enveloppe le noyau chez le lapin, paraît même si ténue, qu'elle forme un seul et unique faisceau qui se continue dans le cylindre-axe.

Canalicules intraprotoplasmiques de Golgi-Holmgren. — Nous avons signalé, au chapitre VI du tome I de cet ouvrage, que Golgi, Veratti, Retzius, Holmgren et d'autres savants avaient découvert, dans le protoplasma des cellules des ganglions rachidiens et de quelques noyaux bulbaires, un appareil vacuolaire ou tubuleux, disposé en réseau et cantonné, en général, au voisinage du noyau. Soukhanoff [4] a retrouvé cet appareil canaliculaire dans les cellules pyramidales.

1° chez le lapin.

Nous avons recherché ce détail histologique dans le cerveau du lapin, à l'aide de notre méthode à l'argent réduit [5], et avons été assez heureux pour le mettre en évidence. On voit, par la figure 355, en *A, B,* que ces canalicules sont d'autant plus épais et nombreux que la cellule pyramidale est plus grande ; ils sont particulièrement accumulés au-dessus du noyau, où ils semblent se fondre en un seul canal qui occupe l'axe du tronc protoplasmique. Au-dessous du noyau, les mailles du réseau canaliculaire sont plus étroites, mais il n'en part point de branches pour les dendrites basilaires.

1. Bielschowski, Die Silberimprägnation der Neurofibrillen. *Journal f. Psychologie und Neurologie*, Bd. III, 1904.

2. Schaffer, Ueber die Patho-histologie einer neueren Falles der Sachs'schen familiar-amaurotischen Idiotie, etc. *Journal f. Psychologie und Neurologie*, Bd. X, 1907.

3. Marinesco, Nouvelles recherches sur les neurofibrilles. *Revue neurologique*, n° 15, 15 août 1904.

4. Soukhanoff, Sur le réseau endocellulaire de Golgi dans les éléments nerveux de l'écorce cérébrale. *Le Névraxe*, vol. IV, 1903.

5. S. R. Cajal, Sobre la estructura del protoplasma nervioso. *Rev. escolar de medicina y cirujía*, 1° nov. 1903. — *Trab. del Lab. de Invest. biol.*, fasc. 4, diciembre 1903.

Retzius[1] et Holmgren[2] prétendent avoir constaté la communication de ce système lacunaire avec l'extérieur dans des cellules de ganglions rachidiens ; nous n'avons jamais rien vu de semblable.

Des recherches ultérieures, faites à l'aide d'une formule spéciale de notre méthode au nitrate d'argent réduit[3], nous ont permis de constater l'existence de l'appareil tubuleux dans presque toutes les cellules du cerveau. On peut voir sur la figure 356 comment se présente cet appareil dans les cellules pyramidales géantes du chien adulte ; on ne manquera pas d'y remarquer l'aspect vésiculeux des gros diverticules qui se trouvent à l'origine des dendrites.

2° chez le chien.

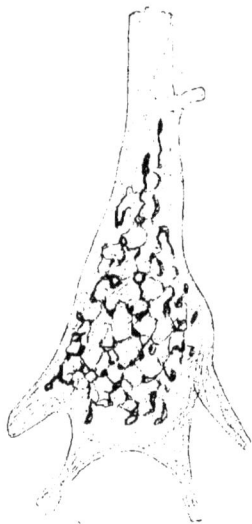

Fig. 356. — Appareil tubuleux de Golgi-Holmgren d'une cellule pyramidale géante ; chien adulte. Méthode du nitrate d'argent réduit (formule spéciale).

Bâtonnet intranucléaire. — Roncoroni, Mann, Lenhossék, Prenant, Holmgren, et d'autres ont signalé dans le noyau des cellules nerveuses la présence inconstante d'un bâtonnet très fin. Ils avaient réussi à le colorer surtout avec l'hématoxyline de Heidenhain ; nous y sommes parvenu également au moyen de notre méthode à l'argent réduit. Dans les préparations traitées par cette technique, il apparaît en noir intense, toujours seul dans chaque noyau et sans aucun rapport avec le nucléole. Ce bâtonnet, rectiligne ou légèrement incurvé, n'existe que dans les cellules de petite et de moyenne taille des couches corticales profondes chez le lapin. De temps à autre, mais de façon exceptionnelle, on le rencontre aussi dans quelques petites cellules pyramidales. Nous n'avons pu le découvrir jusqu'ici que chez le lapin, car tous nos efforts pour le déceler chez l'homme et les mammifères gyrencéphales sont restés infructueux.

Réseau péricellulaire de Golgi. — Nous nous sommes déjà occupé, aux *Généralités*, de ce réseau non nerveux que Golgi et Bethe ont bien mis en lumière et dont la préexistence ainsi que

Ses caractères :
1° par la méthode d'Ehrlich :

le rôle ne sont encore nullement établis. En modifiant la méthode d'Ehrlich, il nous a été possible de colorer très intensément celui qui entoure les cellules à cylindre-axe court du cerveau[4]. La figure 357 montre, en *A* et *B*, sa disposition. Ses mailles étroites, arrondies et très régulières s'étendent en un seul plan, tout contre la membrane de la cellule et en dehors d'elle ; souvent elles s'arrêtent au niveau des grosses expansions polaires du neurone et présentent alors un épaississement, une sorte de bourrelet très fortement imprégné en ce point ; d'autres

1. G. Retzius, *Biolog. Untersuch.* N. F., Bd. IX, 1900.
2. E. Holmgren, Studien in der feineren Anatomie der Nervenzellen. *Aus Bonnet u. Merkel anatomischen Heften*, Bd. XV, 1900.
3. Fixation dans un mélange à parties égales de formol et d'acétone, puis immersion dans l'alcool ammoniacal, séjour des pièces dans la solution de nitrate d'argent et enfin réduction.
4. S. R. Cajal, La red superficial de las células nerviosas centrales. *Rev. trim. micrográf.*, t. III, 1898.

fois, au contraire, elles se prolongent sur les dendrites ; dans ce cas, leurs travées pâlissent et leurs mailles s'allongent à mesure qu'elles s'éloignent.

S. Meyer a également mis en évidence dans le cerveau, par la méthode au
bleu de méthylène, ce réseau superficiel que Donaggio, Held et Simarro ont
retrouvé dans la moelle et le bulbe à l'aide de techniques particulières. Il
admet que ce reticulum est en continuité avec les arborisations cylindre-axiles
péricellulaires ; c'est là une erreur, comme nous l'avons déjà fait remarquer ;
reticulum et arborisations sont complètement indépendants.

Le procédé du nitrate d'argent réduit, employé d'après une formule spéciale, permet aussi d'imprégner le réseau péricellulaire dans le cerveau ; c'est
ainsi que nous sommes parvenu à le déceler autour de certains neurones de
l'écorce cérébrale du chat et du chien [1].

2° *par le nitrate d'argent réduit.*

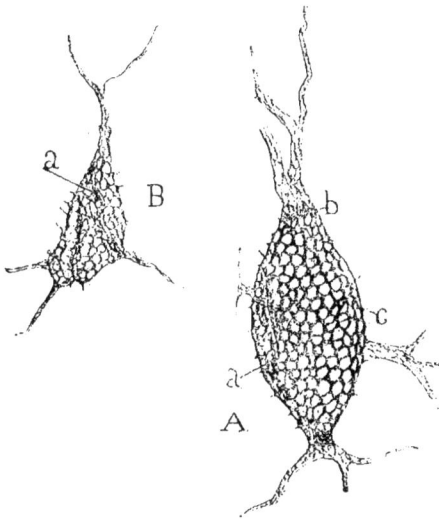

Fig. 357. — Cellules à cylindre-axe court; cerveau de chat. Méthode d'Ehrlich
légèrement modifiée.

A, grande cellule ; — B, petite cellule ; — *a*, plissements du réseau péricellulaire que l'on pourrait
prendre pour des fibres nerveuses ; — *b*, petit cercle polaire fortement coloré ; — *c*, épines
nées à angle droit sur le corps cellulaire.

Nous montrons, sur les figures 357 et 358, l'aspect que présentent deux cellules à cylindre-axe court du cerveau du chat, revêtues de ce réseau. On voit
qu'il enveloppe corps, dendrites et axone ; il descend sur ce prolongement
jusqu'au début de la gaine myélinique, où il s'arrête tout à coup. Il est vraiment étrange que la méthode d'Ehrlich et notre formule argentique spéciale
n'imprègnent dans toute l'écorce cérébrale que le réseau superficiel des seules
cellules à cylindre-axe court et plus particulièrement des neurones qui envoient
leur gros cylindre-axe à la couche plexiforme.

Morphologie. — L'aperçu que nous venons de donner sur la structure
intime des cellules pyramidales, grandes et moyennes, ne suffit pas pour

1. S. R. CAJAL, Les conduits de Golgi-Holmgren du protoplasma nerveux et le
réseau péricellulaire de la membrane. *Trav. du Labor. de Rech. biol.*, etc., t. VI, 1908.

1° Dans les
préparations
au chromate
d'argent :

faire connaître ces éléments ; il nous faut aussi étudier leur aspect extérieur, ainsi que le parcours et la terminaison de leurs divers prolongements. Nous nous servirons, pour cela, des renseignements fournis par les méthodes de Golgi et d'Ehrlich.

Aspect général.

Le corps des cellules pyramidales grandes et moyennes possède une forme conique, tout comme celui des petites cellules. Il en part également un tronc dendritique vers la périphérie, des dendrites basilaires vers la profondeur, des prolongements protoplasmiques obliques ou horizontaux sur les côtés, et, enfin, un cylindre-axe volumineux et descendant, né de la face inférieure. Tous les prolongements protoplasmiques ont le même aspect que dans les petites cellules pyramidales ; mais leur diamètre, le nombre et la taille des épines qui les couvrent, leur parcours, la complication de leurs ramures sont plus grandes en raison de la dimension plus considérable des corps cellulaires eux-mêmes. Le tronc dendritique radial se fait remarquer surtout par son épaisseur et sa très grande longueur, puisqu'il s'épanouit dans la couche plexiforme ; il y donne un bouquet de branches horizontales, plus grosses et plus étendues que celles qui appartiennent aux petites cellules pyramidales. L'arborisation dendritique des grands et moyens neurones pyramidaux s'étale souvent au-dessous de celle des cellules pyramidales petites et moyennes les plus élevées. Le cylindre-axe est descendant, comme nous l'avons vu. Après avoir parcouru verticalement un certain espace, il s'engage dans les faisceaux nerveux radiés et atteint la substance blanche, dans laquelle il reste simple ou se bifurque en deux branches dirigées en sens inverse, ainsi que nous l'avons

Dendrites.

Tige dendritique radiale pour la couche plexiforme.

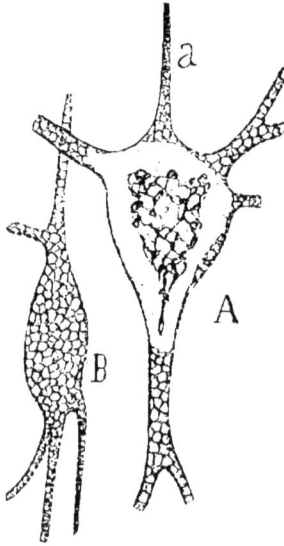

FIG. 358. — Deux cellules à cylindre-axe court du cerveau : chat adulte. Méthode du nitrate d'argent réduit avec fixation préalable dans le formol-acétone.

A, cellule à cylindre-axe ascendant en mise au point équatoriale ; — B, cellule à cylindre-axe descendant en mise au point superficielle ; — a, axone.

Axone pour la substance blanche.

Collatérales. prouvé ailleurs [1]. Au début de son parcours, l'axone émet des collatérales, au nombre de quatre, cinq ou davantage, collatérales qui cheminent plus ou moins horizontalement et couvrent de leurs divisions une grande étendue de la substance grise. Ce fait, observé tout d'abord par Golgi, a été constaté ensuite par Martinotti, nous-même, Retzius, Kölliker et d'autres. Les collatérales initiales de l'axone sont moins nombreuses, moins longues et moins

1. S. R. CAJAL, Sobre la existencia de bifurcaciones y colaterales en los nervios sensitivos craneales y substancia blanca del cerebro. *Gaceta sanitaria de Barcelona*, 10 abril 1891. — Textura de las circonvoluciones cerebrales en los mamíferos inferiores, 10 dic. 1890.

ramifiées dans le cerveau du chat et du lapin que dans celui de l'homme ; aussi peut-on en découvrir la terminaison chez les premiers et constater qu'elle s'effectue par une varicosité libre. Celles d'entre ces collatérales qui sont les plus proches de l'origine du cylindre-axe se portent souvent obliquement en haut et entrent ainsi en relation avec le corps et les tiges protoplasmiques de neurones situés au-dessus d'eux. Les collatérales nées plus bas suivent, au contraire, une direction plus ou moins horizontale et se mettent en connexion avec les grandes cellules pyramidales plus profondes. C'est dans son tiers supérieur, c'est-à-dire pendant la traversée de la couche des cellules pyramidales grandes et moyennes, que le cylindre-axe émet le plus grand nombre de ses collatérales. Il en fournit rarement ou pas du tout dans les couches sous-jacentes ; mais lorsqu'il en donne, les collatérales ont habituellement un trajet récurrent. Quoi qu'il en soit, et c'est une loi inflexible pour toutes les cellules à cylindre-axe long, jamais celui-ci ne produit de collatérales dans sa portion tout à fait initiale. Cette portion possède une longueur qui varie avec le volume de la cellule ; on peut l'estimer néanmoins à 4o ou 5o centièmes de millimètre pour les cellules pyramidales grandes et moyennes.

En comparant des préparations colorées par le bleu de méthylène d'Ehrlich à d'autres obtenues par la méthode de Golgi, nous avons constaté chez le lapin et le chat combien la morphologie des cellules pyramidales et la disposition de leurs dendrites sont exactement données par la seconde de ces méthodes [1]. On peut s'assurer, d'après la figure 359, en A, que les images fournies par le bleu de méthylène sont analogues, en effet, à celles que fournit le chromate d'argent. La méthode d'Ehrlich colore très bien, comme on le voit, en bleu plus ou moins intense, le tronc radial et son bouquet terminal. L'aspect de ces portions de la cellule varie cependant quelque peu suivant la durée d'action de l'air sur la préparation. Lorsque les pièces sont fixées une demi-heure, par exemple, après l'imbibition par le bleu, le bouquet terminal conserve presque en entier sa régularité, et l'on y observe fort bien les épines sous la forme d'appendices courts et pâles terminés par une sphérule foncée. Il n'en est plus de même quand les pièces ont été exposées à l'air pendant une et deux heures ; les épines ont alors disparu et les fines dendrites sont très variqueuses ; par contre, leur imprégnation est plus complète. L'aspect variqueux a été considéré par quelques auteurs et, entre autres, par Renaut de Lyon, comme un état normal. C'est, croyons-nous, une altération cadavérique, due à la concentration de la substance cyanophile du suc protoplasmique en gouttelettes. Parfois, les gouttelettes éclatent, produisant ce qu'on appelle la *cyanorragie* ; alors la substance qu'elles contiennent se répand dans le voisinage et le colore. Ajoutons que toute grosse varicosité a son centre toujours clair. Tous ces faits prouvent d'abord que les dendrites sont enveloppées d'une membrane [2],

Leurs connexions diverses suivant leur point de départ.

Région de l'axone sans collatérales.

2° Dans les préparations au bleu de méthylène :

Tronc radial.

Varicosités cadavériques : cyanorragie.

---

1. S. R. CAJAL, El azul de metileno en los centros nerviosos. *Rev. trim. micrográf.*, vol. I, 1896.

2. S. R. CAJAL, Las células de cilindro-eje corto de la capa molecular del cerebro. *Rev. trim. micrográf.*, t. II, 1897.

ensuite qu'elles sont extrêmement vulnérables. Il nous faut donc être très prudents lorsque nous voulons donner une interprétation physiologique des

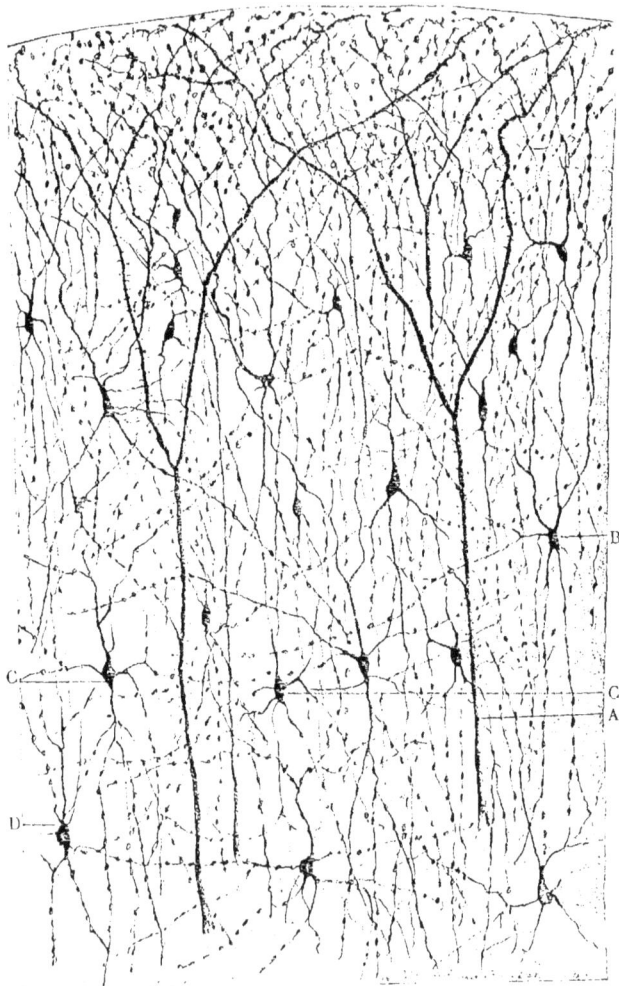

Fig. 359. — Coupe d'une circonvolution cérébrale du chat adulte. Méthode d'Ehrlich.
Toutes les cellules visibles sont à cylindre-axe court.

A, tige protoplasmique d'une grande cellule pyramidale; — B, grande cellule à double bouquet protoplasmique; — C, grande cellule à cylindre-axe court, incurvé et décomposé en longues branches; — D, cellules à cylindre-axe ascendant.

altérations diverses que présentent les cellules nerveuses dans les maladies du cerveau, telles que l'anémie, les empoisonnements, la démence, etc. *Corps.* Nous n'avons point parlé jusqu'ici de l'aspect que prend le corps des cellules pyramidales dans les préparations au bleu de méthylène. Pour combler cette lacune, nous dirons qu'habituellement il se colore peu ou pas par la méthode ordinaire et demeure invisible ou à peu près. En employant un autre procédé où l'imprégnation par le bleu se fait à l'abri de l'air [1], on parvient, au contraire, à teindre le corps cellulaire et les dendrites ascendantes ; on constate alors qu'ils ont la même apparence que par la méthode de Golgi.

Le cylindre-axe se colore par le bleu de méthylène mieux que le corps de la cellule ; malgré cela on ne peut le suivre avec autant de commodité

Axones et ses collatérales.

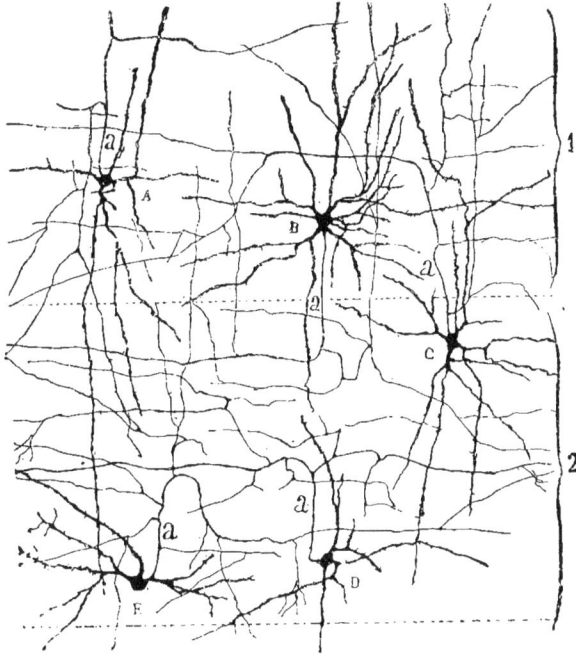

Fig. 360. — Cellules étoilées dont le cylindre-axe se divise en très longues branches horizontales terminées probablement par des nids péricellulaires ; circonvolution frontale ascendante d'un enfant âgé d'un mois environ. Méthode de Golgi.

A. B, cellules de la couche des pyramidales moyennes ; — C. D, E, cellules de la couche des grandes pyramidales externes : — *a*, cylindre-axe.

que dans les coupes au chromate d'argent, parce que l'imprégnation s'arrête d'habitude à une faible distance du sommet du cône initial. Par contre, on aperçoit fort bien dans les préparations exécutées suivant la méthode d'Ehrlich, le point de départ des collatérales, ainsi que les lieux de bifurcation, car les cylindres-axes prennent au niveau des étranglements une teinte bleue intense.

CELLULES A CYLINDRE-AXE COURT. — Ces éléments sont un peu moins

1. S. R. CAJAL, El azul de metileno en los centros nerviosos. *Rev. trim. micrográf.*, t. I, 1896.

Types di
vers.

abondants dans la couche des cellules pyramidales grandes et moyennes que dans la deuxième. On y distingue plusieurs types : *a)* des cellules étoilées fusiformes dont le cylindre-axe ascendant émet des collatérales pour les troisième et deuxième couches et monte jusqu'à la première; *b)* des cellules étoilées, volumineuses, pourvues d'un cylindre-axe ascendant, horizontal ou descendant, souvent arciforme dans sa portion initiale; les filaments longs, qui forment son arborisation terminale diffuse, ont une direction plus ou moins horizontale et s'épuisent dans la troisième couche; *c)* des cellules à double bouquet protoplasmique, très nombreuses au niveau des pyramidales moyennes, se présentant sous deux tailles, l'une petite,

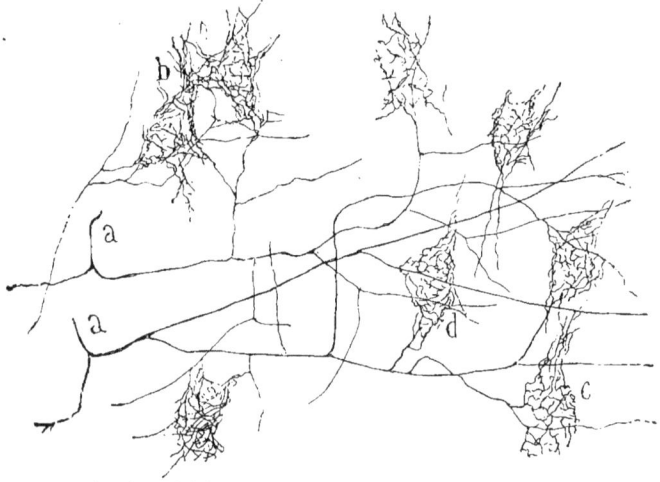

Fig. 361. — Nids péricellulaires de la couche des grandes et moyennes cellules pyramidales externes; de écorce motrice d'un enfant âgé de vingt-cinq jours. Méthode Golgi.

a, cylindres-axes divisés en longues branches horizontales : — *b, c, d*, nids péricellulaires.

l'autre ordinaire, et possédant des arborisations cylindre-axiles caractéristiques; *d)* des cellules volumineuses dont les cylindres-axes se résolvent en nids péricellulaires. Nous allons dire quelques mots de ces derniers corpuscules qui ressemblent à plus d'un égard aux cellules à corbeilles du cervelet.

Cellules à cylindre-axe résolu en nid péricellulaire. — Ces neurones,

Siège, for-
me et dendri-
tes.

que nous avons découverts d'abord dans l'écorce visuelle et plus tard dans l'écorce motrice, existent vraisemblablement dans la plupart des territoires du cerveau de l'homme; on les rencontre dans la troisième couche où ils semblent être particulièrement abondants, ainsi que dans la quatrième ou zone des grains. On les reconnaît à leur forme étoilée, à la longueur extrême et à la délicatesse de leur dendrites divergentes, enfin et surtout

Axone.

à l'allure de leur cylindre-axe (fig. 360, *a*, et 361, *a*). Ce dernier prend une direction variable, mais plus habituellement ascendante ou descendante;

il se bifurque à peu de distance et parfois même tout près de son origine (fig. 360, *E*) ; puis il se partage en plusieurs branches horizontales ou obliques de grande longueur. Après un trajet fort compliqué, ces longues branches se résolvent en arborisations qui embrassent étroitement le corps des cellules pyramidales et la racine de leurs grosses expansions protoplasmiques.

Chaque nid péricellulaire est dû au concours d'un grand nombre de branches qui s'entre-croisent en tous sens et se décomposent en une multitude de ramuscules courts et variqueux ; tous se terminent par une nodosité appliquée directement contre la membrane de la cellule pyramidale enveloppée. En suivant les branches qui forment les nids péricellulaires jusqu'à leur naissance, on constate, d'une part, qu'elles proviennent de rameaux cylindre-axiles distincts et, d'autre part, que ces derniers fournissent des fibres à plusieurs nids. Après avoir pénétré dans un nid et lui avoir donné quelques rameaux ou même la plupart de ceux qui les constituent, les branches en sortent parfois et vont s'épuiser dans d'autres plexus péricellulaires (fig. 361, *c*, *b*). *Nid péricellulaire, sa formation.*

Il n'est pas toujours aisé de déterminer l'origine des fibres qui concourent à la formation d'un nid péricellulaire. Quelquefois, en effet, l'imprégnation ne s'effectue que sur les nids, comme le montre la figure 361, en *c* et *b*, où les branches afférentes sont très épaisses et donnent lieu à des plexus compacts, étendus jusque sur le tronc dendritique périphérique et sur les expansions protoplasmiques basilaires. On peut par conséquent se demander si tous les nids péricellulaires mis en évidence par le chromate d'argent dans le cerveau de l'homme émanent de la même catégorie de neurones. A n'en pas douter, ceux que nous avons représentés sur la figure 360, en *a*, proviennent de cellules à cylindre-axe court ; la finesse de leurs fibres en est un sérieux indice. Mais en est-il de même pour les nids à filaments épais ? Et ne se pourrait-il pas, par conséquent, qu'ils tirassent leur origine de fibres nées en dehors du cerveau, par exemple ? La question mérite d'être étudiée à nouveau. *Origine de ses fibres grosses et fines.*

Notre méthode au nitrate d'argent réduit, si utile pour la mise en lumière des plexus péricellulaires dans le cervelet et la moelle [1], nous a permis d'apercevoir dans la zone motrice du cerveau de l'homme les nids qui enveloppent les grandes cellules pyramidales. Les filaments brun foncé dont ils se composent, ont une assez faible épaisseur ; ils présentent de distance en distance, une grosse varicosité et appliquent sur le protoplasma du corps et des dendrites de la cellule leurs massues terminales, c'est-à-dire leurs extrémités renflées. Ces massues, souvent très petites, présentent dans leur épaisseur un anneau neurofibrillaire qui s'appuie sur la surface du neurone enveloppé. Elles sont, du reste, bien moins nombreuses que sur les cellules nerveuses de la moelle et du bulbe, comme le prouve la figure 363, où nous *Son aspect dans les préparations neurofibrillaires.*

Massues terminales.

---

1. S. R. CAJAL, Un sencillo método para teñir las fibrillas interiores del protoplasma nervioso. *Archivos latinos de Biología y Medicina*, n° 1, octubre de 1903. — Sobre la estructura del protoplasma nervioso. *Rev. escolar de Medicina y Cirugía*, n° 3, 1° noviembre de 1903.

avons reproduit le plexus nerveux d'une grosse pyramidale du cerveau de chien adulte. Cette figure, qui est la copie d'une préparation obtenue par une formule spéciale d'imprégnation [1], est intéressante à d'autres points de vue. On y voit que les surfaces du neurone qui se trouvent au voisinage immédiat des capillaires et des cellules névrogliques sont totalement dégarnies de fibrilles péricellulaires ; ces surfaces entrent ainsi en contact intime avec les capillaires ou les astrocytes. On pourrait donc appeler *aires névrogliques* et *aires ou pôles nutritifs* les régions de la cellule pyramidale qui sont contiguës soit aux cellules névrogliques de la base, soit aux vaisseaux capillaires. On voit encore sur cette figure qu'un grand nombre de fibrilles

Aires cellulaires dépourvues de massues.

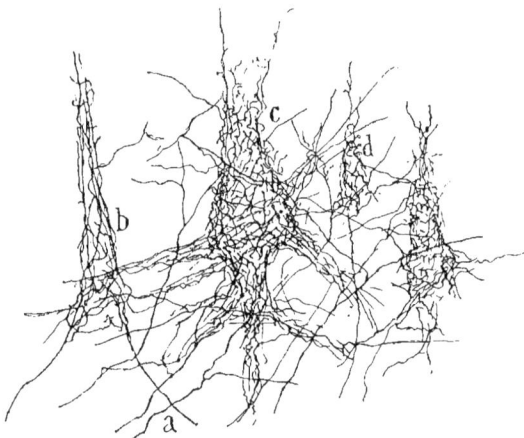

FIG. 362. — Nids péricellulaires de la couche des grandes cellules pyramidales externes ; circonvolution frontale ascendante ; enfant âgé d'un mois. Méthode de Golgi.

a, fibres afférentes ; — *b,* nid péricellulaire de petite taille ; — *c,* grand nid.

passent d'un plexus péricellulaire à l'autre, entrant ainsi en connexion avec plusieurs pyramidales successivement.

Différences du nid péricellulaire avec d'autres formations.

Les nids péricellulaires que nous venons de décrire ne ressemblent en rien à ceux que Semi Meyer [2] a cru observer au moyen du bleu de méthylène chez le cobaye ; ils ne ressemblent pas davantage aux réseaux superficiels dont seraient entourées les cellules pyramidales du chat, d'après

1. Cette formule, qui colore beaucoup mieux que les autres les plexus nerveux terminaux, consiste en : 1° fixation dans le formol à 10 p. 100, 6 heures ; 2° lavage à l'eau quelques heures ; 3° durcissement dans 50 c.c. d'alcool à 96° additionné de 5 gouttes d'ammoniaque, 1 jour ; 4° séjour à l'étuve à 35° dans une solution de nitrate d'argent à 1,50 p. 100, 5 jours ; 5° réduction comme dans les autres formules d'imprégnation des neurofibrilles. — Voir : S. R. CAJAL, Quelques formules de fixation destinées à la méthode du nitrate d'argent. *Trav. d. Labor. d. Rech. biol.*, etc., t. V, 1907.

2. SEMI MEYER, Ueber die Function der Protoplasmafortsätze der Nervenzellen. *Abhandl. d. Sächs. Ges. d. Wiss.*, 1898. — Centrale Neuritenendigungen. *Arch. f. mikros. Anat.*, Bd. LIV, 1899.

Bethe [1] et Nissl [2]. Les détails histologiques observés et dessinés par Meyer et Bethe ainsi que par Turner et Hunter [3], ne se rapportent nullement à des fibres nerveuses, mais au réseau de Golgi que nous avons décrit précédemment. Or, de l'avis de Donaggio [4], Held [5] et Simarro [6], ce réseau n'est point de nature cylindre-axile.

Les cellules à cylindre-axe court chez les autres mammifères. — Les zones des cellules pyramidales petites, grandes et moyennes renferment également dans le cerveau du chien et du chat de très nombreux corpuscules à cylindre-axe court. Leurs types sont les mêmes que chez l'homme, bien qu'ils atteignent une taille un peu plus considérable et possèdent des formes plus simples. Remarquons, à ce propos, que la méthode d'Ehrlich est d'une grande utilité pour la détermination du nombre relatif de ces éléments, car, employée selon la formule ordinaire, elle colore sans exception et exclusivement les cellules à cylindre-axe court du territoire imprégné. On constate, en outre, dans les préparations obtenues de cette façon que ces corpuscules sont aussi abondants que les cellules pyramidales et qu'ils sont répartis, avec une certaine régularité, dans les différentes couches du cerveau, la seconde exceptée, où on les rencontre un peu plus souvent. Parmi les variétés les plus fréquentes, nous citerons : *a*) les cellules étoilées volumineuses, dont le cylindre-axe arciforme se divise en branches horizontales fort longues (fig. 359, *C*); *b*) les cel-

Caractères.

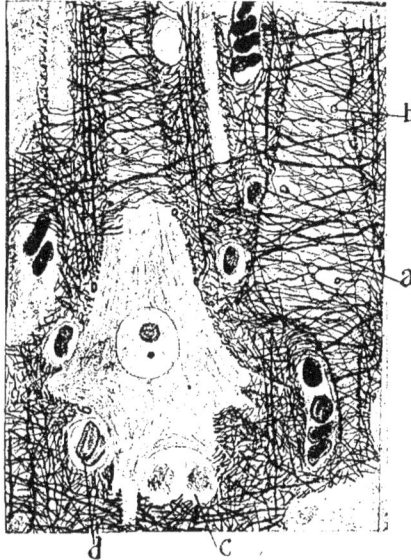

Fig. 363. — Plexus nerveux terminaux formant nid autour des cellules pyramidales de l'écorce cérébrale ; chien adulte. Méthode au nitrate d'argent réduit, 5ᵉ formule.

a, plexus nerveux ; — *b*, anneau neurofibrillaire des massues terminales ; — *c*, cellule névroglique basilaire, et *d*, capillaire sanguin avec leur aire respective, dépourvue de fibrilles péricellulaires.

Variétés les plus fréquentes.

1. Bethe, Ueber die Primitivfibrillen in der Ganglienzellen von Menschen und anderen Wirbelthieren. *Morphol. Arbeit. v. Schwalbe*, Bd. VIII, Heft. I, 1898.

2. F. Nissl, Nervenzellen und graue Substanz. *Münchener medicinische Wochenschrift*, nᵒˢ 31, 32, 33, 1898.

3. W. Andrew Turner a. W. Hunter, On a form of nerve termination in the central nervous system. *Brain*, 1899.

4. Donaggio, *Riv. sperim. d. Freniatria*, vol. XXIV, 1898-1899.

5. Held, Ueber den Bau der weissen und grauen Substanz. *Arch. f. Anat. u. Physiol.*, Anat. Abteil., 1902.

6. Simarro, Nuevo método histológico de impregnación por las sales fotográficas de plata. *Rev. trimestr. micrográf.*, t. V, 1900.

lules fusiformes moyennes, à cylindre-axe fin, ascendant ou descendant, donnant lieu à des arborisations moins étendues que le type précédent (fig. 359, *D*) ; *c*) les cellules à double bouquet protoplasmique ; leur cylindre-axe ne s'imprègne malheureusement pas assez pour qu'on puisse le bien étudier (fig. 359, *B*) ; *d*) enfin les cellules globuleuses, ovoïdes ou triangulaires, pourvues d'un cylindre-axe ascendant et ramifié dans les trois premières couches.

Outre ces détails, la méthode d'Ehrlich nous en révèle deux autres qui manquent dans les préparations imprégnées par le chromate d'argent. D'une part, elle montre dans leur totalité les expansions protoplasmiques, et nous apprend, par là, que les ascendantes parviennent presque constamment jusqu'à la zone plexiforme, dont (fig. 359, *B*) elles compliquent le plexus dendritique sous-pie-mérien ; d'autre part, elle décèle le manchon de myéline qui entoure le cylindre-axe des cellules du deuxième type de Golgi, manchon qu'on n'avait pas aperçu jusqu'ici. Le cylindre-axe, *a*, de la figure 364, en est un exemple ; près de son origine, il attire peu le bleu de méthylène ; au niveau de ses divisions, il s'imprègne, au contraire, et presque toujours, de façon intense, ce qui indique un étranglement et par cela même l'absence de myéline ; il est par suite fort rare, que le point où s'opère l'étranglement reste tout à

Extension des dendrites dans la 1re couche.

Manchon de myéline de l'axone ; étranglements.

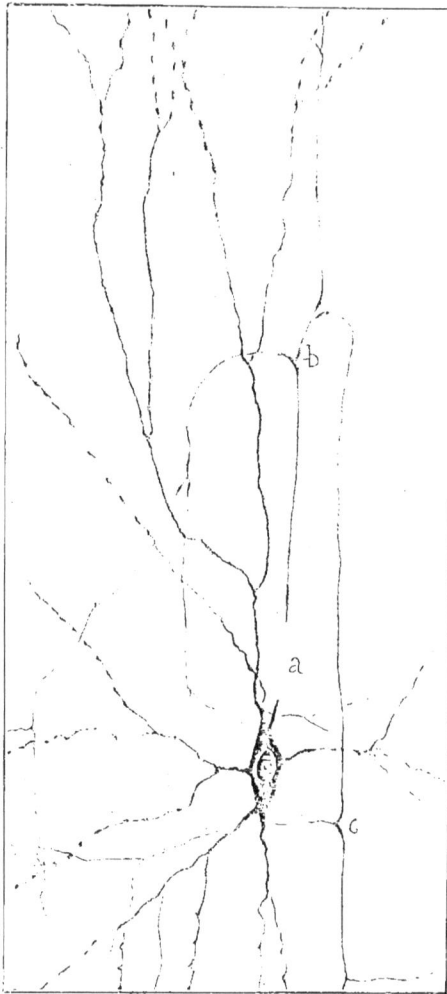

FIG. 364. — Grande cellule à cylindre-axe court de la couche des pyramidales moyennes; chat adulte. Méthode d'Ehrlich.

a, portion pâle du cylindre-axe ; — *b*, portion vivement colorée, correspondant à un étranglement interannulaire ; — *c*, autre étranglement.

fait pâle. Enfin, après leur naissance, les collatérales pâlissent peu à peu et cessent bientôt de présenter des portions intensément colorées ; on en déduit que les ramifications ultimes de l'arborisation sont dépourvues d'enveloppe myélinique

4° Couche des petites cellules étoilées et pyramidales (*grains*). — C'est
Meynert qui a différencié
cette couche ; depuis lors
on lui donne habituelle-
ment le nom de *couche
des grains*. On constate
son existence dans la plupart des régions de l'écorce
cérébrale de l'homme, chez
qui elle acquiert un dé-
veloppement plus consi-
dérable que chez les au
tres mammifères gyrencé-
phales.

Afin de bien juger du
nombre et de la forme des
neurones qui s'y rencon-
trent, le mieux est de s'a-
dresser tout d'abord aux
préparations colorées par
la méthode de Nissl. On y
reconnaît ainsi trois sortes
d'éléments : 1° des cellules
pyramidales grandes et
moyennes ; leur nombre est
petit, mais elles ressem-
blent tout à fait à celles
que renferment les zones
avoisinantes (fig. 365) ;
2° des cellules triangu-
laires, étoilées, ovoïdes ou
semi-lunaires et volumi-
neuses ; elles sont également rares ; leur proto-
plasma abondant ne con-
tient qu'une faible quantité
de grains chromatiques
(fig. 365, *c, d*) ; 3° enfin, une
multitude de petites cel-
lules, serrées les unes contre les autres et fréquemment disposées en séries
verticales ; ce sont les
grains des auteurs classi-

*Éléments
constitutifs :
leur aspect :
1° au Nissl ;*

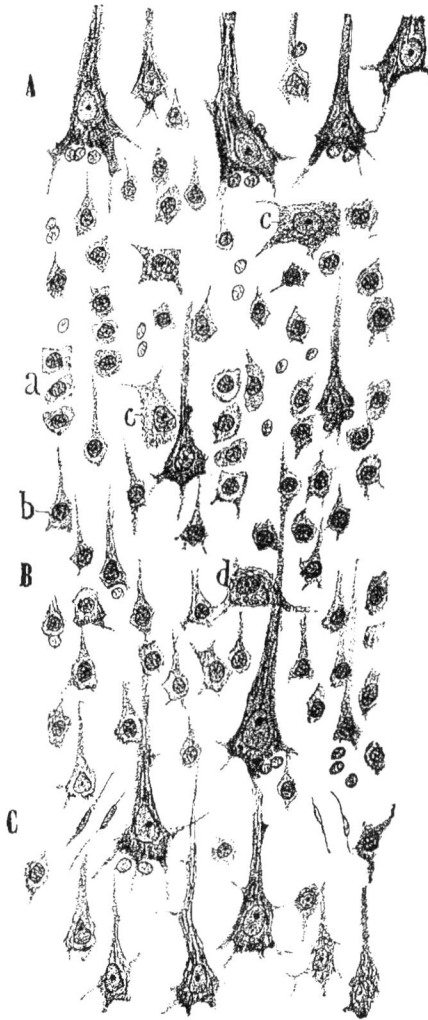

Fig. 365. — Couche des grains de la partie moyenne
de la circonvolution pariétale ascendante ; homme
adulte. Méthode de Nissl ; obj. apochrom. 1,30, Zeiss.

A, rangée inférieure des grandes cellules pyramidales superficielles ; — B. couche des grains ; — C, cinquième
couche ou zone des grandes pyramidales profondes ; —
a. petits grains polygonaux ; — *b,* petite cellule pyramidale ; — *c, d,* grandes cellules étoilées.

ques. Les uns ont une forme pyramidale (fig. 365, *b*), tandis que les autres
sont polygonaux (fig. 365, *a*) ; dans ce cas, leur protoplasma est peu coloré.

II   67

2° dans les préparations neurofibrillaires ;

Parmi ces éléments, ce sont les grains proprement dits qui se colorent le plus difficilement par les méthodes neurofibrillaires. Lorsqu'on parvient à les imprégner par le nitrate d'argent réduit par exemple, on constate que leur charpente filamenteuse forme un réseau délicat, localisé ordinairement au voisinage du noyau. Dans certaines cellules, le réseau est plus étendu (fig. 366, *A*) et enveloppe tout le noyau ; dans d'autres, il ne recouvre qu'une minime partie de cet organe et n'occupe qu'une aire très restreinte du corps. Quoi qu'il en soit, les neurofibrilles s'anastomosent et se groupent en cordons minces, qui pénètrent dans les expansions de la cellule.

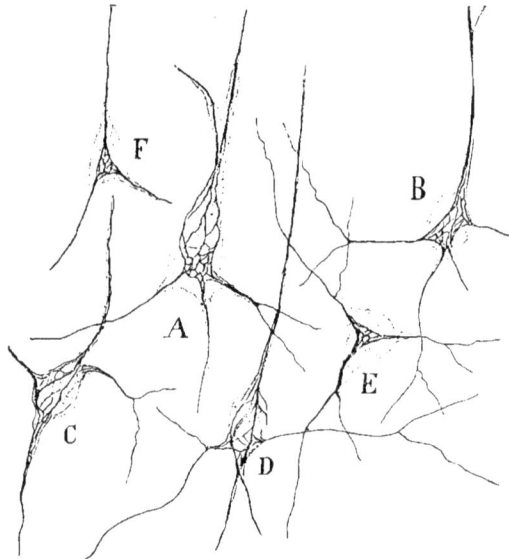

Fig. 366. — Petites cellules pyramidales ou grains de l'écorce visuelle ; homme adulte. Méthode du nitrate d'argent réduit.

A, C, D, cellules à charpente neurofibrillaire disposée autour du noyau ; — B, E, F, cellules dont la charpente neurofibrillaire est située sur un des côtés du noyau.

3° au Golgi.

En recourant maintenant aux préparations imprégnées par le chromate d'argent et provenant du cerveau d'enfants âgés de quinze à trente jours, nous serons renseignés d'une façon plus exacte sur la morphologie entière des divers corpuscules de la quatrième couche, et nous pourrons les grouper suivant la disposition de leur cylindre-axe en : 1° cellules à cylindre-axe long et 2° cellules à cylindre-axe court.

CELLULES A CYLINDRE-AXE LONG. — Ce sont toutes des cellules pyramidales. Il en existe deux espèces : les unes sont petites, les autres sont grandes et moyennes.

Les deux espèces.

a) Petites cellules pyramidales. — Ces éléments, déjà mentionnés par plusieurs savants, par Kölliker entre autres, possèdent un corps de taille réduite.

Dendrites et   Il en part trois, quatre ou un plus grand nombre de dendrites basilaires fines,

qui se ramifient à peu de distance et sans dépasser les limites de la qua-   *tige protoplas-*
trième couche. Un tronc protoplasmique grêle se porte vers la périphérie en   *mique.*
ligne droite; il émet quelques branches collatérales pour la zone où il a pris
naissance et va se diviser dans la couche plexiforme en un petit nombre de
branches terminales, fines et très peu épineuses. Le cylindre-axe, qui semble   *Axone.*
avoir échappé à Kölliker, sort de la base du corps, descend verticalement à
travers la cinquième couche et les suivantes, et se rend, selon toute vraisemblance, à la substance blanche qu'il doit enrichir d'une nouvelle et

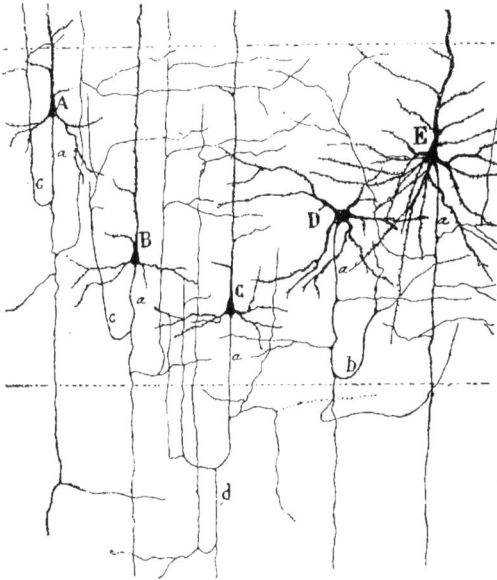

FIG. 367. — Cellules à cylindre-axe long de la quatrième couche prises en différents
points de l'écorce motrice de l'homme. Méthode de Golgi.

A, B, C, petites cellules pyramidales; — D, cellule étoilée à cylindre-axe long; — F, grande cellule pyramidale ordinaire; — a, cylindre-axe; — b, c, grosses collatérales récurrentes.

mince fibre à myéline. Sa longueur et sa finesse nous ont toujours fait
perdre sa trace au-dessous de la cinquième couche ou couche des grandes
cellules pyramidales profondes.

Le caractère le plus intéressant de ces petites cellules pyramidales est   *Collatérales.*
fourni par la disposition des collatérales de leur cylindre-axe. Ces branches
se dégagent au nombre de deux, trois ou quatre, de la partie supérieure de
l'axone. Quelques-unes s'infléchissent vers la périphérie en décrivant un arc,
et s'élèvent jusqu'à la limite de la quatrième couche avec la troisième et
peut-être même au delà, jusqu'à la zone plexiforme. Il ne nous a pas été
possible malheureusement de nous en assurer, à cause de la minceur de ces
fibres et de la complication des plexus nerveux qui les recouvrent. Dans un
certain nombre de cellules, comme en *A* et *B*, sur la figure 367, la première

collatérale est si épaisse qu'on la prendrait pour le véritable cylindre-axe, qui, lui, semble réduit au rôle d'une simple fibre-fille. D'autres fois, les collatérales récurrentes sont au nombre de trois et même davantage pour la même cellule ; dans ce cas, le cylindre-axe, partant de la convexité de l'arc décrit par l'une de ces fibres récurrentes, semble encore par sa minceur ne constituer lui-même qu'une collatérale (fig. 367, C). Sauf les collatérales ascendantes, toutes celles qui sont émises par les petites cellules pyramidales se ramifient dans la quatrième couche et dans l'étage supé-

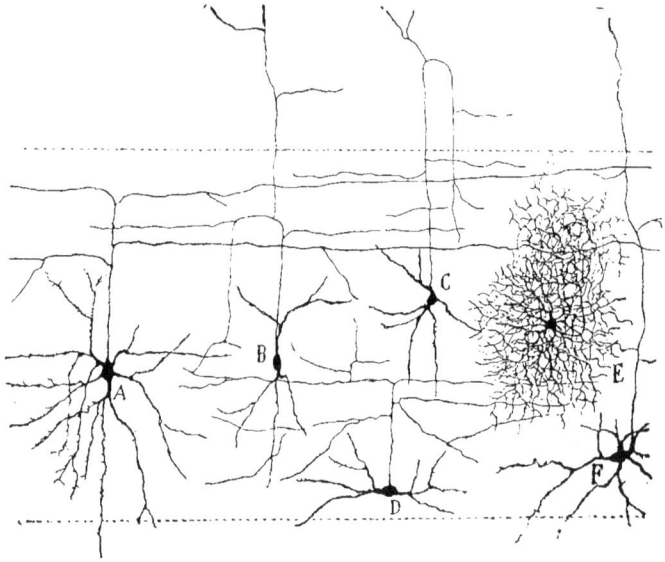

Fig. 368. — Cellules à cylindre-axe court de la quatrième couche prises en différents points de l'écorce motrice : enfant âgé d'un mois. Méthode de Golgi.

A, D, cellules à cylindre-axe ascendant dont les branches horizontales se distribuent dans la quatrième couche ; — B, C, cellules dont le cylindre-axe arciforme fournit des branches à la troisième zone ; — E, cellule aranéiforme ; — F, cellule envoyant son axone à la couche plexiforme.

rieur de la cinquième, où elles compliquent le plexus nerveux dont les cellules pyramidales profondes sont entourées.

b) *Cellules pyramidales ordinaires, grandes et moyennes.* — Ces éléments ne font jamais défaut dans la quatrième couche, bien que leur nombre puisse varier beaucoup suivant les régions de l'écorce. Leur morphologie est identique à celle des grandes pyramidales de la troisième zone ; nous reproduisons un de ces neurones en *E*, sur la figure 367.

CELLULES A CYLINDRE-AXE COURT. — Elles sont infiniment plus nombreuses que les cellules à cylindre-axe long et constituent dans maints districts corticaux une formation si épaisse et si importante qu'on pourrait à juste titre appeler couche des cellules à cylindre-axe court la zone qui les renferme. Elles se présentent sous plusieurs types, dont quelques-uns ont déjà été décrits à propos de la deuxième couche. Nous signalerons les plus fréquents :

a) Cellules étoilées ou fusiformes à cylindre-axe ascendant et ramifié en longues branches horizontales. — On voit, d'après la figure 368, en *A* et *D*, que ces corpuscules siègent à différents niveaux de la quatrième couche et qu'ils affectent une taille variable. Leurs *dendrites* divergentes et peu épineuses restent avec leurs branches dans la zone qui les a vues naître. Quant à leur *cylindre-axe*, il se partage en branches horizontales, collatérales et terminales, dont la longueur atteint parfois deux et même plusieurs dixièmes de millimètre. Les branches horizontales émettent ordinairement et à angle aigu plusieurs ramuscules pour différents étages de la quatrième couche.

b) Cellules à cylindre-axe ascendant et ramifié dans la quatrième couche. — Dans le type que nous venons de décrire, les branches collatérales et terminales ne semblent pas dépasser les limites de la zone d'origine. Il n'en est pas de même pour le type que nous examinons actuellement, et qui, malgré cela, peut être considéré comme une simple variante du précédent. En effet, son *cylindre-axe* monte à travers la troisième couche, y abandonne quelques rameaux et redescend dans la zone où il a pris naissance ; avant d'en sortir et après y être revenu, il y émet un certain nombre de branches *collatérales* (fig. 368, *C*). D'autres fois, la fibre ascendante n'est qu'une collatérale d'une des branches de bifurcation du cylindre-axe (fig. 368, *B*).

c) Cellules dont le cylindre-axe s'élève jusqu'aux première et deuxième couches (fig. 368, *F*). — Certains éléments étoilés, ovoïdes ou triangulaires et de plus grande dimension que les précédents possèdent un *cylindre-axe* ascendant et épais, qui émet quelques rares *collatérales* dans la quatrième couche, puis se divise dans la troisième en une multitude de ramuscules obliques ou horizontaux. Parfois, le cylindre-axe monte jusqu'à la zone plexiforme, où il se comporte comme ceux de Martinotti. On trouve des cellules de ce genre dans les deuxième et troisième couches ; mais il n'est pas toujours facile de constater l'arrivée de leur axone dans la première couche, à cause de son très long trajet.

En résumé et bien que nos recherches ne soient pas encore suffisantes, nous croyons qu'il existe dans la quatrième couche plusieurs espèces de cellules à cylindre-axe court ascendant et ramifié à différents niveaux. On pourrait donner à chaque espèce le nom de la couche où elle envoie plus particulièrement son axone ; on aurait ainsi des cellules à cylindre-axe ascendant destiné à la première couche, d'autres dont le cylindre-axe se porte à la seconde, et ainsi de suite. Hâtons-nous d'ajouter que dans presque tous les cas le cylindre-axe étend son arborisation dans plusieurs assises à la fois.

d) Cellules naines ou aranéiformes. — On les observe à toutes les hauteurs de la quatrième couche ainsi que sur ses confins. Nous reproduisons l'une d'elles, en *E*, sur la figure 368 ; son *cylindre-axe* se résout en un plexus extrêmement fin.

e) Cellules à double bouquet protoplasmique et à cylindre-axe divisé en paquets de fibres verticales. — Comme elles ressemblent entièrement à celles que nous avons mentionnées dans les couches supérieures, nous ne les décrirons pas.

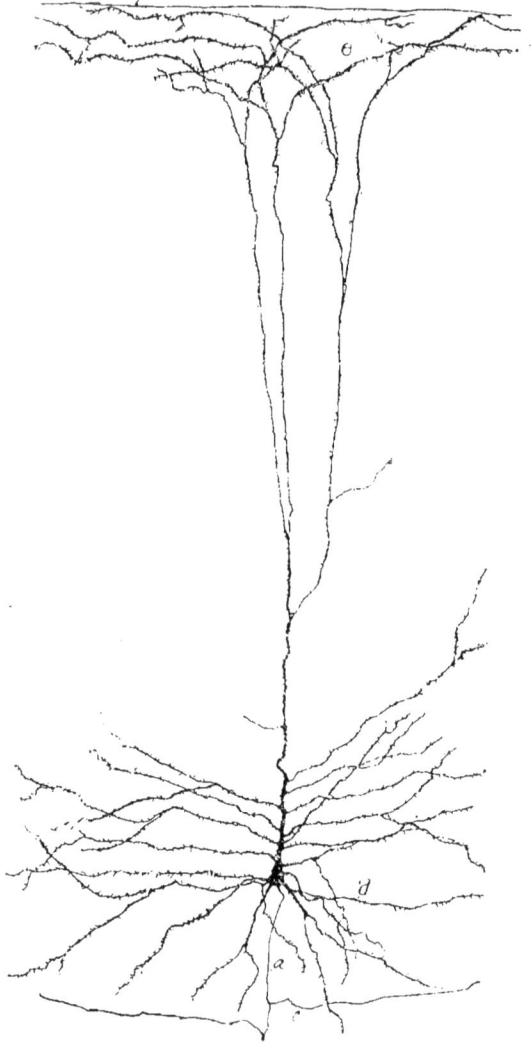

Fig. 369. — Cellule pyramidale géante profonde ou cellule de Betz de la circonvolution pariétale ascendante; enfant âgé de trente jours. Méthode de Golgi

a, cylindre-axe; — *c*, collatérales; — *d*, dendrites basilaires longues; — *e*, bouquet protoplasmique terminal.

Rôle d'asso-   L'exposé que nous venons de faire montre que la quatrième couche forme une zone intermédiaire dans l'écorce, puisque les cellules à cylindre-axe court, c'est-à-dire d'association, s'y trouvent accumulées. Ce caractère est encore accentué par la présence des petites cellules pyramidales qui résident dans cette couche ; elles aussi peuvent être considérées comme des neurones d'association à faible et moyenne distance, grâce au nombre et à l'épaisseur de leurs collatérales récurrentes.

ciation de la quatrième couche.

5° **Couche des grandes cellules pyramidales profondes.** — On remarque dans diverses régions du cerveau et en particulier dans les circonvolutions

Éléments constitutifs.

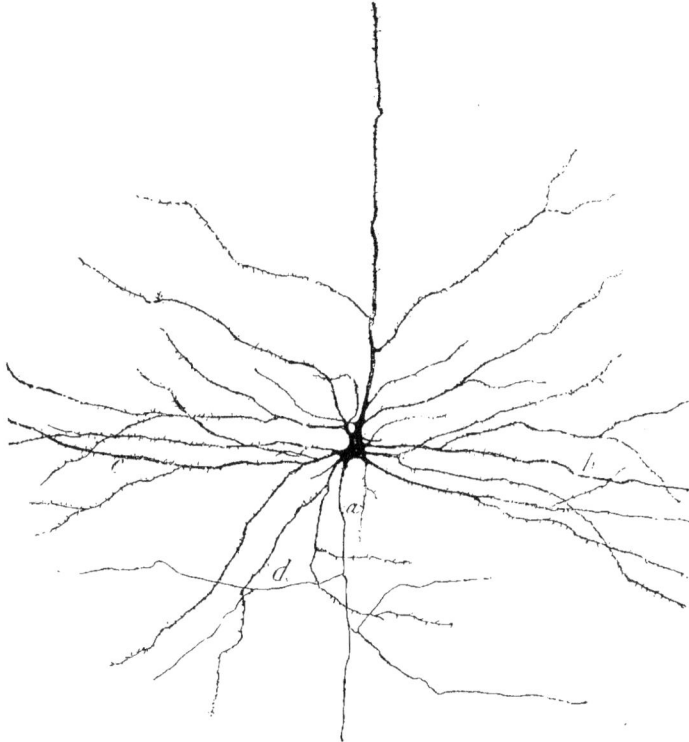

Fig. 370. — Cellule pyramidale géante profonde ou cellule de Betz de la région motrice ; homme de trente ans. Méthode de Golgi.

a, cylindre-axe ; — *b*, *c*, dendrites qui ont pu être suivies sur plus d'un millimètre et dont une partie seulement a été reproduite ; — *d*, collatérales du cylindre-axe.

dites d'association, dans les visuelles, acoustiques et motrices, dans la pariétale ascendante par exemple, une ou plusieurs rangées discontinues de grosses cellules pyramidales. Ces éléments semblent avoir émigré de la troisième couche dans la cinquième, à travers la zone des grains. En outre de ces très grosses cellules, appelées *cellules de Betz*, on trouve dans la quatrième assise, dont l'épaisseur est du reste fort inégale même dans une seule circonvolution, des cellules pyramidales moyennes et de nombreux neurones à cylindre-axe court. Nous allons décrire ces divers éléments en les classant d'après la longueur de leur axone.

CELLULES A CYLINDRE-AXE LONG. — Elles comprennent des pyramidales géantes et des pyramidales moyennes.

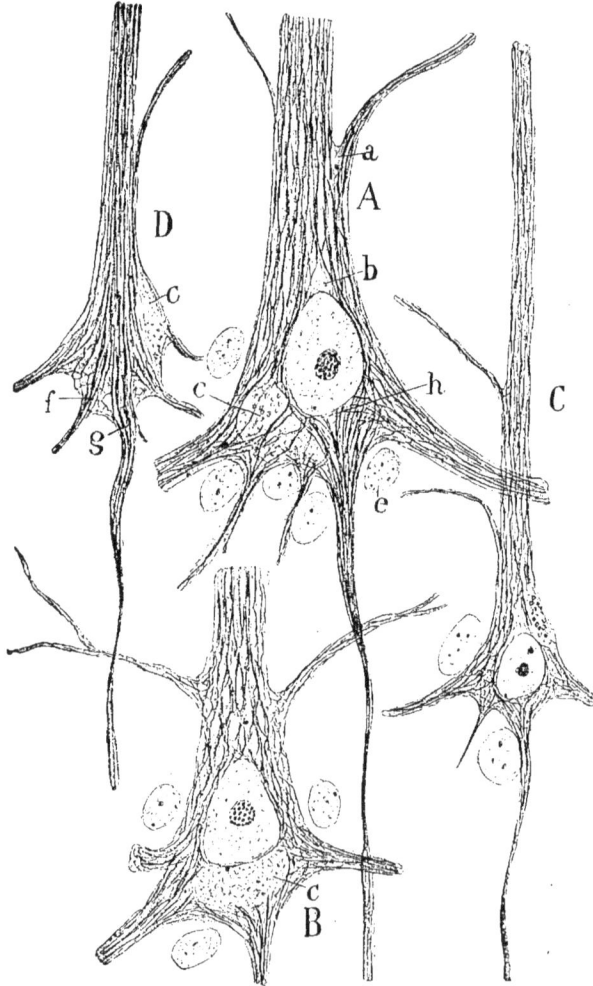

FIG. 371. — Cellules pyramidales géantes ou cellules de Betz du cerveau chez l'homme. Méthode du nitrate d'argent réduit.

a, b, vides correspondant aux amas chromatiques de Nissl; — *c*, amas de pigment; — *e*, noyaux de cellules névrogliques; — *f, h*, neurofibrilles pénétrant dans le cylindre-axe.

Caractères distinctifs dans les pré- a) *Grandes cellules pyramidales ou cellules de Betz.* — On les reconnaît immédiatement, sur les coupes colorées par la méthode de Nissl, à l'épaisseur de leurs dendrites basilaires et à l'abondance des fuseaux chromatiques de leur corps, qui est allongé dans le sens vertical. On se rappelle que pour les cellules pyramidales de la troisième couche il en est différemment, puisque leur corps s'étale dans le sens transversal.

parations :
1° au Nissl;

2° au Golgi.

Dans les préparations au Golgi, les grandes cellules pyramidales se distinguent bien moins par leur taille que par le grand nombre et la longueur de leurs expansions protoplasmiques basilaires, qui étendent leurs ramifications sur une grande partie des cinquième et sixième couches. Leur tronc dendritique périphérique, souvent bifurqué à peu de distance de son origine, répand dans la zone plexiforme le plus vaste bouquet de branches terminales lâches que les cellules pyramidales puissent fournir.

La taille du corps et la longueur des dendrites basilaires varient avec l'âge. Pour s'en convaincre, il suffit d'une simple comparaison entre la figure 369 où nous avons reproduit une cellule de Betz chez l'enfant, et la figure 370 où la même cellule appartient à l'homme adulte ; chez ce dernier, les dendrites atteignent plus d'un millimètre.

Caractères variables avec l'âge.

Le cylindre-axe de ces neurones énormes est épais et émet des *collatérales*, au nombre de quatre à huit ou même davantage, d'abord dans la cinquième couche où elles se ramifient autour des cellules pyramidales de même espèce, puis dans la sixième couche où se trouvent les pyramidales moyennes ; ensuite il se rend à la substance blanche, comme nous avons pu le constater chez des fœtus du septième au neuvième mois et chez l'enfant nouveau-né.

Axone.

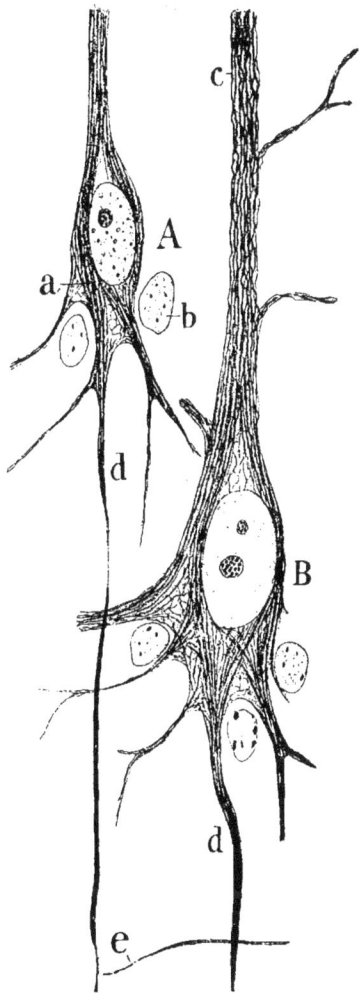

Fig. 372. — Cellules pyramidales géantes ; lapin adulte. Méthode du nitrate d'argent réduit.

A, cellule de taille moyenne ; — B, cellule de taille très grande ; — *a*, faisceaux neurofibrillaires allant au cylindre-axe ; — *b*, noyau d'une cellule névroglique ; — *c*, neurofibrilles du tronc protoplasmique ; — *d*, axone ; — *e*, collatérale.

Les neurofibrilles sont extrêmement abondantes et forment une charpente très compliquée dans les pyramidales géantes, comme on peut le voir sur les figures 371 et 372, où nous avons représenté quelques spécimens de ces cellules chez l'homme et le

Neurofibrilles.

lapin. La disposition des fibrilles est du type fasciculé avec des vides des
tinés à loger les blocs de Nissl. Chez l'homme, on aperçoit dans la région
basilaire et parfois dans les régions latérales du corps cellulaire un amas
pigmentaire volumineux, divisé en plusieurs segments par les neurofibrilles (fig. 371, A). Autre détail intéressant révélé par le nitrate d'argent

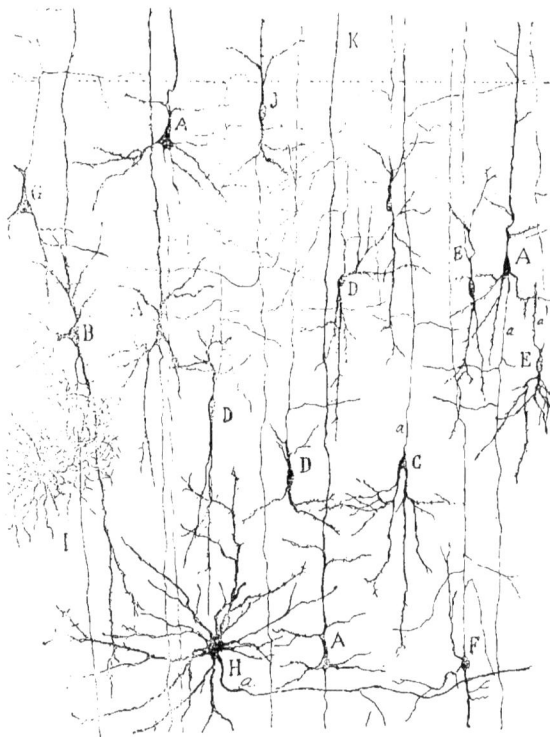

Fig. 373. — Cellules de la sixième couche du sommet de la circonvolution pariétale
ascendante; enfant âgé d'un mois. Méthode de Golgi.

A, cellule pyramidale de taille moyenne; — B, cellule triangulaire; — C, D, E, F, G, cellules à
cylindre-axe ascendant; — H, grande cellule étoilée à cylindre-axe transversal; — I, cellule
araméiforme; — a, cylindre-axe.

réduit : le *nucléole* paraît constitué par un agrégat considérable de petites
sphérules.

b) *Cellules pyramidales moyennes.* — A part leur taille moindre, elles
ne diffèrent guère des gros neurones de Betz que nous venons de décrire.

CELLULES A CYLINDRE-AXE COURT. — Leur taille et leur forme sont assez
Types di-   variables pour qu'on puisse y distinguer plusieurs types.
vers.

α) *Cellules à cylindre-axe ascendant.* — Ces corpuscules étoilés, triangulaires ou fusiformes sont assez fréquents. Leurs *dendrites* divergentes ne
sortent pas de la cinquième couche. Quant à leur *cylindre-axe*, il est ascen-

dant et donne ses ramuscules terminaux et plus ou moins horizontaux à sa couche d'origine ou aux étages inférieurs de la quatrième zone.

b) Cellules fusiformes ou étoilées à très long cylindre-axe ascendant. — Le nom de ces éléments indique leur particularité ; leur *cylindre-axe* s'élève peut-être jusqu'à la zone plexiforme.

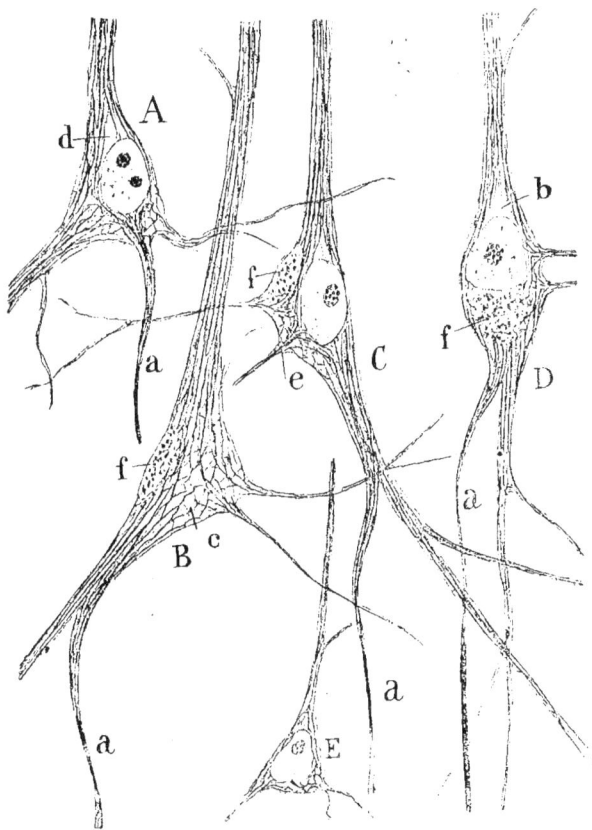

FIG. 374. — Cellule de la couche des neurones fusiformes de l'écorce motrice chez l'homme. Méthode du nitrate d'argent réduit.

A, E, cellules pyramidales petites et moyennes ; — B, C, cellules triangulaires ; — D, cellules fusiformes ; — *a*, cylindre-axe ; — *b, d*, siège du bloc chromatique triangulaire de Nissl au-dessus du noyau ; — *c*, disposition réticulée des neurofibrilles superficielles ; — *f*, amas pigmentaire.

c) Cellules aranéiformes et à double bouquet protoplasmique. — Elles sont identiques à celles que nous avons décrites dans la seconde assise.

6° Couche des cellules pyramidales moyennes et des neurones triangulaires. — C'est l'équivalent de la quatrième couche ou zone des cellules polymorphes chez les mammifères, ainsi que de la couche des cellules fusiformes de Meynert chez l'homme. Son étendue varie suivant les points

Aspect.

considérés. Dans certaines circonvolutions, surtout au niveau de leur convexité, elle est subdivisée en deux assises secondaires, faciles à reconnaître grâce à l'extension diverse des plexus nerveux intercalaires; dans d'autres elle paraît, au contraire, presque homogène et peut être envisagée comme une assise unique.

Éléments constitutifs.

Nous avons reproduit sur les figures 373 et 375 les éléments cellulaires les plus communs de cette couche. Ce sont : des pyramidales moyennes, des cellules triangulaires et pyramidales inverties, des cellules fusiformes, des neurones fusiformes et triangulaires à cylindre-axe ascendant, des neurones étoilés encore appelés cellules sensitives de Golgi, des cellules naines ou neurogliformes, etc.

Leurs neurofibrilles.

La plupart de ces éléments, de même que ceux de la septième couche, se colorent par les méthodes neurofibrillaires. Les divers aspects que présentent leur charpente filamenteuse sont reproduits sur la figure 374. On remarquera sur cette dernière, en *c*, la disposition réticulée des neurofibrilles dans les régions superficielles du corps cellulaire; en *f*, l'amas de pigment dont la position est variable et au niveau duquel le réseau fibrillaire est lâche et difficile à voir; enfin, en *b* et *d*, l'espace vide destiné à loger le bloc chromatique de Nissl, situé au-dessus du noyau.

CELLULES A CYLINDRE-AXE LONG. — Parmi ces neurones nous avons à décrire des pyramidales moyennes, des cellules triangulaires et des corpuscules fusiformes.

a) *Cellules pyramidales moyennes.* — Elles sont tout à fait semblables au type des cellules pyramidales que nous avons décrit dans les autres couches. Elles possèdent donc une très longue *tige protoplasmique* montant jusqu'à la couche plexiforme, plusieurs *dendrites* descendantes et obliques, issues du corps cellulaire, et un *cylindre-axe* que l'on peut suivre très aisément jusqu'à la substance blanche ; il émet au début de son trajet des *collatérales* au nombre de quatre, cinq ou davantage pour les sixième et septième zones (fig. 373, *A*).

b) *Cellules triangulaires.* — Elles ressemblent aux précédentes en ce que leur *tige protoplasmique* s'élève jusqu'à la couche plexiforme ; mais elles s'en distinguent par deux traits importants. D'une part, leur corps, au lieu de donner naissance à plusieurs *dendrites* basilaires, n'émet qu'une seule expansion protoplasmique, longue, descendante, qui se décompose seulement très bas ; d'autre part, une expansion courte, épaisse et rapidement divisée en un bouquet de rameaux dendritiques se trouve implantée sur un des côtés du corps cellulaire (fig. 373, *B*). Leur *cylindre-axe* se comporte comme dans les autres pyramidales ; il descend vers la substance blanche dans laquelle il s'incorpore.

c) *Cellules fusiformes* (fig. 373, *J*). — Le *corps* du neurone, au lieu d'être pyramidal ou triangulaire, est ici fusiforme et possède deux longues *dendrites* verticales, l'une ascendante allant à la première couche, l'autre descendante, peu longue et donnant naissance à un bouquet de ramuscules. Le *cylindre-axe* émet deux ou trois *collatérales* et se rend aussi à la substance blanche.

CELLULES A CYLINDRE-AXE COURT. — Il en existe trois variétés principales ; ce sont : *a*) les cellules à cylindre-axe ascendant, destiné aux couches situées au-dessus ; *b*) les cellules dont le cylindre-axe se ramifie dans la sixième

Variétés.

couche elle-même (fig. 373, *D*) ; *c*) les cellules aranéiformes ou neurogliformes dont l'axone est extrêmement court (fig. 373, *I*).

De ces trois variétés la plus abondante est la première. Ses neurones, comme on le voit en *C, E, F, G*, sur la figure 373, siègent un peu plus habituellement dans l'étage supérieur de la couche que dans les autres parties. Leur *forme* est souvent celle d'un fuseau, prolongé par deux *tiges dendritiques*, l'une ascendante, l'autre descendante et rapidement décomposées en branches terminales. La forme triangulaire, comme en *G*, hémisphérique ou semi-lunaire, comme en *C* et *F*, n'est pas rare cependant. Parfois l'expansion ascendante n'atteint qu'une faible longueur, l'expansion descendante étant fort longue, au contraire ; on se trouve alors en présence de cellules pyramidales renversées, aspect que Golgi avait déjà reconnu. Le *cylindre-axe* fin de tous ces éléments proviennent souvent, d'après la loi d'économie de substance, de la

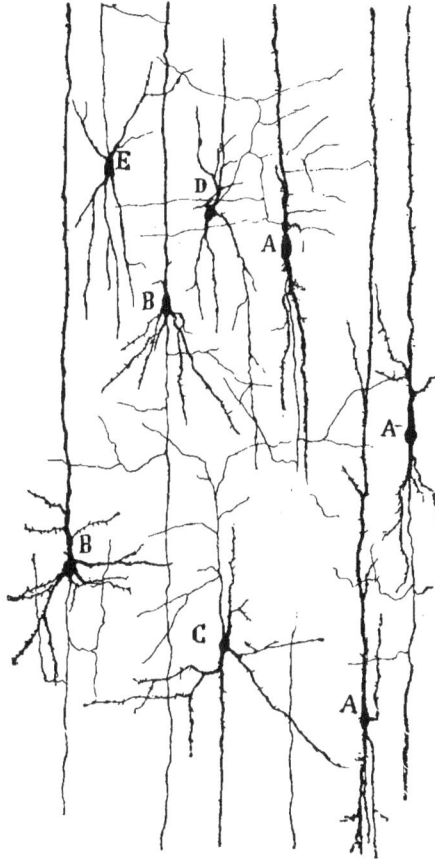

Variété à axone ascendant.

FIG. 375. — Cellules de la partie moyenne de la septième couche dans la pariétale ascendante ; enfant âgé d'un mois. Méthode de Golgi.

A, cellules fusiformes ; — B, cellules pyramidales vraies ; — C, D, cellules à cylindre-axe court ; — E, cellule à cylindre-axe montant aux couches superficielles de l'écorce.

dendrite ascendante ; il émet quelques *collatérales* pour la septième couche et se perd en fin de compte dans les assises placées au-dessus de sa cellule d'origine.

7ᵉ Couche des cellules fusiformes. — Cette zone, très épaisse dans la ré-

Aspect et éléments constitutifs.

gion axiale des circonvolutions, est beaucoup plus étroite dans les régions latérales et toute petite dans les sillons, où elle se confond même parfois avec la sixième couche. La plupart de ses neurones sont fusiformes et disposés en séries verticales, séparées par de gros faisceaux de substance blanche. De loin en loin on observe aussi des corpuscules triangulaires et même pyramidaux, pourvus de longues dendrites polaires. Dans les préparations colorées par la méthode de Nissl, le corps de ces divers neurones est flanqué parfois de noyaux névrogliques au nombre de deux ou davantage.

Types principaux.

Nous avons représenté, sur la figure 375, les cellules les plus fréquentes de la septième couche dans la circonvolution pariétale ascendante de l'enfant âgé d'un mois. On remarquera parmi elles :

a) Des *cellules fusiformes* ; elles ont deux *expansions protoplasmiques*, l'une verticale, longue et montant, selon toute vraisemblance, jusqu'à la première couche ; l'autre descendante, parfois très longue, et divisée à angle aigu en plusieurs branches ; quant à leur *axone*, qui est également descendant, il donne naissance au début de son parcours à plusieurs *collatérales*, qui, souvent, sont récurrentes (fig. 375, *A*).

b) Des *cellules pyramidales* vraies et tout à fait semblables à celles de la couche précédente (fig. 375, *B*).

c) Des *cellules étoilées*, fusiformes ou triangulaires, à *cylindre-axe* court et ascendant. La ramification de ce prolongement s'effectue parfois au voisinage de la cellule d'origine (fig. 375, *D)* ; d'autres fois dans un étage situé au-dessus, comme en *C*; d'autres fois, enfin, dans des couches plus élevées et que nous n'avons pu déterminer ; tel est le cas de la cellule *E*. Ce cylindre-axe ascendant appartient vraisemblablement à la catégorie des fibres de Martinotti. Nous sommes conduit à cette assertion par le fait que, chez la souris et chez le lapin, la couche la plus profonde, celle des neurones polymorphes, renferme toujours des cellules dont le cylindre-axe, ainsi que nous l'avons constaté, s'élève jusqu'à la première zone.

Opinions diverses sur les dendrites périphériques des cellules à cylindre-axe long des 6e et 7e couches.

Différences avec les dendrites des neu-

On peut se demander si, à l'exemple des cellules pyramidales, fusiformes, triangulaires, etc., des couches plus superficielles, les neurones des couches profondes envoient leur bouquet dendritique terminal dans la zone première ou plexiforme. Golgi ne le croyait pas. Il pensait que la tige protoplasmique des cellules pyramidales logées dans le tiers inférieur de l'écorce n'atteint jamais la première couche et s'arrête toujours au-dessous d'elle. Telle était aussi notre opinion, ainsi que celle de Kölliker et de Retzius. Elle n'était pas exacte, car en examinant attentivement le cerveau du chat âgé de quinze jours et l'écorce visuelle de l'enfant au niveau des parties minces ou concaves des circonvolutions, nous avons acquis la conviction que toute cellule pyramidale ou cellule à cylindre-axe long de l'écorce envoie à la première couche une ou plusieurs dendrites qui s'y ramifient. Il existe, cependant, une différence à cet égard entre les cellules pyramidales des deuxième, troisième, quatrième et cinquième couches et celles des sixième et septième zones. Les

1. S. R. CAJAL, Estructura de la corteza visual. *Rev. trim. micrográf.*, t. V, 1899.

cellules des assises supérieures fournissent, en effet, un bouquet de dendrites épaisses et épineuses à la couche plexiforme, tandis que celles des assises inférieures ne lui abandonnent qu'un petit nombre de branches délicates et variqueuses, ou même qu'un seul rameau, grêle et plus ou moins oblique. Nous ne croyons donc pas nous tromper en formulant ici deux règles, que l'étude du cerveau de l'homme et des mammifères nous a permis de confirmer : 1° Toute cellule pyramidale ou à cylindre-axe long, pourvue d'une tige protoplasmique périphérique, envoie, quel que soit le siège qu'elle occupe, un bouquet de dendrites ou une branche protoplasmique à la première couche ; 2° La très grande majorité des cellules à cylindre-axe court, même lorsqu'elles possèdent un tronc protoplasmique périphérique, ne sont point représentées par des dendrites dans la couche plexiforme.

FIBRES ET PLEXUS NERVEUX DE L'ÉCORCE CÉRÉBRALE

Les coupes de circonvolutions provenant du cerveau de l'homme et colorées par la méthode de Weigert-Pal montrent une multitude de fibres à myéline dans la substance grise. De ces fibres les unes sont verticales, les autres horizontales et en plexus. Ces dernières sont les plus nombreuses. Faisceaux verticaux et plexus parallèles à la surface sont connus depuis longtemps et ont été bien décrits surtout par Kaes, Vulpius, Edinger, Obersteiner, Botazzi et Kölliker.

rones des couches supérieures.

Règles relatives aux dendrites périphériques.

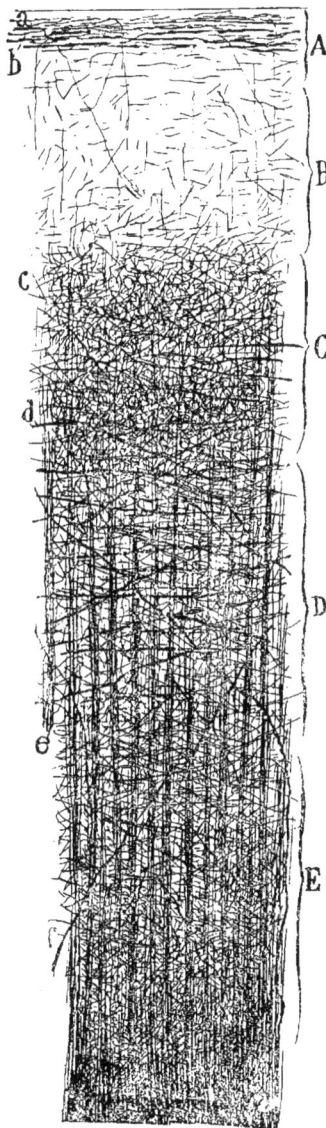

FIG. 376. — Coupe d'une circonvolution motrice de l'homme. Méthode de Weigert-Pal.

A, couche plexiforme ou des fibres tangentielles ; B, couche des petites cellules pyramidales ; — C, partie externe du plexus sensitif ou strie de Gennari ; — D, plexus moyen ; — E, plexus profond ; — a, bordure sous-méningée dépourvue de fibres myélinisées ; — b, fibres tangentielles : — c, plexus fin pour les cellules pyramidales moyennes ; — d, fibres horizontales ; — e, faisceaux radiés ou verticaux ; — f, fibres sensitives obliques.

Les deux es-
pèces de fibres.
Afin d'exposer méthodiquement tous les détails relatifs aux fibres nerveuses de la substance grise, nous les distinguerons en *fibres endogènes*, issues de cellules logées dans le point cortical examiné, et en *fibres exogènes*, provenant de foyers plus ou moins éloignés.

Aspect.

Fibres exogènes. — *a) Fibres sensitives et sensorielles.* — De gros tubes, venus de la substance blanche, pénètrent dans la grise en suivant des directions variables. Ils décrivent de grandes sinuosités pendant leur trajet ascendant, et se terminent surtout dans la moitié supérieure de l'écorce par une arborisation libre, d'une très grande étendue.

Origine tha-
lamique.

Nous avions signalé l'existence de ces tubes dans notre travail sur l'écorce cérébrale des petits mammifères [1], sans pouvoir en indiquer l'origine de façon certaine. En étudiant, un peu plus tard, ces conducteurs auxquels il donna le nom de *fibres de S. Ramón*, Kölliker [2] les vit descendre jusqu'au corps strié, chez la souris, le chien, le lapin et le chat, et supposa qu'ils étaient sensitifs. Incité par ces faits à revoir les préparations d'écorce de rat, de lapin et de souris qui avaient servi à notre premier travail, nous reconnûmes qu'en effet Kölliker avait raison.

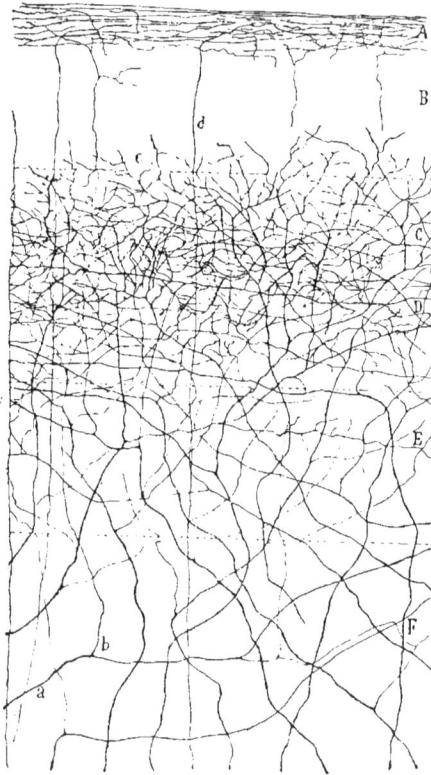

FIG. 377. — Fibres nerveuses obliques et afférentes ou centripètes de l'écorce cérébrale du chat. Méthode de Golgi.

A, couche plexiforme ; — B, couche des petites cellules pyramidales ; — C, D, couche des cellules pyramidales moyennes ; — E, couche des grandes cellules pyramidales ; — a, tronc cylindre-axile d'une fibre afférente.

Caractères.

Ces fibres proviennent donc de la couronne rayonnante et sont très probablement des conducteurs sensitifs ou sensoriels dont la cellule-mère se trouve

1. S. RAMÓN CAJAL, Sur la structure de l'écorce cérébrale de quelques mammifères. *La Cellule*, juin, 1891.
2. KÖLLIKER, Lehrbuch der Gewebelehre des Menschen, 6ᵉ Aufl., 1896, Bd. II, p. 666.

dans les noyaux sensoriels de la couche optique. Il va de soi que ces fibres thalamo-corticales ont une origine et une forme terminale qui varient avec chaque sphère sensorielle de l'écorce et qui lui sont spéciales, comme nous le verrons par la suite. Pour le moment, nous nous contenterons des quelques remarques suivantes. Ces fibres sont plus épaisses que celles qui prennent naissance dans la substance grise ; elles se bifurquent habituellement dans les couches profondes de l'écorce ; les branches plus ou moins obliques, issues de cette bifurcation, se redivisent à mesure qu'elles montent vers la surface de la circonvolution et produisent ainsi un plexus terminal, très touffu, horizontal, étendu dans les zones moyennes de l'écorce et en particulier dans la couche des grains ou petites cellules pyramidales profondes (fig. 377, *C*, *D*).

b) Fibres d'association directe ou homomère. — La physiologie et l'anatomie pathologique nous apprennent que les diverses régions de l'écorce sont reliées entre elles. Nous sommes donc conduit à supposer que chaque circonvolution reçoit des fibres ayant pour origine des cellules pyramidales qui siègent en des points plus ou moins éloignés de l'écorce du même hémisphère. Chez l'homme, cette supposition n'a malheureusement pu être confirmée jusqu'ici par l'emploi des méthodes histologiques, telles que celle de Golgi. Chez le lapin et surtout chez la souris, nos efforts ont été, au contraire, couronnés de succès. Nous avons vu maintes fois les faisceaux d'association intercorticale donner naissance à de nombreuses branches ascendantes qui se terminent par des arborisations libres dans toute l'écorce et de préférence dans la première couche. Il en est ainsi, par exemple, pour le faisceau arqué de Burdach et le cingulum, voies antéro-postérieures de l'écorce voisine de la scissure inter-hémisphérique.

Leur existence ;

1° non encore établie chez l'homme ;

2° prouvée chez la souris et le lapin.

c) Collatérales de la substance blanche. — De même que la substance blanche de la moelle, du bulbe et de la protubérance donne des collatérales à la substance grise, de même la substance blanche de l'écorce cérébrale doit fournir des collatérales à la substance grise. Cette conjecture répond à la réalité, car chez les petits mammifères, tous les faisceaux d'association fournissent, bien qu'en petit nombre, des fibres collatérales à la substance grise au-dessous de laquelle ils circulent. Tel est le cas surtout pour le faisceau arqué, le cingulum, les nerfs de Lancisi, l'écorce blanche de la corne d'Ammon et de la racine du trigone, les voies de projection de l'écorce olfactive frontale et temporale, etc. Toutes ces collatérales, bien visibles, montent à travers la substance grise, s'y ramifient, parviennent à la couche plexiforme et s'y épanouissent, comme nous l'avons vu faire aux fibres terminales d'association ; leurs amples plexus nerveux terminaux, parallèles et tangents à la surface de l'écorce, entrent en contact avec les bouquets protoplasmiques supérieurs des cellules pyramidales (fig. 378, *a*, *c*, *d*).

Leur petit nombre chez les petits mammifères,

Les collatérales sont également peu nombreuses dans la substance blanche du cerveau de l'homme. D'ailleurs, il est impossible de décider si elles proviennent de fibres d'association, de fibres exogènes, de fibres sensitives terminales ou de cylindres-axes appartenant à des cellules pyramidales de l'écorce placée au-dessus. Notre impression, basée principalement

et chez l'homme.

sur nos études de l'écorce des rongeurs, est cependant que la plupart des collatérales de la substance blanche tirent leur origine des fibres d'association.

d) Fibres calleuses. — Le cerveau de l'homme et des autres mammifères renferme un système considérable de fibres commissurales, que l'on peut comparer à celui de la moelle épinière. Ce système est composé de trois formations distinctes : *le corps calleux* proprement dit, qui sert de trait d'union transversal entre les écorces des régions supérieures des deux hé-

Les trois formations qui les contiennent.

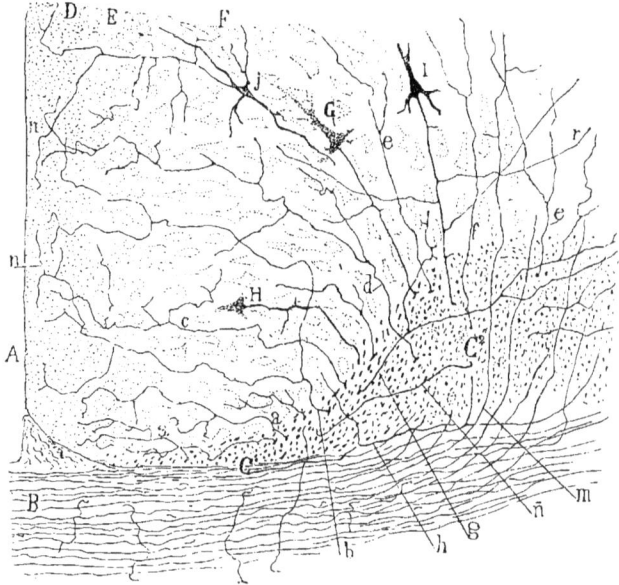

FIG. 378. — Coupe transversale de l'écorce cérébrale interhémisphérique ou fissuraire de la souris. Méthode de Golgi.

A, surface libre du cerveau ; — B, corps calleux ; — C, cingulum ; — C², faisceau arqué ; — D, couche plexiforme ; — E, couche des petites cellules pyramidales ; — F, couche des cellules pyramidales moyennes ; — G, I, cellules pyramidales géantes ; — a, b, c, d. e. f, collatérales issues de la substance blanche ; — h, bifurcation d'une fibre calleuse afférente ; — n, arborisations terminales des collatérales.

misphères ; il unit donc les lobes frontal, pariétal et occipital des deux côtés ; la *commissure antérieure* qui joint l'écorce olfactive sensorielle d'un côté à celle du côté opposé du cerveau ; enfin, le *psaltérium* ou *commissure inter-ammonique*, dont le rôle est de relier l'une à l'autre les sphères olfactives d'association des deux moitiés cérébrales, c'est-à-dire la corne d'Ammon et les territoires qui en dépendent.

Cylindres-axes et colla-térales croi-sées.

Les recherches déjà anciennes que nous avons faites sur le corps calleux des petits mammifères, celles plus récentes que nous avons effectuées sur les commissures de l'écorce olfactive sensorielle et associative nous ont conduit à admettre l'existence de deux sortes de conducteurs commissuraux. Ce sont, d'une part, des *cylindres-axes* provenant ordinairement des cellules pyramidales petites et moyennes du côté opposé, et, d'autre part, des *collatérales* naissant sur le trajet de cylindres-axes d'association ou de projection, émanés eux-mêmes de grandes cellules pyramidales de l'autre hémisphère. Toutes ces fibres, d'une grande minceur, descendent tout d'abord vers la substance blanche, s'y entrecroisent avec des tubes de fonctions diverses, s'approchent ensuite de la cavité ventriculaire et pénètrent enfin dans le corps calleux ; là, elles cheminent jusqu'à la ligne médiane, la traversent et vont se perdre dans la substance grise de l'hémisphère opposé.

Leur trajet.

Pendant leur trajet, les fibres calleuses émettent, rarement il est vrai, des collatérales transverses. Cette disposition, que nous avons observée dans la portion du corps calleux situé, chez la souris et le lapin, au-dessous du faisceau arqué, nous donne à entendre que les fibres calleuses ne sont pas destinées à relier purement et simplement des territoires de même nom et de même fonction des deux hémisphères. Elles ont un rôle plus étendu ; elles servent à établir une association multiple et complexe, grâce à laquelle toute excitation, née dans une sphère sensorielle d'un côté, est susceptible d'agir sur plusieurs centres du côté opposé (fig. 378, *h*).

Leurs colla-térales.

Il est difficile de connaître le mode et le lieu de terminaison des fibres calleuses. La chose est même tout à fait impossible chez l'homme et les mammifères gyrencéphales, à cause de la longueur extrême de ces conducteurs. Chez la souris et le lapin âgés de quelques jours, on peut voir cependant que les fibres calleuses, variqueuses et très minces, qui entrent dans la substance grise de la région motrice, se terminent, après quelques bifurcations à angle aigu, par des fibrilles fines et ascendantes, montant au moins jusqu'à la couche des cellules pyramidales petites et moyennes. Cette arborisation, si modeste chez les animaux jeunes, doit probablement se compliquer bien davantage lorsqu'ils atteignent l'âge adulte.

Terminaison des fibres calleuses.

Dans certaines préparations de l'écorce motrice de l'enfant âgé de quinze jours à un mois, on remarque, au niveau de la zone des cellules pyramidales petites et moyennes, un plexus d'une très grande richesse, dont les fibres, orientées surtout dans le sens vertical, ne donnent naissance qu'à un nombre restreint de branches. Ces fibres sont d'une finesse extrême, puisque leur diamètre ne dépasse pas 0,2 μ en général ; aussi ne peut-on bien les voir qu'à l'aide de l'objectif apochromatique 1,30 de Zeiss. Quelques-unes d'entre elles s'assemblent en petits paquets verticaux ; d'autres cheminent isolément ; et certaines, en nombre assez grand, croisent obliquement et sous des angles divers les tiges protoplasmiques des cellules pyramidales. Les fibres qui s'élèvent le plus haut arrivent jusqu'à la zone plexiforme et s'y ramifient assez souvent ; mais le fait est plutôt rare. Le plus grand nombre s'arrêtent, au contraire, à différents niveaux de la deuxième couche ou zone des petites cellules pyramidales. Lorsqu'on poursuit tous ces conducteurs vers les assises inférieures de l'écorce, on voit qu'au voisinage de la couche des cellules géantes, ils ne restent plus verticaux, deviennent flexueux et se soustraient au regard. Il nous a été impossible, par conséquent, de constater leur entrée dans la substance blanche. Nous n'avons pas davantage réussi à les voir se joindre aux innombrables

Plexus de l'écorce motri-ce où se fait peut-être cette terminaison.

cylindres-axes courts, dont la ramure s'étend dans les deuxième, troisième et quatrième couches. C'est aux fibres de l'arborisation cylindre-axile verticale des cellules à double bouquet protoplasmique que ces conducteurs ressemblent le plus; mais ils s'en distinguent à première vue par l'absence ou l'extrème indigence de leur ramure.

Ces fibres, dont l'origine nous est inconnue, ne seraient-elles pas, par hasard, la terminaison des fibres calleuses ? C'est aux chercheurs à vérifier cette supposition.

Fibres endogènes. — Le nombre des fibres qui naissent dans les circonvolutions est considérable. Les unes sont des cylindres-axes longs et constituent : 1° des *fibres descendantes ou de projection* ; 2° des *fibres d'association directe ou homomère* ; 3° des *fibres calleuses ou d'association croisée.* Les autres appartiennent à la catégorie des cylindres-axes courts et ne sortent pas de la substance grise ; ce sont : 1° *des axones verticaux et demi-longs*, reliant les couches profondes de l'écorce à ses couches superficielles ; tels sont, par exemple, les fibres de Martinotti et celles dont l'arborisation terminale ne parvient pas à la zone plexiforme ; 2° *des axones demi-longs*, destinés à mettre en connexion des régions éloignées de la première couche ; 3° *des axones courts*, chargés d'associer, à faible distance et dans des directions diverses, des cellules logées dans une même assise ou dans deux assises voisines.

Leurs espèces diverses.

Nous avons étudié toutes ces fibres longues et courtes lorsque nous nous sommes occupé des couches de l'écorce cérébrale et de la terminaison des tubes exogènes. Nous ne reviendrons ici que sur les fibres de projection.

Fibres de projection. — On appelle ainsi les cylindres-axes longs qui, provenant des cellules pyramidales, des grandes et des moyennes surtout, descendent vers la substance blanche, y pénètrent, croisent les fibres calleuses et d'association, traversent le corps strié et se rendent aux noyaux gris situés plus ou moins loin au-dessous. Flechsig avait pensé que ces cylindres-axes émanent seulement des sphères sensorielles : acoustique, olfactive, motrice, visuelle, etc. ; c'était là une erreur [1]. Les recherches anatomo-pathologiques de Dejerine, Monakow, Siemerling, Brodmann, Oskar Vogt et Mme Vogt chez l'homme, ainsi que nos observations histologiques chez les petits mammifères prouvent, sans laisser place au moindre doute, que les fibres de projection tirent leur origine de toutes les régions de l'écorce, quelles que soient leur position et leur genre d'activité. C'est ainsi que chez les rongeurs, dont la plupart des sphères corticales ont été l'objet d'une étude suivie de notre part, nous avons trouvé des fibres de projection jusque dans les points qui ne reçoivent pas de conducteurs sensoriels directs, dans l'écorce inter-hémisphérique et la corne d'Ammon par exemple, régions

Caractères.

Leur origine dans tous les points de l'écorce.

___

1. A cet égard, Flechsig a dû modifier quelque peu sa manière de voir à la suite de nouvelles recherches qu'il a effectuées et aussi en raison des objections soulevées contre sa théorie des centres d'association et de projection; il admet à présent l'existence, en petite quantité il est vrai, de fibres radiées ou de projection dans les centres d'association. Nous exposerons un peu plus tard sa nouvelle conception de la structure cérébrale.

que l'on considère comme des centres d'association ou d'idéation olfactive. Les fibres de projection de ces centres vers le corps strié forment respectivement, comme nous le verrons en examinant l'écorce olfactive, le *fornix longus* de Forel et le pilier antérieur du trigone.

Nous avons déjà décrit le trajet que parcourent dans la substance grise de l'écorce les cylindres-axes ou fibres de projection, issus des cellules pyramidales ; nous n'y reviendrons ici que pour ajouter quelques détails. Ces fibres descendent presque en ligne droite et groupées en petits paquets vers la substance blanche (fig. 376, *e*) ; elles se perdent ensuite entre les fibres calleuses et les fibres d'association. Elles se bifurquent, parfois, en abordant la substance blanche ou même lorsqu'elles y ont un peu pénétré. Il résulte de cette bifurcation une branche épaisse qui s'engage dans le corps strié et possède les caractères d'un tronc cylindre-axile principal, et une branche souvent plus mince qui s'incorpore dans le système des fibres calleuses. Les fibres de projection de la souris et du lapin se comportent plus souvent d'une autre façon ; elles se divisent en deux troncs en approchant du corps strié ou même après y avoir pénétré : le *tronc principal* ou descendant continue la direction de l'axone primitif et gagne les noyaux placés au-dessous du corps strié ; le *tronc secondaire* ou associatif chemine parallèlement à la substance blanche et monte, après un trajet variable, jusqu'à l'écorce grise située au-dessus, pour s'y terminer par des arborisations libres.

Leur bifurcation avant ou dans la substance blanche :
1° *chez la souris et le lapin ;*

Chez le chat, la méthode au bleu de méthylène nous a montré que les bifurcations et les collatérales se trouvent cantonnées seulement au voisinage de la substance grise [1] ; elles font défaut à quelque distance de celle-ci et dans l'axe des circonvolutions. Il existe une cause d'erreur dans l'interprétation des coupes de l'écorce de cet animal, erreur que nous n'avons pas toujours su éviter nous-même ; c'est de prendre une bifurcation de fibre sensitive afférente pour la division d'une fibre endogène ou de projection.

2° *chez le chat ;*

Nous avons également observé des bifurcations dans la substance blanche de l'homme, mais bien moins souvent que chez les petits mammifères. Cette rareté n'est peut-être qu'apparente ; elle dépendrait, entre autres difficultés techniques, de l'impossibilité où l'on se trouve de suivre un même cylindre-axe pendant son immense parcours à travers la substance blanche. Il se peut aussi que les bifurcations se produisent chez l'homme dans toute l'étendue du centre ovale, en des points favorables et distincts pour chaque fibre d'un même noyau, comme le voudraient les lois d'économie. Ce serait là une difficulté de plus, difficulté qui n'existe pas chez la souris et le lapin où les bifurcations et les collatérales sont accumulées dans un territoire restreint et accessible à l'exploration. Ce que nous venons de dire doit engager les chercheurs à étudier d'une façon plus complète la substance blanche du cerveau de l'homme, surtout par les méthodes de Golgi, d'Ehrlich et du nitrate d'argent réduit.

3° *chez l'homme.*

Plexus myélinisés de la substance grise. — Les renseignements que

---

1. S. RAMÓN CAJAL, El azul de metileno en los centros nerviosos. *Rev. trim. micrográf.*, t. I, 1896.

II

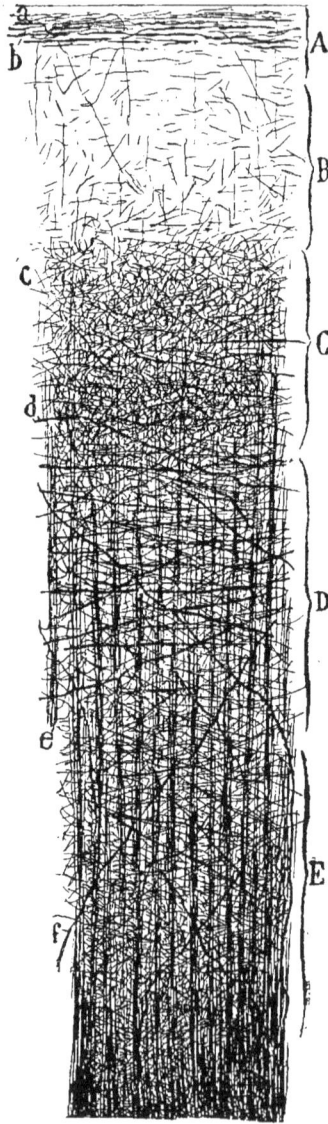

FIG. 379. — Coupe d'une circonvolution motrice de l'homme. Méthode de Weigert-Pal.

A, couche plexiforme ou des fibres tangentielles ; — B, couche des petites cellules pyramidales ; — C, partie externe du plexus sensitif ou strie de Gennari ; — D, plexus moyen ; — E, plexus profond ; — a, bordure sous-méningée dépourvue de fibres myélinisées ; — b, fibres tangentielles ; — c, plexus fin pour les cellules pyramidales moyennes ; — d, fibres horizontales ; — e, faisceaux radiés ou verticaux ; — f, fibres sensitives obliques.

Méthode nécessaire pour les distinguer.

Caractères et quantité des diverses fibres myélinisées suivant les couches.

Fibres tangentielles :
1e fines ;

2e épaisses.

nous venons de donner ont été obtenus à l'aide des préparations au chromate d'argent. Or, cette méthode colore indifféremment, chez l'animal jeune ou encore à l'état fœtal, les fibres sans myéline et celles qui en seront couvertes plus tard. Il est donc nécessaire de compléter ces notions en faisant le départ entre ces deux sortes de fibres. Nous y parviendrons au moyen de la méthode de Weigert-Pal, qui nous montrera en même temps comment les fibres à myéline sont disposées dans les diverses couches de l'écorce. Examinons donc les coupes fort instructives qui ont été colorées par cette technique (fig. 379). Nous remarquerons aussitôt qu'il existe dans toutes les strates de l'écorce trois sortes de fibres médullaires : des *verticales*, des *horizontales* et des *obliques*. Mais comme la quantité de chacune de ces espèces de fibres varie suivant les assises, nous allons étudier ces dernières séparément.

Couche plexiforme. — On y rencontre surtout des fibres horizontales ou tangentielles, que leur épaisseur différente permet de classer en deux espèces. *a)* Les unes sont fines et un peu sinueuses ; elles siègent surtout dans la moitié inférieure de la couche plexiforme et sont évidemment la continuation des cylindres-axes ascendants de Martinotti. *b)* Les autres sont épaisses. Kölliker[1], Exner[2],

1. Kölliker, Handbuch der Gewebelehre, 1e Aufl., 1852.
2. Exner, Zur Kenntnis vom fei-

les avaient déjà vues ; mais ce sont surtout Martinotti [1], Botazzi, Kaes, qui
les ont bien décrites. A notre avis, elles appartiennent aux gros cylindres-
axes des cellules horizontales ou spéciales de la zone plexiforme. Ces gros
tubes, qui circulent plutôt dans le tiers moyen de cette zone, s'observent également dans les coupes tangentielles colorées par la méthode d'Ehrlich et
provenant du chat et du chien adultes (fig. 339, b). Ils y sont très longs,
présentent des étranglements et des divisions et ne manifestent aucune tendance à prendre une direction descendante. Ce fait, joint à leur épaisseur
exceptionnelle, permet de les reconnaître sûrement au milieu des fibres horizontales produites par les cylindres-axes de Martinotti. Inutile, bien
entendu, de chercher à voir dans les préparations obtenues par les méthodes
de Weigert et d'Ehrlich les arborisations terminales des deux sortes de
fibres tangentielles, puisqu'elles n'ont point de gaine de myéline.

Il existe, immédiatement au-dessous de la pie-mère, une étroite bordure, *Bordure sous-pie-mérienne sans fibres à myéline.*
où les tubes à myéline manquent entièrement, comme l'a fait remarquer Mar-
tinotti. Cette bordure est néanmoins occupée par des arborisations nerveuses terminales appartenant aux cylindres-axes ascendants qui portent le
nom de cet auteur et par les bouquets protoplasmiques des cellules pyramidales ; mais cela ne se voit que sur les bonnes coupes de cerveau humain
imprégnées au chromate d'argent.

Enfin, au voisinage de la seconde couche, on aperçoit une accumulation *Strie de Bechterew, chez l'homme.*
de fibres fines horizontales, à laquelle Kaes a donné le nom de *Strie de
Bechterew*. Cette bandelette fait défaut chez les animaux et n'est pas constante chez l'homme.

Couche des petites cellules pyramidales. — Elle est remarquable par le *Ses trois espèces de fibres.*
petit nombre de ses fibres à myéline. On peut en distinguer trois espèces :
1º des fibres verticales ou obliques longues ; ce sont des fibres de Martinotti
qui montent jusqu'à la couche plexiforme (fig. 379, b) ; 2º des fibres verticales plus fines, qui se rendent à la substance blanche ; ce sont des cylindres-
axes des petites cellules pyramidales, privés de manchon myélinique dans
leur trajet initial ; dans les couches profondes, ces fibres se mêlent aux faisceaux médullaires radiés ; 3º des fibres obliques fines, peu abondantes et
qui sont peut-être soit des collatérales récurrentes appartenant à des cellules
pyramidales profondes, soit des branches terminales de tubes exogènes.

Couche des cellules pyramidales grandes et moyennes. — Dès l'apparition *Son plexus plus abondant.*
des cellules pyramidales moyennes, le plexus médullaire, qui était lâche et
pauvre dans la couche précédente, s'enrichit et devient de plus en plus
touffu. On y découvre trois sortes de formations fibrillaires : des faisceaux
verticaux ou radiés, des tubes horizontaux et obliques très épais et enfin
un plexus interstitiel extrêmement fin.

a) Les faisceaux verticaux ou radis renferment peu de tubes dans *Faisceaux radiés.*
l'étage supérieur de la couche des pyramidales moyennes ; ils sont, au contraire, déjà bien marqués dans l'étage inférieur, et dès lors augmentent

neren Bau der Grosshirnrinde. *Sitzungsber. d. Kais. Akad. der Wissensch. in Wien*, 1881.
    1. MARTINOTTI. Beitrag zum Studium der Hirnrinde, etc. *Intern. Monatsschr. f. Anat.
u. Physiol.*, Bd. VIII, 1890.

considérablement de volume au fur et à mesure de leur descente à travers les couches sous-jacentes ; ils arrivent enfin à la substance blanche et s'y désagrègent (fig. 379, c). Ce sont les cylindres-axes des cellules pyramidales grandes et moyennes qui les constituent d'abord ; plus bas, ils s'adjoignent les gros axones des pyramidales géantes et d'autres cylindres-axes moins épais, issus des cellules fusiformes et triangulaires des sixième et septième couches. On voit de nombreux étranglements sur les fibres de ces faisceaux, lorsqu'on les étudie sur des coupes de cerveau provenant du chat et du chien et colorées par la méthode d'Ehrlich. Un certain nombre de collatérales partent de ces points rétrécis.

Fibres horizontales et obliques.

b) Les gros tubes horizontaux et obliques ne sont pas nombreux (fig. 379, f). Après un parcours variable, leur direction devient descendante : ils se continuent alors par d'épaisses fibres de la substance blanche. Leur épaisseur inusitée et leur trajet oblique permettent de ne pas confondre ces gros tubes avec les cylindres-axes des cellules pyramidales. Leurs branches principales et leurs rameaux se colorent fort bien par le bleu de méthylène d'Ehrlich. Ces tubes ne sont que des troncs et des grosses divisions de fibres exogènes, issues probablement des noyaux sensoriels de la couche optique.

Plexus interstitiel.

c) Le plexus interstitiel délicat, où des vides marquent la place occupée par le corps de chaque cellule pyramidale (fig. 379, c), n'est, d'après nos recherches, que l'ensemble des branches fines et préterminales des fibres sensorielles dont nous venons de parler. On en acquiert la certitude en comparant l'aspect de ce plexus dans les coupes colorées par la méthode de Weigert-Pal à celui qu'il présente dans les préparations au Golgi tirées, par exemple, des sphères motrices et visuelles de l'enfant âgé de quelques mois.

Couches profondes. — La trame des fibres à myéline présente à peu près la même apparence, depuis l'assise des cellules pyramidales géantes jusqu'à la substance blanche. Toute cette large bande grise est formée : *a)* d'un plexus interstitiel compact de tubes médullaires horizontaux ou obliques au milieu desquels on remarque, de temps à autre, à cause de leur diamètre considérable, de grosses fibres sensorielles exogènes ; *b)* des faisceaux verticaux ou radiés formés par les cylindres-axes issus des cellules pyramidales et que nous avons décrits plus haut.

Leurs deux sortes de fibres.

Révélation partielle des plexus de la substance grise par la méthode de Weigert.

En terminant cette étude des plexus de la substance grise de l'écorce cérébrale, nous croyons nécessaire de faire observer que les préparations colorées par la méthode de Weigert-Pal ne révèlent qu'une minime partie des ramifications cylindre-axiles. Comme le prouve une comparaison faite avec des coupes imprégnées par le chromate d'argent, elles ne décèlent, en effet, ni la plupart des cylindres-axes courts des cellules naines, des neurones à double bouquet protoplasmique et des petits corpuscules de Golgi, ni les ramuscules terminaux des arborisations formées par les axones longs ; et cela parce que ces différentes fibres ne sont pas recouvertes de myéline. On voit, par contre, très bien, dans ces préparations, les cylindres-axes endogènes demi-longs qui proviennent des cellules de Martinotti, des grandes cellules horizontales de la première couche et des neurones à cylindre-axe ascendant. et ramifié dans les deuxième et troisième couches, car ils possèdent un manchon myélinique, au moins au niveau du tronc et de leurs premières branches.

Plexus terminaux. — Les préparations effectuées au moyen des méthodes neurofibrillaires révèlent l'existence de plexus terminaux d'une richesse inimaginable dans la substance grise de l'écorce, car, à l'exception des ramuscules axiles les plus ténus des cellules à cylindre-axe court, les fibres myélinisées aussi bien que les fibres amyéliniques se trouvent imprégnées tout à la fois. Cette simultanéité de coloration, jointe à la nécessité d'examiner des coupes minces, devient malheureusement un obstacle insurmontable à l'étude individuelle de chacune des fibres du plexus. On peut juger de la complication de ces plexus inter- et péricellulaires par la figure 363, où nous avons reproduit une coupe de l'écorce cérébrale du chien adulte. Mais cette complication n'est rien auprès de celle que l'on constate dans le cerveau de l'homme ; chez lui, la substance grise corticale, y compris la couche plexiforme, apparaît, dans les préparations bien imprégnées, comme constituée par un plexus nerveux continu, parsemé de cellules et sur lequel tranchent par leur épaisseur plus grande les faisceaux radiaires des fibres efférentes à myéline et les cylindres-axes des fibres sensorielles ou afférentes avec leurs ramifications principales.

NÉVROGLIE DE L'ÉCORCE CÉRÉBRALE

On retrouve dans la substance grise des circonvolutions les deux types de cellules névrogliques dont nous avons fait la description dans la *Partie générale* de cet ouvrage, c'est-à-dire : le corpuscule bréviradié ou à prolongements courts et plumeux, particulier à la substance grise et le corpuscule longiradié à prolongements lisses et longs, spécial à la substance blanche.

Ses deux types classiques.

Cellules longiradiées. — Elles sont répandues dans la substance blanche de l'écorce et ne diffèrent en rien du type normal. Quelques-unes pénètrent cependant un peu dans la substance grise où elles vont jusqu'à la troisième couche. On trouve aussi dans la première couche une variété de ces cellules d'abord observée par Martinotti, puis décrite par Retzius et Andriezen. Il s'agit, comme le montre la figure 380, en *A*, d'un gros élément, placé immédiatement ou un peu au-dessous de la pie-mère, et donnant naissance à un bouquet de branches descendantes, rudes et villeuses à leur début, puis minces, lisses et rectilignes. Ces branches traversent sans se diviser la première couche et se terminent, semble-t-il, dans divers étages de la seconde.

1° De la substance blanche ;

2° sous-piemériennes.

Cellules bréviradiées. — Elles sont extrêmement nombreuses dans toute l'écorce grise et surtout dans la couche plexiforme, comme les travaux de Retzius, Andriezen et les nôtres l'ont établi.

Répartition.

On pourra avoir une idée de la névroglie de la première couche, en examinant la figure 380, où nous avons reproduit ses corpuscules chez l'enfant âgé de deux mois. On voit que les cellules représentées, en *B* et *D*, ont encore

Astrocytes superficiels.

une orientation verticale et des branches périphériques terminées sous la pie-mère; ces traits de la vie embryonnaire disparaîtront plus tard. On remarquera surtout les corpuscules en forme de comète et ceux qui, allongés et villeux, comme en *D*, ressemblent aux boas que portent les dames. Retzius a donné d'excellents dessins de ces derniers.

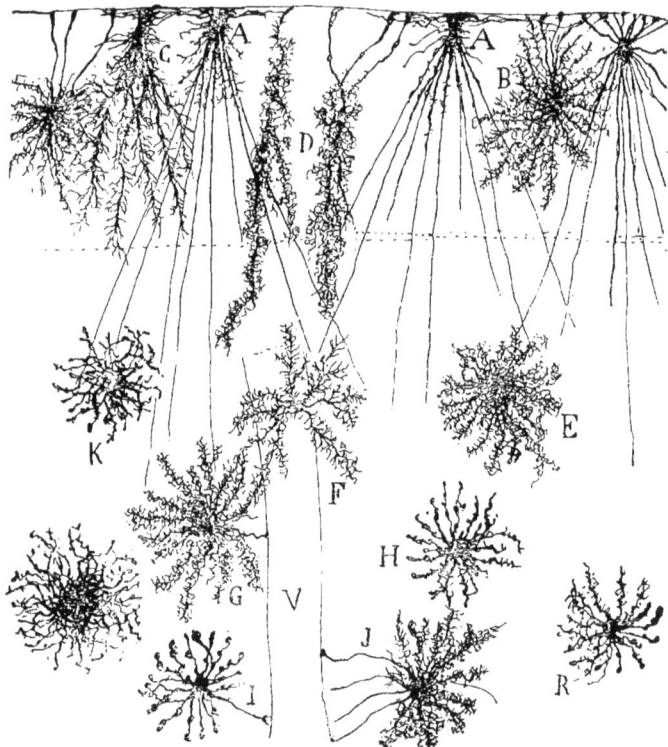

Fig. 380. — Névroglie des couches superficielles du cerveau; enfant âgé de deux mois. Méthode de Golgi.

A, B, C, D, cellules névrogliques de la couche plexiforme; — E, F, G, H. cellules névrogliques des seconde et troisième couches; — I, J, cellules névrogliques avec pédicules vasculaires; — V, vaisseau sanguin.

Astrocytes profonds.   Les cellules névrogliques des couches plus profondes peuvent être libres de toute adhérence. Pour la plupart, cependant, elles s'insèrent par quelques pieds sur les capillaires et les petits vaisseaux artériels ou veineux. Nous n'insisterons pas davantage sur ce fait qui a été démontré par Golgi, Cajal, Andriezen, Retzius, Kölliker et tant d'autres, et qui a été exposé dans la première partie de ce livre.

Duvet des prolongements; plexus   Les cellules névrogliques à expansions courtes empruntent leur caractère principal à la multitude d'appendices ramifiés, spongieux d'apparence et comparables à de la bourre de coton, dont est couvert dans toute son étendue chacun de leurs prolongements. La substance grise est remplie de ces expansions floconneuses ; elles y forment un plexus névroglique épais, dont les interstices tubuleux contiennent les dendrites et les fibres nerveuses. Ces deux espèces de prolongements des neurones ne sont donc libres que dans les points où ils s'articulent entre eux.

névroglique ; son rôle isolant.

La diversité de longueur et de complication des villosités qui couvrent les expansions permet de distinguer plusieurs espèces de cellules névrogliques. Nous avons ainsi des corpuscules dont les prolongements sont couverts de villosités fines, longues et très ramifiées ; d'autres où ces villosités sont moins développées, et pour ainsi dire rétractées, car elles se réduisent à de simples excroissances ou à des élevures irrégulières (fig. 380, *K*, *R*) ; d'autres, enfin, où les villosités ont complètement disparu, laissant à découvert des expansions épaisses et très variqueuses (fig. 380, *I*). Certaines cellules-araignées ont des prolongements mixtes, les uns allongés et recouverts de villosités très rameuses, moussues ; les autres, courts et rétractés, sans villosités et moniliformes (fig. 380, *R*). On ignore si ces aspects anatomiques variés correspondent à des états physiologiques différents des mêmes cellules, ou encore s'ils ne sont point dus à divers degrés d'altération cadavérique. En tout cas, il est bon de constater que ces divers aspects des cellules névrogliques, dont on peut rapprocher les phases amiboïdes des leucocytes et les états alternatifs de contraction et de relâchement des chromatophores chez bien des animaux, coexistent toujours dans une même circonvolution et même dans des espaces très limités.

Variétés névrogliques dues aux aspects divers des prolongements.

Signification encore inconnue de ces aspects.

Nous devons, enfin, signaler l'existence des corpuscules névrogliques péricellulaires qui ont fait l'objet d'une mention dans les *Généralités* de cet ouvrage. La plupart des cellules pyramidales et un nombre assez considérable de cellules à cylindre-axe court sont flanqués de ces intéressants corpuscules satellites. Les prolongements névrogliques qui en émanent entourent une partie du corps des neurones et le cône d'origine de leur cylindre-axe. Le siège habituel des cellules satellites est la base du corps du neurone, dans l'enfoncement produit par la saillie du cylindre-axe d'un côté et celle des appendices basilaires de l'autre. On en trouve aussi sur les côtés de la tige protoplasmique ascendante.

Cellules névrogliques satellites.

Quel est le but de cette disposition curieuse sur laquelle nous avons déjà attiré l'attention dans un autre travail [1] ? Il est difficile de le décider. Cependant, une hypothèse vient tout de suite à l'esprit si l'on admet le rôle isolateur de la névroglie ; c'est que les corpuscules névrogliques péricellulaires sont chargés d'empêcher le corps d'un neurone et l'origine de son cylindre-axe d'entrer en contact avec certaines arborisations nerveuses voisines.

Leur rôle possible.

1. S. R. CAJAL, Sobre las relaciones de las células nerviosas con las neuróglicas. *Rev. trim. micrográf.*, t. 1, 1896. — Algo sobre la significación de la neuroglia. *Rev. trim. micrográf.*, t. II. 1897.

CONNEXIONS DES DIVERS ÉLÉMENTS NERVEUX DE L'ÉCORCE GRISE

Difficultés du problème.

Notre intention n'est de donner ici qu'un aperçu très court et forcément fragmentaire de cette question. On en comprendra le motif, si on se rappelle la complexité extrème des feutrages fibrillaires renfermés dans les couches de l'écorce ainsi que la multiplicité des rapports de chaque cellule pyramidale avec ses voisines et avec celles qui siègent en d'autres points de la substance grise cérébrale. Et puis, les relations entre neurones n'ont point dans le cerveau cette systématisation merveilleuse qu'ils possèdent dans le cervelet et qui rend si aisée l'étude de cet organe. Chaque segment de cellule cérébrale n'est pas, en effet, destiné à recevoir le contact exclusif d'un ordre déterminé de tubes nerveux ; au contraire, les fibres terminales, qu'elles soient exogènes ou endogènes, s'entremêlent et semblent toucher indifféremment toutes les portions des cellules pyramidales, sauf le cylindre-axe, bien entendu. D'autre part, malgré tous les efforts de ces dernières années, nous ne connaissons pas chez l'adulte l'étendue et les relations précises d'un grand nombre de conducteurs endogènes : des collatérales issues des cylindres-axes des cellules pyramidales, des arborisations d'un grand nombre de cel-

État encore hypothétique de la question.

lules à cylindre-axe court, etc. Tout cela prouve la pénurie de nos renseignements et la difficulté de notre tâche. Ce que nous allons dire sur les rapports existant entre les divers éléments nerveux des circonvolutions cérébrales et sur la marche possible des courants à travers le dédale inextricable des neurones à cylindre-axe long et court, n'est, par suite, que le résultat d'une conjecture rationnelle, et non point la formule définitive de l'architecture et du fonctionnement de l'écorce cérébrale.

Les trois facteurs de l'arc réflexe cérébral.

Arcs sensitivo-moteurs corticaux. — L'arc réflexe ou sensitivo-moteur de l'écorce grise est formé de trois parties : 1° la fibre sensorielle ou afférente, venue de la couche optique ; elle représente la porte d'entrée des courants dans la substance grise ; 2° le cylindre-axe des cellules pyramidales, c'est-à-dire la fibre motrice, par où sortent les impulsions nées dans l'écorce ; 3° la chaîne extrêmement compliquée des neurones intermédiaires entre les extrémités des deux fibres précédentes. On connaît assez bien les deux premières de ces parties, c'est-à-dire la voie d'adduction et la voie d'émission des courants cérébraux. Quant à la troisième, qui consiste, sans doute, en un nombre infini de voies encore inconnues et dont la longueur et la direction sont très différentes, on ne peut que se livrer à des hypothèses à son égard.

Marche générale des courants.

Les fibres afférentes forment dans l'écorce sensorielle, comme le montrent d'excellentes coupes de cerveau humain colorées par la méthode de Golgi, de vastes plexus où se trouvent englobées des cellules pyramidales et une multitude de neurones à cylindre-axe court et demi-long. Le conducteur unique représenté par la fibre afférente se décompose, par cela même, en une infinité de conducteurs secondaires. Ceux-ci parcourent, dans des directions diverses, la presque totalité de la substance grise des hémisphères et amènent leur courant, en fin de compte, à la fibre efférente. Les arcs formés par les conducteurs intermédiaires auront donc une longueur et une complication variable. Nous allons énumérer les arcs sensitivo-moteurs corticaux dont l'existence est vraisemblable.

Les divers arcs corticaux probables et leurs composants.

Arc direct ou principal. — Deux neurones le constituent : la cellule sensorielle de la couche optique dont le cylindre-axe se ramifie dans l'écorce, et la cellule pyramidale, tant moyenne que géante, à laquelle la voie pyramidale ou des mouvements volontaires doit sa formation. La connexion entre ces deux parties de l'arc s'effectue par l'articulation des arborisations terminales de la fibre sensorielle avec le corps et la tige protoplasmique ascendante de la cellule pyramidale. La brièveté de ce chemin permet à l'excitation sensorielle de se changer rapidement en mouvement réflexe.

La transmission des courants ne se fait pas individuellement d'une fibre sensorielle à une cellule pyramidale. Elle s'opère, au contraire, d'ensemble, d'un groupe de fibres afférentes à un groupe beaucoup plus nombreux de neurones. Cette avalanche de conduction augmente encore au fur et à mesure du parcours de l'excitation dans la cellule pyramidale, car une partie du courant, s'échappant par les collatérales du cylindre-axe, pénètre sans doute dans d'autres cellules pyramidales de la même couche. Il est à croire que c'est par l'articulation des ramuscules terminaux des collatérales avec les dendrites accessoires du corps et du tronc protoplasmique des neurones voisins que cette transmission a lieu.

Avalanche de conduction dans les cellules pyramidales.

Arc direct avec intercalation des cellules à cylindre-axe ascendant. — Une portion importante des arborisations produites par les fibres sensorielles se met également au contact des grains, c'est-à-dire des petites cellules pyramidales de la quatrième couche et des corpuscules étoilés. Or, la plupart de ces neurones font remonter leur cylindre-axe ascendant ou au moins des collatérales récurrentes considérables vers la zone plexiforme, où ils s'enchevêtrent avec les bouquets qui terminent les tiges protoplasmiques des cellules pyramidales. L'intercalation des grains aura donc pour effet de transmettre l'excitation sensorielle à des groupes de cellules pyramidales situées dans la même circonvolution que les fibres afférentes, mais à une grande distance de l'arborisation finale de ces dernières.

Arc indirect avec intercalation des cellules spéciales ou horizontales de la première couche. — L'arc diastaltique précédent peut s'augmenter encore d'un neurone intercalaire : la grande cellule horizontale de la première couche. Il fonctionne alors ainsi. Les cellules de Martinotti, excitées par les arborisations sensorielles terminales, influent à leur tour par leur cylindre-axe ascendant sur le corps et les très longues dendrites des cellules horizontales ; enfin, celles-ci, agissent par leur axone sur les bouquets protoplasmiques de cellules pyramidales placées fort loin des fibres afférentes, dans la même circonvolution ou peut-être dans une circonvolution voisine.

Arc indirect d'association interfocale. — Un grand nombre de cellules pyramidales petites et moyennes reçoivent aussi l'influx des fibres sensorielles. Leur cylindre-axe, au lieu de collaborer à la formation de la voie pyramidale, se termine, après un trajet variable à travers la substance blanche, dans des centres corticaux d'association du même hémisphère. L'arc prend ici des proportions considérables. L'excitation sensorielle, transformée peut-être en fait de mémoire dans le centre, pourra s'y conserver à l'état latent ; elle se transmettra plus tard, quand il en sera besoin, aux cellules idéo-motrices qui se trouvent dans le centre. Le réflexe ainsi déterminé aura été à longue échéance.

Arc inter-hémisphérique. — Ici les fibres calleuses ou d'association inter-hémisphérique jouent le même rôle que les fibres d'association de l'arc inter-focal. Elles sont constituées, comme nous le savons, par des cylindres-axes ou des collatérales issus de cellules pyramidales et passant dans l'hémisphère opposé à celui où ils ont pris naissance. Elles se ramifient dans les cen-tres d'association et transmettent à ceux-ci l'excitation que leurs cellules d'origine ont reçue. Ces centres conservent l'excitation à l'état latent ou bien s'en déchargent de suite sur les cellules idéo-motrices qui sont sous leur dépendance.

Rôle des neurones à cylindre-axe court. — On a soutenu de divers côtés que les cellules à cylindre-axe court forment des voies courtes d'associa-tion à l'intérieur de l'écorce. Monakow, l'un des défenseurs de cette opinion, admet que ces neurones sont indispensables au fonctionnement de la sub-stance grise, car les arborisations sensorielles ne touchent jamais, d'après lui, les cellules à cylindre axe long ; elles ne se termineraient que sur le corps et les dendrites des cellules de Golgi, et c'est l'axone de ces dernières qui serait chargé de transporter l'excitation aux cellules qui engendrent la voie pyramidale.

Leur rôle : 1° exclusi-vement asso-ciatif, d'après Monakow.

C'est là une manière de voir que nous avions jadis énoncée nous-même, d'une façon moins absolue que Monakow, il est vrai. Pour nous, les cellules à cylindre-axe court recevaient aussi, mais non exclusivement, l'influx ap-porté par les fibres centripètes; elles pouvaient donc, à un moment donné, transmettre les courants recueillis par leur corps et leurs dendrites à des neurones à cylindre-axe long, qui ne fussent pas très éloignés.

2° partielle-ment associa-tif, d'après nous.

Nous ne rejetterons pas aujourd'hui cette conception ; mais des recher-ches relativement récentes nous ont donné lieu de croire que les cellules à cylindre-axe court n'ont pas pour but principal de propager les courants reçus et de joindre les extrémités de l'arc sensitivo-moteur ; elles jouent aussi un autre rôle, malheureusement encore indéterminé. Voici, du reste, les faits sur lesquels se base cette conviction :

Arguments défavorables à leur rôle exclusivement associatif.

1° L'articulation du neurone sensitif avec le neurone cérébral moteur s'effectue directement chez les vertébrés inférieurs, c'est-à-dire sans l'inter-médiaire de cellules de Golgi. Ces dernières manquent, d'ailleurs, ou sont fort rares dans la moelle et le bulbe, même chez les mammifères. Elles ne sont donc pas nécessaires à la fermeture de l'arc sensitivo-moteur et à la trans-mission des courants dans la substance grise.

2° Les cellules à cylindre-axe court existent dans des organes où la dif-fusion de l'excitation paraît extrêmement préjudiciable. Ainsi, on trouve, dans la rétine, des neurones de ce genre; ce sont les cellules horizontales grandes et petites, placées dans la zone plexiforme externe, à l'endroit précis où les cônes et les bâtonnets entrent en contact avec les corpuscules bipolaires. Il est certain que si cette disposition se reproduisait constamment, la fonction particulière à chaque point de la rétine n'en pourrait qu'être empêchée ou troublée tout au moins.

3° On connaît, depuis nos derniers travaux sur l'écorce cérébrale, des neurones à cylindre-axe court qui sont si petits et dont l'arborisation nerveuse est si exiguë et si voisine du corps de la cellule d'origine, qu'il semble impossible de leur attribuer la moindre importance comme agent de diffusion des courants. Du reste, dans le cerveau et le corps strié, où l'on

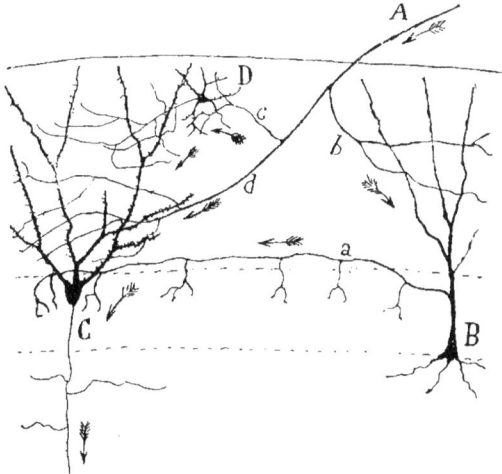

FIG. 381. — Schéma des connexions entre les cellules du corps godronné ou fascia dentata.

A, fibre nerveuse afférente ; — B, cellule à cylindre-axe court dont les terminaisons entourent les grains ; — C, grains ; — D, petite cellule à cylindre-axe court ; — b, c, d, branches de la fibre afférente. — Le sens des connexions est indiqué par les flèches.

rencontre de ces neurones, l'étendue de leurs dendrites est bien plus petite que celle des arborisations des fibres afférentes.

4° Il n'existe, à notre connaissance, aucun exemple de neurone à cylindre-axe court qui reçoive l'excitation de fibres nerveuses spéciales ou qui entre en contact exclusif avec une espèce particulière de corpuscules à cylindre-axe long. On sait, au contraire, que les cellules à cylindre-axe court et à cylindre-axe long prennent toujours leurs courants aux mêmes terminaisons nerveuses. On n'ignore pas, non plus, que les neurones auxquels les cellules de Golgi envoient leur arborisation cylindre-axile sont toujours, d'une façon plus directe et dans une plus grande mesure, en relation avec les fibres afférentes. La traversée de la cellule de Golgi par l'excitation nerveuse semble donc un détour inutile, puisque cette excitation a toujours à sa disposition, pour parvenir au but, un chemin bien plus court et bien plus naturel.

On peut voir sur la figure 381, en *A, c, b*, un exemple du détour, en apparence inutile, exécuté par les courants afférents, lorsqu'ils parcourent une cellule à cylindre-axe court. Le cerveau offre d'innombrables cas de ce genre.

Leur rôle possible comme condensateurs d'énergie nerveuse. Tous ces faits nous portent à penser qu'en outre des rôles qui leur sont attribués jusqu'ici, les cellules à cylindre-axe court en jouent certainement d'autres. L'un d'eux, et c'est celui que les observations précédentes nous ont suggéré, consisterait à servir d'*accumulateurs*, de *condensateurs d'énergie nerveuse*. Il nous est évidemment difficile de comprendre comment les cellules de Golgi augmentent l'intensité des décharges, puisque la nature de l'influx nerveux nous est inconnue. Néanmoins, nous pouvons essayer de nous figurer le mécanisme de leur action. Pour cela, nous assimilerons ces neurones à des condensateurs électriques ou à des batteries de piles disposées en tension et ayant leurs pôles extrêmes reliés à des conducteurs de grande longueur, l'un afférent, l'autre efférent. Admettons donc que la fibre afférente apporte une excitation aux cellules à cylindre-axe court ; aussitôt celles-ci se déchargent de l'énergie qu'elles renferment ; le courant, qui en résulte, vient s'ajouter à ceux qui parcourent la chaîne des neurones à cylindre-axe long et en augmente la tension. La quantité d'énergie latente, ainsi transformée en force vive, dépendra, vraisemblablement, de l'intensité de la commotion reçue. Ce phénomène de décharge devra se produire dans tous les processus nerveux qui se manifestent longtemps après que l'excitation partie du milieu ambiant aura cessé. Tel est le cas de la mémoire, de l'idéation, du jugement, etc. L'assimilation des cellules de Golgi à des condensateurs électriques permet aussi de comprendre comment, les décharges successives épuisant les réserves dynamiques contenues dans ces neurones, la fatigue survient dans les actes psychiques dont nous venons de faire mention [1].

DONNÉES HISTORIQUES SUR LA STRUCTURE DE L'ÉCORCE CÉRÉBRALE

Travaux relatifs à l'étude de l'écorce cérébrale en général. La première description un peu précise de la substance grise du cerveau de l'homme nous est donnée par Meynert [2]. Ce savant admet l'existence de cinq couches dans presque toutes les circonvolutions, l'insula, l'extrémité du lobe occipital et la corne d'Ammon exceptées. Voici sa nomenclature : 1re couche, des cellules petites et rares ; 2e couche, des petites cellules pyramidales tassées ; 3e couche, des grandes cellules pyramidales, ou encore formation ammonique ; 4e couche, des petits éléments amoncelés, couche portant aussi le nom de formation granuleuse ; 5e couche, des cellules fusiformes. Le dessin, qui accompagne la classification de Meynert et qui représente la troisième circonvolution frontale est très démonstratif ; on n'y trouve pas figurées les cellules géantes profondes ; elles ont peut-être échappé à la sagacité de l'auteur.

Schwalbe, Krause, Henle, Obersteiner et d'autres encore acceptent et confirment, sauf sur de légers détails, la stratification proposée par Meynert

---

1. Nous avons exposé cette opinion avec détails dans : Significación funcional de las células nerviosas de axon corto. *Trab. d. Labor. d. Invest. biol.*, t. I, 1902.
2. MEYNERT. Vom Gehirne der Säugethiere, dans : *Handbuch von Stricker.* 1870.

pour la région motrice et les centres d'association, que l'on ne sait pas encore distinguer.

Puis, il faut attendre l'apparition du travail de Betz [1] qui constitue une addition de quelque valeur à nos connaissances. Cet histologiste signale, en effet, l'existence de cellules géantes dans la quatrième couche de la région motrice, et dans cette région seulement. Ces neurones qui siègent de préférence en avant du sillon de Rolando, auraient, d'après Betz, une fonction motrice; ceux qui se trouvent dans la partie postérieure des hémisphères seraient, au contraire, sensitifs ou sensoriels. Betz réduit ainsi le cerveau à deux pôles, l'un sensitif, l'autre moteur. Au reste, il fait de même pour la moelle dont, pour lui, la corne antérieure est motrice et la postérieure sensitive. Bevan Lewis [2] confirme bientôt l'existence des gros éléments signalés par Betz et leur donne le nom de cellules ganglionnaires. D'après lui, ils remplacent dans la zone motrice la formation granuleuse de Meynert. Il les trouve aussi, mais en nombre beaucoup moindre, dans les autres régions du cerveau, au niveau de la quatrième couche ou au-dessous d'elle.

Nous arrivons enfin à Golgi, dont la méthode merveilleuse mise au service d'un esprit perspicace fait avancer considérablement la question de la structure de la substance grise. On sait que son ouvrage fondamental [3] porte sur la texture de l'écorce cérébrale. En voici un résumé. La substance grise renferme trois sortes de cellules nerveuses: des pyramidales, des fusiformes et des globuleuses. On peut la diviser en trois couches superposées : l'une superficielle, l'autre moyenne et une troisième profonde. Les deux premières sont formées de cellules pyramidales; la dernière, de cellules globuleuses, polygonales et irrégulières, toutes diversement orientées. Les corpuscules des deux zones supérieures envoient un tronc protoplasmique vers la surface de l'écorce ; ceux de l'inférieure ne possèdent pas habituellement ce prolongement vertical ; et lorsqu'ils en sont pourvus, celui-ci n'arrive jamais jusque dans l'assise sous-méningée. Quant au cylindre-axe, pas grands détails. Nous apprenons, il est vrai, une chose de première importance, c'est qu'il émet des collatérales. Nous apprenons aussi que l'axone des cellules pyramidales se dirige tantôt vers la périphérie de la circonvolution, tantôt vers la substance blanche, sans que ni le texte, ni les figures nous montrent qu'il se continue par des tubes de cette substance. Dans la comparaison qu'il fait de l'écorce motrice avec l'écorce de la circonvolution occipitale supérieure, Golgi ne trouve qu'une différence : c'est la présence, dans l'écorce occipitale, d'une plus grande quantité de petites cellules globuleuses. On remarque enfin, comme le prouvent les figures de son ouvrage, que Golgi ne signale pas les couches les plus inférieures de la substance grise, pas plus la zone des cellules pyramidales géantes profondes, que celle des grains et des cellules fusiformes signalées par Meynert ; peut-être lui ont-elles échappé en raison d'un défaut d'imprégnation de ses coupes.

Martinotti [4], élève du savant dont nous venons de résumer le travail, nous

1. BETZ, Ueber die feinere Struktur der menschlichen Gehirnrinde. *Centrabl. für d. med. Wissensch.* nos 11, 12, 13, 1881.

2. BEVAN LEWIS, Researches on the comparative structure of the Cortex cerebri. *Phil. Transact.*, 1880. — BEVAN LEWIS and CLARKE. The cortical lamina of the motor area of the brain. *Proceed. of the Royal Soc.*, vol. XXVIII, 1878.

3. GOLGI, Sulla fina anatomia degli organi centrali del sistema nervoso. Milano, 1886.

4. MARTINOTTI, Beitrag zum Studium der Hirnrinde u. der centralen Ursprung der Nerven. *Internat. Monatsschr. f. Anat. u. Physiol.*, Bd. VII, 1890.

donne ensuite quelques renseignements intéressants sur la névroglie de la première couche, et nous fait connaître surtout les cellules dont le cylindre-axe monte jusqu'à la zone plexiforme pour s'y ramifier. Il est donc de toute justice que ces corpuscules portent son nom.

Après les études qui nous avaient permis de mettre en évidence un certain nombre de faits très importants, relatifs à la structure fine de la moelle et du cervelet, nous nous appliquons à explorer à notre tour l'écorce cérébrale, dont l'attrait est si considérable pour tout neurologiste [1]. Notre but est de combler, autant que possible, les lacunes laissées par Golgi, surtout dans la question de la marche et du mode de terminaison des cylindres-axes. Pour surmonter les difficultés de l'entreprise, nous faisons choix de fœtus ou de nouveau-nés des petits mammifères, tels que lapin et cobaye. Grâce à ce matériel animal et à l'emploi de la méthode de Golgi, il nous est possible de démontrer : 1° l'existence des divers types cellulaires qui occupent la couche plexiforme; 2° la continuité d'un grand nombre de cylindres-axes, issus des cellules pyramidales petites, grandes et moyennes, avec des fibres de la substance blanche; 3° la terminaison libre des collatérales dans la substance grise; 4° la bifurcation d'un grand nombre d'axones à leur arrivée dans la substance blanche ; 5° l'origine de beaucoup de fibres calleuses ; 6° l'entrée des cylindres-axes des cellules pyramidales dans le corps strié; 7° la pénétration et l'arborisation épaisse de fibres centripètes ou ascendantes dans la substance grise; 8° la disposition en bouquet des branches terminales issues de la tige protoplasmique des cellules pyramidales, lorsque cette tige parvient à la couche plexiforme; 9° l'existence de cellules à cylindre-axe ascendant, semblables à celles de Martinotti, mais dont l'arborisation n'atteint jamais la première couche; enfin, 10° la morphologie et l'évolution des cellules nerveuses et névrogliques, etc. Quant au nombre des couches de l'écorce, elles furent pour nous au nombre de quatre : 1° une couche moléculaire; 2° une couche des petites cellules pyramidales; 3° une couche des grandes cellules pyramidales, et 4° une couche des cellules polymorphes. On ne s'étonnera point que nous assignons à l'écorce un nombre si restreint de zones, si on se rappelle que nos études ne portent alors que sur celle des mammifères à cerveau lisse. Chez ceux qui présentent des circonvolutions, et en particulier chez l'homme, nous avions trouvé, par contre, un plus grand nombre d'assises.

Retzius [2] confirme bientôt un grand nombre de nos découvertes en appliquant au cerveau humain les méthodes histologiques nouvelles; il en ajoute d'autres, surtout en ce qui concerne les cellules spéciales de la première couche ainsi que la disposition et l'évolution de la névroglie.

Kölliker [3] soumet également la substance grise du cerveau de l'homme et des mammifères à des recherches patientes. Il l'étudie surtout au moyen des méthodes de Golgi et de Weigert et parvient de la sorte à constater l'exactitude d'une foule de découvertes antérieures et à enrichir la science d'autres faits que nous exposerons en temps utile. Le nombre des couches attribué par lui à l'écorce du cerveau se monte à quatre : 1° une couche blanche, pauvre en

---

1. S. R. CAJAL, Textura de las circonvoluciones cerebrales en los mamíferos inferiores. Barcelona, 1890. — Sobre la existencia de colaterales y bifurcaciones en las fibras de la substancia blanca del cerebro. Barcelona, 1890. — Sur la structure de l'écorce cérébrale de quelques mammifères. La Cellule, t. VII, 1891.

2. RETZIUS, Biol. Untersuch. N. F. Bd. V, 1893 et Bd. VI, 1894.

3. KÖLLIKER, Handbuch der Gewebelehre. 6° Aufl., Bd. II, 1896.

cellules; 2° une couche des petites cellules pyramidales ; 3° une couche des pyramidales grandes et moyennes; 4° une couche des cellules polymorphes. Comme Hammarberg, dont nous signalerons tout à l'heure les travaux, il reconnaît cependant qu'il existe entre les deux dernières assises deux autres couches : la quatrième couche ou deuxième assise des petites cellules pyramidales, et la cinquième couche ou zone des cellules pyramidales grandes et moyennes.

Édinger[1] admet aussi quatre couches dans l'écorce motrice de l'homme; il les appelle : première ou couche des fibres tangentielles; deuxième ou couche des petites cellules pyramidales; troisième ou couche des grandes cellules pyramidales, enfin quatrième ou couche des petites cellules. Dans cette dernière, qui correspond à la couche des cellules polymorphes des autres auteurs, sont englobées les zones des grains, des cellules pyramidales profondes et des cellules fusiformes d'Hammarberg. Il est assez curieux qu'Édinger confonde ainsi la zone des grains dans sa quatrième couche, puisqu'il la distingue fort bien dans un de ses dessins de circonvolution colorée par la méthode de Nissl.

La méthode de Golgi devient entre les mains de Schaffer[2] l'instrument à l'aide duquel il scrute plus particulièrement les deux premières couches du cerveau; il y confirme l'existence des cellules à cylindre-axe court, découvertes par nous, et enrichit nos connaissances de nouveaux détails intéressants.

Bevan Lewis[3] et Veratti[4] adoptent aussi cette technique et constatent, en les étendant, un grand nombre des faits mis en évidence par leurs prédécesseurs.

Nous devons encore à Tuczek[5], Zacher[6], Bechterew[7], Vulpius[8] et Kaes[9] des renseignements sur la distribution et le développement des fibres à myéline dans le cerveau de l'homme ; à Botazzi[10] des études du même genre sur plusieurs espèces de vertébrés; à Nissl[11] l'examen cytologique des diverses espèces de cellules corticales, au moyen de sa méthode colorante; à Azoulay[12] d'excellents dessins des cellules pyramidales chez l'homme adulte ; à Van Gehuchten[13] des travaux confirmatifs des nouvelles découvertes chez un grand nombre de

1. Edinger, Vorlesungen über den Bau der nervösen Centralorgane, etc. 6ᵉ Aufl., 1899. Leipzig.

2. Karl Schaffer, Zur feineren Struktur der Hirnrinde u. über die funktionelle Bedeutung der Nervenzellenfortsätze. Arch. f. mikrosk. Anat., Bd. XLVIII, 1897.

3. Bevan Lewis, The structure of the first or outermost layer of the cerebral Cortex. Edinburgh med. Journ., 1897.

4. E. Veratti, Ueber einige Struktureigentümlichkeiten der Hirnrinde bei den Säugetieren. Anat. Anzeiger, n° 14, 1897.

5. Tuczek, Ueber die Anordnung der markhaltigen Nervenfasern in der Grosshirnrinde. Neurol. Centrabl., 1882.

6. Zacher. Ueber das Verhalten der markhaltigen Nervenfasern in der Hirnrinde bei der progressiven Paralysis. etc. Arch. f. Psych. u. Nervenkunde, 1887.

7. Bechterew, Zur Frage über die äusseren Associationsfasern der Hirnrinde. Neurol. Centrabl., 1891.

8. Vulpius, Ueber die Entwickelung und Ausbreitung der Tangentialfasern in der menschlichen Grosshirnrinde während verschiedener Alterperioden. Arch. f. Psych. u. Nervenkunde, 1892.

9. Kaes, Beiträge zur Kenntnis des Reichthums der Grosshirnrinde des Menschen an markhaltigen Nervenfasern. Arch. f. Psychiatrie u. Nervenkunde, H. 3, 1893.

10. Botazzi, Intorno alla corteccia cerebrale espezialmente intorno alle fibre nervose intracorticale dei vertebrati, 1893.

11. Nissl, Allgem. Zeitschr. f. Psych., Bd. L et Neurol. Centrabl., nᵒˢ 2, 3, 1895.

12. Azoulay, in Dejerine : Anatomie des centres nerveux, t. I, 1895, fig. 338.

13. Van Gehuchten, Anatomie du système nerveux de l'homme, etc. 3ᵉ éd., 1ᵉʳ vol., 1899.

mammifères ; à Flechsig [1], Sax, Righetti, Dejerine et Siemerling [2] des données importantes sur l'origine et le parcours des fibres de projection et d'association dans diverses régions de l'écorce, données obtenues soit par la méthode des dégénérations, soit par l'étude de la myélinisation progressive des tubes nerveux. Mentionnons aussi Ballet et Faure [3], Dotto et Pusateri [4], et Marinesco [5] pour leur essai de détermination de l'origine corticale de la voie pyramidale par l'emploi des méthodes dégénératives de Gudden ou de Nissl. N'oublions pas, enfin, von Monakow [6], Probst [7], Lenhossék et d'autres encore qui ont fixé, par les méthodes de Gudden ou de Marchi, les rapports anatomiques entre certaines sphères de l'écorce et les centres de la couche optique ainsi que les noyaux sensoriels inférieurs, etc., etc.

Travaux relatifs à l'étude systématique et comparative de l'écorce cérébrale.

La plupart des travaux que nous avons énumérés jusqu'ici se rapportent à l'étude d'un point particulier de la structure de l'écorce cérébrale. Nous n'en trouvons, en effet, que fort peu qui aient pour objet l'étude systématique ou comparée des diverses régions corticales. C'est Meynert, qui entre le premier dans cette voie. Depuis, nous ne pouvons guère signaler de recherches faites dans ce sens. Peut-être faut-il attribuer cet abandon momentané à l'idée d'une composition uniforme de toute la substance grise.

Cependant, cette question importante est reprise. Hammarberg [8] fait, chez l'homme, une étude comparative excellente de la texture des circonvolutions cérébrales à l'aide de la méthode de Nissl. Il arrive ainsi à reconnaître dans la substance grise corticale deux types histologiques : le type moteur et le type sensitif. Dans l'écorce motrice, qui peut être considérée comme l'écorce typique, Hammarberg retrouve les mêmes couches que Meynert et appelle la première, couche moléculaire ; la deuxième, couche des petites cellules pyramidales ; la troisième, couche des cellules pyramidales grandes et moyennes ; la quatrième, couche des grains ; la cinquième, couche des cellules de Betz et des pyramidales moyennes et la sixième, couche des cellules fusiformes. Chose singulière, Hammarberg a semblé ignorer totalement et la méthode de Golgi et les travaux exécutés par ce savant et ceux qui l'ont suivi.

Schlapp [9] étudie à son tour, au moyen de la même méthode, mais chez le singe, la structure comparée de diverses régions de l'écorce. Il décrit à la région motrice : une première couche, des fibres tangentielles ; une deuxième, des cellules polymorphes externes ; une troisième, des cellules pyramidales parapycnomorphes moyennes ; une quatrième, des cellules pyramidales pycnomorphes géantes ; et une cinquième, des cellules polymorphes inférieures. Il néglige donc la couche des grains et celles des grandes cellules profondes.

1. FLECHSIG, Gehirn u. Seele. 1896, Leipzig. — Die Lokalisation der geistigen Vorgänge insbesondere der Sinnesempfindungen des Menschen, Leipzig. 1896.

2. SIEMERLING, Ueber Markscheidenentwickelung des Gehirns und ihre Bedeutung für die Lokalisation. *Versamml. d. Vereins d. Deutsch. Irrenärzte zu Bonn.* 17 sept. 1898.

3. BALLET et FAURE. Atrophie des grandes cellules pyramidales dans la zone motrice de l'écorce cérébrale. *Soc. médic. d. Hôp.*. 30 mars 1899.

4. DOTTO e PUSATERI, *Riv. d. patol. nerv. e mentale.* n° 1. 1897.

5. MARINESCO, Sur les altérations des grandes cellules pyramidales consécutives aux lésions de la capsule interne. *Rev. Neurol.*, 1899.

6. MONAKOW. *Arch. f. Psychiatrie*, 1882.

7. PROBST, *Arch. f. Anat. u. physiol. Anat.*, 1901.

8. HAMMARBERG. Studien über Klinik u. Pathologie der Idiotie. etc. Publié par le D⁺ S.-E. Henschen, Upsala. 1895.

9. SCHLAPP. Der Zellenbau der Grosshirnrinde des Affen. etc. *Arch. f. Psychiatrie*, Bd. XXX. 1897.

Nous trouvons ensuite parmi ceux qui s'attachent de nouveau à l'histologie comparée des circonvolutions cérébrales, Henschen[1] avec ses études sur l'écorce visuelle et Calleja[2] avec ses travaux sur l'écorce olfactive.

Nous aussi, nous entreprenons systématiquement de faire connaître l'organisation des sphères motrice, visuelle, acoustique et olfactive chez l'homme[3], en employant surtout la méthode de Golgi. Bien que notre tâche soit loin d'être terminée, nous réussissons : 1° à découvrir, comme on le verra, de nouveaux types cellulaires, tels que les neurones à double bouquet protoplasmique, les cellules naines, etc. ; 2° à révéler la morphologie des grains et d'une infinité de corpuscules à cylindre-axe court de la quatrième couche ; enfin 3° à mettre en lumière la terminaison des fibres afférentes, les formes particulières des cellules pyramidales dans chaque sphère sensorielle et quantité d'autres détails.

De nombreux savants ont mieux aimé scruter les circonvolutions cérébrales de l'homme et des mammifères gyrencéphales à l'aide de méthodes simples, comme celle imaginée par Nissl ou celle employée pour la coloration de la myéline, etc., etc. Schlapp[4], par exemple, poursuit ses recherches, au moyen de la technique de Nissl, sur les diverses couches des régions olfactive, motrice, visuelle, auditive chez l'homme, le singe, le cheval, le chien, le chat, etc. Kaes[5] continue également ses études sur le mode de distribution et l'abondance des fibres médullaires dans ces divers centres corticaux de l'homme en recourant aux procédés myéliniques. Hermanides et Köppen[6] analysent la structure cellulaire des districts multiples de l'écorce chez les mammifères léiencéphales, par la méthode de Nissl. Köppen et Löwenstein[7] font de même pour le cortex des carnivores et des ongulés. Brodmann[8], utilisant à la fois la technique de Nissl, celle de la coloration de la myéline et l'imprégnation des neurofibrilles, signale vingt-huit types différents d'écorce dans le cerveau du singe. O. Vogt[9] et Mme Vogt[10] recherchent la valeur des méthodes myélogénétique, myéloarchitectonique et cytoarchitectonique, c'est-à-dire des méthodes basées sur le développement de la myéline, sur la distribution des fibres myélinisées chez l'adulte,

1. HENSCHEN, Sur les centres optiques cérébraux. Rev. génér. d'Ophtalm., 1894.

2. CALLEJA, La región olfativa del cerebro, Madrid. 1893.

3. S. R. CAJAL, Estructura del asta de Ammon y fascia dentata. Anal. d. l. Soc. esp. d. Histor. natur., 1893. — Apuntes para el estudio experimental de la corteza visual del cerebro humano. Rev. ibero-americana d. ciencias médicas, 1899. — Estudios sobre la corteza humana. Rev. trim. micrográf., 1899 et suivantes.

4. SCHLAPP, The microscopic structure of cortical areas in man and some mammals. The American Journal of Anatomy, t. II, n° 2, 1903.

5. KAES, Die Grosshirnrinde des Menschen in ihren Massen und ihren Fasergehalt. Iena, 1907.

6. HERMANIDES u. KÖPPEN, Ueber die Furchen und über den Bau der Grosshirnrinde bei den Lissencephalen insbesondere über die Lokalisation des motorischen Centrums und der Sehregion. Arch. f. Psychiatrie, Bd. XXXVII, H. 2, 1903.

7. KÖPPEN u. LÖWENSTEIN, Studien über den Zellenbau der Felder der Grosshirnrinde bei Ungulaten und Carnivoren &, Monatsschr. f. Psychiatrie u. Neurol., Bd. XVIII, H. 6, 1905.

8. BRODMANN, Beiträge zur histologischen Lokalisation der Grosshirnrinde ; IIIe Mitteilung : Die Rindenfelder der niederen Affen. Journ. f. Psychol. u. Neurol. Bd. IV, 1905.

9. O. VOGT, Der Wert der myelogenetischen Felder der Grosshirnrinde. Anat. Anzeiger, Bd. XXIX, n°s 11 et 12, 1906. — Ueber strukturelle Hirncentra mit besonderer Berücksichtigung der Struktur der Felder des Cortex Palii. Verhandl. der Anatom. Gesellschaft. auf. der 20e Versamm. in Roslock. i. M., von 1-5 Juni, 1906.

10. Mme VOGT, Sur la myélinisation de l'hémisphère cérébral du chat. C. R. des séances de la Société de Biol., 15 janvier 1898. — Étude sur la myélinisation des hémisphères cérébraux, Paris, 1900.

et sur la disposition des couches et des cellules telles que les montrent les techniques appropriées ; ils arrivent à cette conclusion que la première de ces méthodes ou méthode de Flechsig a besoin d'être corrigée et complétée par les deux autres, lorsque l'on veut distinguer sans erreur les centres corticaux, qui sont différents par la structure ou la fonction. Flechsig [1], revoyant ses travaux antérieurs, rectifie lui-même ses doctrines et discerne, grâce à sa technique, trente-cinq à quarante territoires physiologiquement divers dans la corticalité de l'enfant. Döllken [2] contrôle par le procédé du nitrate d'argent réduit les renseignements fournis par la méthode de myélinisation successive et montre que les fibres des centres de projection, en particulier du centre moteur, ont un développement très précoce. Livini [3] explore le cerveau des marsupiaux au moyen de la méthode de Weigert, etc., etc.

Nous reconnaissons volontiers que les recherches exécutées à l'aide des méthodes simples de Nissl, de Weigert, etc., ont eu le résultat appréciable, et déjà marqué par nous, de démontrer l'existence d'un grand nombre de centres différents par la structure et la fonction, tant dans l'écorce de projection que dans l'écorce d'association. Mais c'est à cela que se réduit à peu près tout le progrès ; car, de nous faire connaître les détails si intéressants de la morphologie des cellules cérébrales, le trajet de leurs expansions, leurs connexions dans les diverses régions de la substance grise, il ne peut être question avec de pareilles méthodes. Les procédés neurofibrillaires, que l'on a utilisés pour combler ces lacunes, n'ont pas donné satisfaction, malgré les travaux de Bethe, Cajal, Bielschowsky, Brodmann, Van Gehuchten, Marinesco et d'autres encore. Ils ne le pouvaient pas d'ailleurs, en raison du nombre considérable d'éléments qu'ils imprègnent, de la finesse des coupes qu'ils exigent, et de leur incapacité à déceler les terminaisons ultimes des dendrites émanées des cellules pyramidales et les arborisations axiles des neurones à cylindre-axe court. Ces défectuosités, et bien d'autres encore, plus marquées dans la technique de Bielschowsky que dans la nôtre, font une obligation de revenir à la méthode de Golgi. Tant qu'on n'aura pas découvert un autre procédé capable de fournir des colorations isolées et partielles des dendrites et des derniers ramuscules cylindre-axiles, tant qu'on n'aura pas imaginé une méthode plus fidèle et plus régulière, la méthode de Golgi reste, en effet, malgré son inconstance bien à tort exagérée, la seule qui puisse nous instruire sur les types morphologiques des neurones corticaux et sur les connexions intercellulaires, à condition, bien entendu, de nous servir le plus possible de cerveaux provenant d'hommes récemment morts ou de mammifères sacrifiés. Agir autrement, c'est nous condamner à ignorer ce qu'il y a de plus intéressant et de plus typique dans la structure de l'écorce grise ; c'est aussi retarder, sinon arrêter, les progrès de nos connaissances sur le mécanisme intime de l'organe de la pensée.

1. FLECHSIG, Einige Bemerkungen über die Untersuchungs-methoden der Grosshirnrinde &. Aus der Bericht. der math. phys. Klass. der königl. Säch. Gesellsch. der Wiss. zu Leipzig. Sitz. d. 11, Jan. 1904.
2. DÖLLKEN, Beiträge zur Entwickelung des Säugergehirns. Lage und Ausdehnung des Bewegungscentrums der Maus. Neurol. Centrabl., n° 2. 1907.
3. LIVINI, Il proencefalo di un Marsupiale. Arch. di Anat. e di Embriol., t. VI, fasc. 4. 1907.

CHAPITRE XXV

L'ÉCORCE CÉRÉBRALE SUIVANT LES RÉGIONS
L'ÉCORCE VISUELLE

LE CENTRE DE LA SENSATION VISUELLE D'APRÈS LES PHYSIOLOGISTES. — SA STRUCTURE
CHEZ L'HOMME ET LES AUTRES MAMMIFÈRES. — DONNÉES HISTORIQUES RELATIVES A LA
CONSTITUTION DE L'ÉCORCE VISUELLE.

La doctrine des localisations cérébrales, telle qu'elle a été créée par *Origine des*
Fritsch, Hitzig et Ferrrier, telle aussi qu'elle a été élargie et améliorée *recherches*
par Munk, Monakow et Flechsig, a nécessairement conduit les savants à *histologiques*
penser que les diverses régions de l'écorce cérébrale possèdent une struc- *dans les diver-*
ture quelque peu différente. Avant la découverte des centres de la sensibilité *ses régions de*
tactile, visuelle et acoustique, on avait remarqué, il est vrai, des diffé- *l'écorce.*
rences macroscopiques et microscopiques entre certaines circonvolutions.
Mais on n'avait pas accordé à ces constatations toute l'importance qu'elles *Hypothèse*
méritaient, et cela parce que les neurologistes avaient l'esprit occupé par *qui les a re-*
une hypothèse adverse, œuvre de Meynert. Cette hypothèse, que Golgi et *tardées.*
Kölliker ont reprise ces temps derniers en y apportant toutefois quelques
restrictions, est la suivante. L'activité spéciale à chaque région de l'écorce
ne dépend nullement de sa structure, si particulière soit-elle; elle tient
uniquement à la nature des excitations que l'appareil sensoriel périphérique
lui envoie. Ainsi, d'après cette hypothèse, la sensation visuelle prend naissance dans la scissure calcarine et non ailleurs, simplement parce que
c'est le lieu où se terminent toutes les fibres optiques. Tous les travaux *Importance*
récemment entrepris sur la structure régionale de l'écorce, travaux qui ont *de la structure*
démontré combien les différences entre les sphères sensorielles sont plus *de chaque ré-*
grandes qu'on ne l'imaginait, s'élèvent contre l'exagération de cette hypo- *gion corticale*
thèse. Nos recherches surtout font voir qu'il n'en est pas ainsi : elles nous *pour sa fonc-*
autorisent à dire, avec bien plus de vraisemblance, que « les activités propres *tion.*
à chaque point de l'écorce dépendent autant de la structure de ce point que
de la qualité des excitations sensorielles qu'il reçoit ». Au reste, les particularités de structure de chaque région de l'écorce ne sont probablement
qu'un phénomène secondaire, un résultat de l'adaptation à la fonction qui,
ainsi mieux servie, est allée en se perfectionnant.

ÉCORCE VISUELLE

LA LOCALISATION CORTICALE DE LA PERCEPTION VISUELLE D'APRÈS LES RECHER-
CHES PHYSIOLOGIQUES ET ANATOMO-PATHOLOGIQUES. — Expérimentateurs et cliniciens ont beaucoup disputé sur le point du cerveau humain où se termine
la voie optique centrale de Gratiolet et où s'opère la vision mentale. L'un
d'eux, Henschen [1], après avoir étudié et discuté tous les cas connus de lésions
corticales accompagnées d'hémianopsie plus ou moins complète, place, sans
la moindre hésitation, le centre de la perception visuelle dans la scissure
calcarine. Il va même plus loin et localise dans la lèvre supérieure de cette
scissure les impressions visuelles émanées des secteurs supérieurs de la
rétine ; dans la lèvre inférieure celles des secteurs inférieurs et dans le fond
celles du méridien horizontal. Quant aux impressions apportées par le faisceau maculaire, elles se diffuseraient dans la région la plus antérieure de la
scissure, près du sommet du cuneus. Probst [2] et Tsuchida [3] admettent aussi
que la scissure calcarine est le centre des perceptions visuelles. D'autres,
des pathologistes comme Starr, Nothnagel, Vialet, Mauthner, Seguin et Hun,
ou des histologistes comme Flechsig, O. Vogt, et Brodmann [4] ne sont pas aussi
précis. Les premiers attribuent, en effet, la vision mentale à toute la surface
du lobe occipital, ou la limitent, comme le font Wilbrand et Dejerine, à la
face interne et à l'extrémité de ce lobe ; les seconds étendent la sphère
visuelle aux circonvolutions voisines de la scissure calcarine, au cuneus, au
lobule lingual, à la pointe occipitale. Ferrier professe une opinion toute différente et d'ailleurs très discutée : il donne comme siège à la fonction visuelle
le pli courbe ou le gyrus angulaire du lobe pariétal. Enfin, certains pathologistes tels que Seppilli, Gowers, etc., cherchant à concilier les manières de
voir les plus opposées, admettent deux localisations : l'une dans le lobe occipital, l'autre dans la circonvolution pariétale que nous venons de nommer.
Malgré tous ces dissentiments, il est certain que dans la plupart des cas d'hémianopsie par lésion cérébrale, on rencontre cette lésion soit dans la scissure
calcarine, soit à son voisinage, soit sur les fibres optiques situées au-dessous
de l'écorce interne du lobe occipital. Dans certains cas, il est vrai, on constate en même temps une altération du lobe pariétal, mais seulement lorsque
la désorganisation cérébrale pénètre profondément et intéresse les radiations optiques sous-jacentes et peu éloignées de la surface. D'ailleurs, il
semble bien qu'il en soit ainsi, puisque, dans neuf observations tout à fait

1° chez l'homme :
*Dans la scis-
sure calcari-
ne, d'après
Henschen ;*

*Dans divers
points du lo-
be occipital et
même pariétal,
d'après d'au-
tres auteurs.*

Discussion.

1. HENSCHEN, Sur les centres optiques cérébraux. *Rev. génér. d'ophtalmologie*, 1894.
— Revue critique de la doctrine du centre cortical de la vision. 1900. — Klinische u.
anatomische Beiträge zur Pathologie des Gehirns. Upsala, 1903.
2. PROBST, Ueber zentralen Sinnesbahnen und die Sinneszentren des menschlichen
Gehirnes. *Sitzungsb. der kaiserl. Akad. der Wiss. zu Wien. Math.-natur.-Klasse*, Bd. CXV,
Abt. 3, 1906.
3. TSUCHIDA. Ein Beitrag zur Anatomie der Sehstrahlungen beim Menschen. *Arch.
f. Psychiatrie*, Bd. XLII, H. 1, 1907.
4. BRODMANN. Beiträge zur histologischen Lokalisation der Grosshirnrinde. *Journ.
f. Psychol. u. Neurol.*, Bd. IV, 1905.

démonstratives, réunies par Henschen, des lésions importantes du lobe
pariétal n'ont donné lieu à aucun trouble visuel. L'écorce externe du lobe
occipital n'est pas davantage le siège de la vision mentale, comme le prouve
un autre ordre de faits recueillis et habilement discutés par le savant que
nous venons de citer. Monakow [1], qui admettait également une localisation
dans la fissure calcarine et le cuneus, avait donc, bien à tort, soutenu le
contraire.

L'expérimentation physiologique aboutit, en général, aux conclusions de
la clinique, à condition de se rappeler que les noyaux visuels n'ont chez
les animaux, tels que le chien et le singe, ni la même situation ni la même
étendue que chez l'homme. Munk, Steiner et d'autres ont ainsi constaté que
la sphère visuelle est localisée chez le lapin, le chat, etc., à la face externe
ou supérieure du lobe occipital, et chez le chien, près de l'extrémité postérieure de la deuxième circonvolution occipitale ainsi que dans les territoires
voisins de la première et de la troisième. Lorsque, à l'exemple de Munk,
Goltz, Luciani, etc., on enlève chez ces animaux et sur un seul hémisphère
cérébral l'écorce de ces régions, on obtient, en effet, une hémianopsie, c'est-
à-dire une cécité des moitiés gauches ou droites des deux rétines, et cela quel
que soit l'hémisphère lésé.

2° chez les autres mammifères.

Aperçu historique sur la structure de l'écorce visuelle. — Gennari,
Vicq d'Azyr, Baillarger avaient déjà remarqué que cette écorce se distingue
des autres par la présence d'une raie blanche, parallèle à la surface et visible à
l'œil nu. A ce caractère macroscopique Meynert [2] en ajouta de microscopiques,
et son étude fut tellement exacte, malgré l'imperfection des méthodes, qu'aujourd'hui encore elle est la meilleure que nous possédions. Voici, d'après ce
savant, les couches que l'on trouve dans l'écorce visuelle : 1° *une couche moléculaire ;* 2° *une couche des petites cellules pyramidales ;* 3° *une couche des noyaux ou
des grains, couche correspondant à la quatrième de l'écorce type ;* 4° *une couche
des grandes cellules pyramidales ou encore des cellules isolées ;* 5° *une couche des
grains moyens ;* 6° *une couche, semblable à la quatrième, c'est-à-dire formée de
noyaux névrogliques et de grandes cellules nerveuses éparses ;* 7° *une couche des
noyaux ou grains profonds ;* 8° *une couche des cellules fusiformes, correspondant
à la cinquième de l'écorce typique.*

W. Krause [3], Schwalbe [4], Betz [5] et d'autres savants postérieurs à Meynert
n'ont presque rien ajouté à sa description. Golgi [6] lui-même, malgré l'emploi
qu'il fit de sa méthode merveilleuse n'a guère augmenté nos connaissances sur
le centre visuel, car, comme tout le monde à son époque, il en ignorait le véritable siège, et étudia, à sa place, un territoire appartenant sans doute aux
sphères d'association.

Caractères et couches :
1° chez l'homme, d'après Meynert.

1. Monakow, Exper. u. pathol. anat. Untersuchungen über die optischen Centren u.
Bahnen, etc. *Arch. f. Psychiatr.*, Bd. XX et XXV.
2. Meynert, Vom Gehirne der Säugethiere. Stricker's Handbuch d. Gewebelehre,
Bd. II, 1870.
3. Krause, Allgemeine u. mikroskopische Anatomie. Hannover, 1876.
4. Schwalbe, Lehrbuch. d. Neurologie. Erlangen, 1881.
5. Betz, *Centralbl. f. d. mediz. Wissenschaft.*, n°s 11-13, 1881.
6. C. Golgi, Sulla fina anatomia degli organi centrali del sistema nervoso. Milano,
1886.

D'après
Hammarberg.
Les travaux plus récents qu'Hammarberg [1] et Kölliker [2] ont exécutés à l'aide des méthodes de Nissl et de Weigert, ne constituent pas. non plus, un progrès bien considérable. A la suite de ses recherches, Hammarberg, par exemple, en arrive à considérer l'écorce visuelle comme une simple variété de ce qu'il appelle *écorce sensitive* et dont les caractères sont : absence des cellules pyramidales dans la quatrième couche; remplacement de ces neurones par une large bande de grains, divisée elle-même en trois assises secondaires par la présence de deux stries d'aspect moléculaire et pauvres en éléments nerveux ; existence d'une rangée de cellules pyramidales isolées, déjà signalées par Meynert et situées au-dessous des trois assises de grains, ainsi qu'entre elles et la couche des cellules fusiformes du savant que nous venons de citer.

Henschen [3] a scruté également l'écorce de la scissure calcarine ; il y a trouvé une texture particulière, caractérisée par de grosses cellules étoilées et un plexus nerveux intermédiaire répondant à la raie de Gennari.

2° chez le singe, d'après Schlapp.
Schlapp [4], qui a étudié le cerveau du singe par la méthode de Nissl et en a examiné toutes les régions, n'aboutit guère qu'à substituer à la nomenclature de Meynert une autre qui n'est pas plus heureuse. La voici : 1° *couche des fibres tangentielles ;* 2° *couche des cellules polymorphes externes ;* 3° *couche des cellules pyramidales parapycnomorphes ;* 4° *couche des grains ;* 5° *couche des petites cellules solitaires ;* 6° *couche des grains profonds ;* 7° *couche pauvre en cellules ;* 8° *couche des cellules polymorphes internes.* A part les troisième, quatrième, sixième et septième couches, toutes les autres correspondent à celles qui portent le même numéro d'ordre dans la nomenclature de Meynert.

Enfin, Brodmann a recherché à l'aide de la méthode de Nissl. le nombre des couches du centre visuel chez le cercopithèque ; il l'estime à huit, comme Schlapp. Quant à la structure de ces couches, il n'en fournit aucun détail.

Nos recherches.
Ce court résumé historique montre que l'on ne connaissait jusqu'ici dans le centre visuel que son aspect extérieur, le nombre de ses couches et la forme plutôt vague de quelques-unes de ses cellules. Par contre, l'ignorance la plus complète régnait sur le mode de terminaison des fibres optiques, sur leurs rapports avec les neurones, ainsi que sur la morphologie et les autres particularités de ces éléments. C'est en raison de ces notions si imparfaites que nous avons entrepris. à notre tour. l'étude de l'écorce visuelle. Nous allons exposer ici les résultats les plus importants de nos recherches.

Notre nomenclature.
STRUCTURE DE LA SCISSURE CALCARINE. — Une préparation de la scissure calcarine, colorée par la méthode de Nissl, nous permettra. tout d'abord, de nous orienter en nous montrant les couches suivantes.

1° *Couche plexiforme, ou encore des cellules horizontales :* c'est la couche moléculaire des auteurs.

2° *Couche des petites cellules pyramidales.*

3° *Couche des pyramidales moyennes.*

1. HAMMARBERG. Studien über Klinik u. Pathologie d. Idiotie, etc. Upsala, 1895.
2. KÖLLIKER, Handbuch der Gewebelehre des Menschen. 6ᵉ Aufl., Bd. II, 1896. Leipzig.
3. HENSCHEN, Pathologie d. Gehirns, Bd. III, 1894.
4. SCHLAPP, Der Zellenbau der Grosshirnrinde des Affen Macacus. etc. *Arch. f. Psychiatr.*, Bd. XXX, H. 2, 1897.

4° *Couche des grandes cellules étoilées ;* elle correspond en partie à la zone des grains de Meynert.

5° *Couche des petites cellules étoilées ;* ce sont les grains proprement dits.

6° *Couche des cellules pyramidales à cylindre-axe incurvé.*

7° *Couche des cellules pyramidales géantes,* identiques aux cellules solitaires de Meynert.

8° *Couche des grandes cellules pyramidales à cylindre-axe arciforme.*

9° *Couche des cellules triangulaires et fusiformes.*

On pourrait évidemment accroître ou diminuer le nombre de ses assises, d'autant plus qu'il en est de mal délimitées et d'autres peu homogènes. Il vaut mieux, cependant, s'en tenir à celui que nous donnons, car il se prête mieux que tout autre à la description des cellules (fig. 382).

1° **Couche plexiforme.** — Elle ne présente ici aucune particularité qui la distingue nettement de celle d'autres régions. Nous constaterons néanmoins qu'elle est relativement plus mince qu'ailleurs, et que les petites *cellules à cylindre-axe court* y abondent. En outre, les *cellules horizontales* nous ont paru être moins nombreuses que dans l'écorce motrice.

2° **Couche des petites cellules pyramidales.** — Elle renferme les mêmes éléments que dans l'écorce-type ; on y trouve donc de véritables *cellules pyramidales* et une multitude de *neurones à cylindr-eaxe court,* avec pour dominantes les deux variétés à double bouquet protoplasmique et à cylindre-axe ascendant décomposé en ramuscules plus ou moins horizontaux.

3° **Couche des cellules pyramidales moyennes et grandes.** — La seule nouveauté ici est la minceur relative de la couche, et par suite, son indigence en grandes *cellules pyramidales* externes, elles-mêmes plus petites que leurs congénères de l'écorce motrice.

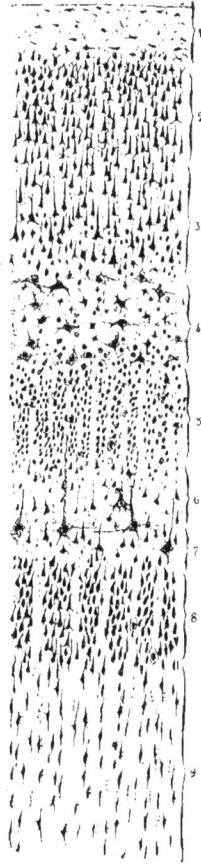

FIG. 382. — Coupe de l'écorce visuelle au niveau des bords de la scissure calcarine ; homme âgé de trente ans. Méthode de Nissl.

1, couche plexiforme ; — 2, couche des petites cellules pyramidales ; — 3, couche des cellules pyramidales moyennes ; — 4, couche des grandes cellules étoilées ; — 5, couche des petites cellules étoilées ; — 6, couche plexiforme profonde ou des petites cellules pyramidales à cylindre-axe ascendant ; — 7, couche des cellules pyramidales géantes ; — 8, couche des cellules pyramidales à cylindre-axe ascendant et arciforme ; — 9, cellules fusiformes.

4° **Couche des grandes cellules étoilées.** — Cette couche et les suivantes

Couche ca-
ractéristique.
Ses deux
traits domi-
nants.

vont nous donner les véritables caractéristiques du centre visuel. On la reconnaît sur des coupes traitées par la méthode de Nissl : 1° à la présence de cellules étoilées géantes, non orientées, comme les pyramidales, vers la périphérie ; 2° à l'interposition d'un plexus très riche entre les cellules, plexus qui fait croire que la quatrième couche de l'écorce visuelle est relativement

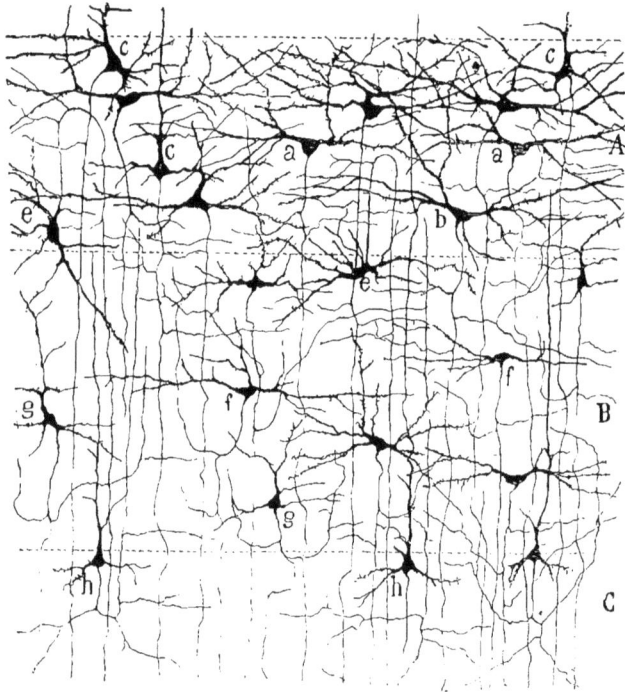

FIG. 383. — Couches des cellules étoilées de l'écorce visuelle au niveau de la scissure calcarine; enfant âgé de vingt jours. Méthode de Golgi.

A. couche des grandes cellules étoilées ; — B. couche des petites cellules étoilées ; — C. couche des petites cellules pyramidales à cylindre-axe arciforme; — *a*, cellules semilunaires ; — *b*, cellule fusiforme horizontale; — *c*, cellules à expansion dendritique mince et périphérique ; — *d*, *e*, cellules à cylindre-axe arciforme ; — *f*, cellules fusiformes horizontales; — *g*, cellules triangulaires à fortes collatérales incurvées ; — *h*, cellules pyramidales, limitrophes de la cinquième couche.

plus pauvre en neurones que les autres. Pour se rendre compte de la véritable morphologie des grandes cellules étoilées, il faut recourir à la méthode de Golgi, comme nous l'avons fait, le premier, chez l'homme et d'autres mammifères [1]. Voici alors ce qu'on apprend.

1° Chez
l'homme.

a) Les cellules étoilées géantes constituent l'élément typique et le plus abondant. De leur *corps* étoilé, ovoïde ou triangulaire partent de grosses

1. S. R. CAJAL. La corteza visual. *Rev. trim. micrográf.*, t. IV, 1899.

dendrites ascendantes, descendantes ou horizontales, qui se divisent plusieurs fois dans la couche même et parcourent de vastes étendues. Parmi

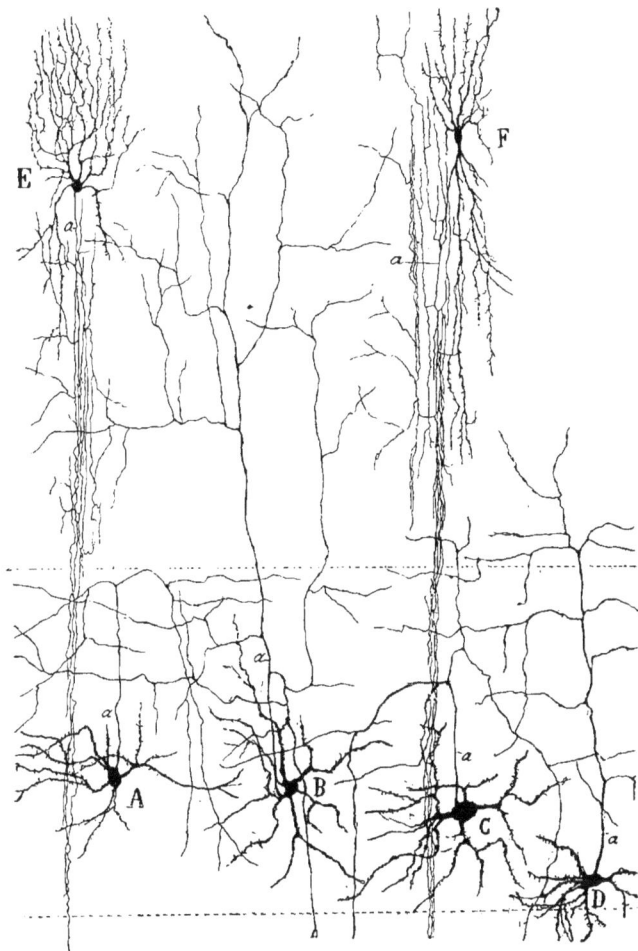

FIG. 384. — Quatrième couche de l'écorce visuelle ; enfant âgé de quinze jours.
Méthode de Golgi.

A, cellule dont le cylindre-axe se distribue dans l'étage supérieur de la quatrième couche ; — B, cellule dont l'axone s'étend dans les troisième et quatrième couches ; — C, cellule fournissant des branches nerveuses aux troisième, quatrième et cinquième couches. - D, cellule dont le cylindre-axe ascendant se ramifie dans la quatrième zone et dans la bordure de la troisième ; — E, F, cellules de petite taille et à double bouquet protoplasmique de la couche des cellules pyramidales moyennes ; — *a*, cylindre-axe.

ces dendrites dirigées en tous sens, les plus fréquentes et en même temps les plus longues sont celles qui cheminent horizontalement, c'est-à-dire parallèlement à la surface ; en tout cas, aucune de ces expansions ne monte jusqu'à la couche plexiforme. Ce caractère négatif permet, du premier coup, de distinguer des pyramidales véritables les neurones que nous étudions (fig. 383,

a, *b*,). Leur *cylindre-axe*, épais, prend naissance sur la face inférieure du corps ou sur l'origine d'une dendrite ; puis il descend presque verticalement à travers toutes les couches sous-jacentes pour se transformer en un tube de la substance blanche. Au début de son parcours, et surtout pendant son passage à travers la couche des petites cellules étoilées, il lance de grosses *collatérales* récurrentes ou horizontales, dont l'arborisation va compliquer le feutrage nerveux épais de la cinquième zone ou couche des grains.

La grande cellule étoilée existe également dans le centre visuel du chien et du chat, mais en moins grand nombre que chez l'homme.

b) Les *cellules pyramidales moyennes* ont sans aucun doute émigré de la couche précédente, car elles possèdent tous les caractères de ses corpuscules pyramidaux (fig. 383, *c*).

c) Les *cellules étoilées à cylindre-axe court et ascendant* sont disséminées sans ordre dans la quatrième couche. Leur *corps* est ovoïde ou triangulaire ; il en part des *dendrites* courtes et épineuses, qui ne dépassent pas habituellement la zone où elles sont nées. Il en part aussi un *cylindre-axe*, qui, franchement descendant, se résout, non loin de la cellule, en une vaste arborisation de longues branches. Beaucoup de ces dernières sont horizontales ou descendantes et se mettent en rapport de contiguïté avec le corps des grandes cellules étoilées, comme on le voit sur la figure 384, en *A*, *C*, *D*. Une *variété* de la cellule que nous venons de décrire est encore visible sur la même figure, en *B* ; son cylindre-axe, après avoir donné des collatérales à la quatrième couche, monte à la deuxième où il se ramifie.

5° **Couche des petites cellules étoilées.** — On trouve ici des neurones de

nature diverse, parmi lesquels dominent de petites cellules étoilées à axone court.

a) *Cellules étoilées à cylindre-axe long.* — Ces corpuscules, assez nombreux, sont tout à fait semblables à ceux de la quatrième couche, bien que leur volume soit moindre.

b) *Petites cellules étoilées à cylindre-axe court (grains).* — Le caractère de

la zone que nous étudions est fourni par la multitude de ces éléments, qui ont l'aspect de *grains* sphériques, fusiformes ou étoilés, ne dépassant pas en général 10 à 12 μ, et donnant à l'assise qui les renferme, dans les préparations colorées au carmin ou à l'hématoxyline, cette apparence d'amas nucléaires que Meynert avait déjà signalée (fig. 383, *B*).

On peut voir, sur la figure 385, quelques-unes de ces cellules naines, d'imprégnation difficile chez l'homme adulte, mais un peu plus aisée chez l'enfant âgé de quelques jours. Leur *corps*, généralement ovoïde, donne naissance à de fines *dendrites* rayonnantes, au nombre de quatre, cinq ou davantage, divisées à plusieurs reprises et ne sortant jamais de la couche d'origine. Il émet aussi un *axone*, très mince, très variable dans sa direction, mais semblant, malgré cela, affecter de préférence un trajet ascendant. Au début de son parcours et sur une courte étendue, il est flexueux ; plus loin, il se termine par une arborisation lâche qui, jointe à d'autres de même provenance, forme des *plexus* touffus autour des cellules étoilées grandes ou moyennes et à cylindre-axe long de la cinquième couche. Quelques-uns des grains les plus élevés adressent néanmoins leur arborisation cylindre-axile aux grandes cellules étoilées qui siègent dans la quatrième zone (fig. 385, *d*).

Quel est le rôle de ces petites cellules étoilées singulières ? Nous le devi-   *Leur rôle.*

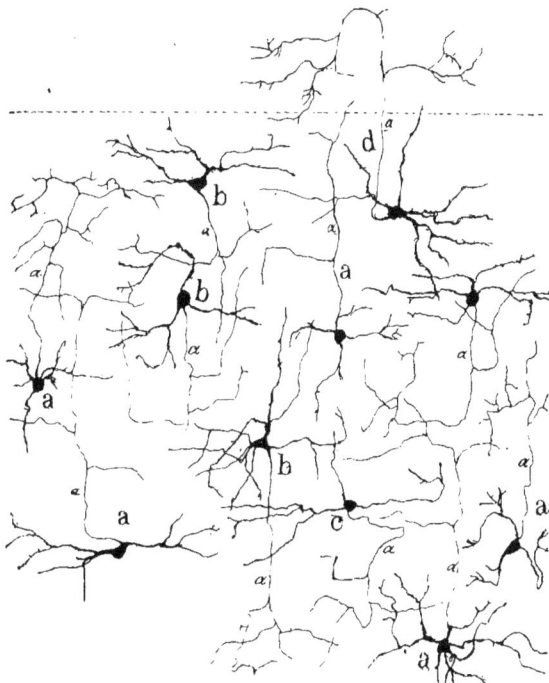

Fig. 385. — Petites cellules à cylindre-axe modérément ramifié dans la couche des petites cellules étoilées; enfant âgé d'un mois. Méthode de Golgi.

a, cellules à cylindre-axe fin et ascendant; — *b*, *c*, cellules à cylindre-axe descendant; — *d*, cellule un peu plus grande et dont le cylindre-axe s'arborise dans la quatrième couche; — *a*, cylindre-axe.

nerons aisément, si nous savons, comme on l'apprendra bientôt, que les arborisations terminales des fibres sensorielles ou centripètes s'effectuent précisément autour de ces cellules et aussi autour des grandes cellules étoilées de la même couche. Or, nous venons de voir que le cylindre-axe des grains enveloppe dans ses ramifications le corps des grandes cellules étoilées à cylindre-axe long. Par conséquent, les grains semblent avoir pour but d'ajouter un courant à celui que les grandes cellules étoilées reçoivent directement ; ils donnent ainsi plus d'intensité à l'influx que les grandes cellules étoilées doivent émettre.

c) Autres cellules à cylindre-axe court. — En outre des neurones que nous

venons d'étudier, la cinquième couche renferme plusieurs types de cellules
à cylindre-axe court : *a)* un *type étoilé*, volumineux, muni de dendrites den-
ticulées et d'un cylindre-axe ascendant, ramifié autour des grandes cellules
étoilées de la quatrième zone (fig. 386, *A, B, D*) ; *b)* un *type neurogliforme*,
très petit, hérissé d'une infinité d'expansions protoplasmiques, fines, variqueuses et courtes ; son cylindre-axe, qui se décompose à très petite distance

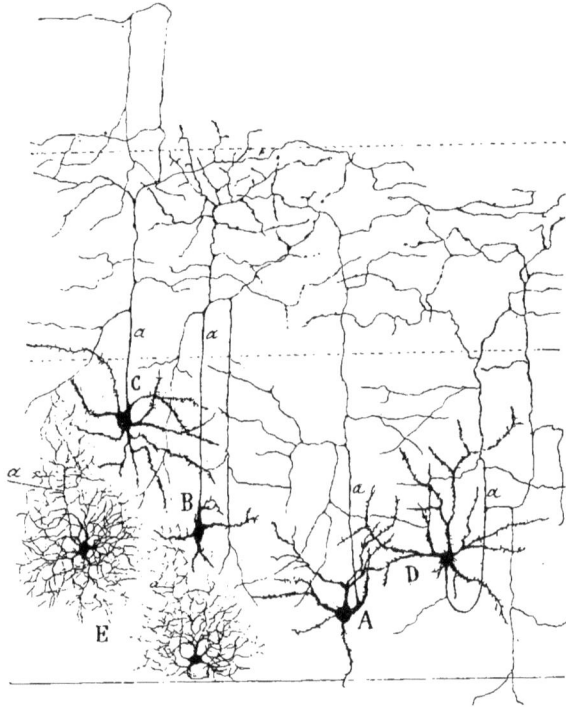

FIG. 386. — Cellules à cylindre-axe ascendant de la cinquième couche
de l'écorce visuelle : enfant âgé de quinze jours. Méthode de Golgi.

A, B, cellules dont le cylindre-axe se ramifie dans la zone des grandes cellules étoilées ; — C, cellules dont le cylindre-axe fournit encore des branches à la couche des cellules pyramidales
moyennes ; — D, cellule à cylindre-axe arciforme à ses débuts et fournissant des branches aux
quatrième, cinquième et même sixième couches ; — E, très petites cellules à cylindre-axe court
ascendant ; — *a*, cylindre-axe.

du corps cellulaire en une arborisation très dense, englobe un nombre plus
ou moins grand de corps de petites cellules étoilées. La minceur de cet axone
est telle qu'on ne peut le découvrir au milieu des dendrites qu'avec l'aide de
l'objectif apochromatique 1,30 de Zeiss (fig. 386, *E*).

2° chez le   Il existe aussi un grand nombre de cellules à cylindre-axe court dans la
chat   cinquième couche du centre visuel du chat ; elles correspondent en partie à
celles que l'homme possède dans ses quatrième et cinquième zones. Des cellules fusiformes à cylindre-axe ascendant, *D* (fig. 38₇), des cellules pyrami-

dales, *A*, dont l'axone s'incurve en arc et des corpuscules neurogliformes, *E*, complètent la physionomie de la cinquième assise chez ce félin.

6° **Couche des petites cellules pyramidales à cylindre-axe ascendant et arqué.** — Il s'agit maintenant d'une assise d'apparence plexiforme sur les préparations au chromate d'argent, et finement granuleuse sur les coupes traitées par la méthode de Nissl. Elle ne renferme qu'un nombre relativement faible de cellules des trois types suivants.

Couche caractéristique.

  a) Cellules pyramidales ou ovoïdes à cylindre-axe arqué. — C'est à leur

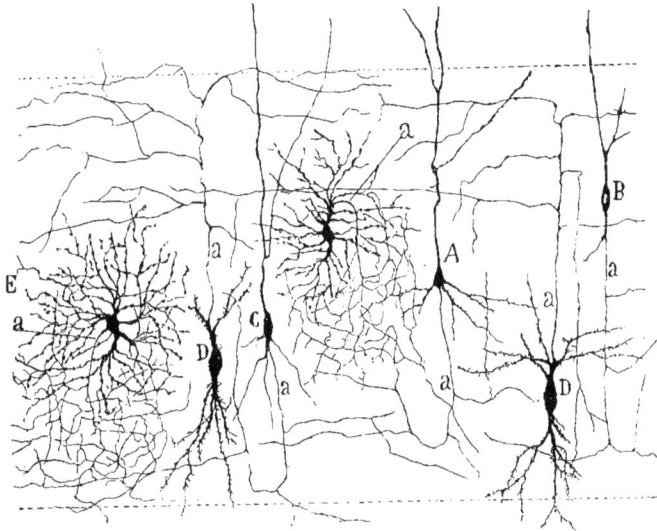

Fig. 387. — Cellules diverses de la couche des neurones étoilées dans l'écorce visuelle : chat âgé de vingt-huit jours. Méthode de Golgi.

A, B, C, cellules pyramidales petites et neurones fusiformes à cylindre-axe ascendant et arciforme ; — D, grosses cellules fusiformes à cylindre-axe ascendant ; — E, cellule araneiforme à cylindre-axe court ; — a, cylindre-axe.

abondance et à la particularité de leur axone qu'elles doivent d'avoir servi à dénommer la couche où elles résident. On voit, d'après la figure 388, en *c*, *e*, que si elles ne diffèrent guère, par leur aspect général, des petites cellules pyramidales, elles s'en distinguent néanmoins par la disposition de leur *cylindre-axe* très fin. Au lieu de se rendre verticalement à la substance blanche, celui-ci descend d'abord, puis s'infléchit, décrit une courbe à concavité supérieure, s'élève à travers la cinquième et la quatrième couche, pour se terminer peut-être dans la zone des cellules pyramidales petites et moyennes. Certains de ces cylindres-axes se bifurquent, se trifurquent même pendant leur trajet descendant ; mais leurs branches se comportent comme l'aurait fait le cylindre-axe s'il était resté indivis ; elles s'incurvent et montent dans les couches placées au-dessus. Les arcs d'inflexion, qu'ils appartiennent à des cylindres-axes ou à leurs bifurcations, donnent souvent naissance par leur convexité à des *collatérales*, qui étendent leurs rameaux dans la sixième et surtout dans la septième couche (fig. 383, *h*).

b) Cellules étoilées à cylindre-axe ascendant (fig. 388, *f*). — Ce sont de grands corpuscules, abondamment pourvus de dendrites divergentes et munis d'un *cylindre-axe* qui monte dans les quatrième et cinquième zones, où il se ramifie.

c) Cellules pyramidales de petite et de grande taille. — Ces neurones,

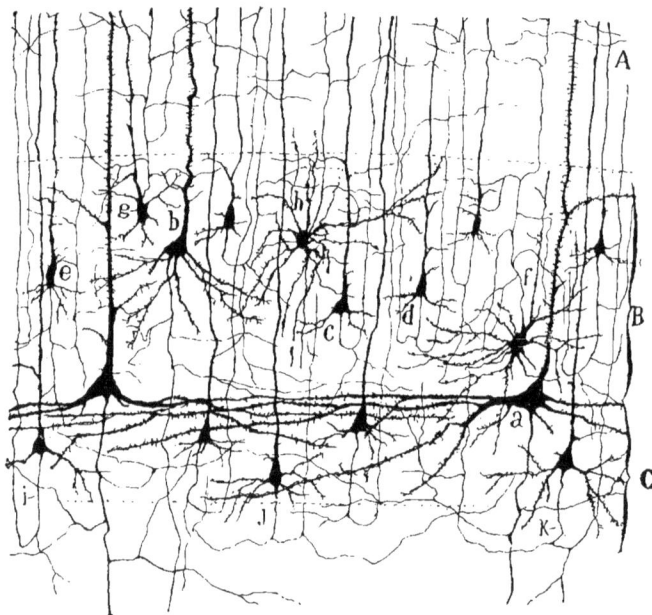

Fig. 388. — Cellules des sixième et septième couches de l'écorce visuelle; enfant âgé de quinze jours. Méthode de Golgi.

A, cinquième couche ; — B, sixième couche ; — C, septième couche ; — *a*, cellule pyramidale géante ; — *b*, cellule pyramidale moyenne à cylindre-axe long et descendant ; — *c*, cellule pyramidale petite à cylindre-axe arciforme et ascendant ; — *d*, cellule pyramidale émettant un cylindre-axe bifurqué en deux branches arciformes ; — *e*, cellule pyramidale dont le cylindre-axe donne naissance à plusieurs fibres ascendantes arciformes ; — *f, g, h*, cellules étoilées à cylindre-axe ascendant et ramifié dans les cinquième et sixième couches ; — *i, j, k*, cellules pyramidales à cylindre-axe arciforme ascendant et ramifié dans les septième et huitième couches.

semblables au type ordinaire des pyramidales, ne sont pas très fréquents. Leur tronc dendritique s'élève jusqu'à la couche plexiforme, et leur *cylindre-axe* descend jusqu'à la substance blanche (fig. 388, *b*).

7° **Couche des cellules pyramidales géantes** (fig. 388). — Cette zone avait été distinguée dès le début par Meynert, qui avait donné à ses éléments caractéristiques le nom de cellules solitaires. Ce sont des cellules pyramidales, disposées sur une seule rangée, à distance les unes des autres, dans

Couche caractéristique.

un plexus de fibres surtout horizontales. On trouve en outre dans cette couche, mais en petit nombre, d'autres cellules nerveuses.

Cellules pyramidales géantes (fig. 388, *C*). — Examinées sur des préparations au chromate d'argent, qui donnent de leur morphologie une idée

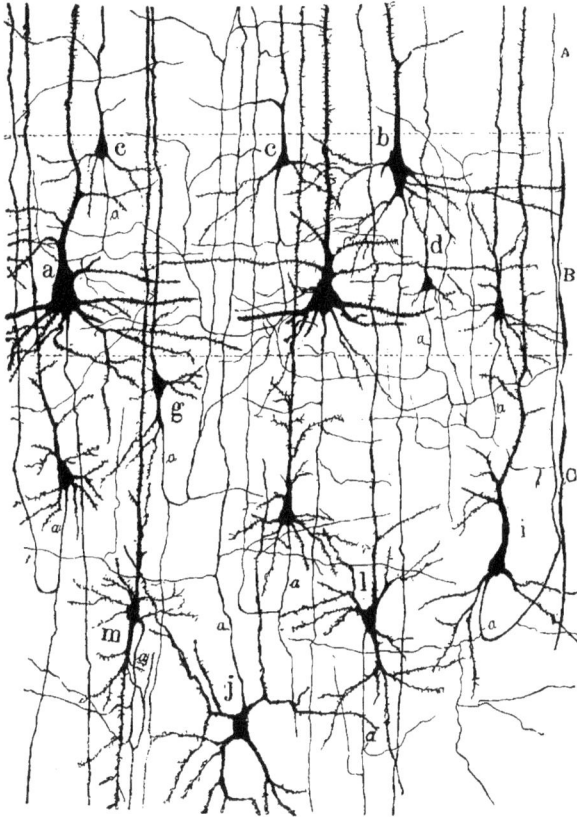

Fig. 389. — Couches profondes de l'écorce visuelle; chat âgé de vingt jours. Méthode de Golgi.

A, partie inférieure de la couche des cellules étoilées; — B, couche des cellules pyramidales géantes; — C, couche des cellules pyramidales moyennes à cylindre-axe arciforme; — *a*, cellules pyramidales géantes; — *b*, cellule pyramidale moyenne à cylindre-axe descendant; — *c, d*, cellules pyramidales à cylindre-axe descendant, bifurqué et arborisé dans la couche des cellules géantes; — *g*, cellule triangulaire à cylindre-axe arciforme et à collatérale descendante; — *i*, cellule pyramidale à cylindre-axe arciforme et ascendant; — *j, l*, cellules de la couche des neurones fusiformes, l'une étoilée, à cylindre-axe ascendant; l'autre triangulaire et à cylindre-axe descendant; — *a*, cylindre-axe.

autrement plus complète que les coupes traitées par la méthode de Nissl, ces éléments présentent un certain nombre de traits tout à fait saillants. En premier lieu, on remarque que leur *corps* pyramidal possède une base extrêmement large par rapport à la hauteur ; en second lieu, et ce détail est encore plus typique, on voit partir de cette base de volumineuses *expansions dendri-*

tiques, au nombre de deux, trois ou davantage, rigoureusement parallèles à la surface de l'écorce, et si longues que leur taille surpasse, parfois, celle de la tige protoplasmique périphérique. Ces prolongements se ramifient en cours de route et forment ainsi des faisceaux presque horizontaux. En allant à la rencontre les uns des autres, ces faisceaux, venus de cellules plus ou moins distantes, s'enchevêtrent et constituent alors un *plexus dendritique* touffu d'expansions plus ou moins parallèles (fig. 389, *B*).

Cellules diverses. — Les autres neurones que l'on rencontre dans la septième couche sont : 1° des *petites cellules pyramidales* à cylindre-axe arciforme ; elles ressemblent à celles de la couche précédente (fig. 388, *I, J*) ; 2° des *cellules étoilées* dont le cylindre-axe ascendant traverse les zones situées au-dessus pour atteindre peut-être jusqu'à la première ; 3° des *cellules polygonales* grandes ou moyennes, pourvues d'un *axone* épais, plus ou moins horizontal. Cette expansion se décompose en une arborisation de très longues branches, obliques ou horizontales, dont les derniers ramuscules semblent se disposer en nids autour des cellules pyramidales géantes. Ces nids correspondent à ceux que nous avons décrits dans l'écorce-type.

Couche ca-
ractéristique.

8° **Couche des cellules pyramidales moyennes et à cylindre-axe arciforme.** — Dans les coupes traitées par la méthode de Nissl, cette couche donne l'impression d'une large bande bien délimitée, contenant de nombreuses cellules pyramidales ou triangulaires, de taille moyenne et pressées les unes contre les autres.

Cellules pyramidales. — Le trait dominant de cette couche est constitué, comme on le voit en *C*, sur la figure 389, par des neurones de forme pyramidale, dont la tige dendritique s'élève jusqu'à la première zone, et dont le *cylindre-axe* d'abord descendant, décrit ensuite une anse à concavité supérieure, pour monter vers la couche des cellules étoilées, où il se bifurque et se termine. Ses derniers ramuscules s'enchevêtrent dans le plexus qui enveloppe ces éléments et le compliquent. Une longue *collatérale* se détache de l'anse que nous venons de signaler ; elle descend jusqu'à la substance blanche (fig. 389, *I, g*).

Autres cellules. — D'autres corpuscules, peu nombreux, accompagnent les neurones pyramidaux ; ce sont : 1° des *cellules étoilées géantes* ; leur gros cylindre-axe atteint, en s'élevant, la zone plexiforme ; auparavant, il abandonne quelques collatérales aux septième et huitième couches ; 2° des *cellules étoilées*, tantôt petites et tantôt grandes, dont le cylindre-axe court se ramifie dans l'assise où il prend naissance.

9° **Couche des cellules fusiformes et triangulaires.** — C'est l'assise des cellules fusiformes de Meynert et des cellules polymorphes profondes de Schlapp. Elle n'offre rien qui la distingue du type normal des autres circonvolutions. On y trouve donc : 1° des *cellules fusiformes* pourvues de deux expansions dendritiques, l'une ascendante, l'autre descendante, et d'un cylindre-axe qui se porte à la substance blanche ; 2° des *cellules pyramidales* de taille moyenne ; elles ressemblent à celles des troisième et septième

Ses neuro-
nes :
1° à axone
long pour la

couches et possèdent un long cylindre-axe, qui se transforme en tube de la substance blanche ; 3° des *cellules triangulaires*, munies d'une tige proto-plasmique étendue jusqu'à la zone plexiforme, d'un tronc dendritique descen-dant et épanoui en bouquet, d'une expansion latérale également ramifiée en bouquet, enfin d'un cylindre-axe destiné aussi à la substance blanche ; 4° des

substance blanche.

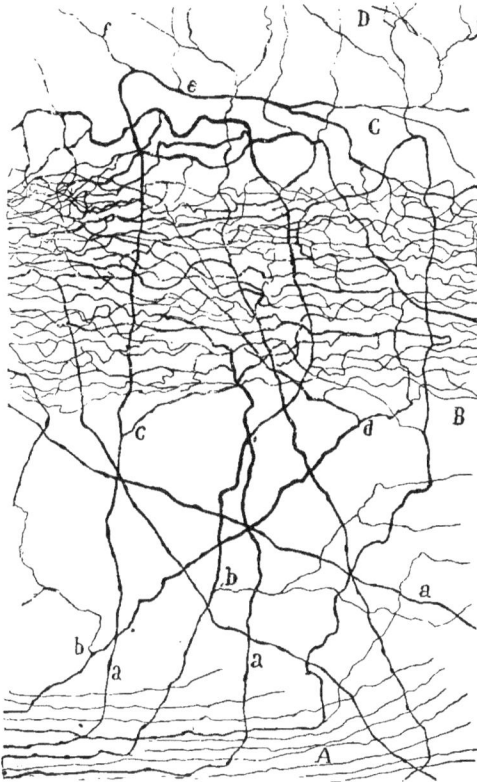

Fig. 390. — Grosses fibres issues de la substance blanche et ramifiées dans la strie de Gennari ; enfant âgé de trois jours. Méthode de Golgi.

A, substance blanche ; — B, couche des petites cellules étoilées ; — C, fibres arciformes et qua-trième couche ; — D, confins de la couche des cellules pyramidales moyennes ; — a tronc des fibres ; — b, collatérale allant aux couches profondes ; — c, collatérale montant aux couches supérieures.

cellules fusiformes qui ressemblent aux neurones de Martinotti, en raison de leur axone ascendant et demi-long, etc., etc.

2° à axone court.

Substance blanche. — En examinant attentivement la substance blanche de l'écorce visuelle chez l'enfant nouveau-né ou à peine âgé de quelques jours, on y reconnaît aisément deux ordres de fibres. Les unes sont centri-fuges et naissent, par conséquent, des cellules de l'écorce, en particulier

Ses fibres afférentes et efférentes.

des grandes cellules étoilées et des pyramidales ; les autres sont centripètes et tirent leur origine de neurones étrangers à l'écorce que nous étudions. On distingue très bien ces dernières à leur épaisseur considérable, à leur trajet souvent oblique et même en échelons, enfin à leur terminaison qui s'effectue par d'amples arborisations libres entre les cellules de l'écorce. Ces fibres exogènes, dont la découverte nous appartient et que désormais nous appellerons *fibres visuelles* ou *optiques*, méritent que nous les étudions avec détails en raison de leur importance.

Fibres optiques afférentes et leurs terminaisons. — Lorsqu'on examine une coupe tirée de l'écorce visuelle et surtout de la scissure calcarine, puis colorée par la méthode de Weigert-Pal, on remarque, dans la cinquième

1° *Dans les coupes au Weigert-Pal ; plexus de la raie de Gennari ;*

couche et dans une partie de la quatrième, un plexus touffu de fibres à myéline à direction principalement horizontale. C'est ce plexus qui apparaît, à l'œil nu, sur les tranches de l'écorce occipitale et particulièrement de la région visuelle sous l'aspect de la raie de Gennari ou de Vicq d'Azyr. Malheureusement, les préparations au Weigert-Pal ne permettent de connaître ni l'origine ni le mode de terminaison des fibres de ce plexus, dont elles montrent seulement les tubes à myéline. Il n'en est plus de même pour

2° *dans les coupes au Golgi.*

les coupes traitées par la méthode de Golgi, surtout lorsqu'elles proviennent de fœtus humains âgés de sept à huit mois. A cette période du développement, la myéline n'a pas encore enveloppé les fibres optiques déjà formées ; aussi peut-on les suivre sans peine jusqu'à leurs branches ultimes. Nous allons, par conséquent, décrire ces fibres optiques d'après des coupes imprégnées au chromate d'argent, dont les figures 390 et 391 sont de fidèles reproductions. Après avoir quitté, par un coude brusque et variable, la substance

Trajet.

blanche où leur épaisseur inaccoutumée les fait tout de suite remarquer, ces fibres montent, d'ordinaire, obliquement à travers les neuvième, huitième, septième et sixième couches. Arrivées à la cinquième, elles deviennent horizontales et se décomposent, pour la plupart, en une arborisation de branches parallèles, très longues, sinueuses et cantonnées dans l'assise où elles ont pris naissance. D'autres fibres traversent encore la cinquième couche pour atteindre jusqu'à la partie supérieure de la quatrième, où elles décrivent une courbe avant de prendre une direction horizontale et de s'épanouir en leur

Collatérales et bifurcations.

arborisation terminale. Pendant leur long trajet à travers les couches inférieures, les fibres optiques fournissent habituellement quelques collatérales qui se ramifient entre les neurones des septième et huitième zones. C'est néanmoins au niveau de la cinquième qu'elles donnent les branches-filles les plus épaisses. Celles-ci se comportent comme le tronc principal à sa terminaison ; c'est dire qu'elles étendent leur ramure entre les cellules de la cinquième couche. Il arrive aussi, et le fait n'est pas rare, que les fibres optiques se bifurquent dans cette couche, donnant lieu ainsi à deux arborisations terminales situées à des hauteurs différentes. Aucune fibre optique ne s'élève

Limite supérieure des arborisations optiques.

au-dessus de la quatrième zone; aussi croyons-nous que les assises des cellules pyramidales, petites et moyennes, n'entrent pas en relation directe avec elles. Mais cela n'est pas absolu, car nous avons vu quelquefois de fines collatérales ascendantes partir des branches optiques horizontales qui circulent dans la partie supérieure de la quatrième couche et pénétrer dans la bordure de la troisième, où elles allaient s'articuler peut-être avec des cellules pyramidales (fig. 390, *D*).

Chez les fœtus humains, les arborisations des fibres optiques forment, par leur ensemble, un plexus épais dans la cinquième couche ; celui qu'elles constituent dans la quatrième est plus lâche et plus pauvre en fibres secon-

Les deux plexus d'arborisations suivant l'âge.

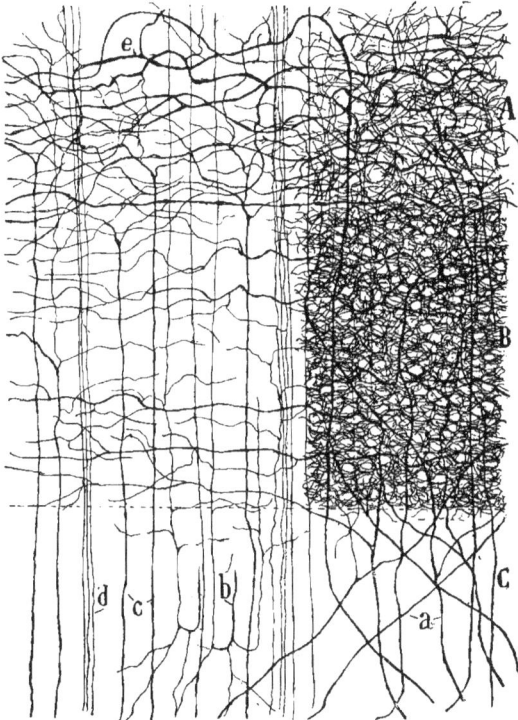

Fig. 391. — Plexus nerveux des quatrième et cinquième couches de l'écorce visuelle ; enfant âgé de vingt jours. Méthode de Golgi.

A, quatrième couche ; — B, cinquième couche ; — C, sixième couche ; — *a*, fibres optiques ; — *b*, cylindres-axes des cellules de la sixième couche ; — *c*, cylindres-axes ascendants émanés des cellules pyramidales de la huitième couche ; — *d*, faisceaux de cylindres-axes des cellules pyramidales petites et moyennes ; — *e*, arcs décrits par les fibres optiques et les collatérales ascendantes qui s'en détachent.

daires. Bien que le premier de ces plexus soit déjà très considérable chez les fœtus à terme, il n'atteint pas encore certainement la densité qu'il aura plus tard. Pour l'apercevoir dans tout son développement et sa complexité, il faut l'examiner chez l'enfant âgé d'un mois et davantage ; à ce moment, en effet, les arborisations de deuxième et troisième ordre se sont parachevées. On aura une idée du plexus optique de l'écorce visuelle à la période de sa perfection, en jetant un coup d'œil sur la figure 391. On verra, en *B*, le feutrage compact et les nids compliqués dont les fibres optiques entourent les grains et les cellules étoilées à cylindre-axe ascendant de la cinquième couche, marquées ici par un espace clair. On remarquera également, en A, le plexus qu'elles forment au niveau de la quatrième zone, autour des grandes cellules étoilées ; comme nous l'avons fait prévoir, les mailles de ce plexus sont plus lâches.

Nous avons affirmé, plus haut, que les tubes qui se ramifient dans la raie de Gennari sont formés par des fibres optiques. Il nous faut dire maintenant sur quoi nous basons cette affirmation.

1º Les fibres qui partent de la substance blanche pour atteindre la raie de Gennari sont ordinairement plus épaisses que les fibres d'association et les fibres calleuses. En outre, leur diamètre correspond assez bien à celui des gros tubes qui tirent leur origine du corps genouillé externe.

2º Les tubes épais afférents semblent caractériser toutes les régions sensorielles de l'écorce ; on les rencontre, en effet, non seulement dans le centre visuel, mais encore dans les sphères sensitivo-motrice et olfactive ; par contre, on n'en trouve pas trace dans l'écorce d'association.

3º Nous savons, par la clinique et l'anatomie, que le système volumineux de fibres optiques, appelé radiations de Gratiolet, se termine dans l'écorce visuelle. Il est donc tout naturel de penser que les fibres de la raie de Gennari sont purement et simplement les terminaisons des tubes contenus dans ces radiations. On a d'autant plus raison de penser ainsi, que ces tubes centripètes sont extrêmement nombreux et se comportent tous de la même façon.

4º Plusieurs observateurs et nous-même avons observé que, chez les aveugles et les borgnes, rendus tels par une lésion périphérique, le plexus de la raie de Gennari est infiniment moins riche, en même temps que ses fibres épaisses disparaissent presque toutes.

La raie de Gennari contient d'autres conducteurs que les fibres optiques. Il est possible que certains d'entre eux soient des fibres exogènes émanant de divers centres d'association et de la substance blanche ; mais nous n'avons pu, jusqu'à présent, les mettre en évidence. Par contre, nous sommes certain qu'elle renferme de nombreuses arborisations libres fournies par les fibres autochtones de l'écorce visuelle. Pour ne pas allonger notre description plus que de raison, nous nous contenterons de citer : 1º les arborisations libres produites par des cylindres-axes qui appartiennent à des cellules des zones inférieures, en particulier des cellules pyramidales à cylindre-axe incurvé et récurrent ; 2º des arborisations issues des collatérales appartenant aux cellules étoilées grandes et moyennes des quatrième et cinquième couches ; 3º les arborisations terminales fournies par l'axone des grains et autres neurones à cylindre-axe court (fig. 391).

Les avis sont encore quelque peu partagés sur le parcours que suivent les fibres optiques depuis leur origine dans le corps genouillé externe et le pulvinar. Pour Monakow, ces fibres constituent une grande portion des radiations optiques de Gratiolet, tandis que, pour Henschen et Probst, elles font partie intégrante du faisceau longitudinal inférieur de Burdach, après leur entrée dans la masse des hémisphères cérébraux. Probst[1], qui a soigneusement étudié le trajet du faisceau visuel par la méthode de Marchi chez l'homme et les mammifères, assure que les fibres antéro-postérieures du faisceau longitudinal de Burdach forment dans le lobe occipital *deux courants sagittaux*, l'un interne, l'autre externe ; c'est surtout ce dernier courant qui renfermerait la voie visuelle centrale qu'il conduirait à la scissure calcarine, au cunéus et au lobule lingual.

Fibres optiques efférentes; voie optique motrice ou descendante. — Il existe indubitablement un courant de fibres qui part de l'écorce visuelle pour se rendre aux noyaux moteurs et, précisément, à ceux des globes oculaires, d'après Flechsig. Mais jusqu'à présent la démonstration anatomique directe de ce fait n'a été apportée par personne. Nous avons pu voir, cependant, chez la souris âgée de quelques jours, que certaines cellules pyramidales de la raie de Gennari envoient leur cylindre-axe dans les radiations optiques de Gratiolet avec lesquelles il descend jusqu'à la couche optique ; la grandeur des distances nous a empêché de poursuivre cet axone jusqu'à sa terminaison. Cette observation prouve donc que les radiations optiques renferment des fibres ascendantes et descendantes, ce qui confirme pleinement les présomptions de Flechsig.

Leur existence et leur trajet :
1º d'après l'examen histologique direct ;

L'existence du courant optique descendant a été démontrée au contraire et à plusieurs reprises par les expériences physiologiques. C'est ainsi que Munk, Schaffer, Danillo et d'autres ont réussi à provoquer des mouvements conjugués des globes oculaires en excitant la sphère visuelle. Elle a été prouvée aussi par les recherches des anatomo-pathologistes, qui, à l'exemple de Probst, ont suivi chez l'homme, à l'aide de la méthode de Marchi, une grande partie des fibres de cette voie descendante dans les radiations de Gratiolet. L'expérimentation est également favorable à l'existence de cette voie, car, à la suite de l'extirpation de l'écorce visuelle chez les animaux, Probst a vu dégénérer un courant de fibres qui se terminent inférieurement dans le tubercule quadrijumeau antérieur, le pulvinar et le corps genouillé externe. Ce courant, dont Beevor et Horsley admettent aussi la réalité, n'est autre que le faisceau cortico-mésocéphalique dont nous avons parlé à propos du tubercule quadrijumeau antérieur. Enfin, les histologistes qui ont employé la méthode myélogénétique de Flechsig assurent avec Bechterew, Monakow, Zacher et d'autres que le lobe occipital est le point de départ de fibres qui, avec celles du lobe temporal, vont former la *voie occipito-temporo-protubérantielle*, logée dans la région externe, probablement le cinquième externe, du pédoncule cérébral.

2º d'après la physiologie ;

3º d'après l'anatomie pathologique et l'expérimentation ;

4º d'après la méthode myélogénétique.

Au reste, il existe peut-être deux ou plusieurs courants centrifuges issus de la sphère visuelle ; ainsi, il pourrait y avoir des courants moteurs proprement dits et des courants achevés dans les noyaux visuels inférieurs. Mais, dans l'état actuel de nos connaissances, une telle distinction est encore impossible.

1. Probst, Weitere Untersuchungen über die Grosshirnfaserung, etc. *Sitzungsb. d. Kais. Akad. der Wiss. zu Wien*, Bd. CXIV, Abteil. III, 1905. — Ueber die centralen Sinnesbahnen und die Sinnescentren des menschlichen Gehirnes. *Sitzungsb. d. Kais. Akad. der Wiss. zu Wien*, Bd. CXV, Abteil. III, 1906.

STRUCTURE DES AUTRES CIRCONVOLUTIONS VISUELLES. — La scissure calcarine ne constitue pas à elle seule l'écorce visuelle : d'après nombre d'auteurs, le cuneus et le lobule lingual en font également partie. Nous les avons donc étudiés. Nous y avons trouvé des traits de structure analogues à ceux de la scissure calcarine et des différences portant principalement sur les couches des cellules étoilées et le plexus de la raie de Gennari. Nous allons exposer en quelques mots en quoi consistent ces divergences.

Différences avec la structure de la scissure calcarine.

1° Le nombre des grandes et petites cellules étoilées des quatrième et cinquième couches décroît beaucoup à mesure que l'on s'éloigne de la scissure calcarine; il s'y mêle quantité de cellules pyramidales, ce qui tend à effacer les différences entre l'écorce visuelle type et l'écorce d'association.

2° Les fibres optiques auxquelles est dû le plexus de Gennari sont beaucoup moins abondantes dans le coin et le lobule lingual que dans la scissure calcarine. Aussi, les arborisations terminales sont-elles plus lâches dans le plexus; d'où un contraste moins grand entre ce dernier et les couches voisines.

3° Le nombre des cellules petites et moyennes à cylindre-axe arciforme et ascendant diminue dans les sixième et huitième couches, dès qu'on s'écarte de la scissure calcarine; celui des cellules pyramidales moyennes augmente, au contraire.

Localisation corticale des différents segments rétiniens.

Ces faits ne nous autorisent guère à une conclusion physiologique bien assise. Il nous paraît très vraisemblable, néanmoins, que la scissure calcarine répond à la fossette centrale de la rétine, tandis que le cuneus, le lobule lingual, le præcuneus, etc., représentent peut-être les régions périphériques de cette membrane. Nous avons vu, en faisant l'historique de la localisation visuelle, que Henschen professe une opinion différente sur ce sujet.

Caractères histologiques de l'écorce visuelle.

En résumé, quatre caractères permettent de reconnaître aisément l'écorce visuelle chez l'homme et les mammifères gyrencéphales; ce sont :

1° La présence dans les couches moyennes d'un plexus nerveux, dense, formé par les arborisations terminales des fibres optiques.

2° La présence dans ce plexus d'un type spécial de cellules à cylindre-axe long, les cellules étoilées. Ces neurones sont très abondants chez l'homme et constituent deux couches épaisses superposées; chez les autres mammifères, ils sont moins abondants et ne forment qu'une seule assise.

3° L'existence de zones particulières, contenant des cellules pyramidales à cylindre-axe arciforme, ascendant et ramifié dans la couche des cellules étoilées.

4° La rareté des cellules pyramidales géantes, qui forment seulement une rangée interrompue, placée au-dessous et à une certaine distance de la couche des cellules étoilées.

CHAPITRE XXVI

ÉCORCE AUDITIVE

ÉCORCE AUDITIVE

La localisation corticale de la perception auditive d'après les recherches physiologiques et anatomo-pathologiques. — De même que pour la perception visuelle, nous demanderons d'abord à la physiologie et à l'anatomie pathologique de nous indiquer le lieu de l'écorce cérébrale où s'opère la perception des sensations auditives. D'après Munk, Luciani, Ferrier et Seppili, ce serait chez le singe et d'autres mammifères un point bien circonscrit du lobe temporal. Le premier de ces physiologistes le précise même davantage, chez le chien, et le fixe à peu près au centre des deux circonvolutions postérieures descendantes de ce lobe. Pour les anatomistes et les anatomo-pathologistes, le centre auditif se trouverait, chez l'homme, dans le tiers moyen de la première circonvolution temporale. Parmi les auteurs les plus modernes, Probst le place dans la lèvre sylvienne de cette circonvolution, c'est-à-dire au voisinage de l'insula. Quant à Flechsig, O. Vogt, Mme Vogt et Campbell [1], ils le localisent en des points peu différents.

Centre auditif, dans la première temporale.

Au centre auditif se rattache la *sphère du langage.* Elle s'étend, suivant Dejerine, à tout le pourtour de la scissure de Sylvius, à la première circonvolution temporale, aux circonvolutions de l'insula et jusqu'à la base du lobe occipital, dont un segment assez considérable lui appartiendrait. Ce vaste territoire comprend, par conséquent, une grande partie de l'écorce sensitivo-motrice et une portion assez importante de l'écorce d'association, d'après la terminologie et l'hypothèse de Flechsig.

Sphère du langage ; son étendue.

Ainsi, d'un avis à peu près unanime, le centre auditif est bien situé dans la première circonvolution temporale chez l'homme. Nous allons donc étudier la structure de cette circonvolution sans nous préoccuper du point exact dont la lésion provoque la surdité mentale, puisque la question est encore en litige. Nous examinerons aussi l'insula, que plusieurs savants admettent au nombre des circonvolutions acoustiques [2].

1. Campbell, Histological studies on the localisation of cerebral fonction. Cambridge, 1905.
2. S. R. Cajal, Corteza acústica. *Rev. trim. micrográf.*, t. V, 1900.

Aperçu historique sur la structure de l'écorce auditive. — Les renseignements que l'on possédait jusqu'ici sur la structure de la première circonvolution temporale sont plutôt clairsemés, parce qu'on la considérait comme identique à celle de l'écorce-type. Betz [1] et Schlapp [2] s'en sont occupés néanmoins, mais en passant, tandis que Hammarberg [3], le seul auteur qui ait fait une étude systématique de toute l'écorce cérébrale à l'aide de la méthode de Nissl, en a donné une analyse plus sérieuse, accompagnée d'une figure.

1° chez l'homme, d'après Betz: Le premier de ces auteurs affirme que l'écorce des trois circonvolutions temporales est caractérisée par l'épaisseur de la cinquième couche ou des cellules fusiformes et par une couche de grains ou petites cellules à la place de la troisième couche-type ou des grandes cellules pyramidales.

d'après Hammarberg. Hammarberg reconnaît dans la première circonvolution temporale : 1° une *couche moléculaire*, où ne se trouvent que de rares cellules ; 2° une *couche des petites cellules pyramidales*, dont le diamètre oscille entre 9 et 15 µ ; 3° une *couche des grandes cellules pyramidales* ayant de 20 à 30 µ, et correspondant aux pyramidales grandes et moyennes de l'écorce motrice ; 4° une *couche des grains*, où siègent de petites cellules pyramidales et des neurones de forme irrégulière ; 5° une *couche des cellules ganglionnaires*, représentant l'assise des grandes cellules pyramidales profondes des autres régions de l'écorce ; ses plus grands neurones pyramidaux ont de 20 à 30 µ de diamètre ; d'autres sont de taille moyenne, et même petite ; 6° une *couche des cellules fusiformes*, équivalant à la cinquième de l'écorce-type de Meynert ; son épaisseur très grande atteint jusqu'à 1 mm. 20 ; les cellules fusiformes qu'elle renferme varient de 9 à 30 µ. Enfin Brodmann a décrit dans la première temporale des cercopithèques une stratification presque identique à celle que Schlapp avait indiquée chez le singe. Elle répond au type 22 de la nomenclature de Brodmann et s'étend, d'après lui, à toute la circonvolution.

d'après Brodmann.

2° chez le singe, d'après Schlapp. Schlapp trouve que chez le singe la première circonvolution temporale est identique au *second type cortical* de sa nomenclature, c'est-à-dire à une écorce où la couche des grandes cellules pyramidales et polymorphes est subdivisée en deux strates, l'une externe, l'autre interne, par l'interposition d'une zone de grains. L'écorce de la circonvolution auditive comprendrait donc sept couches, d'après Schlapp. Sauf la troisième ou zone des pyramidales moyennes incluse par Hammarberg dans l'assise des grandes cellules pyramidales, ces couches correspondent assez bien à celles que ce dernier histologiste a distinguées.

STRUCTURE DE L'ÉCORCE AUDITIVE (PREMIÈRE CIRCONVOLUTION TEMPORALE) *Notre nomenclature et nos recherches.* CHEZ L'HOMME. — Le nombre des couches que nous-même avons trouvées dans cette circonvolution est bien celui qu'Hammarberg et Betz ont indiqué. Nous aurions donc pu conserver leur nomenclature. Mais comme elle tendait à perpétuer des idées erronées sur la composition des couches de cette région, nous nous sommes vu obligé d'y apporter quelques changements. Voici les zones que nous ont révélées de bonnes coupes de cerveau adulte, traitées par la méthode de Nissl (fig. 392) :

1. Betz, *Centralbl. f. d. mediz. Wissenschaft*, nos 11-13, 1894.
2. Schlapp, Der Zellenbau der Grosshirnrinde des Affen, etc. *Arch. f. Psychiatrie*, Bd. XXX, H. 2, 1897.
3. Hammarberg, Studien über Klinik. u. Pathologie d. Idiotie, etc. Upsala, 1895.
4. Brodmann, Beiträge zur histologische Lokalisation der Grosshirnrinde. *Journal f. Psychologie u. Neurol.*, etc. Bd. IV, 1905.

1° *Couche plexiforme ;* 2° *couche des petites cellules pyramidales ;* 3° *couche des cellules pyramidales moyennes ;* 4° *couche des cellules pyramidales géantes ;* 5° *couche des petites cellules étoilées, c'est-à-dire des grains ;* 6° *couche des cellules pyramidales profondes grandes et moyennes* ; 7° *couche des cellules fusiformes et triangulaires.*

Nous allons étudier en détail chacune de ces couches.

1° **Couche plexiforme.** — Lorsqu'on examine cette assise sur des préparations traitées par les méthodes de Golgi et de Nissl, on constate que sa composition est la même que dans l'écorce-type ; elle renferme donc un petit nombre de *cellules horizontales* plongées dans un *plexus* cylindre-axile et protoplasmique abondant, des *corpuscules névrogliques* et des *cellules* petites et moyennes à *cylindre-axe court* (fig. 392, *1*).

2° **Couche des petites cellules pyramidales.** — Elle renferme les mêmes éléments que dans l'écorce normale, c'est-à-dire des *cellules pyramidales* ou des cellules à cylindre-axe long ainsi que de nombreux *neurones à cylindre-axe court ou demi-long.* Les *cellules à double bouquet protoplasmique,* surtout très petites, y sont extrêmement abondantes (fig. 393, *a*).

3° **Couche des cellules pyramidales moyennes.** — La taille des *pyramidales moyennes* augmente de dehors en dedans ; en outre, le volume de leur corps et la longueur de leur tige protoplasmiques sont plus considérables que dans la couche précédente. A part cela, point de différence entre leurs attributs et ceux des cellules pyramidales ordinaires (fig. 393, *f*). Les corpuscules à cylindre-axe court sont moins nombreux ici ; ils affectent les mêmes formes que dans la deuxième couche ; le *neurone à cylindre-axe ascendant* et décomposé en longues branches horizontales est le plus abondant. Les *cellules à double bouquet protoplasmique* se présentent, par contre, en nombre relativement assez élevé. On y remarque plusieurs *variétés ;* l'une d'elles est hérissée de dendrites toutes frisées et extrêmement enchevêtrées ; son cylindre-

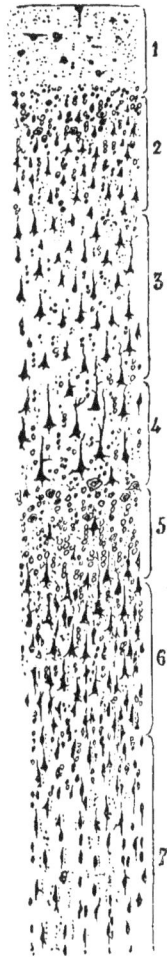

FIG. 392. — Coupe transversale de la première circonvolution temporale, homme adulte. Méthode de Nissl.

1, couche plexiforme ; — 2, couche des petites cellules pyramidales ; — 3, couche des cellules pyramidales moyennes ; — 4, zone des grandes cellules pyramidales externes ; — 5, couche des grains ou petites cellules étoilées ; — 6, cellules pyramidales moyennes profondes ;—7,cellules fusiformes.

Neurones :
1° *à axone long ;*

2° *à axone court.*

axe se résout en corbeilles péricellulaires (fig. 393, *d*); une autre, de taille assez grande et également pourvue d'un double bouquet dendritique très long, possède aussi un cylindre-axe dont les ramuscules contribuent à des corbeilles péricellulaires.

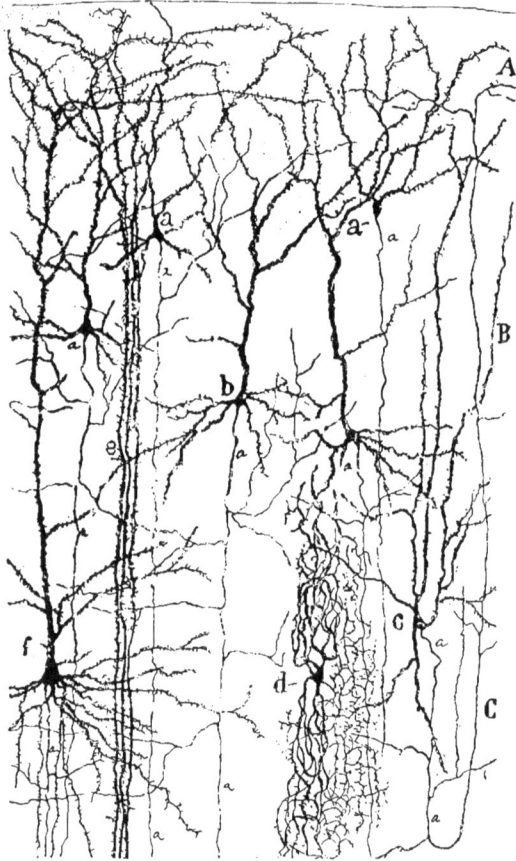

FIG. 393. — Cellules pyramidales des deuxième et troisième couches de la première circonvolution temporale ; enfant âgé de 15 jours. Méthode de Golgi.

A, couche plexiforme; B. couche des petites cellules pyramidales; — C, couche des cellules pyramidales moyennes; a. b, petites cellules pyramidales; c. cellule à cylindre-axe arciforme; — d, cellule à double bouquet protoplasmique flexueux; e. groupe de tiges dendritiques périphériques; — f, cellule pyramidale moyenne.

Neurones :
1° à axone long :

4° **Couche des cellules pyramidales géantes.** — Les *pyramidales géantes* sont disposées sur un petit nombre de rangées et n'atteignent pas le volume de leurs congénères de l'écorce motrice, car elles n'ont guère plus de 20 à 28 μ. Leur corps triangulaire projette par sa partie inférieure de longues dendrites descendantes et obliques, et par sa partie supérieure une tige protoplasmique épaisse qui s'élève jusqu'à la première couche (fig. 394, *A*). Des neurones à cylindre-axe court, appartenant pour la plupart à la catégorie des *cellules à double bouquet protoplasmique* et à celle des *grains*, c'est-à-dire des cellules à cylindre-axe ascendant de Martinotti, sont mêlées en quantité assez grande aux éléments précédents

2° à axone court.

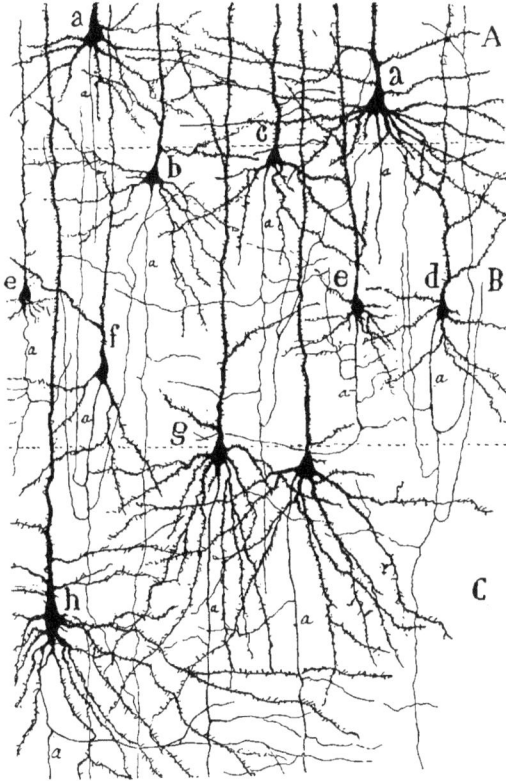

Fig. 394. — Cellules des quatrième, cinquième et sixième couches de la première circonvolution temporale; enfant âgé de vingt-cinq jours. Méthode de Golgi.

A, quatrième couche; B, cinquième couche; — C, sixième couche; — *a*, grandes cellules pyramidales externes; — *b*, petites cellules pyramidales de la cinquième couche; — *d*, *e*, *f*, cellules pyramidales dont le cylindre-axe se décompose partiellement en collatérales arciformes; — *g*, *h*, grandes cellules pyramidales de la sixième couche.

5° **Couche des petites cellules étoilées, c'est-à-dire des grains.** — Dans les préparations colorées par la méthode de Nissl, les éléments de cette zone sont disposés en séries verticales, serrées les unes contre les autres. Les corpuscules eux-mêmes sont petits, polyédriques ou fusiformes. Entre eux apparaissent quelques petites cellules pyramidales. Enfin, à l'étage le plus élevé de cette couche, on remarque en outre quelques grandes cellules étoilées à protoplasma pâle et à dendrites divergentes (fig. 392, 5).

Couche caractéristique : son aspect : 1° au Nissl:

2° au Golgi.
Neurones à
cylindre - axe
long et court ;
abondance de
ces derniers.

Les cellules que révèle la méthode de Golgi appartiennent à deux catégories principales ; ce sont : des *petites cellules pyramidales* et des *neurones étoilés* ou *fusiformes* à cylindre-axe court (fig. 395, *A*). Nous ne les décrirons pas, car ils ressemblent tout à fait aux éléments de la couche des grains dans l'écorce typique. Du reste, on aura une idée suffisante des formes habituelles de ces corpuscules en jetant un coup d'œil sur les figures 394, en *B*,

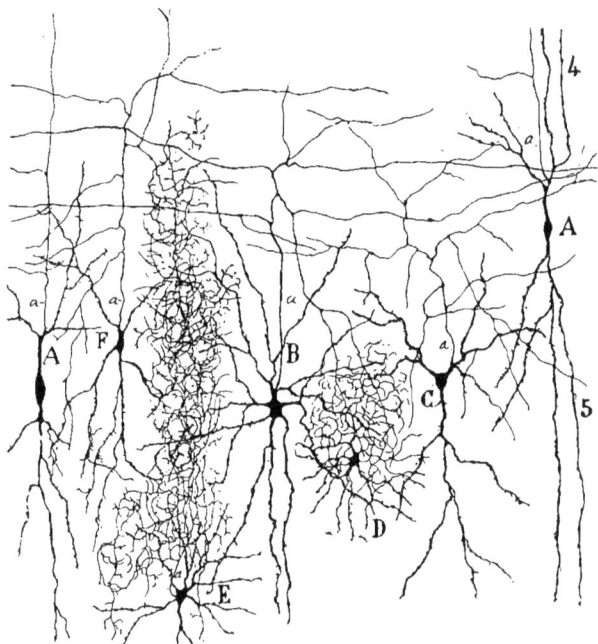

Fig. 395. — Divers types de cellules à cylindre-axe court de la cinquième couche dans la première circonvolution temporale ; enfant âgé d'un mois. Méthode de Golgi.

4, couche des grandes cellules pyramidales externes ; — 5, couche des grains ; — **A**, cellules fusiformes à cylindre-axe ascendant ; — B, cellule dont l'axone se résout en très longues branches horizontales ; — C, cellules à ramification nerveuse moins étendue ; — **D**, cellule neurogliforme dont l'arborisation cylindre-axile dense est moins étendue que dans la suivante ; E, cellule neurogliforme dont le cylindre-axe forme un plexus très enchevêtré et creusé de nids péricellulaires ; — F, cellule à ramification nerveuse moins étendue qu'en B.

et 395. Remarquons, néanmoins, que presque tous les corpuscules de la cinquième couche ont un axone court ou demi-long. Les petites cellules pyramidales dont les collatérales principales ont un trajet récurrent, sont elles-mêmes dans ce cas ; leur axone distribue la plus grande partie de sa ramure aux couches situées au-dessus de celle où il a pris naissance Les cellules de la cinquième couche occupent donc dans la première circonvolution temporale une position pour ainsi dire stratégique, car elle leur permet de communiquer, à la plus petite distance possible, avec un grand nombre de neu-

Leur impor-
tance fonction-
nelle.

rones à cylindre-axe long et surtout avec les pyramidales des troisième et quatrième couches.

6° **Couche des grandes et moyennes cellules pyramidales profondes.** — Les préparations colorées par la méthode de Nissl montrent dans cette couche un grand nombre de *cellules pyramidales* allongées et de 20 à 30 μ de diamètre. Elles sont immergées dans une substance plexiforme assez abondante. Dans les coupes imprégnées par le chromate d'argent, ces cellules pyramidales apparaissent avec des dimensions considérables et néanmoins avec un corps plus petit que dans la quatrième couche. Nous n'en dirons pas davantage sur ces corpuscules sous peine de nous répéter inutilement (fig. 394, *g*, *h*). En outre des pyramidales grandes et moyennes qui, sans aucun doute, représentent l'élément principal de cette couche, on rencontre d'autres neurones de types divers : *a*) Les *cellules triangulaires* à cylindre-axe descendant qui constituent l'une de ces formes sont en réalité des cellules pyramidales pourvues d'une tige protoplasmique et d'un cylindre-axe long ; mais leur corps est rendu irrégulier par une gibbosité latérale d'où part un bouquet de dendrites (fig. 399, *A*, *J*). *b*) Les *cellules fusiformes* à cylindre-axe ascendant appartiennent à une seconde variété ; elles sont également très abondantes dans la sixième couche. Malgré leur variabilité, c'est encore le type fusiforme qui domine avec deux dendrites, l'une ascendante, l'autre descendante, partant chacune d'un pôle et décomposées en bouquets. Quant au cylindre-axe, il prend naissance sur le tronc protoplasmique ascendant, traverse la couche des grains, lui fournit des collatérales et se prolonge peut-être jusqu'à la première couche (fig. 398, *G*). *c*) La troisième variété est due à de *grosses cellules* pyramidales ou *ovoïdes* à cylindre-axe ascendant, dendrites descendantes et longue tige protoplasmique ascendante (fig. 398, *D*). Le *cylindre-axe* commence souvent par plonger pendant un certain temps vers la substance blanche, pour décrire ensuite une courbe et remonter vers les couches superficielles. Cette courbe donne naissance à une branche descendante qui se rend peut-être à la substance blanche. Ce neurone est donc une copie agrandie de la petite cellule pyramidale de la cinquième couche, mais avec moins de collatérales cylindre-axiles, *d*). Enfin, nous compterons, comme quatrième variété, des *cellules étoilées*, grandes et même géantes, à cylindre-axe court, descendant, horizontal ou ascendant ; ce dernier s'épanouit à faible distance en une arborisation étendue (fig. 398, *F*).

Neurones :

1° à axone long ;

2° à axone court ou demi-long et ascendant.

Cellules caractéristiques de l'écorce acoustique. — Nous appelons ainsi des cellules fusiformes géantes que nous avons découvertes chez l'homme dans l'écorce acoustique seulement. Leur présence constante dans toutes les préparations de la première circonvolution temporale et de l'insula nous porte à les considérer comme un facteur important de l'audition mentale, sans que pour cela nous puissions indiquer leur rôle dans cette fonction.

Fréquence.

Ces neurones se rencontrent dans toutes les couches de l'écorce auditive sauf dans la première, et leur nombre semble augmenter au fur et à mesure que l'on se rapproche de la substance blanche; leur maximum de fréquence

Distribution.

se trouve donc dans les sixième et septième zones. Leur corps fusiforme ou triangulaire (fig. 396) dépasse, par sa taille, celui des plus grandes cellules pyramidales de la région, car son diamètre oscille entre 40 et 60 μ. Ces dimensions, prises sur des cellules du cerveau d'enfant, imprégnées par

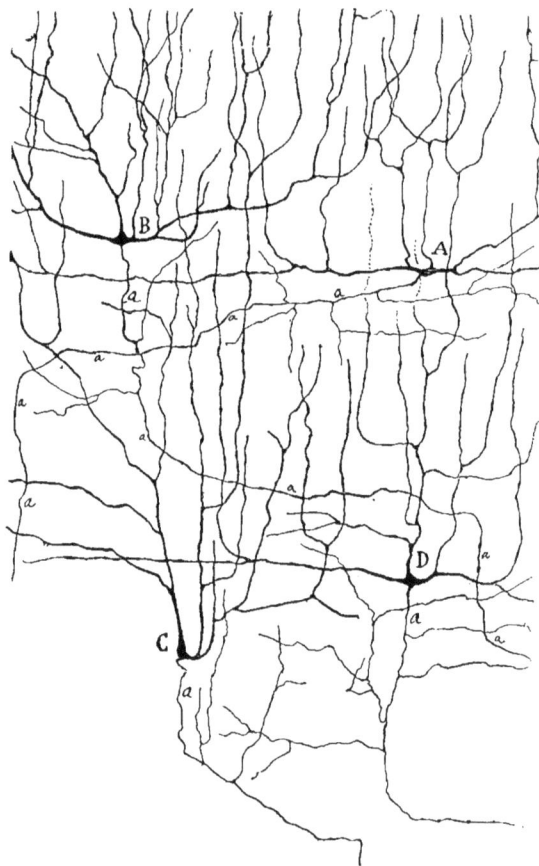

FIG. 396. — Quatre cellules géantes spéciales de la première circonvolution temporale : enfant âgé d'un mois. Méthode de Golgi.

A, B, cellules de la quatrième couche ; — C, D, cellules de la sixième couche : — *a*, cylindre-axe
On n'a figuré ici qu'une partie de l'arborisation dendritique des cellules spéciales.

le chromate d'argent, ne persistent pas chez l'adulte ; elles diminuent un peu, sans doute par l'emploi d'une partie du protoplasma au parachèvement

des dendrites. Les troncs protoplasmiques qui s'échappent des pôles de ces cellules sont au nombre de deux, trois ou davantage ; ils prennent une direction habituellement horizontale, parallèle, par cela même, à la surface de l'écorce. Ils s'étendent sur une très grande longueur, au point de couvrir parfois plus d'un dixième de millimètre. Ils se divisent plusieurs fois, s'incurvent souvent et s'élèvent plus ou moins haut, suivant le point où le corps de leur cellule d'origine se trouve logé. Lorsque ces prolongements

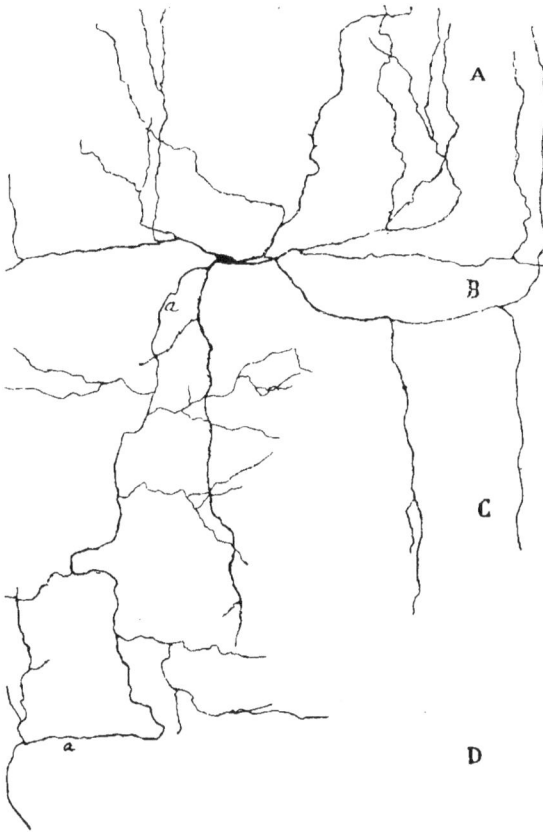

FIG. 397. — Cellule géante spéciale de l'écorce temporale ; enfant âgé d'un mois. Méthode de Golgi; grossissement faible.

A, couche des petites cellules pyramidales ; — B, couche des cellules pyramidales moyennes ; — C, couche des grandes cellules pyramidales externes ; — D, couche des grains ; — a, cylindre-axe dont une portion seule a été ici représentée par manque de place.

protoplasmiques appartiennent à des cellules des couches externes, ils s'incurvent à une grande distance de leur origine ; mais lorsqu'ils proviennent de neurones situés dans les sixième et septième assises, leur inflexion se produit parfois dès leur point de départ ; on les voit se porter alors plus ou moins obliquement vers la périphérie (fig. 396, C). De ces troncs proto-

1. S. R. CAJAL, *Rev. ibero-americana de ciencias médicas*, marzo 1889, et *Rev. trim. micrográf.*, t V, 1900.

plasmiques émanent souvent à angle droit des branches, dont les plus
épaisses et en même temps les plus nombreuses sont ascendantes. Celles-ci
se divisent coup sur coup et couvrent de leurs ramuscules une portion
considérable de la substance grise. Ni les branches ascendantes, ni leurs
rameaux ne parviennent jamais jusqu'à la couche plexiforme. Leur direction
et leur mode de division sont d'ailleurs si particuliers qu'on les distingue
toujours, même isolées, des troncs protoplasmiques des autres cellules ; elles
en diffèrent en outre par l'absence d'épines collatérales.

Axone, pour la substance blanche.   Le cylindre-axe est très épais, plus épais que celui des cellules pyramidales géantes. Il sort fréquemment d'un côté du corps cellulaire, prend
d'abord une direction horizontale ou oblique, décrit ensuite de grands crochets qui le rendent difficile à suivre, puis s'introduit dans la substance
blanche où il se transforme en un gros tube à myéline. L'axone des cellules
les plus inférieures peut présenter, dès le début, un trajet directement descendant. Il n'en est pas de même pour celui des neurones plus superficiels, car
il descend souvent par échelons, ou en décrivant de grandes sinuosités ;
aussi le distingue-t-on, du premier coup, d'avec les cylindres-axes des
grandes cellules pyramidales logées dans les quatrième et sixième couches.
Quel que soit son point de départ, le cylindre-axe des cellules spéciales de
la sphère auditive émet une multitude de collatérales, qui suivent pour la
plupart un trajet horizontal, se divisent à plusieurs reprises et se terminent
Ses collaté-rales.   à une distance qui n'est pas très considérable. Quelques-unes remontent
vers la surface de l'écorce ; c'est surtout le cas pour celles qui proviennent des
cellules les plus inférieures. La cellule représentée sur la figure 397, en *a*,
possédait au moins quatorze ou quinze de ces collatérales ; nous n'en avons
reproduit que six, faute de place pour dessiner tout le parcours du cylindre-
axe. Cette cellule, grossie vingt à trente fois sur la figure, se trouvait dans
la couche des cellules pyramidales moyennes où ses congénères ne sont pas
très rares.

Connexions non encore connues avec les fibres audi-tives afféren-tes.   A notre vif regret, nous n'avons pu déterminer les connexions de ces
neurones, surtout avec les terminaisons de la voie acoustique. Lorsqu'on
les découvrira, ce qui ne fait guère de doute pour nous, on aura trouvé aux
cellules spéciales de l'écorce auditive une ressemblance de plus avec les
grands neurones étoilés de la quatrième couche du centre visuel, puisque
déjà, comme eux, elles ont une grande taille et ne possèdent pas de tige
protoplasmique périphérique.

7° **Couche des cellules fusiformes et triangulaires.** — Sa composition
est la même que celle de l'écorce-type ou de l'écorce visuelle ; nous ne nous
y arrêterons donc pas. On trouvera, sur la figure 398, le dessin d'un certain
nombre de ses éléments : en *F*, des *pyramidales moyennes* ; en *A*, des *cellules triangulaires* à cylindre-axe descendant ; en *B*, des *cellules pyramidales* à grosses collatérales arciformes et récurrentes ; enfin, en *D*, de grands
corpuscules étoilés à cylindre-axe ascendant, tantôt long, tantôt court et
tantôt épanoui en très longues branches horizontales dans la couche même,
comme en *E*.

Plexus cylindre-axiles et fibres afférentes de l'écorce auditive. — Toute coupe de la première circonvolution temporale provenant de l'homme adulte et traitée par la méthode de Weigert-Pal présente des plexus nombreux et denses de fibres à myéline. Faisons abstraction des grosses fibres parallèles

Aspect :
1° au Wei-
gert-Pal.

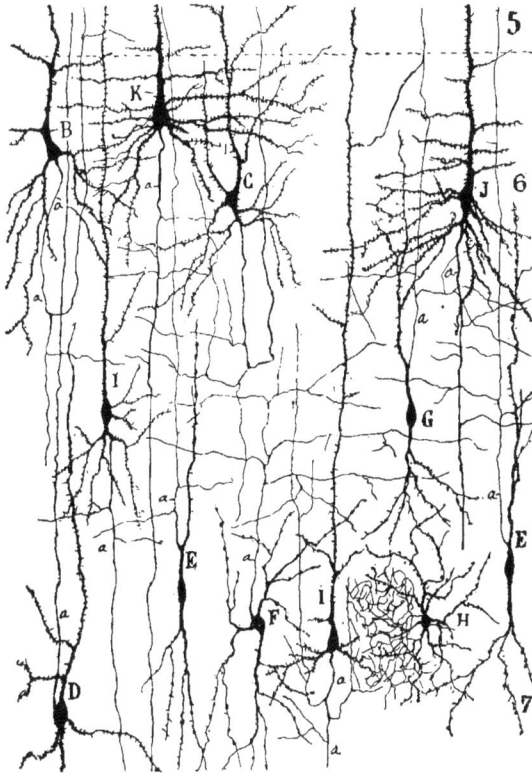

FIG. 398. — Divers types cellulaires de la sixième couche et de l'étage supérieur de la septième de l'écorce temporale; enfant âgé d'un mois. Méthode de Golgi.

5, couche des grains ; — 6, couche des cellules pyramidales moyennes profondes ; — B, grosse cellule à cylindre-axe long et ascendant ; — C, grosse cellule polyédrique dont le cylindre-axe long donne trois collatérales épaisses et ascendantes ; — D, grosse cellule à cylindre-axe long et ascendant ; — E, petite cellule à cylindre-axe descendant ; — F, cellule à cylindre-axe court arborisé en branches horizontales ; — G, petite cellule à cylindre-axe long et descendant ; — H, cellule neurogliforme ; — I, petites cellules fusiformes ou pyramidales ; — J, K, grosses cellules pyramidales à cylindre-axe long.

ou tangentielles de la couche plexiforme, ainsi que du plexus fin et lâche situé dans les deuxième et troisième assises, car ils ne diffèrent nullement de ceux qui existent dans l'écorce motrice ou visuelle. Il reste un lacis touffu de fibres fort enchevêtrées, qui, de la quatrième couche inclusivement, s'étend jusqu'à la substance blanche. C'est dans la cinquième zone, c'est-à-dire dans celle des grains, que ce plexus offre les mailles les plus serrées et

Leur situa-
tion dans la

les plus fines, autrement dit les fibres les plus abondantes. On y trouve, en outre, des tubes à myéline, horizontaux et très longs, remarquables par leur épaisseur. Des tubes à myéline semblables existent aussi, bien qu'en nom-

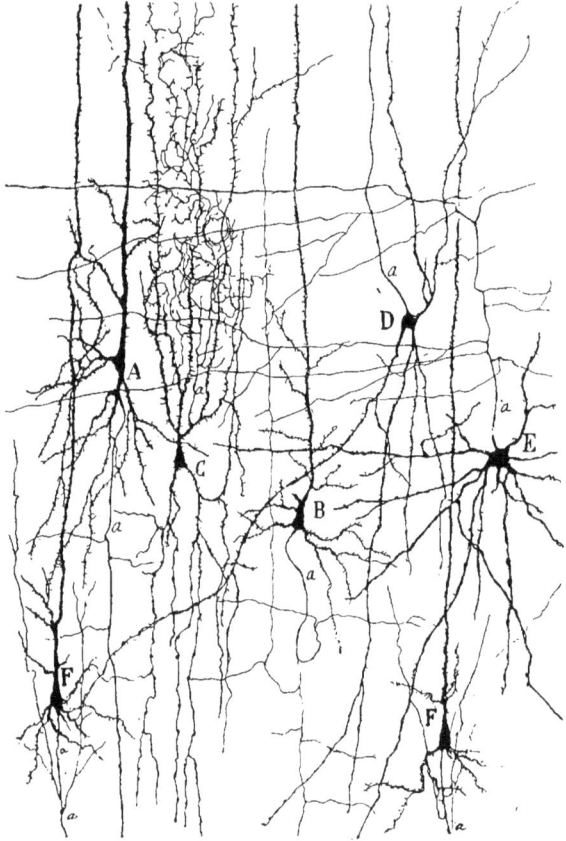

Fig. 399. — Divers types cellulaires de la septième couche dans l'écorce temporale; enfant âgé d'un mois. Méthode de Golgi.

A, cellule triangulaire à cylindre-axe long; — B, cellule pyramidale pourvue de collatérales plus épaisses que le reste de la portion descendante du cylindre-axe; — C, grande cellule à double bouquet protoplasmique;— D, grande cellule à axone long et ascendant;—C, cellule géante à cylindre-axe court et décomposé en longues collatérales horizontales; — F, cellules pyramidales un peu ovoïdes et pourvues de dendrites basilaires courtes et de collatérales cylindre-axiles récurrentes.

bre moindre, dans la quatrième couche et même dans la troisième (fig. 400, *3* et *4*).

Ce premier résultat est déjà fort intéressant ; il montre, en effet, que la couche des grains est aussi dans l'écorce auditive le lieu de concours de la plupart des fibres nerveuses et le parage où les connexions entre fibres afférentes et neurones sont les plus nombreuses et les plus intimes.

Les préparations au chromate d'argent de la première circonvolution *2° au Golgi.*
temporale chez l'enfant âgé de trente jours complètent, à ce point de vue,
l'impression fournie par les coupes colorées au
moyen de la méthode de Weigert. Le plexus
nerveux que l'on y aperçoit présente une complication tout aussi grande. On parvient cependant, à force de persévérance, à suivre sur la
totalité de leur trajet quelques-unes des fibres
qui produisent ce plexus, même dans la cinquième couche, où il est le plus abondant et le
plus densément feutré.

En étudiant de très près les coupes imprégnées par la méthode de Golgi on découvre
un fait extrêmement important ; c'est que la
majeure partie des fibres horizontales ramifiées dans la cinquième couche sont constituées
par des conducteurs centripètes, venus de la
substance blanche. Parties de ce point, ces
fibres montent à travers les couches inférieures
suivant une ligne perpendiculaire ou oblique,
et parviennent sans se diviser à la sixième ou à
la cinquième couche ; là, elles deviennent horizontales, parcourent de grands espaces dans
l'assise des grains et enveloppent les cellules
qui s'y trouvent dans les ramuscules des nombreuses collatérales qu'elles émettent ; elles
s'achèvent enfin par une arborisation qui n'est
ni aussi dense ni aussi riche que dans la strie
de Gennari (fig. 400, 5). Ces fibres ne sont
peut-être pas les seuls conducteurs centripètes
de l'écorce acoustique ; nous citerons, comme
pouvant l'être également, certaines fibres longues qui s'élèvent parfois jusqu'à la couche
plexiforme, mais dont l'origine et la terminaison nous sont restées inconnues en raison
des difficultés d'observation.

Leur point de départ dans la substance blanche.

Leur trajet et arborisation.

Autres fibres centripètes acoustiques.

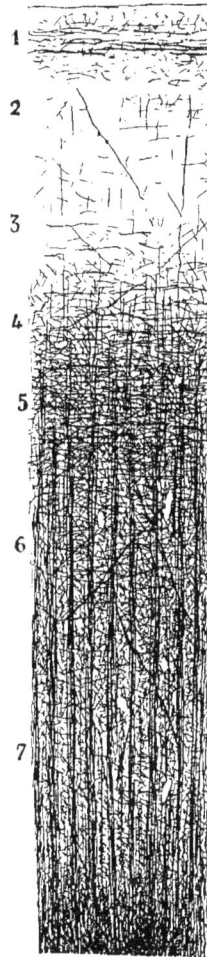

Fig. 400. — Coupe de la première circonvolution tem-
porale chez l'homme. Mé-
thode de Weigert-Pal.

Les chiffres indiquent le numéro
d'ordre des couches.

En résumé, l'écorce auditive possède, tout
comme l'écorce visuelle et motrice, des fibres
centripètes qui se ramifient entre ses cellules
et leur apportent une excitation née en des
points éloignés. Ces fibres sont-elles de troisième ordre comme nous l'avons affirmé pour
celles qui pénètrent dans l'écorce visuelle ? Naissent-elles dans le corps
genouillé interne comme celles du centre visuel naissent dans le corps genouillé externe ? La chose est probable, mais non certaine.

*Leur origi-
ne inconnue.*

Admettons que les fibres centripètes de l'écorce auditive constituent la *Schéma du*

voie acoustique centrale ; voici quelle serait la marche de l'excitation
sonore. Parvenue au moyen de ces fibres jusqu'au plexus de la cinquième

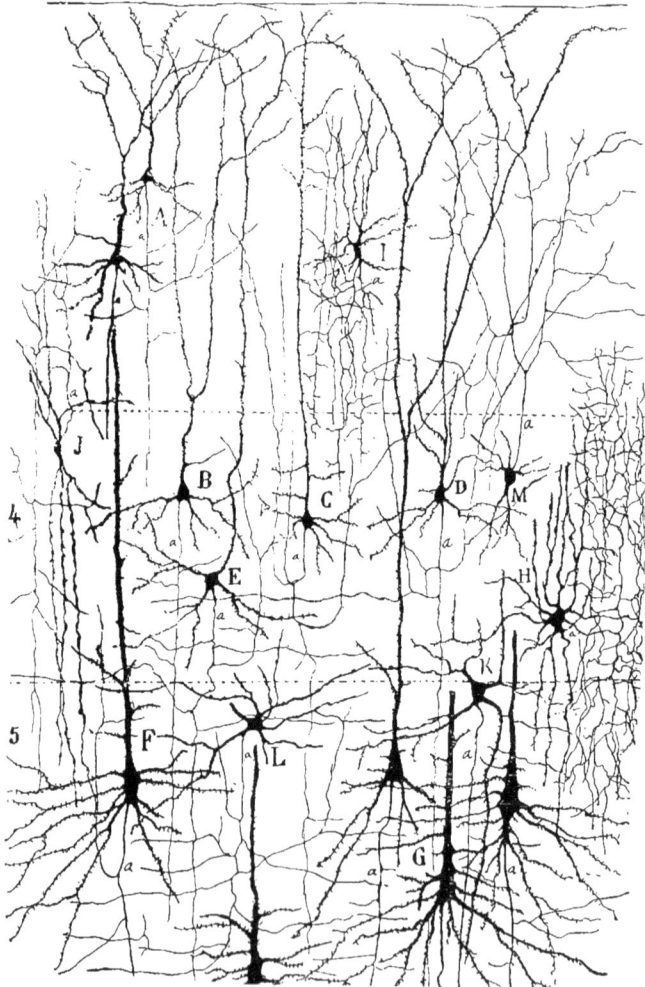

Fig. 401. — Divers types cellulaires de l'écorce temporale;
chat âgé de vingt-quatre jours. Méthode de Golgi.

4, couche des grains; — 5, couche des cellules pyramidales géantes; — A, cellules pyramidales
petites et moyennes; — B, cellule pyramidale moyenne et ordinaire de la quatrième zone; —
C, D, grains dont les collatérales nerveuses ascendantes se terminent dans les deuxième et
troisième couches; — E, cellule étoilée à tige protoplasmique périphérique; — F, G, cellules
pyramidales géantes; — H, neurone géant à double bouquet dendritique dont le cylindre-axe
s'épanouit en une arborisation extrêmement touffue; — I, J, cellules moyennes, à double bouquet protoplasmique, et dont le cylindre-axe est peu ramifié; — K, cellule à cylindre-axe long et
descendant; — L, grand neurone étoilé à cylindre-axe court et ramifié en longues branches
horizontales; — M, neurone dont le cylindre-axe ascendant se distribue dans les deuxième et
troisième zones.

couche de la première circonvolution temporale, l'excitation se transmet
aux innombrables cellules à cylindre-axe court ou demi-long qui s'y trouvent, puis aux cellules auditives spécifiques et aux cellules pyramidales des
deuxième, troisième, quatrième, sixième et septième assises. Poussons plus

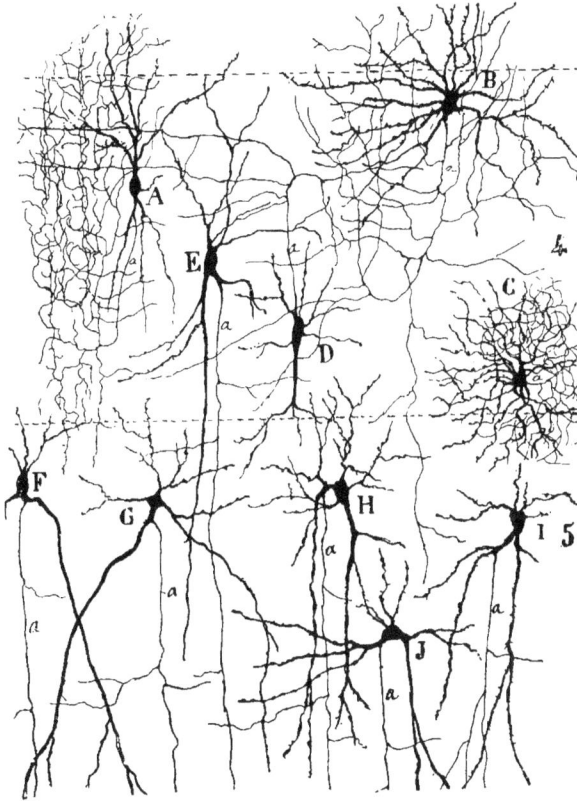

Fig. 402. — Cellules des quatrième et cinquième couches de l'écorce temporale
du chat. Méthode de Golgi.

4, couche des grains; — 5, zone des cellules pyramidales géantes; — A, neurone à double bouquet
protoplasmique; — B, cellule étoilée à cylindre-axe court; — C, cellule neurogliforme; —
D, cellule fusiforme à cylindre-axe court et divisé en branches horizontales; — E, F, G, H, I, J,
modalités différentes d'un même type cellulaire sans tige protoplasmique externe; mais avec
cylindre-axe ascendant.

loin nos suppositions. Nous pouvons imaginer que le courant absorbé par
les cellules auditives spéciales est la cause déterminante de la sensation
auditive et que ce courant dérive ensuite par leur cylindre-axe jusqu'à une
région encore indéterminée de l'écorce où les bruits et les sons sont enregis-
trés et où leur souvenir est conservé. Nous pouvons, d'autre part, imaginer
que le courant absorbé par les cellules pyramidales de l'écorce acoustique
est utilisé pour la production de mouvements réflexes, puisque leur cylin-

dre-axe va faire partie de la couronne rayonnante et se termine, selon toute vraisemblance, dans les noyaux moteurs dont le concours est nécessaire pour la meilleure utilisation de l'appareil auditif. Mais, comme on le voit, ce ne sont là encore que de simples possibilités, de pures hypothèses.

Nos recherches.

ÉCORCE AUDITIVE CHEZ D'AUTRES MAMMIFÈRES. — Nous avons exploré à l'aide des méthodes de Nissl et de Golgi, dans le cerveau du chien et du chat, le point de l'écorce correspondant, d'après Munk, au centre de l'audition. Les résultats de ces recherches concordent partiellement avec ceux que nous avons obtenus chez l'homme et n'ajoutent rien à notre connaissance encore si imparfaite de la structure de la sphère auditive. Nous nous bornerons, par conséquent, à indiquer les plus importants de ces résultats et à les consigner sur les figures 401 et 402.

Couches ; leur nombre moindre.

Le nombre des couches de l'écorce auditive est moindre chez les animaux que chez l'homme. Dans le cerveau du chat, par exemple, on ne trouve point de couche bien différenciée de cellules pyramidales superficielles ; par contre, la zone des grandes pyramidales profondes atteint une grande épaisseur et ses neurones sont de fortes dimensions. La couche des grains existe chez tous les mammifères, mais elle est mal délimitée en dehors, par suite de la présence des cellules pyramidales moyennes qui établissent une transition insensible avec la couche des cellules pyramidales géantes. On trouve aussi dans la couche des grains, c'est-à-dire dans la quatrième couche de l'écorce auditive du chien et du chat, les petites cellules pyramidales à cylindre-axe arciforme, les cellules à double bouquet dendritique, encore rudimentaires il est vrai, et les corpuscules neurogliformes, plus grands que chez l'homme et remarquables par l'extrême richesse du plexus que produisent les arborisations de leur axone (fig. 402, A, C).

Cellules analogues aux neurones auditifs caractéristiques de l'homme.

Mais, fait plus intéressant, on rencontre chez les mammifères, dans les quatrième, cinquième et sixième couches, des cellules particulières qui ont quelque ressemblance avec les cellules acoustiques spéciales de l'homme. Elles n'ont point de tige protoplasmique externe, mais un cylindre-axe long qui descend jusqu'à la substance blanche où il s'incorpore. Ces neurones, de taille tantôt moyenne et tantôt très grande (fig. 402, D, E, F, G, H), diffèrent cependant des cellules auditives spéciales par l'absence de très longues dendrites horizontales et par la présence presque constante d'une grosse expansion protoplasmique descendante. Nous n'avons pu encore déceler aucune fibre centripète chez les mammifères, mais cela n'a rien de surprenant, car nos recherches ont été très sommaires jusqu'ici.

ÉCORCE DE L'INSULA

Structure analogue à celle de l'écorce auditive.
Cellules pyramidales externes, spéciales.

La structure de cette région est la même que celle de la première circonvolution temporale. On y trouve aussi les cellules auditives caractéristiques, avec les mêmes formes et la même disposition. Les grandes cellules pyramidales externes ont pourtant ici une morphologie tout à fait particulière. La plupart d'entre elles possèdent un *corps* en fuseau très allongé ; en outre, les *dendrites* basilaires partent de l'extrémité inférieure d'une très longue tige protoplasmique descendante, au lieu de sortir du corps cellulaire (fig. 403, D, G). Le *cylindre-axe* émane également de cette tige. Ces neurones singuliers, qui, pour le reste, ne diffèrent pas des cellules pyramidales ordinaires, présentent dans leur forme une certaine diversité, dont la figure 403 permet de se rendre compte. Signalons encore, comme une particularité de l'écorce de l'insula, l'existence d'une bande de substance

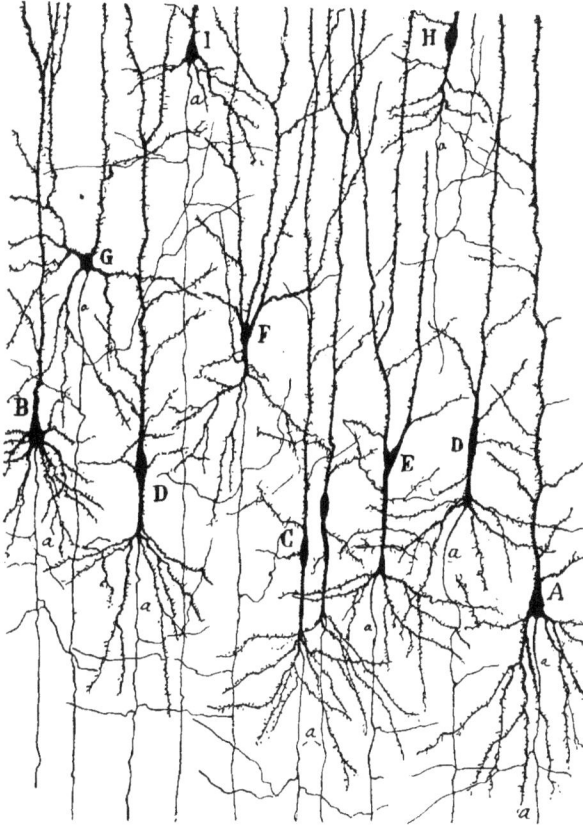

Fig. 403. — Coupe verticale de la cinquième couche dans l'écorce de l'insula ; enfant âgé d'un mois. Méthode de Golgi.

A, B, grandes cellules pyramidales ordinaires ; – C, D, cellules fusiformes à bouquet dendritique descendant ; — E, F, cellules pourvues de deux ou plusieurs tiges protoplasmiques ascendantes allant jusqu'à la première couche ; — G, cellule étoilée nantie de deux tiges dendritiques externes ; — I, petites cellules à cylindre-axe long de la quatrième couche ; — a, cylindre-axe.

blanche, superposée à une zone de substance grise spéciale, le tout au-dessous de la septième couche ou assise des cellules fusiformes. La bande de substance blanche correspond à ce que les auteurs appellent la *capsule extrême* ; quant à la zone de substance grise où se trouvent des cellules étoilées de grandes dimensions et sans relation, semble-t-il, avec l'écorce de l'insula, elle répond au *claustrum* ou *avant-mur*.

Capsule extrême et avant-mur.

CHAPITRE XXVII

ÉCORCE MOTRICE OU SENSITIVO-MOTRICE

LA LOCALISATION CORTICALE DE LA SPHÈRE SENSITIVO-MOTRICE D'APRÈS LES
RECHERCHES PHYSIOLOGIQUES ET ANATOMO-PATHOLOGIQUES. — L'anatomie patho-

Chez l'homme.

logique s'accorde avec la physiologie pour considérer les *circonvolutions
frontale et pariétale ascendantes, le lobule paracentral, l'extrémité postérieure des première, deuxième et troisième circonvolutions frontales ainsi
qu'une portion voisine du lobe pariétal* comme formant l'écorce motrice
chez l'homme. Dans cette vaste région, qui occupe le centre de la voûte
formée par l'écorce cérébrale, s'étagent les trois centres moteurs du corps
humain. Le plus haut placé appartient au membre inférieur; l'intermédiaire

*Chez le sin-
ge.*

correspond au membre supérieur; le plus bas, enfin, dessert la face. Il a été
prouvé, entre autres par Ferrier, Horsley et Beevor, que cette situation relative des trois centres persiste, sauf de légères variations, chez les autres
mammifères gyrencéphales, tels que le macaque et l'orang-outang. On
remarque cependant qu'ils ont tendance à se déplacer en haut et en avant,

Chez le chien

en dépassant à peine en arrière le sillon de Rolando. Chez le chien, par
exemple, Munk [1] a démontré, par ses expériences physiologiques, que la
sphère motrice est limitée aux bords du sillon crucial, c'est-à-dire aux circonvolutions marginales pré- et post-cruciales du lobe frontal.

*Fonction à
la fois sensi-
tive et motri-
ce de cette ré-
gion.*

L'écorce que nous allons étudier dans ce chapitre n'est pas seulement
motrice, elle est encore sensitive, car lorsque des lésions l'atteignent, surtout
au niveau des deux circonvolutions rolandiques, on voit survenir tout à la
fois des paralysies motrices et des troubles de la sensibilité. C'est là un fait
bien établi par les observations de Luciani, Flechsig, Henschen, Dejerine,
Mott, Schaffer, etc., ainsi que par les expériences de Munk et d'autres
savants. Les auteurs qui placent les terminaisons des fibres sensitives en
d'autres points de l'écorce, dans le lobe pariétal, dans l'hippocampe, etc.,
comme le font Monakow, Ferrier et Nothnagel, professent donc une opinion
contraire aux enseignements de la clinique et de la physiologie.

1. H. MUNK, Ueber die Fühlsphœren d. Grosshirnrinde. *Sitzungsber. d. Königl. preussisch.
Akad. d. Wissensch. zu Berlin.* Sitz. d. 14 juli, 1892.

Ainsi, l'écorce motrice est simplement le lieu du cerveau où viennent se terminer les voies qui transmettent les sensations tactiles, douloureuses, thermiques et musculaires de tout l'organisme. Elle n'est donc qu'un centre sensoriel et et ne diffère des autres que par la puissance considérable de ses fibres de projection.

STRUCTURE COMPARÉE DES CIRCONVOLUTIONS MOTRICES PRINCIPALES. — La circonvolution frontale ascendante avec son extrémité supérieure sur le bord de l'hémisphère, l'extrémité postérieure des première et deuxième frontales et en partie aussi le lobule paracentral possèdent un mode de stratification très différent de celui de la pariétale ascendante. On s'explique ainsi les grandes divergences que l'on constate dans les descriptions des auteurs relativement au nombre et à l'étendue des couches de la région motrice. Croyant, sans doute, que la structure de ce centre est uniforme, les uns ont étudié uniquement la circonvolution frontale ascendante et les autres la pariétale, mais tous ont, bien à tort, généralisé leurs observations. Prenons Meynert, par exemple ; lorsqu'il dit que l'écorce motrice renferme une vraie couche des grains, il fait probablement allusion à la pariétale ascendante. Prenons maintenant Golgi, Edinger, Kölliker et d'autres encore ; il y a fort

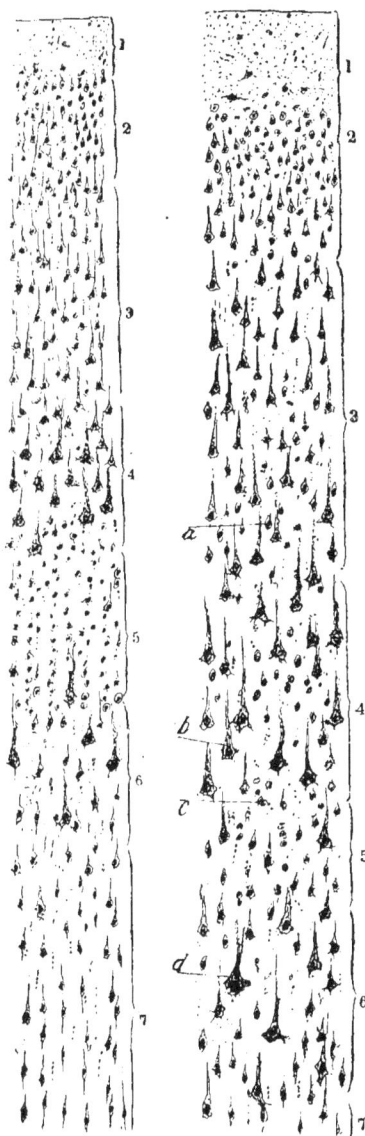

Structure différente de la pariétale ascendante.

FIG. 404. — Texture des circonvolutions qui limitent le sillon de Rolando; à gauche, pariétale ascendante ; à droite, frontale ascendante ; femme âgée de vingt-cinq ans. Méthode de Nissl.

1, couche plexiforme ; – 2, couche des petites cellules pyramidales ; –3, couche des cellules pyramidales moyennes ; – 4, couche des grandes cellules pyramidales externes ; –5, couche des petites cellules étoilées ; –6, couche des grandes cellules pyramidales profondes ; — 7, couche des cellules fusiformes et triangulaires.

II

à parier qu'ils ont dû borner leurs recherches à la frontale ascendante, car ils ne mentionnent point l'existence de cette zone des grains dans l'écorce motrice. Nous n'avons pas voulu tomber dans un tel travers. Nous avons donc soumis à une étude systématique par la méthode de Nissl tous les points de l'écorce sensitivo-motrice. Nous avons ainsi acquis la conviction que le sillon de Rolando forme une limite tranchée entre les deux circonvolutions ascendantes. La structure de ces deux circonvolutions est très différente, comme nous l'avons dit, mais pas suffisamment, cependant, pour qu'il faille attribuer à chacune d'elles une texture particulière.

Caractères différentiels des pariétale et frontale ascendantes.

Nous avons reproduit sur la figure 404 une coupe transversale de ces deux circonvolutions chez une femme âgée de vingt-cinq ans. Il est facile de voir que la différence porte principalement sur l'épaisseur et le degré de développement de certaines zones ainsi que sur le nombre relatif des cellules. La frontale ascendante, visible à droite sur la figure, n'a point de couche de grains bien marquée ; par contre, les deux assises des grandes cellules pyramidales externes et profondes y sont parfaitement évidentes, le nombre des cellules de Betz ou pyramidales géantes y est considérable et la zone plexiforme y atteint une grande épaisseur. Il en est autrement pour la pariétale ascendante qui occupe la gauche de la figure ; sa couche des grains est nettement dessinée ; elle renferme deux formations distinctes de grandes cellules pyramidales, les unes externes, les autres internes, mais habituellement plus petites que dans la circonvolution précédente ; enfin sa couche plexiforme est passablement plus mince [1].

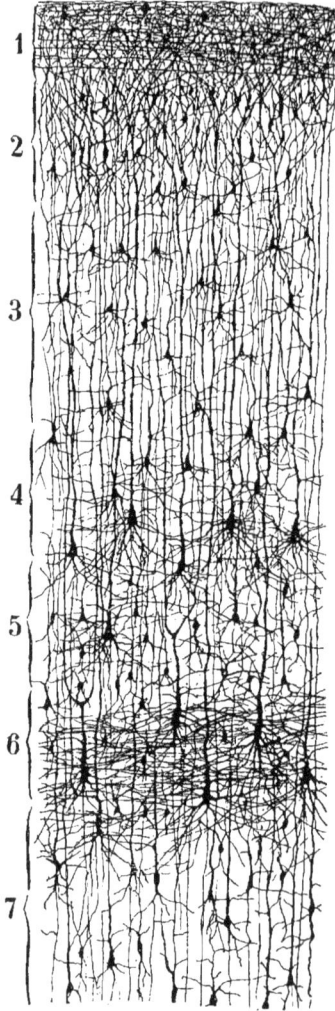

Fig. 405. — Coupe de la circonvolution pariétale ascendante : enfant âgé d'un mois. Méthode de Golgi.

1, couche plexiforme ; — 2, couche des petites cellules pyramidales ; — 3, couche des cellules pyramidales grandes et moyennes ; — 5, couche des grains ; — 6, couche des grandes cellules pyramidales profondes ; — 7, couche des cellules pyramidales moyennes et profondes.

1. BRODMANN (Die Regio Rolandica. *Journal f. Psychologie und Neurologie*, Bd. II

Si nous comparons maintenant la circonvolution pariétale ascendante à l'écorce-type qui, elle, est probablement une écorce d'association, d'après la théorie de Flechsig, nous voyons qu'elles ont le même nombre de couches. Nous voyons aussi que toutes deux ne possèdent point le plexus de grosses fibres afférentes venues de la substance blanche, plexus qui donne un caractère propre à la sphère réellement motrice. Tous ces faits nous entraînent à penser que chez l'homme et les primates le centre sensitivo-moteur ne se trouve point dans cette circonvolution, mais en avant du sillon de Rolando. Cette assertion, nous le reconnaissons, est contraire à l'opinion professée par les physiologistes et les anatomo-pathologistes. Mais rien ne prouve qu'il n'y ait pas erreur de leur part. Les physiologistes peuvent très bien avoir méconnu le phénomène de la diffusion de l'excitation électrique jusqu'au fond du sillon rolandique, et les lésions de la circonvolution pariétale ascendante chez l'homme peuvent avoir détruit des conducteurs originaires de la région motrice véritable, sans que les neurologistes s'en soient aperçu [1].

Ressemblance entre la pariétale asc. et l'écorce-type.

La pariétale asc. n'est pas motrice d'après nous.

Les idées que nous venons d'émettre au sujet de la diversité de structure et de fonction des circonvolutions qui limitent le sillon de Rolando ont reçu confirmation de plusieurs côtés. Monakow [2] et Flechsig [3] ont soutenu depuis, un peu hypothétiquement il est vrai, que la voie pyramidale prend naissance chez l'homme, dans la circonvolution frontale ascendante. Sherrington [4] a montré aussi que la lésion expérimentale de la pariétale ascendante n'est pas suivie, chez les anthropoïdes, d'une dégénération de la voie pyramidale. Des constatations identiques ont été faites par O. Vogt [5] chez les mêmes animaux, à l'aide de la méthode des dégénérations et de l'excitation électrique de l'écorce ; ce savant a constaté, en effet, chez l'orang-outang que l'excitateur appliqué sur la pariétale ascendante ne provoque pas de mouvements. Enfin, au point

Confirmation de cette opinion par Sherrington etc.

H. 2, 3, 4, 1903), a aussi constaté, après nous, ces différences entre les deux circonvolutions rolandiques.

1. La plupart des neurologistes qui ont étudié en ces dernières années l'histologie comparée des circonvolutions cérébrales chez l'homme et les mammifères gyrencéphales semblent ne pas connaître l'histoire de cette question et notamment les travaux dont elle a été l'objet de notre part. Nous nous voyons donc obligé de rappeler que nous avons été le premier à signaler que le fond du sillon de Rolando forme, chez l'homme, une limite tranchée entre deux régions corticales de structure absolument distincte et de fonction probablement diverse. (S. R. Cajal, Estudios sobre la corteza cerebral humana : Estructura de la corteza motriz del hombre y mamíferos. *Revista trimestr. micrográf.*, t. IV. 1899). Nous devons reconnaître cependant que Schlapp avait déjà montré en 1897 que le sillon de Rolando constitue, chez le singe, une ligne de démarcation entre deux types d'écorce de structure différente. (Schlapp, Der Zellen bau der Grosshirnrinde der Affen, etc. *Arch. f. Psychiatrie*, Bd. XXX, 1897.)

2. Monakow, Gehirnpathologie, 2ᵉ Aufl., 1905.

3. Flechsig, Einige Bemerkungen über die Untersuchungsmethoden der Grosshirnrinde. *Arch. f. Anat.*, 1905.

4. Grünbaum and Sherrington, Observations on the physiology of the cerebral cortex of some higher apes. *Proceed. of the Royal Society*, vol. LXIX, 1901. — Observations on the physiology of the cerebral cortex of the anthropoid apes. *Proceed. of the Royal Society*, vol. LXXI, 1903.

5. Vogt, Ueber strukturelle Hirncentra mit besonderer Berücksichtigung der Strukturelle Felder des Cortex Pallii. *Verhandl. der Anat. Gesellschaft*, 20ᵉ *Versammlung zu Roskock i. M.*, 1-5 Juni 1906.

L'écorce vraiment motrice et ses localisations, d'après Brodmann.

de vue de la structure, Brodmann[1] a retrouvé, chez le singe, par l'emploi de la méthode de Nissl, la différence que nous avions signalée entre les deux circonvolutions pariétale et frontale ascendantes. Il a établi, en outre, que l'écorce vraiment motrice, située en avant du sillon de Rolando et caractérisée par la présence des cellules pyramidales géantes ainsi que par l'absence d'une couche des grains, offre dans son étendue des divergences histologiques. Il s'en est autorisé pour admettre l'existence de quatre types d'écorces motrices, correspondant respectivement aux mouvements des yeux, de la tête, des mâchoires et du corps.

Puisque, par sa structure, la circonvolution pariétale ascendante ne diffère point de l'écorce-type que nous avons exposée dans un chapitre précédent, nous ne la décrirons pas ; nous nous limiterons donc à l'étude de la circonvolution frontale ascendante dont le caractère moteur ne fait point de doute.

STRUCTURE DE LA CIRCONVOLUTION FRONTALE ASCENDANTE. — On reconnaît dans cette circonvolution :

Ses couches.

1° *Une couche plexiforme ;*

2° *Une couche des petites cellules pyramidales ;*

3° *Une couche des cellules pyramidales moyennes ;*

4° *Une couche des grandes cellules pyramidales ;*

5° *Une couche des cellules pyramidales et triangulaires moyennes profondes ;*

6° *Une couche des cellules fusiformes.*

1° et 2° **Couche plexiforme et couche des petites cellules pyramidales.** — Elles ne présentent rien de particulier, sauf leur grande épaisseur et l'abondance des *cellules horizontales* dans la plus superficielle d'entre elles.

Couche caractéristique. Son plexus probablement sensitif.

3° **Couche des cellules pyramidales moyennes.** — Cette zone est fort épaisse et très richement pourvue en cellules *pyramidales moyennes*. Elle renferme un *plexus* nerveux très dense, constitué probablement par des fibres sensitives exogènes. C'est là son caractère essentiel.

Nous avons imprégné ce plexus chez l'enfant nouveau-né et âgé de sept à neuf mois. Nous en représentons sur la figure 406, en *B*, une portion qui provenait d'un enfant de ce dernier âge. Sa densité est frappante. On verra en même temps, en *a* et *b*, quelques fibres isolées avec leur arborisation.

Ses trois étages.

En examinant de plus près cette figure, on verra que ce plexus sensitif est divisible en trois plexus superposés : un *plexus inférieur*, formé de fibres obliques; un *plexus moyen*, constitué par des fibres horizontales; et un *plexus supérieur*, tissé d'arborisations terminales.

Plexus inférieur. — On aperçoit, sur sa limite profonde et même en pleine substance blanche, des fibres épaisses, plus épaisses habituellement que les cylindres-axes des grandes cellules pyramidales. Ces fibres, en arrivant à la

1. BRODMANN, Beiträge zur histologischen Lokalisation der Gros-hirnrinde; 1-5ᵉ Mitteilung. *Journ. f. Psychol. u Neurol..* 1903-1906.

substance grise, prennent des directions diverses au lieu de monter vertica- *Trajet de*
lement et de s'incorporer aux faisceaux radiés. La plupart d'entre elles *ses fibres.*

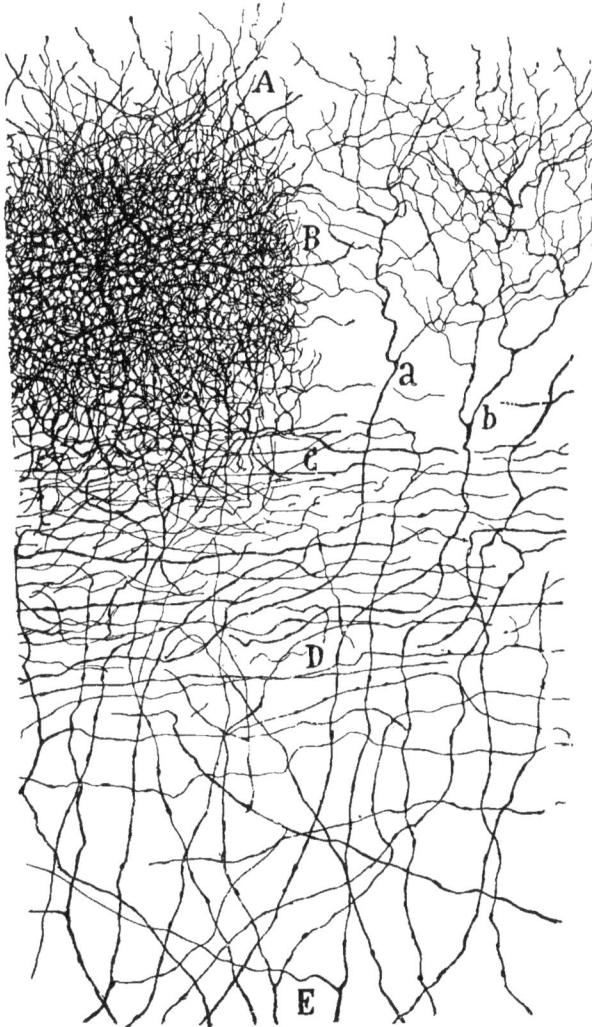

FIG. 406. — Plexus sensitif de l'écorce de la circonvolution frontale ascendante ;
fœtus humain de sept à huit mois. Méthode de Golgi.

A, branches terminales destinées aux confins de la troisième couche ; — B, plexus terminal très
touffu de la couche des cellules pyramidales moyennes ; — C, D, E, plexus externe, moyen et
profond des fibres horizontales ; — *a, b,* arborisations terminales.

pénètrent obliquement dans les couches situées au-dessus de la substance
blanche, en décrivant des crochets d'une étendue parfois considérable.

Quelques-unes ont pourtant un trajet ascendant presque vertical et s'accolent même aux faisceaux radiés ou perpendiculaires ; mais c'est pour les abandonner bientôt et suivre une autre direction.

Collatérales. Le plus grand nombre de ces conducteurs restent indivis au début de leur parcours ; d'autres se bifurquent à angle aigu ou bien émettent de fortes collatérales. Parmi ces dernières, il en est qui s'écartent du tronc d'origine et s'élèvent jusqu'aux couches moyennes de l'écorce (fig. 406, E) ; il en est d'autres qui prennent, par contre, une direction horizontale et s'étendent à perte de vue. En tout cas, aucune des fibres principales ou collatérales du plexus profond n'entoure de ses branches les cellules qui s'y trouvent ; toutes ne paraissent être que des fibres de passage.

Aspect du plexus au Weigert-Pal. Les conducteurs du plexus profond sont également visibles sur les coupes de l'écorce de l'homme adulte, après coloration par la méthode de Weigert-Pal. Ils s'y montrent sous la forme de gros tubes, ordinairement obliques par rapport aux faisceaux verticaux et montant jusqu'au plexus moyen où ils prennent une direction horizontale.

Plexus moyen (fig. 406, D). — Ce plexus se trouve dans la couche des cellules pyramidales géantes ; il renferme un grand nombre de fibres *Direction* épaisses, horizontales ou entre-croisées sous des angles aigus. Cette dispo- *horizontale de* sition tient à la manière dont se comportent les branches des fibres sensitives *ses fibres.* afférentes. Au lieu de se diriger en droite ligne vers le point où elles doivent s'arboriser, ces branches prennent d'ordinaire une direction horizontale avant d'arriver à la couche des grandes cellules pyramidales et même lorsqu'elles y sont parvenues. Elles s'y divisent alors plusieurs fois, en conservant, néanmoins, leur direction horizontale, et cela sur de telles distances qu'il est impossible le plus souvent d'embrasser la totalité de leur trajet dans une seule et même coupe. Aucune de ces fibres ne semble donner son *Leur arbo-* arborisation terminale dans cette partie du plexus. Cependant, on aperçoit *risation par-* quelques fins ramuscules et des arborisations intercellulaires dans son tiers *tielle.* supérieur, à la hauteur des premières rangées de grandes cellules pyramidales.

Aspect au Weigert-Pal. Les tubes du plexus moyen forment, parfois, dans les coupes colorées par la méthode de Weigert-Pal, une strie horizontale, très apparente, que Schaffer [1] a fort bien décrite et figurée.

Plexus supérieur. — L'abondance des fibrilles et la densité des *Sa densité* mailles sont poussées si loin dans cette partie du plexus, qu'elle soutient *extrême.* fort bien la comparaison avec le plexus visuel de la scissure calcarine, lorsqu'elle est complètement imprégnée. Les préparations colorées par la méthode de Weigert-Pal montrent aussi cette zone que Schaffer, Kaes et d'autres ont identifiée avec la strie de Baillarger.

Son mode de Pour se rendre bien compte de la façon dont le plexus de cette zone est *formation.* constitué, il faut examiner de préférence les points où seules, comme en *a* et *b* sur la figure 406, quelques arborisations se sont colorées. On voit alors que

1. K. SCHAFFER, Ueber Markfasergehalt eines normalen u. eines paralytischen Gehirns. *Neurol. Centrabl.*, n° 17, 1903.

la fibre génératrice de ces arborisations aborde le plexus par sa partie inférieure et se bifurque à ce niveau ou un peu au-dessus. Les branches de bifurcation se divisent à leur tour plusieurs fois, montent plus ou moins obliquement en serpentant et produisent enfin l'arborisation terminale, ample et extrèmement compliquée, par laquelle nous avons commencé notre *L'arborisa-* description. C'est dans cette arborisation que sont creusées les cavités où *tion terminale.* sont logés les corps des cellules pyramidales moyennes et des corpuscules à cylindre-axe court. Les ramuscules les plus hauts sont variqueux et s'étendent jusque sur la moitié inférieure de la couche des petites cellules pyramidales, mais jamais jusqu'à la zone plexiforme. La plupart des fibrilles terminales restent néanmoins cantonnées dans la troisième couche ou assise des cellules pyramidales moyennes. Le maximum de leur concentration se *Son siège* trouve au-dessus des grandes pyramidales externes, en un point remarquable *principal.* par l'abondance des petites cellules étoilées, ce qui lui a valu le nom de formation granuleuse périphérique.

Nous avons dit que les cavités creusées dans le plexus sensitif étaient *Cellules* remplies par le corps des cellules pyramidales moyennes et des corpuscules *qu'elle englo-* à cylindre-axe court. A la vérité, nous n'avons pas vu ce détail, car les cellules *be.* ne se sont jamais montrées dans les préparations où le plexus était bien imprégné. Nous pensons, toutefois, qu'il en doit être ainsi, à cause du grand nombre des cavités et de la densité du plexus intercellulaire. Nous croyons donc que les arborisations du plexus sensitif entrent en connexion avec toutes les cellules de la troisième couche, c'est-à-dire avec les cellules pyramidales moyennes et les corpuscules à cylindre-axe court qui s'y trouvent.

4° **Couche des grandes cellules pyramidales externes.** — La couche des cellules pyramidales moyennes se confond insensiblement avec celle qui la *Couche ca-* suit et qui est beaucoup plus épaisse. Outre les éléments qui servent à la *ractéristique.* désigner, elle renferme, comme la couche précédente, des petites cellules *Constitution.* pyramidales et des corpuscules à cylindre-axe court.

Grandes cellules pyramidales externes. — Ces neurones, dont la taille augmente à mesure qu'ils s'approchent de la substance blanche, descendent *Leur grande* beaucoup plus bas que dans n'importe quelle autre région de l'écorce, ce *extension.* qui est un des traits caractéristiques de la circonvolution frontale ascendante et par suite de la sphère motrice. On aura un aperçu des formes les plus habituelles de ces cellules chez l'enfant âgé d'un mois, en jetant un coup d'œil sur la figure 407. On remarquera tout de suite le développement *Dendrites.* extrême que prennent les expansions protoplasmiques du corps, faciles à distinguer en prolongements basilaires et en prolongements latéraux. Les expansions basilaires descendent plus ou moins obliquement et couvrent de leurs branches très longues une grande partie de la surface des quatrième et cinquième couches ; elles peuvent même pénétrer jusque dans la sixième. Les expansions nées sur les côtés du corps et la base du tronc dendritique vertical parcourent d'habitude de grandes distances transversalement. Par leur entrecroisement à angle aigu avec leurs congénères des cellules voi-

sines elles forment des faisceaux protoplasmiques horizontaux et compliqués.
C'est surtout à l'épaisseur de cette formation fasciculaire et à la longueur
de ses dendrites constitutives que la quatrième couche doit son aspect plexiforme et la rareté relative de ses neurones.

Tronc péri-
phérique ; ses
deux régions.
Le tronc protoplasmique périphérique des grandes cellules pyramidales
est épais et monte souvent sans se diviser jusqu'à la couche plexiforme ; là,
il s'épanouit en son bouquet terminal. On peut distinguer deux portions

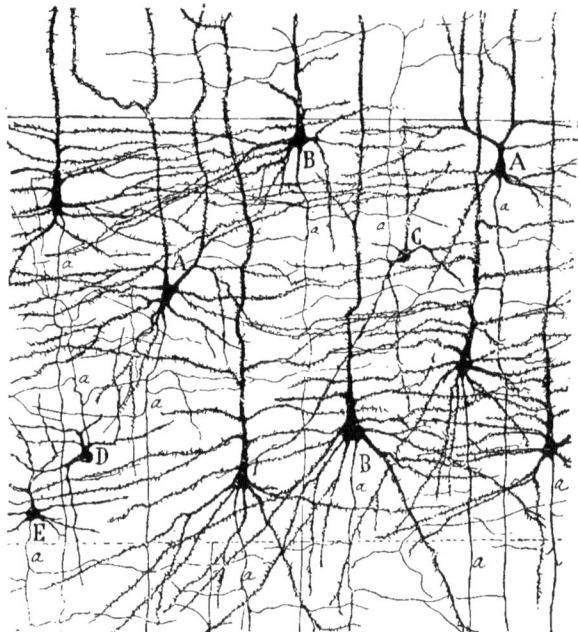

Fig. 407. — Couche des grandes cellules pyramidales externes
de la circonvolution frontale ascendante; enfant âgé d'un mois. Méthode de Golgi.

A, cellules pyramidales à tige protoplasmique externe bifurquée ; — B. cellules pyramidales à tige
dendritique périphérique indivise ; — C, cellule dont le cylindre-axe court se ramifie dans la
couche sus-jacente ; — D, cellule dont le cylindre-axe court se distribue dans la couche des
grandes cellules pyramidales externes ; — E, cellule à cylindre-axe court et descendant ; —
a, cylindre-axe.

au tronc dendritique ascendant. L'une, inférieure et épaisse, est con-
tenue dans la quatrième couche où elle donne naissance à un grand nombre
d'expansions horizontales ; l'autre, supérieure et déliée, traverse les couches
situées au-dessus et n'émet que peu ou point d'appendices protoplasmiques,
sauf le bouquet terminal.

Cellules à cylindre-axe court et petites cellules pyramidales. — Les
deux assises des cellules pyramidales grandes et moyennes renferment un
grand nombre de corpuscules de Golgi appartenant aux espèces que nous
avons décrites dans l'écorce type (fig. 407, C, D, E).

En certains points, ces corpuscules, auxquels se joignent quelques petites cellules pyramidales à collatérales axiles arciformes et récurrentes, s'amoncellent en telle quantité dans la quatrième zone qu'ils y ébauchent une véritable couche de grains. Parfois, cette formation granuleuse s'ef-

Formation granuleuse, incomplète.

face en certains endroits pour réapparaître un peu plus loin, mais toujours à l'état rudimentaire. D'autres fois, les grains sont beaucoup moins concentrés ; ils sont alors disposés en deux strates, mal définies, l'une dans l'étage le plus inférieur de la couche des pyramidales moyennes, l'autre au-dessous des grandes pyramidales ou à leur niveau. On a comme la sensation que les grains ont dû rompre leur formation habituelle et se disperser devant l'envahissement formidable des grandes cellules pyramidales. Ainsi une couche de grains bien délimitée fait défaut dans la région motrice ; c'est, comme nous l'avons dit, un des caractères de cette portion de l'écorce.

5° et 6° **Couches profondes**. — Il est inutile de décrire ces assises qui ne diffèrent point de la sixième et de la septième de l'écorce-type. Par suite de l'absence de la zone des grains et de celle des grandes pyramidales profondes,

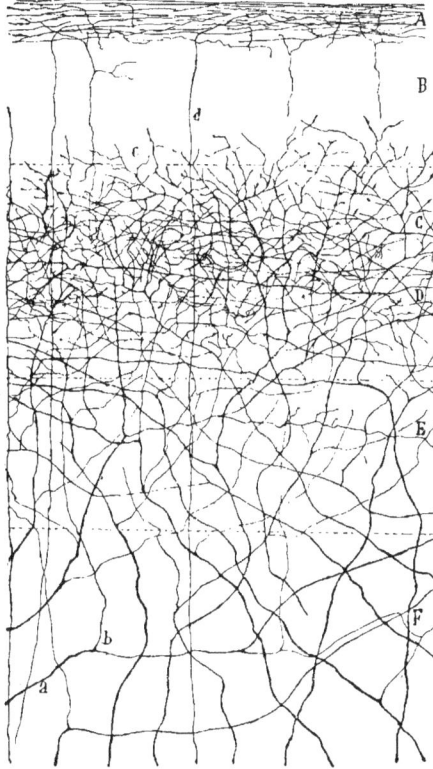

Fig. 408. — Plexus sensitif de la région motrice du cerveau ; chat âgé de quatre jours. Méthode de Golgi.

A, couche plexiforme ; — B, couche des petites cellules pyramidales ; — C, D, couche des cellules pyramidales moyennes ; — E, couche des cellules pyramidales géantes ; — F, couche des neurones polymorphes ; — a, tronc d'une fibre sensitive ; — b, une de ses bifurcations ; — c, ramuscules terminaux ; — d, fibres de Martinotti.

Leur homologie avec les 6° et 7° couches types.

la cinquième couche de la région motrice se trouve être l'homologue de la sixième de l'écorce typique. On peut rencontrer dans cette couche quelques *cellules pyramidales géantes* ou de Betz, comme l'a montré Hammarberg. Nous avons trouvé les plus grands neurones de ce genre dans le fond et sur le bord antérieur du sillon de Rolando.

Ses couches ;
sa presque
identité avec
l'écorce de
l'homme.

ÉCORCE SENSITIVO-MOTRICE CHEZ LES AUTRES MAMMIFÈRES. — Lors de l'étude détaillée que nous avons faite de cette écorce il y a plusieurs années, nous avons dit qu'il existe cinq couches dans la région motrice des petits mammifères : 1° une couche plexiforme ; 2° une couche des petites cellules pyramidales ; 3° une couche des pyramidales moyennes ; 4° une couche des pyramidales géantes, et 5° une couche des cellules polymorphes. Il y a donc presque identité entre cette écorce et celle de l'homme, d'autant plus qu'il y manque, comme chez ce dernier, une zone bien nette de grains, et que l'on y constate un développement considérable des couches des cellules pyramidales grandes et moyennes, où s'étendent de préférence les arborisations des fibres sensitives.

Plexus sensitif chez les petits mammifères. — Nous ne décrirons pas maintenant l'écorce motrice des rongeurs, car nous pensons y revenir plus tard, lorsque nous nous occuperons de la structure du cerveau chez les vertébrés inférieurs. Nous ne retiendrons ici que les détails relatifs au plexus des fibres afférentes du lapin, du chien et du chat, afin que la comparaison avec le plexus sensitif de l'homme soit plus immédiate et plus facile.

1° chez le chat.

Trajet des fibres afférentes.

Arborisation terminale ; son siège.

On verra sur la figure 408 les arborisations que forment les fibres sensitives dans l'écorce motrice du chat âgé de quatre jours. Ces fibres, *F*, sont elles-mêmes d'une grosseur exceptionnelle. Dans leur trajet ascendant, elles traversent, surtout obliquement, la couche des cellules polymorphes et y fournissent quelques collatérales, *b*, qui semblent destinées à des points passablement éloignés de la circonvolution ; puis elles deviennent horizontales ou restent obliques, dans la couche des grandes cellules pyramidales. Leur parcours dans cette dernière zone est, chose à remarquer, beaucoup moindre que chez l'homme ; aussi peut-on suivre sur une seule et même coupe l'itinéraire entier de chaque fibre. Cette brièveté fait que le plexus moyen est moins bien dessiné dans le centre moteur du chat. Quoi qu'il en soit, les fibres sensitives finissent par aborder la limite supérieure de la couche des cellules pyramidales géantes ; elles s'épanouissent alors en une arborisation terminale, beaucoup moins touffue et moins compliquée que chez l'homme. Les branches variqueuses de cette arborisation naissent ordinairement à angle aigu et se répandent sur toute la hauteur de la couche des cellules pyramidales moyennes (fig. 408, *D*). Leurs ramuscules les plus élevés envahissent les étages inférieurs de la couche des petites pyramidales (fig. 408, *c*), mais ne les dépassent pas ; ils n'arrivent donc jamais jusqu'à la couche plexiforme.

2° chez d'autres petits mammifères.

Même disposition des fibres sensitives chez la souris, le rat et le lapin. Le maximum de concentration des arborisations terminales se trouve dans leur cerveau, comme dans celui du chat, au-dessus des cellules pyramidales les plus volumineuses.

1. S. R. CAJAL, Structure de l'écorce cérébrale de quelques mammifères. *La Cellule*, t. VII, fasc. 1, 1891.

CHAPITRE XXVIII

APPAREIL OLFACTIF
MUQUEUSE OLFACTIVE ET BULBE OLFACTIF OU CENTRE OLFACTIF DE PREMIER ORDRE

MUQUEUSE ET BULBE OLFACTIFS CHEZ LES MAMMIFÈRES. — BULBE OLFACTIF
CHEZ LES VERTÉBRÉS INFÉRIEURS.

Outre *l'organe collecteur des odeurs* ou muqueuse olfactive, l'appareil olfactif comprend quatre stations ou centres successifs : 1° un *centre primaire* ou *récepteur* formé par le bulbe olfactif; 2° un *centre secondaire* ou *centre cérébral de perception* siégeant dans la plus grande partie de la circonvolution de l'hippocampe ; enfin 3° et 4° des *centres tertiaire et quaternaire* ou *centres cérébraux d'association*, constitués par la partie supérieure de l'hippocampe et par la corne d'Ammon avec les noyaux gris qui en dépendent ; c'est l'ensemble de ces foyers supérieurs qui est chargé de conserver le souvenir des impressions olfactives et d'en opérer la coordination idéo-motrice.

Stations successives de l'appareil olfactif.

MUQUEUSE OLFACTIVE OU ORGANE COLLECTEUR DES ODEURS

L'impression olfactive se réalise dans la partie supérieure de la muqueuse pituitaire, dans le point où celle-ci prend plus d'épaisseur et une légère teinte jaunâtre. Les longues cellules épithéliales de cette région n'ont plus les cils qu'elles possédaient encore au-dessous, et un élément nouveau apparaît parmi elles: la *cellule bipolaire* ou *olfactive*, le véritable organe récepteur de l'impression odorante.

Sa cellule caractéristique.

La muqueuse olfactive est constituée, à l'égal des autres muqueuses, par deux couches: l'une superficielle ou épithéliale, l'autre profonde ou conjonctivo-glandulaire.

Ses deux couches.

Épithélium. — Lorsqu'on traite la portion olfactive de la pituitaire par l'alcool au tiers, puis qu'on la dissocie au moyen des aiguilles, on en isole deux sortes de cellules : les *épithéliales* ou *de soutènement*, et les *bipolaires* ou *nerveuses*. On y voit, en outre, des fibres qui ont reçu le nom de *fibres de Brunn*.

Ses éléments constitutifs.

Cellules épithéliales. — Elles ont la forme d'un prisme irrégulier qui tient toute la hauteur de la couche. Leur extrémité périphérique se termine par une lamelle très mince et dépourvue de cils; leur extrémité centrale ou profonde, plus mince que le corps et moins régulière que l'extrémité périphérique, est souvent bifurquée ou élargie en base conique et s'appuie sur le derme ; enfin, leur corps possède un noyau ovoïde et des contours creusés de fossettes ou de mortaises, dans lesquelles se loge le corps des cellules bipolaires. La figure 409 montre, en *A*, les formes les plus habituelles de ces corpuscules épithéliaux, formes que l'on voit dans les préparations de muqueuse olfactive de la souris âgée de quelques jours, après traitement par le chromate d'argent.

Prolongement périphérique.

Cellules bipolaires. — Leur nom l'indique ; ce sont des éléments nerveux pourvus de deux expansions. Le prolongement périphérique, épais, se termine à la surface libre de la muqueuse par une extrémité où sont implantés des cils extrêmement fins, mais non mobiles. Ces cils sont au nombre de cinq, six et davantage, comme on le voit sur la figure 410, en *C* ; ils sont très longs et très minces, et baignent, ainsi que nous l'avons démontré, dans la pellicule de mucosité qui lubrifie la surface libre de l'épithélium. La substance odorante doit par conséquent traverser cette pellicule avant d'atteindre les cils.

Prolongement central ou cylindre-axe: son trajet.

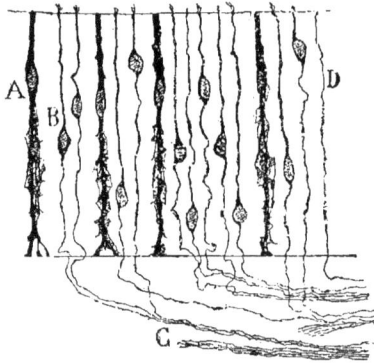

FIG. 409. — Cellules de la muqueuse olfactive : souris âgée de huit jours. Méthode de Golgi.

A, cellule épithéliale ou de soutien ; — B, cellules bipolaires nerveuses ; — C, faisceaux nerveux olfactifs ; — D, terminaison libre d'une fibre peut-être sensitive ou fibre de Brunn.

Le prolongement central est, au contraire, fin et variqueux, comme l'avait fort bien signalé Schultze. Après avoir décrit quelques sinuosités, il se porte vers le derme où il se perd. Ce prolongement est un véritable cylindre-axe, et la cellule bipolaire est, par suite, un véritable neurone. C'était aussi ce que l'on croyait depuis les savantes recherches de Schultze ; mais la démonstration absolue de cette identité ne fut faite que par nous[1]. La méthode de Golgi nous fit voir chez les petits mammifères nouveau-nés, et cela sans laisser place au moindre doute, que le prolongement inférieur de la cellule bipolaire traverse une partie du derme sans se diviser ni s'anastomoser avec ses congénères, qu'il se joint à un certain nombre d'entre eux pour former des petits paquets, puis qu'il monte, toujours indivis, à travers la lame criblée de l'ethmoïde et pénètre enfin dans le bulbe olfactif, où il se termine par une arborisation libre, enclose dans un glomérule (fig. 409, *C*).

Historique.

Arnstein[2] était parvenu indépendamment de nous, à mettre ces détails en relief en se servant de la méthode d'Erhlich ; mais il le fit avec moins de pré-

1. S. R. CAJAL, Nuevas aplicaciones del método de coloración de Golgi. *Gac. med. catalana*, 1889.
2. ARNSTEIN, Die Methylenblaufärbung als histologische Methode. *Anat. Anzeiger*, 1887.

cision et ses résultats furent moins catégoriques. Nos observations, que Van Gehuchten [1], Lenhossék [2] et Bum furent les premiers à confirmer, eurent pour résultat de faire abandonner définitivement toutes les hypothèses gratuites que l'on avait faites jusque-là sur l'origine des fibres olfactives ; les prétendues ramifications et plexus de Ranvier, les anastomoses et bifurcations de Grassi et Castronuovo [3], etc., disparurent donc pour toujours.

Fibres de Brunn. — Ces fibres se terminent à la surface libre, mais on ignore leur origine. On peut voir l'une d'entre elles en *D*, sur la figure 409.

Derme. — Il est constitué par une trame de tissu conjonctif lâche et creusé de nombreuses cavités occupées par les capillaires lymphatiques et sanguins ainsi que par les glandes de Bowman. Ces dernières s'imprègnent aisément par le chromate d'argent. Ce ne sont point de simples tubes, comme on le croyait, mais des culs-de-sac dont les parois se creusent en d'autres petits culs-de-sac très minces et insinués entre les cellules épithéliales. Nombreux sont les auteurs qui ont constaté ce détail après nous.

Sa constitution : glandes de Bowman.

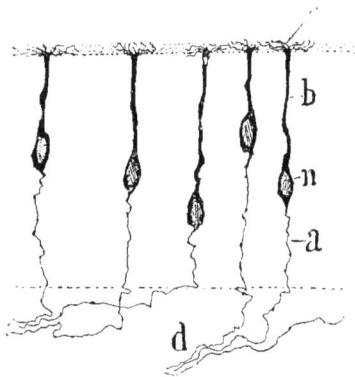

Fig. 410. — Cellules bipolaires de la muqueuse olfactive. Méthode de Golgi.

a, cylindre-axe ; — *b*, expansion périphérique ; — *c*, ses appendices libres ; — *d*, expansion centrale ou cylindre-axe ; — *n*, noyau.

Lorsqu'on examine des coupes du derme colorées par l'hématoxyline, on y voit courir les faisceaux formés par les fibres olfactives ; mais on apprend en même temps que ces dernières ne sont point enveloppées d'un manchon de myéline. Des noyaux ovoïdes, entourés d'une faible quantité de protoplasma, sont appliqués le long des paquets nerveux; le tout d'ailleurs est enveloppé d'une très fine pellicule hyaline, semblable à la gaine de Schwann. On remarque aussi, entre les fibres, des cellules névrogliques, rangées les unes derrière les autres.

Structure des paquets de fibres olfactives.

BULBE OLFACTIF OU CENTRE OLFACTIF DE PREMIER ORDRE

Le bulbe olfactif, auquel aboutissent, en grand nombre, les petits nerfs qui ont traversé la lame criblée, n'est autre chose que le sommet antérieur d'un lobe important du cerveau : le lobe olfactif, si bien étudié par Broca et

Sa nature vraie.

1. Van Gehuchten, Contribution à l'étude de la muqueuse olfactive chez les mammifères. *La Cellule*, t. VI, 1890.
2. V. Lenhossék, *Anat. Anzeiger*, nᵒˢ 19 et 20, 1892.
3. Grassi u. Castronuovo, Beiträge zur Kenntniss des Geruchorgans des Hundes. *Arch. f. mikrosk. Anat.*, Bd. XXXIV, 1889.

ses élèves dans la série des vertébrés. Ce n'est donc pas un nerf, mais le premier centre cérébral dans lequel se terminent les véritables nerfs de l'olfaction. Au point de vue anatomique et fonctionnel, il y a, par conséquent, analogie complète entre le bulbe olfactif, la rétine et les centres bulbaires qui servent de station terminale aux nerfs acoustiques.

Son analogie avec la rétine, etc.

Nous allons bientôt voir que le bulbe olfactif est le siège de l'articulation entre le neurone périphérique et le neurone intermédiaire ou de second ordre. Cette articulation, effectuée dans des points spéciaux, appelés glomérules, entre les terminaisons nerveuses du neurone olfactif et les terminaisons protoplasmiques des cellules mitrales et les cellules à houppette, domine toute la structure du bulbe olfactif. C'est autour d'elle que s'établissent chez les animaux supérieurs toutes les complications histologiques dont nous ferons l'étude. Elle seule est essentielle et primitive, puisque nous la rencontrons, dès le début de la série, chez les poissons les plus inférieurs. Tout le reste n'est qu'accessoires et simples perfectionnements, les uns destinés à exalter la sensibilité ou la puissance collectrice de l'articulation, les autres à assurer la solidarité fonctionnelle des deux bulbes et la production de voies centrales importantes.

Caractère primordial de l'articulation nerveuse qui s'y opère.

Le bulbe olfactif a été l'objet de travaux très nombreux et très détaillés de la part de Golgi [1], de la nôtre [2] et de celle de Van Gehuchten [3], Kölliker [4], Calleja [5] et Blanes [6]. Nous n'exposerons pas ici, par le menu, les résultats de ces recherches basées principalement sur l'emploi de la méthode au chromate d'argent. Seuls les renseignements histologiques essentiels, fournis par nos dernières études, occuperont notre attention.

Historique.

Le bulbe olfactif est un corps oblong, renfermant en son centre une cavité ventriculaire, plus ou moins comblée par la coalescence de l'épithélium. On compte dans son écorce grisâtre et de dehors en dedans sept couches : 1° *une couche nerveuse superficielle; 2° une couche des glomérules olfactifs; 3° une couche plexiforme externe; 4° une couche des cellules mitrales; 5° une couche plexiforme interne ou profonde; 6° une couche des grains et des faisceaux de substance blanche; 7° une couche épithéliale* ou *épendymaire.*

Aspect; couches.

1° **Couche nerveuse ou fibrillaire périphérique.** — L'aspect plexiforme de cette couche dans les préparations colorées au carmin fait place à une texture fibrillaire fasciculée dans les coupes imprégnées par le bleu de méthylène ou le chromate d'argent. On voit, en effet, dans ces dernières des petits paquets de *fibrilles* variqueuses, parallèles et *sans myéline* parcourir cette zone.

1. Golgi, Sulla fina anatomia dei Bulbi olfatorii. Reggio-Emilia, 1875.
2. S. R. Cajal, Origen y terminación de las fibras nerviosas olfatorias. *Gac. sanitaria de Barcelona*, 1890.
3. Van Gehuchten et Martin, Le bulbe olfactif de quelques mammifères. *La Cellule*, t. VII, 1891. — Le bulbe olfactif de l'homme. *Bibliogr. anatom.*, 1895.
4. Kölliker, Ueber den feineren Bau der Bulbus olfactorius. *Würzb. phys. med. Gesellsch.*, 19 Dezember 1891.
5. Calleja, La región olfatoria del cerebro. Madrid, 1893.
6. Blanes Viale, Sobre algunos puntos dudosos de la estructura del bulbo olfatorio. *Rev. trim. micrográf.*, t. III, 1697.

Elles s'entre-croisent de la façon la plus diverse en un feutrage qui s'étend à presque tout le bulbe, surtout à son sommet, sur ses faces latérales et sur la face inférieure. Des *cellules névrogliques* volumineuses sont logées en grand nombre entre les faisceaux ; elles envoient leurs longues expansions dans les couches sous-jacentes.

2° **Couche des glomérules**. — Il s'agit ici d'une bande irrégulière formée par deux ou plusieurs rangées diffuses de masses granuleuses ovoïdes ou piriformes. Ces masses ne sont autres que les *glomérules olfactifs*, îlots bien circonscrits de substance grise où se terminent les fibres olfactives de la couche précédente. Chaque glomérule est composé : 1° de l'arborisation terminale des fibres olfactives ; 2° d'un bouquet touffu de dendrites issues de couches plus profondes ; 3° de certains corps nerveux de petite taille ; enfin, 4° de quelques cellules névrogliques.

*Glomérules : leur constitu-
tion.*

Arborisation des fibres olfactives. — Golgi [1] est le premier qui ait démontré que les fibrilles olfactives se ramifient à l'intérieur des glomérules. Quelques mots d'historique à ce propos. Toujours sous l'influence des réseaux nerveux de Gerlach, Golgi crut que certaines branches de l'arborisation olfactive sortaient du glomérule pour aller s'anastomoser avec les collatérales nerveuses émises par des neurones situés dans des couches plus profondes. Les patientes recherches que

Historique.

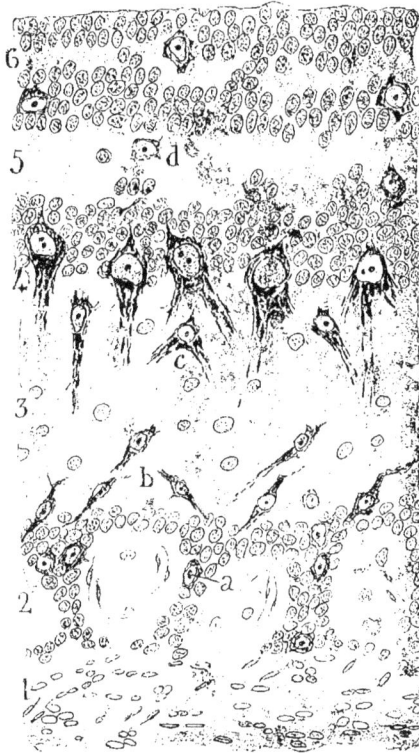

FIG. 411. — Coupe frontale de l'écorce du bulbe olfactif du lapin. Méthode de Nissl.

1, couche fibrillaire ou nerveuse superficielle ; — 2, couche des glomérules ; — 3, couche plexiforme externe ; — 4, couche des cellules mitrales ; — 5, couche plexiforme interne ; — 6, couche des grains et substance blanche ; — a, b, c, cellules à panache périphériques, moyennes et profondes ; — d, cellule à cylindre-axe court.

nous fîmes chez divers mammifères nous permirent de prouver, irréfutablement, que les choses ne se passent pas ainsi. En effet, les ramifications

1. Golgi, Sulla fina anatomia dei bulbi olfatorii, 1875.

des fibres olfactives se terminent toutes par des extrémités libres à l'intérieur du glomérule et n'en sortent point; elles ne s'anastomosent pas entre elles et encore moins avec des fibres nerveuses émanées de couches plus

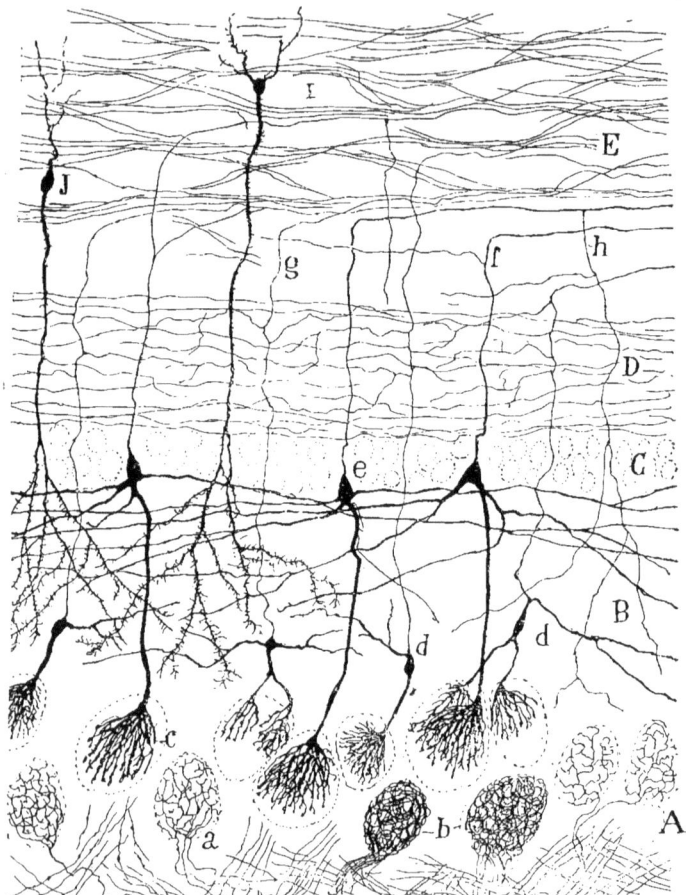

Fig. 412. — Coupe du bulbe olfactif du chat âgé de quelques jours. Méthode de Golgi.

A. couche des glomérules; — B, couche plexiforme externe ;   C, couche des cellules mitrales; — D, couche plexiforme interne; — E, couche des grains et substance blanche ; — I, J, grains internes; — a, arborisation terminale d'une fibre olfactive: — b, glomérules renfermant plusieurs terminaisons olfactives;   c, bouquet protoplasmique d'une cellule mitrale: — d, cellules à panache dendritique: — h, collatérale récurrente du cylindre-axe d'une cellule mitrale.

internes. En outre des terminaisons des fibres olfactives, nous ne trouvâmes dans les glomérules que les arborisations protoplasmiques des cellules mitrales et à houppette. Cette démonstration fut tellement victorieuse que tous les savants qui étudièrent la question sans préjugé d'école, et nous citerons parmi eux Van Gehuchten, Kölliker, His, Retzius, von Lenhossék, Pedro Ramón, C. Calleja, Lugaro, Blanes et Catois, y adhérèrent en très peu de temps. Nous ajouterons que dès l'abord la solution que nous avions donnée à ce litige nous parut avoir une portée générale considérable, puisqu'elle nous amena logiquement aux deux conclusions suivantes : 1° les courants nerveux passent d'une cellule à l'autre par leur simple contact ou contiguïté ; 2° les expansions protoplasmiques ne sont point uniquement des appendices nutritifs des cellules comme le veut Golgi, mais aussi des appareils transmetteurs pour les courants qu'ils reçoivent des arborisations cylindre-axiles.

Importance théorique des glomérules pour la théorie des contacts.

Revenons à l'arborisation de la fibre olfactive dans le glomérule. Ses branches sont fines, variqueuses et très enchevêtrées. On peut néanmoins se rendre compte que leurs derniers ramuscules se terminent par une varicosité libre, après avoir décrit des sinuosités compliquées (fig. 413, *b*). Lorsque l'imprégnation est bonne et complète, on aperçoit dans le glomérule un plexus extrêmement dense de fibrilles nerveuses, dans lequel il existe cependant des espaces vides pour de petits neurones et des cellules névrogliques. Chaque plexus intraglomérulaire est formé non par une seule fibre olfactive, mais par un faisceau de ces fibres (fig. 412, *b*).

Arborisation de la fibre olfactive.

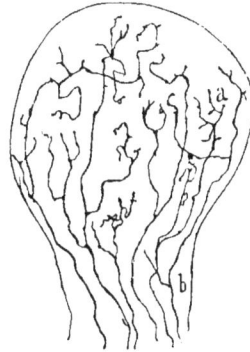

FIG. 413. — Glomérule du bulbe olfactif ; souris âgée de quelques jours. Méthode de Golgi. — On y voit des arborisations nerveuses de fibres olfactives.

Bouquets dendritiques. — Les cellules mitrales ainsi que les neurones situés moins profondément et appelés par nous cellules à houppette envoient au glomérule un tronc protoplasmique épais. Ce dernier porte à son extrémité une élégante houppe ou touffe de branches divergentes et variqueuses, qui, si nombreuses soient-elles, ne sortent jamais des limites du glomérule. Elles se terminent librement et s'insinuent dans les espaces laissés libres par les rameaux flexueux de l'arborisation de la fibre olfactive. Il s'établit ainsi entre les branches des deux espèces, dendritiques d'un côté et nerveuses de l'autre, un contact intime et multiplié (figs. 412, *c* et 417).

1° *chez les vertébrés supérieurs.*

Leur engrènement avec les fibres olfactives.

Cette disposition se retrouve chez les vertébrés inférieurs, comme le démontrent les recherches de P. Ramón [1], Calleja, Catois et d'autres. Sa constance prouve donc que, pour assurer les rapports entre deux neurones, il s'établit toujours entre eux une multitude de points de contact, grâce à ce que les ramifications étendues et complexes de la fibre cylindre-axile de l'un se juxtaposent aux ramuscules des expansions dendritiques de l'autre.

2° *chez les vertébrés inférieurs.*

Grains externes. — Il existe, à l'intérieur et au pourtour extérieur des glomérules, de très petites cellules étoilées que Golgi croyait de nature névroglique. Nous avons démontré qu'elles étaient, au contraire, d'essence

1. P. Ramón, El encéfalo de los reptiles, 1891.

nerveuse, et Blanes Viale a confirmé la chose quelque temps après[1]. Ces éléments ont reçu de Kölliker[2] le nom de *grains externes* ou *superficiels*. Ils sont de petite taille, sphériques ou polygonaux, parfois aussi piriformes. Leur *corps* donne naissance à une ou plusieurs fines *dendrites* qui s'arborisent sur la surface et dans la périphérie des glomérules. Il en part également un *cylindre-axe* d'une très grande minceur. Celui-ci chemine plus ou moins horizontalement dans les intervalles des glomérules et se termine, en se ramifiant, dans l'intérieur de ces derniers.

Structure.   Il est impossible d'imprégner la charpente *neurofibrillaire* des grains externes ; par contre le *bâtonnet* contenu dans leur noyau est très visible dans les préparations au nitrate d'argent réduit (fig. 418, *D*).

Espèces.   Blanes a distingué ces corpuscules en *grains uni-* et *biglomérulaires*, sui-

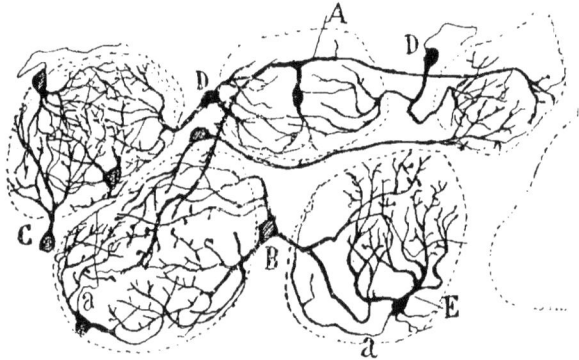

FIG. 414. — Grains périphériques des glomérules olfactifs.
Méthode de Golgi. D'après Blanes Viale.

A. B. D, grains biglomérulaires, c'est-à-dire dont les dendrites se ramifient dans deux glomérules ; — C, grains uniglomérulaires ou dont les dendrites ne se distribuent que dans un seul glomérule.

vant que leurs expansions dendritiques pénètrent dans un ou deux glomérules (figs. 414, 415 et 416).

Rôle associatif.   Il résulte de cette description que les petites cellules intra- et périglomérulaires ou grains externes de Kölliker semblent constituer des neurones d'association entre les glomérules. Par leurs dendrites ils recueillent l'excitation amenée dans un de ces glomérules, et par leur cylindre-axe ils la transmettent à des bouquets terminaux de cellules mitrales et à houppette inclus dans des glomérules plus ou moins distants. De même que

Autres fonctions possibles.   les autres cellules à cylindre-axe court des centres sensoriels, ces neurones ne se bornent pas vraisemblablement à jouer ce rôle associatif, en admettant qu'il soit nécessaire, ce qui n'est pas prouvé. Ils doivent, comme

1. BLANES, Sobre algunos puntos dudosos de la estructura del bulbo olfatorio. *Rev. trim. micrográf.*, t. III, 1898.
2. KÖLLIKER, Handbuch der Gewebelehre, 6e Aufl., 1896.

nous l'avons indiqué dans un chapitre précédent, satisfaire encore à
d'autres fonctions.

Cellules névrogliques. — Les unes sont *internes*, c'est-à-dire intraglomérulaires ; dans ce cas elles possèdent un aspect étoilé et des expansions
plumeuses et frisées ; les autres sont *externes*, mais seul le bouquet terminal de certains de leurs appendices est renfermé dans le glomérule ; leur

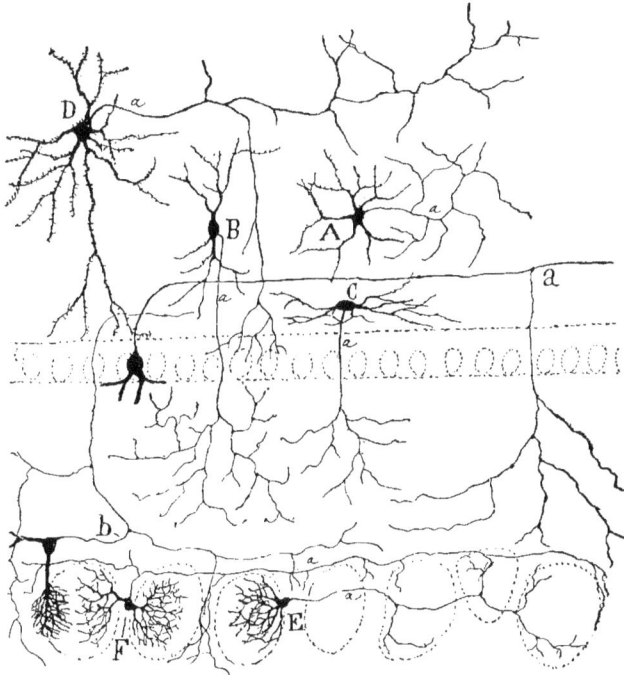

Fig. 415. — Cellules à cylindre-axe court du bulbe olfactif. (Schéma composé d'après
les dessins de Blanes et les nôtres faits sur des préparations imprégnées par la
méthode de Golgi.)

A, cellule à cylindre-axe court ; — B, autre cellule à cylindre-axe court et périphérique ; — C, cellule fusiforme horizontale de la couche plexiforme interne ; — D, cellule à cylindre-axe horizontal ; — E, F, cellules nerveuses périglomérulaires ; — a, collatérales périphériques du
cylindre-axe d'une cellule mitrale ; — b, collatérale du cylindre-axe d'une cellule à panache.

corps ainsi que d'autres appendices se trouvent dans les couches voisines.
La figure 422, empruntée à Blanes, montre fort bien, en *C*, l'aspect des cellules névrogliques intraglomérulaires et, en *B*, celui des cellules extra-
glomérulaires.

3° Couche moléculaire ou plexiforme externe. — Toutes les assises placées
en dedans de la couche des glomérules ne sont que des perfectionnements
histologiques propres aux mammifères et aux oiseaux. Elles manquent, en
effet, chez les poissons et les batraciens ou se trouvent chez eux dans un

*Développe-
ment phyléti-
que.*

état fort simple. Les glomérules gardent, au contraire, leur disposition fondamentale dans toute la série, comme nous l'avons déjà affirmé.

Éléments constitutifs.

La couche plexiforme ou moléculaire, l'un des perfectionnements introduits dans le bulbe olfactif des vertébrés supérieurs, contient : les dendrites accessoires appartenant aux cellules mitrales; des cellules moyennes et périphériques à houppette ; le bouquet dendritique terminal des grains internes ou plus simplement des grains, et les collatérales récurrentes des cylindres-axes émis par les cellules mitrales et à houppette. Tous ces éléments s'entremêlent en un plexus touffu, dont les limites interne et externe sont bien précises, et dans lequel dominent les fibres parallèles ou concentriques à la périphérie du bulbe.

4° **Couche des cellules mitrales** (figs. 412, *C*, et 417, *e*). — Cette assise est

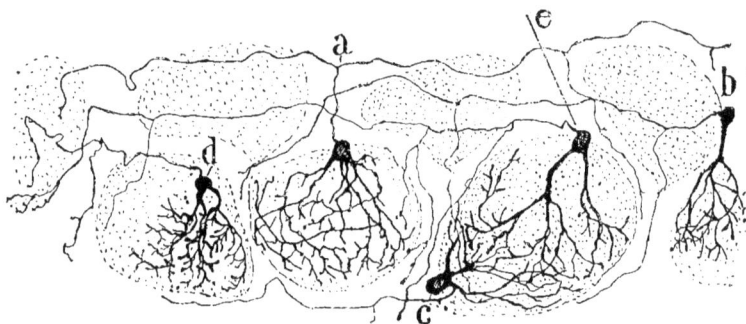

Fig. 416. — Petites cellules ou grains externes intra- et extra-glomérulaires et à cylindre-axe court; bulbe olfactif du chat. Méthode de Golgi. D'après Blanes Viale.

a, bifurcation du cylindre-axe d'une de ces cellules; — *b, c, d, e*, cellules uniglomérulaires.

1° cellules mitrales.

Axone pour l'écorce cérébrale.

Expansion dendritique primordiale pour les glomérules.

formée d'une, deux ou trois rangées concentriques de neurones volumineux, pressés les uns contre les autres et multipolaires. La plupart ont un corps en forme de mitre d'évêque; on en trouve aussi qui sont ovoïdes ou triangulaires, mais moins fréquemment. Leur *cylindre-axe* épais émerge du côté profond du corps cellulaire et devient une fibre nerveuse de la plexiforme interne. Parmi leurs dendrites, il en existe une qui est remarquable par son épaisseur, ses contours lisses et sa direction perpendiculaire à la périohérie ; c'est l'*expansion primordiale*, ainsi nommée parce qu'elle ne manque chez aucun vertébré et semble, par suite, être apparue la première. Presque toujours, il n'existe qu'une de ces expansions par cellule, du moins chez l'homme et les mammifères gyrencéphales; on en compte souvent davantage, parfois quatre, six ou même plus chez les oiseaux, les reptiles et les poissons, comme l'a prouvé mon frère, P. Ramón [1]. Cette expansion primordiale a fréquemment une direction oblique dans sa course vers la périphé-

1. P. Ramón, Estructura de los bulbos olfatorios de las aves, 1860, et El encéfalo de los reptiles. 1891.

rie : elle garde, néanmoins, son diamètre primitif et n'émet que rarement des branches latérales. Elle se termine dans l'intérieur d'un glomérule par une de ces touffes de ramifications libres, dont nous avons parlé plus haut.

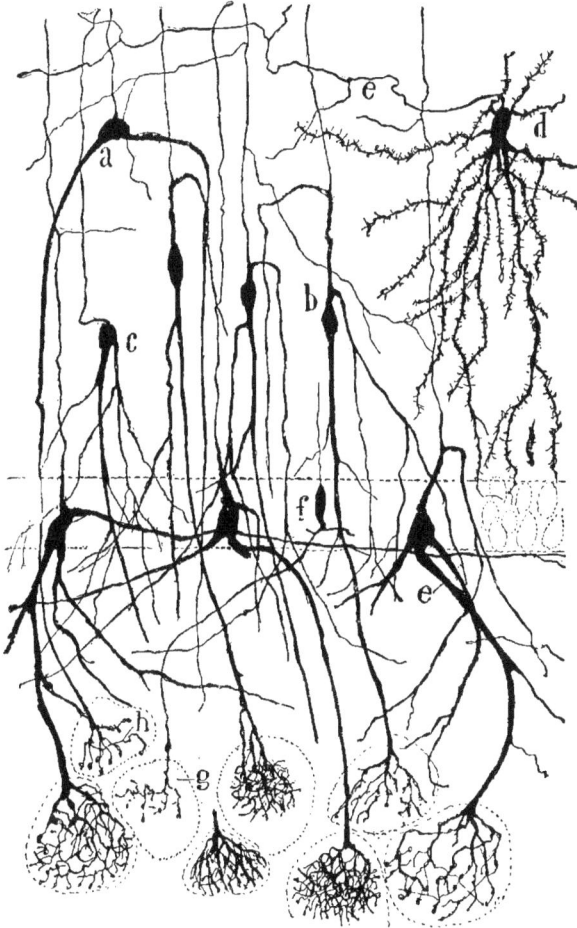

Fig. 417. — Quelques cellules du bulbe olfactif du chat. Méthode de Golgi.
D'après Blanes Viale.

a, b, cellules mitrales déplacées ; — c, grain olfactif interne ; — d, cellules à cylindre-axe court ; — e, cellules mitrales ; — f, petite cellule mitrale ; — g, h, glomérules olfactifs.

et qui entrent en contact intime avec les arborisations des fibres olfactives.

Quant aux autres expansions appelées *dendrites secondaires ou accessoires*, elles sont au nombre de deux, trois, ou davantage ; elles sortent des côtés du corps cellulaire et parfois de la base même de l'expansion primordiale. Elles courent ensuite dans la zone plexiforme en se divisant à plusieurs

Dendrites accessoires.

reprises et y engendrent, par leur entremêlement avec leurs congénères issues d'autres cellules, le plexus dense que nous avons déjà signalé. Quelques-uns de ces appendices dendritiques ont une longueur qui peut dépasser un dixième de millimètre. Leurs ramuscules terminaux s'achèvent librement dans la couche moléculaire, sans jamais atteindre le pourtour des glomérules (fig. 412).

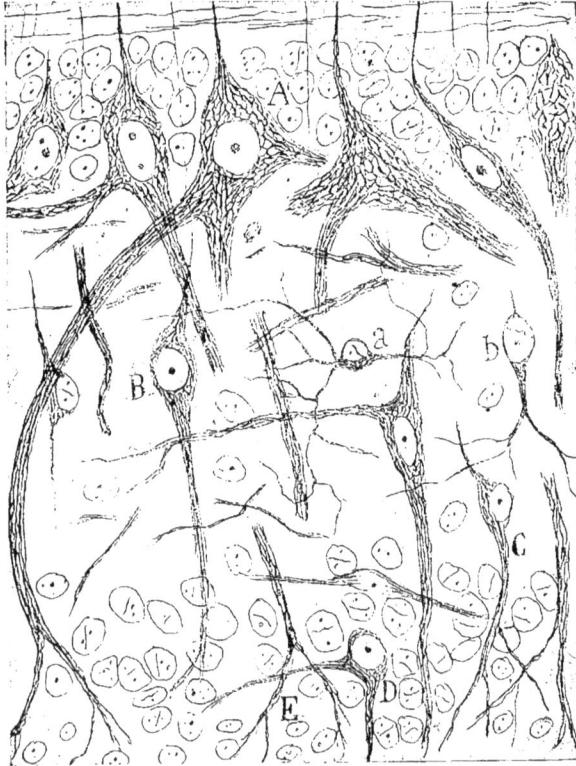

FIG. 418. — Neurofibrilles des cellules mitrales et à panache ; lapin adulte.
Méthode au nitrate d'argent réduit ; obj. apochrom. 1.30 de Zeiss.

A, couche des cellules mitrales ; — B. C. zone des cellules à panache moyennes et externes ; — D, couche des grains superficiels avec une petite cellule à panache ; — E, terminaison d'un tronc protoplasmique dans un glomérule mal défini sur la figure ; — a, b, petites cellules nerveuses dont la morphologie n'est pas certaine.

Cellules mitrales déplacées.

Parfois, les cellules mitrales, en se déplaçant un peu, émigrent dans la couche qui leur est immédiatement superposée. Cette remarque est due à Van Gehuchten. Dans ce cas, le corps cellulaire et l'expansion primordiale s'allongent; en outre, celle-ci donne ordinairement naissance aux dendrites accessoires (fig. 417, *a*, *b*, *c*).

Cellules à houppette.

Nous avons déjà mentionné l'existence des cellules à houppette dans la plexiforme externe, cellules ainsi nommées par nous, parce qu'une dendrite épaisse, allant de leur corps vers la périphérie, se termine dans les glomérules olfactifs par une houppe de branches, tout comme l'expansion primordiale des cellules mitrales. Nous avons représenté quelques-uns de ces corpuscules à houppette sur la figure 412, en *d*. On peut diviser ces neurones en deux catégories d'après leur position. Les uns siègent dans l'épaisseur de la couche plexiforme et méritent le nom de *cellules internes à houppette* ; les autres habitent sur la limite extérieure de cette couche et jusque dans le voisinage des glomérules ; ils méritent donc le nom de *cellules externes à houppette*. Le *corps* de tous ces éléments est ovoïde, fusiforme ou triangulaire. Il en part, indépendamment de l'expansion caractéristique, une, deux ou plusieurs *dendrites* qui se ramifient dans la couche moléculaire. Il en part aussi un *cylindre-axe* fin qui se porte dans les régions profondes du bulbe, où il se coude et forme l'âme d'un tube nerveux de la zone des grains.

Leurs deux variétés topographiques.

Structure des cellules mitrales et à houppette. — Lorsqu'on applique la méthode de Nissl à ces neurones, on voit dans leur corps et dans une notable partie de leur dendrite primordiale de nombreux fuseaux chromatiques (fig. 411). Si d'autre part, on a traité le bulbe olfactif par notre méthode à l'argent réduit, on voit apparaître dans ces cellules des neurofibrilles fort bien imprégnées (fig. 418, *A*), et disposées en deux plexus, l'un périnucléaire et l'autre cortical. Les neurofibrilles primaires présentent, de distance en distance, des épaississements fusiformes et intensément colorés ; elles montrent ce détail surtout à l'origine du cylindre-axe où elles sont tassées les unes contre les autres (fig. 418, *A*). Le faisceau des neurofibrilles contenues dans l'expansion dendritique primordiale se décompose au niveau des glomérules, et les derniers ramuscules de cette expansion ne renferment plus qu'un seul filament très mince et très pâle (fig. 418, *E*). On sait que ces ramuscules présentent une bien plus grande épaisseur et même de grosses varicosités dans les préparations obtenues par la méthode de Golgi ; ceci prouve qu'il existe autour des neurofibrilles terminales une gangue épaisse de neuroplasma et peut-être aussi de spongioplasma.

Amas chromatiques.

Neurofibrilles.

5° **Couche plexiforme interne ou assise des collatérales cylindre-axiles.** — En dedans de la rangée des cellules mitrales on trouve une bande d'aspect plexiforme et pauvre en neurones ; c'est là que s'accumulent la plupart des collatérales émises par les cylindres-axes des cellules à houppette, ainsi que certaines arborisations nerveuses centrifuges. Nous reviendrons plus tard sur tous ces éléments.

6° **Couche des grains et des faisceaux de substance blanche.** — Entre l'assise précédente et le voisinage de l'épendyme s'étend un vaste territoire où l'on reconnaît immédiatement l'existence de grains ou petites cellules fusiformes et globuleuses, ainsi que de faisceaux concentriques de substance blanche ; on y trouve aussi des cellules à cylindre-axe court.

Grains internes. — Golgi est le premier qui ait appelé l'attention sur ces petites cellules. Il leur trouva un corps ovoïde, fusiforme ou triangulaire,

Historique et caractères.

et dirigé perpendiculairement à la surface du bulbe, des expansions dendritiques dont plusieurs externes et une interne et pas trace de cylindre-axe
ou d'appendice en ayant l'aspect. Il nous fut donné de constater aussi, mais
plus tard, l'absence de ce prolongement nerveux. En même temps, nous

Absence de l'axone.

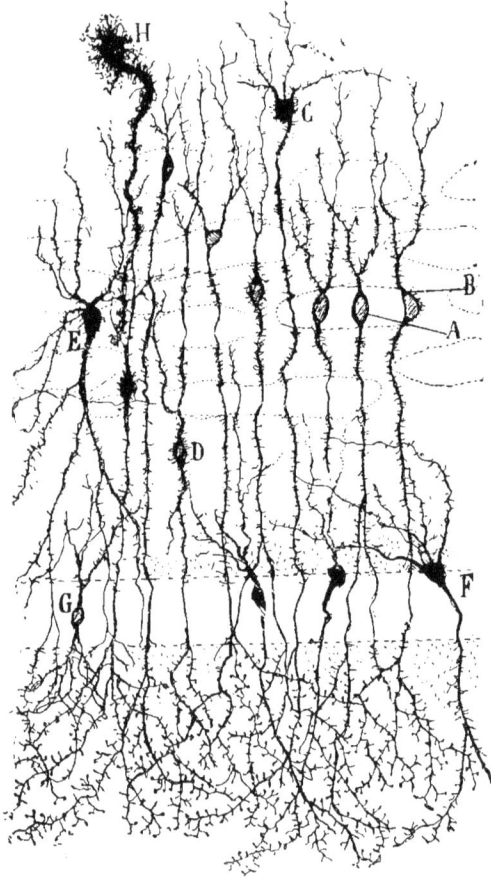

Fig. 419. — Grains internes du bulbe olfactif; chat âgé de vingt jours. Méthode de Golgi.

A, corps lisse d'un grain situé au centre d'un amas cellulaire; — B, grain périphérique. hérissé
d'épines; — C. D, autres grains également épineux; — E, grain de grande taille; — F, grain
périphérique de la couche des cellules mitrales; — G. grain de petit volume, situé dans la
couche des cellules mitrales; — H, cellule épithéliale déplacée.

découvrions que l'expansion externe possède une orientation constante et
des connexions invariables, car elle se dirige toujours vers la plexiforme externe et s'y termine par un bouquet de rameaux protoplasmiques
fortement épineux qui entrent toujours en contact avec les dendrites
secondaires des cellules mitrales (fig. 419). Blanes a confirmé cette obser-

vation. Les méthodes neurofibrillaires n'arrivent à déceler dans ces corpus-cules que le *bâtonnet intranucléaire*.

Pour Blanes comme pour nous, les grains sont de véritables cellules nerveuses d'une nature particulière, cellules analogues aux spongioblastes et aux cellules amacrines de la membrane rétinienne. Kölliker n'est pas de cet avis ; il s'agit là, d'après lui, d'une variété de cellules névrogliques, d'autant que pendant leurs phases les plus embryonnaires les grains ont une grande ressemblance avec les corpuscules épithéliaux ou épendymaires. L'opinion de Kölliker n'est pas soutenable. D'une part, la ressemblance des corpuscules à la période embryonnaire n'est pas un criterium sérieux ; d'autre part, comme Blanes l'a démontré victorieusement, les grains n'ont aucun des caractères de la névroglie : 1° ils se colorent par la méthode d'Ehrlich, alors que les cellules névrogliques ne le font jamais ; 2° leur corps est lisse, très petit, et pourvu d'expansions très longues, elles-mêmes couvertes d'épines courtes et délicates ; celui des cellules névrogliques ou des corpuscules épithéliaux est gros, chargé de protoplasma et tout hérissé d'appendices innombrables et frisés ; enfin, 3° les grains offrent des caractères

Leur natu-re :
1° nerveuse, d'après nous et Blanes ;
2° névrogli-que, d'après Kölliker.

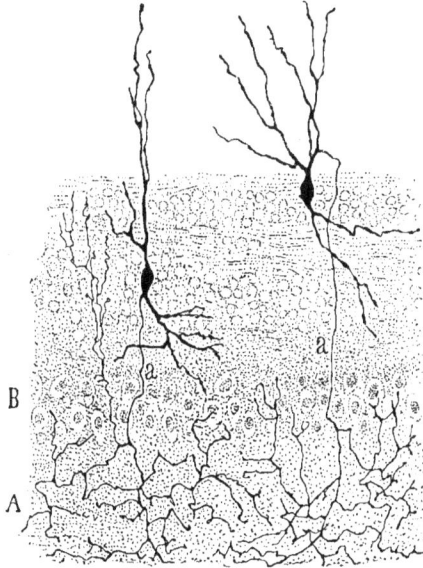

FIG. 420. — Deux grandes cellules étoilées du bulbe olfactif; chien nouveau-né. Méthode de Golgi.

A, couche plexiforme externe ; — B, couche des cellules mitrales ; — a, cylindre-axe périphérique.

identiques ou fort semblables chez tous les vertébrés, même chez ceux qui n'ont point de véritables cellules névrogliques et dont toute la charpente inter-cellulaire est constituée, comme chez les batraciens, les poissons, les rep-tiles, etc., par des cellules épithéliales seulement. Rossi [1] a fourni un qua-trième argument contre l'opinion de Kölliker ; c'est que les grains internes ne se colorent jamais par la méthode de Fano, très propre à révéler les cellules névrogliques et épithéliales.

Puisque les grains sont nombreux chez tous les vertébrés et puisque leur expansion périphérique s'articule toujours avec les dendrites des cellules mitrales, il y a lieu de supposer qu'ils transmettent à ces neurones l'excita-

Leur fonc-tionnement possible ; rôle

1. O. ROSSI, Sulla fina struttura del bulbo olfatorio. *Riv. di patol. nerv. e mentale,* an. XII, fasc. 2, 1907.

axile de l'ex-
pansion exter-
ne.

tion qu'ils reçoivent des fibres centrifuges avec lesquelles leurs corps et leurs appendices internes entrent en connexion. L'expansion périphérique, recevant ainsi les courants dans une direction cellulifuge, jouerait donc, dans cette hypothèse, le rôle d'un cylindre-axe, bien qu'elle n'en ait point les attributs.

Cellules à cylindre-axe court. — On rencontre de-ci, de-là, dans la couche plexiforme interne mais toujours rarement, des neurones étoilés ou fusiformes et plus volumineux que les grains. Toutes les grosses cellules de ce genre renferment une charpente neurofibrillaire, que Rossi [1] a été

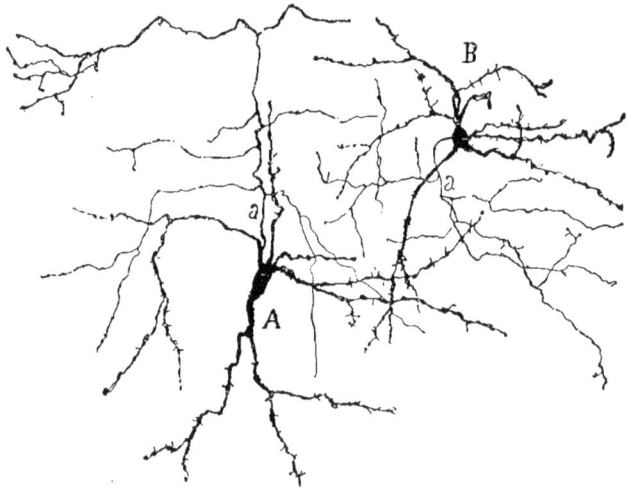

Fig. 421. — Petites cellules nerveuses situées dans la couche des grains internes, non loin de l'épithélium ; chien âgé de quelques jours. Méthode de Golgi.

A, cellule dont le cylindre-axe se ramifie entre les grains internes les plus profonds ; — B, autre cellule dont l'axone s'arborise également dans la couche des grains internes ; — a, cylindre-axe.

le premier à mettre en évidence à l'aide de la méthode au nitrate d'argent réduit.

Leurs trois
variétés.

La manière dont se comporte le cylindre-axe de ces corpuscules permet de les classer en trois catégories : 1° les *cellules de Golgi* ; ce sont des éléments étoilés, épais, que le savant dont elles portent le nom a décrits le premier ; elles émettent des dendrites divergentes, courant dans la zone des grains et un cylindre-axe qui s'arborise rapidement et se termine dans les plexus nerveux intergranuleux (fig. 421, *A, B*) ; 2° les *cellules de Cajal*, que Van Gehuchten et Blanes ont nommées ainsi en notre honneur ; elles siègent dans le tiers externe de la couche des grains et sont remarquables par leur cylindre-axe, toujours dirigé vers la périphérie ; ce prolongement s'épanouit au-dessous des cellules mitrales en une arbori-

1. Rossi, *Riv. di patol. nerv. e mentale*, 1907.

sation touffue qui enveloppe étroitement leurs dendrites (fig. 420) ; 3° des cellules dont le corps est volumineux, les appendices protoplasmiques

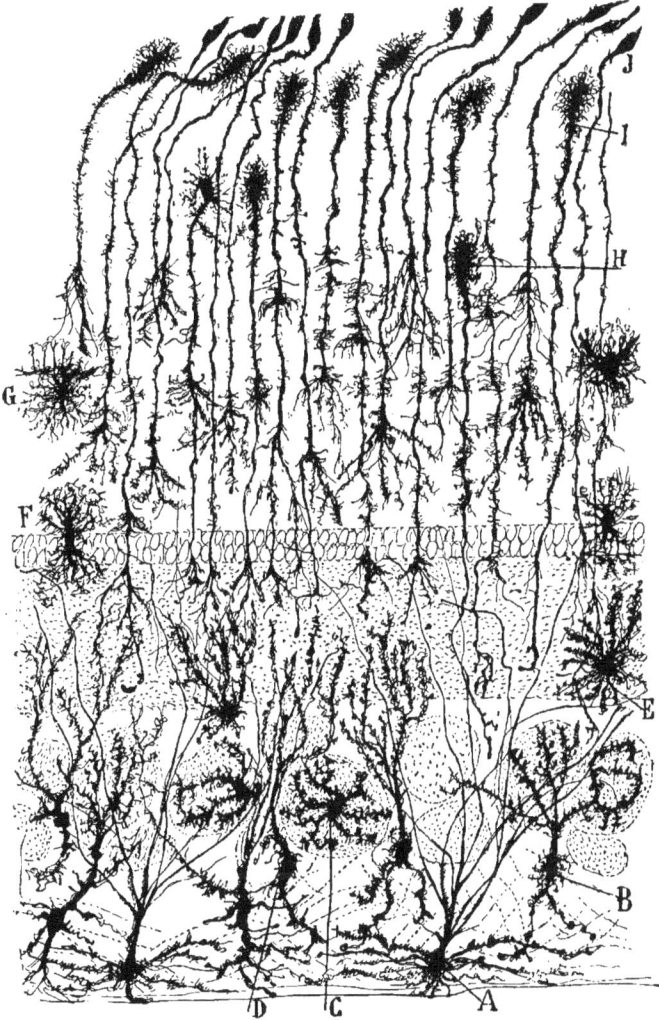

FIG. 422. — Cellules névrogliques du bulbe olfactif; chat âgé de deux mois.
Méthode de Golgi. D'après Blanes Viale.

A, cellules névrogliques de la couche fibrillaire ; — B, C, cellules névrogliques dont les expansions se ramifient à l'intérieur des glomérules ; — D, névroglie interglomérulaire ; — E, cellules névrogliques de la plexiforme externe ; — F, cellules névrogliques de la couche des cellules mitrales ; — G, cellules névrogliques de la couche moléculaire ou plexiforme profonde ; — H, I, cellules épithéliales déplacées ; — J, épithélium vrai en place.

épineux et en grand nombre, enfin le cylindre-axe très long ; ce dernier chemine plus ou moins horizontalement et couvre de ses ramifications une aire considérable de la couche des grains. Cette troisième variété, découverte par Blanes, a été également vue par Van Gehuchten.

Plexus nerveux. — Des petits paquets de fibres à myéline et sans

Ses fibres afférentes et efférentes.

myéline courent entre les amas de grains et s'enchevêtrent en un plexus où dominent les fibres à direction antéro-postérieure. Il est fort difficile d'étudier ce plexus, surtout dans les préparations colorées par la méthode de Weigert-Pal, où seuls les tubes myélinisés se colorent sans qu'on puisse y voir la moindre ramification. Les coupes imprégnées par le bleu de méthylène d'Ehrlich et mieux encore celles qui proviennent de pièces traitées par la méthode de Golgi comblent fort heureusement cette lacune. Grâce à elles on peut suivre le trajet des fibres et observer leurs arborisations. Nous pourrons de la sorte distinguer dans ce plexus deux espèces de fibres : les unes *efférentes* et les autres *afférentes*, que nous décrirons bientôt.

7° **Couche épithéliale.** — Nous avons déjà signalé la présence d'une cavité

Cellules épithéliales en place.

ventriculaire dans l'axe du bulbe olfactif. Ses parois, soudées dans la plus grande partie de leur étendue, sont formées de plusieurs rangées de cellules épendymaires. Les appendices périphériques de ces corpuscules ont une très grande longueur ; ils se terminent, comme Blanes l'a montré, par des bouquets et des arborisations compliquées dans les plexus de la couche des grains. Un grand nombre d'autres cellules épendymaires se sont déplacées en

Cellules épithéliales déplacées.

totalité dans cette couche ; leur corps s'est rapproché ainsi de la périphérie ; elles ont conservé néanmoins leurs caractéristiques, c'est-à-dire leur expansion externe et leurs bouquets terminaux. On aura une idée de cette disposition intéressante en examinant le point *I* de la figure 422, empruntée au travail de Blanes.

Fibres efférentes du bulbe olfactif. — Ces fibres sont beaucoup plus nom-

Leurs deux origines.

breuses que les fibres afférentes ; elles proviennent des cellules mitrales et des cellules à houppette. Celles des premières sont épaisses et faciles à suivre sur les préparations au bleu de méthylène et au chromate d'argent. Il n'en est pas de même pour les fibres issues des cellules à houppette, à cause de leur grande finesse et de leur itinéraire plus compliqué (fig. 412).

Fibres épaisses, issues des cellules mitrales. — Le cylindre-axe sorti

Trajet.

de ces neurones traverse la zone plexiforme interne sans émettre de collatérales ; il parvient aux paquets de la substance blanche et s'associe là avec ses congénères pour prendre une direction antéro-postérieure. Ainsi groupés, ces cylindres-axes cheminent horizontalement ; c'est alors seulement

Collatérales; leurs connexions avec les dendrites accessoires mitrales.

qu'ils abandonnent, comme l'ont montré, entre autres, P. Ramón [1], Cajal, Van Gehuchten et Kölliker, quelques collatérales à la zone plexiforme externe, c'est-à-dire au plexus situé au-dessous des cellules mitrales. Le facteur principal de ce plexus est constitué, nous le savons, par les dendrites accessoires des cellules mitrales ; il y a donc tout lieu de penser qu'il

1. P. Ramón, Estructura de los bulbos olfatorios de las aves. *Gac. sanitaria de Barcelona*, 1890.

s'établit des connexions entre ces dendrites et ces collatérales récurrentes (fig. 412, *h*).

Le rôle de ces collatérales semble être, par conséquent, de transmettre une partie du courant glomérulaire qui parcourt leur cylindre-axe générateur à des cellules mitrales plus ou moins distantes, et par ainsi de faire participer à leur excitation un nombre de conducteurs de plus en plus *Avalanche de conduction.*

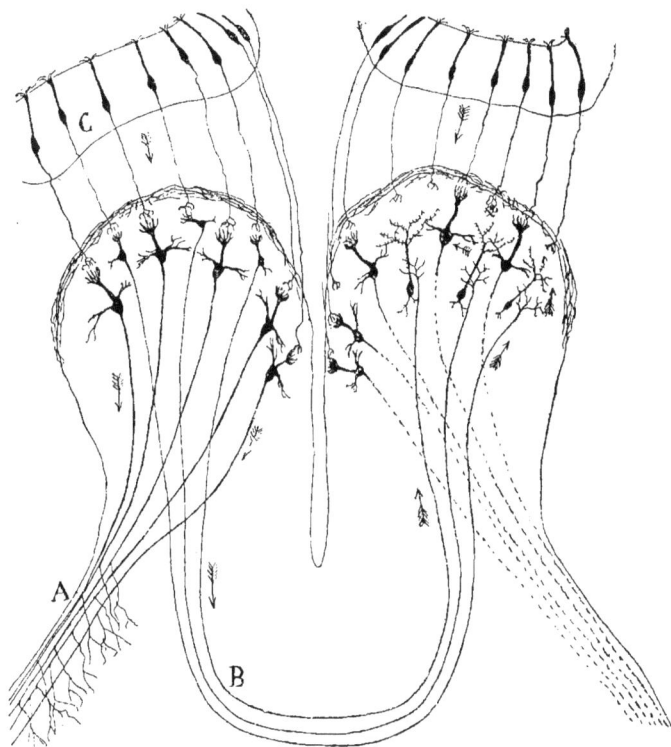

Fig. 423. — Schéma de la marche des courants dans le bulbe olfactif.

A, racine externe du nerf olfactif; — B, portion bulbaire de la commissure antérieure; C, cellules bipolaires olfactives.

grand. Nous aurions encore là un exemple de ce que nous appelons l'avalanche de conduction.

Fibres minces, issues des cellules à houppette. — Les cellules moyennes et externes de ce genre donnent naissance à des cylindres-axes qui traversent la couche des cellules mitrales, puis la couche plexiforme à laquelle ils cèdent deux ou trois fines collatérales parallèles; après être arrivés aux faisceaux de la substance blanche, ils se dirigent d'avant en arrière comme ceux des cellules mitrales et forment l'âme des tubes à myéline les plus délicats. Une collatérale sort fréquemment du point où ces fibres fines *Trajet.*

Collatérales.

s'infléchissent ; elle se dirige en sens opposé à celui de son tronc d'origine (fig. 412, d).

L'ensemble des collatérales fournies par les cylindres-axes des cellules à houppette produit dans la zone plexiforme interne un plexus très serré, très enchevêtré, où les fibres nerveuses myélinisées abondent plus qu'en aucun autre point du bulbe olfactif (fig. 412, *D*). Ce plexus contient encore comme éléments constitutifs : les arborisations nerveuses périphériques des cellules à cylindre-axe court, de nombreuses fibres efférentes délicates et tous les troncs fortement épineux de l'expansion périphérique des

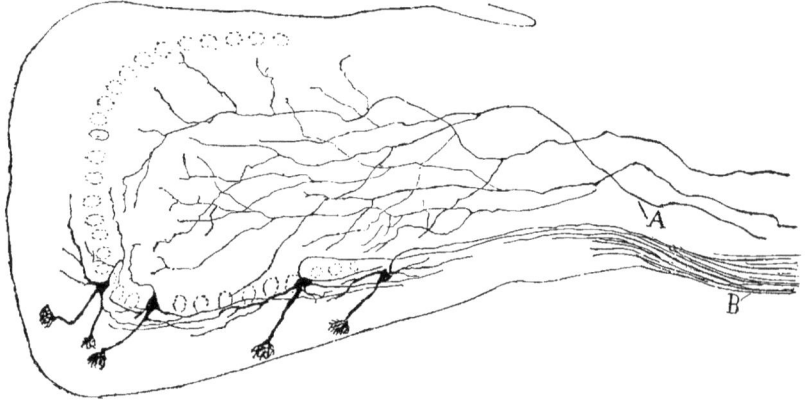

Fig. 424. — Coupe sagittale du bulbe olfactif ; souris âgée de quelques jours. Méthode de Golgi.

A, fibres épaisses provenant de la partie inférieure du cerveau, peut-être de l'écorce du tractus olfactif. — Comme on le voit, chacune de ces fibres abandonne un grand nombre de branches à la couche des grains.

grains internes, troncs formant une vraie palissade (fig. 412, au niveau de *D*). On voit par la composition de ce plexus que les collatérales des cellules à houppette entrent très vraisemblablement en connexion avec les troncs périphériques de grains plus ou moins distants. Or, ces derniers entrent aussi en rapport avec les cellules mitrales et à houppette par le contact du bouquet terminal de leur tronc périphérique avec les dendrites de ces neurones. Il y a donc lieu de supposer que, grâce à ces deux articulations et à l'intermédiaire des grains, les collatérales des cellules à houppette transmettent à des cellules mitrales et à d'autres cellules à houppette plus ou moins éloignées une partie de l'excitation qu'elles ont recueillie dans les glomérules. Nous avons représenté sur la figure 423 un schéma de la marche probable des courants dans la voie principale constituée par les cellules mitrales et à houppette, ainsi que dans les voies principales centripètes et centrifuges.

Fibres afférentes. — Leur diamètre différent permet de les classer également en fibres épaisses et en fibres fines.

a) Fibres épaisses. — Ces fibres centrifuges, que nous avions signalées il y a longtemps dans le bulbe olfactif du chat et du lapin, ont fait l'objet de nouvelles recherches de notre part chez la souris âgée de huit à quinze jours [1]. Ces fibres sont très grosses au moment où elles pénètrent dans le bulbe. Elles occupent toujours, à leur entrée, le plan inférieur de cet organe et semblent pour cette raison venir du lobe temporal ou du pédoncule olfactif. Elles se bifurquent à plusieurs reprises lorsqu'elles arrivent à la couche des grains et produisent par ces divisions une arborisation très étendue qui embrasse une partie considérable du bulbe (fig. 425, *a, c*).

Trajet.

Des fibres centrifuges, appartenant à la souris âgée de quelques jours, sont représentées, en *A*, sur la figure 424. Leurs divisions restent cantonnées dans la couche des grains, comme on le voit, aucune d'elles ne dépassant la barrière formée par l'assise des cellules mitrales. Les ramuscules terminaux semblent fournir des plexus dans les cloisons de substance blanche

Aspect chez la souris.

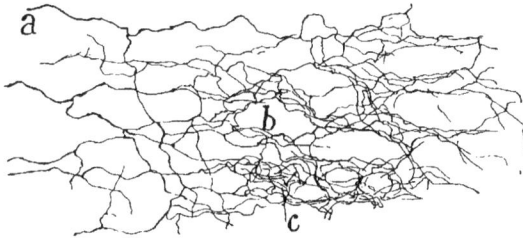

FIG. 425. — Plexus formé par les grosses fibres centrifuges dans les espaces intergranuleux; chat âgé de deux semaines. Méthode de Golgi.

a, fibre afférente; — *b*, groupe de grains; — *c*, nids péricellulaires.

où s'étendent les expansions internes des grains. La coexistence des fibres centrifuges et des expansions internes des grains dans les cloisons de substance blanche des régions internes du bulbe nous porte à conjecturer qu'il y a connexion entre elles et que cette connexion est, pour les fibres centrifuges, la plus importante, sinon la seule. S'il en est réellement ainsi, il faudrait admettre que les grains sont munis de deux appareils récepteurs, dont l'un, formé par les dendrites internes et le corps, entre en contact avec les fibres centrifuges et dont l'autre, constitué par le tronc périphérique, reçoit l'excitation apportée par les collatérales des cellules à houppette et peut-être aussi par les fibres centrifuges ou commissurales fines dont nous allons parler. Quant au bouquet périphérique des grains, ce serait un organe d'émission des courants, en contiguïté avec les dendrites des cellules mitrales et à houppette.

Leur connexion avec les grains; conséquences.

On ignore totalement l'origine et la fonction des fibres centrifuges épaisses. On peut seulement supposer que le point cérébral d'où elles émanent, lobe temporal ou tout autre lieu de l'écorce, envoie au bulbe par

Leur origine inconnue et leur fonction hypothétique.

1. S. R. CAJAL, La corteza olfativa del cerebro. *Trab. d. Laborat. d. Investig. biol.*, t. 1, 1901.

leur entremise des courants qui traversent les grains, pour aboutir en dernier ressort aux cellules à houppette. Ces courants centrifuges, qui ont servi à Duval pour édifier son ingénieuse hypothèse des *nervi nervorum*, sont peut-

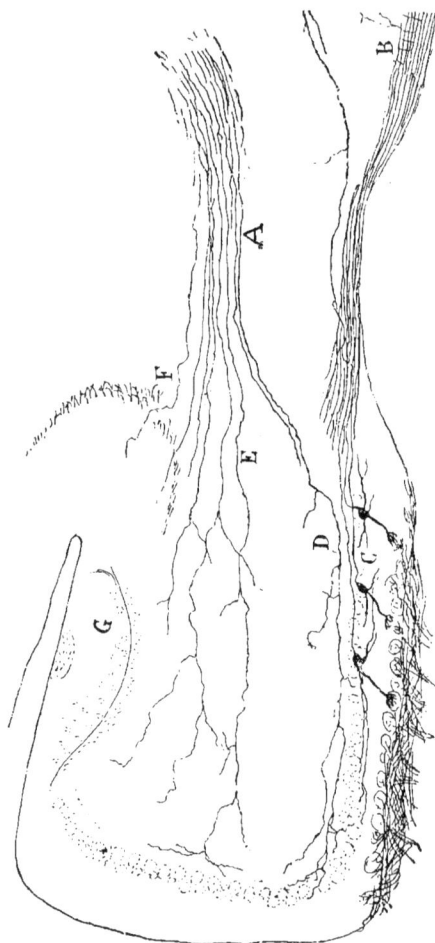

Fig. 426. — Coupe axiale faite à travers le bulbe olfactif de la souris âgée de huit jours. Méthode de Golgi. On y voit des fibres de la commissure antérieure arriver dans le bulbe et s'y ramifier entre les grains.

A, commissure antérieure; — B, racine externe du bulbe olfactif; — C, couche des cellules mitrales; — D, fibre ramifiée en pleine couche plexiforme externe; — E, fibre commissurale ramifiée; — F, fibre commissurale semblant venir de l'écorce du pédoncule bulbaire; — G, lobe olfactif accessoire.

être indispensables au jeu régulier de la transmission des ondes olfactives dans les glomérules.

b) Fibres fines ou commissurales. — En outre des tubes centrifuges épais que nous venons d'étudier, les cloisons de substance blanche de la couche des grains renferment un grand nombre de fibrilles fines, les unes indivises, les autres modérément ramifiées. Les premières sont centripètes et forment la continuation de l'axone émané des cellules à houppette moyennes et

1° *Fibres ve-nues de la com-missure anté-rieure chez la souris.*

externes ; les secondes sont centrifuges et font suite, vraisemblablement, à des tubes issus de la commissure antérieure.

commissure antérieure.

Cette continuité semble ressortir de l'examen des coupes sagittales, verticales ou horizontales faites dans le cerveau de la souris âgée de quelques jours. On voit, par exemple, en *A*, sur la figure 426 qui représente l'une de ces coupes, le faisceau volumineux et dense des fibres commissurales fines pénétrer dans le bulbe olfactif, par la partie inféro-externe du ventricule. Ce faisceau commence déjà à s'épanouir en éventail à la partie postérieure du bulbe au point où les glomérules cessent d'exister. Il se partage en deux courants : l'un interne, destiné à la région de même nom du bulbe olfactif, l'autre externe, plus considérable et embrassant la plus grande étendue de cet organe. Toutes les fibres afférentes fines atteignent, en cheminant en avant, les faisceaux de substance blanche intergranuleuse et s'y enchevêtrent en un plexus qui s'étend jusqu'à la couche des cellules mitrales ; puis elles se divisent à plusieurs reprises, s'approchent de la zone plexiforme interne et y forment un autre plexus extrêmement dense. Kölliker dit que les fibres de ce plexus vont, dans le bulbe olfactif du chat, jusqu'à la couche plexiforme externe et s'y terminent d'une façon qu'il ignore. Nous ne nous refusons pas à admettre cette assertion, mais nous croyons que ce savant a pu commettre une méprise, d'autant qu'il est très facile de confondre les fibres commissurales avec les collatérales récurrentes des cellules mitrales. Nous continuerons donc, jusqu'à nouvel ordre, à penser que la plupart des fibres commissurales ont leur arborisation terminale dans la couche plexiforme interne et dans l'assise des cellules mitrales.

Trajet et aspect.

Plexus terminaux.

Nous avons aperçu dans cette dernière couche et sur des préparations provenant du chat âgé de vingt jours, la terminaison d'autres fibres sous forme de nids péricellulaires. Il s'agit là probablement aussi de fibres commissurales. Nous les avons reproduites sur la figure 427, en *b* ; elles cheminent parallèlement à la couche des cellules mitrales et leur abandonnent de temps à autre quelques ramuscules courts ; ces derniers se décomposent, et leurs divisions terminales semblent envelopper comme dans un nid une partie du corps des cellules mitrales

2° autres fibres chez le chat et la souris.

Nous avons observé des fibres analogues chez la souris nouveau-née où elles se résolvent en collatérales ramifiées entre les cellules mitrales et au-dessus d'elles ; mais ici le nid n'est pas visible, peut-être parce que l'animal est trop jeune.

Les fibres commissurales naissent, d'après nous, sur les cylindres-axes des cellules à houppette d'un bulbe olfactif pour se terminer dans l'autre bulbe sur le tronc périphérique des grains et peut-être sur le corps même des cellules mitrales. Nous avons déjà dit que le tronc périphérique des grains transmet aux dendrites des cellules mitrales et à houppette les excitations qu'il reçoit. Le transport de l'excitation née dans une cellule à houppette d'un bulbe aux cellules mitrales et à houppette de l'autre se ferait donc indirectement par l'intermédiaire des grains (fig. 423).

Origine probable des fibres commissurales.

Ainsi, la partie frontale de la commissure antérieure est, à notre avis, occupée par les fibres qui prennent naissance dans un bulbe olfactif et se rendent à

Opinions diverses sur l'o-

rigine de la
voie olfactive
commissurale.

l'autre. Nous ne sommes donc pas de la même opinion que Löwenthal[1], pour qui la voie commissurale naît dans le lobe olfactif. Son argument est que la commissure antérieure ne dégénère pas lorsque l'on n'intéresse point ce lobe dans les ablations opérées sur le bulbe olfactif. Nos observations le contredisent cependant ; car, toutes les fois que nous avons enlevé des parties antérieures du bulbe olfactif du lapin, en évitant de léser le pédoncule, nous avons vu, par la méthode de Marchi, des dégénérations se produire dans la portion frontale de la commissure et dans la couche des grains du bulbe olfactif resté sain. Probst[2] partage notre manière de voir ; il affirme avoir constaté, au moyen de la méthode de Marchi, la naissance de la partie olfactive de la commissure dans le bulbe du côté opposé. Van Gehuchten et Duwez[3] se rangent au contraire à l'avis de Löwenthal, d'après ce fait qu'après extirpation du bulbe olfactif sans lésion du lobe, on observe une dégénération qui se limite à la racine externe et n'atteint pas, par conséquent, la commissure antérieure.

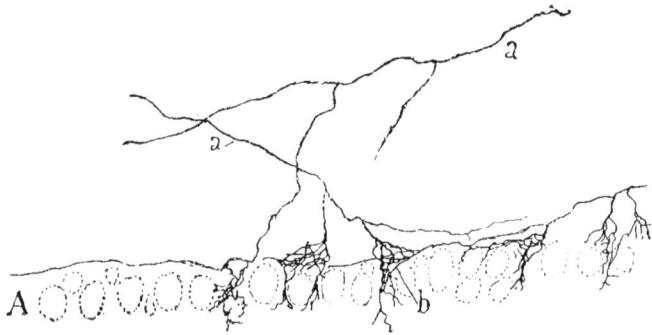

FIG. 427. — Arborisations cylindre-axiles intercellulaires de la couche des cellules mitrales ; bulbe olfactif du chat âgé de vingt jours. Méthode de Golgi.

A, couche des cellules mitrales; — *a*, fibres afférentes; — *b*, nids péricellulaires.

Situation.

Ses fibres ol-
factives parti-
culières.

Ses quatre
couches cellu-
laires.

BULBE OLFACTIF ACCESSOIRE. — Les coupes sagittales du bulbe olfactif montrent chez la souris, le lapin et le cobaye, sur la face supérieure de cet organe, un noyau hémisphérique, de section semi-lunaire par conséquent, dont Ganser et Kölliker avaient déjà fait mention. Voici quelle est la structure de ce foyer, d'après nos recherches. Il reçoit un faisceau particulier de fibres olfactives, qui ont un trajet transversal (fig. 428, *D*) et se terminent dans des *glomérules* par des arborisations courtes, épaisses et de peu d'étendue. Au lieu de cellules mitrales, il n'y a au-dessous des glomérules que des *neurones triangulaires* ou *étoilés*, de taille petite et moyenne. Chacun d'eux envoie, au contact des arborisations précédentes, plusieurs *dendrites* délicates, terminées par autant de bouquets de ramuscules peu nombreux et

1. LÖWENTHAL, Ueber das Riechhirn d. Säugetiere. Braunschweig, 1897.

2. PROBST, Zur Kenntnis des Faserverlaufes des Temporallappens des Bulbus olfactorius, etc. *Arch. f. Anat. u. Physiol.* Anat. Abteil. H. 6, 1901.

3. VAN GEHUCHTEN, Contribution à l'étude des voies olfactives. *Le Névraxe*, t. VI, 1902.

4. S. R. CAJAL, Textura del lóbulo olfativo accesorio. *Rev. trim. micrográfica*, t. VI, 1902.

disposés lâchement. Ces neurones se comportent donc à ce point de vue comme les cellules mitrales des oiseaux. Leur *cylindre-axe* se porte dans une couche étroite de substance blanche sous-jacente, dont la plupart des fibres vont à la racine olfactive externe (fig. 428, *A*). Une autre couche, située au-dessous de la précédente, appartient encore au lobe accessoire ; elle renferme des *grains* très petits, dont le tronc et le bouquet périphérique sont plus fins que ceux des grains du bulbe olfactif proprement dit (fig. 428, *d*). La méthode de Nissl révèle encore l'existence d'une assise de *cellules volumineuses*, plus profondément situées (fig. 429, *G*), dont nous n'avons pu déterminer les caractères morphologiques.

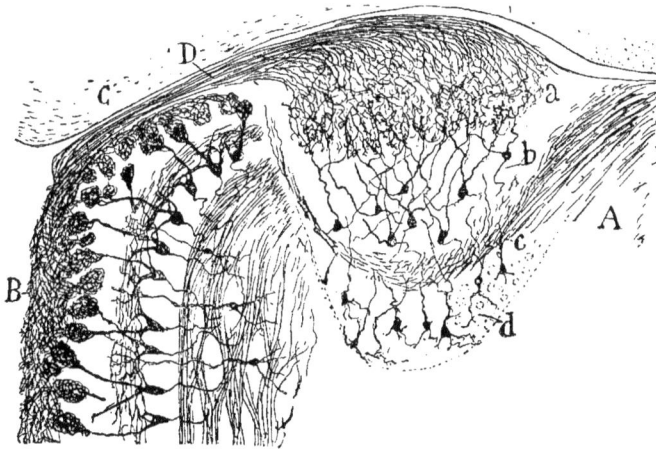

Fig. 428. — Coupe horizontale du bulbe olfactif montrant le bulbe olfactif accessoire ; souris âgée de vingt jours. Méthode de Golgi.

A, bulbe olfactif accessoire ; — B, écorce olfactive ordinaire (face interne du bulbe) ; — C, pointe frontale du cerveau ; — D, filet nerveux se terminant dans le lobe olfactif accessoire ; — a, couche des glomérules ; — b, cellules en connexion avec les fibres olfactives ; — c, couche des fibres nerveuses ; — d, grains du lobe olfactif accessoire.

La structure plus fine et plus délicate du lobe olfactif accessoire rappelle celle de la fossette centrale de la rétine. Son rôle est inconnu. Peut-être est-il chargé de recueillir une catégorie spéciale d'impressions olfactives ; c'est du moins ce que font supposer sa structure quelque peu différente, le faisceau particulier qu'il reçoit de la ligne médiane, et sa séparation complète et sans transition d'avec le reste du bulbe. Au point de vue morphologique, le bulbe accessoire représente peut-être le noyau olfactif postéro-externe des batraciens et des reptiles. *Son rôle supposé.* *Ses homologies possibles.*

LE BULBE OLFACTIF CHEZ LES VERTÉBRÉS INFÉRIEURS

Le même plan a servi pour la structure de la muqueuse olfactive et du bulbe chez tous les vertébrés. C'est ce qui résulte des travaux de P. Ra- *Uniformité de structure chez tous les vertébrés.*

Structure du bulbe olfactif de Pleurode- les Waltlii.

món[1] chez les batraciens, les reptiles, les poissons et les oiseaux, des nôtres[2] chez les poissons, de ceux de Retzius[3], Catois[4] et Jagodowski[5] chez ces animaux et chez d'autres vertébrés, de ceux, enfin, de Calleja[6] chez les urodèles. Nous renvoyons, pour les détails, aux monographies de ces savants. Afin de donner une preuve de cette uniformité, nous nous contenterons de reproduire ici une figure de Calleja relative au bulbe olfactif d'un urodèle, le *Pleurodeles Waltlii* (fig. 430). On y voit que les *couches* se simplifient, comme P. Ramón l'a montré le premier, puisque les grains périphériques ou d'association, la plexiforme interne et l'assise des cellules mitrales ont disparu ; à la place de ces dernières se montrent, épars, des neurones à houppette.

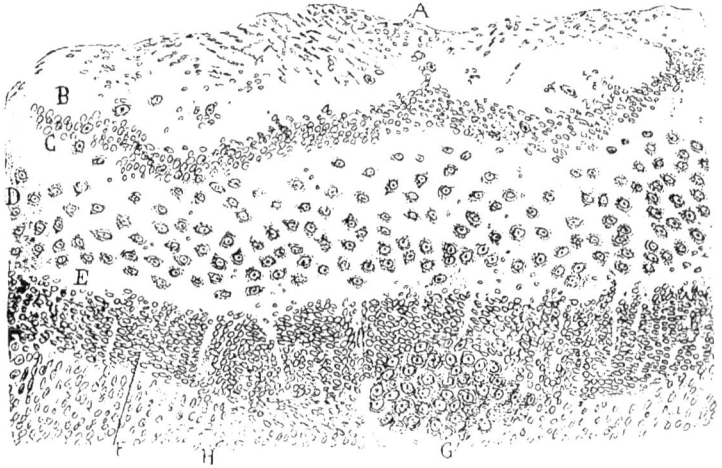

FIG. 429. — Portion du gros lobe olfactif accessoire du cobaye. Méthode de Nissl.

A, couche des fibres nerveuses ; — B, couche des glomérules olfactifs ; — C, couche des grains superficiels ; — D, couche des cellules à panache ; — E, substance blanche ; — F, grains internes ; — G, noyau de grosses cellules ; — H, cellules épithéliales.

Les *cellules* subissent également des simplifications et des réductions considérables dans leurs diverses parties. Ainsi, dans les cellules à houp- pette, les dendrites secondaires ou horizontales ont disparu ; mais, par contre, le nombre des expansions périphériques portant le bouquet termi- nal s'est accru (fig. 430, *a*). Un phénomène semblable de diminution d'un

1. P. RAMÓN. Estructura del bulbo olfatorio. *Gaz. San. de Barcelona*, julio, 1890. — El encéfalo de los reptiles. Barcelona, 1891.

2. S. R. CAJAL, *Anal. d. l. Socied. españ. d. Histor. natur.*, t. XXIII. 1894.

3. RETZIUS, Die Riechzellen d. Ophidier in der Riechschleimhaut., etc. *Biol. unter- such.* Bd. VI, 1894.

4. CATOIS, Note sur l'histogénèse du bulbe olfactif chez les sélaciens, etc. *Bull. d. l. Société Linnéenne de Normandie*, 1897.

5. JAGODOWSKI, Zur Frage nach Endigung der Geruchnerven bei den Knochenfischen. *Anat. Anzeiger*, Bd. XIX, n° 11, 1901.

6. CALLEJA, La región olfatoria del cerebro. Madrid, 1893.

côté et d'augmentation de l'autre s'est produit dans les grains; ils ont perdu
les dendrites internes, mais leur unique tronc périphérique est remplacé
par plusieurs branches épineuses qui se terminent entre les tiges protoplasmiques externes des cellules à houppette. Les bipolaires olfactives

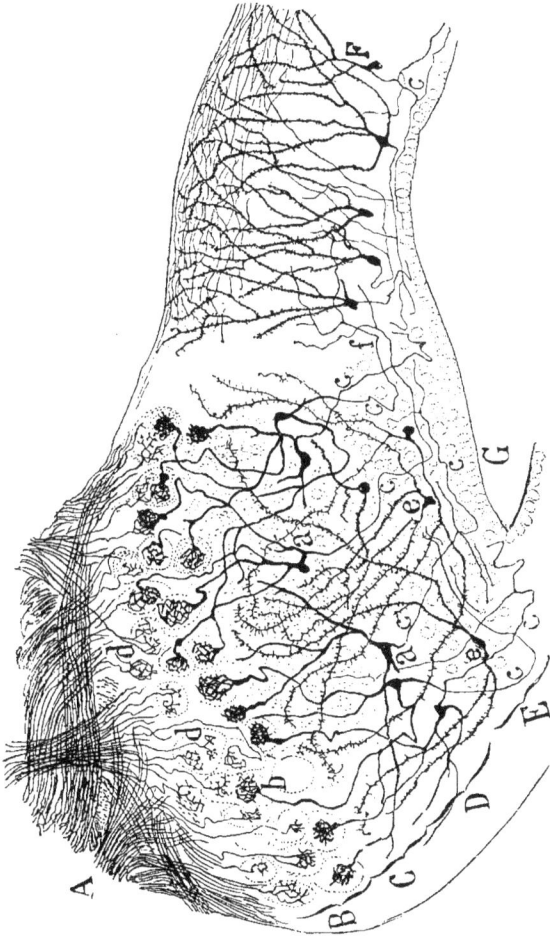

Fig. 430. — Coupe horizontale et antéro-postérieure de la vésicule cérébrale d'un urodèle.
(Pleurodeles Wallii, Mich.). Méthode de Golgi.

A, faisceaux de fibres olfactives ; — B, couche des glomérules ; — C, couche moléculaire ; — D, couche des cellules à panache ; — E, couche des grains; — F, cellules pyramidales du cerveau ; — G, cavité du ventricule; — a, cellules à panache; — b, panache protoplasmique de ces neurones ; — c, cylindre-axe; — d, arborisations terminales des fibres olfactives; — e, grains; — f, cylindre-axe de cellules à panache.

se terminent dans les glomérules, ici très exigus, par une arborisation
courte et simple de filaments épais et variqueux. Cette arborisation est des
plus intéressantes au point de vue des rapports entre neurones. Elle forme,
avec les bouquets terminaux des cellules à houppette, le type simple par
excellence de l'articulation axo-protoplasmique et de la transmission par
contact. Nous recommandons tout particulièrement l'étude attentive de
cette articulation aux auteurs qui, à l'exemple de Golgi et Monti [1], sou-

Articulation typique par contact.

1. MONTI, Sulla fina anatomia del bulbo olfattorio, etc., Pavia, 1895.

tiennent encore que les fibres olfactives forment dans les glomérules des réseaux en continuité avec les collatérales récurrentes issues du cylindre-axe des cellules à houppette ; nous osons espérer qu'ils seront tout à fait convaincus.

CHAPITRE XXIX

CENTRES OLFACTIFS SECONDAIRES ET TERTIAIRES

PÉDONCULE OLFACTIF

Nous venons de voir que la première articulation ou station olfactive se trouve dans les glomérules. Là commence la voie représentée par les cellules mitrales dont les cylindres-axes aboutissent aux stations de second ordre. Ces cylindres-axes se portent en arrière en se groupant en plusieurs contingents qui pénètrent dans le pédoncule ou tractus du bulbe olfactif et se concentrent dans sa couche superficielle ou moléculaire. Le plus important de ces contingents, celui qui réunit de beaucoup le plus grand nombre des cylindres-axes mitraux, est placé sur le côté inféro-externe du pédoncule ; il constitue la *racine externe* des auteurs classiques. Ses cylindres-axes proviennent de toutes les régions du bulbe olfactif, ceux de la face externe en ligne droite, ceux des faces inférieure, supérieure et interne suivant des directions transversale ou oblique ; c'est ce que les coupes horizontales montrent fort nettement.

1° Fibres issues des cellules mitrales.

Racines.

Les autres contingents sont de moindre importance. L'un, que nous appellerons *racine supérieure*, s'établit dans la face supérieure du pédoncule et se termine dans le voisinage de la pointe du lobe frontal du cerveau. Un autre, qui est moins apparent, se trouve sur le côté inféro-interne du pédoncule et s'achève, en apparence, dans le tubercule olfactif ou *tuber olfactorium* : c'est la *racine interne*. Tous ces contingents n'ont pas toujours des limites bien définies ; ce sont, en effet, tout simplement des portions plus ou moins épaisses de la capsule fibrillaire superficielle qui forme l'enveloppe de la bandelette olfactive ; la racine externe est la portion la plus dense et la plus considérable de cette capsule.

Le pédoncule olfactif ou bandelette olfactive ne contient pas seulement des cylindres-axes de cellules mitrales qui en occupent la périphérie ; comme nous venons de le dire, il renferme aussi, mais dans son axe, les cylindres-axes fins issus des cellules à houppette, c'est-à-dire les conducteurs de la voie commissurale.

2° Fibres issues des cellules à houppette.

RACINE OLFACTIVE EXTERNE

Aspect, situation et trajet.

La racine olfactive externe est un cordon blanc, épais, de section triangulaire. Elle longe d'abord le côté inféro-externe du pédoncule du bulbe olfactif, passe ensuite d'avant en arrière et un peu de dedans en dehors sur la face inférieure du lobe frontal, et s'engage enfin dans la zone moléculaire du lobe piriforme chez les animaux et de la circonvolution de l'hippocampe

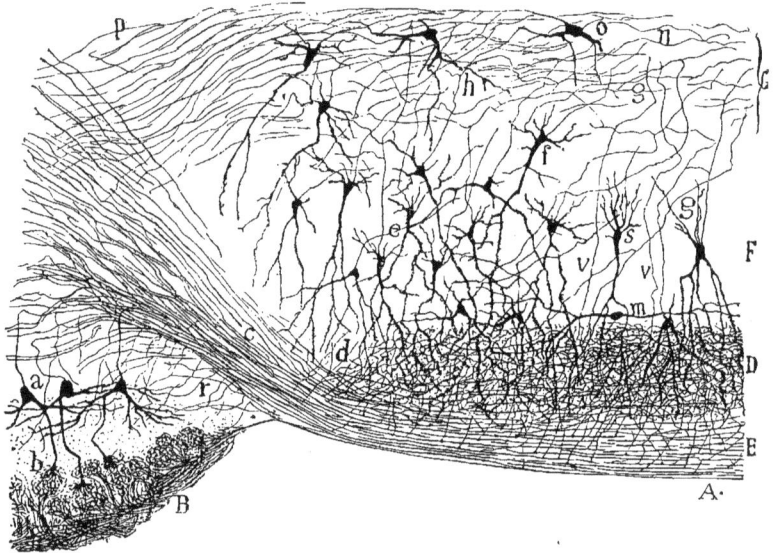

Fig. 431. — Coupe antéro-postérieure du pédoncule et du bulbe olfactifs; souris âgée de quinze jours. Méthode de Golgi. (D'après Calleja.)

A, racine externe du nerf olfactif; — B, bulbe olfactif; — C, couche des cellules polymorphes de la substance grise superposée à la racine externe; — D, couche moléculaire de cette substance grise; — E, sa couche fibrillaire appartenant à la racine externe; — F, zone des cellules pyramidales; — a, cellules mitrales du bulbe olfactif; — b, glomérule olfactif; — c, cylindres-axes des cellules à panache auxquels la racine externe doit sa formation; — d, collatérales de la racine externe ramifiées dans la couche moléculaire; — e, cellules pyramidales; — g, grosse cellule étoilée; — h, cylindre-axe d'une cellule triangulaire; — m, cellule fusiforme horizontale; — n, fibres nerveuses de la couche des cellules polymorphes; — s, cellule polymorphe; — v, collatérale de la racine externe pour le pédoncule olfactif.

chez l'homme. Les fibres de cette racine, volumineuses au début, s'amincissent peu à peu pendant leur long trajet. A leur arrivée à l'écorce temporale, elles se placent dans la moitié externe du lobe piriforme et surtout au voisinage du sillon externe qui sépare ce lobe du reste de l'écorce cérébrale, c'est-à-dire au voisinage de la scissure limbique ou rhinale de Retzius. Gudden, Ganser, Golgi et d'autres encore avaient soupçonné la continuité des fibres de la racine externe avec les cellules nerveuses du bulbe olfactif; mais la démonstration n'en fut donnée que par nous[1], grâce à nos

Historique.

1. S. R. Cajal, Gac. san. de Barcelona, 1891.

recherches sur les petits mammifères. Van Gehuchten, Retzius, Calleja et Kölliker confirmèrent ensuite la chose par les méthodes de Golgi ou d'Erhlich ; quant à Löwenthal [1], il y parvint en employant la méthode de Marchi. On peut voir cette continuité, de la façon la plus nette, en *B*, sur la figure 426, qui représente une coupe du bulbe olfactif de la souris.

Les fibres de la racine externe émettent, pendant leur très long parcours *Collatérales.* et à angle droit ou aigu, un nombre considérable de collatérales. Celles-ci

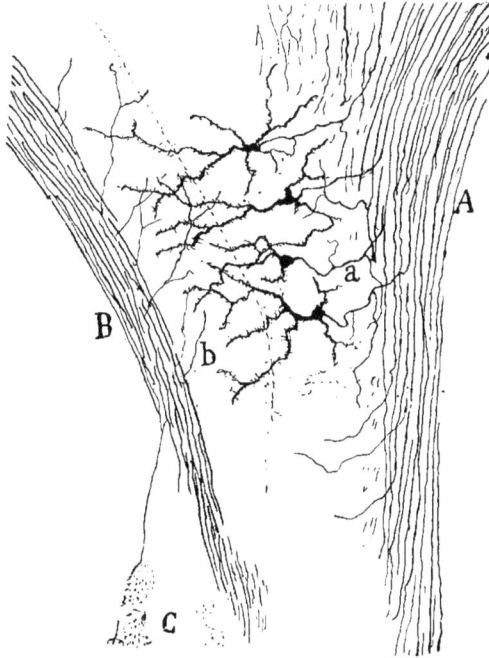

FIG. 432. — Coupe horizontale du cerveau ; souris âgée de deux jours. Méthode de Golgi.

A, plan des fibres de la commissure antérieure ; — B, racine olfactive externe ; — C, terminaison du bulbe olfactif ; — *a*, cylindres-axes bifurqués ; — *b*, couche plexiforme.

se ramifient dans la couche plexiforme du pédoncule olfactif ou dans celle de l'écorce cérébrale sous-jacente (fig. 431, *v*). A leur terminaison, les fibres *Terminaisons dans l'écorce temporale.* considérablement amincies de la racine externe s'épuisent dans l'écorce du lobe temporal : elles y donnent aussi des collatérales, qui se terminent comme elles par de longues branches variqueuses dans l'épaisseur de la couche plexiforme. Les fibres de la racine externe ne courent pas toujours à la surface de l'écorce temporale, car parfois elles se déplacent ; elles cheminent alors dans la seconde couche de cette écorce, en décrivant de grands *Trajet aberrant des fibres dans cette écorce.*

1. LÖWENTHAL, Ueber das Riechhirn der Säugetiere. Braunschweig, 1897.

crochets et des sinuosités et en fournissant des collatérales aux assises plus profondes. L'existence de ces fibres déplacées, relativement faciles à imprégner dans le cerveau du chat, explique les fréquentes dégénérations secondaires que Löwenthal a observées dans la deuxième couche de l'écorce temporale recouverte par la racine externe ou même dans des couches plus profondes, lorsqu'on arrache le bulbe olfactif.

Les collatérales de la racine externe forment un des plexus les plus enchevêtrés qui existent dans les centres nerveux ; elles ont été découvertes par nous [1] chez la souris, puis bien décrites par Calleja [2], et confirmées par Kölliker et d'autres (fig. 431, *D* et *d*).

Elles présentent ceci d'intéressant qu'elles s'arborisent à peu près uniquement dans la zone plexiforme de l'écorce frontale et temporale. Or, c'est en ce point que les cellules pyramidales étalent leurs bouquets dendritiques. L'excitation olfactive apportée par les fibres de la racine externe pénètre donc dans ces cellules par leurs bouquets dendritiques ; elle court ensuite le long de la tige protoplasmique, parvient au corps et dérive enfin par le cylindre-axe.

Kölliker a montré, et nous l'avons également observé, que les collatérales descendent assez souvent plus bas que la zone plexiforme. Ces longues collatérales, très rares chez le lapin et la souris, un peu plus abondantes dans le cerveau du chien et du chat, s'arborisent au niveau du corps des petites cellules pyramidales ou des cellules polymorphes superficielles.

L'écorce grise qui reçoit les fibres de la racine olfactive externe appartient à trois régions du cerveau : au pédoncule du bulbe olfactif, au lobe frontal et à la portion externe du lobe temporal. En ces trois régions, l'écorce a essentiellement la même structure, comme l'a fait voir Calleja dans son excellent travail. L'écorce du lobe temporal, le plus important des centres secondaires des excitations olfactives présente cependant quelques différences, qui nous autorisent à en faire une étude à part.

ÉCORCE DU PÉDONCULE OLFACTIF ET ÉCORCE DU LOBE FRONTAL
SOUS-JACENTE A LA RACINE EXTERNE

Calleja, qui a bien étudié cette écorce, y distingue les couches suivantes : 1° une *couche fibrillaire* ou *de la racine externe ;* 2° une *couche moléculaire* ou *plexiforme ;* 3° une *couche des petites et grandes cellules pyramidales ;* 4° une *couche des cellules polymorphes,* et 5° une *couche de la substance blanche.*

1° **Couche fibrillaire** (fig. 433, *A*). — Elle est formée par la masse des fibres antéro-postérieures de la racine externe. On y trouve encore les innombrables *collatérales* descendantes issues de ces fibres et déjà mentionnées. Enfin, on y remarque un certain nombre de *tubes terminaux* qui

1. S. R. CAJAL, Sobre la existencia de bifurcaciones y colaterales en los nervios sensitivos y substancia blanca del cerebro. *Gac. san. de Barcelona,* 1891.
2. CALLEJA, La región olfatoria del cerebro, Madrid, 1893.

descendent obliquement à travers la couche plexiforme pour former uniquement dans cette couche, non pas un réseau, comme le croyait Golgi, mais une arborisation variqueuse et libre, comme l'affirme Calleja.

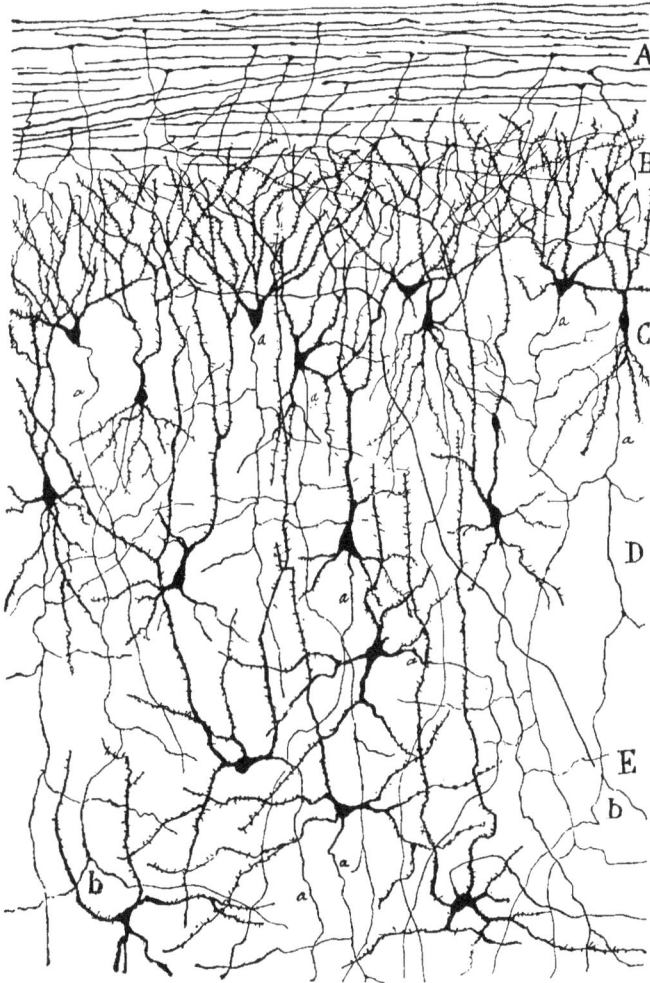

FIG. 433. — Écorce du lobe frontal recouvrant la racine externe; lapin âgé de 25 jours. Méthode de Golgi.

A, couche des fibres olfactives; — B, couche plexiforme; — C, couche des cellules polymorphes superficielles; — D, couche des cellules pyramidales; — E, cellules polymorphes profondes; — b, bifurcation de cylindres-axes.

2° **Couche moléculaire ou plexiforme** (fig. 433, B). — Malgré que son épaisseur soit bien plus considérable que dans les autres parties du cerveau, sa structure reste la même. Elle est donc constituée par un plexus qui compte

Plexus ; ses éléments.

parmi ses éléments : les bouquets dendritiques des cellules pyramidales, les appendices protoplasmiques des cellules autochtones à cylindre-axe long ou court ; les arborisations axoniques des fibres ascendantes de Martinotti et, enfin, les collatérales et les terminaisons des fibres de la racine externe.

3° **Couche des cellules pyramidales petites et moyennes** (fig. 433. *C*). — On pourrait avec plus de raison l'appeler couche des cellules polymorphes superficielles, car les neurones qu'elle contient ont des formes extrêmement variables. Cette assise se déploie en une bande ondulée, dont les limites sont assez précises.

Cellules à axone long :
a) externes :

Les éléments les plus voisins de sa frontière externe ont une forme semi-lunaire, triangulaire ou mitrale. Ils manquent habituellement de dendrites descendantes. mais possèdent, par contre. trois ou quatre expansions proto-plasmiques ascendantes qui sillonnent la couche plexiforme.

b) moyen-nes ;

Les autres cellules de la couche qui nous occupe s'approchent de plus en plus de la forme pyramidale à mesure qu'elles sont situées plus bas ; elles sont pourvues alors d'un tronc périphérique bien vite épanoui en bouquet terminal et d'un certain nombre de dendrites descendantes, qui sont parfois réunies en faisceau.

c) profon-des ;

L'aspect des neurones étant très variable dans cette couche, on peut découvrir encore, même aux niveaux les plus inférieurs, des éléments à forme triangulaire, étoilée ou fusiforme, mais toujours munis d'une dendrite périphérique pour la deuxième zone.

Le *cylindre-axe* de toutes les cellules pyramidales, petites et moyennes, descend vers la substance blanche où il se perd. Il émet quelques *collaté-rales* dont l'arborisation s'effectue souvent dans l'étage inférieur de la couche, à l'endroit même où les cellules atteignent leur plus grande taille.

Cellules :
1° à axone long ;

4° **Couche des cellules polymorphes** (fig. 433, *D, E*). — Les cellules y sont volumineuses, parfois même plus volumineuses que les grandes pyramidales de l'assise précédente. Leur forme est si changeante qu'on en trouve d'étoi-lées, de fusiformes, de triangulaires, de mitrales, etc. Elles n'ont point l'orientation typique des cellules pyramidales, car leurs dendrites s'échappent en tous sens ; néanmoins, l'une de ces expansions se porte d'habitude à la couche plexiforme, après un trajet variable. Leur *cylindre-axe* descendant fournit quelques collatérales, puis s'immerge dans la substance blanche.

2° à axone court et ascen-dant.

Dans un certain nombre de neurones, en général de taille moyenne et d'as-pect fusiforme, le *cylindre-axe* monte vers les deuxième et troisième couches et s'y ramifie.

Cellules.
Axones des-cendants et de passage pour le corps strié.

5° **Couche de la substance blanche.** — Cette assise, de structure plexi-forme, renferme encore, de-ci de-là, quelques cellules polymorphes. Les cylindres-axes descendants, issus des couches situées au-dessus, viennent s'y entremêler. Au lieu de se grouper en paquets verticaux, comme dans l'écorce-type, ils s'enchevêtrent en un plexus irrégulier et compliqué. Malgré la grande confusion qui en résulte, malgré les sinuosités considérables de leur parcours, on parvient cependant à constater que la plupart de ces cylindres-axes pénètrent dans la portion basilaire du corps strié et s'y continuent par des fibres de projection. Presque tous abandonnent, au point le plus bas de leur course dans la substance blanche, de longues collatérales, au nombre d'une, deux et même davantage. L'une d'elles, la plus fine, est destinée, croyons-nous, à la commissure antérieure. On verra aussi, en *a*, sur la figure 432, d'autres cylindres-axes bifurqués, provenant de la couche des cellules polymorphes ; l'une de leurs deux branches, souvent la plus épaisse, va se perdre, en arrière, au milieu des fibres de la commissure ou du moins dans le plan fibrillaire d'où émane cette commissure ; l'autre se porte en avant et se ramifie peut-être dans l'écorce du pédoncule du bulbe olfactif.

Collatérale et branche commissurales.

En somme, les fibres olfactives de second ordre qui ont pris naissance dans cette écorce et dans celle du lobe frontal, sous-jacente à la racine externe, suivent deux routes : les unes, et c'est le plus grand nombre, se dirigent profondément en arrière, atteignent la tête du noyau caudé et s'incorporent à la couronne rayonnante ; les autres tournent en dedans et en arrière et pénètrent dans la commissure antérieure.

Les deux courants de fibres olfactives secondaires.

Le premier de ces courants, celui des fibres de projection, est un système volumineux, à direction sagittale ; il porte le nom de voie olfactive frontale et nous le connaissons déjà pour y avoir fait allusion dans un chapitre précédent. Il traverse la région sous-thalamique et envahit la protubérance et le bulbe. Au début, il abandonne des collatérales et des terminales à la strie médullaire de la couche optique ou *stria thalami*. Un peu plus loin, dans la région sous-thalamique, il en émet encore, surtout pour un amas gris, peu connu et placé en arrière et au-dessous du noyau semi-lunaire postérieur, entre celui-ci et le corps pituitaire.

Voie olfactive frontale de projection ; son trajet et ses connexions.

Nous avons, représenté en schéma, une partie de la voie olfactive frontale sur la figure 275, en *h* ; on verra sur cette même figure, en *i*, la strie médullaire de la couche optique et la manière dont elle prend naissance sur la voie olfactive. Une partie de cette dernière voie est encore reproduite en *D*, sur la figure 302 et en *R*, sur la figure 321 ; on aperçoit les collatérales qu'elle fournit au noyau thalamique, peu connu, dont nous avons parlé plus haut.

CIRCONVOLUTION DE L'HIPPOCAMPE ET LOBE PIRIFORME

L'organisation histologique de ces régions du cerveau offre pour nous un intérêt particulier. En effet, alors que l'écorce du pédoncule du bulbe olfactif et celle du lobe frontal sous-jacente à la racine externe reçoivent surtout les collatérales des fibres olfactives de premier ordre, la circonvolution de l'hippocampe et le lobe piriforme servent, au contraire, de lieux de terminaison aux troncs mêmes de ces fibres.

Stations terminales des fibres olfactives primaires.

Chez l'homme, les fibres olfactives maîtresses ne forment pas un faisceau apparent lorsqu'elles arrivent à la circonvolution de l'hippocampe, parce qu'elles se dispersent aussitôt sur une étendue considérable dans la zone plexiforme et ne s'y groupent nullement en paquets tassés, les uns contre les

Aspect de ces fibres à leur arrivée.

autres. Chez le lapin, la souris, le cobaye, leur entrée dans le lobe piriforme est nettement visible, au contraire, grâce au contraste de leur couleur blanche avec le fond gris du lobe : il est vrai qu'ensuite elles se disséminent en éventail.

Historique. On a peu étudié la structure de la circonvolution de l'hippocampe chez l'homme et celle du lobe piriforme chez les animaux. Les auteurs distinguent ordinairement deux régions dans ces territoires : le *subiculum*, voisin de la corne d'Ammon et reconnaissable à sa zone plexiforme sillonnée par de grands faisceaux de substance blanche ; et une autre région plus importante, située à distance de la corne d'Ammon et à laquelle on attribue une structure à peu près identique à celle des autres circonvolutions cérébrales.

Quelques savants, comme Betz, Obersteiner, Dejerine, Hammarberg et surtout Calleja et Kölliker, nous ont fait connaître, cependant, un certain nombre de détails propres à ces districts du cerveau. Nous allons les exposer en peu de mots.

Dans le subiculum, Betz[1] signala, au niveau de la couche des petites cellules pyramidales, des groupes de neurones séparés les uns des autres par des faisceaux ascendants de fibres à myéline. Ces groupes, que Betz appela *glomérules corticaux*, sont précisément un des traits caractéristiques de l'écorce du subiculum.

Obersteiner[2] trouva dans l'écorce de ce même point une zone moléculaire très épaisse et formée par un grand nombre de faisceaux nerveux, qu'il appela *substance réticulée*. Il constata, comme Betz, l'existence d'amas cellulaires séparés par des faisceaux blancs dans la deuxième couche ; enfin, il crut ne voir que de grandes cellules pyramidales dans la troisième couche. Point d'autres détails sur le reste de l'hippocampe.

Nous-même[3] avons fourni, dans un travail sur la corne d'Ammon et la fascia dentata, quelques renseignements sur la structure du subiculum et la zone qui sert de passage entre ce dernier et la corne ammonique. D'après nos recherches, le subiculum renferme les quatre couches habituelles de l'écorce des petits mammifères : la moléculaire, celle des petites cellules pyramidales, celle des grandes cellules pyramidales et celle des neurones polymorphes. Les faisceaux superficiels de la couche plexiforme, qui se continuent dans la corne d'Ammon sous la forme de la lame médullaire superficielle ou *lamina medullaris involuta* et de la couche lacunaire ou *stratum lacunosum*, sont formés de deux sortes de fibres : les unes probablement originaires de la corne d'Ammon et achevées dans le subiculum ; les autres issues de ce territoire et des régions attenantes de l'écorce temporale, c'est-à-dire du lobe piriforme. Il est vraisemblable que les fibres de cette dernière espèce se groupent tout d'abord dans la substance blanche sous-ventriculaire. Il est encore vraisemblable que leurs faisceaux montent ensuite au travers de l'écorce du subiculum et vont se terminer dans la corne d'Ammon. Des fibres ascendantes de Martinotti, produites par des corpuscules profonds du subiculum se joignent, peut-être, à ces faisceaux destinés au *stra-*

1. Betz, *Centralbl. f. d. medic. Wissenchaft*, nᵒˢ 11 et 13, 1881.
2. H. Obersteiner, Anleitung beim Studium des Baues der nervösen Centralorgane, Leipzig, 1892. — Anatomie des centres nerveux, trad. du Dʳ Coroënne, Paris, 1893.
3. S. R. Cajal, *Estructura del asta de Ammón. An. d. l. Soc. españ. d. Historia natur.*, t. XXII, 1893.

lum lacunosum. Nos recherches, à ce moment, ne nous permirent pas de voir que le contingent des fibres exogènes de la corne d'Ammon dépasse considérablement celui des fibres endogènes et qu'il doit être considéré, nous le verrons bientôt, comme un système afférent important.

Mettant à profit les enseignements de la méthode de Weigert, Dejerine [1] a trouvé que le subiculum contient, au niveau de la couche moléculaire, de nombreuses fibres tangentielles, disposées en un plexus dentelé sur son bord inférieur ou profond. Il a vu aussi que les dents de ce plexus pénètrent entre les petites cellules pyramidales sous-jacentes et servent de point de départ à des faisceaux qui descendent verticalement jusqu'à la substance blanche de la circonvolution et s'y incorporent. D'après les observations du même auteur, la substance blanche présente deux strates de fibres. L'une, profonde, est composée de fibres fines ; ce sont des collatérales émanées des cylindres-axes autochtones du subiculum et faisant partie du psalterium ou commissure inter-ammonique ; l'autre, superficielle, est formée par les axones des cellules pyramidales du subiculum et de la corne d'Ammon. Ces derniers conducteurs appartiennent vraisemblablement au faisceau postérieur du *cingulum* qui met en relation la corne d'Ammon avec la circonvolution de l'hippocampe et des régions plus ou moins distantes de l'écorce cérébrale.

Hammarberg [2] s'est également occupé de la circonvolution de l'hippocampe. Il est même un de ceux qui ont le plus contribué à nous la faire connaître. Pour lui, cette circonvolution, lorsqu'on l'examine sur des coupes traitées par la méthode de Nissl, offre dans sa moitié externe ou la plus éloignée de la corne d'Ammon, la même structure que l'écorce du lobe temporal ; la première couche y est néanmoins plus épaisse et sa hauteur augmente à mesure qu'on se rapproche de la corne. Hammarberg a également retrouvé les îlots cellulaires de la seconde couche et les cordons blancs décrits par Betz et Obersteiner. Enfin, il a reconnu cinq couches dans l'écorce de cette circonvolution ; une première couche ou moléculaire ; une deuxième ou couche des petites et grandes cellules pyramidales ; elle correspond aux deuxième et troisième des autres points du cerveau ; une troisième renfermant quelques petites cellules pyramidales et, de-ci de-là, des neurones irréguliers ; une quatrième ou couche des cellules ganglionnaires et, enfin, une cinquième ou couche des neurones fusiformes. L'épaisseur de ces deux dernières couches est fort réduite.

Malheureusement, les travaux d'Hammarberg ne nous renseignent guère sur la morphologie et les connexions des cellules de la circonvolution de l'hippocampe. Il a fallu les recherches de Calleja [3] et de Kölliker [4], recherches exécutées au moyen de la méthode de Golgi, pour commencer à combler cette lacune. Nous avons aussi fourni quelques indications sur la texture du subiculum chez les petits mammifères à la même époque que le premier de ces deux savants [5]. Enfin, Schlapp [6], dans une monographie parue depuis la publication de notre travail sur l'écorce olfactive de l'homme et des mammifères, a confirmé par la

1. Dejerine, Anatomie des centres nerveux, t., I, Paris, 1895.
2. Hammarberg, Studien über Klinik u. Pathologie der Idiotie, etc. Upsala, 1895.
3. Calleja, La región olfatoria del cerebro, Madrid, 1893.
4. Kölliker, Lehrbuch der Gewebelehre, Bd. II, p. 723.
5. S. R. Cajal, Estructura del asta de Ammón, etc. *Anal. d. l. Soc. españ. d. Histor. natur.*, t. XXII, 1893.
6. Schlapp, The microscopic structure of cortical areas in man and some mammals. *The Amer. Journ. of Anat.*, 1903.

méthode de Nissl quelques-unes des dispositions que nous avions décrites dans les cellules temporales.

Les observations que nous avons faites au moyen des méthodes de Weigert, de Nissl et de Golgi ont porté sur la circonvolution de l'hippocampe de l'homme. C'est surtout la dernière de ces techniques, appliquée à l'enfant âgé de quinze jours à deux mois, qui nous a révélé un grand nombre de détails

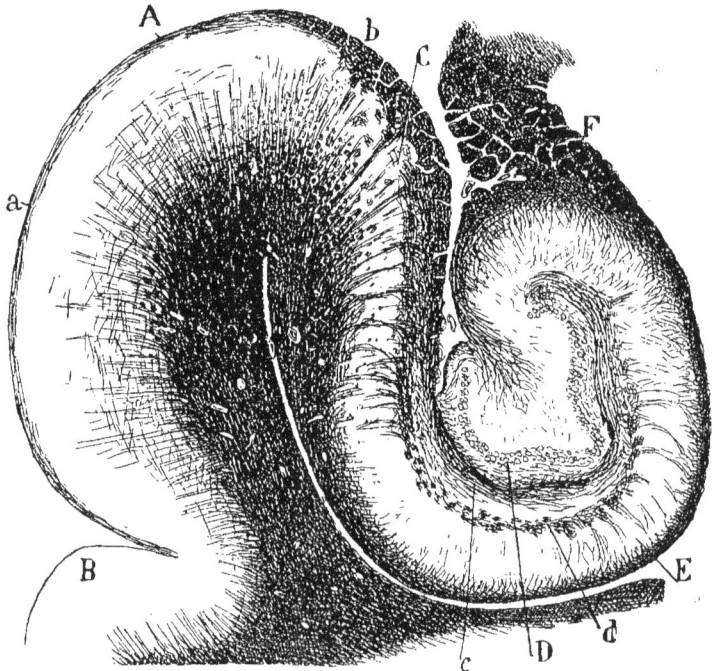

Fig. 434. — Coupe de la corne d'Ammon et de la circonvolution de l'hippocampe; homme adulte. Méthode de Weigert-Pal et carmin.

A, circonvolution de l'hippocampe; — B, 4e circonvolution temporale ou lobule fusiforme; — C, subiculum; — D, couche des grains de la fascia dentata; — E, écorce de la corne d'Ammon; — F, fimbria; — a, couche plexiforme; — b, plexus des fibres superficielles du subiculum; — c, voie de la corne d'Ammon faisant suite à ces fibres; — d, voie profonde en continuité avec les collatérales des cellules pyramidales géantes.

de structure. Nous avons complété nos remarques en étudiant aussi le lobe piriforme du chat, du chien, du lapin et de la souris, animaux qui donnent des préparations fort instructives, lorsque leur âge oscille entre huit jours et un mois.

Tous ces documents systématiquement analysés nous ont appris que la circonvolution de l'hippocampe est, chez l'homme comme chez les autres mammifères, un organe multiple, d'une structure fort différente suivant ses points. Nous avons pu y discerner cinq régions : l'écorce centrale, la plus saillante de la circonvolution; nous l'appellerons *région olfactive principale*;

le *subiculum* ou portion ammonique, voisine de la corne d'Ammon ; le *pre-subiculum*, situé entre les deux régions précédentes ; la *région externe* ou

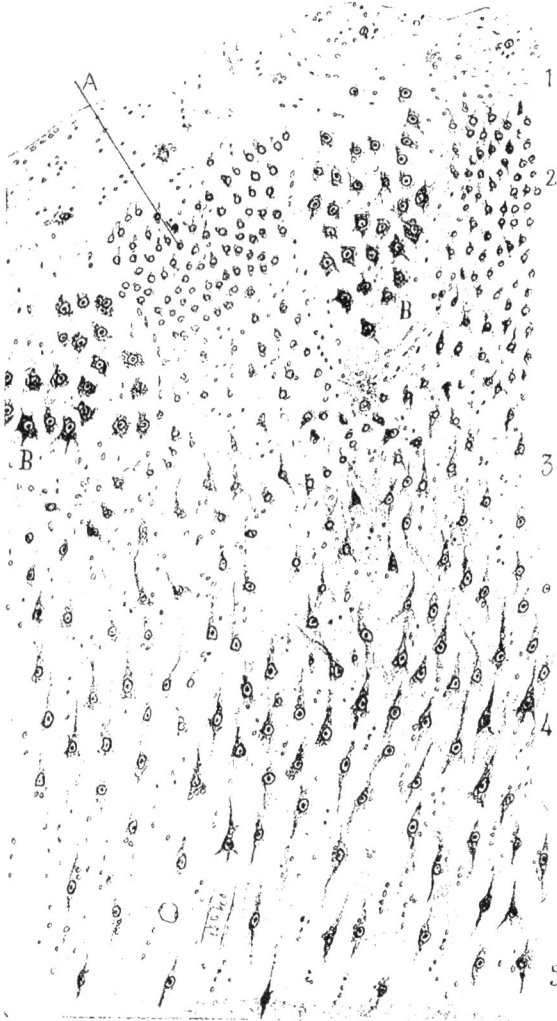

FIG. 435. — Coupe de la région olfactive de l'hippocampe de l'homme
Méthode de Nissl. — Les chiffres indiquent l'ordre des couches.

A, Ilots de petites cellules pyramidales ; — B, Ilots de cellules polymorphes géantes.

fissuraire, comprenant le tiers externe du lobe piriforme et le voisinage de la scissure limbique ; enfin, la *région olfactive supérieure* ou *caudale*, placée à l'extrémité postéro-supérieure du lobe piriforme, près du lobe occipital [1], par conséquent.

I. — RÉGION OLFACTIVE PRINCIPALE OU CENTRALE DE L'HIPPOCAMPE. — Les préparations colorées par la méthode de Nissl montrent dans cette région :

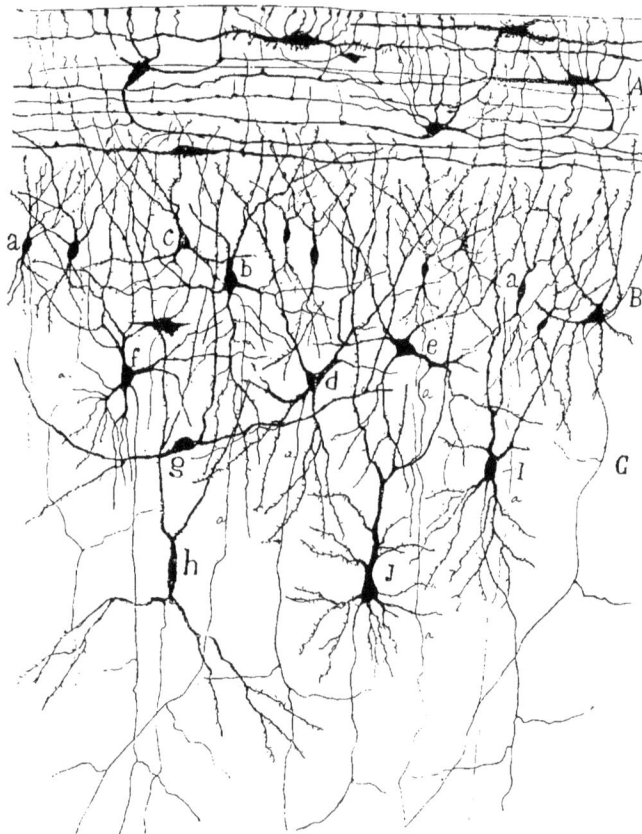

FIG. 436. — Première et deuxième couches de la région olfactive de l'hippocampe, non loin du presubiculum; enfant âgé de huit jours. Méthode de Golgi.

A, zone plexiforme avec ses neurones horizontaux; — B, couche des grandes cellules polymorphes; — C, début de la couche des cellules à bouquet dendritique.

1° une couche plexiforme ; 2° une couche des cellules polymorphes géantes ; 3° une couche des cellules à bouquet dendritique ; 4° une couche des cellules piriformes et triangulaires (fig. 435).

1. Dans l'édition espagnole nous avions donné à l'écorce olfactive des mammifères le nom d'*écorce sphénoïdale*. Afin d'uniformiser la description, nous l'appellerons *écorce temporale*, comme celle de l'homme. Le terme *sphéno-ammonique*, etc., a donc pour équivalent exact celui de *temporo-ammonique*, etc., employé ici.

1º **Couche plexiforme**. — Cette couche très épaisse présente deux étages de composition différente : l'un externe ou des fibres olfactives ; l'autre interne ou profond qui constitue la zone plexiforme proprement dite.

Dans l'*étage externe* on trouve de très nombreuses *cellules névrogliques* à expansions longues. On trouve aussi entre ces cellules des paquets de fibres à myéline faisant suite à la racine externe du bulbe olfactif. De dis-

1º *che : l'homme.*

Étages des fibres olfactives.

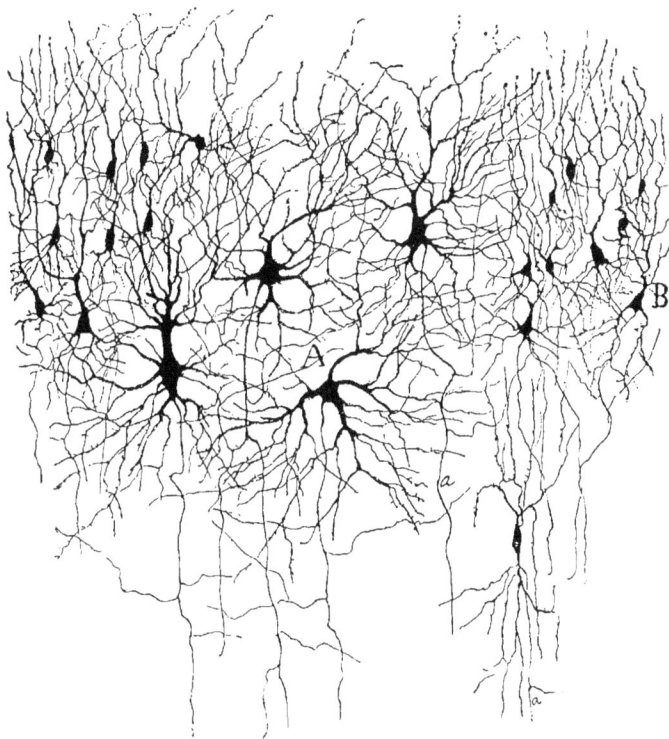

Fig. 437. — Cellules de la couche des neurones polymorphes géants de la région olfactive de l'hippocampe ; enfant âgé d'un mois. Méthode de Golgi.

A, îlots de cellules polymorphes géantes ; — B, îlots de petites cellules pyramidales.

tance en distance, apparaissent sur ces fibres, comme dans l'écorce frontale, des *collatérales* obliques ou descendantes qui s'arborisent dans la couche plexiforme et dans celle des neurones polymorphes géants.

L'*étage interne* présente la constitution classique de la zone moléculaire. On y remarque : 1º des *cellules horizontales*, dont nous donnons quelques exemples, en *A*, sur la figure 436, d'après le cerveau d'un enfant de huit jours ; 2º des petites *cellules à cylindre-axe court* et ramifié dans l'étage même ; 3º les bouquets dendritiques des innombrables cellules pyramidales, petites, moyennes et grandes, logées dans les couches sous-jacentes ; 4º des

Étage plexiforme.

arborisations nerveuses terminales, émises soit par des cylindres-axes de Martinotti, soit par des collatérales récurrentes de cellules pyramidales, soit par l'axone court de neurones siégeant dans la deuxième couche.

2° chez le chat.

On verra sur la figure 44o, en *B* et *C*, l'aspect de quelques-unes des cellules à cylindre-axe court, appartenant aux deux premières couches de l'hippocampe du chat.

1° chez l'homme.

2° **Couche des cellules polymorphes géantes.** — Cette zone, qui a reçu de Calleja le nom de *couche des cellules semi-lunaires ou triangulaires horizontales* en raison de sa constitution chez le lapin et la souris, est formée de plusieurs rangées de cellules pressées les unes contre les autres et présentant une morphologie et une disposition variables avec le point que l'on étudie.

Aspect de ses diverses régions.

Au voisinage du subiculum, elle apparaît sous la forme d'une bande continue de grandes cellules mêlées à des neurones moyens et même petits (fig. 436, *B*). Dans la partie centrale on voit, au contraire, des îlots alternatifs de grands et de petits neurones (fig. 435, *A*, *B*). Cette disposition, facile à observer sur les préparations colorées par la méthode de Nissl, avait été déjà remarquée par Hammarberg (fig. 437, *A*, *B*).

Cellules des îlots :
a) à gros neurones ;

Les cellules des îlots à grands neurones sont d'une *taille* vraiment gigantesque. Parmi leurs *formes* très variées, l'aspect étoilé prédomine ; mais toutes possèdent des expansions nombreuses, épaisses, divergentes et tôt ramifiées. Le *tronc dendritique* périphérique manque dans certaines cellules ; deux ou trois appendices protoplasmiques arborisés dans la première couche le remplacent. Dans d'autres neurones, ordinairement les plus inférieurs de chaque îlot, le tronc périphérique se montre déjà, mais il a peu de longueur et s'épanouit vite en branches terminales (fig. 437, *A*). Un autre caractère des cellules que nous étudions est fourni par l'abondance des branches secondaires et tertiaires de leurs *dendrites* latérales et descendantes ; il en résulte souvent des plexus protoplasmiques semblables à ceux des cellules de l'olive bulbaire. Le *cylindre-axe* est très épais et descend à la substance blanche après avoir émis plusieurs *collatérales*. Certaines de ces dernières suivent un trajet récurrent et vont se ramifier entre les cellules sœurs de celle à qui elles appartiennent. Il n'est pas rare aussi de voir les cylindres-axes se bifurquer prématurément en deux branches (fig. 437, *A*), qui semblent descendre dans la substance blanche et se continuer avec deux de ses tubes.

b) à petits neurones.

Les îlots à petites cellules sont plus réduits et se trouvent à un niveau un peu plus superficiel (fig. 437, *B*). Ils renferment des *neurones* ovoïdes, fusiformes ou pyramidaux, dont la *taille*, en général petite, augmente vers la profondeur. La plupart de ces corpuscules sont pourvus : 1° d'un *tronc protoplasmique périphérique* vite bifurqué et décomposé en branches variqueuses ascendantes ; 2° d'*appendices protoplasmiques descendants* fins et granuleux, cantonnés dans l'intérieur de l'îlot ; 3° d'un *cylindre-axe* extrêmement mince. Cet axone possède d'abord un trajet variable, souvent oblique, pendant lequel il émet quelques fines *collatérales* récurrentes pour l'îlot où il a pris naissance ; puis il descend à travers les couches sous-jacentes. Dans les corpuscules plus profonds, les collatérales peuvent entrer aussi en connexion avec les cellules situées au-dessous.

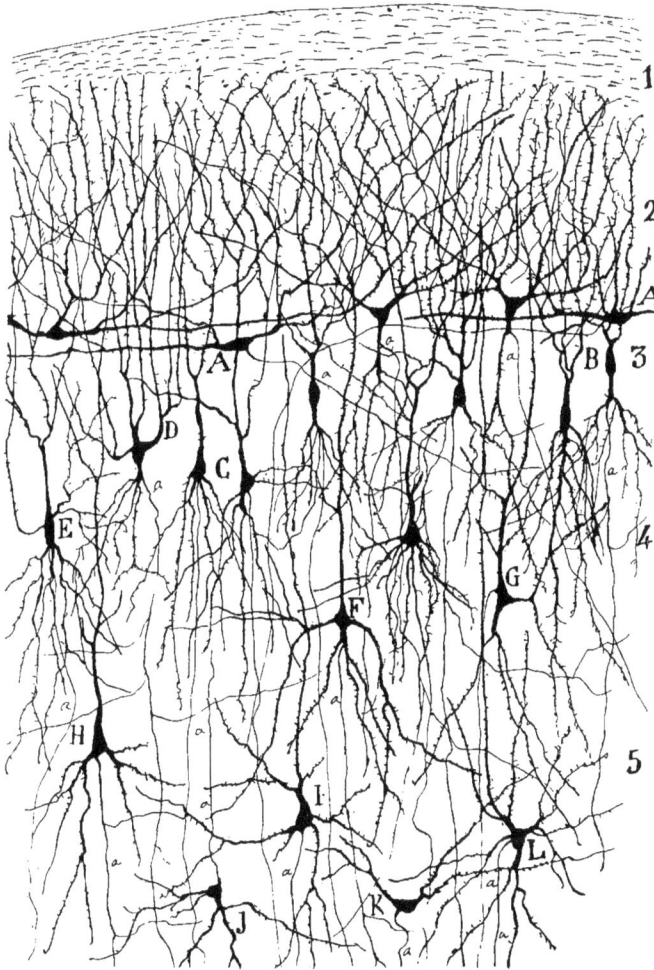

Fig. 438. — Coupe transversale du lobe temporal du chat. Méthode de Golgi.

1, fibres olfactives — 2, couche plexiforme proprement dite ; — 3, couche des grandes cellules polymorphes ; — 4, zone des cellules pyramidales petites et moyennes ; — 5. assise des cellules triangulaires et fusiformes ; — A, cellules triangulaires et semi-lunaires de la deuxième couche ; — B, cellules fusiformes de cette même zone ; — C, D, E, différents types de cellules à bouquet.

Dans les points de la couche des cellules polymorphes où les neurones ne sont pas groupés en îlots, ils se disposent en plusieurs rangées irrégulières ; quelques cellules pyramidales de petite et moyenne taille s'y trouvent alors

Neurones polymorphes épars.

mélangées (fig. 436, *B*). Les neurones des rangées superficielles n'ont point de *tige protoplasmique* périphérique ; en son lieu et place on aperçoit des dendrites ascendantes. Il n'en est pas de même pour les cellules plus profondes ; une tige dendritique s'y différencie et s'y montre d'autant plus épaisse que le corps cellulaire occupe un niveau plus bas ; il en part des ramifications pour la première couche. Le pôle inférieur du corps donne naissance à des *dendrites* descendantes au nombre d'une, deux ou davantage, divisées à plusieurs reprises et terminées dans la seconde couche et même à la partie supérieure de la troisième. Le *cylindre-axe*, né souvent sur un des prolongements dendritiques descendants, offre à ses débuts un parcours irrégulier, émet à ce moment quelques *collatérales* pour la seconde zone et même la première, et atteint enfin les régions inférieures de la circonvolution.

Nous avons parlé de petites cellules pyramidales ou fusiformes intercalées parmi les neurones polymorphes géants qui occupent les portions de la seconde couche où manquent les îlots. Ces cellules ont tous les caractères du corpuscule pyramidal classique. Dans le cerveau du chat, où leur *cylindre-axe* est plus facile à étudier que chez l'homme, on voit qu'il donne souvent des *collatérales* récurrentes, ramifiées abondamment entre les corps des cellules-sœurs (fig. 438, *A*, *B*).

La deuxième couche offre une structure plus simple chez la souris, le chat et le lapin, que chez l'homme. Au lieu d'une masse serrée de cellules aux formes variables, elle possède deux assises assez bien délimitées : une externe, composée de cellules triangulaires et semi-lunaires (fig. 438, *A*) ; et une interne, plus épaisse, formée de deux rangées de corpuscules fusiformes, ovoïdes et même franchement pyramidaux (fig. 438, *B*). Dans les préparations au Nissl, tous ces neurones constituent une masse serrée, où l'on remarque, mais de façon moins évidente que dans le subiculum, des groupes cellulaires de grande taille mêlés de quelques petits éléments nerveux (fig. 439).

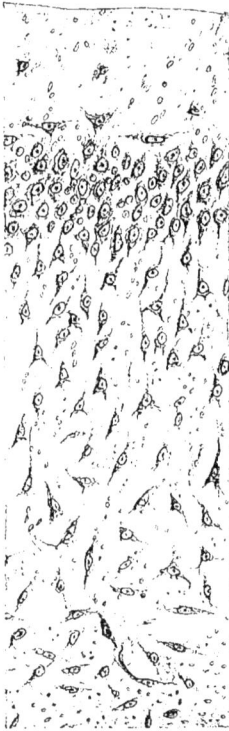

Cellules pyramidales.

2° chez les mammifères.

Fig. 439. — Écorce temporale olfactive du chat. Méthode de Nissl.

Plexus nerveux et cellules à cylindre-axe court de la deuxième couche. — La deuxième couche est le point où convergent et se terminent une multitude de fibres endogènes. Il en résulte un plexus extrêmement touffu, dont les limites externes sont indécises. Ces fibres, issues de cellules siégeant à des distances plus ou moins grandes de la couche que nous étudions, sont les suivantes : 1° des collatérales récurrentes, émises par les cylindres-axes

Plexus ; ses fibres constitutives.

des cellules polymorphes superficielles, et se ramifiant de façon presque exclusive dans la deuxième zone (fig. 440, A, B) ; 2° des collatérales supé-

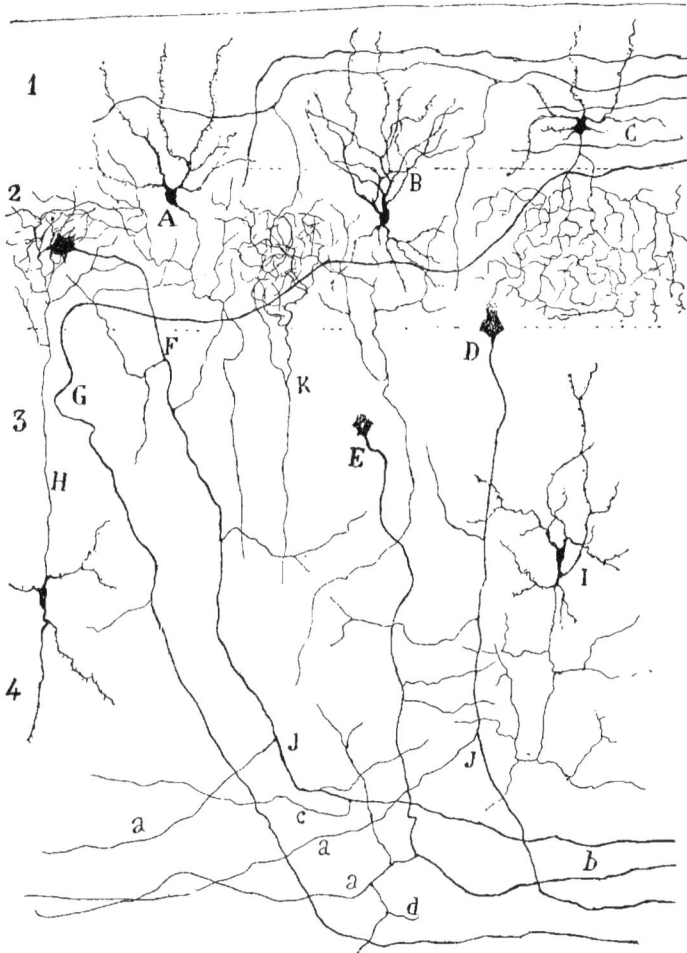

Fig. 440. — Coupe transversale de l'écorce temporale olfactive ; chat âgé de vingt jours. Méthode de Golgi.

A, B, cellules à cylindre-axe long de la seconde couche ; — C, cellules dont l'axone se ramifie dans la deuxième couche ; — D, E, F, G, cylindres-axes de gros neurones logés dans les deuxième et troisième couches ; — H, cellule à cylindre-axe ascendant ; — II, K, fibres ascendantes provenant de neurones de la troisième couche et terminées par des nids autour de cellules de la seconde.

rieures, provenant de grosses cellules à cylindre-axe court logées dans la troisième couche ; on peut voir en D, sur la figure 441, le dessin d'une de ces cellules d'après une préparation de cerveau de chat, et en E, sur la figure 444, la représentation d'une autre de ces cellules de l'écorce limbique de l'homme ; le cylindre-axe ascendant de cette dernière fournit des branches aux deuxième, troisième et quatrième couches ; 3° des arborisations terminales appartenant à des cylindres-axes ascendants lancés par des cellules de la troisième zone et peut-être de couches sous-jacentes ; nous représentons en *H*, sur la figure 440, l'un de ces neurones, dont la taille est petite et la

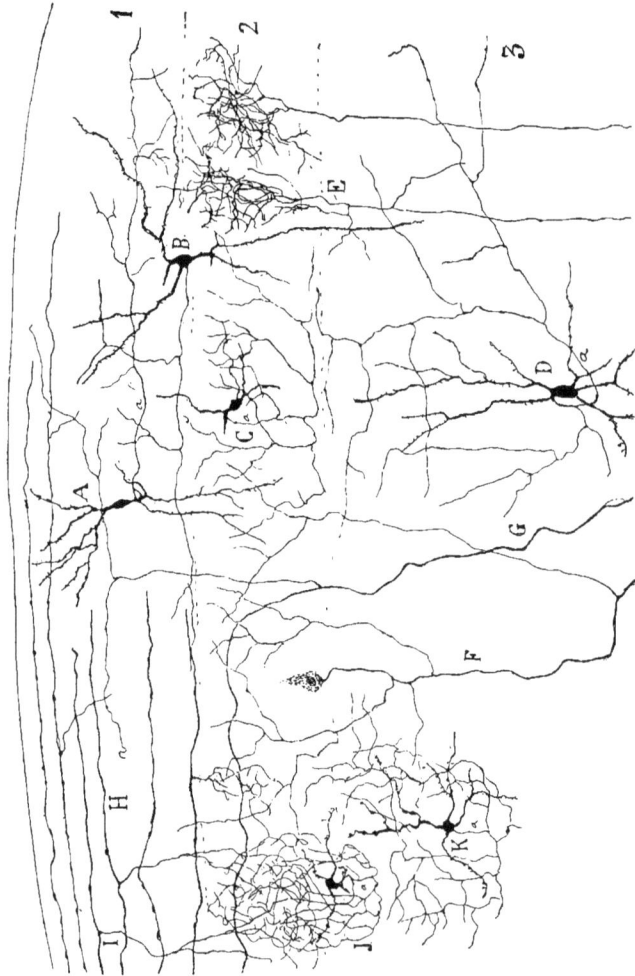

Fig. 441. — Cellules à cylindre-axe court de l'écorce temporale olfactive du chat. Méthode de Golgi. 1, couche plexiforme ; — 2, couche des grandes cellules polymorphes ; — 3, couche des grandes et moyennes cellules à bouquet.

forme pyramidale ; 4° des ramifications peu abondantes données, chez l'homme, par les cylindres-axes longs et ascendants de grosses cellules ayant tout l'aspect de neurones de Golgi (fig. 444, *F*, *G*) ; 5° des arborisations innombrables disposées en nids péricellulaires compliqués, arborisations formées par une fibre ascendante venue de très bas et pouvant, le cas échéant, abandonner quelques collatérales à la troisième couche. Ces fibres, que nous n'avons observées que dans le cerveau du chat, semblent provenir des cellules à cylindre-axe ascendant logées dans les cinquième et sixième couches, mais jusqu'à présent nous n'en avons pas la preuve (fig. 441, *E*).

Les cellules logées dans la deuxième couche, et dont le cylindre-axe court s'y ramifie, se présentent sous les deux types : 1° d'un corpuscule ovoïde ou triangulaire, de taille moyenne ; 2° d'un neurone petit, plus ou moins sphérique et pourvu d'appendices dendritiques fins et variqueux. Dans la première forme, le cylindre-axe ascendant se décompose en une arborisation lâche, dont les branches de second et troisième ordre, très abondantes, se répandent dans la deuxième couche exclusivement (fig. 441, *C*). Parfois, ce cylindre-axe provient de corpuscules qui se trouvent à la limite externe de la deuxième zone et même en pleine première couche. Le cylindre-axe de la deuxième forme, dont certains exemplaires siègent sur les confins inférieurs de la couche que nous analysons, se désagrège en une arborisation terminale délicate et luxuriante ; ses branches entourent le corps des cellules polymorphes et s'enchevêtrent parfois en véritables nids.

Cellules à cylindre-axe court :
1° chez le chat.

Les types que nous venons de décrire appartiennent au chat. Quant à ceux de l'homme, nous n'avons pu les imprégner en raison du mauvais état des pièces qui étaient à notre disposition. Par contre, nous avons réussi à colorer certaines cellules relativement grandes dont le cylindre-axe court et en grande partie ascendant fournissait des branches à la première couche, mais surtout à la seconde (fig. 444, *A*, *B*, *C*).

2° chez l'homme.

3° Couche des cellules pyramidales à bouquet dendritique. — Kölliker et Calleja ont découvert, à l'insu l'un de l'autre, que les pyramidales grandes et moyennes de l'écorce temporale et de la région frontale sus-jacente à la racine olfactive externe ont leurs dendrites basilaires réunies en un bouquet descendant, caractéristique. Ces auteurs, dont les recherches se limitèrent à la souris et au jeune chat, ne surent pas indiquer l'endroit précis où se rencontre cette particularité. Nous avons pu, grâce à nos observations, retrouver ces cellules, non seulement chez la souris, le chat et le chien, mais encore chez l'enfant d'un à deux mois. Nous avons ainsi constaté qu'elles siègent dans la seule région olfactive, c'est-à-dire dans la région centrale et externe du lobe piriforme et de l'hippocampe et non dans toute leur étendue. Elles débutent du côté voisin de la corne d'Ammon, s'accentuent à mesure qu'on se rapproche de la scissure limbique, deviennent moins denses à son voisinage et cessent tout à fait au niveau de son fond. Le subiculum et le presubiculum en sont donc totalement dépourvus.

Cellules à bouquet :
Historique.

Siège.

Chez l'homme, la disposition en bouquet des dendrites basilaires est bien plus marquée et plus élégante que chez les autres mammifères, comme on peut s'en rendre compte sur la figure 442, en *A* et *B*. Dans les cellules pyramidales grandes et moyennes, ce sont de véritables houppes cotonneuses de filaments innombrables, ondulés, variqueux, épineux et très enchevêtrés. Dans d'autres cellules moyennes et dans les petites cellules, la houppe dendritique atteint une délicatesse et une complication extrêmes. On peut au

Aspect du bouquet chez l'homme.

contraire suivre commodément chacun des filaments plus épais des grands neurones pyramidaux. Quoi qu'il en soit, ces houppes dendritiques permet-

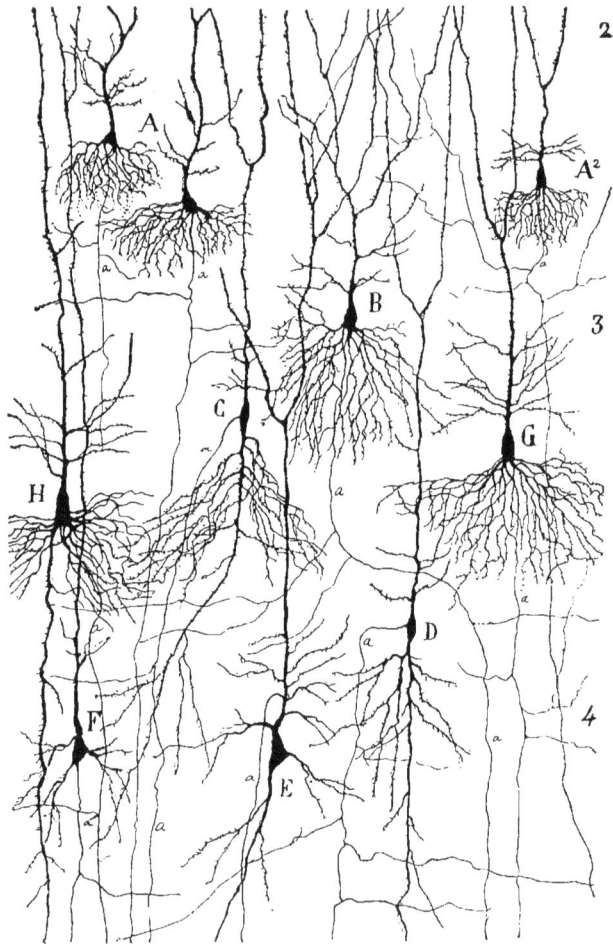

Fig. 442. — Écorce temporale olfactive ; enfant âgé d'un mois. Méthode de Golgi.

2, lit des petites et moyennes cellules à bouquet de la troisième couche ; — 3, lit des grandes cellules à bouquet de la même couche ; — 4, début de la quatrième couche ou des cellules polymorphes ; — A, petites cellules à bouquet ; — B, grande cellule à bouquet ; — C, D, cellule fusiforme à cylindre-axe naissant sur le côté du corps ; — E, cellule triangulaire à cylindre-axe arciforme ; — F, cellule pyramidale ordinaire ; — G, H, grandes cellules à bouquet.

tent de reconnaître à première vue l'écorce olfactive temporale. Souvent, le bouquet dendritique part d'un tronc protoplasmique descendant, à une certaine distance du corps; dans ce cas, la cellule est parfois fusiforme au lieu d'être pyramidale (fig. 442, C).

Le *cylindre-axe* émane de la partie inférieure du corps, et dans les cellules fusiformes de l'un de ses côtés. Il descend plus ou moins perpendiculairement, en abandonnant quelques *collatérales*. Parvenu au niveau des cellules polymorphes profondes ou même plus bas, il se bifurque en deux branches, dont l'une, épaisse, est dirigée en dedans, et dont l'autre, fine, est orientée en dehors, toutes deux pouvant d'ailleurs émettre des collatérales. Parfois, comme le montre la figure 442, en *B*, l'axone se porte franchement en dedans et fournit, au point où il s'infléchit, deux ou plusieurs ramuscules collatéraux.

Axone :
1° chez
l'homme ;

Dans le cerveau du chat et du chien, le cylindre-axe des cellules à bouquets ou en double pyramide, comme les appelle Kölliker, présente la même disposition que chez l'homme ; il change donc souvent de direction pendant son parcours descendant par suite des crochets qu'il décrit, et se termine à distance variable de la substance blanche en une branche interne épaisse et une branche externe fine, dont fréquemment on ne voit que la section transversale. La première de ces branches nous a semblé se porter en avant, à travers la couche de substance blanche sous-ventriculaire, pour pénétrer en fin de compte dans le noyau lenticulaire du corps strié ; c'est, par conséquent, une fibre de projection. Quant à la seconde, elle constitue peut-être une fibre d'association intracorticale ou encore une fibre de la commissure antérieure.

2° chez d'autres mammifères.

4° Couche des cellules polymorphes profonde ou des cellules fusiformes et triangulaires. — La *forme* de ces éléments varie considérablement, comme le montre la figure 443, en *A*, *B* et *C*, où nous avons représenté les types les plus communs que l'on rencontre dans le cerveau de l'homme. Certains sont franchement fusiformes, avec deux troncs protoplasmiques volumineux (fig. 443, *A*, *C*, *H*), dont l'un, descendant, atteint souvent la substance blanche, et dont l'autre, ascendant, monte jusqu'à la couche plexiforme. D'autres cellules possèdent un corps plus ou moins pyramidal (fig. 443, *E*, *B*). Il en est enfin d'aspect triangulaire et pourvues d'un tronc dendritique latéral, court, rapidement épanoui en branches, sans compter les longues expansions ascendante et descendante habituelles.

1° chez
l'homme ;

Dans la plupart de ces neurones, même dans ceux dont la forme est franchement pyramidale, on trouve ordinairement une longue et volumineuse *expansion protoplasmique descendante* (fig. 443, *A*, *B*, *D*), qui, d'ailleurs, ne manque pas non plus dans les cellules des couches situées au-dessus (fig. 442, *D*, *H*).

Le *cylindre-axe* des cellules polymorphes profondes prend généralement naissance sur la base du corps, à moins que ce ne soit sur le côté, comme il arrive souvent dans les corpuscules triangulaires et fusiformes ; dans ces neurones, il peut même émaner du tronc dendritique ascendant (figs. 442, *D*, *E* et 443, *C*, *D*). Lorsque cette dernière disposition est bien accentuée, l'axone décrit un arc à concavité inférieure et donne aux neurones l'aspect des cellules à crosse du lobe optique des oiseaux.

La multiplicité des formes de *cellules à cylindre-axe long*, que nous avons

constatée chez l'homme, s'observe également dans le cerveau du chat, où les
neurones triangulaires, pyramidaux, fusiformes et même semi-lunaires sont

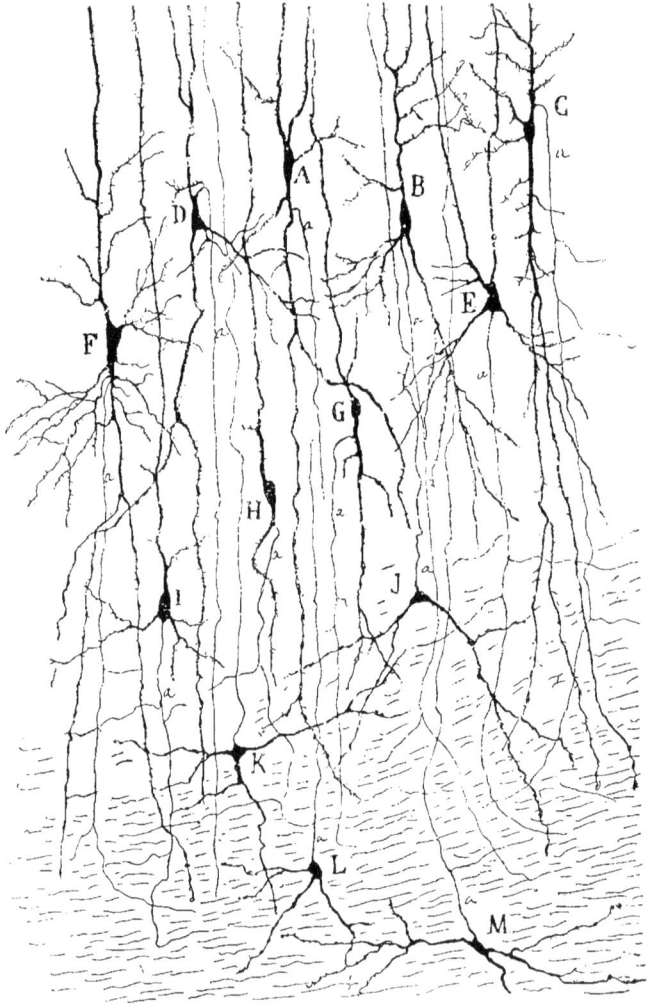

FIG. 443. — Couches profondes de l'écorce temporale olfactive : enfant d'un mois.
Méthode de Golgi.

A, B, C, D, E, F, G, H, différents types de cellules fusiformes et triangulaires : — K, L, M, cellules
de la substance blanche munies d'un cylindre-axe ascendant.

mêlés sans aucun ordre (fig. 438, *H, I*). En outre, la couche des neurones
polymorphes renferme chez cet animal, comme chez la souris et le lapin, un
très grand nombre de *cellules à cylindre-axe court* et ascendant. Presque

toutes sont ovoïdes ou fusiformes, et pourvues de dendrites ascendantes et descendantes. L'axone, dont le trajet est compliqué et flexueux, répand ses branches de division dans les couches situées au-dessus, parfois jusqu'à la couche plexiforme.

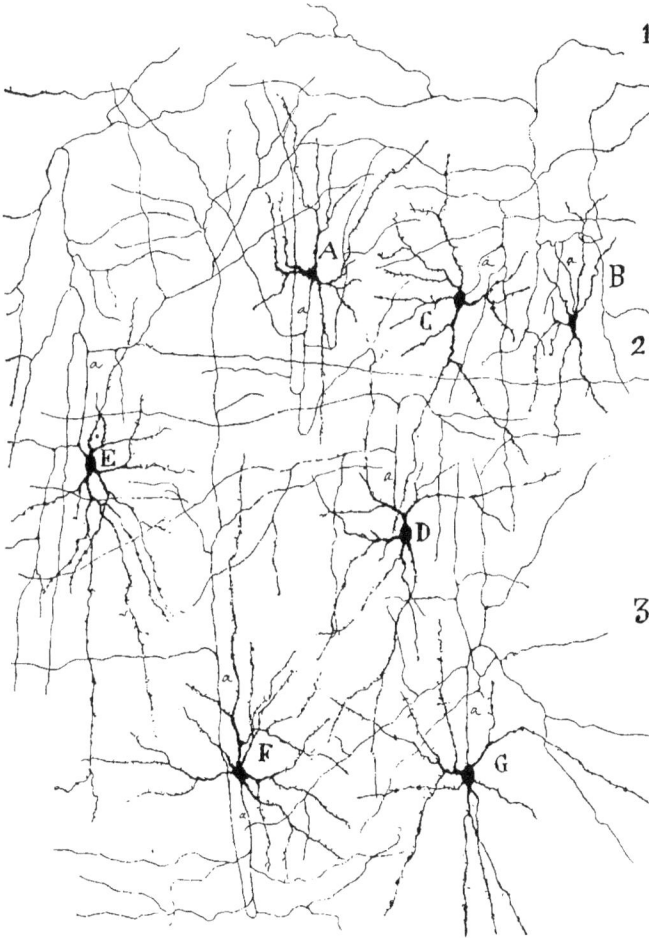

Fig. 444. — Cellules à cylindre-axe court de l'écorce temporale olfactive ; enfant âgé d'un mois. Méthode de Golgi.

1, couche plexiforme ; — 2, couche des cellules polymorphes externes ; — 3, couche des cellules à bouquet.

5° **Substance blanche.** — Tous les cylindres-axes longs des cellules polymorphes superficielles, des neurones fusiformes et à bouquet se rendent à cette couche, très épaisse chez l'homme, mince au contraire chez les petits mammifères. Chez ceux-ci les fibres de la substance blanche se dirigent en dehors et en avant, comme à la recherche du noyau lenticulaire du corps

Fibres minces et fibres épaisses.

strié. En examinant attentivement cette couche, on y remarque deux sortes de tubes : les uns, ténus, en continuité peut-être avec des collatérales ou des cylindres-axes de cellules pyramidales petites et moyennes; les autres, épais, faisant suite aux axones des neurones à bouquet et des cellules pyramidales et polymorphes de grande taille. Chez l'homme il existe, dans la substance blanche des régions centrale et externe de la circonvolution de l'hippocampe, un grand nombre de cellules nerveuses disséminées, presque toutes pourvues d'un cylindre-axe ascendant. Nous montrons, en *K*, *L*, *M*, sur la figure 443, quelques-uns de ces éléments.

Cellules à axone court et ascendant.

Cellules à cylindre-axe court et plexus nerveux des couches inférieures. — Il a été question, à propos de la seconde couche, des cellules à cylindre-axe court qui y siègent et du plexus de fibres nerveuses endogènes et exogènes qui enveloppe les corps des neurones polymorphes superficiels. On trouve également des cellules à cylindre-axe court et des plexus nerveux, moins denses et moins enchevêtrés il est vrai, dans les autres zones, en particulier dans l'assise des grandes cellules pyramidales à bouquet et à la partie supérieure de la cinquième couche. Chez l'homme, les *cellules à cylindre-axe court* sont grandes ou moyennes et de forme étoilée ; leur cylindre-axe donne une arborisation diffuse (fig. 444).

La description que nous venons de donner nous apprend que la portion olfactive ou centrale de l'hippocampe se distingue aisément des autres sphères de l'écorce par une structure tout à fait caractéristique. Voici, en résumé, ses particularités : 1° au lieu d'une couche de petites cellules pyramidales, elle possède une assise de cellules géantes polymorphes, disposées sur certains points en îlots alternant avec des groupes de petites cellules ; 2° ses cellules pyramidales grandes et moyennes présentent à leur base une touffe de fines dendrites ; 3° elle ne renferme ni couche de grains, ni zone de cellules pyramidales géantes ; 4° les arborisations nerveuses sensorielles ou exogènes qui, dans les sphères visuelle et motrice, se distribuent dans les couches profondes, sont répandues chez elle dans la couche plexiforme, c'est-à-dire superficiellement ; 5° elle contient relativement peu de cellules à cylindre-axe court ; 6° les cellules à double bouquet protoplasmique et les corpuscules nerveux neurogliformes si typiques y font entièrement défaut.

Caractères résumés de la portion olfactive de l'hippocampe.

II. — SUBICULUM. — Cette région de l'écorce cérébrale présente, sur les coupes traitées par la méthode de Nissl, trois traits distinctifs : 1° une première couche très épaisse, envahie par de nombreux faisceaux qui montent de la substance blanche ; 2° des îlots erratiques de cellules pyramidales petites et moyennes dans cette première couche ou zone plexiforme ; 3° enfin, des couches sous-jacentes à la première, qui ont subi une telle simplification qu'elles se réduisent, dans l'ensemble, à une formation continue de cellules pyramidales grandes et moyennes.

Ses caractères distinctifs.

1° **Couche première ou plexiforme.** — Chez l'homme, cette assise, étudiée sur les préparations au chromate d'argent, se montre sillonnée d'une multitude de *faisceaux nerveux*, épais et parallèles, qui se rendent à la couche moléculaire de la corne d'Ammon et de la fascia dentata. La plupart de ces

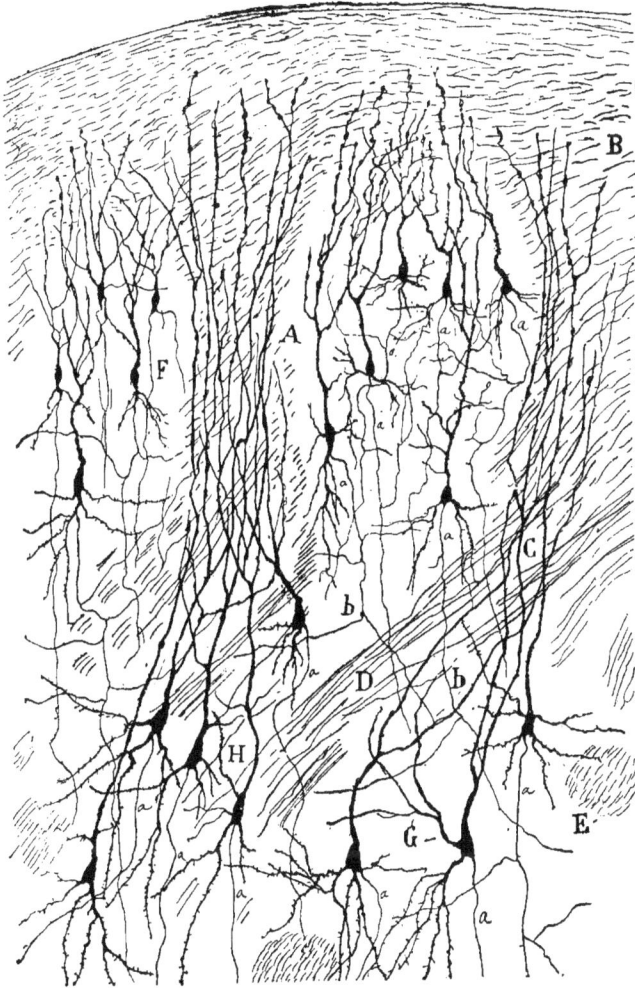

Fig. 445. — Coupe du subiculum ; enfant âgé de quinze jours. Méthode de Golgi.

A, îlots de petites cellules pyramidales ; — B, substance blanche superficielle ; — C, D, E, faisceaux de fibres descendant à la substance blanche profonde ; — E, F, îlots de petites cellules pyramidales ; — G, H, cellules pyramidales grandes et moyennes dont les tiges protoplasmiques montent en groupes dans les cloisons de substance blanche, entre les îlots cellulaires ; — b, bifurcation terminale d'un cylindre-axe.

faisceaux apparaissent sectionnés en travers ou obliquement sur les coupes transversales de la circonvolution de l'hippocampe. Lorsqu'on suit, une à une, les fibres qui composent ces faisceaux, on les voit abandonner un grand nombre de *collatérales* au stratum lacunosum et au stratum radiatum de la corne d'Ammon. Un petit nombre seulement de ces collatérales vont au subiculum, mais nous n'avons pu établir comment elles s'y terminent.

Ilots cellulaires. — La méthode de Nissl les montre fort bien; il en est de même de celle de Golgi, comme on peut s'en convaincre en examinant, en *A* et *F*, la figure 445, qui représente les îlots de la région subiculaire de l'enfant âgé de quinze jours.

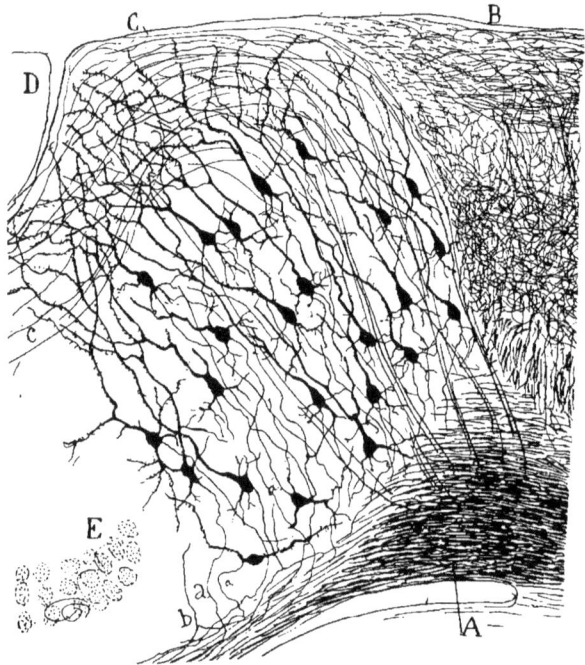

FIG. 446. — Coupe sagittale du subiculum; souris âgée de quinze jours. Méthode de Golgi.

A, faisceau commissural; — B, presubiculum avec ses plexus terminaux; — C, subiculum; — D, fascia dentata; — E, début de la couche des cellules pyramidales de la corne d'Ammon; — *a*, *b*, cylindres-axes du subiculum pénétrant dans la corne d'Ammon.

Cellules.

Les cellules qui forment ces groupements et dont la taille augmente avec la profondeur sont plutôt ovoïdes que pyramidales. Leur *tige protoplasmique* externe se termine par plusieurs branches dans la substance blanche superficielle. Quant à leur *cylindre-axe* fin et tortueux, il se porte en dedans et se bifurque d'ordinaire en branches externe et interne, avant d'atteindre les couches inférieures de l'écorce (fig. 445, *b*). Plusieurs *collatérales* se détachent de son trajet initial; elles sont récurrentes habituellement et se ramifient entre les cellules de l'îlot où elles ont pris naissance (fig. 445, *A*). Chose remarquable, les tiges protoplasmiques des cellules logées dans les couches sous-jacentes aux îlots ne traversent point ces derniers, mais passent entre

Faisceaux protoplasmiques ascendants.

eux, dans les cloisons de substance blanche. Ces tiges protoplasmiques forment donc entre les îlots d'épais faisceaux, qui s'étendent parfois jusque tout près de la surface de l'écorce.

2° **Couche des cellules pyramidales grandes et moyennes.** — Au-dessous de la zone plexiforme commence, suivant une ligne irrégulière et dentelée, une formation épaisse de cellules pyramidales passablement volumineuses, formation qui ne s'arrête qu'au voisinage de la substance blanche. Les neurones les plus externes de ce massif sont parfois ovoïdes ou fusiformes et de taille peu différente de celle des corpuscules profonds (fig. 445, *G*, *H*). *Cellules:* *1° à axone long:* Chacun d'eux possède une *tige protoplasmique* périphérique, souvent déplacée par des faisceaux nerveux ascendants et par les îlots cellulaires qu'elle ne doit pas traverser, comme nous l'avons dit précédemment ; cette tige protoplasmique se ramifie dans la première couche. On trouve aussi sur chaque cellule pyramidale des *dendrites* latérales assez longues et passablement ramifiées, des dendrites basilaires encore plus longues, mais jamais disposées en touffe, enfin un *cylindre-axe* allant jusqu'à la substance blanche, où il semble se diriger en dedans comme pour aller à la corne d'Ammon. Il s'y rend, en effet, chez les petits mammifères, ainsi qu'on le voit sur la figure 447, en *d*, *e* ; l'on remarque, en outre, que chez eux le cylindre-axe se dédouble en une branche interne épaisse pour la corne d'Ammon, et une branche fine qui se perd dans la substance blanche du subiculum.

Au milieu des cellules pyramidales existent toujours chez l'homme des neurones à cylindre-axe court, tantôt étoilés, tantôt de grande taille. On y *2° à axone court.* rencontre également des corpuscules nerveux dont l'axone monte à la zone plexiforme et aux couches pyramidales voisines où il se ramifie.

3° **Couche des cellules polymorphes.** — Ici l'on voit, entremêlées à des faisceaux horizontaux de substance blanche, plusieurs cellules, habituellement triangulaires, étoilées ou fusiformes. Ces neurones polymorphes, plus *Cellules :* petits que les cellules pyramidales de la couche précédente, envoient leurs *1° à axone* dendrites dans toutes les directions. Le cylindre-axe y part de la partie supé- *court.* rieure du corps et donne des collatérales à mesure qu'il s'élève jusqu'au voisinage de la zone moléculaire. Chez les rongeurs, où nous avons mieux observé ce cylindre-axe, il fournit des branches à toute la couche des cellules pyramidales et même à la zone plexiforme (fig. 447, *g*). La couche qui *2° à axone* nous occupe renferme encore quelques neurones pyramidaux ou fusiformes *long.* munis d'une longue tige périphérique et d'un cylindre-axe qui descend dans la substance blanche.

Substance blanche. — Chez l'homme, cette assise présente une épaisseur considérable ; elle est moins volumineuse chez les rongeurs, où elle com- *Aspect et* mence dans la couche précédente pour s'étendre jusqu'auprès du ventricule. *rapports.* En dehors, elle se continue avec l'épaisse couche de substance blanche située dans le presubiculum ; en dedans, elle s'amincit graduellement pour se transformer en substance blanche de l'alveus. Les coupes traitées par la

méthode de Weigert-Pal présentent, surtout chez les rongeurs, dans l'angle
subiculaire du ventricule latéral, deux plans de tubes nerveux : l'un sous-
ventriculaire ou profond, constitué par des fibres fines (fig. 471, *H*), l'autre
plus superficiel, formé par des fibres épaisses (fig. 471, *G*).

Ses deux plans de fibres.

Le plan de fibres fines ou profondes n'est autre, comme nous le verrons,
que la *voie commissurale de la région olfactive caudale ou supérieure*, voie
encore appelée *psalterium dorsal*. Le plan de fibres épaisses ou superficielles
forme la *voie temporo-ammonique directe*, dont nous parlerons plus loin.

Psalterium dorsal et voie temporo-am-monique directe.

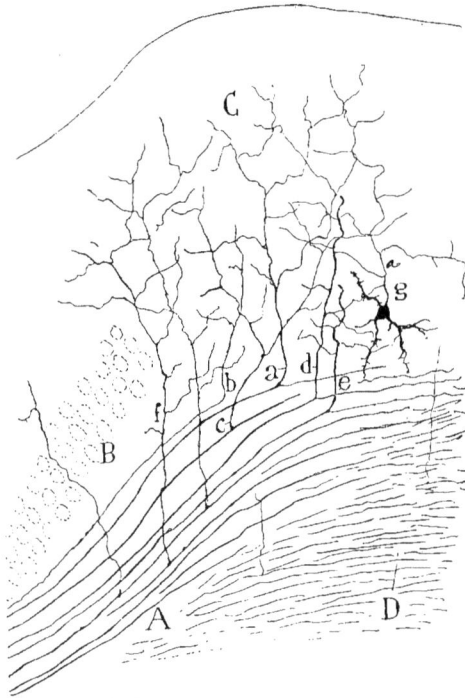

Fig. 447. — Coupe sagittale de la portion du subiculum voisine de la corne d'Ammon:
cerveau de souris. Méthode de Golgi.

A, faisceau pénétrant dans l'alveus ; — B, cellules pyramydales de la corne d'Ammon ; — C, arborisations nerveuses terminées dans le subiculum ;   D, voie temporo-ammonique croisée ; —
a, *b*, fibres terminales ; — *d*, *e*, cylindres-axes centrifuges bifurqués dans la substance blanche ;
— *g*, cellules polymorphes.

Ce qu'il importe de savoir, pour l'instant, c'est que cette dernière voie se
fragmente en petits paquets, pour traverser de bas en haut l'écorce du
subiculum, gagner sa zone plexiforme et se porter en dernier lieu à la corne
d'Ammon et à la fascia dentata ou corps godronné.

Fibres de la corne d'Am-mon pour le subiculum.

Des fibres nerveuses viennent aussi se terminer dans le subiculum. On en voit
qui, sous forme de collatérales, partent à angle droit ou obtus de la substance
blanche comprise entre la voie temporo-ammonique croisée et les premières
cellules pyramidales de la corne d'Ammon ; ces collatérales, nombreuses, se

ramifient entre les cellules du subiculum et forment là un plexus enchevêtré qui ne semble pas s'étendre jusqu'à la couche plexiforme (figs. 447, *a* et 449, *h*). D'autres fibres sont de véritables terminales, épanouies en arborisations cylindre-axiles, abondantes et lâches ; dans ce cas, elles proviennent manifestement de la corne d'Ammon, car on les voit cheminer longtemps dans l'alveus. Avant de se terminer, ces cylindres-axes se comportent de deux façons différentes ; tantôt, ils s'infléchissent pour pénétrer et se ramifier dans le subiculum (fig. 447, *b*) ; tantôt, et c'est le cas le plus fréquent, ils se partagent en deux branches : l'une épaisse pour le subiculum, l'autre mince, peut-être pour des régions distantes de ce même centre (fig. 447, *a*) ; quoi qu'il en soit, c'est cette dernière branche qui continue la direction du tronc originel. D'autre part, le subiculum émet à son tour des cylindres-axes souvent bifurqués en deux rameaux, dont l'un s'engage dans la corne d'Ammon, et dont l'autre, habituellement plus fin, va se confondre avec les fibres de la voie temporo-ammonique croisée ou encore avec celles de la substance blanche limitrophe (fig. 447, *c*, *d*).

L'existence dans le subiculum de fibres qui vont à la corne d'Ammon et de fibres qui en proviennent donne lieu de supposer ou bien que ces deux centres sont en relations réciproques, ce qui nous paraît peu vraisemblable, ou bien que le subiculum d'un côté envoie à celui du côté opposé une voie commissurale passant par la corne d'Ammon. Mais il est une troisième hypothèse, c'est que le subiculum émet une voie de projection, dont la destination est encore indéterminée, mais qui s'incorporerait à la fimbria. S'il en était ainsi, l'analogie déjà existante entre le subiculum et la corne d'Ammon deviendrait encore plus grande, puisque c'est à la fimbria que ce dernier centre envoie presque toute sa voie de projection.

III. — PRESUBICULUM. — Cette région possède des caractères assez tranchés pour qu'on puisse la distinguer facile-

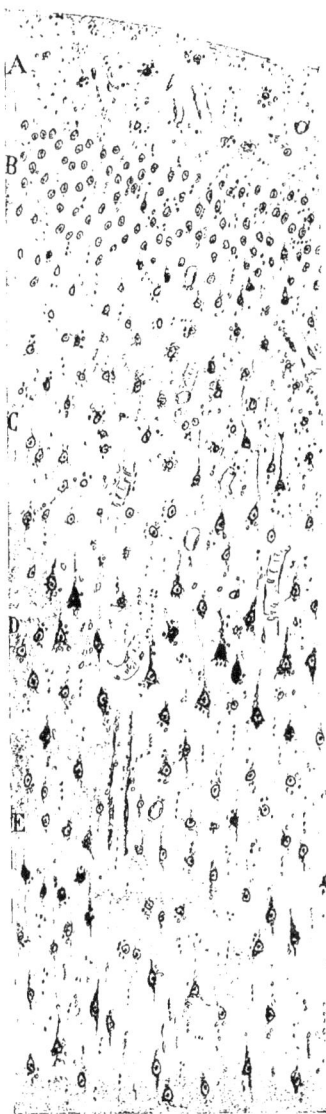

Fibres du subiculum pour la corne d'Ammon.

Les connexions de ces deux centres.

FIG. 448. — Couches moyennes et externes du presubiculum ; cerveau humain. Méthode de Nissl.

A, couche plexiforme ; — B, petites cellules pyramidales et neurones fusiformes ; — C, couche plexiforme profonde ; — D, couche des cellules pyramidales grandes et moyennes ; — E, couche des cellules fusiformes et triangulaires.

Caractères distinctifs.

ment des territoires voisins (fig. 448). Elle diffère, en effet, de la portion olfactive de la circonvolution de l'hippocampe par l'absence d'une zone de cellules polymorphes géantes, et du subiculum parce que ses couches sont plus compliquées et augmentées d'une troisième assise plexiforme, peuplée de petites cellules.

Couches.   Voici, d'ailleurs, l'ordre de superposition de ses zones : 1° une *couche plexiforme*, où logent des cellules horizontales piriformes et des neurones à cylindre-axe court ; 2° une *couche de petites cellules pyramidales et de cellules fusiformes*, couche formée par des corpucules fusiformes, trian-

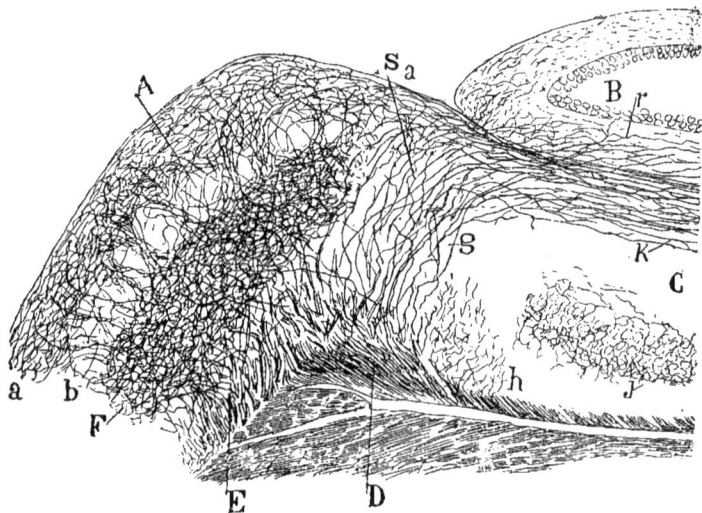

Fig. 449. — Coupe sagittale du subiculum et du presubiculum ; cerveau de souris. Méthode de Golgi.

A, presubiculum ; — B, fascia dentata ; — C, corne d'Ammon ; — D, faisceau commissural temporoammonique ; — E, substance blanche plexiforme sous-jacente au presubiculum ; — F, plexus terminal touffu, constitué par les fibres du psalterium dorsal. — S, subiculum : — a, couche plexiforme ; — b, zone des cellules fusiformes : — g faisceaux perforants ; — h, collatérales destinées au subiculum.

gulaires et pyramidaux, entremêlés de temps à autre de cellules polygonales assez volumineuses et probablement à cylindre-axe court ; le tout est disposé en une bande onduleuse, mais non en îlots ; 3° une *couche plexiforme profonde*, épaisse, mais pauvre en neurones, parmi lesquels on remarque des cellules pyramidales, petites et moyennes, et quelques corpuscules étoilés ou triangulaires de taille variable (fig. 448, C) ; une voie importante, sortie de la substance blanche, se ramifie surtout dans cette zone ; 4° une *couche de cellules pyramidales grandes et moyennes*, renfermant aussi quelques corpuscules triangulaires et fusiformes ; en certains points ces neurones se disposent en séries par suite de la présence de faisceaux nerveux ascendants ; enfin, 5° une *couche de cellules fusiformes et triangulaires*, semblable à celle des autres centres corticaux, mais peu différente de celle qui précède, à cause du volume analogue de ses neurones et des formes de transition qui les relient l'une à l'autre. Dans ces deux dernières assises, dans la cinquième surtout, on voit, dans les préparations colorées par la méthode de Weigert-Pal, de nombreux faisceaux blancs, qui apparaissent sectionnés transversalement sur les coupes frontales. On remarque aussi quelques petits paquets isolés de fibres dans les seconde et troisième couches ; ils font suite à la substance blanche profonde et à des tubes tangentiels de la première zone.

Le presubiculum des rongeurs qui, traité par la méthode de Golgi, nous a fourni d'excellentes imprégnations, présente une particularité tout à fait caractéristique (fig. 449, *F*). On y voit, au niveau de la troisième couche, un plexus nerveux extrêmement dense, formé par l'arborisation terminale d'une multitude de fibres exogènes, venues de la substance blanche située au-dessous de l'angle ventriculaire. La seule vue de ce plexus, exceptionnellement luxuriant sur les préparations au chromate d'argent réussies, suffit donc pour distinguer, du premier coup, le presubiculum des territoires voisins, c'est-à-dire du subiculum et de la région olfactive du lobe piriforme. Chez l'homme, ce plexus atteint une telle richesse et une telle étendue qu'il est impossible de l'étudier avec fruit. Il faut recourir à des animaux plus appropriés, à la souris et au lapin âgés de douze à vingt jours (fig. 449, *F*). On apprend alors que ses fibres proviennent, pour la plupart, de l'assise la plus voisine de la substance blanche, qu'elles traversent les cinquième et quatrième couches en se bifurquant maintes fois et se résolvent en arborisations libres, étendues à toutes les couches, sauf la seconde ; elles montent simplement à travers cette dernière, en se groupant en petits paquets irréguliers. Parvenues à la première zone, un grand nombre d'entre elles cheminent horizontalement jusqu'au delà du subiculum et pénètrent dans la corne d'Ammon. Nous dirons plus tard ce que nous savons de l'origine et de la terminaison de cette voie exogène importante.

Plexus caractéristique de la 3ᵉ couche.

Les renseignements que nous venons de donner sur la structure du subiculum et du presubiculum montrent que ces portions de l'hippocampe ne constituent pas vraisemblablement des stations olfactives directes, car, d'un côté, la racine olfactive externe ne s'y termine pas, même partiellement, et, d'un autre côté, des cylindres-axes de la région centrale et vraiment olfactive de l'hippocampe semblent y parvenir. Cette dernière connexion nous conduirait à les considérer plutôt comme des centres olfactifs d'association ou de mémoire.

Rôle du subiculum et du presubiculum.

IV. — Région externe ou fissuraire de l'hippocampe. — A mesure qu'on avance vers le côté externe de la circonvolution de l'hippocampe, on voit disparaître les îlots de cellules géantes ; en même temps la taille de ces neurones diminue peu à peu, et eux-mêmes se disposent régulièrement en une formation continue. C'est de la sorte que s'établit dans la partie fissuraire de l'hippocampe, malgré quelques interruptions transitoires dans l'assise et quelques groupements irréguliers des corpuscules nerveux, une seconde couche de petites cellules pyramidales absolu-

Ses caractères ; ses couches.

ment identique à celle de l'écorce cérébrale type. A une distance encore assez considérable du fond de la scissure limbique, la substance grise de l'hippocampe prend d'ailleurs les caractères propres aux régions corticales d'association ; on y voit très nettement se succéder la couche plexiforme et celles des petites cellules pyramidales, des cellules pyramidales moyennes, des cellules pyramidales géantes externes, des grains, des cellules pyramidales moyennes et géantes internes, enfin celle des cellules fusiformes ou triangulaires.

Rôle.

V. — Écorce temporale postérieure ou supérieure. — La région postérieure et la plus élevée du lobe piriforme présente une structure et des connexions très particulières. Un fait, prouvé par nos recherches, domine néanmoins : cette région ne reçoit pas de fibres olfactives directes. Nous sommes par cela même amené à la regarder comme un centre olfactif tertiaire, c'est-à-dire un centre de mémoire ou d'association.

Rapports.

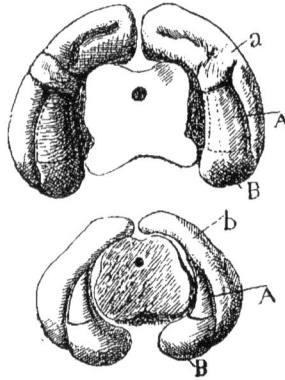

Fig. 450. — Bord postérieur des hémisphères cérébraux chez le chat et le lapin adultes. (Le dessin supérieur se rapporte au chat et l'inférieur au lapin.)

Caractères distinctifs.

A, noyau angulaire ; — B, écorce temporale olfactive ; — b, noyau de la pointe occipitale.

On peut se rendre compte de ses rapports topographiques chez le lapin et le chat, en jetant un coup d'œil sur la figure 450, en A. On remarquera que, chez le dernier animal cité, les limites supérieures de l'écorce temporale en question sont marquées par une dépression horizontale ; les limites inférieures ont au contraire trop peu de précision pour être aperçues autrement que sur les coupes de l'écorce temporale.

C'est, au reste, sur les préparations effectuées par la méthode de Nissl que l'on peut saisir le mieux l'individualité de cette région. On la reconnaît très aisément, par exemple dans la coupe longitudinale du lobe piriforme représentée sur la figure 451, à l'apparition brusque de deux couches profondes l'une de grains, l'autre plexiforme, couches inexistantes dans les portions limitrophes (fig. 451, B). On la distingue encore à l'épaississement que subit la couche moléculaire superficielle et à la disposition des cellules polymorphes externes en séries régulières et non plus en îlots.

Couches.

Le nombre des couches que l'on peut discerner dans la partie postérieure de l'écorce temporale que nous appellerons aussi *centre* ou *noyau temporal supérieur* et aussi *noyau angulaire*, s'élève à huit. Ce sont, en allant de la surface à la profondeur, comme le montrent les figures 452 et 453 : 1° la couche plexiforme ou polymorphe superficielle ; 2° la couche des grandes cellules étoilées ; 3° la couche des cellules pyramidales grandes et moyennes ; 4° la couche plexiforme profonde ; 5° la couche des cellules horizontales ; 6° la couche des grains ou des petites cellules pyramidales ; 7° la couche des neurones polymorphes ; 8° la couche de substance blanche. La plus épaisse est la troisième, qui prend à elle seule plus du tiers de la hauteur de l'écorce. La couche des cellules polymorphes est la plus mince, par contre ; on n'y voit même, en certains points, qu'une ou deux rangées discontinues de corpuscules.

Toutes ces couches se retrouvent à peu près de même chez le rat, la souris, le lapin, le cobaye, le chien et le chat. La figure 453, qui représente à un plus fort grossissement la portion B de la coupe dessinée sur la figure 451, a été copiée sur une préparation provenant de ce dernier animal.

1° **Couche plexiforme.** — Sa structure est identique à celle de l'écorce cérébrale type. Nous ne nous y arrêterions donc pas si elle n'offrait un détail particulier. Il s'agit d'innombrables fibres ascendantes qui, après avoir pénétré dans cette couche, s'infléchissent à tous ses étages et surtout au plus inférieur, pour devenir parallèles à la surface et for-

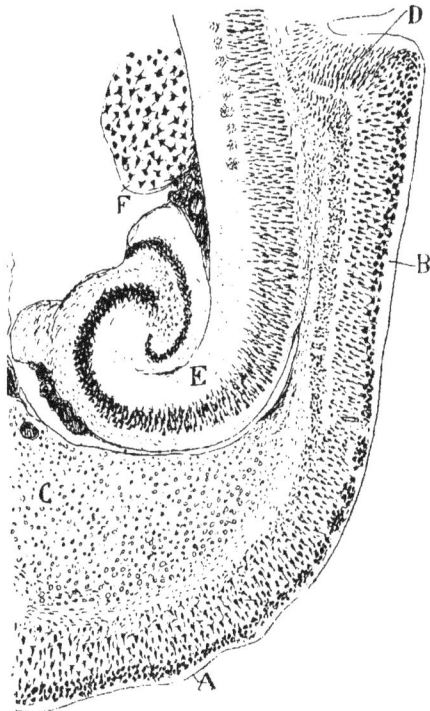

FIG. 451. — Coupe sagittale et centrale du lobe piriforme; chat âgé d'un mois et demi. Méthode de Nissl.

A, écorce temporale franchement olfactive ; — B, écorce temporale supérieure ; — C, noyau lenticulaire ; — D, extrémité de l'écorce temporale supérieure ou postérieure.

Fibres ascendantes devenant tangentielles.

mer un plexus étendu et touffu à l'extrême. Parmi ces fibres tangentielles, quelques-unes, remarquables par leur grande épaisseur, parcourent, principalement de bas en haut, presque toute la longueur de la région que nous étudions. Ces fibres circulent dans des plans distincts de la couche plexiforme et se résolvent pendant leur trajet en de nombreuses collatérales, qui se ramifient non seulement dans la couche moléculaire, mais aussi et même beaucoup plus dans la zone sous-jacente des grandes cellules étoilées Aucune de ces grosses fibres, parvenues à l'extrémité la plus élevée du noyau angulaire, n'en dépasse les limites pour pénétrer dans l'écorce occipitale supéro-interne; aucune, non plus, n'en sort par les limites inférieures.

Si on cherche à remonter jusqu'à leur origine, on les voit, ordinairement, s'enfoncer dans les couches moyennes et profondes du centre temporal supérieur après un trajet descendant variable, trajet manifeste surtout dans le quart inférieur de la longueur du noyau. Elles s'y interrompent brusquement, comme si la cellule qui les produit et qui semble loger dans ces couches ne pouvait s'imprégner par le chromate d'argent. Cette interruption nous jetterait dans l'embarras quant à la source des fibres que nous venons de décrire si l'on ne voyait très souvent des cylindres-axes, issus réellement de cellules des zones moyennes et profondes, monter jusqu'à la couche plexiforme et s'y continuer par des fibres tangentielles épaisses, moyennes ou fines. Cette dernière observation nous porte donc à croire que les fibres tangentielles épaisses font également suite à des cylindres-axes nés dans le centre lui-même. Le doute est néanmoins permis aussi longtemps que la preuve directe ne sera pas faite.

Leur origine probable.

Grandes cellules étoilées.

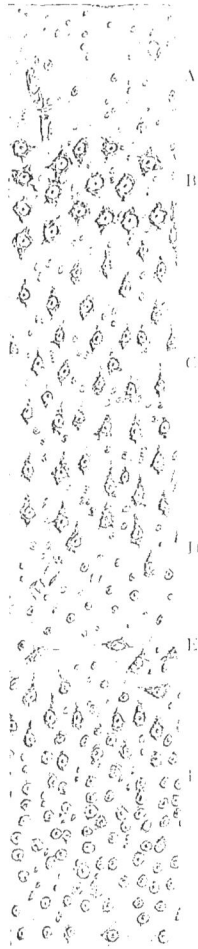

Fig. 452. — Coupe transversale de l'écorce temporale supérieure; lapin adulte. Méthode de Nissl.

A, couche plexiforme externe ; — B, grandes cellules étoilées ; — C, cellules pyramidales moyennes ; — D. couche plexiforme profonde ; — E, cellules fusiformes horizontales ; — F, grains.

2° **Couche des grandes cellules étoilées.** — Dans les préparations colorées par la méthode de Nissl, ces corpuscules présentent une taille moyenne, c'est-à-dire de 24 à 30 μ, une forme polygonale ou étoilée, un protoplasma abondant, rempli de blocs chromatiques et un noyau volumineux. Habituellement, ils sont disposés sur deux ou trois rangées irrégulières et se trouvent quelque peu séparés par les fibres d'un plexus (figs. 452, B et 453, B).

Comme le faisait prévoir la description précédente, les coupes imprégnées par le chromate d'argent montrent que le *corps* de ces cellules est hérissé de tous côtés par de nombreuses *dendrites* ondulantes, épineuses et ramifiées à plusieurs reprises (fig. 454, A). Ceux de ces prolongements, en nombre variable, qui ont un trajet ascendant, s'arborisent dans la première couche.

Le *cylindre-axe*, épais, prend naissance sur le corps ou sur une expansion protoplasmique inférieure et descend à travers toutes les couches grises sous-jacentes jusqu'à la substance blanche, où il se continue par un tube. Au début de son parcours et dans la traversée de la troisième couche, il émet des collatérales, au nombre de quatre, cinq ou davantage. Ces branches, dont les unes sont horizontales et les autres obliques ou récurrentes, sont parfois aussi grosses et même plus grosses que la suite du cylindre-axe. Les collatérales récurrentes vont à la seconde et à la première couche, dont elles compliquent le lacis nerveux ; les collatérales les plus basses innervent de façon presque exclusive les divers étages de la troisième zone (figs. 454, *A* et 455, *B*).

La couche des grands neurones étoilés renferme aussi quelques cellules pyramidales, un petit nombre de corpuscules à cylindre-axe court, enfin certaines cellules triangulaires, dont la tige protoplasmique monte très obliquement et dont l'axone semble avoir une direction horizontale.

Les cellules de la seconde couche sont noyées dans un plexus nerveux extrêmement compliqué, formé par les cylindres-axes courts autochtones, par les collatérales et terminales des fibres tangentielles de la zone moléculaire, et par les arborisations ultimes de cylindres-axes ascendants issus de cellules de la troisième couche (fig. 455, *B*, *b*).

3° Couche des cellules pyramidales moyennes.

— Cette assise épaisse renferme plusieurs étages de corpuscules pyramidaux de taille moyenne et semblables à ceux de l'écorce cérébrale normale (fig. 452, *C* et 453, *C*). Les neurones situés au voisinage de la seconde couche sont d'ordinaire un peu plus petits que ceux qui touchent à la quatrième ; mais la différence est souvent peu sensible. Les *dendrites* descendantes issues des rangées les plus inférieures de cellules pyramidales se rassemblent dans la quatrième couche ou zone plexiforme profonde, et s'y disposent en un *plexus protoplasmique* très épais, dont peu d'entre elles dépassent les limites.

Outre les cellules pyramidales, on trouve dans l'assise que nous étudions des neurones à cylindre-axe court et des corpuscules de Martinotti.

Dans les préparations bien imprégnées par la méthode de Golgi, la troisième couche montre,

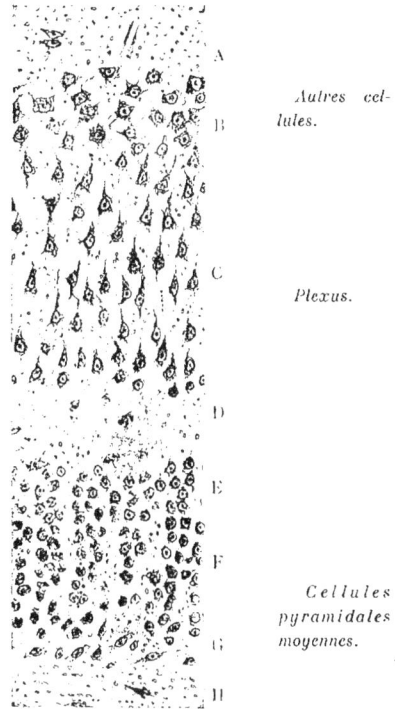

Autres cellules.

Plexus.

Cellules pyramidales moyennes.

FIG. 453. — Coupe longitudinale de l'écorce temporale supérieure ; chat âgé d'un mois et demi. Méthode de Nissl (grossissement moindre que dans la figure précédente).

A, couche plexiforme superficielle ; — B, grandes cellules étoilées ; — C, cellules pyramidales moyennes ; — D, couche plexiforme profonde ; — E, cellules fusiformes horizontales ; — F, grains ; — G, cellules polymorphes ; — H, substance blanche.

Autres neurones.

Plexus cylindre-axile.

comme la seconde et la quatrième, un plexus nerveux d'une richesse extraordinaire, plexus interrompu brusquement au tiers de l'écorce, c'est-à-dire à la limite de la cinquième couche. Ce plexus, un des plus compliqués et des plus fins que l'on puisse voir, constitue un des traits caractéristiques du noyau temporal supérieur par sa densité exceptionnelle, sa limitation nette au niveau de la quatrième couche, et son arrêt précis aux bords externe, interne, inférieur et supérieur du noyau. Grâce à ce plexus, il est impossible

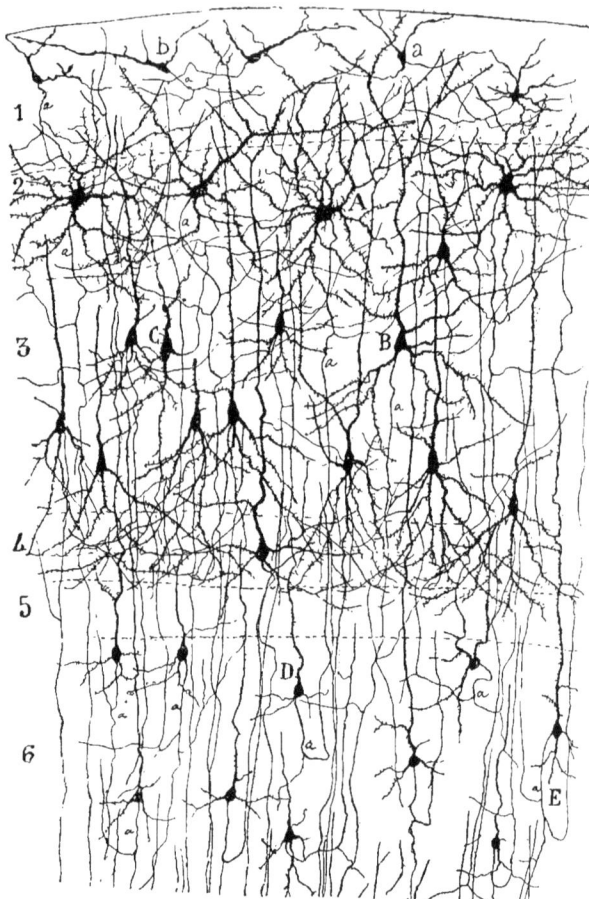

Fig. 454. — Coupe horizontale de l'écorce temporale supérieure; cerveau de souris. Méthode de Golgi.

1, couche plexiforme externe; — 2, couche des grandes cellules étoilées; — 3, couche des cellules pyramidales moyennes; — 4, couche plexiforme interne ou profonde; — 5, couche des cellules horizontales; — 6, couche des grains: — A, cellules étoilées; — B. cellules pyramidales; — C, cellule fusiforme à cylindre-axe court et ascendant; — D, E, grains ou petites cellules pyramidales.

de confondre le noyau angulaire avec les portions corticales voisines qui tantôt ne possèdent qu'un lacis nerveux peu développé, dont aspect et situation sont très différents, tantôt n'en possèdent aucun, comme c'est presque toujours le cas pour la souris âgée de quatre à six jours. Les figures 456, C et 458, où nous avons reproduit ce plexus, donnent une idée, malheureusement imparfaite, de l'apparence, de la richesse et de la situation de ce lacis nerveux singulier.

Voici les éléments qui concourent à sa composition : 1° des collatérales extrêmement nombreuses, nées sur les cylindres-axes des grandes cellules étoilées de la deuxième couche et des cellules pyramidales moyennes de la troisième; 2° des arborisations terminales axoniques, provenant des cellules à cylindre-axe court et des corpuscules de Martinotti de la troisième zone ; 3° des collatérales arciformes récurrentes ou rétrogrades en quantité prodigieuse et appartenant aux grains (fig. 455, e) ; 4° et surtout des arborisations libres de fibres nerveuses terminales ou collatérales venues de la substance blanche et dont nous parlerons plus loin.

Troisième et quatrième couches, à l'extrémité supérieure du noyau temporal angulaire. — Ces deux zones présentent, à la partie supérieure de l'écorce que nous analysons, des changements qu'il nous faut signaler. Tout d'abord les cellules y sont plus nombreuses, parce qu'elles sont plus petites et tassées les unes contre les autres, et parce que les couches ellesmêmes ont une plus grande épaisseur ; en outre, la forme des neurones n'est pas toujours pyramidale, mais souvent ovoïde, triangulaire ou fusiforme ; en troisième lieu, leur tronc protoplasmique périphérique est onduleux et décomposé en branches secondaires ; enfin, les cellules étoilées de la seconde couche ont un corps de plus petite taille et des dendrites amincies (fig. 456, c, d).

C'est à la limite même du noyau temporal supérieur que les cellules

Ses éléments constitutifs.

Particularités de leurs neurones.

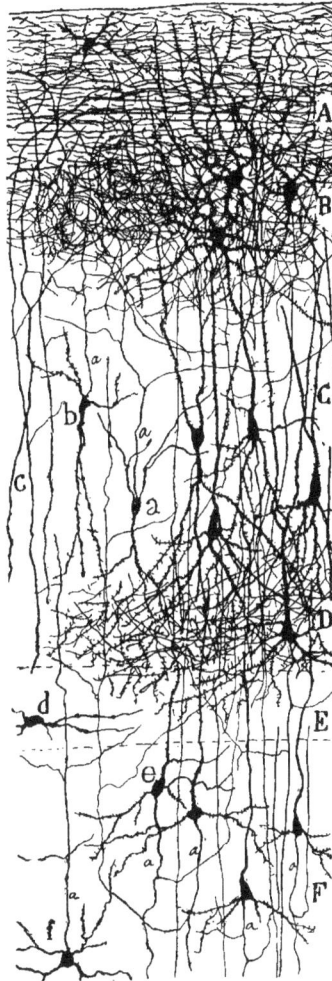

FIG. 455. — Coupe transversale de l'écorce temporale supérieure ; lapin âgé de six jours. Méthode de Golgi.

A, couche plexiforme ; — B, cellules étoilées ; — C, cellules pyramidales moyennes ; — D, couche plexiforme profonde ; — E, couche des cellules fusiformes horizontales ; — F, couche des grains.

subissent la plus grande réduction de volume et le plus de métamorphoses ; elles y sont presque entièrement étoilées, ne possèdent plus trace de tige protoplasmique périphérique, et émettent des dendrites fines, ondulantes, variqueuses et pour la plupart verticales; ces expansions forment un lacis tellement enchevêtré qu'il est fort difficile de reconnaître le long cylindre-axe sorti de la cellule et d'en suivre le trajet descendant (fig. 456, d).

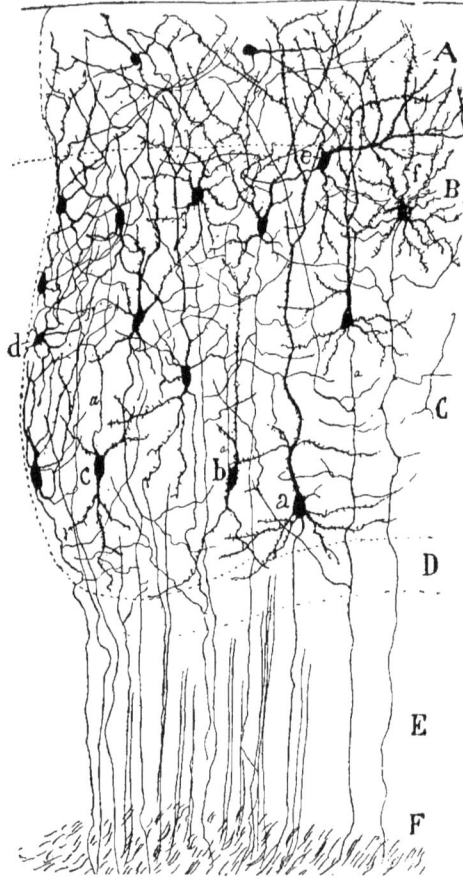

FIG. 456. — Coupe sagittale et latérale de l'extrémité supérieure de l'écorce temporale supérieure; souris âgée de huit jours. Méthode de Golgi.

A, couche plexiforme externe; — B, couche des cellules étoilées; — C, couche des cellules pyramidales; — D, couche des cellules horizontales; — E, couche des grains; — a, cellule pyramidale moyenne; — b, cellule à cylindre-axe ascendant; — c, d, cellules de la limite supérieure de l'écorce temporale supérieure.

4° **Couche plexiforme profonde.** — Sur toute la longueur de l'écorce temporale supérieure, on voit, dans les préparations colorées par les anilines basiques, une bande pâle, presque entièrement dépourvue de cellules nerveuses; c'est la quatrième couche. Elle renferme quelques cellules pyramidales déplacées de la zone située au-dessus, quelques neurones petits, ovoïdes

Ses éléments.

ou polyédriques, et surtout le plexus des dendrites descendues des cellules pyramidales sus-jacentes. C'est à ce lacis que cette zone doit son aspect et son nom.

5° **Couche des cellules fusiformes horizontales.** — Ici, nous avons affaire à un lit très mince de neurones assez volumineux, écartés les uns des autres et peu abondants. Leur corps, ovoïde ou fusiforme, est pourvu de dendrites surtout horizontales (fig. 452, *E*). De temps à autre on aperçoit aussi quelques grosses cellules pyramidales, semblables à celles de la troisième couche (fig. 453, *D*). Les neurones fusiformes de cette couche sont remarquables par leur résistance extrême à l'imprégnation par le chromate d'argent.

Cellules fusiformes.

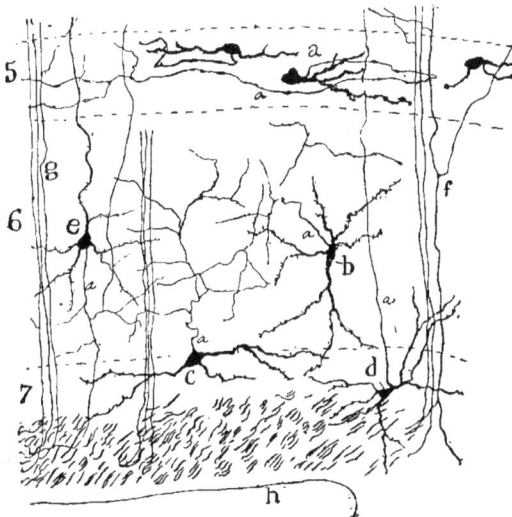

Fig. 457. — Couches inférieures de l'écorce temporale supérieure ; cerveau de souris. Méthode de Golgi.

5, couche des cellules horizontales ; — 6, couche des grains ; — 7, couche des cellules polymorphes ; — *a*, cellule horizontale ; — *b*, neurones à cylindre-axe court ; — *c*, *d*, cellules à cylindre-axe ascendant ; — *e*, grain ; — *f*, *g*, faisceaux de cylindres-axes traversant la couche des grains ; — *h*, ventricule latéral.

Ainsi, sur des centaines de coupes, nous n'en avons vu que trois qui fussent colorés ; ils avaient un *corps* épais et globuleux, une ou deux *dendrites* latérales volumineuses, horizontales et ramifiées, enfin un *cylindre-axe* de gros calibre, serpentant parallèlement à la quatrième couche et au-dessous d'elle ; cet axone se décomposait en arborisations, destinées aux zones voisines et en particulier à celle située au-dessus (fig. 457, *a*).

6° **Couche des grains ou des petites cellules pyramidales à cylindre-axe arciforme.** — La masse de noyaux petits et rapprochés que présentent les préparations colorées par la méthode de Nissl (figs. 452, *F*, et 453, *F*) apparaît dans les coupes au chromate d'argent comme constituée par une mul-

Constitution.

titude de cellules pyramidales, tout à fait semblables à celles que nous avons décrites[1] dans les sixième et huitième couches de l'écorce visuelle de l'homme ou dans la cinquième assise de l'écorce motrice.

Grains. Ces neurones (fig. 454, *D* et *E*) possèdent un *cylindre-axe* fin qui prend d'abord une direction descendante, décrit ensuite un arc à concavité externe et remonte enfin pour se ramifier et se terminer dans les couches sus-jacentes. Cet axone donne naissance par la convexité de l'arc à une ou plusieurs collatérales qui innervent les étages inférieurs de la couche des grains. Une de ces branches nous a semblé parfois descendre jusqu'à la substance blanche ; par sa direction, elle représente la continuation du cylindre-axe ; mais, par son volume, ce n'est qu'une simple collatérale. Le cylindre-axe se résout

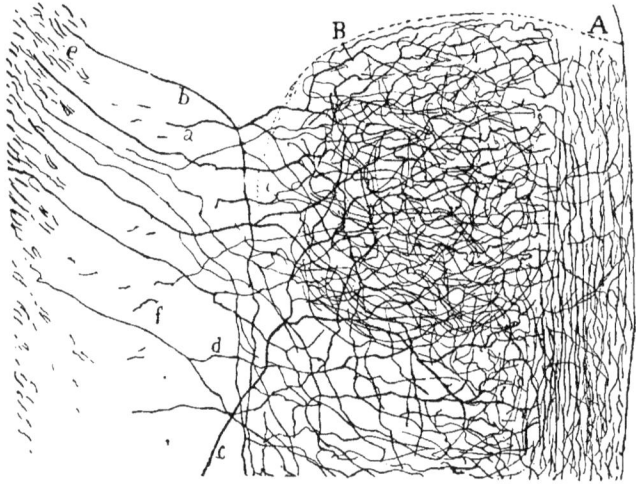

Fig. 458. — Coupe de l'extrémité supérieure de l'écorce temporale supérieure ; souris âgée de huit jours. Méthode de Golgi.

A, zone plexiforme ; — B, plexus de fibres nerveuses centripètes.

quelquefois en deux ou trois branches récurrentes au lieu d'une seule, ce qui l'oblige à former des anses en nombre équivalent (fig. 454, *E*).

7° **Couche des cellules polymorphes et fusiformes.** — Il ne peut être question ici, à proprement parler, d'une véritable assise continue et bien délimitée, car les *cellules* y sont rares, disséminées entre les faisceaux verticaux de cylindres-axes et même en pleine substance blanche. Ces éléments polygonaux, fusiformes ou triangulaires ont, pour la plupart, un *cylindre-axe* ascendant, ramifié dans les couches précédentes (fig. 457, *c*, *d*).

8° **Substance blanche.** — Nous y trouvons des fibres de direction différente, les unes centrifuges, les autres centripètes.

1. S. R. CAJAL, Estructura de la corteza visual humana. *Rev. trim. micrográf.*, t. IV, 1900.

a) *Fibres centrifuges*. — Ces conducteurs naissent sur les grandes cellules étoilées, les neurones pyramidaux et sur un certain nombre de grains ; ils descendent en petits paquets à travers les couches inférieures, parviennent à la substance blanche et s'y infléchissent pour former les voies suivantes : 1° le *faisceau temporo-ammonique croisé* ou *psalterium dorsal* ; 2° la *voie temporo-ammonique directe* ou *perforante* qui se rend à la corne d'Ammon ; 3° le *faisceau temporo-alvéaire*.

Voies qui en résultent.

b) *Fibres centripètes*. — En analysant le plexus nerveux des troisième et quatrième couches, nous avons mentionné parmi ses facteurs des fibres centripètes venues de la substance blanche. On peut voir sur la figure 458, en *a*, *b*, ces tubes tels que les montrent les coupes sagittales du cerveau de la souris âgée de huit jours. Ce sont, d'ordinaire, des cylindres-axes épais, qui gagnent obliquement la quatrième couche et se bifurquent dans son épaisseur ou avant d'y entrer. Par leurs divisions successives, ils produisent sur toute la hauteur de cette couche, ainsi que dans la troisième et la seconde, un plexus de branches variqueuses, dont le trajet sinueux et compliqué les rend extrêmement difficiles à suivre. Certains cylindres-axes centripètes cheminent horizontalement sur une certaine longueur avant d'aborder la quatrième zone ; ils émettent alors quelques collatérales ascendantes. Les grains semblent ne recevoir aucune arborisation de ces fibres centripètes.

Rôle du noyau temporal supérieur. — Tous nos efforts pour constater, par les méthodes de Marchi et de Weigert, l'arrivée de fibres de la racine olfactive externe dans ce noyau ont complètement échoué. Nous sommes donc porté, par cela même, à considérer la portion supérieure de l'écorce temporale comme un centre olfactif tertiaire ou associatif, c'est-à-dire en rapport avec l'écorce temporale inférieure par des fibres d'association.

Quelques autres motifs plaident en faveur de cette hypothèse : c'est, d'une part, l'opinion des physiologistes et, en particulier, celle du professeur Munk, pour qui tout le lobe piriforme est un centre olfactif ; c'est ensuite la continuité de la partie inférieure de ce noyau avec l'écorce olfactive temporale ; enfin, ce sont, comme on le verra bientôt, ses connexions importantes avec la corne d'Ammon.

1. En réponse à une question que nous lui avons faite sur le rôle de cette région de l'écorce, le professeur Munk a eu l'extrême obligeance de nous apprendre que c'est, à son avis, une sphère olfactive, comme tout le lobe piriforme, d'ailleurs.

CHAPITRE XXX

VOIES ISSUES DE L'ÉCORCE TEMPORALE OLFACTIVE

COMMISSURE ANTÉRIEURE. — VOIE DE PROJECTION DE L'ÉCORCE TEMPORALE, TÆNIA SEMI-
CIRCULARIS OU STRIE CORNÉE. — VOIE SAGITTALE D'ASSOCIATION INTRA-TEMPORALE. —
RACINE OLFACTIVE SUPÉRIEURE ET SON NOYAU DE TERMINAISON. — ESPACE PERFORÉ
ANTÉRIEUR (HOMME), TUBERCULE OLFACTIF (MAMMIFÈRES).

Voies origi-
naires de l'é-
corce tempo-
rale inférieu-
re.

L'écorce temporale inférieure donne naissance à trois voies centrifuges,
à savoir : 1° une *voie commissurale*, qui sert à mettre l'écorce temporale d'un
côté en communication avec celle du côté opposé ; 2° une *voie de projection*,
qui traverse le corps strié et descend avec le système des fibres pyramidales,
pour se terminer dans les noyaux moteurs du bulbe et de la moelle épinière ;
3° une *voie d'association* purement locale, employée surtout à mettre en relation les portions antérieures de l'écorce temporale avec ses portions postérieures. Nous parlerons des voies engendrées par le presubiculum lorsque
nous nous occuperons des fibres afférentes de la corne d'Ammon.

COMMISSURE ANTÉRIEURE

Son rôle
comme voie
d'association
inter-olfactive.

Depuis les travaux importants de Ganser [1] et de Gudden, travaux confirmés par ceux d'Edinger, Kölliker, Elliot Smith, Löwenthal, Probst et
d'autres encore, on admet généralement que cette commissure est un système
de fibres unissant des parties symétriques de l'écorce du rhinencéphale. Elle
établirait donc des connexions entre le bulbe olfactif, le lobe piriforme,
l'amygdale et l'écorce du lobe frontal adhérente à la racine olfactive externe
d'un côté avec les régions homonymes du côté opposé. Meynert avait émis
sur cette commissure une autre opinion qui, à juste titre, est tombée dans
l'oubli. Pour lui, cet organe était constitué par un mélange de fibres commissurales et de fibres croisées, ayant pour but de mettre en rapport le bulbe
olfactif d'un hémisphère avec celui de l'autre.

Preuve ana-
tomo-patholo-
gique.

Les preuves nombreuses qui militent en faveur du rôle inter-olfactif joué
par la commissure antérieure sont trop connues pour que nous y insistions.
Nous rappellerons seulement l'une d'entre elles, la dégénération symétrique
de cette commissure lorsqu'on détruit les centres nerveux qui l'engendrent.

1. GANSER, Vergleichend anatomische Studien über das Gehirn des Maulwurfs.
Morphologisches Jahrbuch, Bd. VII, 1887. — Ueber die vordere Hirnkommissur der
Saügethiere. *Arch. f. Psych.*, Bd. IX, 1879.

De même que Löwenthal et Probst, nous avons coupé le bulbe olfactif chez le lapin et le cobaye, et comme eux nous avons toujours observé, à la suite de cette lésion, une dégénération de la moitié antérieure, c'est-à-dire de la portion bulbaire de la commissure, dégénération qui se poursuit du côté sain, jusqu'à la zone des grains du bulbe olfactif. Quand la lésion ne porte que sur le lobe piriforme, la dégénération se borne à la portion postérieure

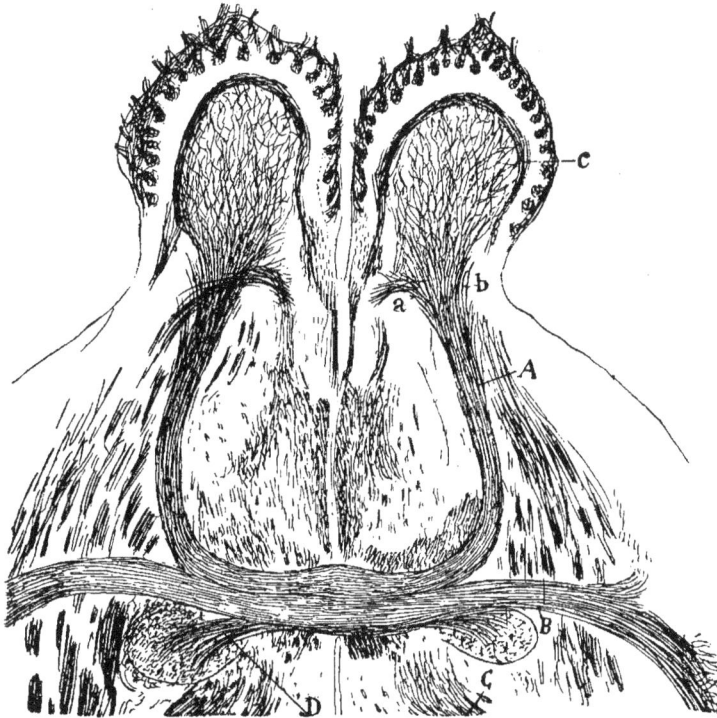

FIG. 459. — Coupe horizontale faite dans le cerveau de la souris nouveau-née pour montrer la commissure antérieure et les bulbes olfactifs. Méthode de Golgi.

A, portion antérieure de la commissure; — B, portion postérieure ou temporale; — C, piliers antérieurs du trigone; — D, faisceau incorporé à la voie de projection de l'écorce temporale; — a, faisceau terminal supérieur de la commissure; — b, faisceau principal ou externe; — c, plexus de fibres commissurales situé dans la zone plexiforme interne.

ou temporale de la commissure. Ces expériences suffiraient amplement à établir la fonction olfactive et commissurale de la voie que nous étudions. Mais la preuve directe, anatomique, n'en peut être donnée que par les coupes verticales et horizontales du cerveau des petits mammifères, lorsqu'on a eu soin de colorer ces coupes au préalable par la méthode de Weigert, ou, ce qui vaut encore mieux, par la méthode de Golgi. Ces préparations, débitées en séries, montrent, en outre et de la façon la moins douteuse, que la commissure antérieure est formée de deux faisceaux : l'un antérieur, ayant l'aspect d'un fer à cheval et lançant en avant ses deux branches qui vont pénétrer

*Preuve ana-
tomique.*

*Ses deux
faisceaux.*

dans les bulbes olfactifs ; l'autre postérieur, envoyant ses deux bras en arrière, dans le lobe piriforme et l'écorce temporale voisine (fig. 459, *A* et *B*) ; c'est ce que Ganser avait vu le premier et ce que confirmèrent ensuite Edinger, Obersteiner, Kölliker et d'autres.

Trajet.

Faisceau antérieur ou bulbo-olfactif. — On voit sur la figure 459, en *A*, que les fibres de la portion antérieure ou inter-bulbaire de la commissure sont ténues, à un moindre degré, cependant, que celles de la portion postérieure. Elles cheminent tout d'abord en faisceau compact et transversal, au

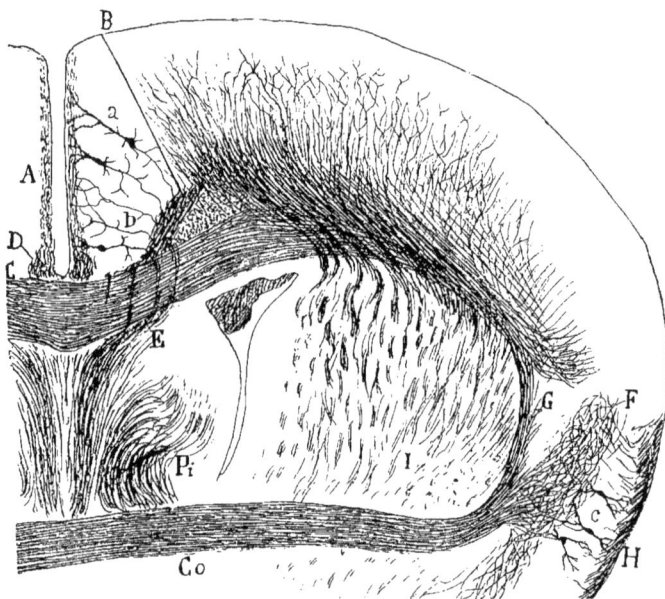

FIG. 460. — Coupe frontale du cerveau de souris âgée de quatre jours.
Méthode de Golgi.

A, écorce interhémisphérique ; — B, cingulum ; — C, corps calleux ; — D, nerfs de Lancisi ; — E, faisceau arqué du septum ou *fornix longus* ; — F, plexus de collatérales de l'écorce temporale olfactive ; — G, prolongement ascendant de la commissure antérieure ; — H, fibres de la racine olfactive externe ; — Co, commissure antérieure ; — P, pilier antérieur du trigone.

niveau de la ligne médiane, et ne présentent pendant ce trajet ni écart, ni ramifications. C'est seulement à leur arrivée au voisinage du corps strié, non loin de la grande voie olfactive de projection, qu'elles changent de sens ; elles s'infléchissent alors, se portent d'arrière en avant et s'engagent dans le lobe frontal. A la hauteur de la tête du corps strié elles divergent en éventail ; on reconnaît néanmoins dans cet éparpillement trois courants principaux : l'un *externe*, le plus volumineux, destiné à la moitié inféro-externe du bulbe olfactif et de son pédoncule ; l'autre, *moyen*, se rendant au segment interne du bulbe olfactif, et un troisième, *interne*, qui se porte directement en dedans, en décrivant une courbe à concavité postérieure ; ce cou-

Ses trois courants terminaux.

rant se perd dans la région supérieure du bulbe olfactif et dans la substance grise corticale de l'étage supérieur du pédoncule olfactif.

On voit, par là, que le faisceau antérieur ou bulbo-olfactif de la commissure antérieure possède la constitution et la fonction que nous lui avons attribuées lorsque nous nous sommes occupé du bulbe olfactif. C'est une voie de second ordre, formée par les cylindres-axes qui sortent des cellules à houppette d'un côté pour se ramifier sur les grains du côté opposé. Or ces grains entrent en relation avec l'appareil dendritique des cellules mitrales et à houppette de leur côté. Il suit de là que toute impression olfactive recueillie par le bulbe gauche, par exemple, se propage suivant deux courants : l'un *direct*, qui passe par la racine externe gauche et se déverse dans l'écorce limbique gauche, l'autre *croisé* ou *indirect*, qui s'écoule par la commissure antérieure, atteint les grains du bulbe droit et par leur intermédiaire les cellules mitrales et à houppette du même côté ; celles-ci le transmettent, à leur tour, à l'écorce temporale droite. Il en est de même lorsque l'impression est recueillie par le bulbe droit. Toute excitation olfactive unilatérale devient bilatérale, par conséquent. L'on comprend, alors, comment la stimulation d'un groupe, même limité, de cellules bipolaires olfactives doit déterminer la mise en action simultanée de presque toute la sphère olfactive centrale.

Faisceau postérieur ou temporal. — Ce cordon est visible sur la figure 459 ; on l'aperçoit en B, au niveau de la ligne médiane, étroitement appliqué contre le faisceau antérieur, entre celui-ci et les piliers du trigone qui sont ici coupés en travers. Pour étudier ce cordon dans tous ses détails, il faut comparer les coupes transversales ou frontales aux coupes horizontales qui le contiennent. On apprend par ces dernières que le faisceau postérieur s'ouvre en éventail en abordant l'écorce du lobe piriforme, et que ses innombrables fibres pénètrent dans les zones profondes de la substance grise où elles donnent naissance à un plexus dense. Un des paquets de ce faisceau se trouve situé entre le corps strié et la substance grise du lobe temporal ; il est fort long et dirigé en arrière ; c'est lui qui fournit des fibres commissurales aux régions les plus postérieures du lobe piriforme. Dans la coupe frontale représentée sur la figure 460, on n'aperçoit plus ce faisceau ; à sa place, en G, on voit un contingent volumineux de fibres ascendantes et incurvées qui se rendent à la région supérieure de l'écorce olfactive et probablement aussi à la région acoustique du lobe temporal.

On remarquera, en outre, sur cette même figure, en F, que la majeure partie des fibres qui appartiennent à la portion temporale de la commissure pénètrent en rayonnant dans l'écorce qui se trouve en face d'elles et se terminent dans ses troisième, quatrième et cinquième couches.

Personne n'a pu jusqu'ici établir d'une façon précise l'origine et la terminaison des fibres fronto-temporales de la commissure. Kölliker, par exemple, avoue qu'il ignore de quelle manière ces conducteurs entrent en connexion avec les cellules du lobe piriforme, et nous-même, malgré tous nos efforts pour résoudre cette question chez les petits mammifères, tels que rat et souris, ne sommes pas bien certain de lui avoir fait faire un grand pas.

Son rôle ; bilatéralité de la sensation olfactive.

Trajet.

Distribution.

Origine et terminaison probables, dans le lobe piriforme.

On peut constater, en *c*, sur la figure 46o, que les fibres commissurales postérieures sont les unes centripètes, les autres centrifuges ; c'est dire que certaines se terminent dans le lobe piriforme de chaque côté et que d'autres y commencent. Les fibres terminales gagnent, tout en serpentant, la couche de substance blanche du lobe, puis les assises des cellules polymorphes et des neurones pyramidaux peu développés chez la souris nouveaunée ; elles s'y ramifient abondamment en un plexus terminal extrêmement compact. C'est ce plexus, un peu simplifié, en *F*, sur la figure 46o, qui est

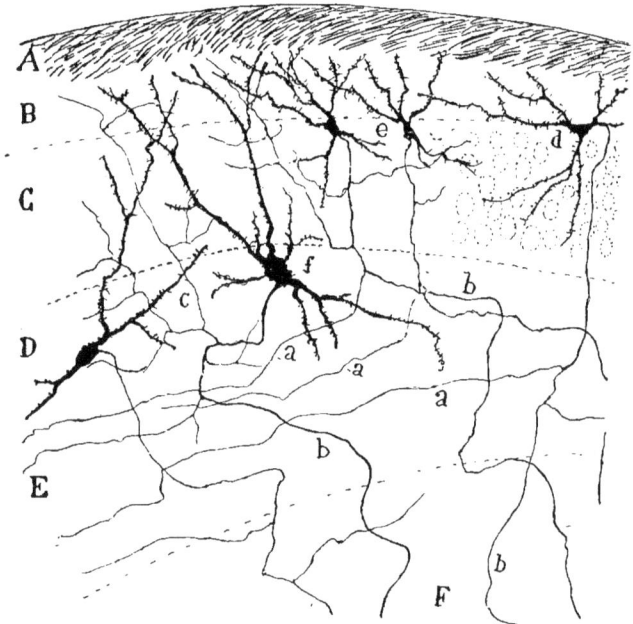

Fig. 461. — Portion d'une coupe vertico-transversale de l'écorce frontale olfactive : souris âgée de quelques jours. Méthode de Golgi.

A, fibres olfactives ; — B, zone plexiforme ; — C, grandes cellules pyramidales ; — D, couche des cellules pyramidales et fusiformes ; — E. substance blanche.

précisément le plus grand obstacle à la détermination de l'origine des cylindres-axes. Il s'imprègne d'une manière complète chaque fois que les cylindres-axes sont colorés ; il empêche donc, par l'abondance et le trajet fort compliqué de ses fibres, de suivre utilement les axones nés dans la région. Nous croyons cependant avoir réussi dans quelques cas à observer que les fibres commissurales sont de longues collatérales inférieures, issues des cylindres-axes émanés eux-mêmes des cellules du lobe piriforme. Nous avons dessiné, sur la figure 461, en *d*, *e*, *f*, plusieurs cellules de ce lobe ; leur cylindre-axe se portait en arrière et pénétrait dans la couronne rayonnante ; une de leurs collatérales se dirigeait, au contraire, en haut, vers le plan au niveau duquel la commissure antérieure fait son entrée. Nous avons déjà fait remarquer, lorsque nous avons étudié l'écorce temporale de l'homme et du chat, qu'un grand nombre de cylindres-axes nés dans cette région émettent, au niveau de la substance blanche, une ou deux collatérales longues et fines, qui pourraient fort bien aller s'incorporer à la commissure antérieure. Cette disposition est aussi très fréquente chez la souris, puisqu'on l'observe sur presque toutes les cellules, les polymorphes superficielles comprises. Tout cela nous porte à penser que les fibres de la portion temporale de la commissure antérieure ne sont, pour la plupart, que des collatérales longues, appartenant aux cellules du lobe piriforme, et en particulier à celles de sa région antérieure. Nous ne prétendons pas, bien entendu, que des cylindres-axes directs issus de cellules de volume moyen ne participent pas, eux aussi, à la constitution de la commissure.

La portion temporale de cette voie possède encore d'autres connexions ; c'est ainsi qu'elle reçoit, comme nous le verrons bientôt, un faisceau important qui lui vient de la voie de projection ou voie centrifuge du lobe temporal.

VOIE MOTRICE OU VOIE DE PROJECTION DE L'ÉCORCE TEMPORALE

(Strie cornée, bandelette semi-circulaire ou strie terminale.)

Des fibres nerveuses partent de toute l'écorce temporale pour se rendre à la couronne rayonnante, ainsi que nous l'avons déjà signalé. Ces fibres se concentrent d'abord au voisinage du ventricule, puis se portent en avant, pour gagner le noyau lenticulaire et faire leur entrée dans le pédoncule cérébral. Ce groupe de conducteurs n'est autre que la *strie cornée* ou *tænia semicircularis* du cerveau humain, que l'on voit sur le plancher du ventricule latéral, entre la couche optique et le corps strié. Il est très difficile de suivre dans son entier cette voie importante chez les mammifères gyrencéphales, à cause de la longueur et des sinuosités de son trajet. Il n'en est plus ainsi, fort heureusement, chez le cobaye et surtout chez la souris, chez laquelle il est on ne peut plus aisé d'observer toute sa courbe compliquée et même de voir son entrée dans le pédoncule (fig. 463, *A*).

Son trajet chez les mammifères léiencéphales.

Sur la figure 462, qui représente une coupe frontale du cerveau de souris âgée de quelques jours, nous montrons, en *B*, le parcours total de la voie motrice de l'écorce temporale. La chose n'est possible que si la coupe est très épaisse, transparente et un peu oblique d'avant en arrière. On remarquera que le faisceau olfactif de projection procède tant de l'écorce temporale interne ou noyau amygdalien que de l'écorce externe et moyenne, c'est-à-dire de celle qui est sous-jacente à l'expansion de la racine olfactive externe. Tous ces points envoient leurs fibres en haut et en avant ; celles-ci, disposées en petits paquets, traversent les masses grises du noyau lenticulaire, puis se condensent en un volumineux cordon qui se place au-dessus des gros faisceaux de la voie motrice (fig. 462, *B*). A partir de cet endroit, le cordon se porte en dedans, en décrivant une courbe à concavité inférieure qui l'amène au-dessous de l'épithélium ventriculaire ; il passe ensuite sur le

Aspect et rapports chez la souris.

Ses fibres pour la commissure antérieure.

côté interne des faisceaux du pédoncule cérébral et en dehors du septum lucidum, dont, à ce niveau, il est séparé par le coude des piliers antérieurs du trigone. Il poursuit son trajet en croisant par derrière la portion temporale de la commissure antérieure, à laquelle il envoie, comme nous en avons fait déjà mention, un paquet de fibres fines, et parvient, enfin, en s'épanouissant en éventail, à la substance blanche sus-chiasmatique ; là, il prend une direction antéro-postérieure et se joint à la grande formation pédonculaire, dont il occupera la région la plus inféro-interne. Quelques-uns des faisceaux des-

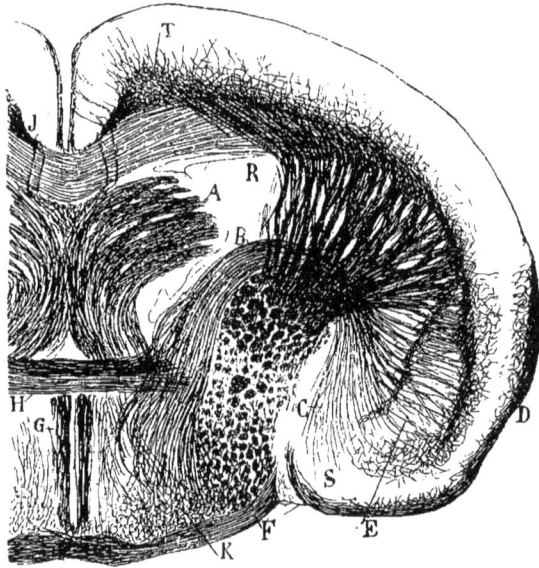

Fig. 462. — Coupe frontale et très épaisse du cerveau ; souris âgée de quatre jours. Méthode de Golgi.

A, piliers du trigone ; — B, voie olfactive de projection ; — C, origine de cette voie dans l'écorce temporale ; — D, écorce temporale olfactive ; — E, noyau lenticulaire du corps strié ; — F, bandelette optique ; — G, faisceau médian de la cloison ; — H, commissure antérieure ; — J, cingulum ; — K, voie olfactive de projection ; — R, noyau caudé ; — T, faisceau arqué ou longitudinal supérieur du cerveau.

cendants et les plus internes du cordon olfactif de projection se séparent, du gros de ses fibres pour se mêler à la voie descendante de la cloison ; mais cet écart n'est que momentané, car la voie descendante de la cloison débouche dans le pédoncule cérébral à l'endroit occupé précisément par le cordon olfactif de projection.

Absence de collatérales.

Pendant tout ce long trajet, la voie de projection olfactive n'émet point de collatérales ; c'est du moins ce que l'on constate chez la souris âgée de huit jours. Nous avons vu, par contre, dans le noyau lenticulaire des fibres bifurquées de la portion inférieure de la voie de projection donner des signes

Terminai-

d'arborisation et de terminaison dans l'écorce olfactive; ces fibres représentent peut-être la terminaison du faisceau commissural du tænia semi-circulaire.

La figure 463, qui reproduit une coupe de l'écorce temporale chez la souris âgée de quinze jours, montre, en *A*, la marche des fibres du tænia semi-circulaire dans les noyaux lenticulaire et amygdalien, telle que nous l'avons vue nous-même. La très grande majorité des fibres ne circulent pas sous le ventricule, comme le dessine Kölliker; elles passent, au contraire, à travers le noyau lenticulaire pour se porter en dehors et pénétrer dans le plexus profond et extrêmement compliqué de l'écorce temporale olfactive. C'est aussi dans ce plexus que vont se terminer, après avoir décrit maintes sinuosités, les cylindres-axes de cette région de l'écorce. Le noyau amygdalien émet très certainement des fibres qui vont au tænia, mais jusqu'à présent il nous a été impossible de constater le fait *de visu* (fig. 463, *C*).

De nombreuses cellules nerveuses séparent les paquets de fibres de la voie olfactive de projection dans sa portion terminale ou descendante, c'est-à-dire pendant son trajet dans la région sus-chiasmatique; ces cellules, fusiformes, triangulaires ou ovoïdes, sont pourvues de dendrites divergentes et d'un cylindre-axe qui nous a semblé prendre une direction descendante, car il s'incorpore au pédoncule cérébral et se porte d'avant en arrière. Les neurones dont il s'agit augmentent de nombre à mesure de la descente du tænia semi-circulaire. Ils constituent, en réalité, dans la région sous-thalamique la plus inférieure, au-dessous et en arrière de la commissure antérieure, un noyau allongé qu'on pourrait appeler *noyau interstitiel de la voie de projection de l'écorce temporale*. Les conducteurs qui forment le tænia nous ont paru se bifurquer dans ce noyau et y émettre des collatérales. Malheureusement, il ne nous a pas été possible de déterminer de façon précise les relations qui existent entre la bandelette semi-circulaire et ce noyau, et cela à cause de la rareté des bonnes imprégnations. Ajoutons que cet amas de la région sous-thalamique pourrait fort bien être encore un ganglion moteur.

Deux courants de fibres partent de la strie semi-circulaire; l'un, transversal et fort important, se rend à la commissure antérieure; il a été fort bien décrit par Kölliker (fig. 459, *D*); l'autre, antérieur et descendant, semble s'épuiser dans la cloison transparente. Nous en reparlerons plus tard.

On a émis bien des opinions sur l'origine et la terminaison de la bandelette semi-circulaire.

Kölliker [1], qui a étudié attentivement cette voie sur des coupes de cerveau de lapin colorées par la méthode de Weigert, tend à admettre qu'elle prend naissance dans l'écorce qui entoure la pointe de la corne temporale ou inférieure du ventricule latéral, dans le noyau amygdalien et dans le noyau lenticulaire; elle se terminerait en avant du chiasma optique, dans un noyau gris qui, d'après Kölliker, serait identique au noyau basilaire de Ganser. Honeg-

1. KÖLLIKER, Lehrbuch der Gewebelehre, 6ᵉ Aufl., Bd. II, p. 715, 1896.

ger[1] avait proposé la même origine et la même terminaison ; il avait supposé, en outre, que le tœnia semi-circulaire entre en relation avec l'avant-mur, le pilier antérieur du trigone et la couche optique. Pour Dejerine[2], le tœnia est une voie olfactive de troisième ordre, où se trouvent à la fois des fibres qui partent de l'amygdale pour aller se terminer dans l'aire olfactive, et des conducteurs qui se dégagent de l'espace perforé antérieur et du septum lucidum pour aller s'achever dans le noyau amygdalien.

Notre opinion :
1° sur son origine ;

En résumé, et bien que la question ne soit pas résolue de tous points, nous croyons pouvoir affirmer que le tœnia semi-circulaire est une voie mixte, à la fois commissurale et de projection, issue de l'écorce olfactive du lobe temporal. Le plus grand nombre de ses fibres prendraient naissance dans les cellules de cette écorce ; d'autres, en petit nombre, tireraient leur origine de la portion corticale du noyau amygdalien ou s'y termineraient, car la chose est encore fort douteuse, comme nous l'avons dit.

2° sur sa terminaison :

Du côté de leur terminaison, la masse des fibres du tœnia pénétreraient dans le pédoncule cérébral, contractant auparavant des relations avec le *noyau interstitiel*, dont nous avons parlé précédemment ; quelques autres contingents de fibres s'incorporeraient à la commissure antérieure et se termineraient par son entremise dans l'écorce olfactive temporale du côté opposé et dans les ganglions de la cloison transparente.

3° sur le noyau amygdalien.

Quant au noyau amygdalien, il nous semble être, comme aussi à Klöliker, une annexe du corps strié et non un centre olfactif. Les fibres olfactives directes n'y pénètrent pas, car celles de la racine externe s'arrêtent dans l'angle inférieur de l'écorce temporale, comme le montre la figure 463, en *a*.

VOIE SAGITTALE D'ASSOCIATION DE L'ÉCORCE TEMPORALE

Lorsqu'on étudie des coupes sagittales du lobe piriforme chez la souris, on remarque d'abord les faisceaux de substance blanche qui forment les voies dont il a été question précédemment, puis un grand nombre de fibres qui traversent la substance grise en direction sagittale et unissent peut-être

Régions probablement associées.

les régions antérieures du lobe à ses régions postéro-supérieures. Celles de ces fibres qui relient la *région olfactive* ou *inférieure* du lobe au *ganglion temporal supérieur* sont particulièrement abondantes. Elles pourraient fort bien servir à amener les excitations olfactives au ganglion supérieur, qui, ainsi que nous le verrons, est étroitement associé à la corne d'Ammon et à la fascia dentata[3].

Origine probable.

Les fibres de la voie sagittale d'association nous ont paru être, pour la plupart, des branches de bifurcation des cylindres-axes de projection émanés des neurones situés dans la couche des cellules polymorphes, superficielles et profondes ; cependant, quelques-uns donnent, par leur épaisseur considérable, l'impression de vrais cylindres-axes.

1. HONEGGER, Vergleichend-anatomische Untersuchungen über den Fornix, etc. Genève, 1886.
2. DEJERINE, Anatomie des centres nerveux, t. II, 1901. — *Soc. de Biologie.* 1897.
3. Pour plus de détails, voir S. R. CAJAL : La corteza olfativa. *Trab. del Lab. de Investig. biol.*, t. I, 1902.

RACINE OLFACTIVE SUPÉRIEURE ; SON NOYAU TERMINAL

Lorsqu'on examine des coupes colorées par le chromate d'argent et passant par le grand axe ou le centre du bulbe olfactif, on ne peut manquer de voir, dans le plan supérieur du pédoncule olfactif, entre l'extrémité frontale du cerveau et le lobe accessoire, une couche superficielle de fibres nerveuses, en continuité avec les cellules mitrales. Si certaines de ces fibres provien-

Racine olfactive supérieure : ses fibres mitrales.

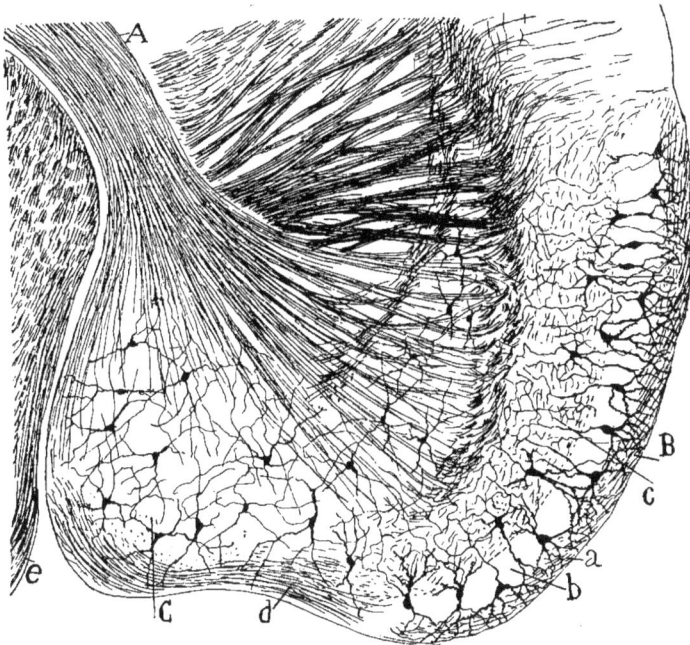

FIG. 463. — Coupe frontale de l'écorce temporale ; souris âgée de quinze jours.
Méthode de Golgi.

A, voie de projection de l'écorce temporale ; — B, écorce olfactive ; — C, noyau amygdalien ; — *a*, couche des fibres olfactives ; — *b*, zone des grandes cellules polymorphes ; — *c*, plexus des couches profondes ; — *d*, faisceau tangentiel de l'amygdale ; — *e*, bandelette optique.

nent, selon toute probabilité, du lobe olfactif accessoire, on peut dire que les autres et ce sont les plus nombreuses, émanent de toute l'écorce supéro-interne du bulbe olfactif. De là, elles se dirigent en arrière et en dehors en se groupant en petits paquets, et convergent, en fin de compte, vers la racine olfactive externe. Ce déplacement et cette confluence des fibres supérieures en arrière et en dehors font qu'elles deviennent d'autant moins nombreuses qu'on se rapproche davantage de la ligne médiane.

On pourrait appeler *racine olfactive supérieure* cette couche de fibres mitrales, car elle donne naissance à des collatérales qui se rendent à un foyer gris et arciforme, situé au-dessous d'elle. Ce noyau est représenté, en *1*,

Ses collatérales pour le noyau olfactif supérieur.

II   90

Sa terminai-
son dans le lobe
piriforme.
sur la figure 464. La racine supérieure ne se termine pas, remarquons-le
bien, dans cet amas ; elle va, au contraire, jusqu'au lobe piriforme. Il faut
donc regarder le noyau dont il s'agit ici comme ayant même rôle que l'écorce
grise située au-dessous de la portion bulbaire et frontale de la racine
externe, c'est-à-dire comme une station secondaire recevant seulement la
terminaison de collatérales olfactives.

Noyau ol-
factif supé-
rieur ; ses cou-
ches.
Les couches du noyau olfactif supérieur sont les mêmes que celles qui
s'étendent au-dessous de la racine externe. On y trouve donc, de dehors en
dedans : 1° une *couche plexiforme* épaisse, se continuant en arrière avec celle
du repli fronto-bulbaire ; 2° une *couche des cellules polymorphes*, où habitent

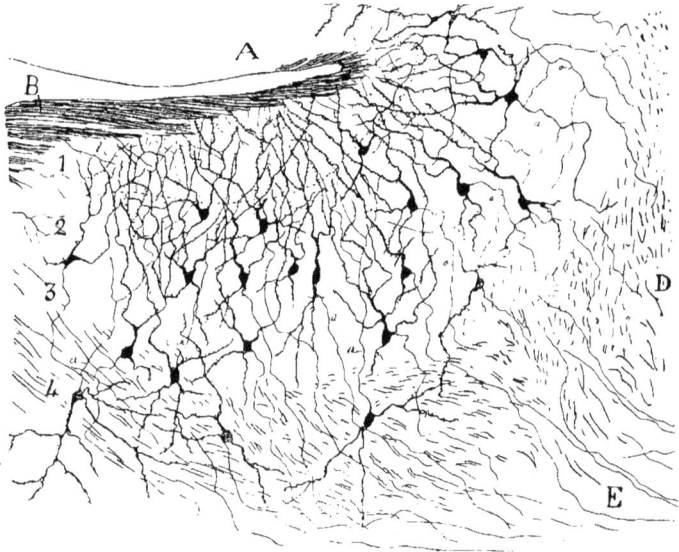

Fig. 464. — Coupe sagittale du noyau olfactif supérieur du lobe olfactif chez la souris
Méthode de Golgi.

A, pointe du lobe frontal ; — B, racine olfactive supérieure ; — D, couche de substance blanche ; —
E, cylindres-axes de projection ; — 1, 2, 3, 4, couches du noyau olfactif supérieur.

des cellules ovoïdes, étoilées ou fusiformes, sans tige protoplasmique périphérique ; ces neurones possèdent deux ou plusieurs dendrites ascendantes,
ramifiées dans la zone plexiforme, quelques dendrites horizontales et descendantes, et enfin un *cylindre-axe* ténu, qui plonge dans la substance
blanche où il prend une direction antéro-postérieure ; 3° une couche de
cellules plus volumineuses que les précédentes et de formes très diverses ;
on pourrait appeler cette assise, couche des *cellules pyramidales grandes
ou moyennes*, bien que la forme pyramidale soit moins fréquente que la fusiforme et l'étoilée ; 4° enfin, une *couche des cellules polymorphes profondes*,
qui renferme des neurones de conformation variée, munis de grosses
dendrites descendantes et d'une tige ou de branches périphériques très

flexueuses. Quelques-uns de ces éléments sont nichés en pleine substance blanche, à laquelle ils abandonnent leur *cylindre-axe*.

La substance blanche du noyau olfactif ou pédonculaire supérieur est fort épaisse ; elle présente une forme incurvée en section antéro-postérieure, et se continue, comme on le voit en *D*, sur la figure 464, avec celle du repli frontal de l'écorce cérébrale. La coupe, représentée ici, étant sagittale, la plupart des fibres de la substance blanche y apparaissent tranchées en travers. Le plus grand nombre d'entre elles se dirigent, en réalité, d'abord en dehors, puis obliquement ; elles pénètrent alors dans la grande voie olfactive de projection qui passe, tantôt en dehors, tantôt en dessous, et tantôt au travers de l'extrémité antérieure du corps strié que certains auteurs appellent *lobe olfactif*, et finit par réunir ses faisceaux à ceux de la voie olfactive de projection de l'écorce frontale.

Ses axones pour la voie olfactive de projection de l'écorce frontale.

ESPACE PERFORÉ ANTÉRIEUR DE L'HOMME ET TUBERCULE OLFACTIF DES MAMMIFÈRES

On compte parmi les centres olfactifs une région grisâtre du lobe frontal, à laquelle on a donné chez l'homme le nom d'*espace perforé antérieur* et chez les animaux celui de *tubercule olfactif*. Ce territoire, qui chez les rongeurs apparaît sous l'aspect d'une saillie ovoïde passablement prononcée, touche en arrière à la bandelette optique, en avant à la base du pédoncule du bulbe olfactif, en dehors à la racine olfactive externe, et en dedans au nerf optique.

Situation et rapports.

La structure du tubercule olfactif n'a fait l'objet que d'une étude sommaire de la part de Ganser ; elle a été, par contre fort bien explorée par C. Calleja qui a trouvé dans ce tubercule trois assises : 1° *une couche moléculaire* ; 2° *une couche des cellules pyramidales petites et moyennes* ; 3° *une couche plexiforme ou des cellules polymorphes*. Les observations, que nous avons faites sur le chat, le chien, le lapin, la souris et aussi sur l'homme au moyen des méthodes de Nissl et de Golgi, confirment en grande partie les travaux de ce savant.

Historique.

ESPACE PERFORÉ ANTÉRIEUR. — Après coloration par la technique de Nissl, cet espace présente des aspects si variés d'un point à un autre et d'une coupe à l'autre, surtout en dehors, qu'il est impossible d'en donner une description univoque. Aussi, nous paraît-il préférable de le diviser en trois régions : l'une externe, l'autre moyenne, et la troisième interne ou fissuraire.

Son aspect au Nissl ; ses trois régions histologiques :

La région externe, placée au voisinage de la racine externe, comprend quatre couches. 1° La *couche plexiforme* y est épaisse et traversée par de gros vaisseaux ; ses cellules géantes, triangulaires ou polygonales et pourvues de dendrites divergentes, sont logées et inégalement réparties dans sa moitié profonde. 2° La *couche des cellules pyramidales petites et moyennes* couvre un espace assez étendu, où les cellules sont disposées fort irrégulièrement et souvent en amas. Il existe de grands et de petits amas, qui forment assez fréquemment deux séries linéaires et parallèles. Un plexus est interposé entre ces amas ; on y aperçoit quelques cellules fusiformes, triangulaires ou

1° Région externe ; ses couches.

polygonales de très grande taille et orientées en tous sens. 3° La *couche des cellules fusiformes et triangulaires* est déjà envahie par un grand nombre de faisceaux de substance blanche ; on y trouve, à de grands intervalles les uns des autres, des îlots de cellules géantes, étoilées, triangulaires ou fusiformes ; ces neurones ressemblent beaucoup aux cellules motrices par leur aspect et leur structure, car, en ce qui concerne ce dernier point, ils possèdent comme elles un protoplasma abondant et riche en amas chromatiques, ainsi qu'une assez grande quantité de pigment jaunâtre. 4° La *substance blanche*.

2° Région moyenne ; ses caractères.

La région moyenne contient les mêmes couches que la précédente. Elle s'en distingue pourtant très nettement par les deux caractères suivants : 1° les amas de petites cellules pyramidales sont plus superficiels, au point

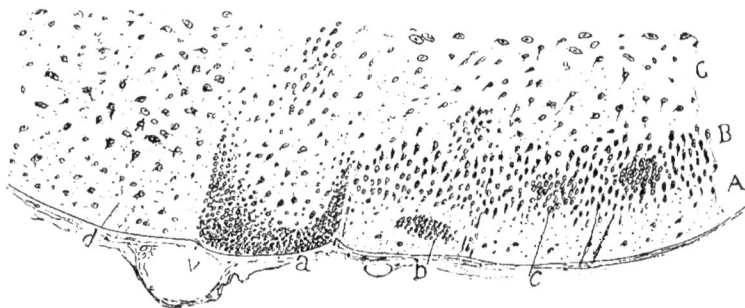

FIG. 465. — Coupe antéro-postérieure du tubercule olfactif; chat âgé de deux mois. Méthode de Nissl.

A, zone plexiforme ; — B, couche des cellules pyramidales moyennes ; — C, couche des cellules polymorphes ; — a, grand amas en coiffe, formé de cellules naines ou grains ; — b, autre petit amas ; — c, groupe de cellules pyramidales moyennes ; — d, région du tubercule olfactif située en avant du chiasma ; — v, vaisseau.

que certains d'entre eux arrivent jusqu'à la couche plexiforme qui disparaît ou s'amincit considérablement au-dessous d'eux ; 2° les groupes profonds de cellules géantes y font défaut.

3° Région interne ou fissuraire ; ses deux couches peu distinctes.

La région interne est voisine de l'angle fissuraire ou angle de la fente inter-hémisphérique. On la reconnaît facilement à ce que la stratification y est peu évidente. Néanmoins, en forçant les choses, on peut y distinguer deux zones : 1° la *plexiforme*, remarquable par les cellules géantes et ovoïdes, polygonales ou triangulaires qui s'y trouvent disséminées irrégulièrement et sans orientation définie ; 2° la *couche des cellules irrégulières*, assise plexiforme d'aspect et également parsemée de neurones disposés sans aucun ordre. La taille de ces éléments ne dépasse guère la moyenne, et leur forme, bien que très diverse, oscille ordinairement entre celle d'un corpuscule étoilé et celle d'un neurone en fuseau. On aperçoit, de loin en loin dans cette couche, un amas gris, allongé et parallèle à la surface, amas où se trouvent enfermées des cellules de taille petite ou moyenne.

TUBERCULE OLFACTIF. — Ce tubercule présente chez les mammifères la même disposition que l'espace perforé antérieur chez l'homme. Nous reproduisons sur la figure 465 une coupe sagittale de ce centre chez le chat âgé de deux mois. En procédant d'avant en arrière, on y remarque trois territoires distincts. L'un, antérieur, est étendu et placé derrière le pédoncule du bulbe olfactif ; il renferme : une *couche plexiforme*, une *couche des cellules pyramidales petites et moyennes*, enfin une *couche des cellules polymorphes*. 2° Le second, intermédiaire et de dimensions exiguës, est reconnaissable à un amas périphérique de cellules extrêmement petites ou grains, disposées en forme de coiffe (fig. 465, *a*). 3° Enfin le troisième ou posté-

Son aspect au Nissl ; ses trois régions

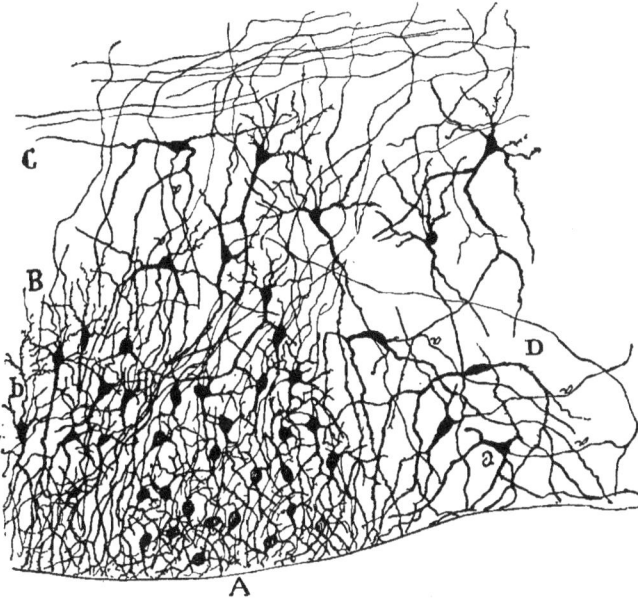

FIG. 466. — Coupe sagittale d'une portion du tubercule olfactif ; chat âgé de vingt jours.

A, bord du grand amas en coiffe, formé par les cellules naines ; — B, couche des cellules pyramidales grandes et moyennes; — C, couche des cellules polymorphes ; — D, portion du tubercule située en avant du chiasma.

rieur est très grand, et la figure n'en montre qu'une faible portion ; l'absence d'une stratification bien manifeste sert à le distinguer (fig. 465, *d*).

Dans le territoire antérieur, la zone plexiforme présente habituellement quelques îlots aplatis de grains ou cellules très réduites (fig. 465, *b*). Ces amas sont, toutefois, plus fréquents dans la seconde couche et même dans la troisième, où des neurones de petites dimensions s'assemblent également pour les former (fig. 465, *c*). La région intermédiaire, où se trouve contenu l'amas cellulaire en coiffe, est celle où, sans conteste, la première couche atteint la plus grande minceur ; elle disparaît même complètement au niveau du point le plus saillant de la coiffe (fig. 465, *a*). On aperçoit, au-dessus d'elle, un noyau plexiforme, parsemé de cellules de très petite taille, et

1° Région antérieure.

2° Région intermédiaire.

Son amas de

plus profondément encore un amas irrégulier de cellules pyramidales moyennes. L'amas sous-méningé en coiffe, qui est formé par les cellules naines ou grains, s'est retrouvé chez tous les animaux que nous avons étudiés, chien, lapin, chat, cobaye, souris et homme. Son aspect varie beaucoup avec l'orientation et la place des coupes, ainsi qu'avec l'espèce animale. Cet amas atteint ses plus grandes dimensions surtout chez le chien ; chez lui ses bords plongent jusque dans les couches profondes et projettent des cordons et des bandelettes ramifiées et anastomosées. On rencontre souvent, au centre de ces cordons, des cellules plus volumineuses, entourées d'un plexus axo-dendritique fort riche. Lorsque l'on compare les coupes fron-

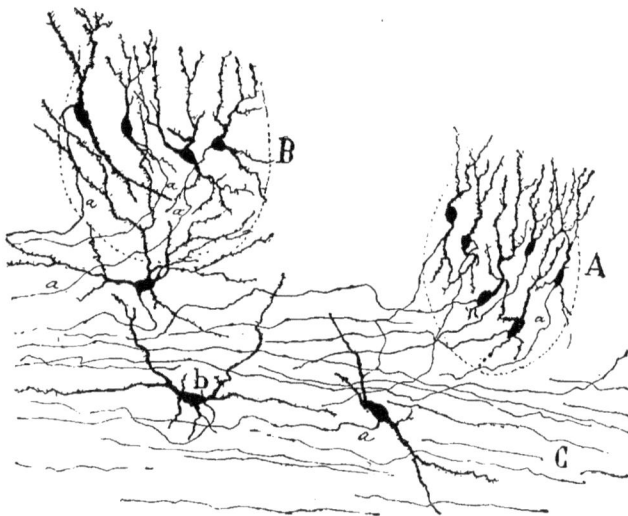

Fig. 467. — Coupe sagittale du tubercule olfactif: souris âgée de huit jours. Méthode de Golgi.

A, B, Ilots de cellules pyramidales; — C, substance blanche avec des cellules polymorphes géantes.

tales aux sagittales, on acquiert la certitude que ce grand amas de grains a bien la forme d'une coiffe, c'est-à-dire d'une membrane concave, plissée et comme déchiquetée sur ses bords (fig. 465, *a*). Ce plissement soudain de la substance grise n'est plus visible sur les coupes les plus externes du tubercule olfactif; l'amas en coiffe n'y est plus représenté que par la section d'une sorte de large coquille, dont la partie la plus saillante est voisine de la surface libre.

3° Région postérieure.   La région postérieure, placée en avant du chiasma, ne renferme aucun amas cellulaire défini ; les grandes cellules qui s'y trouvent sont disséminées irrégulièrement. Cette région ressemble beaucoup au territoire fissuraire immédiatement voisin, par la prédominance, la dispersion et l'absence d'orientation de ses grandes cellules, ainsi que par le peu de netteté de sa stratification.

Les figures 466 et 467 permettent de se rendre compte de quelques-uns des résultats que nous avons obtenus en étudiant le tubercule olfactif par la méthode de Golgi. Comme nous l'avons déjà dit, ces résultats ne font que confirmer les travaux de Calleja. La figure 466 représente une coupe sagittale de la région intermédiaire du tubercule, coupe intéressant seulement la bordure et non le centre de l'amas en coiffe. On y voit, en *A*, les grains qui ont été si bien décrits par Calleja. Ce sont, à n'en pas douter, les cellules nerveuses les plus petites ; car les plus superficielles n'ont pas plus de 5 μ de diamètre. Leur protoplasma est si peu abondant que leur

Aspect du tubercule olfactif au Golgi.

Cellules :
1º de l'amas en coiffe:

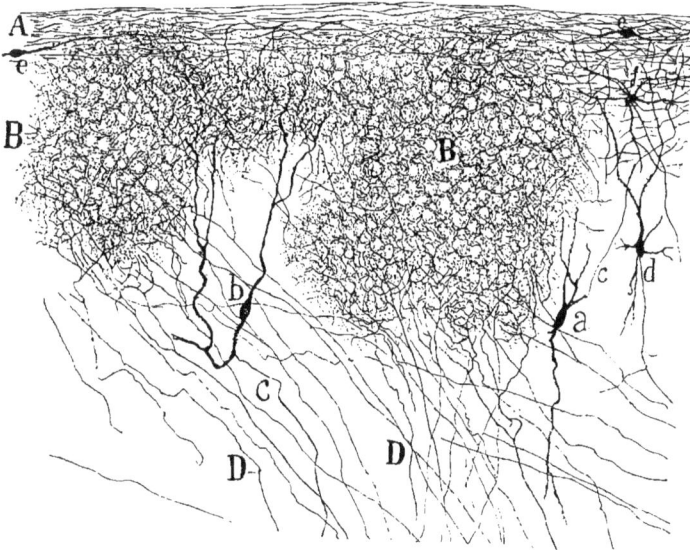

Fig. 468. — Ilots de cellules pyramidales du tubercule olfactif chez le lapin. Méthode de Golgi. (D'après Calleja.) — Les arborisations nerveuses sont presque exclusivement imprégnées.

A, couche moléculaire amincie ; — B, ilots de cellules pyramidales ; — D, fibres nerveuses ramifiées dans les ilots ; — a, cellule fusiforme munie d'un cylindre-axe ascendant ; — b, cellule fusiforme avec cylindre-axe également ascendant ; — d, cellule pyramidale ordinaire ; — e, cellule fusiforme de la couche moléculaire.

noyau est toujours visible. Leurs *dendrites*, très fines et au nombre de deux, trois ou davantage, rayonnent en tous sens, mais plutôt vers la couche plexiforme rudimentaire du noyau. Les grains plus profonds ont des dimensions un peu plus fortes, en même temps que la forme pyramidale s'y dessine mieux. Quelle que soit la situation occupée par les grains, leur *cylindre-axe*, très délié et descendant, pénètre dans la substance blanche et va s'incorporer à la grande voie olfactive de projection.

Dans les autres amas les dimensions des neurones sont assez variables, puisque certains d'entre eux possèdent des éléments de taille moyenne, tandis que d'autres renferment des corpuscules de taille très réduite. Nous

2º des autres amas.

montrons sur la figure 467, en *A* et *B*, deux îlots cellulaires appartenant au tubercule olfactif de la souris âgée de huit jours, et quelque peu différents par le volume de leurs neurones. Les *cylindres-axes*, faciles à suivre jusqu'à la substance blanche, ont néanmoins le même trajet. On voudra bien remarquer au-dessus de ces îlots une couche de grandes cellules polymorphes, traversée par des faisceaux radiés qui viennent de l'écorce frontale olfactive.

Fibres afférentes et plexus des amas.
Les amas cellulaires du tubercule olfactif reçoivent, comme Calleja l'a vu le premier, de nombreuses fibres nerveuses qui arrivent de la profondeur et se terminent en formant un plexus extrêmement touffu. Ces fibres centripètes, que nous avons quelquefois réussi à imprégner chez le lapin, le chat et la souris, semblent venir des faisceaux radiés qui traversent la tête du corps strié. Quant à leur origine véritable, il ne nous a pas été possible de la déterminer. On verra, en *D*, sur la figure 468 empruntée au travail de Calleja, le plexus si délicat que forment les fibres centripètes dans le tubercule olfactif du lapin ; les petites cavités que l'on aperçoit dans ce plexus servent à loger les cellules naines.

Structure de l'écorce autour des amas.
Dans les points où il n'existe pas d'amas cellulaires, l'écorce du tubercule olfactif ressemble, à peu de chose près, à l'écorce frontale olfactive. On y reconnaît une couche moléculaire, une couche de cellules pyramidales grandes et moyennes et une couche plexiforme, parsemée de grandes cellules polymorphes (fig. 466, *B*).

CHAPITRE XXXI

NOYAUX OLFACTIFS DE QUATRIÈME ORDRE.
CORNE D'AMMON ET CORPS GODRONNÉ

CORNE D'AMMON : SES COUCHES. — CORPS GODRONNÉ OU FASCIA DENTATA : SES COUCHES.

CORNE D'AMMON

Ce centre n'est rien d'autre qu'une circonvolution amincie et simplifiée, dont le bord libre se trouve enveloppé par une autre circonvolution encore plus simplifiée, la fascia dentata ou corps godronné.

Il faut comprendre ici le mot circonvolution dans un sens physiologique bien plus que dans sa signification anatomique habituelle, car, selon l'observation fort juste de Giacomini[1], les rongeurs n'ont point de circonvolutions et cependant leur corne d'Ammon est fort développée.

Les anciennes méthodes histologiques ont permis à Kuppfer[2], Meynert[3], Krause[4], Toldt et Kahler[5], Obersteiner[6] et Duval[7] entre autres de reconnaître l'organisation de la corne d'Ammon et sa stratification. Les détails de structure fine, possibles seulement avec les nouvelles techniques, ont été fournis surtout par Golgi[8] et après lui par Luigi Sala[9] et Schaffer[10]. Nous-même avons consacré à l'étude de la corne d'Ammon un travail considérable[11], dans lequel les faits nouveaux, signalés par nous, sont exposés conjointement avec ceux découverts par les savants précités. C'est ce travail

Historique.

1. GIACOMINI, Fascia dentata del grande hippocampo del cervello umano. *Giorn. del. R. Accad. di Med. di Torino*, fasc. 11-12, 1883.
2. KUPPFER, De cornu Ammonis texturà, 1859.
3. MEYNERT. Handbuch von Stricker, p. 712, 1871.
4. KRAUSE, Handbuch der menschlichen Anatomie, Bd. 1, p. 444, Hannover, 1876.
5. TOLDT u. KAHLER, Lehrbuch der Gewebelehre, 1888.
6. OBERSTEINER, Anleitung beim Studium des Baus der nervösen Centralorgane, etc., 2ᵉ Auflage, 1892 et Anatomie des centres nerveux, trad. du Dᵣ Coroënne, Paris, 1893.
7. DUVAL, La corne d'Ammon. *Arch. de Neurologie*, t. II et III, 1881 et 1882.
8. GOLGI, Sulla fina anatomia degli organi centrali del sistema nervoso. Milano, 1886.
9. LUIGI SALA, Zur Anatomie des grossen Seepferdfusses. *Zeitschr. f. wissensch. Zool.*, Bd. LII, 1891.
10. K. SCHAFFER. Beitrag zur Histologie der Ammonshornformation. *Arch. f. mikrosk. Anat.*, Bd. XXXIX. Heft 1, 1892.
11. S. RAMÓN Y CAJAL, Estructura del asta de Ammon. *Anal. de la Socied. españ. de Historia natural.*, t. XXII, 1893. — Traduit en allemand par A. von Kölliker, dans *Zeitschr. f. wissensch. Zool.*, Bd. LVI, 1893.

que nous allons résumer ici. Nous y ajouterons les renseignements que Lugaro[1], Kölliker[2], Azoulay[3] et Smith[4] ont recueillis sur l'anatomie de la corne d'Ammon à l'aide des techniques récentes.

Nomencla-ture des couches.   Afin de ne pas jeter le trouble dans l'esprit du lecteur, nous adopterons la nomenclature classique des couches de la corne d'Ammon, mais nous indiquerons, quand il en sera besoin, à quoi ces assises correspondent dans l'écorce du cerveau ; on se rendra ainsi mieux compte de l'analogie des couches de ces deux sortes de centres.

On trouve dans la corne d'Ammon, en allant de la surface ventriculaire aux régions corticales, les strates suivantes : 1° *une couche épendymaire;* 2° *l'alveus ou substance blanche;* 3° *le stratum oriens ou couche plexiforme inférieure;* 4° *la couche des cellules pyramidales ammoniques;* 5° *le stratum radiatum ou zone plexiforme intermédiaire;* 6° *la couche des fibres horizon-tales ou stratum lacunosum;* et 7° *la couche moléculaire ou plexiforme super-ficielle.* On verra ces couches et l'ordre dans lequel elles se suivent sur la figure 470, dessinée sur une coupe de la corne d'Ammon du cobaye, après coloration par la méthode de Weigert-Pal. On trouvera également, sur la figure 471, l'ensemble de la corne d'Ammon et ses rapports avec le subicu-lum et la fascia dentata ou corps godronné.

Cellules épi-théliales.   1° **Couche épendymaire.** — A son contact avec la cavité ventriculaire, la corne d'Ammon présente une rangée de cellules épithéliales courtes, pris-matiques ou cubiques, dont L. Sala a le premier réussi l'imprégnation argen-tique. Le pôle profond de ces cellules donne naissance à un prolongement radial, qui a des aspects différents suivant l'époque du développement.

Leur expan-sion radiale. suivant l'âge.   Chez le mammifère nouveau-né, tel que souris ou lapin, la plupart de ces corpuscules émettent par leur face profonde un petit bouquet de ramus-cules horizontaux et variqueux qui se terminent sous l'épendyme même. Parmi ces ramuscules, il en est un qui se fait remarquer par sa plus grande épaisseur. Ce ramuscule, qui est la véritable continuation de la cellule, tra-verse obliquement les couches sous-jacentes, se dispose en échelon dans l'assise des cellules pyramidales et va se ramifier abondamment dans la zone moléculaire. Il se bifurque parfois ou se divise encore davantage à son entrée dans la couche des cellules pyramidales, comme on le voit sur la figure 469, en *e*.

Chez le lapin de huit jours, les branches que le tronc radial émet près de la surface ventriculaire s'atrophient et les autres ne s'étendent presque plus que dans le stratum oriens et l'alveus. Ces expansions ont été vues, sans aucun doute, par L. Sala dans cette phase, car il dit qu'elles peuvent atteindre jusqu'au voisinage des grandes cellules pyramidales. Plus tard, chez le lapin adulte ainsi que chez le cobaye du même âge, le bouquet de rameaux du

1. Lugaro, Contributo alla fina anatomia del grande piede del hippocampo. *Archiv. p. l. scienze mediche*, t. XVIII, 3, 1893.
2. Kölliker, Lehrbuch der Gewebelehre, Bd. II, 6e Aufl., 1896.
3. Azoulay, Structure de la corne d'Ammon chez l'enfant. *Soc. de Biol.*, 3 mars 1894.
4. Elliot Smith, The relation of the Fornix to the margin of the cerebral cortex. *Journ. of Anat. a. Physiol.*, t. XXXII, 1897.

tronc radial se raccourcit et les rameaux eux-mêmes, couverts d'un fort
duvet qui leur donne un aspect plumeux, se perdent entre les fibres à myéline de l'alveus.

Au reste, de nombreuses cellules névrogliques sont déjà répandues dans
toute la hauteur de la corne d'Ammon chez le lapin nouveau-né. Quelques-
unes sont encore allongées perpendiculairement à la surface ventriculaire,
ce qui dénote leur origine épendymaire (fig. 469, *d*).

*Cellules né-
vrogliques.*

2° **Couche de la substance blanche ou alveus** (figs. 472 et 476). — Cette
assise est constituée : 1° par les cylindres-axes des cellules pyramidales ;
2° par quelques cellules polymorphes émigrées du stratum oriens voisin,

*Éléments
constitutifs.*

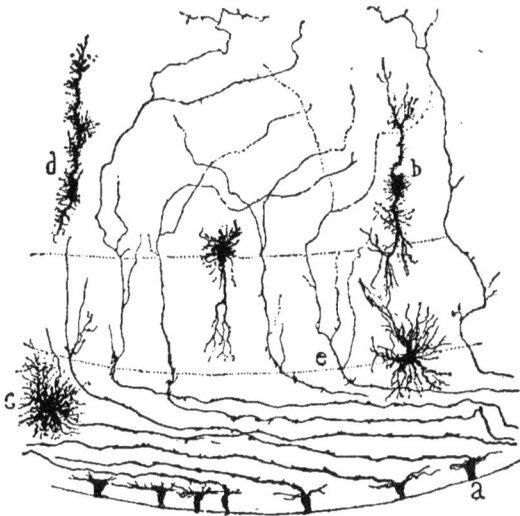

Fig. 469. — Cellules épithéliales et névrogliques de la région supérieure
de la corne d'Ammon ; lapin nouveau-né. Méthode de Golgi.

a, corps des cellules épithéliales ; — *b, d*, cellules névrogliques allongées ; — *c*, cellule araignée ;
e, tronc ramifié d'une cellule épithéliale.

ainsi que Golgi, Sala et Schaffer l'ont démontré ; 3° par des fibres centripètes
ou commissurales venues de la commissure inter-ammonique avec la fimbria ou corps bordant. On voit, d'après la figure 471, que la couche de substance blanche forme du côté du ventricule une ample surface convexe, terminée à ses extrémités par deux renflements : l'un, interne, et triangulaire, *F*,
qui n'est autre que la fimbria ou pilier postérieur du trigone ; l'autre, externe,
G, placé dans l'angle formé par la corne d'Ammon et le subiculum ; ce dernier renflement correspond en grande partie à la voie temporo-ammonique
dont nous parlerons plus tard.

*Ses deux
renflements.*

Afin d'éviter les périphrases, nous appellerons désormais *région supérieure* ou *intraventriculaire* de la corne d'Ammon, le demi-cylindre supérieur
de substance blanche dont les fibres se portent en dehors, jusqu'à la voie

*Ses régions
supérieure et
inférieure.*

temporo-ammonique, et *région inférieure*, le demi-cylindre inférieur dont les conducteurs s'amassent dans la fimbria. Comme nous le verrons plus loin, cette distinction n'est pas purement didactique, mais repose sur les caractères spéciaux des cellules pyramidales qui se trouvent dans chacune de ces deux régions.

En étudiant la substance blanche de l'alveus sur des préparations bien imprégnées au chromate d'argent, on observe que toutes ses fibres n'ont pas la même épaisseur. Les unes sont grosses et cheminent d'ordinaire à une certaine distance de l'épendyme et au voisinage du stratum oriens ; elles sont la continuation des cylindres-axes des cellules pyramidales. Les autres sont fines ; elles deviennent très nombreuses dans la région supérieure de la corne d'Ammon et circulent de préférence près de l'épendyme. La couche qui est formée par ces fibres fines acquiert une grande épaisseur au niveau du subiculum, où elle forme un faisceau épais, bien distinct de celui qui est dû à la voie temporo-ammonique (fig. 471, *II*).

Collatérales de la substance blanche. — Ces branches, fort peu nombreuses, n'ont qu'un très faible diamètre et partent à angle droit des grosses fibres de l'alveus, c'est-à-dire des cylindres-axes des cellules pyramidales. C'est au hile, à l'endroit où la corne d'Ammon s'enfonce ou est sur le point de s'enfoncer dans la concavité de la fascia dentata, que ces collatérales sont le plus faciles à voir (figs. 472, *c* et 475, *g*). La plupart de ces branches semblent s'arboriser et s'épuiser dans le stratum oriens ; cependant, on en observe d'autres qui montent à travers la couche des cellules pyramidales pour aller se ramifier et se perdre dans l'assise située au-dessus.

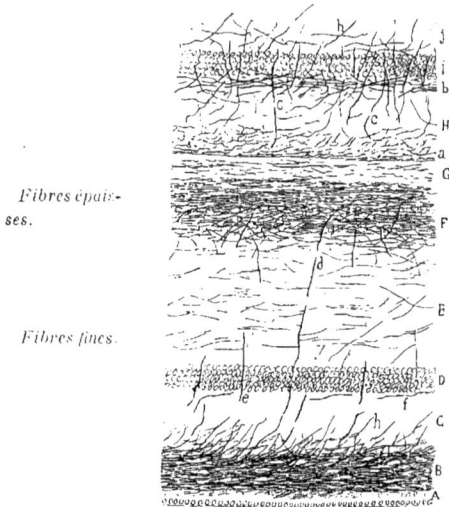

Fibres épaisses.

Fibres fines.

Leur origine.

Leur terminaison.

FIG. 470. — Coupe de la corne d'Ammon et de la fascia dentata chez le cobaye. Méthode de Weigert-Pal.

A, épithélium ; — B, alveus ; — C, stratum oriens ; — D, couche des cellules pyramidales ; — E, stratum radiatum ; — F, stratum lacunosum ; — G, couche moléculaire ou plexiforme externe ; — H, zone moléculaire de la fascia dentata ; — I, couche des grains ; — J, couche des cellules polymorphes ; — *a*, fibres à myéline du tiers externe de la couche moléculaire de la fascia ; — *b*, plexus horizontal sus-granulaire ; — *c*, cylindres-axes ascendants issus de la couche des cellules polymorphes ; — *d*, cylindre-axe descendant à l'alveus ; — *e*, cylindres-axes ascendants, provenant de cellules de la couche des neurones polymorphes ; — *f*, fibres nerveuses, appartenant aux cellules à cylindre-axe horizontal ; — *h*, fibres à myéline de la couche des cellules polymorphes.

3° **Stratum oriens.** — Cette zone, qui correspond à celle des cellules polymorphes de l'écorce-type, doit être divisée en deux sous-zones : l'une inférieure ou à cellules fusiformes et irrégulières, l'autre supérieure ou plexiforme. L. Sala a décrit quelques cellules du stratum oriens, mais c'est à Schaffer que l'on doit des renseignements détaillés sur les cylindres-axes émis par les neurones de cette couche.

Ses deux sous-zones.

A) Sous-zone inférieure. — Elle est voisine de la substance blanche et renferme, ordinairement, des *cellules* fusiformes ou triangulaires dirigées parallèlement aux fibres de l'alveus. Les dendrites issues de ces neurones se perdent au milieu des fibres à myéline. Quant au *cylindre-axe*, il nous a semblé se comporter, du moins dans certains cas, comme celui des cellules de Martinotti du cerveau ; c'est dire qu'il traverse les couches moyennes et s'élève ainsi jusqu'à la couche moléculaire ou plexiforme superficielle, où il étend son arborisation terminale (fig. 476, *a*, *b*).

B) Sous-zone supérieure. — Elle est plus épaisse que la précédente et mériterait, par son aspect et sa position, le nom de *zone plexiforme infé-*

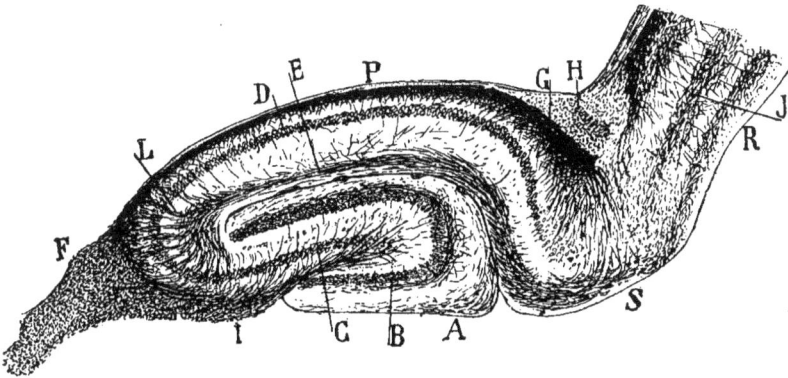

Fig. 471. — Coupe antéro-postérieure de la corne d'Ammon ; cobaye adulte.
Méthode de Weigert-Pal.

A, couche moléculaire de la fascia dentata ; — B, couche des grains ; — C, couche des grandes cellules pyramidales ; — D, couche des cellules pyramidales petites ou supérieures ; — E, fibres à myéline de la couche lacunaire ; — F, fimbria ; — G, voie temporo-ammonique ; — H, fibres fines, en continuité probablement avec le corps calleux ; — I, région inférieure de la corne d'Ammon ; — J, plexus intermédiaire de la pointe occipitale ; — L, collatérales ascendantes ; — P, région supérieure de la corne d'Ammon ; — R, région occipitale de l'écorce ; — S, subiculum.

rieure. Elle est le lieu où s'assemblent les bouquets dendritiques inférieurs des cellules pyramidales et les collatérales émises par les cylindres-axes de ces mêmes neurones. Cette couche renferme aussi, comme Schaffer l'a décrit, des cellules spéciales, que l'on peut classer sous trois rubriques différentes : des cellules à cylindre-axe demi-long et ascendant, des cellules à cylindre-axe long et descendant, enfin des cellules à cylindre-axe court horizontal et ramifié autour des cellules pyramidales.

Collatérales et dendrites des pyramidales.

Cellules spéciales ; leurs trois variétés.

1° *Cellules à cylindre-axe demi-long et ascendant.* — Ces corpuscules, découverts par Schaffer, sont peu volumineux, en général, et se présentent sous un *aspect* tantôt triangulaire, tantôt fusiforme. On les trouve disséminés dans toute l'épaisseur de la couche que nous sommes en train d'étudier ; les portions voisines de l'assise des cellules pyramidales en renferment, néanmoins, un peu plus que les autres. Leurs *expansions dendritiques*, horizontales ou descendantes, se ramifient et s'épuisent surtout à proximité de la substance blanche (fig. 473, *B*, *C*).

Axone ter-miné :
1° dans la couche molé-culaire ;

La manière dont leur cylindre-axe se comporte permet de classer les cellules en deux catégories. Dans la première, reconnue déjà par Schaffer, le cylindre-axe ascendant se ramifie et se perd dans la partie supérieure de la zone moléculaire, en particulier au niveau des fibres horizontales à myéline du stratum lacunosum (fig. 473, A); les neurones de cette espèce

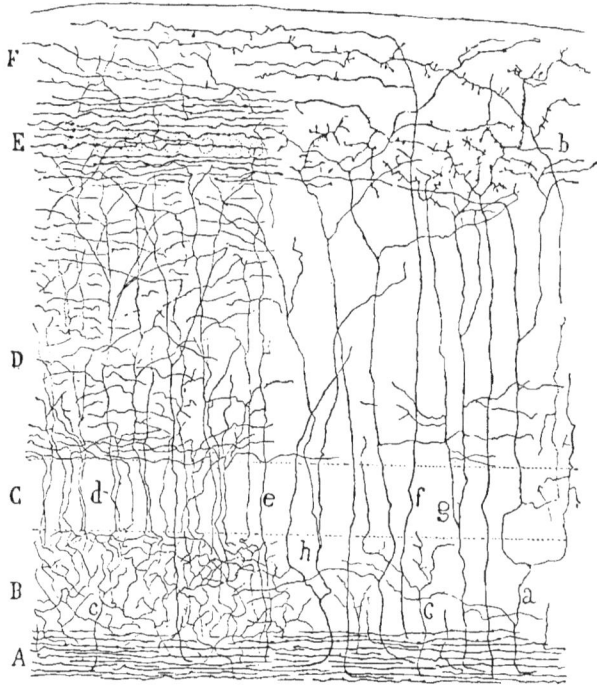

FIG. 472. — Coupe de la corne d'Ammon ; lapin âgé de huit jours. Méthode double au chromate d'argent. — A gauche on voit les collatérales de la substance blanche, à droite les fibres probablement terminales venues de l'alveus et ramifiées en *b*.

A, alveus ; — B, couche des cellules polymorphes : — C, couche des cellules pyramidales ; — D, stratum radiatum ; — E, stratum lacunosum ; — F, stratum moleculare : — *a*, fibre nerveuse terminale ; — *b*, arborisations des fibres probablement alvéaires dans les deux couches périphériques de la corne ; — *c*, collatérales de la substance blanche.

2° dans la couche des py-ramidales.

sont, à notre avis, en nombre assez restreint. Dans la deuxième catégorie, le cylindre-axe est également ascendant ; mais, parvenu à différentes hauteurs de la couche radiaire, il s'incurve, redescend et va se ramifier entre les cellules pyramidales placées au-dessous. Schaffer a distingué aussi cette variété, plus abondante que celle qui précède ; mais, à en juger par ses dessins, il n'en a obtenu que des imprégnations incomplètes, puisqu'on n'y voit ni la terminaison du cylindre-axe, ni celle de ses nombreuses collatérales descendantes. La figure 473 montre, en B, C, F, comment le cylindre-axe dont il est question ici émane de la partie supérieure du neurone et comment il traverse perpendiculairement la couche des cellules pyramidales pour décrire, à des étages différents de la couche radiaire, une courbe plus ou moins ouverte qui le fait redescendre en ligne droite et parallèlement à son premier parcours jusqu'à la couche des cellules pyramidales ou jusqu'au

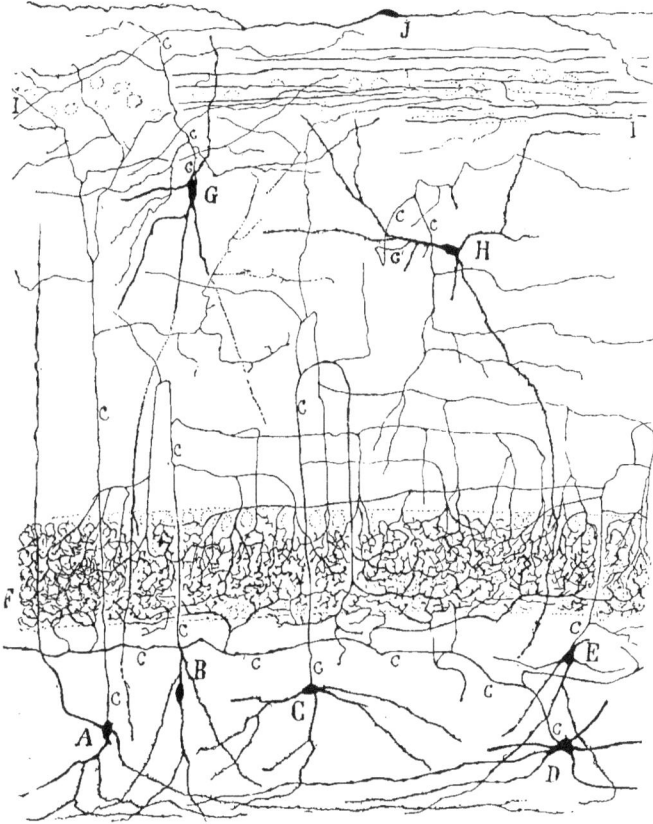

Fig. 473. — Coupe de la corne d'Ammon ; lapin âgé d'un mois. Méthode de Cox.

A, cellule dont le cylindre-axe ascendant se termine dans la couche lacunaire ; — B, C, E, neurones dont le cylindre-axe arciforme s'achève dans les plexus nerveux enveloppant les cellules pyramidales ; — G, H, deux cellules à cylindre-axe court de la couche radiaire ; — I, fibres horizontales de la couche lacunaire ; — J, cellule fusiforme et sans cylindre-axe de la couche moléculaire ; — c, cylindre-axe.

niveau le plus élevé du stratum oriens. Ce cylindre-axe se termine par une superbe touffe arborescente de fibres horizontales ou récurrentes ; on voit ces dernières pénétrer entre les corps des cellules pyramidales et se disposer autour d'eux en un plexus extrêmement dense de ramuscules flexueux et très variqueux.

Le parcours et la terminaison des collatérales fournies par les cylindres-axes que nous étudions sont fort intéressants. Une ou deux de ces colla-

Ses collaté-rales ;

térales naissent au sommet de la courbe des cylindres-axes et se portent en haut ; elles se ramifient dans les régions supérieures du stratum radiatum et parfois jusque dans la couche lacunaire, où leur direction est plus ou moins horizontale. Mais les collatérales les plus nombreuses et les plus importantes prennent plutôt naissance sur le trajet ascendant du cylindre-axe. Elles s'en dégagent à angle droit, courent ensuite transversalement sur un espace assez considérable, s'infléchissent brusquement et descendent jusque dans la couche des cellules pyramidales. Elles se terminent entre les corps de ces éléments par des arborisations variqueuses et luxuriantes, qui se joignent à celles que le cylindre-axe lui-même fournit à sa terminaison

(fig. 473, *B*, *C*). Ce plexus, qui constitue un des traits les plus remarquables de la corne d'Ammon, et que l'on peut comparer seulement à celui qui enveloppe les cellules cérébelleuses de Purkinje, a été également constaté par Kölliker. Ajoutons que ce plexus est encore enrichi par les terminaisons axiles d'autres éléments.

2° *Cellules à cylindre-axe long et descendant.* — Ces corpuscules, fusiformes ou triangulaires, ne sont que des cellules pyramidales déplacées (fig. 474, *G*, *H*). Leur *nombre*, très faible au voisinage de la fimbria, est plus considérable aux approches du subiculum. Leurs *appendices protoplasmiques* inférieurs se rendent au stratum oriens ou zone plexiforme et s'y achèvent.

Leur *tronc dendritique* traverse au contraire la ligne des cellules pyramidales pour se terminer par un bouquet épineux dans la partie supérieure de la couche moléculaire. Le *cylindre-axe* se comporte comme celui des cellules pyramidales en place; il descend plus ou moins obliquement, fournit quelques collatérales à l'assise des cellules polymorphes et constitue enfin une fibre de l'alveus. Azoulay et Kölliker ont signalé, chez l'homme, des cellules pyramidales déplacées, semblables à celles que nous venons de décrire.

3° *Cellules à cylindre-axe court et horizontal* (fig. 474, *a*, *b*, *d*). — Ces neurones, dont l'existence a été révélée par nous et confirmée par Kölliker, se rencontrent dans toute l'épaisseur de la zone des cellules polymorphes. On en observe quelques-uns jusque dans la substance blanche; pourtant, ils n'occupent en général que la partie moyenne ou supérieure du stratum oriens. On reconnaît ces corpuscules à leur grande taille, à leur forme étoilée et à la

direction rayonnée de leurs expansions dendritiques, fort longues et très variqueuses. Une ou deux de ces expansions sont toujours ascendantes; elles traversent la couche située immédiatement au-dessus et vont se terminer dans la couche moléculaire, sans se ramifier ou en donnant seulement un petit nombre de branches moniliformes. Les expansions qui sont descendantes tendent à se diriger parallèlement à l'alveus; leur longueur est très grande, mais leur revêtement épineux est moins marqué que dans les dendrites provenant des cellules pyramidales.

Le cylindre-axe, volumineux, prend une direction tantôt transversale, tantôt oblique. Il se décompose rapidement en plusieurs gros rameaux. Ceux-ci divergent dans tous les sens, mais, de préférence, en haut, vers la couche des cellules pyramidales. L'épaisseur de ces branches ascendantes augmente au lieu de diminuer, à mesure qu'elles s'éloignent de leur point de départ ; elles deviennent en même temps variqueuses. Parvenues obliquement jusqu'à la couche des cellules pyramidales, elles s'étendent horizontalement au-dessous d'elle et sur une grande longueur. Pendant ce dernier

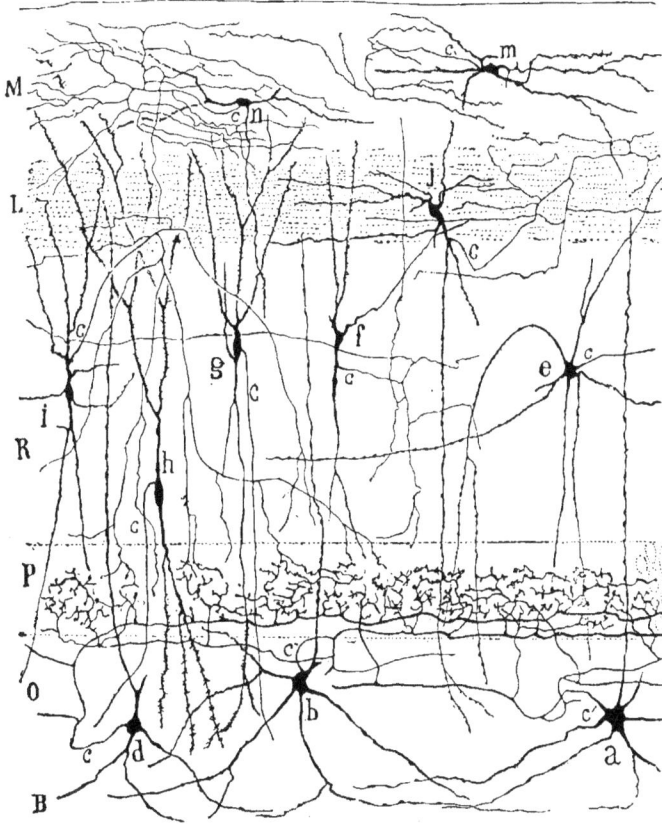

Fig. 474. — Coupe de la corne d'Ammon ; lapin âgé d'un mois. Méthode de Cox.

B, substance blanche ; — L, couche lacunaire ; — M, couche moléculaire ; — O, stratum oriens ; — P, couche des cellules pyramidales ; — R, couche radiaire ; — a, b, d, cellules à cylindre-axe horizontal ; — e, f, cellules à cylindre-axe court allant à la couche radiaire ; — g, h, cellules pyramidales déplacées ; — i, neurone dont le cylindre-axe émet des branches pour le plexus enveloppant les cellules pyramidales ; — j, cellule de la couche lacunaire ; — m, n, deux petites cellules de la couche moléculaire ; — c, cylindre-axe.

trajet, elles émettent une multitude de collatérales, ascendantes, sinueuses et couvertes de varicosités. En se réunissant aux ramuscules terminaux des fibres qui leur ont donné naissance, ces collatérales forment un plexus nerveux très dense, dans les mailles duquel se trouvent logés les corps des cellules pyramidales (figs. 473, F et 474, P). Nous avons déjà vu que les ramifications ultimes du cylindre-axe émis par les neurones à axone ascendant

Plexus interpyramidal.

et demi-long du stratum oriens participent également à la constitution de
ce plexus.

Le bleu de méthylène colore bien les cellules du stratum oriens et
montre leurs dendrites sous un aspect très variqueux. Le nitrate d'argent
réduit les imprègne aussi et révèle dans leur corps et leurs dendrites une
grande abondance de neuro-fibrilles.

4° Couche des cellules pyramidales (figs. 473, *F*, 474, *P*, et 475, *A*, *B*). —

Les neurones de cette zone, qui correspond à celle des grandes et petites
cellules pyramidales de l'écorce-type, ont été bien décrits par Golgi. Il est
le premier qui ait mis en évidence leurs deux sortes de dendrites, les unes
ascendantes, les autres descendantes, ainsi que les divers caractères de leur
cylindre-axe.

Cette couche offre une grande densité chez le lapin, le cobaye et la souris.
Entre ses limites bien définies, on voit, en effet, trois ou quatre rangées de
corps cellulaires, dont l'intervalle est juste suffisant pour contenir le plexus
nerveux que nous avons décrit un peu plus haut. Chez l'homme, l'assise est
plus large, moins compacte et mal définie ; les corps cellulaires y sont à distance les uns des autres ; tout y rappelle, en un mot, la couche des grandes
et petites cellules pyramidales de l'écorce cérébrale typique.

On retrouve dans les cellules pyramidales de la corne d'Ammon les caractères généraux que cette même espèce de neurones présente dans le
reste du cerveau. Deux traits distinguent cependant les premières : leur
corps cellulaire allongé est fusiforme ou ovoïde, au lieu d'être triangulaire ;
il manque, en outre, d'appendices protoplasmiques latéraux. Par contre, les
dendrites basilaires prennent un grand développement dans les cellules pyramidales de la corne d'Ammon ; elles forment un large bouquet qui descend
dans le stratum oriens où il entre en contact avec le plexus des collatérales
cylindre-axiles qui s'y trouve. Quant au *tronc ascendant*, resté indivis jusqu'à
son arrivée à la couche radiaire, il donne, une fois qu'il y a pénétré, un grand
nombre de branches collatérales ; il se termine, à différents niveaux de la
corne d'Ammon, par un bouquet de rameaux divergents qui peuvent s'élever
jusqu'à la limite supérieure de l'écorce, c'est-à-dire jusqu'à la couche moléculaire.

Le cylindre-axe prend naissance, tantôt sur le corps, tantôt sur un épais
prolongement dendritique ; il descend ensuite plus ou moins obliquement
pour se continuer par une fibre de l'alveus. Auparavant, et pendant qu'il

traverse le stratum oriens, il émet des collatérales au nombre de deux, trois
ou davantage qui se ramifient et se terminent entre les cellules polymorphes.
L'enchevêtrement de ces collatérales entre elles et avec les ramuscules
axiles provenant des cellules à cylindre-axe court produit dans le stratum
oriens un plexus extrêmement touffu. Quelques collatérales, issues de la
substance blanche, viennent encore augmenter la densité de ce plexus.

Lorsque le cylindre-axe des cellules pyramidales aborde la substance
blanche, il forme, généralement, un coude afin de se continuer par un tube
de cette substance (fig. 475, *B*). Parfois, cependant, il se bifurque en deux

branches inégales, dont l'une, mince et ayant l'aspect d'une collatérale, se
porte en haut et en dedans, et dont l'autre, plus épaisse, fait suite au cylindre-axe et se dirige en sens contraire de la première ou au moins dans un
autre sens.

Tels sont les caractères communs à toutes les cellules pyramidales de la *2° en parti-*
corne d'Ammon. Un examen attentif montre bien vite qu'il existe néanmoins *culier.*
des différences entre les cellules qui se
trouvent dans la région inférieure de
cette corne et celles que contient la région
supérieure.

Les cellules pyramidales de la région *Grandes py-*
inférieure sont plus grandes, comme *ramidales in-*
Golgi l'a fait voir ; leur corps devient plus *férieures.*
irrégulier à mesure qu'on s'approche du
hile de la fascia dentata. Il en est de même
pour les bouquets protoplasmiques qui
sont plus courts, plus épais et qui prennent
un aspect plus raboteux. Leur cylindre-
axe présente aussi une particularité, mise
en relief par Schaffer et dont nous pouvons assurer l'exactitude : il émet, non
loin de son origine, une collatérale dont
l'épaisseur est telle qu'on la prendrait souvent pour une branche de bifurcation. *Collatérale*
Après avoir fourni un ou deux ramuscules *ascendante de*
à la partie supérieure du stratum oriens *leur axone,*
où ils se ramifient (fig. 475. *a*), ce rameau *pour les cou-*
volumineux monte à travers la couche *ches 5 et 6.*
radiaire, parvient à la couche lacunaire,
y devient horizontal et constitue une de
ses fibres nerveuses à myéline (figs. 475,
a, et 479, *i*). Dans la région située au-
dessous de la fimbria (figs. 471, *L*, et 482,
G), les grosses collatérales ascendantes
forment un ensemble de petits paquets
verticaux qui se décomposent en arrivant
à la couche radiaire ; leurs fibres n'en
cheminent pas moins ensuite, et par des

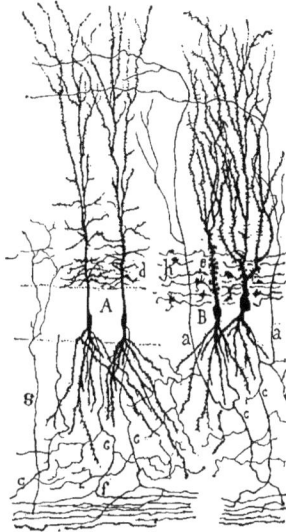

Fig. 475. — Cellules pyramidales de
la corne d'Ammon ; lapin âgé d'un
mois. Méthode de Golgi.

A, petites cellules pyramidales ou pyramidales de la région supérieure ; — B,
grandes cellules pyramidales ou pyramidales de la région inférieure ; — *a*,
grosses collatérales ascendantes ; — *c*,
cylindre-axe ; — *d*, ramuscule épineux
du tronc des petites cellules pyramidales ; — *e*, excroissances sur le tronc des
grandes cellules pyramidales ; — *f*. fine
collatérale allant à la substance blanche ; — *g*, collatérale issue des fibres
de l'alveus ; — *h*, fibres mousses en
rapport avec les grandes cellules pyramidales.

routes différentes, jusqu'à la couche lacunaire, où elles se transforment en
fibres à myéline. En suivant avec soin ces collatérales pendant leur trajet
horizontal et supérieur, on parvient à les voir jusqu'au voisinage du subiculum. Elles abandonnent, sur ce long trajet, des ramuscules aux couches
radiaire et lacunaire. Quant à leur terminaison, elle a lieu dans ces mêmes
couches. Une grande cellule pyramidale de la région inférieure de la corne
d'Ammon peut donc se mettre en rapport, grâce à ces énormes collatérales,
avec une infinité de bouquets protoplasmiques de la région supérieure.

Les grandes cellules pyramidales de la région inférieure se distinguent encore de leurs congénères de la région supérieure par des excroissances fixées sur le corps et la tige protoplasmiques ascendantes, excroissances qui, nous le verrons bientôt, entrent en contact avec les cylindres-axes des grains (fig. 475, *e*). A la place de ces excroissances, les cellules pyramidales de la région supérieure présentent de fines dendrites plus ou moins transversales (fig. 475, *d*).

Les grandes cellules pyramidales de la région inférieure possèdent un reticulum neurofibrillaire que Bethe a décrit le premier [1]. Chez le lapin, les filaments de ce reticulum sont teints en rouge dans les préparations obtenues par notre méthode à l'argent réduit ; ils forment dans le corps deux faisceaux, l'un ascendant, l'autre descendant, faisceaux qui se décomposent pour pénétrer dans le cylindre-axe et les deux bouquets d'expansions protoplasmiques. La charpente neurofibrillaire des cellules pyramidales supérieures ne s'imprègne qu'avec difficulté et toujours en teinte très pâle.

2° par la mé-
thode d'Ehr-
lich.

La méthode d'Ehrlich [2] présente les cellules pyramidales avec les attributs morphologiques décelés par le chromate d'argent. Elle colore en bleu foncé, et de façon très nette, les deux bouquets protoplasmiques verticaux et opposés, le cylindre-axe, ses collatérales inférieures et surtout la grosse collatérale récurrente que l'on peut suivre très bien jusqu'à la couche lacunaire. Les étranglements visibles sur la collatérale récurrente grâce à leur coloration bleu foncé nous apprennent que cette fibre est recouverte d'une gaine médullaire.

5° **Stratum radiatum ou couche radiaire** (figs. 470, *E*, et 474, *R*). — Jointe

aux couches lacunaire et moléculaire, cette assise correspond à la zone plexiforme ou superficielle de l'écorce-type. C'est une bandelette, concentrique aux précédentes et placée entre la couche lacunaire ou substance blanche intermédiaire de la corne d'Ammon en haut et le lit des cellules pyramidales, en bas (fig. 470, *E*). Les tiges périphériques de ces cellules s'y alignent parallèlement les unes aux autres et y forment, par leur réunion et l'entremêlement de leurs branches épineuses, un plexus protoplasmique fort riche. Le bouquet terminal de ces tiges dendritiques s'étend, au contraire, plus haut, en grande partie dans la zone moléculaire et dans la couche lacunaire.

Ni Sala ni Schaffer ne décrivent de cellules nerveuses dans la couche qui nous occupe ; il en existe, néanmoins, et constamment, mais en petit nombre. On peut les classer en quatre catégories que nous allons étudier.

1° *Cellules pyramidales déplacées.* — Ce sont des corpuscules ovoïdes ou pyramidaux, ayant la même orientation que ceux restés en place. Ils envoient un ou deux *prolongements dendritiques* et descendants au stratum oriens, une *tige périphérique* et ramifiée à la partie supérieure des couches lacu-

1. BETHE, Ueber die Neurofibrillen der Ganglienzellen von Wirbeltieren u. ihre Beziehungen zu Golginetzen. *Arch. f. mikros. Anat.*, etc., Bd. LV, 1900.
2. S. RAMÓN Y CAJAL, El azul de metileno en los centros nerviosos. *Rev. trim. microgr.*, t. I, 1896.

naire et moléculaire et un *cylindre-axe* vertical qui se perd dans l'alveus. On voit sur la figure 474, en *h*, *g*, un de ces cylindres-axes provenant du corps cellulaire et s'incurvant ensuite pour prendre une direction descendante.

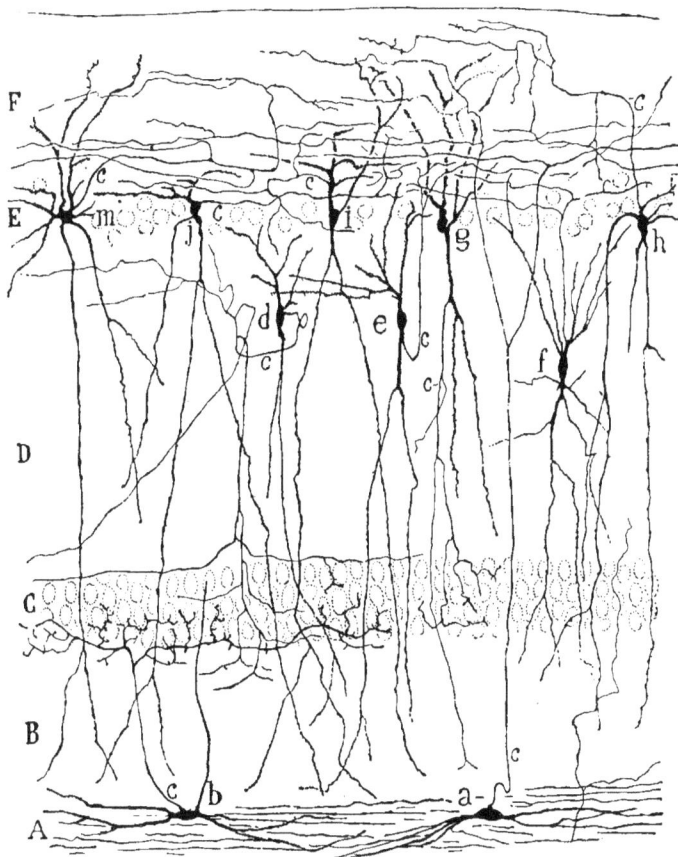

Fig. 476. — Coupe de la corne d'Ammon ; lapin âgé de dix jours. Méthode double au chromate d'argent.

A, substance blanche ; — B, couche des cellules polymorphes ; — C, couches des cellules pyramidales ; — D, couche radiaire ; — E, couche lacunaire ; — F, couche moléculaire ; — *a*, cellule
à cylindre-axe ascendant ; — *b*, autre cellule dont le cylindre-axe se ramifie entre les neurones
pyramidaux ; — *c*, cylindre-axe ; — *d*, cellule dont le cylindre-axe donne des branches au plexus
interpyramidal ; — *e*, *f*, neurones dont le cylindre-axe s'arborise dans la couche lacunaire ; —
g, cellule dont le cylindre-axe ascendant fournit des branches au plexus interpyramidal ; —
h, *i*, *j*, *m*, cellules de la couche lacunaire dont le cylindre-axe se ramifie dans cette assise ainsi
que dans la zone moléculaire.

2° *Cellules étoilées ou triangulaires* (fig. 476, *e*). — Ces neurones, en plus grand nombre que les précédents, sont répandus dans toute l'épaisseur du stratum radiatum. Leur corps émet des *prolongements protoplasmiques* divergents, au nombre de trois, quatre ou davantage ; les plus volumineux courent d'ordinaire parallèlement à la surface corticale et sur un grand espace ; d'autres, à direction descendante, traversent la couche des cellules pyramidales et parviennent jusqu'au stratum oriens. Le *cylindre-axe* est oblique ou horizontal ; il se décompose en une ample arborisation de fibres fines, variqueuses et orientées en tous sens ; ces dernières se terminent librement dans la couche radiaire même ; quelques-unes, pourtant, s'achèvent aussi dans la couche lacunaire.

3° *Cellules triangulaires ou fusiformes.* — Elles sont pourvues d'*expansions dendritiques*, dont les unes descendent jusqu'au stratum oriens, et dont les autres montent à la couche moléculaire, où elles se ramifient abondamment. Le *cylindre-axe* est ascendant ; à son arrivée dans la couche lacunaire, il se dissocie en ramuscules variqueux, horizontaux pour la plupart (fig. 476, *f*).

4° *Cellules à cylindre-axe descendant.* — Certaines cellules fusiformes ou triangulaires de la couche radiaire émettent un *cylindre-axe* qui lance de nombreux ramuscules dans cette couche même, puis descend verticalement dans l'assise des cellules pyramidales où il se ramifie ; il participe de la sorte au plexus touffu dont nous avons déjà signalé l'existence dans cette zone (fig. 474, *i*, et 476, *d*, *g*). Parfois, une ou plusieurs des fines fibrilles de ce cylindre-axe semblent aller jusqu'à la limite inférieure du stratum oriens. Au lieu de descendre et de se ramifier, le cylindre-axe peut, d'autres fois, monter jusqu'à la couche lacunaire et lui abandonner quelques branchilles (fig. 474, *i*).

6° **Stratum lacunosum ou medullare medium ; couche lacunaire.** — On rencontre dans cette zone des cellules irrégulièrement distribuées et de nombreuses fibres à myéline disposées concentriquement à la corne d'Ammon.

a) Fibres nerveuses. — Elles sont groupées en faisceaux parallèles qui commencent dans la couche inférieure de la corne d'Ammon et se prolongent jusqu'au subiculum. Elles ne forment une couche indépendante que dans la région supérieure de la corne, c'est-à-dire au-dessus de la fimbria. Au niveau de cette dernière et dans la région inférieure de la corne, elles occupent, indistinctement, tout l'intervalle situé entre la couche des cellules pyramidales et celle des neurones polymorphes appartenant à la fascia dentata (fig. 479, *K*).

Les fibres qui entrent dans la composition de la couche lacunaire sont très nombreuses. On peut distinguer parmi elles les espèces suivantes : 1° Des *collatérales* très fines, ascendantes, issues de la substance blanche de l'alveus. Une partie de ces collatérales s'arborise et se termine dans le stratum oriens ou entre les corps des cellules pyramidales ; l'autre se porte plus haut pour faire partie des faisceaux de la zone lacunaire. 2° Des *collatérales* épaisses, nées uniquement dans la région inférieure de la corne, sur la portion verticale des cylindres-axes émis par les grandes cellules pyramidales. Ces fibres que nous avons signalées précédemment et qui ont été bien décrites par Schaffer, sont au nombre d'une à deux par cylindre-axe ; elles se divisent dans l'épaisseur de la couche lacunaire ou même plus

Éléments constitutifs.

Origine et disposition.

Leurs espèces.

haut, en sorte que les faisceaux de cette couche renferment deux ou plusieurs branches de division de chaque collatérale. 3° Des *fibres terminales* venant de la substance blanche ; elles sont épaisses et abandonnent ordinairement des collatérales au stratum oriens et à la zone radiaire. Les arborisations ultimes des fibres terminales se présentent, d'habitude, sous un aspect variqueux ; elles constituent dans la couche lacunaire un plexus touffu, enveloppant de toutes parts les cellules qui s'y trouvent (fig. 472, *b*). 4° Les *arborisations nerveuses terminales* des cellules à cylindre-axe ascendant qui sont logées dans les couches sous-jacentes.

b) Cellules nerveuses (fig. 476, *h*, *i*, *m*). — Elles sont fort nombreuses et forment une bande irrégulière, concentrique à la corne d'Ammon et traversée par des fibres à myéline. Ces neurones, semblables à ceux des couches précédemment décrites, ont habituellement la *forme* d'un triangle à base tournée en haut ; souvent aussi ils ont l'aspect étoilé. Des *expansions protoplasmiques* ascendantes et descendantes partent des angles de leurs corps. Les prolongements descendants sont plus importants et vont parfois jusqu'au stratum oriens (fig. 476, *i*). Le *cylindre-axe*, qui prend naissance fréquemment sur un des côtés du corps cellulaire, chemine en direction plus ou moins horizontale entre les fibres nerveuses de la couche lacunaire ; il se termine dans cette couche par une large arborisation de fibres divergentes, en grande partie horizontales.

7° **Stratum moleculare ; couche moléculaire ou plexiforme externe.** — Cette zone, la plus superficielle de la corne d'Ammon, est le point où se terminent les rameaux les plus élevés du bouquet protoplasmique porté par les cellules pyramidales.

On trouve dans cette couche une multitude de fibres nerveuses issues de la voie temporo-ammonique et des cellules. *Éléments constitutifs.*

Cellules nerveuses. — On peut les ranger en deux types : les cellules étoilées et les cellules fusiformes.

a) Les *cellules étoilées*, mentionnées par Schaffer, sont petites et pourvues de plusieurs *expansions dendritiques*, minces et fortement variqueuses ; les expansions se portent en tous sens, surtout parallèlement à l'écorce. Le *cylindre-axe* est ténu ; il parcourt dans une direction plus ou moins horizontale une partie de la couche où il a pris naissance et finit par une arborisation extrêmement riche de filaments variqueux, fins et orientés plutôt dans le sens de la couche moléculaire (fig. 474, *m*, *n*).

b) Les *cellules fusiformes*, très rares et de faibles dimensions, possèdent des troncs polaires fort étendus ; elles correspondent, sans doute, aux cellules horizontales de l'écorce type (fig. 473, *J*).

Fibres nerveuses. — On a donné le nom de *feuillet nucléaire* ou de *lamina medullaris involuta* à la partie la plus superficielle de la couche moléculaire. Cette région contient des fibres à myéline, qui forment, dans les préparations colorées par la méthode de Weigert, une couche d'autant plus épaisse que l'on se rapproche du subiculum. Au voisinage de ce dernier, les fibres s'unissent à celles de la zone lacunaire, et toutes ensemble, groupées en *Trajet.*

une masse volumineuse, pénètrent dans le subiculum et s'y continuent avec
les fibres à myéline de sa couche moléculaire.

Origine. D'après Schaffer, les fibres du feuillet nucléaire proviennent de trois
sources : du subiculum, des branches les plus hautes des cylindres-axes
ascendants appartenant aux cellules de Martinotti, enfin des arborisations
nerveuses des cellules étoilées que l'on trouve dans la couche moléculaire.
Les deux premières origines sont certaines, nos observations en font foi ;
quant à la troisième, elle paraît douteuse, car il n'est pas vraisemblable que
les derniers ramuscules des fines arborisations nerveuses issues des cellules étoilées puissent être couvertes d'une gaine de myéline. En tout cas,
le courant principal des fibres du feuillet nucléaire vient réellement du
subiculum, c'est-à-dire de la grande voie temporo-ammonique ou olfactive
que nous étudierons bientôt.

FASCIA DENTATA OU CORPS GODRONNÉ

Ses rapports
avec la corne
d'Ammon.
La fascia dentata doit être considérée comme une bande d'écorce cérébrale, qui aurait été courbée fortement et surajoutée à la zone moléculaire
de la corne d'Ammon de façon à embrasser dans sa concavité le bord libre
et mince de cette corne (fig. 471, *A*, *B*). Chez les mammifères inférieurs, tels
que l'ornithorynque, etc., la couche des grains, caractéristique du corps
godronné, semble être, néanmoins, d'après l'observation de E. Smith [1], en
continuité sur certains points avec l'assise des cellules pyramidales de la
corne d'Ammon.

Ses trois
couches.
On distingue dans la fascia dentata trois couches : la zone plexiforme
externe ou moléculaire, la couche des grains, correspondant à l'assise des
cellules pyramidales du cerveau, et la couche des cellules polymorphes.

Éléments
constitutifs.
Couche moléculaire (fig. 477, *A*). — Cette zone, la plus externe de toutes,
est constituée, comme toutes celles qui portent la même dénomination, par
deux sortes de fibres intimement entrelacées : des expansions protoplasmiques épineuses provenant de cellules sous-jacentes et des fibrilles nerveuses terminales. On y trouve aussi des neurones que nous allons décrire :

Cellules triangulaires ou grains déplacés. — Elles ressemblent tout
à fait à celles qui forment le stratum granulosum situé au-dessous, sauf
qu'elles sont triangulaires ou semilunaires. On les trouve dans toute l'épaisseur de la couche moléculaire (fig. 478, *a*). Leur *corps* donne naissance par
son pôle périphérique à des *appendices dendritiques* ascendants, au nombre
de trois ou davantage, et dont les contours, très irréguliers, sont même
couverts de véritables épines en certains points ; ces appendices se perdent
dans la couche moléculaire. Le *cylindre-axe* se porte d'habitude directement
en bas ; parfois, il court d'abord horizontalement au-dessus de la couche
granuleuse sur un espace considérable. Dans l'un et l'autre cas, il finit par
traverser cette couche et se comporte ensuite comme les cylindres-axes qui
en proviennent.

1. Elliot Smith, The fascia dentata. *Anat. Anzeiger.*, Bd. XII, n° 4 et 5, 1896.

Cellules à cylindre-axe court. — Les unes sont superficielles, les autres profondes.

a) Les *cellules superficielles*, dont L. Sala a donné des figures passablement exactes, sont piriformes, ovoïdes ou fusiformes et de petite taille. Leurs *dendrites*, délicates, sont pour la plupart transversales ou descendantes (fig. 477, *f*, *g*, *h*). Leur *cylindre-axe*, extrêmement fin, se termine à peu de distance, dans la portion externe de la couche moléculaire, par une arborisation peu ample de fibrilles ténues.

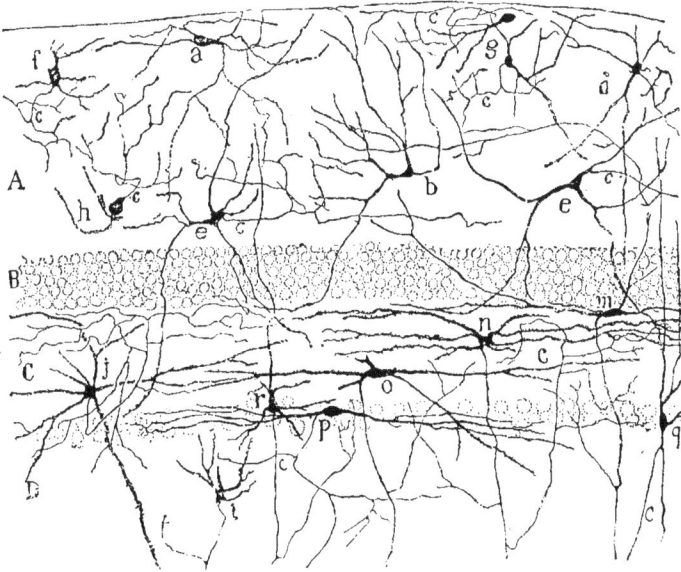

FIG. 477. — Coupe de la fascia dentata ; lapin âgé d'un mois. Méthode de Cox.

A, couche moléculaire ; — B, couche granuleuse ; — C, couche des cellules polymorphes ; — D, couche moléculaire de la corne d'Ammon ; — *a*, petite cellule de la couche moléculaire ; — *b*, cellule à cylindre-axe probablement court de la couche moléculaire ; — *c*, cylindre-axe : — *d*, petite cellule à cylindre-axe court de la couche moléculaire ; — *e*, *f*, *g*, *h*, cellules à cylindre-axe court ; — *j*, neurones à cylindre-axe court et ramifié dans la couche des cellules polymorphes ; — *m*, *n*, *o*, *q*, *r*, *t*, cellules à cylindre-axe descendant ; — *p*, cellule fusiforme horizontale.

b) Les *cellules profondes* sont plus volumineuses et siègent dans la moitié inférieure de la zone moléculaire (fig. 477, *e*). De leur corps triangulaire ou étoilé partent en tous sens des *prolongements protoplasmiques*, qui se subdivisent plusieurs fois ; un ou deux d'entre eux traversent souvent la couche des grains pour se ramifier et s'épuiser dans la zone des cellules polymorphes. Le *cylindre-axe*, plus volumineux que dans les neurones superficiels, se porte dans des directions différentes et se termine dans la couche où il a pris naissance par une arborisation de nombreuses branchilles fines et variqueuses. La plupart de ces fibrilles cheminent parallèlement à la surface du corps godronné et sur un espace considérable ; elles contribuent à compliquer le lacis nerveux qui couvre toute l'épaisseur de l'assise moléculaire.

Couche des grains (fig. 478, *B*). — Cette zone, que l'on peut appeler aussi couche des cellules ovoïdes, renferme chez les petits mammifères, tels que lapin, souris, etc., plusieurs rangées de corpuscules tassés les uns contre les autres.

Grains. — Ces neurones, dont le protoplasma est si raréfié que les préparations au carmin en décèlent seulement le noyau, représentent, au point de vue morphologique, les cellules pyramidales de l'écorce-type et de la corne d'Ammon ; ils possèdent néanmoins des particularités qui autorisent à les considérer comme une variété particulière de neurones. C'est ainsi qu'ils *Dendrites basilaires.* manquent d'expansions protoplasmiques basilaires, ou s'ils en possèdent (fig. 478, *d*), comme Schaffer l'a signalé, ce n'est qu'à titre exceptionnel ; cela, chez les mammifères autres que l'homme ; car, chez celui-ci, Azoulay a montré que les prolongements dendritiques basilaires sont un peu moins rares que chez le lapin et le chien. Les grains n'émettent pas, non plus, de *Tronc péri- phérique.* tronc protoplasmique périphérique, en sorte que le bouquet terminal, né pour ainsi dire avant terme, sort du corps même de la cellule. A cet égard, nous devons excepter les grains les plus profonds qui sont, en même temps, les plus petits ; ils présentent un véritable tronc dendritique périphérique, *Bouquet pé- riphérique.* dépourvu, il est vrai, de branches et d'épines. Le bouquet protoplasmique ascendant, issu des grains, est couvert de duvet et de quelques varico- sités ; ses rameaux remplissent toute la zone plexiforme et atteignent même parfois la surface libre.

En somme, nos observations ne font que confirmer celles que Golgi, L. Sala et Schaffer avaient déjà faites sur la forme, les dimensions, les ap- pendices protoplasmiques et le cylindre-axe des grains. Lugaro et Azoulay ont également constaté les mêmes faits.

Axone ou fi- bre moussue. Le cylindre-axe des grains est fin et descendant ; il traverse d'abord la couche des cellules polymorphes, augmente d'épaisseur en arrivant à la couche moléculaire de la corne d'Ammon et se transforme tantôt au-dessus des grandes cellules pyramidales de cette corne, tantôt à leur niveau, en une fibre moussue horizontale (fig. 478, *f*).

Sa bifurca- tion fréquente. Assez fréquemment, le cylindre-axe se bifurque au-dessus des grandes cellules pyramidales du hile ; chacune de ces branches marche alors en sens opposé (fig. 478, *h*) ; l'une d'elles, ordinairement la plus mince, se porte vers le centre du hile, où elle se perd entre les corps ou les troncs protoplasmi- ques des grosses cellules pyramidales ; l'autre, la plus épaisse, se dirige au contraire en dehors, c'est-à-dire vers la région antérieure de la corne d'Ammon.

Ses collaté- rales. Pendant son passage à travers la moitié inférieure de la couche des cellules polymorphes, le cylindre-axe émet de fines collatérales, au nom- bre de quatre, cinq ou davantage, qui ont été bien décrites par Golgi, Sala et Schaffer. Ces branches flexueuses, variqueuses, et épaissies quelquefois par de fortes granulations ou même ornées de véritables houppes, forment, dans

la partie externe de la couche des cellules polymorphes, un plexus extrêmement dense, enveloppant de façon plus particulière les neurones qui s'y
trouvent (fig. 478, *C*). Au-dessous de la couche des cellules polymorphes, le
cylindre-axe des grains émet très rarement des collatérales ; quand on en

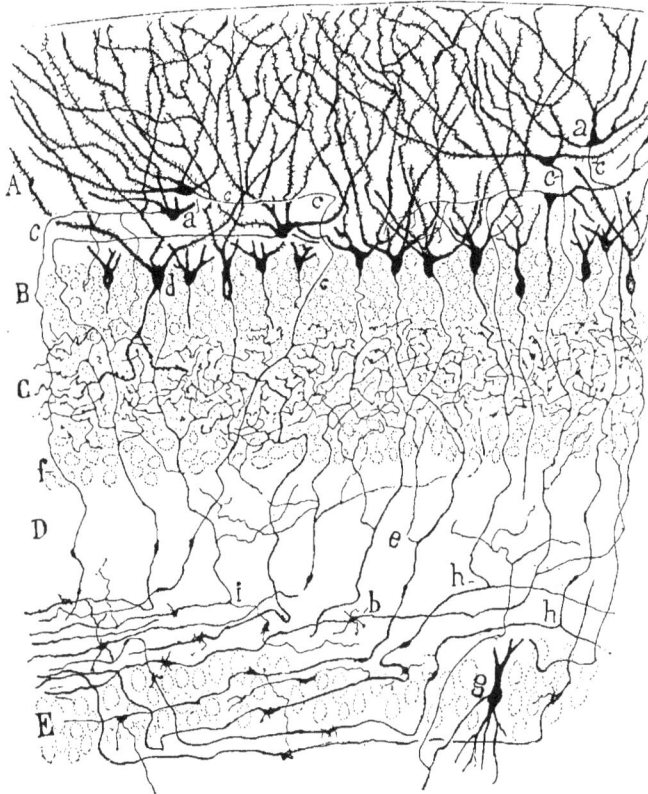

Fig. 478. — Coupe de la fascia dentata et de la région du hile de la corne d'Ammon ;
cobaye âgé d'un mois. Méthode de Golgi.

A, couche moléculaire de la fascia ; — B, couche des grains ; — C, couche plexiforme ou partie supérieure de l'assise des cellules polymorphes ; — D, couche moléculaire de la corne d'Ammon ; —
E, couche des grandes cellules pyramidales ; — *a*, grain déplacé ; — *b*, fibre moussue ; — *c*, cylindre-axe ; — *d*, grain muni d'un appendice dendritique descendant ; — *e*, collatérales ascendantes provenant des cylindres-axes des grains ; — *f*, cylindre-axe d'un grain déplacé ; — *h*, bifurcation du cylindre-axe des grains ; — *i*, fine branche collatérale inférieure d'une fibre moussue.

observe, on voit qu'elles rebroussent chemin vers cette couche, y pénètrent
et participent au plexus formé par les autres collatérales (fig. 478, *e*).

Depuis la zone moléculaire de la corne d'Ammon, au niveau du hile, le
cylindre-axe des grains présente dans son parcours ultérieur un aspect
variqueux, caractéristique, signalé tout d'abord par L. Sala. Dans les préparations bien imprégnées du lapin âgé de huit jours ou du cobaye nouveau-
né, on voit aisément que ces varicosités sont des amas protoplasmiques trian-

gulaires ou étoilés, dont les angles donnent naissance soit à des appendices divergents, courts et épais, soit à des filaments ténus, assez longs et terminés par une nodosité. Cet aspect reproduit, en définitive, en traits peut-être moins marqués, celui que nous avons découvert sur certaines fibres du cervelet, auxquelles nous avons donné le nom de *fibres moussues*. En raison de cette similitude, et pour éviter les périphrases, nous appellerons aussi *fibres moussues* les cylindres-axes des grains de la fascia dentata. Ajoutons que parfois un des filaments issus des varicosités de ces cylindres-axes est assez long pour former une fibre, qui descend jusqu'à la partie inférieure du corps des grandes cellules pyramidales et s'y termine librement.

On n'est pas encore tout à fait fixé sur la façon dont se terminent les fibres moussues de la fascia dentata.

Pour L. Sala, elles se dirigent vers la grosse extrémité de la corne d'Ammon, où elles s'assemblent en un faisceau épais ; celui-ci chemine au-dessus des grandes cellules pyramidales, et, arrivé au niveau du bord supéro-antérieur du corps godronné, se bifurque. Le courant inférieur se confond avec les fibres de l'alveus et de la fimbria ; il a été décrit et dessiné également par Lugaro ; le courant supérieur donne naissance au faisceau blanc superficiel de la fascia dentata et du feuillet nucléaire de la corne d'Ammon.

Schaffer pense que tous les cylindres-axes des grains, une fois parvenus aux grandes cellules pyramidales du hile, se mettent à serpenter, soit au-dessus, soit au-dessous de ces neurones et se portent ainsi en avant, c'est-à-dire vers la région de la corne d'Ammon qui est placée sous la fimbria ; là, ils forment, en s'infléchissant brusquement, un faisceau longitudinal situé au-dessus des grandes cellules pyramidales, dans une région qu'on pourrait appeler *vacuolaire*, en raison des nombreux vides qu'y révèlent les préparations colorées au carmin ou à l'hématoxyline. Cette région sus-pyramidale a été signalée déjà par les auteurs ; elle correspond au *stratum lucidum* de Honegger.

Les observations que nous avons faites sur des centaines de coupes excellemment imprégnées concordent tout à fait avec celles de Schaffer. Malgré l'avis contraire de Sala qui pense que certains se comportent comme des cylindres-axes courts, nous croyons que tous, sans exception, descendent jusqu'à la couche des grandes cellules pyramidales en conservant constamment leur individualité. Là, dans la région inférieure de la corne d'Ammon, ils se groupent en paquets et cheminent horizontalement, soit entre les corps des cellules pyramidales, soit au-dessous de leurs bases, soit, et de préférence, entre les portions radicales de leurs tiges protoplasmiques externes. Ils forment de la sorte un plexus extrêmement dense qui enserre, bien entendu, les corps ou les tiges dendritiques des cellules pyramidales. Ce plexus s'étend au delà du point où se trouve la fimbria ; il se termine brusquement au moment où commencent les petites cellules pyramidales, c'est-à-dire à l'endroit où débute la région supérieure de la corne d'Ammon, car à ce niveau presque toutes les fibres moussues deviennent longitudinales.

Lorsqu'on examine le plexus des fibres moussues dans des coupes parallèles à la couche des grandes cellules pyramidales, on remarque certains détails intéressants. En premier lieu, les fibres moussues ne se portent pas en ligne droite en avant ; elles serpentent, au contraire, et grandement, pour épouser les contours convexes ou irréguliers des cellules pyramidales ; en second lieu, les

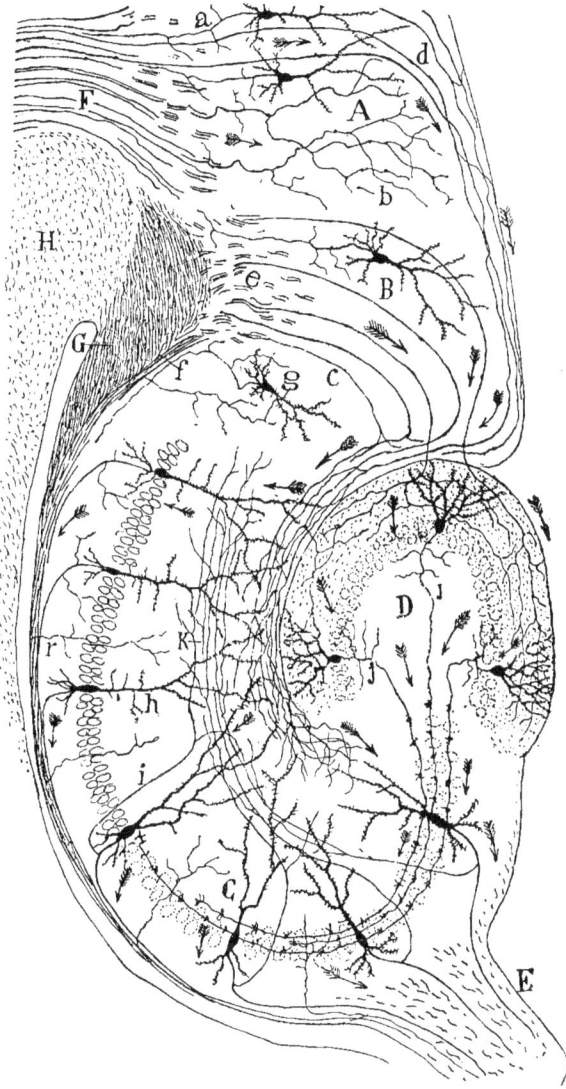

Fig. 479. — Schéma de la structure et des connexions de la corne d'Ammon.

A, ganglion de la pointe occipitale ; — B, subiculum ; — C, corne d'Ammon ; — D, fascia dentata ; — E, fimbria ; — F, cingulum ; — G, faisceau angulaire ou temporo-ammonique croisé ; — H, corps calleux ; — K, collatérales récurrentes issues des cellules pyramidales et allant à la couche lacunaire de la corne d'Ammon ; — a, cylindre-axe pénétrant dans le cingulum ; — b, fibres du cingulum se terminant dans le noyau de la pointe occipitale ; — c, fibres temporo-ammoniques perforantes ou directes ; — d, fibres perforantes du cingulum ; — e, plan des fibres temporo-ammoniques supérieures ; — g, cellule du subiculum ; — h, cellules pyramidales de la région supérieure de la corne d'Ammon ; — i, collatérales ascendantes des grandes cellules pyramidales ; — j, cylindre-axe d'un grain ; — r, collatérales des fibres de l'alveus.

fibres ne passent pas simplement sur les cellules; elles s'encastrent bien plutôt dans les anfractuosités ou échancrures que présentent une partie du corps cellulaire et surtout le tronc protoplasmique ascendant.

Souvent, les fibres moussues descendent jusqu'à l'alveus, en traçant des échelons successifs. Si on les poursuit, on voit que tel n'est pas le terme de leur parcours ; car toutes, sans exception, rebroussent chemin, pour pénétrer dans la couche vacuolaire de la corne d'Ammon, où elles constituent le faisceau longitudinal de Schaffer. Jamais nous n'avons pu voir une fibre moussue se rendre ailleurs, soit à la masse des fibres de la fimbria, soit à la zone lacunaire de la corne d'Ammon. Ces faits sont corroborés par les observations que l'on peut faire sur les coupes traitées par l'argent réduit. Ce procédé de coloration, qui permet d'imprégner parfois uniquement le faisceau de Schaffer, montre, de façon très nette, que ce faisceau occupe bien la position que nous venons de lui assigner et qu'il ne contracte aucune relation avec la substance blanche.

Terminaison probable de la fibre moussue.

Mais tout cela ne nous apprend pas encore comment se terminent les fibres moussues.

Nous l'avons recherché aussi bien par la méthode de Golgi que par le procédé à l'argent réduit et nous avons trouvé que ces fibres ne se rendent pas à la substance blanche de la corne d'Ammon par quelque point que ce soit. Jusqu'à leur extrémité, dont les varicosités ne semblent pas attirer l'argent colloïdal, elles se bornent à entrer en contact avec les corps et les tiges protoplasmiques des grandes cellules pyramidales. Aussi, pensons-nous que les fibres moussues constituent elles-mêmes l'arborisation terminale du cylindre-axe des grains. Cette opinion est partagée, à peu de choses près, par Kölliker.

Voici les arguments qui militent en faveur de cette manière de voir : 1° les fibres moussues n'ont point de manchon myélinique, comme l'ont fait remarquer Sala et Schaffer et comme le prouvent les préparations au nitrate d'argent réduit, car elles prennent par ce procédé, non point une couleur marron ou brun foncé comme les axones ordinaires, mais une couleur rougeâtre ; 2° les fibres moussues du cervelet, fort semblables à celles de la corne d'Ammon, sont des arborisations terminales; 3° aucune fibre moussue ne manque, tôt ou tard, de se mettre en contact intime avec le corps ou la tige protoplasmique des cellules pyramidales ; et réciproquement, il n'existe pas de pyramidale qui n'entre en connexion, par ses aspérités verruqueuses, avec un nombre considérable de fibres moussues; 4° à tous les niveaux de la corne d'Ammon, la région des grandes cellules pyramidales se trouve vis-à-vis de la concavité de la fascia dentata, comme si ces deux territoires constituaient un tout anatomique et fonctionnel indissoluble.

Le grain, cellule spéciale à axone court.

Les grains de la fascia dentata possèdent, d'après les considérations précédentes, une physionomie propre qui les distingue des cellules pyramidales en général. Ce ne sont point des neurones à cylindre-axe long comme ces derniers, mais des corpuscules spéciaux, dont le cylindre-axe demi-long est chargé, comme nous le verrons, d'apporter au corps et à la tige protoplasmique des grandes cellules pyramidales les excitations olfactives qu'ils reçoivent de la voie temporo-ammonique.

Couche des cellules polymorphes. — Cette zone a été comparée par Schaffer, avec juste raison, à celle qui porte le même nom dans l'écorce cérébrale. Du côté périphérique, elle est bornée par la rangée la plus inférieure des grains, tandis que par son côté interne elle touche et adhère intimement à la couche moléculaire ou plexiforme de l'extrémité amincie de la corne d'Ammon.

On peut faire dans cette zone trois subdivisions, qui sont, de dehors en dedans : une *couche limitante* ou des cellules pyramidales ; une *couche moyenne* ou *plexiforme* et une *couche profonde* ou des cellules fusiformes. Sauf la première qui se confond en grande partie avec la couche des grains, ces sous-divisions apparaissent nettement délimitées dans les préparations colorées par le carmin ou l'hématoxyline. La sous-zone moyenne s'y montre sous la forme d'une assise large, plexiforme et peu fournie en cellules ; la

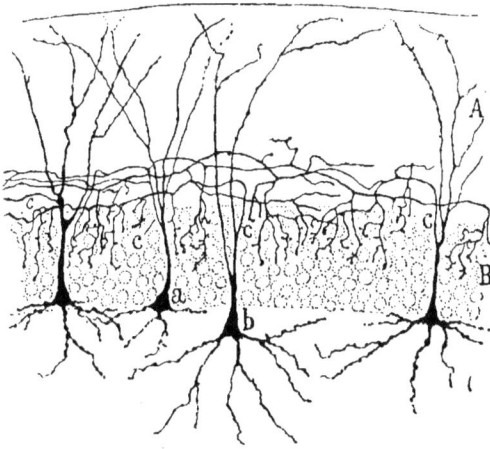

Fɪɢ. 480. — Coupe de la fascia dentata ; lapin âgé d'un mois. Méthode de Cox.

A, couche moléculaire ; — B, couche des grains ; — *a*, *b*, cellules à cylindre-axe ascendant de la sous-zone limitante ; — *c*, cylindre-axe.

sous-zone profonde s'y présente, au contraire, sous l'aspect d'une bande étroite, formée de cellules fusiformes ou étoilées, disposées sur une ou deux rangées inégales.

Sous-zone limitante. — Elle renferme une série interrompue de neurones, parmi lesquels on peut distinguer des cellules à cylindre-axe ascendant et des cellules à cylindre-axe descendant.

Ses deux sortes de neurones.

a) Les cellules à cylindre-axe ascendant, que nous avons découvertes, possèdent des traits fort caractéristiques. Elles ont une *forme* pyramidale. Leur base se trouve enclavée dans la portion externe de la couche des cellules polymorphes, tandis que leur corps et leur tronc protoplasmique externe sont placés entre les grains (fig. 480, *a*, *b*). Leur *tige périphérique* est volumineuse, presque lisse et pénètre perpendiculairement dans la couche des grains ; elle se divise dans cette couche, ou plus haut encore, en deux ou plusieurs branches, divergeant à angle aigu, lisses d'abord,

Forme.

Dendrite périphérique.

puis variqueuses à leur terminaison qui s'effectue dans la partie supérieure de la couche moléculaire. Assez fréquemment, la tige protoplasmique se partage à son origine même en deux grosses branches ascendantes lisses, qui restent indivises jusqu'à leur extrémité terminale, en haut. Parfois ces deux branches prennent naissance sur le corps même de la cellule, à une certaine distance l'une de l'autre; le corps cellulaire n'a plus alors la forme

Dendrites basilaires.

pyramidale, mais un aspect plus ou moins étoilé (fig. 480, *d*). Les *prolongements dendritiques basilaires* sont au nombre de trois ou davantage et procèdent souvent, l'une du milieu de la base cellulaire, les deux autres de chaque côté. Ces expansions se distinguent par leur apparence fortement variqueuse et par leur brièveté relative. Elles se terminent dans la sous-zone limitante même; l'expansion centrale peut, cependant, descendre plus bas.

Axone pour la couche moléculaire.

Le *cylindre-axe* naît rarement sur le corps cellulaire; habituellement il provient soit d'un côté de la tige dendritique ascendante, soit du point où celle-ci parvient à la couche moléculaire. Pendant son ascension, le cylindre-axe est mince et ne fournit pas de collatérales; il grossit, au contraire, en arrivant à la limite inférieure de la couche moléculaire, et se coude soudain pour courir horizontalement au-dessus des grains et sur un très grand espace. Parfois, au moment de son inflexion, il se partage en deux branches qui s'éloignent en sens opposé.

Collatérales.

Pendant leur parcours horizontal, flexueux et souvent très long, le cylindre-axe ou ses branches de division émettent à angle droit de nombreuses collatérales descendantes. Celles-ci se divisent plusieurs fois et finissent par se résoudre en une multitude de ramuscules variqueux dont la terminaison libre s'engage dans les interstices de la zone des grains. Ces intervalles reçoivent aussi les rameaux de l'arborisation que cylindre-axe et branches de division forment à leur extrémité terminale.

Les deux plexus axiles formés dans la couche moléculaire.

Les portions transversales des cylindres-axes et les branches principales de leur division forment par leur entrelacement un plexus très compliqué dans le quart inférieur de la couche moléculaire; c'est le *plexus supra-granulaire*. Les ramuscules terminaux des axones, de leurs branches et de leurs collatérales forment, en s'enchevêtrant dans la moitié ou les deux tiers externes seulement de la couche des grains, un second plexus, plus riche encore et beaucoup plus fin que le précédent; c'est le *plexus intergranulaire*. Ce dernier est si dense sur les coupes bien imprégnées par les méthodes de Cox et de Golgi qu'il présente l'aspect d'un feutrage compact, creusé de cavités ovoïdes, où sont logés les corps des grains. A sa partie inférieure, le plexus intergranulaire est plus lâche et laisse échapper une multitude de filaments variqueux, qui descendent en ligne droite ou oblique et se terminent par un renflement (figs. 480, 481, *m*, et surtout 482, *B*).

Neurofibrilles des cellules.

Les cellules à cylindre-axe ascendant de la sous-zone limitante possèdent une charpente neurofibrillaire abondante, que les coupes traitées par la méthode de l'argent réduit révèlent fort bien. Nous avons, au contraire, vu que les grains n'en renferment pas, à en juger du moins par notre impuissance à la colorer.

b) Les cellules à cylindre-axe descendant sont beaucoup plus rares et présentent un aspect étoilé ou fusiforme. Leurs appendices protoplasmiques cheminent plus ou moins horizontalement ; quant à leur *cylindre-axe*, il traverse les zones sous-jacentes pour se rendre à l'alveus.

Axone pour l'alveus.

SOUS-ZONE PLEXIFORME. — Elle est épaisse et présente bien la texture plexiforme dans les coupes colorées au carmin. Trois espèces de neurones s'y trouvent irrégulièrement disséminées ; ce sont : des cellules à cylindre-axe ascendant, des cellules à cylindre-axe descendant et enfin des neurones à cylindre-axe court.

Ses trois espèces de neurones.

a) Les cellules à cylindre·axe ascendant ont une *forme* variable. Les corpuscules globuleux et à prolongements divergents dominent cependant

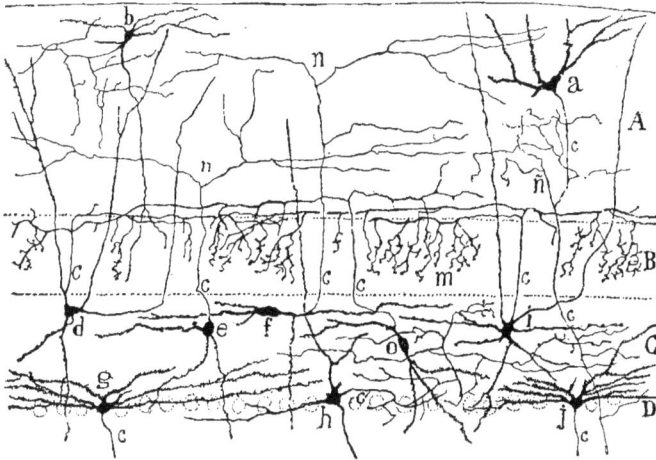

FIG. 481. — Coupe de la fascia dentata ; lapin âgé de huit jours.
Méthode de Golgi.

A, couche moléculaire ; — B, couche des grains ; — C, sous-zone plexiforme ; — D, sous-zone des cellules irrégulières ; — a, grain déplacé ; — b, neurone à cylindre-axe court ; — c, cylindre-axe ; — d, cellule à cylindre-axe ascendant et ramifié entre les grains ; — e, f, autres cellules dont l'axone s'arborise dans la couche moléculaire ; — h, cellule à cylindre-axe court ; — g, j, cellule à cylindre-axe descendant.

(fig. 481, *d, e, o*). C'est seulement de façon exceptionnelle que l'on rencontre la forme en fuseau allongé dans le sens vertical ou oblique (fig. 481, *f*). Les *appendices protoplasmiques* de ces divers neurones rayonnent en tous sens et se ramifient dans la sous-zone où ils ont pris naissance ; l'un d'eux se rend habituellement à la couche moléculaire. Le *cylindre-axe* traverse la couche des grains, parvient à la moléculaire, s'y bifurque à différentes hauteurs et engendre ainsi une arborisation étendue de ramuscules horizontaux (fig. 481, *n*). Les axones qui se bifurquent ou se ramifient dans le quart inférieur de la zone moléculaire collaborent au plexus qui se trouve en ce point et peuvent même fournir des branches ascendantes au plexus intergranulaire.

Axone pour la couche moléculaire.

b) Les cellules à cylindre-axe descendant siégent dans toute la hauteur de la sous-zone moyenne ou plexiforme, mais surtout dans sa moitié inférieure. Elles sont étoilées ou fusiformes. Leurs *expansions protoplasmiques*, très longues et duvetées, cheminent d'ordinaire horizontalement et ne pénètrent jamais dans la couche des grains. Le *cylindre-axe*, épais, descend presque en ligne droite jusqu'au hile et se continue par une fibre de l'alveus. A son passage à travers la couche moléculaire située au-dessus des grandes cellules pyramidales ammoniques, il émet une, deux ou trois *collatérales* fines, qui remontent jusqu'à la sous-zone plexiforme de la fascia dentata et s'y terminent par un modeste bouquet de ramuscules variqueux.

c) Les cellules à cylindre-axe court sont étoilées ; elles envoient leurs dendrites dans toutes les directions. Leur *cylindre-axe*, dont l'orientation est variable mais souvent un peu transversale, se résout en une multitude de branchilles variqueuses, qui contribuent à compliquer le plexus inter-cellulaire de la sous-zone plexiforme.

SOUS-ZONE DES CELLULES FUSIFORMES. — Comme nous l'avons dit, c'est cette assise qui forme la limite de la fascia dentata ; elle est donc, inférieurement, en relation étroite avec la couche moléculaire de la corne d'Ammon. On y trouve plusieurs types cellulaires : des cellules étoilées à cylindre-axe descendant ; des cellules fusiformes à cylindre-axe descendant et des cellules étoilées dont le cylindre-axe court s'épanouit en une large arborisation.

a) Les cellules étoilées à cylindre-axe descendant (fig. 481, *g, j*) sont aplaties de haut en bas ; leurs *dendrites* très nombreuses et ramifiées restent surtout parallèles à la direction de la couche où elles se trouvent ; elles se décomposent dans la sous-zone plexiforme. Le *cylindre-axe*, épais, descend immédiatement à travers la couche moléculaire de la corne d'Ammon, lui fournit quelques *collatérales* récurrentes, puis chemine entre les grandes cellules pyramidales ; après avoir traversé les couches sous-jacentes, il pénètre dans l'alveus.

b) Les cellules fusiformes à cylindre-axe descendant ont une taille moyenne. Elles sont placées concentriquement, près de la limite inférieure de la couche des cellules polymorphes. Leurs pôles émettent des *prolongements dendritiques* d'abord simples, puis ramifiés, qui se perdent dans la sous-zone où ils ont pris naissance. Leur *cylindre-axe* descend pour se mêler aux fibres de l'alveus. Il fournit, en passant, deux ou trois minces *collatérales* à la couche moléculaire ammonique et peut-être aussi à des zones situées plus haut. Sala et Schaffer avaient déjà mentionné ces neurones, mais sans préciser leur situation, ni indiquer la destination de leur cylindre-axe.

c) Les cellules étoilées à cylindre-axe court affectent aussi la forme triangulaire. Nous en représentons une, en *h*, sur la figure 481. Ce corpuscule émet, comme on le voit, un *appendice protoplasmique* ascendant, terminé à la partie supérieure de la couche moléculaire. Son *cylindre-axe* naît sur le côté du corps et ne tarde pas à se décomposer en nombreux ramuscules, tous consacrés à la sous-zone plexiforme. On peut voir sur la figure 482, en *b*, certains cylindres-axes dont les branches de division se répandent dans la couche moléculaire ammonique ; ils proviennent selon toute vrai-

Axone pour l'alveus.

Axone pour le plexus sous-plexiforme.

Ses divers neurones.

Axone pour l'alveus.

Axone pour l'alveus.

Axone pour la sous-plexiforme.

blance de cellules étoilées, semblables à celles que nous venons de décrire ou en tout cas fort voisines d'elles.

Fibres nerveuses de la couche moléculaire. — On constate dans cette assise la présence d'une multitude de fibres nerveuses, fines, plus ou moins horizontales et enchevêtrées en un plexus très dense. Les vides de ce

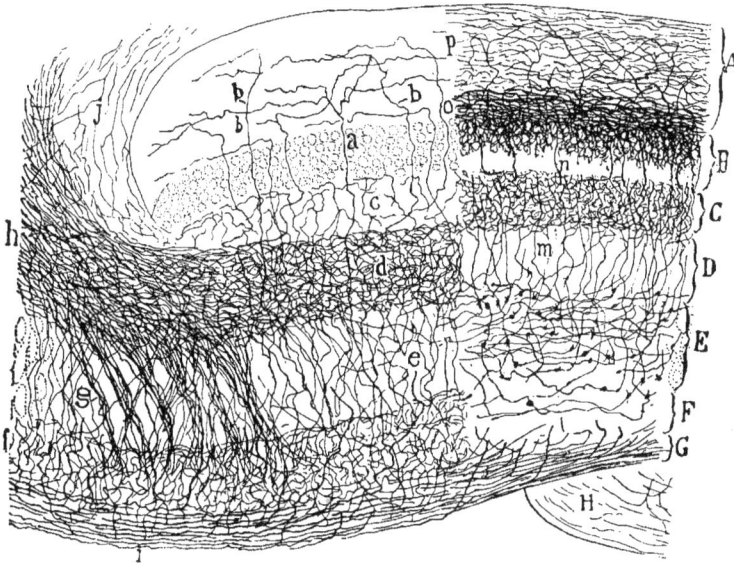

Fɪɢ. 482. — Fibres nerveuses de la fascia dentata et de la corne d'Ammon ; lapin âgé de dix jours. Méthode de Golgi.

A, couche moléculaire de la fascia ; — B, couche des grains ; — C, couche des cellules polymorphes ; — D, couche moléculaire ou plexiforme externe de la corne d'Ammon, dans la région du hile ; — E, couche des grandes cellules pyramidales et fibres moussues qui la traversent ; — F, stratum oriens ; — G, substance blanche, prolongement de l'alveus ; — a, fibres probablement terminales allant à la zone moléculaire de la fascia ; — b, collatérales de la substance blanche ; — c, collatérales de la substance blanche, destinées à la sous-zone plexiforme ; — d, plexus de collatérales situé dans la couche moléculaire de la corne ; — e, g, collatérales traversant la couche des cellules pyramidales ; — f, collatérales allant au stratum oriens ; — i, alveus ; — m, cylindres-axes des grains et leur plexus de collatérales situé au-dessus ; — o, plexus cylindre-axile et intergranulaire. — A gauche se trouvent les collatérales et terminales de la substance blanche : à droite, les plexus formés par les cylindres-axes issus des cellules de la fascia ainsi que par leurs collatérales.

plexus sont remplis par les expansions protoplasmiques des grains et par celles qui proviennent d'un certain nombre de neurones logés dans la couche des cellules polymorphes. Les fibres nerveuses sont, les unes, endogènes, les autres exogènes.

Les *fibres endogènes* procèdent : 1º des ramuscules terminaux des cellules habitant la couche moléculaire elle-même; 2º des collatérales du cylindre-axe appartenant à quelques grains déplacés ; 3º des branches terminales de l'axone issu des cellules à cylindre-axe ascendant ; 4º des branches terminales de cylindres-axes courts, provenant de neurones de la couche des

1º Fibres endogènes :

cellules polymorphes ; 5° des collatérales et terminales de la substance blanche de l'alveus.

Les *fibres exogènes*, dont il sera question plus tard. sont des fibres terminales de l'alveus et de la voie temporo-ammonique.

On peut se rendre compte de la richesse extraordinaire des plexus formés par l'arborisation terminale tant des fibres endogènes que des exogènes, en jetant un coup d'œil, en *A*, sur la figure 482 ; la couche plexiforme superficielle de la fascia dentata en est totalement feutrée.

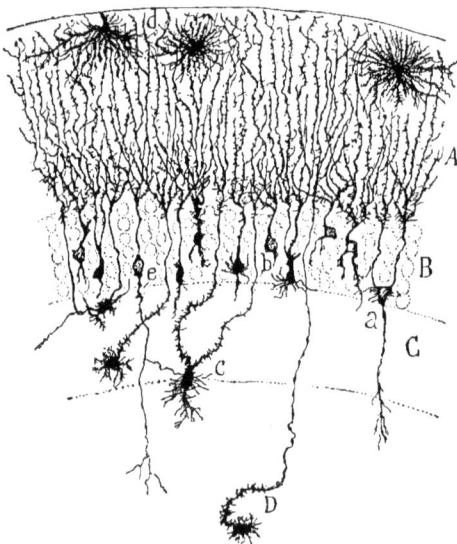

Fig. 483. — Cellules névrogliques de la fascia dentata; lapin nouveau-né.
Méthode de Golgi.

A, couche moléculaire ; — B, couche des grains ; — C, couche des cellules polymorphes ; — D, corne d'Ammon ; — *a*, cellule névroglique munie d'un appendice descendant ; — *b*, autre cellule névroglique, piriforme ; — *c*, cellule plus profondément située ; — *d*, cellule araignée ; — *e*, cellule névroglique fusiforme.

Névroglie (fig. 483, *B*). — On trouve dans la fascia dentata deux sortes de cellules névrogliques, les unes étoilées, les autres fusiformes.

Les *cellules étoilées* habitent surtout la bordure externe de la couche moléculaire. Sala les a bien étudiées et les a comparées fort justement à celles qui occupent la même zone dans l'écorce type (fig. 483, *d*).

Les *cellules fusiformes* ou *allongées* gisent entre les grains, mais plus particulièrement au-dessous d'eux, et forment une ou deux rangées irrégulières (fig. 483, *e*, *b*). Ces corpuscules s'imprègnent très bien chez le lapin nouveau né ; ils rappellent par leur forme et leur direction les éléments allongés que l'on observe dans la couche des cellules de Purkinje du cervelet. De ces corpuscules les uns sont ovoïdes et possèdent une seule expansion périphérique ; en pénétrant dans la couche moléculaire, cette expansion se décompose en un bouquet de filaments très variqueux et couvert d'excroissances. Les autres sont fusiformes ou triangulaires ; ils émettent à leur partie inférieure un ou deux appendices courts, épais et très variqueux, et à leur partie supérieure une tige qui se porte vers la surface et se ramifie en buisson.

La couche des cellules polymorphes de la fascia dentata et aussi les couches plus profondes appartenant à l'écorce de la portion amincie de la corne d'Ammon renferment, chez le lapin nouveau-né, ces mêmes cellules névrogliques allongées. Cela prouve que les cellules fusiformes de la couche des grains ne sont que des cellules épithéliales parties de l'alveus. D'ailleurs, ces corpuscules se comportent comme les autres à la périphérie ; ils envoient, en effet, un bouquet de fibrilles variqueuses et ascendantes à la couche moléculaire (fig. 483, c, D). *3° dans la couche des cellules polymorphes.*

Les cellules névrogliques de la couche des grains perdent chez le lapin âgé de dix-neuf jours le ou les appendices descendants ; il ne reste plus que le corps et la tige périphérique dont l'aspect primitif est à peine modifié. Quant aux cellules névrogliques fusiformes, nous avons lieu de croire qu'elles persistent à l'âge adulte. *Évolution des cellules névrogliques fusiformes.*

CHAPITRE XXXII

VOIES AFFÉRENTES ET EFFÉRENTES DE LA CORNE D'AMMON
ET DE LA FASCIA DENTATA

La corne d'Ammon et la fascia dentata reçoivent deux voies : la grande *voie temporo-ammonique* sensorielle ou centripète, qui se termine dans leur couche plexiforme superficielle, et la voie *commissurale* ou *inter-ammonique*, issue selon toute vraisemblance de la corne d'Ammon et de la fascia dentata du côté opposé. Ces centres émettent, d'autre part, deux voies : la *fimbria*, qui se continue par les piliers antérieurs du trigone, et *la portion initiale de la voie inter-ammonique* déjà citée ou *psalterium ventral*.

Nous allons examiner l'origine et la terminaison de ces différentes voies.

VOIES AFFÉRENTES
VOIE TEMPORO-AMMONIQUE OU VOIE OLFACTIVE DE TROISIÈME ORDRE

Les neurologistes ignoraient en quels points commence et s'achève ce courant important. Nous avons donc cherché à élucider cette question en étudiant les petits mammifères, la souris en particulier. Voici, en un mot, à quel résultat nous sommes parvenus.

Origine, trajet et terminaison.

La corne d'Ammon ne reçoit les courants olfactifs ni de la région frontale du cerveau, ni par l'intermédiaire de la cloison transparente, comme on l'avait cru jusqu'ici. Ces courants lui viennent du lobe piriforme ou écorce temporale supérieure ; car il part de cette région un contingent très épais de fibres qui, placées d'abord dans l'angle du subiculum, traversent successivement toutes les couches de ce centre, abordent ensuite les zones plexiformes de la corne d'Ammon et de la fascia dentata, et s'y ramifient enfin pour se mettre en contact avec le bouquet terminal des grains et des cellules pyramidales.

Ses trois faisceaux.

La voie temporo-ammonique est constituée par trois cordons nerveux : le cordon *angulaire* ou *voie temporo-ammonique croisée;* les *faisceaux perforants* ou *voie temporo-ammonique directe*, et la *voie temporo-alvéaire*.

Faisceau angulaire ou voie temporo-ammonique croisée. — Le faisceau
auquel nous avons donné le nom d'angulaire à cause de sa position dans le
fond de l'angle du subiculum, apparaît dans la substance blanche de cette
région sous la forme d'une masse volumineuse triangulaire, bien délimitée,
lorsqu'on examine des coupes sagittales du cerveau de petits mammifères,
après les avoir traitées par les méthodes de Weigert et de Golgi. Il est situé
entre le prolongement latéral du bourrelet du corps calleux en haut et la
corne d'Ammon en bas. Ses fibres se distinguent des fibres calleuses par
leur plus grande épaisseur; elles se différencient, au contraire, des fibres du

*Situation,
caractères dif-
férentiels.*

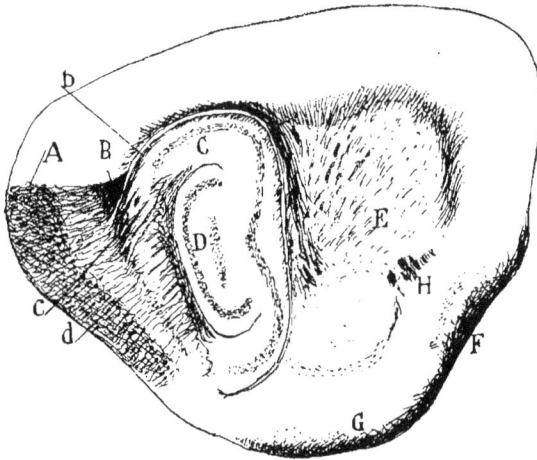

Fig. 484. — Coupe sagittale et très latérale du cerveau de souris âgée de quelques jours.
Méthode de Golgi.

A, ganglion temporal supérieur ; — B, cordon angulaire ou temporo-ammonique croisé ; — C, région
supérieure de la corne d'Ammon ; — D, fascia dentata ; — E, corps strié ; — F, racine olfactive
externe ; — G, écorce temporale olfactive ; — H, commissure antérieure ; — b, voie temporo-
alvéaire ; — c, d, faisceaux perforants supérieurs de la corne d'Ammon ou voie temporo-ammonique directe.

cingulum et des perforantes temporo-ammoniques par une finesse un peu
plus grande (figs. 485 et 486, B).

Le cordon angulaire se porte transversalement ou un peu obliquement
de bas en haut, depuis la portion caudale ou supérieure de l'écorce temporale jusqu'à la ligne médiane; là, il se place au-dessous du bourrelet du
corps calleux et au-dessus de la terminaison de la corne d'Ammon. Il y
forme en grande partie, sinon en totalité, ce que Ganser et Kölliker appellent *psalterium dorsal*.

Rien n'est plus facile que de reconnaître le commencement et la fin de
ce faisceau, lorsqu'on a sous les yeux des coupes sagittales du cerveau
de souris âgées de quelques jours. On voit, en B, sur les figures 484 et 485,
qui représentent des coupes sagittales très éloignées de la ligne médiane,
que les fibres du faisceau angulaire sont la continuation des cylindres-
axes nés dans l'extrémité supérieure du noyau angulaire ou temporal su-

Trajet.

*Son origine
dans le noyau
angulaire.*

périeur, *A*. En ce point, le ganglion possède une texture plus fine et plus dense que partout ailleurs. Les très nombreux axones qui en partent se dirigent d'abord directement en avant, puis se coudent à leur passage près de l'angle du ventricule afin de se porter en haut et en dedans. C'est à cause de ce changement de direction que les cylindres-axes apparaissent sectionnés en travers ou obliquement dans les coupes sagittales. Ils se continuent avec les fibres du cordon angulaire par simple inflexion, ordinairement ; parfois aussi ils se bifurquent ; dans ce cas, l'une des deux branches va col-

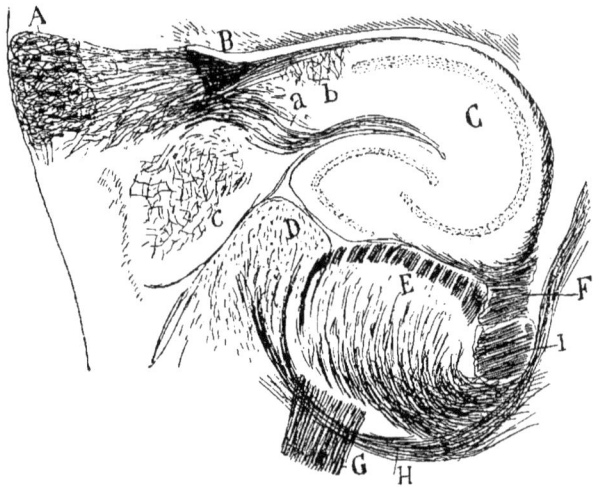

Fig. 485. — Coupe sagittale et très latérale de la région de la corne d'Ammon ; souris âgée de huit jours. Méthode de Golgi.

A, bord externe et extrémité supérieure du ganglion angulaire ou temporal supérieur ; — B, cordon temporo-ammonique croisé ou angulaire ; — C, corne d'Ammon ; — D, corps genouillé externe ; — a, voie temporo-ammonique perforante et ascendante.

laborer au cordon angulaire et l'autre se porte en dehors, vers un point que nous n'avons pu fixer.

Dans les coupes sagittales plus internes (fig. 486, *B*), on ne voit plus le noyau angulaire. La voie temporo-ammonique croisée s'y montre sous la forme d'un faisceau à section triangulaire qui continue à rester dans l'angle ventriculaire. Elle s'est portée un peu en avant, a complètement abandonné la paroi épendymaire externe et recouvre la face profonde du subiculum et une faible partie de l'alveus. Plus les coupes se rapprochent de la ligne médiane, plus le triangle formé par le cordon angulaire s'allonge et gagne de terrain au-dessus de l'alveus (fig. 487, *B*). Enfin, dans les coupes qui passent par la ligne médiane ou à son voisinage, le cordon angulaire est aplati de bas en haut ; en dessus, il adhère au corps calleux, dont le séparent quelques fibres du *fornix longus* de Forel ; en dessous, il s'étend sur une grande partie de l'alveus de la corne d'Ammon, devenue rudimentaire en ce point (fig. 489, *B*).

Lorsqu'il arrive à l'amas ganglionnaire du presubiculum et surtout à la hauteur des régions les plus postéro-inférieures de ce dernier, le cordon angulaire émet un certain nombre de grosses fibres, les unes terminales, les autres collatérales. Ces fibres pénètrent dans l'écorce du ganglion et s'épanouissent entre ses cellules en une arborisation touffue et compliquée, dont

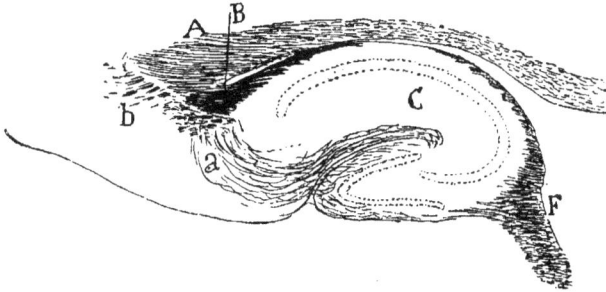

FIG. 486. — Coupe sagittale de la corne d'Ammon et du cordon angulaire faite dans un plan plus interne que la précédente ; souris âgée de huit jours. Méthode de Golgi.

A, corps calleux ; — B, faisceau angulaire ou temporo-ammonique croisé ; — C, corne d'Ammon ; F, fimbria ; — *a*, fibres temporo-ammoniques perforantes directes.

nous avons eu déjà à nous occuper (fig. 488, C). La majeure partie ou peut-être la totalité de ces fibres semblent venir de la ligne médiane. Or, il faut savoir que la voie angulaire renferme aussi des cylindres-axes qui lui viennent des cellules pyramidales du presubiculum. Il n'y aurait donc pas lieu de s'étonner si les fibres que nous avons vu se ramifier sous l'écorce du gan-

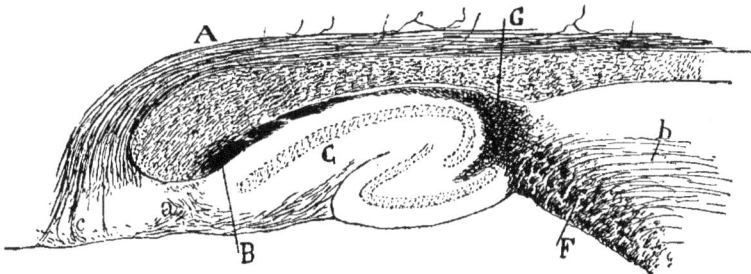

FIG. 487. — Coupe sagittale passant le long du cingulum et plus voisine de la ligne médiane que la précédente ; souris âgée de huit jours. Méthode de Golgi.

A, cingulum ; — B, faisceau angulaire ou temporo-ammonique croisé ; — C, corne d'Ammon.

glion présubiculaire ou précommissural n'étaient autres que les cylindres-axes venus du même ganglion du côté opposé.

Une seconde partie passablement importante du cordon angulaire s'accole au système des fibres temporo-ammoniques directes et se perd entre ses faisceaux. Il est probable qu'elle se termine dans la corne d'Ammon comme ces fibres directes.

3° dans l'amas supérieur du ganglion temporal supérieur.

Enfin, à son point de départ dans le ganglion olfactif temporal supérieur, on voit toujours le cordon angulaire émettre, comme nous l'avons déjà indiqué (fig. 458, *b*, *d*), des fibres centripètes, c'est-à-dire des fibres qui se ramifient dans le plexus nerveux intercellulaire de ce ganglion. Ces conducteurs ne sont pas très nombreux; ils se terminent dans l'amas cellulaire supérieur du ganglion. C'est de ce même point que sortent la plupart des fibres du cordon angulaire ou voie temporo-ammonique croisée.

Les trois espèces de fibres du faisceau angulaire.

Il ressort de nos observations que le cordon angulaire est vraisemblablement composé de trois espèces de fibres au moins : des fibres commissurales du presubiculum, des fibres du ganglion temporal supérieur et des

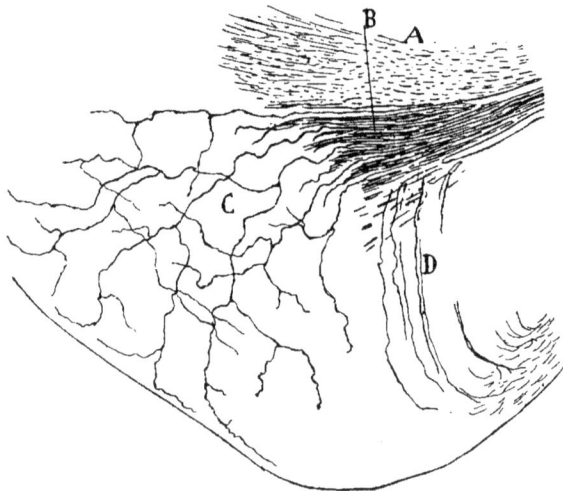

FIG. 488.—Coupe sagittale du subiculum et du presubiculum; souris âgée de quatre jours. Méthode de Golgi.

A, corps calleux; — B, cordon angulaire; — C, noyau du presubiculum ou précommissural; — D, faisceaux temporo-ammoniques perforants directs.

fibres temporo-ammoniques croisées. Il n'est pas possible, dans l'état actuel, de préciser ni la place de ces divers conducteurs ni leur proportion.

Son homologie avec le psalterium dorsal.

La voie temporo-ammonique croisée n'est que le *psalterium dorsal* de Ganser et de Kölliker. Ce système de fibres transversales, très développé chez les rongeurs, est considéré par presque tous les auteurs comme une commissure interammonique. Cela n'est pas en réalité, car la corne d'Ammon et probablement le subiculum envoient leurs fibres commissurales, comme aussi leurs fibres de projection, à la fimbria et au faisceau sus-fimbriaire de la ligne médiane, ainsi qu'on le verra plus loin.

Son absence de rapports avec la fimbria et l'alveus ex-

D'ailleurs, nous ne sommes pas le seul à prétendre que le psalterium dorsal, ou, si l'on aime mieux, la voie temporo-ammonique croisée, est étranger à la fimbria et à l'alveus extraventriculaire, et que ses rapports avec la corne d'Ammon sont peu nombreux ou bien faibles. Un certain nombre de savants profes-

sent, en effet, cette opinion. Nous citerons, parmi eux, Honegger[1], qui sou- *tra-ventricu-*
tient que ce cordon est en rapport avec la lame blanche superficielle du *laire.*
subiculum. Dejerine[2] partage également cette manière de voir, mais il ajoute,
ce qui nous semble douteux chez les petits mammifères, que le psalterium

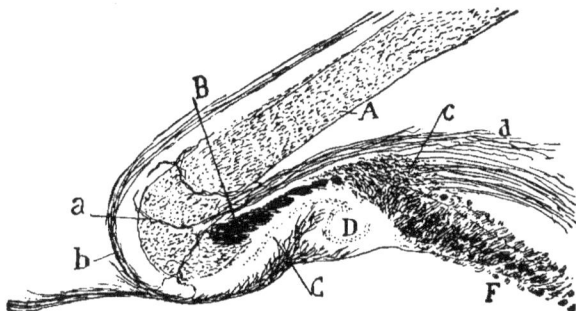

Fɪɢ. 489. — Coupe sagittale de la région ammonique, près de la ligne médiane ; souris
âgée de huit jours. Méthode de Golgi.

A, corps calleux ; — B, psalterium dorsal ; — C, corne d'Ammon ; — D, fascia dentata ;
b, nerfs de Lancisi.

dorsal reçoit, en outre, des fibres du cingulum et de l'alveus intraventriculaire.
Pour lui, le psalterium n'est pas seulement une commissure interammonique,

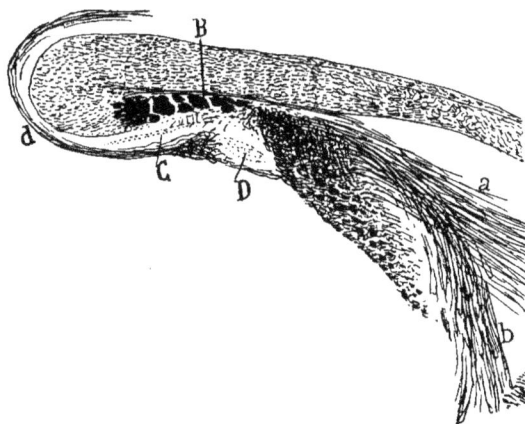

Fɪɢ. 490. — Coupe sagittale et médiane du psalterium dorsal ; souris âgée de dix jours.
Méthode de Golgi.

B, psalterium dorsal ou voie temporo-ammonique croisée ; — C, corne d'Ammon rudimentaire ; —
D, fascia dentata à ses débuts ; — *a*, collatérales du psalterium ventral ; — *b*, radiation de
Zuckerkandl ; — *d*, stries internes sus-calleuses et fasciola cinerea.

c'est aussi un faisceau d'association entre le gyrus fornicatus d'un côté et la
corne d'Ammon du côté opposé.

1. Honegger, Vergleichend-anatomische Untersuchungen über den Fornix, etc. *Rec.
de Zoolog. Suisse*, t. V, 1890.
2. Dejerine, Anatomie des centres nerveux, t. II, 1901.

Voie temporo-ammonique directe. — Lorsque nous nous sommes occupé du subiculum, nous avons signalé l'existence de paquets de fibres qui partent de la substance blanche, perforent l'écorce grise et vont jusqu'à la couche plexiforme de ce centre et de la corne d'Ammon. Nous allons étudier en détail l'origine et la terminaison de ces fibres.

Origine.

Ce n'est pas à des coupes sagittales qu'il faut s'adresser pour cela. Pourtant, lorsqu'elles sont très latérales et surtout lorsqu'elles intéressent le ganglion angulaire ou ses approches, ces coupes nous apprennent deux faits intéressants : 1° les fibres perforantes ne viennent pas du faisceau temporo-ammonique croisé, mais directement de l'écorce et des portions moyennes et inférieures du ganglion temporo-olfactif supérieur ; 2° les faisceaux

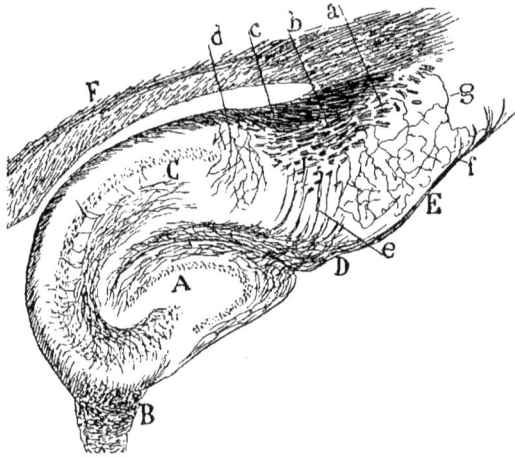

Fig. 491. — Coupe sagittale de la partie [supérieure de la corne d'Ammon ;. souris âgée de dix jours. Méthode de Golgi.

A, fascia dentata ; — B, fimbria ; — C, corne d'Ammon ; — D, subiculum ; — E, presubiculum ; — a, faisceaux lâches et ascendants, situés au-dessous du presubiculum ; — b, faisceaux du même genre, placés au-dessous du subiculum ; — c, cordon angulaire ou temporo-ammonique croisé ; — d, collatérales de la voie temporo-alvéaire ; — e, faisceaux temporo-ammoniques perforants du subiculum ; — g, fibres terminées dans le presubiculum.

Ses deux sortes de fibres perforantes; leur destination.

perforants dont elles sont les éléments constitutifs se distinguent, et par leur position et par leur direction, en *faisceaux supérieurs* ou *ascendants* destinés à innerver le segment] supérieur ou arqué de la corne d'Ammon, et en *faisceaux inférieurs*, obliques ou transverses, allant à la portion inférieure de ce centre (fig. 492).

Origine dans le ganglion temporal supérieur. Trajet.

Faisceaux perforants supérieurs. — La partie la plus élevée du ganglion temporal supérieur envoie à la corne d'Ammon, comme le montre la figure 492 en *F*, d'une part la voie angulaire ou commissurale, et, d'autre part, un contingent de gros faisceaux, disposés en un plexus lâche. Ces faisceaux, qui nous intéressent maintenant, sont d'abord situés dans la substance blanche, en arrière de la voie angulaire et un peu plus superficiellement qu'elle ; ils deviennent ensuite perforants. Les coupes sagittales, peu favorables comme nous l'avons dit, montrent ces faisceaux coupés en travers ; les sections parallèles à la corne d'Ammon les présentent au contraire en long (figs. 484, c, et 492, b). Plus les coupes sagittales approchent de la ligne médiane, moins on y aperçoit de fibres perforantes ; on n'en observe même plus ou presque plus, lorsqu'on atteint cette ligne.

On peut voir, en b, sur la figure 491, les fibres perforantes telles qu'elles se présentent dans les coupes de la région moyenne et un peu supérieure

Disposition

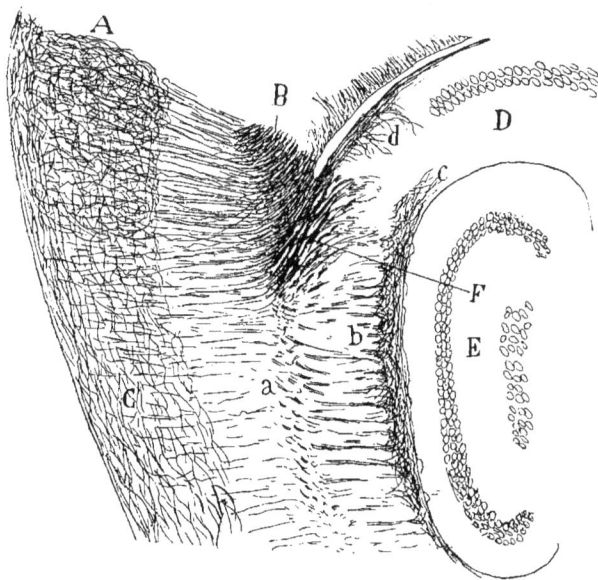

Fig. 492. — Coupe sagittale et très latérale du ganglion temporal supérieur et de la corne d'Ammon ; souris âgée de dix à douze jours. Méthode de Golgi. — Cette coupe est semblable à celle qui est représentée sur la figure 484, mais elle est dessinée à un plus fort grossissement.

A, extrémité supérieure du ganglion ; — B, cordon angulaire ou temporo-ammonique croisé ; — C, portion inférieure du ganglion temporal supérieur ; — D, corne d'Ammon ; — E, fascia dentata ; — F, faisceaux temporo-ammoniques perforants ou directs situés dans le subiculum ; — a, b, faisceaux perforants inférieurs ; — c, couche moléculaire de la corne d'Ammon ; — d, fibres de la voie temporo-ammonique de l'alveus.

de la corne d'Ammon, niveau auquel l'extrémité haute du presubiculum n'a pas encore disparu. On remarquera que le plan de fibres épaisses ou plexiformes situées contre la frontière postérieure de la voie angulaire émet deux prolongements, l'un vers le subiculum, l'autre vers le presubiculum. Du prolongement subiculaire partent de nombreux paquets de fibres perforantes (fig. 491, e) ; quant au prolongement présubiculaire, il émet un certain nombre de fibres terminales (fig. 491, g), qui paraissent relativement simples, parce que la souris qui a servi à la préparation dessinée ici était âgée de quelques jours seulement. D'autres fibres terminales proviennent du grand faisceau commissural ou angulaire,

Les fibres perforantes abandonnent de temps à autre, pendant leur trajet à travers le subiculum, un certain nombre de collatérales. Celles-ci cheminent, comme les terminales, à travers l'écorce du subiculum et se terminent dans la couche plexiforme. On reconnaît bien la forme ordinaire des arborisations de ces diverses fibres dans les coupes parallèles à la corne d'Ammon. Une de ces arborisations est surtout remarquable en raison de sa fréquence ; elle est fournie par certains tubes épais qui se bifurquent

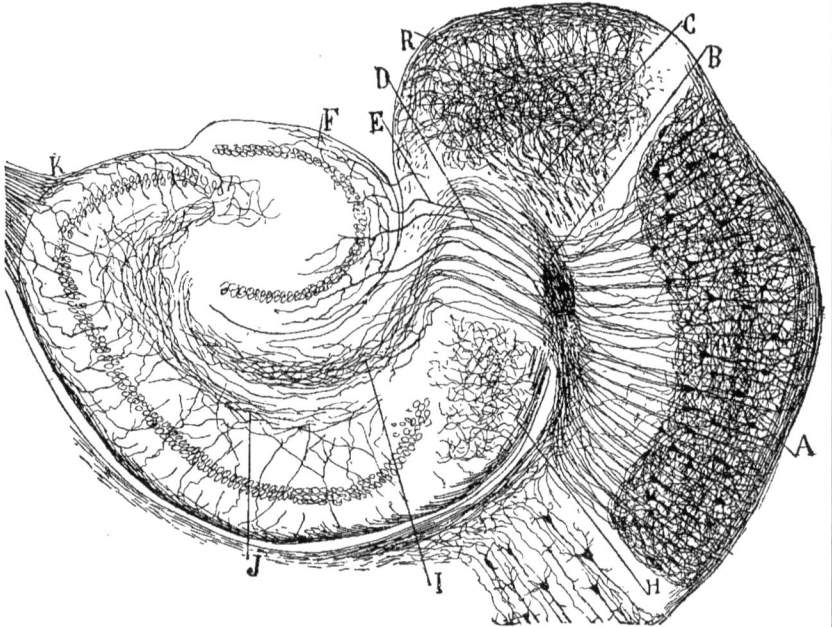

Fig. 493. — Coupe horizontale du ganglion temporal supérieur et de la corne d'Ammon immédiatement au-dessous du plan du cordon angulaire ; souris âgée de quinze jours. Méthode de Golgi.

A, ganglion temporal supérieur ; — B, point de concours des faisceaux temporo-ammoniques perforants inférieurs ; — C, faisceaux afférents du presubiculum ; — D, fibres perforantes ; — E, fibres allant à la fascia dentata ; — F, fibres terminées dans la fascia dentata ; — H, voie temporo-ammonique alvéaire et plexus qu'elle produit dans le subiculum ; — I, plexus formé par les fibres perforantes dans la couche lacunaire de la corne d'Ammon ; — J, plexus de collatérales dans cette corne ; — K, fimbria ; — R, plexus profond du subiculum.

en une grosse branche terminale qui devient rapidement une fibre perforante, et en une branche fine qui, après avoir continué un certain temps la direction longitudinale du tronc d'origine, se termine comme la précédente.

Faisceaux perforants inférieurs. — Les régions moyennes et inférieures

du ganglion temporal supérieur envoient au segment inférieur de la corne d'Ammon un grand nombre de paquets de fibres, moins épais que ceux des perforantes supérieures, mais, comme eux, disposés verticalement. On aperçoit aisément ces faisceaux dans les coupes sagittales et très latérales (fig. 492, *a*); ils cheminent d'abord vers l'angle du ventricule, où ils s'infléchissent pour devenir transversaux, ce qui explique, entre parenthèses, pourquoi ils apparaissent coupés en travers dans certaines prépara tions ; enfin ils pénètrent obliquement ou horizontalement dans l'écorce du subiculum et dans la corne d'Ammon.

On parvient à suivre parfaitement les cylindres-axes perforants inférieurs *Trajet.*

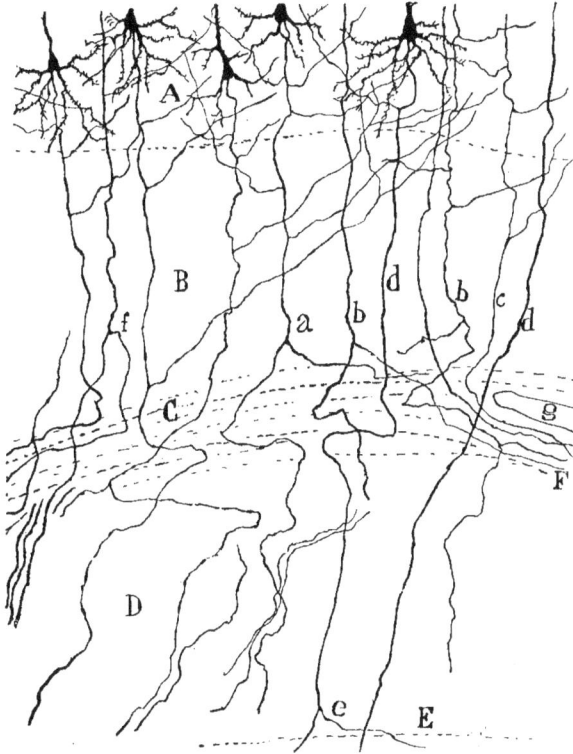

Fig. 494. — Détails de l'origine et de l'entrée des fibres du ganglion temporal supérieur dans le subiculum ; souris âgée de douze à quinze jours. Méthode de Golgi.

A, couche des grandes cellules pyramidales du subiculum ; — B, couche des grains ; — C, couche de substance blanche sous-jacente au subiculum ; — D, subiculum ; — E, couche plexiforme externe de la corne d'Ammon ; — F, lieu de concours de fibres perforantes temporo-ammoniques ; — *a, b*, fibres bifurquées ; — *c*, fibre fine non bifurquée ; — *d*, fibres épaisses non bifurquées ; — *e*, bifurcation d'une fibre dans la plexiforme externe de la corne d'Ammon ; — *f*, division anticipée d'une perforante temporo-ammonique ; — *g*, angle ou bord externe du ventricule latéral.

dans les coupes horizontales qui comprennent, en plus du segment inférieur de la corne d'Ammon, les régions les plus basses du ganglion temporo-olfactif supérieur. Ces axones, émanés pour la plupart des cellules pyramidales grandes et moyennes de ce ganglion, s'assemblent avant d'aborder le subiculum en une lame blanche, située sous le ventricule et courant transversalement jusqu'au sommet de l'angle du subiculum. A partir de ce point, l'ensemble lamellaire des cylindres-axes se désagrège et forme un groupe de paquets divergents. Après s'être étalés sur une étendue assez considérable du subiculum, ces paquets traversent presque horizontalement son écorce et s'élèvent jusqu'à la zone plexiforme et à la corne d'Ammon.

La figure 494 montre, en *a*, *b*, *d*, les détails relatifs à l'origine et à la partie initiale du trajet de ces tubes. Les fibres épaisses sont parmi celles dont le trajet est le moins compliqué ; elles passent, en effet, presque directement

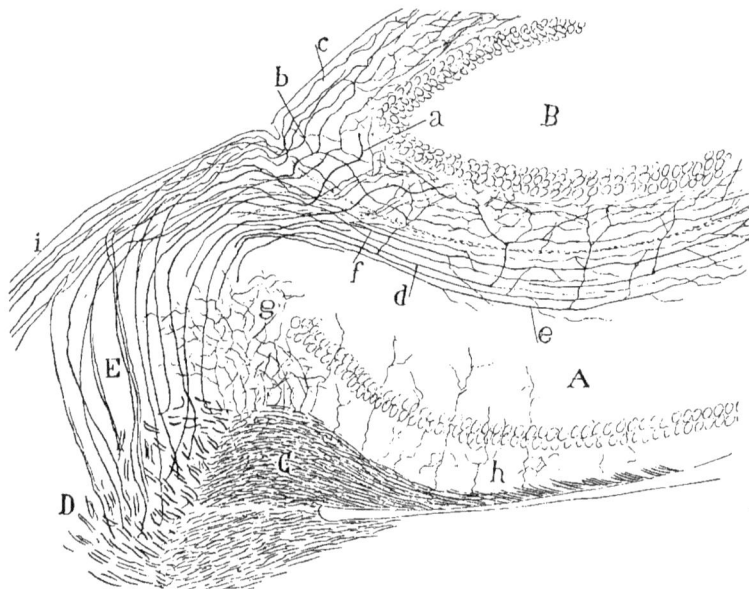

Fig. 495. — Coupe sagittale du cerveau, montrant le trajet et la terminaison des fibres perforantes supérieures ; souris âgée de quinze jours. Méthode de Golgi.

A, corne d'Ammon : — B, fascia dentata : — C, cordon angulaire ou temporo-ammonique croisé : — D, voie ascendante donnant naissance aux fibres temporo-ammoniques perforantes ; — E, faisceaux perforants : — *a*, fibre épaisse pénétrant dans la couche moléculaire de la fascia dentata : — *b*, fibre afférente bifurquée : — *c*, fibre afférente allant à la portion libre de la fascia ; — *d*, plan de fibres afférentes de la couche moléculaire de la corne d'Ammon ; — *e*, fibres donnant des branches perforantes à la fascia dentata : — *f*, fibres non bifurquées et destinées à la corne d'Ammon seulement : — *h*, collatérales du faisceau angulaire.

du ganglion temporal supérieur à l'écorce du subiculum sans se ramifier (fig. 494, *d*). D'autres se bifurquent dans la couche de substance blanche en une branche perforante directe et une branche qui court tangentiellement sur un certain espace (fig. 494, *a*). D'autres se bifurquent également, mais l'une de leurs branches se rend à la voie temporo-ammonique de l'alveus (fig. 494, *b*), tandis que la seconde devient perforante, après un trajet parallèle aux fibres de la substance blanche. Parfois, les troncs des cylindres-axes produits par les cellules pyramidales du ganglion temporal supérieur se bifurquent par anticipation (fig. 494, *f*).

Terminaison des fibres perforantes de la voie temporo-ammonique directe. — Qu'elles soient terminales ou collatérales, les perforantes supérieures et inférieures se terminent de la même façon. A peine arrivées à la couche moléculaire de la corne d'Ammon, elles changent brusquement de direction; elles se portent, en effet, vers la portion terminale de la corne et, par conséquent, transversalement à celle-ci et au subiculum. Par suite de ce crochet, les fibres perforantes se trouvent sectionnées en travers ou obliquement dans les coupes frontales, au niveau des couches plexiforme du subiculum et moléculaire de la corne; leur section est, au contraire, oblique et même transversale dans les coupes sagittales du cerveau qui, pour la corne d'Ammon, sont presque transversales.

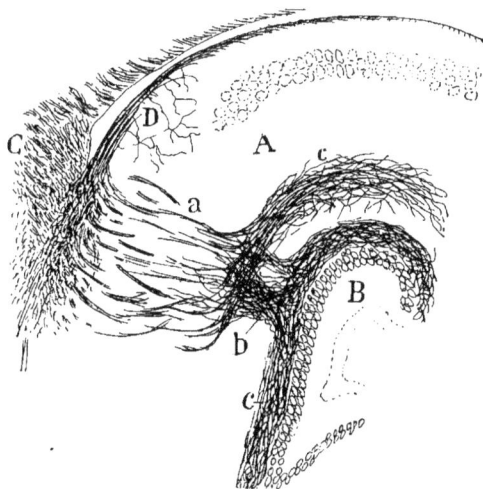

Fig. 496. — Coupe sagittale et un peu oblique de la corne d'Ammon et de la fascia dentata ; souris âgée de douze jours. Méthode de Golgi.

A, corne d'Ammon ; — B, fascia dentata ; — C, cordon angulaire ou temporo-ammonique croisé ; — D, faisceau temporo-ammonique alvéaire ; — a, faisceaux perforants supérieurs ; — b, faisceau destiné à la fascia dentata ; — c, prolongement de ces faisceaux dans la couche moléculaire de la corne d'Ammon.

Nous avons représenté sur les figures 495, en E et 496, en a, des coupes sagittales où l'on peut bien voir le trajet des fibres perforantes au moment où elles vont se terminer. On remarquera que les arborisations de ces fibres s'étendent sur la totalité des couches moléculaire et lacunaire de la corne d'Ammon ainsi que sur toute la hauteur de la couche moléculaire de la fascia dentata.

Considérées au point de vue de la région dans laquelle s'effectue leur terminaison, les fibres perforantes peuvent être rangées sous trois rubriques : une première de fibres directes pour la fascia dentata; une seconde de fibres destinées à la corne d'Ammon, et une troisième de fibres mixtes, c'est-à-dire arborisées dans ces deux centres nerveux.

Les trois espèces de perforantes suivant le point de leur terminaison.

a) *Les fibres directes pour la fascia dentata* sont peut-être les plus grosses de toutes; on en trouve cependant d'épaisseur moyenne. Elles cheminent d'abord dans la zone plexiforme du subiculum sans se ramifier, arrivent ensuite à la fascia dentata, et s'y divisent en deux courants. Le postérieur, formé d'ordinaire de tubes moyennement épais, pénètre dans la partie postérieure ou superficielle de la fascia ; l'antérieur, où prédominent les fibres à gros diamètre, envahit la partie antérieure du même centre. Les fibres de ces deux courants se répandent dans la couche moléculaire ou plexiforme externe, s'y bifurquent ou s'y ramifient d'une manière plus compliquée ; elles y parcourent de longues distances parallèlement à la direction de la couche. Leur entrelacement forme un plexus touffu qui se trouve en contact intime avec les bouquets dendritiques des grains. Quelques fibres épaisses traversent la couche moléculaire sans se diviser et s'infléchissent à l'approche de la couche des grains, pour courir parallèle-

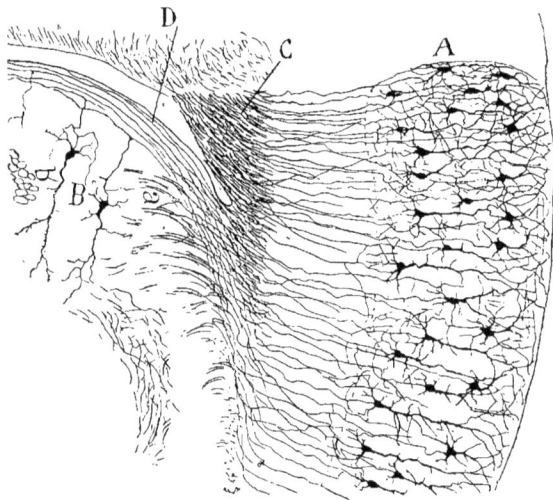

FIG. 497. — Coupe sagittale et très latérale donnant les détails de l'origine du cordon angulaire ou temporo-ammonique croisé et des faisceaux perforants supérieurs ; souris âgée de quinze jours. Méthode de Golgi.

A, noyau temporal supérieur ; — B, subiculum ; — C, cordon angulaire ; — D, voie temporo-ammonique alvéaire ; — a, faisceaux perforants supérieurs ; — b, cellule du subiculum, à cylindre-axe bifurqué.

ment à l'axe longitudinal de la fascia dentata ; le reste de leur parcours n'est donc plus visible sur des coupes transversales de la corne d'Ammon (fig. 495, a, b, c).

Les fibres perforantes directes, destinées au corps godronné, ainsi que les collatérales des fibres mixtes peuvent aborder la fascia dentata par un point quelconque de sa courbure ; la plus grande masse d'entre elles y pénètrent, cependant, par un endroit particulier, voisin du lieu où s'incurve la fascia (fig. 496, b) ; elles y forment, dans certaines préparations, un faisceau très épais et plus ou moins dense.

b) *Les fibres pour la corne d'Ammon* sont les plus nombreuses. On peut les suivre, dans les coupes sagittales, depuis les faisceaux perforants jusqu'au bord de la corne (fig. 496, a, c). Elles se comportent de plusieurs façons à leur arrivée dans la couche plexiforme du subiculum. La plupart s'infléchissent sans se ramifier et pénètrent dans quelques-uns des paquets de fibres longitudinales de la couche lacunaire. D'autres se bifurquent au moment où elles se coudent ; il en résulte une branche ascendante qui pénètre dans la corne d'Ammon, et une autre qui se dirige en sens contraire, du côté du subiculum. Quelques-unes, enfin, se divisent en deux ou trois branches, qui suivent la même direction et courent dans la corne d'Ammon à des hauteurs différentes des couches lacunaire et moléculaire.

c) *Les fibres mixtes* ne se distinguent des précédentes que par leur épaisseur, en général, plus grande et surtout par la ou les collatérales volumineuses qu'elles envoient à la fascia dentata. Ces branches envahissent la couche moléculaire et y forment leur arborisation terminale (fig. 495, *d, e*). Ces branches sont parfois la continuation directe du cylindre-axe ; dans ce cas, les branches qui se rendent à la couche moléculaire de la corne d'Ammon ne peuvent plus être appelées que des collatérales (fig. 495, *d*).

Il existe chez l'homme, comme on peut le voir sur la figure 434, un très gros cordon de substance blanche dans l'angle que fait le subiculum avec la corne d'Ammon. Il existe aussi chez lui des faisceaux perforants épais et nombreux qui se portent aux couches moléculaire et lacunaire de la corne ainsi qu'à la fascia dentata et au feuillet nucléaire ou *lamina medullaris involuta*. Tout cela semble indiquer que l'homme possède également une voie temporo-ammonique croisée et une voie temporo-ammonique directe. La chose est d'autant plus probable que, d'après nos observations, les voies que nous venons de citer et le ganglion temporal supérieur d'où elles proviennent existent à un haut degré de développement dans le cerveau du chien et du chat.

Existence très probable des deux voies temporo-ammoniques chez l'homme.

Leur existence chez le chien et le chat.

Voie temporo-ammonique alvéaire (fig. 497, *D*). — Lorsqu'on examine des coupes sagitto-latérales intéressant le ganglion temporal supérieur et la corne d'Ammon, on voit toujours un groupe de cylindres-axes naître des régions moyennes du ganglion, au-dessous de l'origine du cordon temporo-ammonique croisé. Cet ensemble de cylindres-axes, placé d'abord sous le cordon croisé, s'infléchit brusquement au niveau de l'angle ventriculaire, pénètre dans l'alveus et chemine un certain temps à sa surface ; il se porte ainsi en haut et en avant et finit par se perdre au milieu des fibres endogènes de la corne. Nous avons déjà signalé le nombre considérable de collatérales que fournissent à toute l'écorce du subiculum ces fibres alvéaires, dont l'origine temporale est pour nous indiscutable. Ces collatérales s'arborisent surtout dans une aire triangulaire, limitée en haut par le cordon angulaire ou faisceau commissural, en arrière par les faisceaux perforants, enfin en bas et en avant par les premiers îlots des cellules ammoniques (figs. 493, *H*, et 497, *D*).

1° Fibres nées dans le noyau temporal supérieur.

Leurs collatérales pour le subiculum.

Toutes les fibres collatérales ou terminales du faisceau alvéaire ne naissent pas dans le noyau temporal supérieur de leur côté. La figure 447, dessinée d'après une coupe sagittale et montrant, en *a* et *d*, les détails de ces fibres, en est la preuve. On en voit, en effet, qui viennent de la portion ammonique ou postérieure de l'alveus. Celles-ci se comportent de deux

2° Fibres venues de la région postérieure de l'alveus.

manières : tantôt elles s'infléchissent et envoient leurs arborisations
terminales à une vaste étendue de l'écorce subiculaire, tantôt elles se bifurquent en une branche épaisse qui se termine en se ramifiant dans cette
même écorce, et en une branche mince qui se porte en dehors et se perd

Leur origine probable.
au milieu des fibres du faisceau temporo-ammonique croisé et dans leur
voisinage. Nous ne pouvons rien dire de certain sur l'origine réelle de ces
fibres. Il nous eût fallu suivre tout le parcours de ces conducteurs et des
fibres venues du noyau temporal supérieur, chose impossible même chez
la souris nouveau-née, userait-on des coupes les plus favorables. On peut
présumer qu'il s'agit, en somme, de fibres temporo-ammoniques alvéaires
émanées du côté opposé d'après ce fait qu'au lieu de s'épuiser toutes dans
le subiculum, certaines semblent se continuer encore longtemps vers la
corne d'Ammon.

Axones su-biculaires à destination in-connue.
On trouve aussi, dans la substance blanche de l'alveus, des cylindres-axes
issus des cellules du subiculum et se rendant à la corne. Certains d'entre
eux se divisent en une branche antérieure destinée à l'alveus, et une
branche postérieure qui s'égare entre les fibres du cordon angulaire ou dans
les couches profondes des fibres perforantes (fig. 497, B); nous ignorons leur
trajet et leur terminaison.

VOIES EFFÉRENTES ET NOYAUX DÉPENDANTS DE LA CORNE D'AMMON

FIMBRIA

Son origine dans la corne d'Ammon et sa continuité avec le psalte-rium ventral et le trigone. prouvées :
Les cylindres-axes issus des cellules pyramidales de la corne d'Ammon
se rendent, nous l'avons déjà dit, à l'alveus, c'est-à-dire à la substance blanche
de la corne même. Après y avoir décrit des courbes compliquées, ils s'amassent
dans la fimbria et y forment deux plans de fibres ; le postérieur, assez mince
et constitué par des tubes fins, se continue par la commissure inter-ammonique ou psalterium ventral ; l'antérieur, plus épais et composé de fibres
grosses, est la voie de projection, connue encore sous le nom de piliers
antérieurs du trigone. Ces faits sont prouvés et par l'observation anatomique
et par l'expérimentation.

1° par l'a-natomie ;
Les recherches de Honegger, Ganser, Gudden, Vogt, Kölliker et autres
savants nous ont appris, en effet, que les fibres de la fimbria proviennent
des cellules pyramidales de la corne d'Ammon. Nous-même avons vu très
nettement dans les préparations tirées du cerveau de lapin, souris et
cobaye, puis colorées par les méthodes de Golgi et de Weigert, que la fimbria
et, bien entendu, les piliers du trigone qui en sont la suite, prennent leur
source dans les cellules pyramidales inférieures et supérieures de la corne
d'Ammon. A ce point de vue, les coupes horizontales du cerveau de souris
sont des plus démonstratives.

2° par l'ex-périmentation et l'anatomie pathologique.
La méthode de Marchi fournit aussi une preuve décisive de la continuité
des fibres de la fimbria avec les axones pyramidaux de la corne d'Ammon. Il
suffit, en effet, de couper la corne d'Ammon chez un mammifère, comme

l'ont fait Edinger, A. Wallenberg[1], Probst[2] et d'autres, ou comme nous l'avons fait nous-même chez le lapin en sectionnant en même temps une partie du bord postérieur du lobe occipital, pour voir se développer une dégénération ascendante dans la fimbria. Les traînées de gouttelettes graisseuses courent non seulement le long des piliers du trigone, mais à travers le psalterium ventral jusqu'à la corne d'Ammon du côté opposé. Chez l'homme cette même continuité existe, puisque, suivant une observation de Dejerine[3], la fimbria et les piliers antérieurs du trigone ont été altérés consécutivement à une destruction partielle de la corne d'Ammon, de la fascia dentata et de la circonvolution de l'hippocampe.

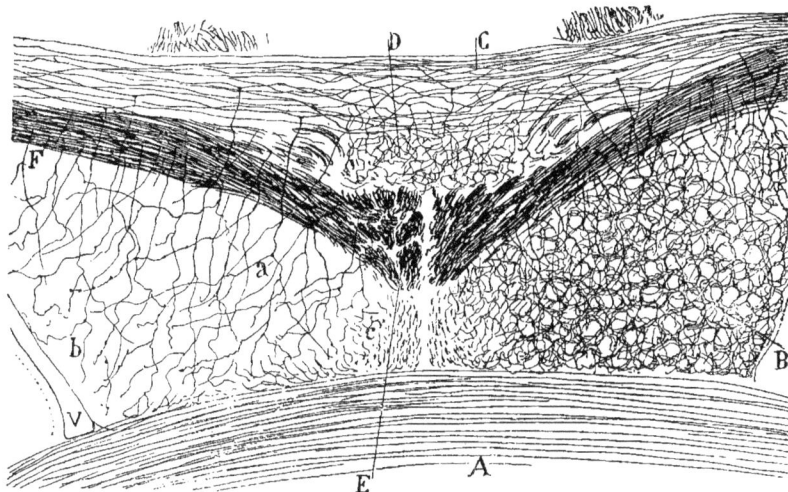

Fig. 498. — Coupe horizontale du septum lucidum ; souris âgée de huit jours. Méthode de Golgi.

A, corps calleux ; — B, plexus de collatérales du noyau principal de la cloison ; — C, psalterium ventral ; — D, noyau triangulaire ; — E, portion descendante du trigone ; — F, portion fimbriaire du trigone ; — V, ventricule latéral ; — a, b, collatérales ; — c, faisceau de Zuckerkandl.

La fimbria prend le nom de piliers antérieurs du trigone ou de *fornix* lorsqu'elle arrive à la ligne médiane, après avoir abandonné les fibres à la commissure inter-ammonique.

PSALTERIUM VENTRAL OU COMMISSURE INTER-AMMONIQUE

On remarque sur les coupes frontales ainsi que sur les coupes horizontales de l'extrémité antéro-supérieure de la corne d'Ammon, non loin du

Situation, trajet et aspect.

1. L. EDINGER u. A. WALLENBERG, Untersuchungen über den Fornix und das Corpus mamillare. *Arch. f. Psychiatrie.* Bd. XXXV, H. 1, 1901.
2. PROBST, Zur Kenntnis des Faserverlaufes des Temporallapens, des Bulbus olfactorius, etc. *Arch. f. Anat. u. Physiol.* Anat. Abteil., H. 6, 1901.
3. DEJERINE, Sur les dégénérescences secondaires consécutives aux lésions de la circonvolution de l'hippocampe, etc. *C. R. de la Soc. de Biol.*, 1897.

corps calleux, un large pont transversal de substance blanche jeté entre les deux fimbrias. Cette voie commissurale très puissante et qui n'est autre que le psalterium ventral unit la corne d'Ammon de gauche à celle de droite. Lorsqu'on a sous les yeux des coupes sagittales passant par la ligne médiane, on reconnaît d'abord que ce système de fibres s'approche, en arrière, du psalterium dorsal, avec lequel cependant il ne se confond jamais; on constate ensuite qu'il se porte obliquement de haut en bas et d'arrière en avant. Le psalterium ventral présente, en outre, un aspect fasciculé sur les coupes transversales ou frontales du cerveau de souris (fig. 5oo, K). On voit fort bien sur ces mêmes préparations qu'il fait suite à la majeure partie des fibres de la fimbria, le reste descendant, comme nous l'avons déjà vu, pour former les colonnes antérieures du trigone. Les sections horizontales, telles que celle représentée sur la figure 498, ne sont pas moins instructives ; elles montrent que le psalterium ventral, C, contient des fibres plus fines que les piliers du trigone, F, et que ses faisceaux, en passant par la ligne médiane, sont séparés par des masses grises, auxquelles ils abandonnent des collatérales.

Ses deux plans de fibres; leurs collatérales.

En étudiant attentivement des coupes sagittales et en les comparant aux horizontales, on découvre dans le psalterium ventral deux régions ou étages. *La région supérieure* est formée par un très gros faisceau qui longe la face antérieure du limbe ou bord supérieur de la fascia dentata (fig. 489, c). Ce faisceau est dû au groupement des fibres commissurales issues de l'étage le plus élevé ou sus-calleux de la corne d'Ammon; il fournit des collatérales à la partie supérieure du septum lucidum. La *région inférieure ou fimbriaire proprement dite* est le lieu où s'assemblent les fibres commissurales des parties moyennes et inférieures de la corne d'Ammon. Il en part des collatérales pour la masse grise inférieure et pour le noyau triangulaire du septum ainsi que pour un assez grand nombre de faisceaux du trigone (figs. 489, F, et 5o5, E).

Situation de leur point de départ dans la corne d'Ammon.

Il n'est pas possible de reconnaître d'une façon précise, dans les préparations au chromate d'argent, les points de départ de chacun des faisceaux ou étages de la commissure inter-ammonique. On ne peut pas, conséquemment, fixer, comme Vogt[1] l'a fait pour le cerveau humain, la position relative des contingents fibrillaires de l'alveus extra- et intraventriculaire. Des séries de coupes bien imprégnées permettent, néanmoins, de constater, *grosso modo*, que les fibres de ces contingents occupent dans la fimbria et le psalterium ventral une situation d'autant plus inférieure que le segment de la corne d'Ammon d'où elles proviennent est lui-même placé plus bas.

Origine et terminaison du psalterium ventral. — Si sur des coupes horizontales du cerveau de souris on suit vers la corne d'Ammon les fibres de cette commissure, on voit qu'un grand nombre d'entre elles prennent naissance dans toutes les régions de la corne et surtout dans

Origine dans les pyra-

1. VOGT, Ueber die Fasersysteme in den mittleren u. caudalen Balkenabschnitten. *Neurol. Centralbl.*, 1895. — Sur le faisceau septo-thalamique et sur le pilier antérieur du trigone. *C. R. de la Soc. de Biol.*, 1898.

l'alveus intra-ventriculaire. En poussant plus loin les investigations, on apprend que ces fibres font suite, pour la plupart, à des cylindres-axes de cellules pyr amidales. Mais d'autres fibres se terminent, au lieu d'y prendre naissance, dans la corne d'Ammon ; ce sont celles qui viennent de la corne du côté opposé. Ces derniers conducteurs cheminent souvent tangentiellement dans le stratum oriens et l'alveus et leur abandonnent des collatérales ;

midales ammoniques d'un côté.

Terminaison dans la couche radiaire ammonique du côté opposé.

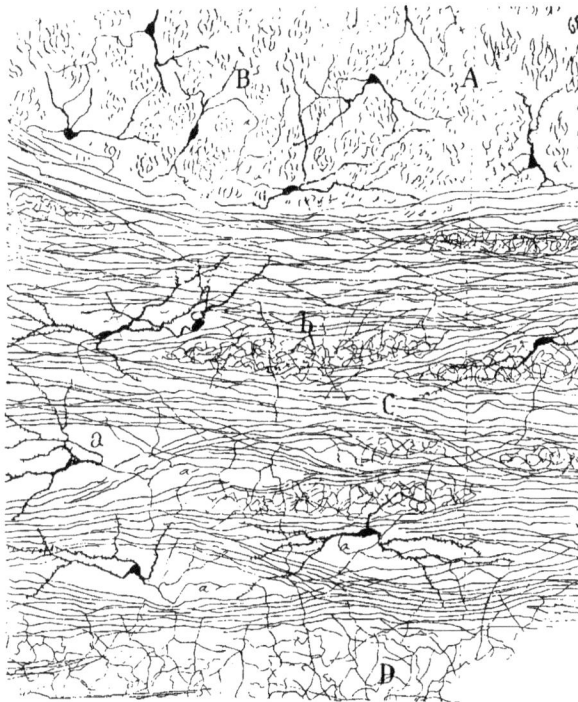

Fig. 499. — Coupe frontale du psalterium ventral en son point le plus élevé ; lapin âgé de huit jours. Méthode de Golgi.

A, raphé ; — B, cellules du fornix longus ; — C, faisceaux du psalterium ventral ; — D, partie supérieure du noyau triangulaire ; — a, cellules des amas interstitiels ; — b, plexus de collatérales du psalterium.

d'autres fois, ils se bifurquent à leur arrivée dans l'alveus intra-ventriculaire en branches supérieure et inférieure ; la première court dans l'alveus intra-ventriculaire, la seconde dans l'extra-ventriculaire. Après un trajet tangentiel variable, ces fibres se coudent et s'enfoncent dans la substance grise sous-jacente.

Les derniers ramuscules des fibres collatérales ou terminales amenées à la corne d'Ammon par le psalterium ventral traversent la couche des cellules pyramidales et vont se ramifier surtout dans la couche radiaire où ils

Trajet préterminal.

s'achèvent ; ils rentrent ainsi en contact avec les tiges protoplasmiques des cellules pyramidales. Les diverses couches cellulaires de la corne d'Ammon reçoivent, par conséquent, des fibres d'origine diverse ; la couche moléculaire est particulièrement innervée par les fibres exogènes, tandis que les couches moyennes, radiaire et lacunaire, le sont par les fibres endogènes ou collatérales de Schaffer et par les fibres commissurales.

Noyau triangulaire du septum et amas cellulaires interstitiels dépendant du psalterium ventral. — Nous appelons *noyau triangulaire* la substance grise de cette forme, qui est limitée par le psalterium ventral en arrière, et par la portion supérieure et presque horizontale des piliers antérieurs du trigone en avant et sur les côtés (figs. 498, *D*, et 500, *G*). On voit sur les coupes sagittales que ce district de substance grise descend tout le long de la fimbria et se rétrécit à ses extrémités supérieures et inférieures.

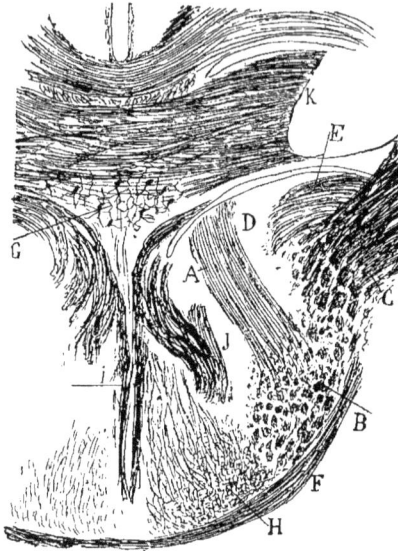

FIG. 500. — Coupe frontale du septum lucidum, passant derrière la commissure antérieure ; souris âgée de quelques jours. Méthode de Golgi.

A, stria thalami ou strie médullaire de la couche optique ; — B, fibres de projection du cerveau ; — C, capsule interne ; — D, extrémité antérieure de la couche optique ; — E, tænia semicirculaire ; — F, bandelette optique ; — G, noyau triangulaire ; — H, grande voie olfactive de projection ; — I, faisceau ammonique destiné au tuber cinereum ; — J, portion descendante du trigone ; — K, psalterium ventral.

Les amas cellulaires interstitiels ont été signalés par Kölliker ; ils s'allongent d'ordinaire transversalement entre les paquets de fibres du psalterium ventral. La coupe frontale du psalterium de lapin, représentée sur la figure 499, montre, en *a* et *b*, quelques-uns de ces amas. Nous étudierons plus loin les neurones de ces divers noyaux.

Collatérales du psalterium ventral : 1° *pour le noyau triangulaire ;* 2° *pour les amas interstitiels.*

De nombreuses collatérales issues du psalterium se ramifient et se terminent dans le noyau triangulaire et les amas interstitiels. On peut voir ces collatérales et le plexus touffu qu'elles engendrent dans le noyau triangulaire sur la figure 498, en *D*, figure qui représente une coupe horizontale de l'extrémité supérieure de ce foyer.

En *b*, sur la figure 499, on apercevra, d'autre part, les plexus enchevêtrés et linéaires que forment les collatérales du psalterium ventral dans les amas cellulaires interstitiels voisins.

PILIERS ANTÉRIEURS DU TRIGONE

Ces piliers ne comprennent pas la totalité des fibres de la fimbria mais seulement, et peut-être tout au plus, le quart du nombre de ces conducteurs. Ils se portent en avant et en dedans vers l'extrémité postérieure du *septum lucidum*, d'où le nom de *fornix obliquus* que leur a donné Honegger. Par suite de leur convergence, ils finissent par se rejoindre et se toucher au niveau de l'extrémité postérieure du septum, sur la ligne médiane (figs. 498, *E*, et 500, *J*) ; ils descendent ensuite, en côtoyant le bord distal du septum et en décrivant une courbe à concavité antéro-interne ; enfin, à la hauteur de la commissure antérieure, ils obliquent en bas et en dehors, pour passer derrière elle et traverser sagittalement le tuber cinereum.

Trajet.

On peut donc partager le trajet des piliers antérieurs du trigone en trois sections : l'une, initiale, ascendante ou fimbriaire ; l'autre, descendante ou septale, et la troisième, sagittale ou hypothalamique.

Ses trois portions:

On aperçoit très bien l'*origine* et la *portion fimbriaire* du *fornix* sur les coupes horizontales du cerveau, chez la souris âgée de quelques jours. La masse principale de ses fibres procède très nettement des cellules pyramidales logées dans le demi-cylindre supérieur ou intra-ventriculaire de la corne d'Ammon. Le cylindre-axe de ces neurones émet fréquemment, avant de pénétrer dans la couche où la fimbria prend naissance, une collatérale, qui se dirige en sens contraire des fibres de la fimbria, et contracte, sans doute, des rapports avec les cellules de la portion extra-ventriculaire et intermédiaire de la corne d'Ammon.

1° Por on fimbriaire

Le segment *septal* ou *descendant* des piliers est des plus visibles sur les coupes sagittales. On voit, en outre, dans ces préparations que la plupart des fibres des piliers sont fournies par les deux tiers supérieurs du plan antérieur de la fimbria (fig. 489, *c*). Les coupes frontales sont également fort instructives, pourvu qu'elles restent parallèles à la portion verticale ou descendante des piliers. La figure 505 en donne la preuve, en *D*. Lorsqu'on a une série de coupes de ce genre à sa disposition, on parvient aisément à constater que les fibres dont le segment septal est formé proviennent de l'étage inférieur et aussi, mais à moindre degré, de l'étage supérieur de la fimbria. On remarque également que les fibres conservent, en descendant, leur disposition primitive les unes par rapport aux autres ; c'est dire que les conducteurs émanés du haut de la fimbria se placent en dedans de la portion descendante du trigone, tandis que ceux qui proviennent de la partie inférieure courent en dehors.

2₀ Portion septale ;

Au moment où les piliers du trigone passent en arrière de la commissure antérieure, et avant qu'ils s'inclinent en dehors, il se détache de leur face interne, au voisinage du raphé, une voie descendante : le *faisceau ammonique du tuber cinereum ;* nous en parlerons bientôt (fig. 500, *i*).

Le *segment inférieur ou sagittal du trigone* se porte en arrière à travers la région sous-thalamique et les couches supérieures du tuber. Il se croise

3° Portion sagittale.

avec son congénère du côté opposé en arrière du corps mamillaire et se comporte comme nous l'avons noté, lorsque nous avons étudié la couche optique (fig. 501, B).

Fibres non-ammoniques du trigone :

Plusieurs questions surgissent lorsqu'on s'occupe du trigone cérébral. On peut se demander si toutes ses fibres sortent de la corne d'Ammon ou s'il n'en reçoit pas aussi du *fornix longus;* on peut se demander encore si, comme l'affirme Kölliker, il ne lui vient pas des fibres croisées et descendantes du psalterium dorsal.

a) venant du fornix longus;

Pour ce qui est des fibres du *fornix longus* de Forel, elles ont été vues par de nombreux neurologistes et, plus récemment, par Kölliker, Dejerine et Elliot Smith, pour qui elles constituent les fibres épaisses du trigone. Ces fibres, que nous avons observées à notre tour, nous ont paru moins nombreuses qu'on ne le suppose. On voit, en *d*, sur la figure 489, qu'il se détache de chaque cingulum des paquets de fibres, qui traversent le corps calleux, se portent en dedans, descendent le long de la ligne médiane et se mêlent, semble-t-il, aux contingents de fibres ammoniques situés le plus haut dans les colonnes antérieures du trigone. Nous verrons plus loin que le plus grand nombre et de beaucoup des fibres perforantes du cingulum forment, en réalité, le *faisceau du septum* de Zuckerkandl.

b) venant du psalterium dorsal ; leur existence improbable.

En ce qui concerne les fibres issues du psalterium dorsal, nous avouerons ne pas les avoir aperçues dans nos préparations. Au reste, les coupes de cerveau du lapin et de souris montrent, lorsqu'elles ont été imprégnées par le chromate d'argent, le psalterium dorsal indépendant, non seulement des piliers du trigone, mais du psalterium ventral lui-même. Cela n'a rien qui doive nous surprendre si nous nous rappelons que les deux psalteriums diffèrent et par leur origine et par leur rôle [1].

Collatérales de la fimbria et des piliers antérieurs du trigone. — Parvenues à la limite postérieure du septum lucidum, les fibres issues de la fimbria émettent à angle droit une multitude de collatérales. Ces branches s'arborisent abondamment dans les noyaux du septum et y forment un plexus des plus serrés. On peut se rendre compte de ces détails, en *F*, sur la figure 498, dessinée d'après une coupe horizontale du septum. Les collatérales que nous avons représentées, en *a* et *b*, proviennent du psalterium ventral et participent, comme nous l'avons dit, à ce plexus.

Leur arborisation dans le septum lucidum.

Les coupes sagittales révèlent également bien ces collatérales et les plexus qu'elles forment à leur terminaison. On y observe, en outre, que les collatérales se groupent à leur origine en petits faisceaux qui se dispersent en avant de la portion descendante du trigone. Ces coupes montrent enfin que le plexus diminue de richesse et de densité de haut en bas et qu'il s'étend peut-être seulement jusqu'au niveau de la commissure antérieure, point où des fibres terminales d'autres provenances se mêlent à lui (fig. 505, *a*).

Fibres ammoniques ter-

Toutes les fibres qui vont du psalterium ventral et du trigone aux noyaux du septum lucidum sont-elles des collatérales? A première vue et lorsqu'on exa-

---

1. S. R. CAJAL, La corteza olfativa. *Trab. d. Labor. d. Investig. biol.,* t. I, 1902.

mine des coupes horizontales et sagittales, il semble qu'il en soit ainsi ; mais les choses changent en employant un bon objectif apochromatique, car on constate qu'un nombre indéterminé et peut-être même très grand de ces fibres font suite directement à des conducteurs appartenant à la portion fimbriaire du trigone et du psalterium ventral. L'existence de ces fibres ammoniques terminales et la diminution de calibre qu'elles éprouvent par la production de collatérales au niveau du septum expliquent deux faits qu'il est facile d'observer sur les préparations colorées par la technique de Weigert. Le premier concerne la réduction considérable de volume que subit le trigone dans ses portions descendantes et sagittale, réduction que Schwalbe avait déjà notée, il y a longtemps, en comparant ces parties à la portion fimbriaire ou horizontale. Le second est relatif à l'amoindrissement de calibre que les fibres du trigone manifestent lorsqu'elles ont dépassé la commissure antérieure pour devenir sagittales.

minales pour le septum.

Nous n'avons pu mettre en évidence, dans nos préparations, le pont unitif qui existe, d'après Honegger et Meyer, et plus récemment d'après Kölliker et d'autres auteurs, entre les piliers du trigone et la strie médullaire. Nous pensons que ces différents histologistes ont pris pour des fibres d'union les collatérales du trigone qui traversent en partie la strie médullaire pour se terminer dans un noyau spécial de la couche optique. La figure 501 montre, en *a*, ces collatérales. Au reste, Edinger, Wallenberg [1] et Probst [2] nient l'existence de cette jonction, en s'appuyant sur les enseignements de la méthode de Marchi. Nous n'avons pas été plus heureux au sujet de la continuité partielle supposée entre la bandelette semi-circulaire et le trigone. Nous avons vu, certes, bien des petits paquets de fibres du tænia pénétrer dans le septum lucidum ; mais ces fibres de la voie de projection de l'écorce temporale, loin de se continuer avec les piliers du trigone, se rendent, comme nous allons bientôt l'apprendre, dans le ganglion principal de la cloison transparente pour se terminer entre ses neurones.

Absence de connexions entre le trigone et :
1° la strie médullaire ;

2° la bandelette semi-circulaire.

SEPTUM LUCIDUM OU CLOISON TRANSPARENTE

On admet habituellement que le septum est une modification de l'écorce cérébrale. Cette manière de voir peut se soutenir au point de vue histogénique, mais elle n'a aucune valeur quant à celui de l'anatomie fine et des connexions. D'après nos recherches [3] le septum est, en réalité, un noyau spécial du corps strié, et ce noyau, comme nous l'avons reconnu précédemment, se trouve en relation avec la corne d'Ammon, en particulier avec ses fibres de projection.

Sa nature vraie.

Nous avons vu que chacune des voies centrifuges issues de l'écorce cérébrale : voie pyramidale, voie olfactive de projection, etc., entre en rapport avec une région spéciale du corps strié par l'intermédiaire de collaté

1. EDINGER u. WALLENBERG, Untersuchungen über den Fornix und das Corpus mamillare. *Arch. f. Psych.*, Bd. XXXV, 1901.
2. PROBST, Ueber die Rindenhügelfasern des Riechfeldes, etc. *Arch. f. Anat. u. Physiol.* Anat. Abteil. ; H. II, III, IV, 1903.
3. S. R. CAJAL, Estructura del *Septum lucidum. Trabaj. del Lab. de Invest. biol.*, Tom. I, 1901.

rales. Le trigone agit de même ; il possède lui aussi son noyau moteur ou strié de renforcement qui n'est autre que le septum.

Ses éléments constitutifs.

Quatre éléments contribuent à la formation du septum lucidum, ce sont : les *cellules nerveuses*, les *voies afférentes*, les *voies efférentes ou centrifuges* et *les voies de passage* ou *fornix longus de Forel*.

Cellules nerveuses et noyaux. — Le septum est parsemé de neurones dans toute son épaisseur ; ils y forment une masse continue, plus dense aux points où les fibres à myéline sont moins nombreuses, plus raréfiée dans

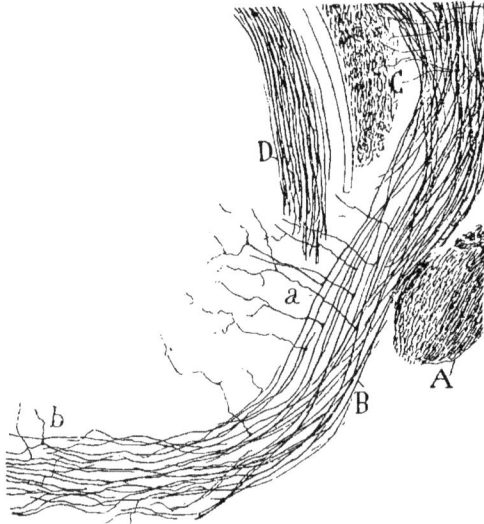

Fig. 501. — Coupe sagittale de la portion descendante du trigone avec les collatérales qu'elle fournit au sortir du septum ; souris âgée de quelques jours. Méthode de Golgi.

A. commissure antérieure : — B. trigone : — C. psalterium ventral ; — D, strie médullaire de la couche optique ; — *a*, collatérales allant à la couche optique ; — *b*, collatérales destinées au tuber cinereum.

Amas principaux.

ceux où elles abondent. Il existe trois groupes principaux de neurones dans cette masse ; ce sont : le *noyau moyen*, où les cellules fusiformes de dimensions moyennes ne sont pas fréquentes ; il est compris dans l'épaisseur du faisceau de Zuckerkandl ; le *noyau principal* ou *externe*, constitué par la portion latérale de la substance grise du septum et renfermant des neurones ovoïdes, étoilés ou fusiformes, de taille moyenne ; enfin, le *noyau triangulaire* ou *dorsal*, que nous avons déjà décrit à propos du psalterium ventral ; des éléments réduits, groupés en îlots serrés, le composent.

Cellules interstitielles.

On voit, en outre, dans les préparations colorées par la méthode de Nissl, que toutes les voies traversant le septum, telles que trigone inférieur, fornix longus, psalterium ventral, faisceau de Zuckerkandl, faisceaux arciformes de projection, etc., renferment entre leurs paquets de fibres des cellules nerveuses, fusiformes, étirées dans le sens de ces voies et de taille petite ou moyenne. Parfois, en particulier dans le psalterium ventral, ces neurones s'assemblent en îlots linéaires transversaux. Tous ces amas de cellules, y compris le noyau triangulaire, ne sont, d'après nous, que des fragments d'une

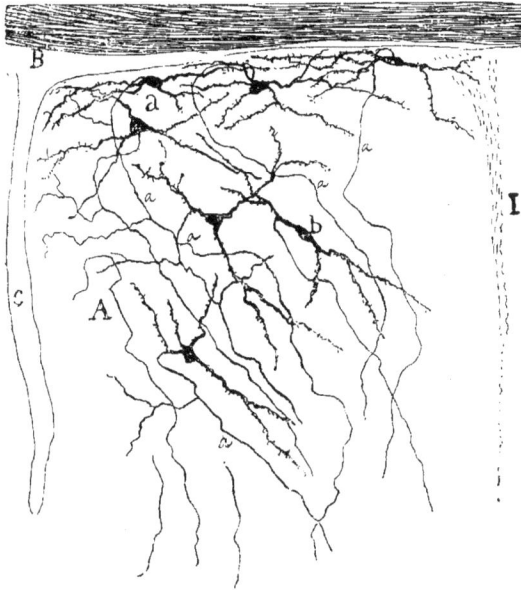

Fig. 502. — Coupe frontale du noyau principal de la cloison ; souris âgée de dix jours. Méthode de Golgi.

A, cellules du septum ; — B, corps calleux ; — I, raphé ; — a, cellules marginales ; — b, cellules profondes ; — c, ventricule latéral.

masse grise unique, celle du septum, masse qui a été morcelée par les voies exogènes et de passage.

Les savants, qui se sont occupés des neurones du septum, se basent sur des considérations embryologiques, pour en faire des cellules pyramidales modifiées de l'écorce cérébrale. On sait, en effet, que, d'après Duval et d'autres auteurs, la cloison transparente est le résultat de la réunion et de la fusion d'une partie de la paroi interne de la vésicule cérébrale antérieure. Suivant cette manière de voir, les couches du septum qui sont voisines de la ligne médiane représentent la zone moléculaire ; les régions latérales correspondraient, au contraire, aux couches de cellules pyramidales.

Nous ne rejetons point cette homologie ; mais ni la forme ni l'orientation des cellules du septum ne rappellent celles des neurones pyramidaux. Lorsqu'on les examine sur des coupes frontales colorées par la méthode de Nissl, on constate, en effet, que leur aspect et leur volume sont très divers, qu'il en est d'irréguliers, de fusiformes et de pyramidaux, qu'ils sont

Homologie supposée entre le septum et l'écorce cérébrale.

orientés en tous sens et ne forment pas de couches bien délimitées. La substance blanche elle-même se trouve, non à sa place, c'est-à-dire au côté externe du septum, mais en bas; elle est due au concours des cylindres-axes du septum et des fibres centripètes, auxquels s'interposent de nombreuses cellules interstitielles.

1° *Noyau principal ou externe.* — Les *cellules* de ce foyer présentent, dans les préparations au chromate d'argent, un aspect fusiforme, triangulaire ou étoilé. Leur corps, de dimensions moyennes, est comparable à celui

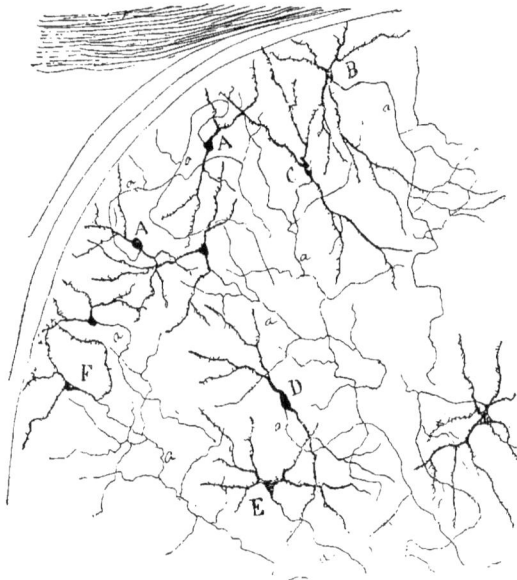

Fig. 503. — Cellules du noyau externe du septum: lapin âgé de huit jours.
Méthode de Golgi.

A, B, cellules périphériques; — C, cellule à collatérale récurrente; — D, E, cellules centrales; F, cellules dont l'axone naît sur une dendrite; - - *a*, cylindre-axe.

des neurones dominants du corps strié. Il émet plusieurs *dendrites* rayonnantes et ramifiées à diverses reprises. Ces expansions sont lisses ou presque lisses chez les mammifères nouveau-nés, tels que la souris; elles sont épineuses, par contre, chez ceux qui ont déjà quelques jours d'existence, comme, par exemple, chez la souris de huit jours ou le lapin de dix jours.

Axone allant au pédoncule cérébral. Le *cylindre-axe* issu de ces neurones est mince; il s'imprègne aisément. Son point de départ se trouve sur le corps ou sur une dendrite. Au début de son trajet il est souvent récurrent par suite d'un grand crochet qui le ramène vers la surface; aussi est-il difficile de suivre son parcours total. On y parvient, cependant, bien des fois; on le voit alors prendre une direction descendante après le détour initial, puis se rendre jusqu'à l'étage inférieur du septum où il se continue par une fibre arciforme. On sait que ces fibres, fort bien décrites par les auteurs et notamment par Kölliker, se portent en dehors, parviennent à la base du cerveau et s'incorporent au grand courant olfactif du pédoncule cérébral (fig. 502, *a*).

Au début de son parcours, le cylindre-axe émet des *collatérales* au nombre de trois, quatre ou davantage. Celles-ci prennent des directions diverses; elles retournent surtout vers leur cellule d'origine, augmentant

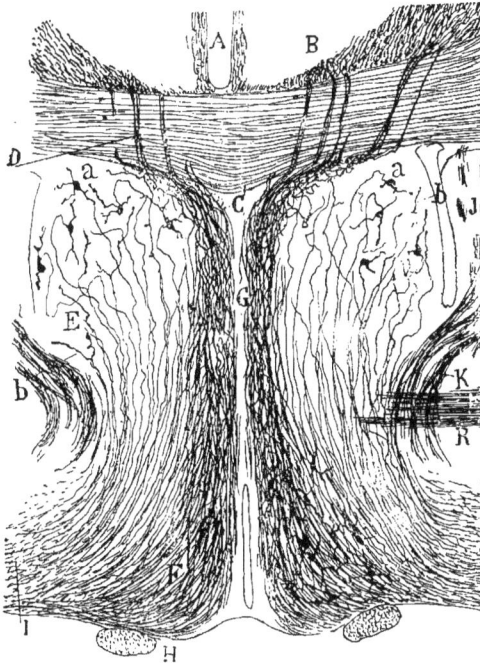

Fig. 504. — Coupe frontale du septum; souris nouveau-née. Méthode de Golgi.

A, scissure interhémisphérique ; — B, cingulum ; — C, fornix longus s'incorporant au faisceau de Zuckerkandl ; — D, fibres du fornix longus perforant le corps calleux ; — E, noyau latéral ou externe du septum ; — F, fibres arciformes internes ; — C, faisceau de Zuckerkandl ; — H, nerf optique ; — T, lieu où les fibres arciformes deviennent sagittales ; — J, corps strié ; — K, faisceaux de la capsule interne ; — R, commissure antérieure ; — a, cellules de la cloison ; — b, fibres centripètes.

par leurs ramifications de second et de troisième ordre le plexus nerveux très touffu qui l'entoure, elle et ses congénères. Les collatérales sont parfois très volumineuses; dans ce cas, elles semblent épuiser le cylindre-axe ; leur direction même contribue à cette impression ; les cellules pourvues de ces collatérales épaisses représentent probablement les corpuscules à cylindre-axe court du corps strié.

2° *Noyau moyen.* — On trouve dans le faisceau de Zuckerkandl et dans le raphé lui-même, au point où les deux cloisons transparentes se fusionnent, des *cellules* nerveuses irrégulières, souvent fusiformes, de taille moyenne et orientées dans le sens des paquets de fibres. Leurs *dendrites* courent en tous sens et surtout verticalement. Celles qui proviennent des neurones du raphé ou de son voisinage traversent souvent la ligne médiane pour se ramifier du côté opposé; elles forment une véritable *commissure proto-plasmique* (fig. 510, G). Nous n'avons pu suivre assez loin le *cylindre-axe*

Axone à des-
tination incon-
nue.

de ces neurones pour savoir où il se rend; tout ce que nous pouvons en dire, c'est que, dans beaucoup de cas, il semblait prendre une direction descen-dante pour se joindre peut-être aux fibres arciformes in-ternes qui vont à la couche superficielle de l'écorce vi-suelle voisine.

3° *Noyau triangulaire du septum et îlots interstitiels.* — Leurs *cellules* ont une forme variable : étoilée, globuleuse ou fusiforme et une taille moyenne ou petite ; elles émettent plusieurs *dendrites*, parallèles pour la plupart aux paquets de fibres du voisi-nage. Leur *cylindre-axe* pré-sente aussi à ses débuts un parcours irrégulier ; il lance plusieurs collatérales dans des sens différents. Nombreux sont les cas où il semble des-cendre, sans s'incorporer ce-pendant aux voies exogènes d'alentour. Il est, malgré tout, impossible de savoir où il aboutit, tant la région est compliquée.

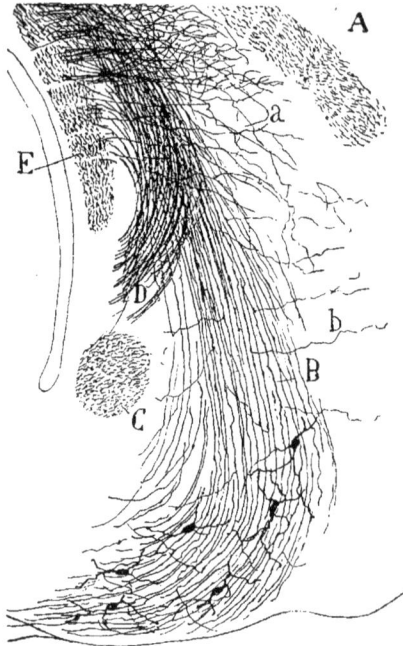

Fɪɢ. 505. — Coupe sagittale du septum, près du raphé; souris âgée de dix jours. Méthode de Golgi.

A. corps calleux ; — B, faisceau de Zuckerkandl ; — C, commissure antérieure ; — D, piliers antérieurs du trigone ; — E, psalterium ventral ; — a, collatérales du psalterium allant à la cloison transparente ; — b. collatérales du faisceau de Zuckerkandl.

Fibres efférentes ou arci-formes. — Dans les coupes transversales qui intéressent la région antérieure du septum (fig. 504), on voit sortir de cette cloison

Les deux
courants in-
terne et exter-
ne.

deux grands courants de fibres centrifuges; celui qui naît des portions moyennes est le *courant interne* (fig. 504, F); celui qui part du noyau prin-cipal est le *courant externe*, beaucoup plus considérable (fig. 504, I).

Il n'existe pas de limite bien tranchée entre ces deux systèmes de con-ducteurs, car ils ont même direction et se confondent dans les portions qui se touchent. Leur destination fait leur unique différence. Le courant

Leur desti-
nation.

interne se mêle au faisceau de Zuckerkandl et gagne en s'infléchissant les couches superficielles de l'écorce interhémisphérique contiguë ainsi que la base du cerveau ; le courant externe descend, au contraire, plus latéralement ; il s'infléchit en dehors, longe le bord interne de la tête du corps strié, prend une direction sagittale à un niveau plus bas que le courant précédent, non loin du prolongement bulbaire de la commissure antérieure (figs. 504, I, et 506, B), et pénètre enfin dans le *tuber cinereum*.

On reconnaît l'existence d'un troisième système de fibres, le *courant moyen postérieur*, lorsqu'on examine des coupes bien imprégnées et faites sagittalement, à peu de distance de la ligne médiane, dans le cerveau de la

Courant moyen.

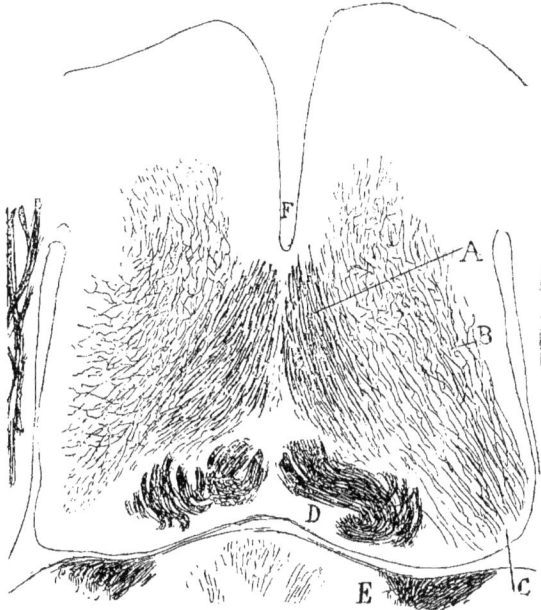

Fig. 506. — Coupe horizontale du septum passant au-dessus de la commissure antérieure et au-dessous du psalterium ventral; souris âgée de huit à dix jours. Méthode de Golgi.

A, faisceau ou radiation de Zuckerkandl ; — B, voie centripète latérale du septum ; — C, faisceau formant la voie centripète latérale du septum ; — D, piliers antérieurs du trigone ; — E, strie médullaire de la couche optique.

souris. Ce système de fibres fines passe en avant et au-dessous de la commissure antérieure, pour aller se disséminer dans la région infrathalamique. Nous ignorons l'origine et la terminaison de ce courant, assez facile à distinguer du courant interne par sa situation plus profonde et la minceur de ses fibres. Nous soupçonnons, cependant, qu'il émane en grande partie du noyau triangulaire et des amas cellulaires qui en dépendent (fig. 507, B).

Son origine probable.

Fibres afférentes. — Le septum lucidum reçoit trois espèces de fibres : celles du faisceau de Zuckerkandl, celles de la voie centripète et latérale, enfin celles qui émanent du tænia semi-circulaire.

Leurs trois espèces.

1° FAISCEAU DE ZUCKERKANDL. — Les coupes sagittales qui passent très

Situation et aspect.

près de la ligne médiane révèlent, dans l'angle supérieur du septum, l'existence d'une bande de fibres épaisses qui court presque verticalement à travers les régions centrales de la cloison, à distance presque égale du psalterium et du corps calleux (fig. 5o5, *B*, et 5o6, *A*). Cette bande se confond partiellement avec la partie la plus élevée des piliers antérieurs du trigone. On peut juger de son épaisseur et des divers aspects qu'elle présente suivant le niveau auquel sont faites les coupes horizontales, en regardant les figures 5o6 en *A* et 5ı0 en *G*.

Description et opinion de Zuckerkandl sur l'origine de ce faisceau.

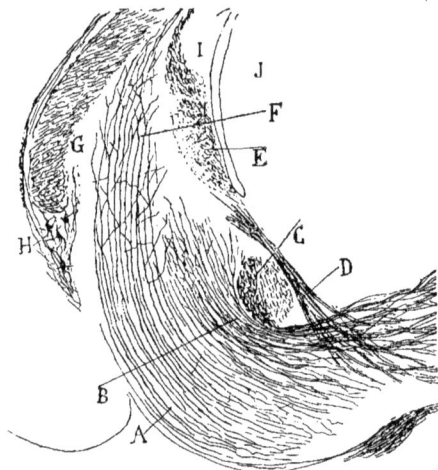

Fig. 507. — Coupe sagittale et presque médiane du septum; souris âgée de quatre jours. Méthode de Golgi.

A, fibres centripètes ou ascendantes du faisceau de Zuckerkandl ; — B, courant profond ou précommissural ; — C, commissure antérieure ; — D, faisceau ammonique allant au tuber cinereum ; — E, psalterium ventral ; — F, portion amincie de la radiation de Zuckerkandl ; — G, corps calleux ; — H, noyau terminal antérieur de l'*induseum* ; — I, fascia dentata : — J, couche optique.

Cette bande n'est autre que le *Riechbündel des Ammonhornes* ou faisceau olfactif de Zuckerkandl, que cet auteur fait venir de la corne d'Ammon. « En arrivant au bord postérieur du septum lucidum, la partie antérieure du trigone se partage, dit-il, en deux cordons volumineux de substance blanche : l'un antérieur, l'autre postérieur. Le *cordon postérieur* ou pilier antérieur des classiques forme la colonne qui soutient la voûte et se porte au corps mamillaire. Le *cordon antérieur*, qui est *notre faisceau olfactif de la corne d'Ammon*, traverse, au contraire, le gyrus subcallosus, chemine au voisinage de la ligne médiane obliquement en avant et en bas, passe devant la commissure antérieure et parvient au tissu gris de la substance perforée antérieure, où il se mêle à des cellules nerveuses. Une partie du cordon pénètre dans la substance perforée ; l'autre se partage en deux courants : *a*) le *courant antérieur* ou partie olfactive court sur le bord antérieur de la substance perforée, puis s'infléchit pour atteindre la racine olfactive interne ; *b*) le *courant postérieur* ou partie temporale, parsemé de neurones et décomposé en stries fibrillaires, contourne le bord postérieur de la substance perforée et s'épanouit dans la pointe du lobe de l'hippocampe. Ce dernier courant correspond à la portion basilaire du pédoncule calleux des anciens auteurs, c'est-à-dire d'Arnold, Foville, Gall, Sappey, Henle, Obersteiner, etc. » D'après cette citation et le reste de son travail [1], Zuckerkandl admet donc que le faisceau olfactif de la corne constitue un vaste système d'association entre les circonvolutions limbiques, la corne d'Ammon et le lobe olfactif.

---

1. Zuckerkandl, Der Riechbündel des Ammonhorns. *Anat. Anzeiger.*, Bd. III, 1888.

L'existence du faisceau de Zuckerkandl a été constatée depuis par Edinger, Kölliker, Vogt, Dejerine, Meyer, Elliot Smith, etc. A part quelques légères divergences, tous ces auteurs le considèrent comme formé de deux ordres de fibres : les unes *olfactives*, ascendantes et pénétrant dans la corne d'Ammon, les autres *extra-ammoniques et descendantes* ; ces dernières viennent du *fornix longus* et d'autres sources encore.

Autres opi nions.

Exposons cependant avec quelques détails l'opinion émise par certains de

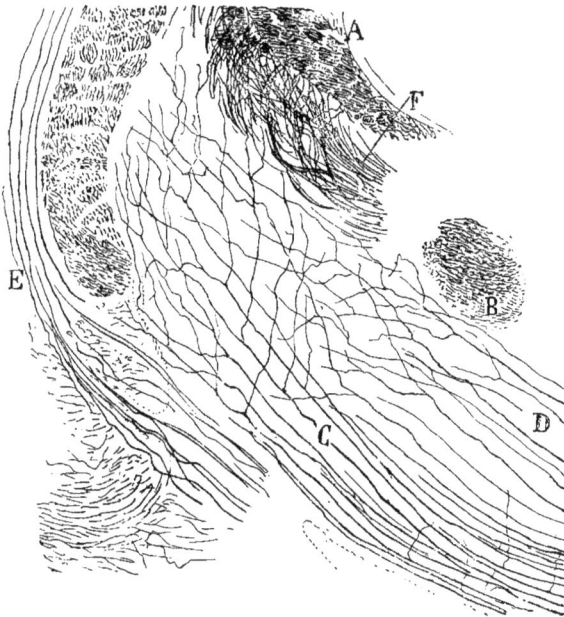

Fig. 508. — Coupe sagittale et médiane du septum. Souris âgée de huit jours. Méthode de Golgi.

A, psalterium ventral ; — B, commissure antérieure ; — C, fibres ascendantes et ramifiées de la radiation de Zuckerkandl ; — D, autres fibres du même faisceau mais plus profondes ; — E, nerf de Lancisi et pédoncule du corps calleux ou *gyrus subcallosus* ; — F, portion descendante du trigone.

ces savants. Kölliker [1], par exemple, admet que le faisceau de Zuckerkandl contient des fibres olfactives ascendantes, destinées à la corne d'Ammon, et des fibres sensitives, descendantes et ascendantes, provenant du *fornix longus*.

Selon Dejerine [2], le faisceau olfactif de Zuckerkandl renferme aussi des fibres ammoniques et extra-ammoniques. Pour quelques-unes de ces fibres, le septum servirait non seulement de lieu de passage, mais aussi de point de départ ou de station terminale. Quant aux autres fibres, elles descendraient, pour la plupart peut-être, en passant devant la commissure, recevraient comme appoint un certain nombre de fibres des nerfs de Lancisi et de la strie ou racine olfac-

1. KÖLLIKER, Ueber den *Fornix longus* von Forel u. die Riechstrahlungen im Gehirn des Kaninchens. *Verhandl. d. Anat. Gesellsch.*, 1894.
2. DEJERINE, Anatomie des centres nerveux, t. II, p. 283, 1901.

tive interne, traverseraient ensuite en diagonale l'espace perforé antérieur, d'où le nom de *bandelette diagonale* que Broca leur a donné, et se termineraient enfin autour des cellules de cette région de l'écorce olfactive ; les plus longues iraient jusqu'à la circonvolution en crochet.

Edinger et Wallenberg font remarquer, d'autre part, qu'une portion importante du faisceau de Zuckerkandl dégénère en même temps que le psalterium

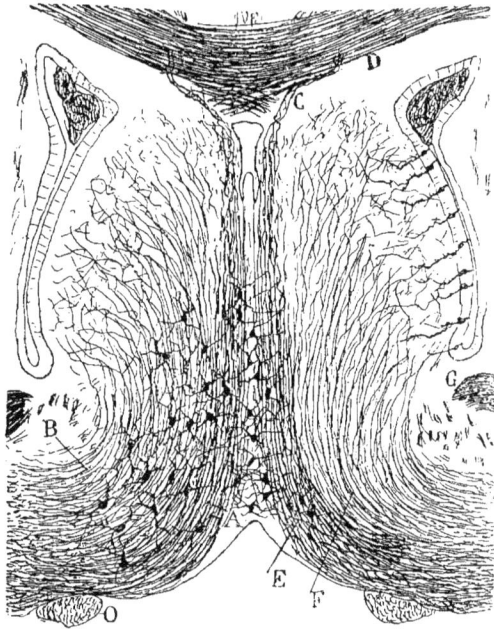

Fig. 509. — Coupe frontale du septum, passant devant la commisure antérieure ; souris nouveau-née. Méthode de Golgi.

A, raphé ; — B, fibres arciformes externes ; — C, fibres descendantes du fornix longus ; — D, corps calleux ; — E, fibres arciformes internes, se continuant en partie avec les fibres du faisceau de Zuckerkandl ; — F, fibres arciformes externes ; — G, portion bulbaire de la commissure antérieure ; — O, nerf optique.

et les piliers du trigone, lorsqu'on coupe la corne d'Ammon et la circonvolution de l'ourlet. Ce fait prouve que toutes les fibres du faisceau de Zuckerkandl ne sont pas ascendantes et olfactives et qu'il en est un certain nombre qui sont centrifuges et prennent peut-être naissance dans le *gyrus fornicalus* ou circonvolution de l'ourlet.

Le faisceau de Zuckerkandl chez les mammifères inférieurs. D'après E. Smith[1], le faisceau de Zuckerkandl se présente, chez les mammifères inférieurs, sous l'aspect d'une voie considérable, qu'il appelle *faisceau précommissural*. Ce faisceau s'étendrait depuis la fimbria jusqu'à la région préchiasmatique du cerveau ; en outre des fibres ammoniques ascendantes, il contiendrait des conducteurs perforants ou descendants, appartenant au *fornix*

1. Elliot Smith, The relation of the fornix to the margin of the cerebral cortex. *Journ. of Anat. a. Physiol.*, vol. XXXII, 1898.

longus ; il en renfermerait encore quelques autres qui contournent le genou du corps calleux et proviennent du *gyrus fornicatus ;* enfin, d'autres fibres de ce faisceau tireraient peut-être leur origine des cellules nerveuses du septum.

D'excellentes préparations, tirées surtout du cerveau de lapin et de sou- ris et imprégnées par la méthode de Golgi, nous ont également permis de constater de façon certaine l'existence des deux courants de fibres du fais- ceau de Zuckerkandl ; mais elles nous ont montré aussi que ces courants n'ont pas l'origine et la terminaison qu'on leur attribue généralement. Nous allons voir, en effet, que le *courant ascendant* est peut-être une voie sensi- tive venue du pédoncule cérébral et terminée dans le septum ; tandis que le courant *descendant* constitue une voie perforante de projection issue

Nos recher- ches.

Les deux courants du faisceau de Zuckerkandl ; leur origine et terminaison.

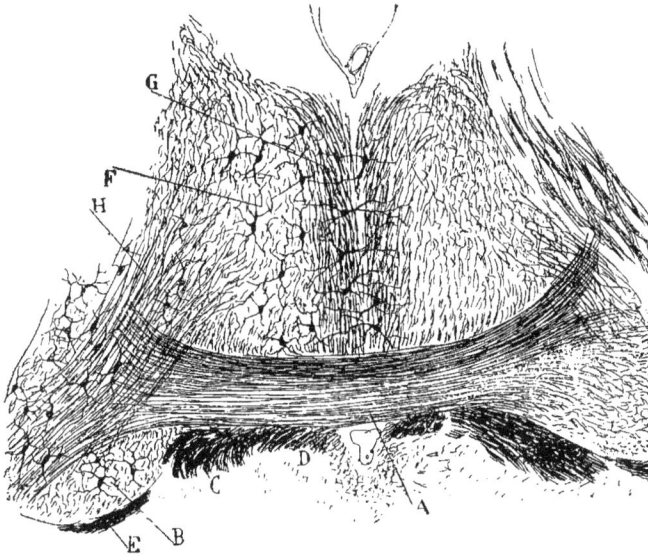

Fig. 510. — Coupe horizontale et un peu oblique du septum; souris âgée de six jours. Méthode de Golgi.

A, commissure antérieure ; — B, tænia ou bandelette semi-circulaire ; — C, portion inférieure du trigone ; — D, faisceau ammonique allant au tuber cinereum ; — E, strie médullaire de la couche optique ; — F, noyau principal du septum ; — G, faisceau ou radiation de Zuckerkandl et com- missure protoplasmique de la cloison transparente ; — H, fibres allant de la bandelette semi- circulaire au septum.

d'une partie importante du cingulum et se rendant au pédoncule céré- bral.

1° *Voie sensitive ou ascendante.* — Nous montrons sur les figures 507, en *F*, et 508, en *C*, à des grossissements divers, les fibres ascendantes des fais- ceaux du septum telles qu'elles se présentent dans les coupes sagittales voi- sines du raphé ou y passant exactement. Ces fibres sont épaisses, plus épaisses même que celles de la portion descendante des piliers antérieurs du

Aspect.

Situation. trigone. Elles occupent dans la base du cerveau les couches superficielles de l'écorce interhémisphérique, c'est-à-dire de l'écorce inféro-interne du lobe frontal. Quelques-unes de ces fibres approchent tellement de la surface qu'elles se placent immédiatement sous la pie-mère. Pendant leur trajet

Trajet. ascendant, les fibres du courant sensitif forment sur la ligne médiane, à partir du moment où la scissure interhémisphérique fait place au septum, deux lames parallèles et presque en contact, comme on peut le voir sur les coupes horizontales, telles que celle représentée par les figures 507, en *A*, et 510, en *G*. Parvenus à la partie supérieure du septum, ces contingents fibrillaires ascendants diminuent de nombre en même temps que de calibre ; aussi ne reste-t-il plus que les fibres descendantes dans l'angle postéro-supérieur du septum (fig. 507, *F*).

Les fibres ascendantes ou centripètes du faisceau de Zuckerkandl émettent, pendant le long trajet que nous venons de décrire, un grand nombre de branches, les unes collatérales, les autres terminales.

Collatérales :   Il faut distinguer les collatérales en inférieures et supérieures suivant
1° inférieu-   leur point d'émergence et leur terminaison. Les inférieures naissent sur-
res :   tout du trajet basilaire des fibres ascendantes ; elles se terminent princi-palement dans l'écorce de la scissure interhémisphérique, c'est-à-dire dans la couche grise superficielle et à peine stratifiée de cette écorce ; elles y entrent en connexion avec les grosses cellules multipolaires qui s'y

2° supérieu-   trouvent. Les collatérales supérieures prennent naissance sur les fibres
res.   ascendantes en arrière de la commissure antérieure (fig. 508) ; elles s'en détachent à angle presque droit et se ramifient dans les noyaux inférieurs du septum.

Terminales.   Les branches terminales donnent des arborisations étendues, mais relativement peu fournies. Celles-ci remplissent presque toute l'épaisseur du noyau septal de leur côté. On peut voir, en *C*, sur la figure 508, que la plupart des branches terminales commencent par se bifurquer à angle aigu ; l'un de leurs rameaux est antérieur et l'autre postérieur ; tous deux montent néanmoins obliquement jusqu'à la partie supérieure du septum, en se dicho-tomisant à plusieurs reprises ; ils finissent ainsi par donner leurs ramus-cules terminaux. Souvent, l'un des deux rameaux de la bifurcation est plus mince que l'autre ; il n'est pas rare, non plus, que les troncs d'origine se résolvent en trois rameaux ou davantage.

Plexus.   L'ensemble des arborisations formées par les collatérales supérieures et les terminales des fibres ascendantes constitue dans tout le septum un plexus lâche de fibres très longues. On distingue facilement ce plexus de celui qui est dû aux collatérales de la fimbria et de la partie descendante des piliers antérieurs du trigone ; le premier est lâche et peu fourni ; le second est au contraire fort dense et compliqué.

2° *Fibres descendantes.* — Ces conducteurs proviennent du *fornix longus* de Forel, ainsi que l'ont constaté une multitude de neurologistes ; en réalité,

Leur origi-   ils naissent dans le *gyrus fornicatus* ou circonvolution de l'ourlet chez
ne chez l'hom- l'homme, et dans l'écorce interhémisphérique chez les rongeurs. C'est chez
me et les ron- la souris et dans les coupes frontales du septum passant devant la commis-
geurs.

sure antérieure que l'on aperçoit le plus clairement l'arrivée de ce courant dans la cloison transparente.

Les figures 504, en *C*, et 509, en *C*, montrent le trajet de ces fibres qui, entre parenthèses, sont extrêmement variqueuses. Elles se portent d'abord en dedans, sous le corps calleux et côtoient ensuite l'angle supéro-interne de chaque moitié de la cloison, pour descendre des deux côtés du raphé ; là, elles se mêlent aux fibres sensitives du septum, dont on les discerne parce qu'elles ne fournissent ni collatérales, ni terminales. Parvenues ainsi à la base du cerveau, elles s'infléchissent en dehors, en suivant la courbe de l'écorce grise de la fente interhémisphérique, et vont se perdre dans le grand courant antéro-postérieur de fibres de projection de la base du cerveau. Elles y prennent une direction sagittale et se rapprochent de la voie circonflexe de projection de l'écorce interhémisphérique, voie qui passe en avant du corps calleux. Nous reparlerons des fibres descendantes lorsque nous aurons à nous occuper de l'écorce interhémisphérique.

Trajet.

2° VOIE CENTRIPÈTE ET LATÉRALE DE LA CLOISON TRANSPARENTE. — Les coupes frontales qui passent devant la commissure antérieure décèlent l'existence de fibres ascendantes parmi les faisceaux de conducteurs arciformes descendants qui sortent des noyaux du septum. Ces fibres ascendantes, plus fines que celles de la radiation de Zuckerkandl, cheminent latéralement et se portent par côté et en haut pour se terminer dans les masses grises supéro-externes du septum, c'est-à-dire dans les foyers que n'atteignent précisément pas les fibres centripètes de la radiation. Quelques branches de ces fibres fines se terminent près de l'épithélium ventriculaire.

Trajet et terminaison.

Vues sur des coupes sagittales, les arborisations terminales de la voie latérale sont peu fournies chez le rat nouveau-né ; souvent même elles ne sont représentées que par un renflement placé à l'extrémité d'une fibre longue et variqueuse. Il n'est donc pas très commode de distinguer une fibre centripète d'un cylindre-axe né dans la cloison sur des préparations provenant d'un animal encore très embryonnaire. Il n'en est plus heureusement ainsi sur les coupes tirées de la souris et du lapin âgés de huit jours ; l'arborisation terminale se complique et la différence entre les deux sortes de fibres est bien accusée.

Les fibres ascendantes de la voie latérale du septum viennent des régions inféro-internes des pédoncules cérébraux et semblent constituer un système sensoriel ou sensitif, dont l'origine réelle se trouverait dans des foyers situés en arrière du chiasma.

Origine probable.

3° COLLATÉRALES DU TÆNIA SEMI-CIRCULAIRE OU VOIE DE PROJECTION DE L'ÉCORCE TEMPORALE. — Les coupes horizontales du septum révèlent, chez la souris et le lapin, l'existence d'une voie spéciale, qui n'a pas été signalée par les savants, à notre connaissance du moins. Avant de décrire cette voie et sa position, il est bon d'établir quelques points de repère. La bandelette semi-circulaire ou strie terminale, qui est la voie de projection temporale, se divise, comme on peut s'en rendre compte en *H*, sur la figure 510, et en *E*, sur la figure 511, en deux faisceaux au niveau de la commissure antérieure : l'un

Faisceaux antérieur et postérieur du tænia.

est postérieur et passe derrière la commissure; c'est le plus épais ; on le
voit en *B*, sur les figures 511 et 513; l'autre est antérieur; il chemine
d'abord au-dessus de la commissure, puis au-devant d'elle : il descend
ensuite pour pénétrer, comme le précédent, dans la grande voie de projection olfactive située à la partie inféro-interne du pédoncule cérébral. Ceci

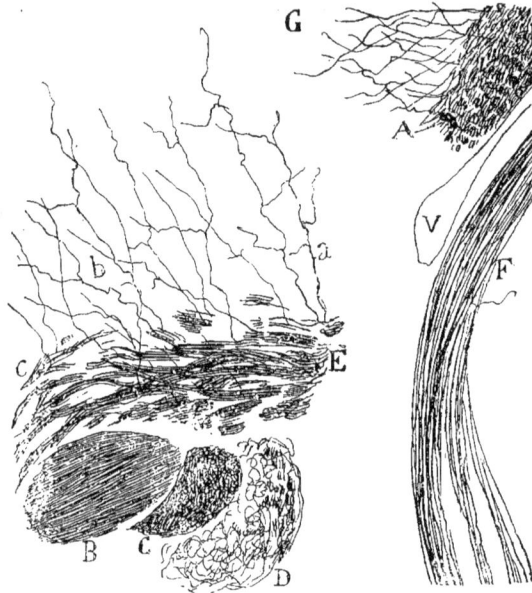

Fig. 511. — Coupe sagittale et très latérale du septum ; souris âgée de six jours.
Méthode de Golgi.

A, bord inférieur de la fimbria ; — B, portion bulbaire de la commissure antérieure ; — C, sa portion temporale ; — D, strie ou lame cornée ; — E, faisceau de la strie cornée donnant des collatérales à la cloison transparente ; — F, strie médullaire de la couche optique ; — G, collatérales
de la fimbria pour le septum lucidum ; — V, ventricule ; — a et b, collatérales issues du faisceau
antérieur du tænia semicirculaire et allant à la cloison ; — c, fibres du tænia semi-circulaire
coupées obliquement.

Collatérales
allant du fais-
ceau antérieur
au septum.

posé, revenons à la voie spéciale dont nous avons annoncé l'existence. Elle
est formée par une multitude de collatérales qui partent à angle presque
droit du faisceau antérieur que nous venons de décrire, au moment où il
traverse le plan inféro-externe de la cloison transparente. Ces collatérales
se portent en haut et en avant et s'arborisent dans la masse grise du septum
(fig. 511, *a*, *b*). Parfois, elles ressemblent à des branches de bifurcation et
même à des troncs terminaux, tant elles sont volumineuses ; mais pour nous,
la très grande majorité de ces fibres sont des collatérales ; seul, un petit
nombre d'entre elles nous paraît constitué par des fibres terminales
s'épuisant entièrement dans la cloison. Les autres tubes du tænia continuent
leur trajet descendant et bientôt abandonnent définitivement la substance
grise du septum.

La masse grise de la cloison reçoit donc, par cette voie, un courant olfactif important, puisque le tænia semi-circulaire ou strie cornée d'où proviennent les collatérales prend naissance dans les cellules de l'écorce tem-

Leur apport olfactif à la cloison.

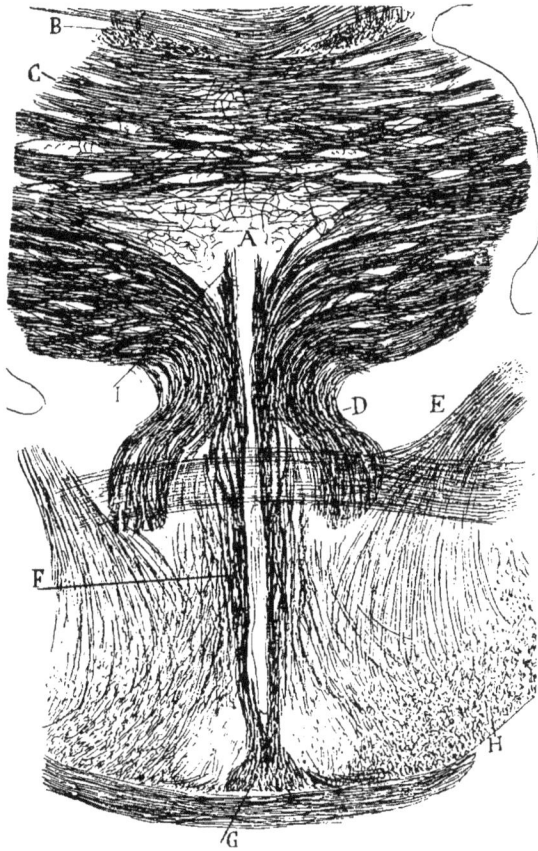

Fig. 512. — Coupe frontale du cerveau passant par le septum; souris nouveau-née. Méthode de Golgi.

A, noyau triangulaire : — B, fornix longus : — C, partie supérieure du psalterium ventral ; — D, portion descendante du trigone : — E, tænia ou strie semi-circulaire : — F, faisceau ammonique allant au tuber cinereum ; — G, portion sus-chiasmatique de ce faisceau : — H. voies de projection du cerveau.

porale qui sont en connexion avec les arborisations terminales de la racine externe du bulbe olfactif. Nous avons déjà vu que le septum reçoit d'autres voies sensitives ou sensorielles dont la nature est encore problématique.

FAISCEAU AMMONIQUE DU TUBER CINEREUM

Lorsqu'on examine des coupes frontales du cerveau passant par le bord postérieur de la commissure antérieure et parallèles à la portion descendante

Trajet.   des piliers du trigone, on voit très nettement un cordon aplati partir du
bord interne de ces piliers et descendre vers le tuber cinereum (figs. 512,
F, et 513, D). Ce faisceau, qui semble avoir échappé à l'attention des neurologistes, est rubanné au début de son trajet ; il passe immédiatement derrière la commissure antérieure, puis se place tout contre le raphé et l'épithélium ventriculaire ; plus bas, ses fibres s'écartent les unes des autres et
forment un amas de paquets plexiformes qui continuent à descendre obliquement en bas et en arrière, en longeant toujours l'épithélium du ventricule ;

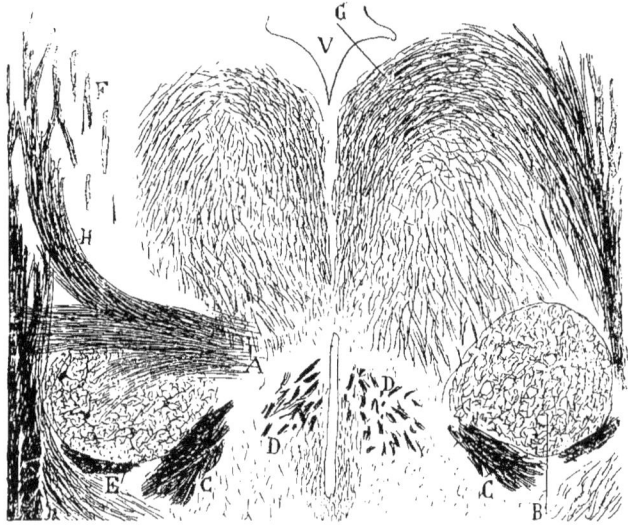

FIG. 513. — Coupe horizontale du septum, passant au-dessous de la commissure antérieure, et par conséquent à un niveau inférieur à celui de la figure 510 ; souris âgée
de six jours. Méthode de Golgi.

A, reste de la commissure antérieure dans une des moitiés de la coupe ; — B, strie ou tænia semi-circulaire avec ses cellules interstitielles ; — C, piliers antérieurs du trigone ; — D, paquets disséminés du faisceau ammonique destiné au tuber cinereum ; — E, strie médullaire ou tænia
thalami ; — F, corps strié ; — G, passage du faisceau de Zuckerkandl à la couronne rayonnante ; — H, prolongement frontal de la commissure antérieure ; — V, ventricule.

Ses deux   plus loin, enfin, lorsqu'elles arrivent à la substance grise située au-devant
courants.   du chiasma optique, elles se dirigent d'avant en arrière. Une partie des paquets
devenus sagittaux s'éloignent alors de la ligne médiane et se dispersent dans
les régions latérales du tuber sans qu'il nous ait été possible jusqu'ici de
savoir où ils se terminent. Les autres paquets fibrillaires, et ce sont les
principaux, ne quittent pas le voisinage du raphé, parviennent ainsi à la
base du cerveau et se condensent au-dessus du chiasma et au-dessous du
ventricule moyen en un cordon sagittal double, dont la forme est triangulaire et les fibres très compactes (fig. 512, G). Ce cordon médian passe
ensuite au-dessus du chiasma, très près de la surface cérébrale, et pénètre
enfin dans la région moyenne du tuber, où nous ne savons ce qu'il devient.

Au lieu de se rendre au tuber, quelques-uns de ses paquets s'infléchissent en dehors dans la région pré-chiasmatique et se confondent avec les contingents de la couronne rayonnante qui appartiennent au septum (fig. 512).

Un coup d'œil jeté sur les figures 507, en *D*, et 512, en *F*, qui reproduisent respectivement une coupe sagittale et une coupe frontale, montrera l'origine et le trajet du faisceau ammonique destiné au tuber, faisceau qui, nous venons de le dire, s'étend de la commissure antérieure à la base du cerveau en longeant le ventricule moyen. Mais si l'on veut avoir une idée de cette voie en différents points de son parcours, c'est principalement aux coupes horizontales du cerveau qu'il faut s'adresser. Sur la figure 510, qui représente une de ces coupes passant au niveau de la commissure antérieure, le cordon destiné au tuber forme, en *D*, derrière cette commissure, un massif de fibres, qui semble prolonger vers le raphé les piliers antérieurs du trigone. Sur la figure 513, dessinée d'après une coupe faite à un niveau inférieur à celui de la précédente, on voit, en *D*, que le cordon s'est décomposé en un groupe de paquets plexiformes, situé ici plus en arrière que le faisceau entier dans la figure précédente. On reconnaît aussi dans ce dessin le trigone qui s'est déplacé en dehors et en arrière pour se porter dans le voisinage de la bandelette semi-circulaire et de la strie médullaire de la couche optique.

Aspect dans les coupes frontales, sagittales et horizontales.

CHAPITRE XXXIII

ÉCORCE INTERHÉMISPHÉRIQUE, GYRUS FORNICATUS ET CINGULUM

ÉCORCE INTERHÉMISPHÉRIQUE CHEZ L'HOMME. — ÉCORCE INTERHÉMISPHÉRIQUE CHEZ LES
PETITS MAMMIFÈRES ; SES COUCHES. — NOYAU PRÉCALLEUX ET NOYAU ARQUÉ OU DE LA
POINTE OCCIPITALE. — CINGULUM ET SUBSTANCE BLANCHE DU GYRUS FORNICATUS ; FORNIX
LONGUS DE FOREL. — NERFS DE LANCISI, TÆNIA TECTA, INDUSEUM DU CORPS CALLEUX
ET FASCIOLA CINEREA. — ÉCORCE INFÉRO-INTERNE DU LOBE FRONTAL. — ÉCORCE D'AS-
SOCIATION.

ÉCORCE INTERHÉMISPHÉRIQUE

Aspect et couches, d'après Hammarberg.

L'écorce interhémisphérique chez l'homme. — Hammarberg [1] est le seul anatomiste qui ait étudié assez attentivement chez l'homme la texture du gyrus fornicatus, c'est-à-dire des deux premières circonvolutions limbiques. On y trouve suivant lui : 1° une couche moléculaire ; 2° une couche de petites cellules pyramidales ; 3° une assise de grosses cellules pyramidales, et 4° une couche de cellules fusiformes ; la quatrième couche ou assise des grains de l'écorce normale fait défaut. La couche des petites cellules pyramidales de Hammarberg ne renferme pas en réalité de neurones de cette forme, mais des corpuscules globuleux qui ont un aspect fusiforme, d'après Betz. Toutes les couches de l'écorce interhémisphérique diminuent d'épaisseur à mesure qu'on approche du corps calleux ; leurs cellules font de même. Dans la zone de transition, située entre ce corps et l'écorce interhémisphérique, on n'aperçoit plus que la couche moléculaire un restant de cellules pyramidales et quelques neurones de la quatrième couche, étendus horizontalement.

Notre nomenclature des couches.

Les observations que nous avons faites chez l'homme à l'aide de préparations colorées par la méthode de Nissl confirment au fond les assertions d'Hammarberg tout en y ajoutant quelques détails nouveaux. Les couches que nous avons trouvées dans le gyrus fornicatus sont au nombre de six, comme le montre la figure 514 ; ce sont : 1° une zone moléculaire ou plexiforme, remarquable par sa grande épaisseur ; 2° une couche des cellules fusiformes et petites pyramidales ; 3° une couche plexiforme, pauvre en neurones ; 4° une couche des grandes cellules pyramidales et des cellules fusiformes géantes ; 5° une couche de cellules pyramidales moyennes, profondes ; 6° enfin, une couche de la substance blanche et des neurones polymorphes.

---

1. Hammarberg, Studien über Klinik und Pathologie der Idiotie, etc., Upsala, 1895.

On ne voit pas de véritables cellules géantes dans la quatrième couche, mais seulement des cellules pyramidales volumineuses, situées dans l'étage inférieur de cette couche. Quelques-uns de ces corpuscules rappellent par leur aspect fusiforme les neurones particuliers à l'écorce de l'insula et sont irrégulièrement disséminés. Comparées aux quatrième et cinquième couches des autres circonvolutions, celles du gyrus fornicatus sont très peu épaisses. Au reste, le gyrus s'en distingue encore par le plexus nerveux que renferme sa troisième couche et par l'apparence fusiforme dominante des éléments de sa deuxième assise.

Cette structure un peu spéciale nous paraît se rapporter uniquement aux deux tiers inférieurs du gyrus fornicatus ; car, dans sa partie supérieure, les couches s'épaississent, le plexus de la troisième assise devient moins apparent et les grosses cellules fusiformes de la cinquième zone disparaissent. Si nous tenons compte de ces faits, si nous nous rappelons, en outre, que le cingulum provient, pour la plus grande part, de la portion inférieure du gyrus fornicatus, ainsi que le prouvent les préparations obtenues par la méthode de Weigert, nous croyons ne pas beaucoup nous tromper en avançant que seule cette portion doit être considérée comme l'homologue de l'écorce interhémisphérique chez les rongeurs.

L'écorce interhémisphérique chez les petits mammifères. — La circonvolution du corps calleux du chat et du chien ne semble pas correspondre non plus, dans sa totalité, à la région interhémisphérique des rongeurs. Chez le chat par exemple, la moitié ou les trois quarts inférieurs de cette circonvolution ont bien une texture analogue à celle de l'écorce cingulaire des rongeurs, comme on le voit dans les préparations colorées par la méthode de Nissl ; mais la partie supérieure envoie à la couronne rayonnante le plus grand nombre de ses fibres en les lançant en dehors, au-dessus du corps calleux.

Chez les rongeurs, au contraire, le cingulum tire sa source de toute la face interne des hémis-

phères. Il y a donc lieu de présumer que l'écorce de toute cette face possède les caractères histologiques que nous avons signalés dans le gyrus fornicatus

Caractères distinctifs du gyrus fornicatus :
1° Partie inférieure ;

2° Partie supérieure.

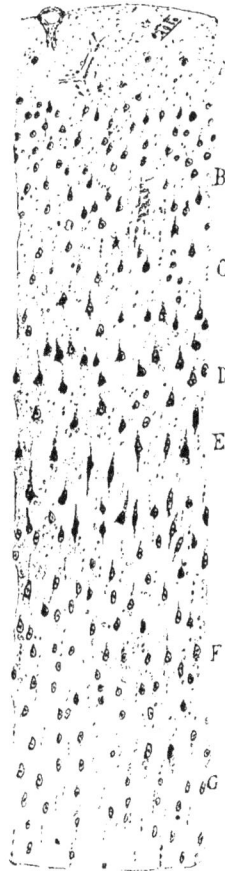

FIG. 514. — Coupe de la région inférieure du *gyrus fornicatus* chez l'homme. Méthode de Nissl.

A, couche plexiforme ; — B, couches des cellules fusiformes et des petites cellules pyramidales ; — C, couche plexiforme profonde ; — D, couche des grandes cellules pyramidales ; — E, grandes cellules fusiformes ; — F, couche des cellules pyramidales moyennes ; — G, couche des cellules polymorphes et de la substance blanche.

Chez le chat et le chien.

Chez les rongeurs.

des vertébrés gyrencéphales. Et, en effet, ces caractères sont même beaucoup plus accusés chez eux que chez l'homme, le chien et le chat.

Ses couches par la métho- de de Nissl.

Examinons, par exemple, la figure 515 qui représente une coupe trans- versale et colorée au Nissl de l'écorce interhémisphérique du cobaye. Nous y apercevons cinq couches : 1° une couche plexiforme ; 2° une couche gra- nuleuse ; 3° une seconde couche plexiforme ; 4° une assise de grandes cellu- les pyramidales, et 5° une couche de cellules polymorphes.

La première couche ou plexiforme attire aussitôt l'attention par sa grande épaisseur, deux fois plus forte au moins que celle de la région supérieure des hémisphères ; elle renferme quelques cellules à cylindre-axe court, et un

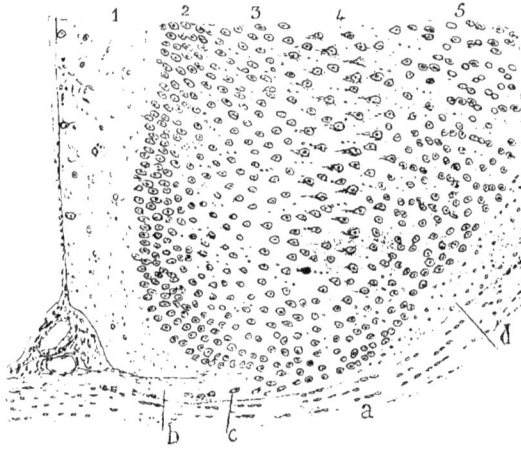

Fig. 515. — Coupe de la partie inférieure de l'écorce interhémisphérique ; cerveau de cobaye. Méthode de Nissl.

1, couche plexiforme ; — 2, couche des cellules fusiformes ; — 3, couche plexiforme profonde ; — 4, couche des grandes cellules pyramidales ; — 5, couche des cellules polymorphes ; — *a*, corps calleux ; — *b*, écorce des stries longitudinales supra-calleuses ; — *c*, cellules nerveuses des stries longitudinales ; — *d*, cingulum.

grand nombre de fibres myélinisées. La deuxième couche ou zone granu- leuse rappelle la couche des grains de la fascia dentata ; les corpuscules, qui s'y trouvent tassés, sont disposés sur plusieurs rangées et se présen- tent sous un aspect fusiforme, ovoïde et parfois triangulaire. La troisième couche, plexiforme comme la première, est parsemée de cellules pyrami- dales de taille petite ou moyenne. Rien de particulier ne signale la qua- trième couche ou assise des grandes cellules pyramidales. Quant à la cinquième, elle contient des corpuscules fusiformes ou ovoïdes de taille moyenne et même petite, logés entre des faisceaux perpendiculaires à la surface de l'écorce.

Résumé des caractères dis- tinctifs de cette écorce chez les rongeurs.

En résumé, la région corticale interhémisphérique se distingue des autres régions du cerveau, chez les rongeurs, par le développement énorme de la première couche, par sa couche granuleuse qui remplace l'assise des petites cellules pyramidales, par le petit nombre des cellules pyramidales

géantes et moyennes, disposées en lits relativement étroits, enfin par la
présence dans la troisième couche, d'un plexus nerveux touffu que nous
étudierons bientôt. Cet aspect, particulier de l'écorce interhémisphérique
cesse près du bord supérieur des hémisphères ; le plexus de la troisième
couche disparaît peu à peu ; les grains de la deuxième se transforment en
véritables cellules pyramidales ; toutes les assises, enfin, augmentent
d'épaisseur.

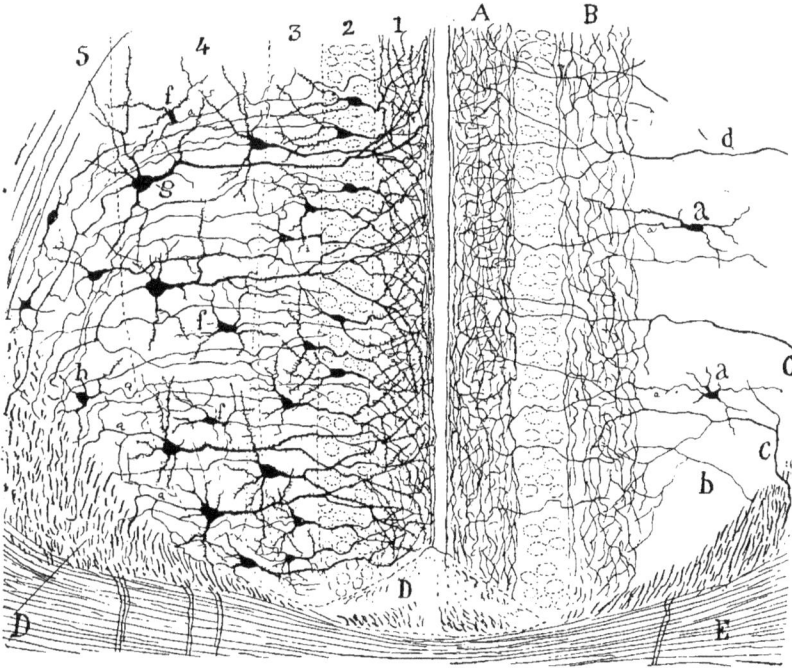

Fig. 516. — Coupe vertico-transversale de l'écorce interhémisphérique ; souris âgée
de huit jours. Méthode de Golgi.

A, couche plexiforme superficielle ; — B, couche plexiforme profonde ; — C, cingulum ; — E, corps
calleux ; — a, cellule à cylindre-axe ascendant ; — b, collatérales du cingulum ; — c, d, fibres
terminales du cingulum ; — f, h, cellules à cylindre-axe ascendant ; — g, grande cellule pyramidale.

Nous n'avons appliqué avec succès la méthode de Golgi, la seule capable
de nous révéler la texture fine de cette région, que chez les petits mammifères et spécialement chez la souris âgée de huit à quinze jours. La puissance du cingulum à proximité de la ligne médiane et la minceur de ses
couches chez cet animal constituent des circonstances favorables à son
étude histologique ainsi que nous l'avons remarqué dans notre ancien travail
sur l'écorce cérébrale [1]. Nous allons donc étudier en détail ce que nous

*L'écorce in-
terhémisphé-
rique dans les
préparations
au Golgi, chez
la souris.*

1. S. R. Cajal, Structure de l'écorce cérébrale de quelques mammifères. *La Cellule*, 1890.

montrent des coupes imprégnées par le chromate d'argent et provenant de cet animal.

Couche plexiforme. — Elle est caractérisée par l'abondance extraordinaire de ses fibres nerveuses, disposées en un plexus extrêmement touffu. On y trouve, en outre, des cellules petites et moyennes dont le cylindre-axe court ne sort pas de l'assise, sans compter les bouquets protoplasmiques terminaux de toutes les cellules des couches sous-jacentes.

Le plexus nerveux est composé des quatre sortes de fibres que nous allons énumérer et décrire.

1° *Collatérales de la substance blanche du cingulum.* — Ces fibres, que nous avons découvertes il y a déjà longtemps [1], sont nombreuses; elles naissent à angle presque droit sur les tubes du cingulum, montent en se ramifiant à travers les couches inférieures et se terminent dans la zone plexiforme par une arborisation ample et lâche (fig. 516, *b*).

2° *Fibres terminales venant de la substance blanche.* — On remarque dans les coupes horizontales, plutôt assez rarement, des fibres ascendantes qui se dégagent de la substance blanche et s'épanouissent dans toute la substance grise de la région que nous étudions en une arborisation étendue (fig. 516, *c*), concentrée plus particulièrement dans la première couche. Nous n'avons pu suivre les troncs d'origine que sur un court trajet, le long du cingulum. S'agit-il là de conducteurs ascendants venus à travers le corps calleux avec les faisceaux du *fornix longus* de Forel, ou bien ces fibres ne sont-elles que les parties terminales des branches de bifurcation, émanées des cylindres-axes d'association que fournit le *gyrus fornicatus*? c'est ce que nous ignorons.

3° *Faisceaux ascendants du cingulum.* — Nous avons aperçu quelquefois, dans les coupes frontales de la moitié antérieure de l'écorce interhémisphérique, de gros faisceaux, parfaitement imprégnés, qui se détachaient de la portion la plus interne du cingulum (fig. 517, *B*), traversaient obliquement la substance grise et gagnaient la couche plexiforme où ils devenaient tangents à la surface; ils renforçaient ainsi le plexus nerveux terminal de cette couche. On peut voir sur la figure précitée, en *A*, que la plupart de ces fibres suivent un trajet oblique en haut et en avant, au travers de la première assise; elles envahissent une partie de l'écorce interhémisphérique supérieure; peut-être établissent-elles des connexions entre cette écorce et d'autres points du cerveau. Un nombre assez considérable de ces fibres semblent se terminer dans l'écorce interhémisphérique et donnent des collatérales à la première couche ainsi qu'aux assises sous-jacentes (fig. 517, *a*).

L'existence des faisceaux ascendants et tangentiels a été confirmée par Probst [2], au moyen de la méthode de Marchi; mais, pour ce savant, leur

---

1. S. R. CAJAL, Pequeñas comunicaciones anatomicas. II. Sobre la existencia de colaterales y bifurcaciones en las fibras de la substancia blanca del cerebro. Diciembre, 1890.
2. PROBST, Weitere Untersuchungen etc. *Sitzungstb. d. kaiserl. Akad. d. Wissensch. zu Wien*, Bd. CXIV, Abteil. III, 1905.

terminaison aurait lieu, non dans l'écorce grise interhémisphérique, mais dans la circonvolution de l'hippocampe, où ils arriveraient après un trajet tangentiel variable qui devient ensuite descendant.

4° *Cylindres-axes ascendants de Martinotti*. — Ils viennent des cellules fusiformes, ovoïdes ou étoilées de toute l'épaisseur de l'écorce interhémisphérique, mais surtout des quatrième et cinquième couches (fig. 516, *a*, *f*).

Couche des cellules ovoïdes et triangulaires. — On y trouve, chez les petits mammifères, plusieurs rangées de *corpuscules nerveux* tassés les uns contre les autres et rappelant, dans les préparations traitées par la

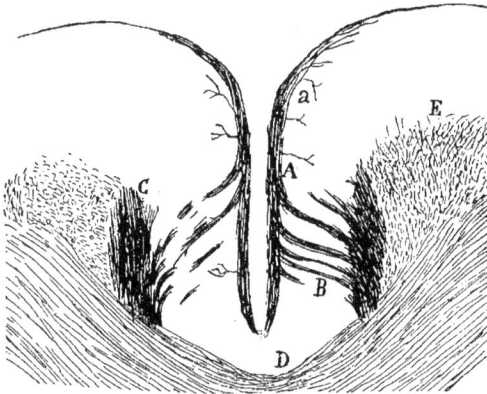

Fig. 517. — Coupe frontale de la partie antérieure de l'écorce interhémisphérique ; cerveau de souris. Méthode de Golgi.

A, couche plexiforme ; — B, faisceaux perforants terminés dans la couche plexiforme ; — C, cingulum ; — D, corps calleux ; — E, coupe transversale du faisceau arqué ; — *a*, collatérales issues des fibres ascendantes du cingulum et terminées dans la couche plexiforme et les assises sous-jacentes.

méthode colorante de Nissl, les grains de la fascia dentata ou de la rétine. Dans les coupes imprégnées au chromate d'argent, ces corpuscules se présentent sous un *aspect* ovoïde, triangulaire ou fusiforme. Leur corps est lisse et n'émet d'*expansions* que par ses pôles. Habituellement ces appendices sont ascendants et descendants et au nombre d'un ou deux à chaque pôle. Les ascendants se terminent par un bouquet protoplasmique dans la couche plexiforme ; les descendants s'achèvent par plusieurs branches dendritiques dans la troisième couche ou zone plexiforme profonde. Un *cylindre-axe* fin, qui prend naissance sur le corps ou sur les appendices descendants, traverse la troisième assise en lui abandonnant des *collatérales* et gagne, en dernier lieu, la substance blanche du cingulum, où un tube à myéline de faible calibre lui fait suite.

Couche plexiforme profonde. — Nous l'avons ainsi dénommée parce qu'on y trouve un plexus nerveux presque aussi touffu que celui de la pre-

Son plexus; ses fibres.

mière couche. Ce plexus est constitué par : *a*) des branches collatérales émanées des fibres de la substance blanche ; *b*) des branches terminales appartenant à des collatérales du cingulum ; *c*) de fines collatérales fournies par les cylindres-axes des cellules de la deuxième couche ; *d*) des fibres terminales et collatérales provenant des cellules à cylindre-axe ascendant, placées dans les couches sous-jacentes ; *e*) des arborisations collatérales ou terminales des quatre sortes de fibres précédentes (fig. 516, *B*).

La troisième couche renferme aussi des cellules pyramidales de taille petite et moyenne, ainsi qu'un petit nombre de neurones à cylindre-axe court et ascendant.

Couche des cellules pyramidales grandes et moyennes.

Neurones :
1° à axone descendant ;

— On voit, en 4, sur la figure 516, que ces *neurones* sont réellement du type pyramidal; ils ont une tige périphérique ramifiée dans la première assise, des expansions basilaires réparties dans la quatrième couche ou dans celle qui la suit, et un *cylindre-axe* épais qui se porte en bas et en dehors, pour se continuer par un tube du cingulum. Plusieurs collatérales sortent de cet axone, dont quelques-unes, à trajet récurrent, peuvent remonter jusqu'à la troisième couche et même jusqu'à la première. Les cellules pyramidales les plus inférieures sont généralement les plus volumineuses et méritent

2° à axone ascendant.

presque le titre de géantes (fig. 516, *g*). Les neurones à cylindre-axe ascendant ne font jamais défaut dans l'assise que nous venons de décrire.

Couche des cellules polymorphes.

Cellules constitutives.

— Cette couche, étroite et de forme triangulaire, contient quelques cellules pyramidales de taille moyenne, d'autres éléments de même dimension mais de forme triangulaire et de-ci de-là des corpuscules ovoïdes ou fusiformes, dont le cylindre-axe monte jusqu'à la première couche où il se ramifie (fig. 516, *h*).

NOYAUX PRÉCALLEUX ET ARQUÉ

Nous avons déjà dit que chez la souris, le lapin et le cobaye, l'écorce de toute la face interne des hémisphères possède la structure spéciale que nous venons de décrire. Cette structure s'étend, en outre, à la pointe frontale en avant, et jusqu'à la partie moyenne du bord postérieur du lobe occipital ou un peu plus haut en arrière ; elle se prolonge donc jusqu'à l'endroit où commence le presubiculum. Ainsi, toute cette vaste étendue de substance grise renferme les mêmes couches et les mêmes connexions essentielles. Il existe cependant deux points où les dispositions histologiques diffèrent quelque peu ; ce sont : le *noyau précalleux*, portion de substance grise située immédiatement au-dessus des bulbes olfactifs, et le *noyau arqué* ou *noyau de la pointe occipitale*, bande grise allant du sommet de la pointe occipitale au presubiculum.

Situation.

NOYAU PRÉCALLEUX. — La première couche de l'écorce interhémisphérique présente un grand développement à peu de distance du pédoncule du bulbe olfactif, au dessous et en avant du genou du corps calleux. C'est ce

point, où pénètrent de nombreux faisceaux perforants du cingulum, que   *Caractères.*
nous appelons *noyau précalleux*. Cette région de l'écorce est encore remarquable par le faible volume du cingulum, réduit à une lame incurvée qui
borde le genou du corps calleux, et par la diminution générale de son
épaisseur, aux dépens de laquelle la substance grise de la pointe frontale
prend un accroissement plus grand.

NOYAU ARQUÉ OU NOYAU DE LA POINTE OCCIPITALE. — Ce foyer, dont nous
avons étudié la structure dans un de nos travaux [1], se distingue par le grand   *Ses caractè-*
nombre de cellules pyramidales petites et moyennes de ses troisième et   *res histologi-*
ques.
quatrième couches et par le
grand développement du
plexus nerveux de sa troisième zone, plexus en grande
partie myélinisé, comme le
montrent les préparations au
Weigert-Pal (fig. 520, *a*).
Mais ce qui le caractérise
surtout, c'est qu'il est le point   *Ses fibres ef-*
de départ d'une multitude de   *férentes pour*
fibres postéro-antérieures du   *le cingulum et*
cingulum. La figure 519 nous   *le fornix lon-*
apprend, en *d*, comment ces   *gus.*
fibres se comportent. Celles
qui naissent à la partie supérieure du noyau arqué, c'est-
à-dire dans la pointe occipitale
proprement dite, descendent
jusqu'au niveau du cingulum
et se divisent, pour la plupart,
en deux branches, dont l'une,
antérieure et épaisse, va constituer probablement une fibre
de projection, et dont l'autre,
postérieure et grêle, descend

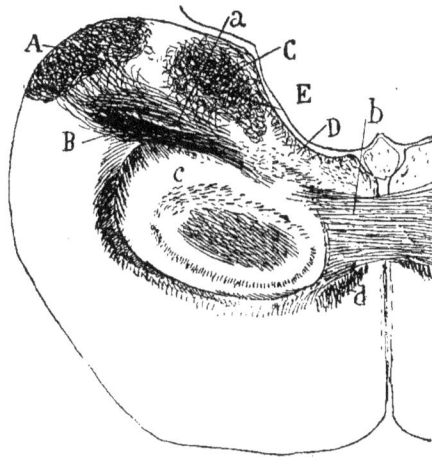

FIG. 518. — Coupe horizontale et un peu oblique
    d'un hémisphère cérébral; souris âgée de quel-
    ques jours. Méthode de Golgi.

A, noyau temporal supérieur ; — B, faisceau temporo-
    ammonique croisé ; — C, noyau présubiculaire ; —
    D, noyau de la pointe occipitale ; — E, tubercule
    quadrijumeau antérieur ; — *a*, courant initial des fais-
    ceaux perforants temporo-ammoniques ; — *b*, corps
    calleux ; — *c*, corne d'Ammon ; — *d*, cingulum.

plus ou moins derrière le bourrelet du corps calleux et gagne la couche plexiforme du noyau arqué après avoir traversé la substance grise. Les fibres issues
des parties moyenne et inférieure de ce noyau sont, au contraire, habituellement ascendantes ; elles se jettent partie dans le cingulum, partie dans
le *fornix longus* de Forel, ce qui les oblige à perforer le bourrelet du corps
calleux. Pendant leur trajet à travers la substance grise, ces fibres ascendantes donnent des collatérales récurrentes (fig. 519, *a*) et quelques longues
branches ascendantes ou descendantes qui cheminent dans la substance
blanche sous-jacente et dont la destination est difficile à préciser.

1. S. R. CAJAL, Estructura de la corteza occipital de los pequeños mamíferos.
Anales de la Soc. española de Historia Natural, t. XXII, 1893.

Les fibres afférentes terminales, qui proviennent du cingulum pour la plupart, sont très abondantes dans le noyau de la pointe occipitale; elles y forment un plexus qui est étendu dans toutes ses couches mais surtout dans la troisième. La figure 521 contient, en *h*, quelques-unes de ces fibres terminales issues du cingulum. Une collatérale en part souvent au moment où la

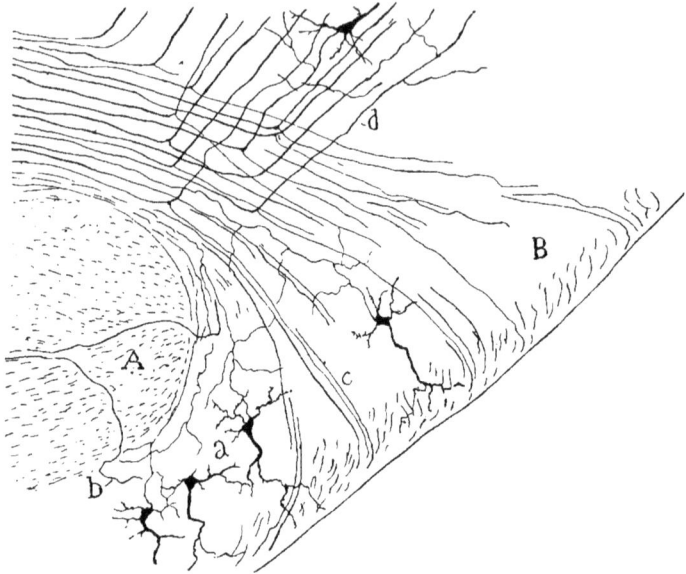

Fig. 519. — Coupe sagittale de l'extrémité postérieure ou occipitale du cerveau; souris âgée de dix jours. Méthode de Golgi.

A, bourrelet du corps calleux; — B, noyau de la pointe occipitale; — *a*, cellules de la région inférieure de ce noyau, avec leurs cylindres-axes allant au cingulum; — *b*, fibre se rendant au fornix longus; — *c*, fibres perforantes destinées à la couche plexiforme du noyau de la pointe occipitale; — *d*, axones bifurqués.

fibre s'infléchit pour prendre une direction ascendante; cette collatérale court pendant quelque temps dans la substance blanche.

CINGULUM ET SUBSTANCE BLANCHE DU GYRUS FORNICATUS

L'examen d'une série complète de coupes frontales du cerveau de souris, de cobaye ou de lapin, traitées par la méthode de Weigert ou de Golgi, permet de reconnaître l'existence d'un faisceau épais de substance blanche, au-dessus du corps calleux et immédiatement au-dessous et en dehors de la substance grise interhémisphérique; ce faisceau c'est le cingulum.

D'après Ganser [1] qui l'avait déjà étudié et figuré, ce cordon, parfaitement délimité chez les rongeurs, serait indépendant de la capsule interne et répon-

1. Ganser, Vergleichend-anatomische Studien über das Gehirn des Maulwurfs. *Morphol. Jahrbuch*, Bd. VII, 1882.

drait, selon toute probabilité, au faisceau longitudinal supérieur de l'homme. *constitution*
Son rôle, ajoute le même savant, est vraisemblablement d'unir entre eux divers *et ses conne-,*
territoires du gyrus fornicatus. Nous avions également figuré ce faisceau dans *xions.*
un travail paru en 1890 [1], mais sans distinguer ses régions. Par contre, nous établissions, pour la première fois, que les cylindres-axes du cingulum tirent leur
origine de la substance grise interhémisphérique et se portent en direction
sagittale. A cette époque, nous n'avions rien dit de la manière dont ce cordon

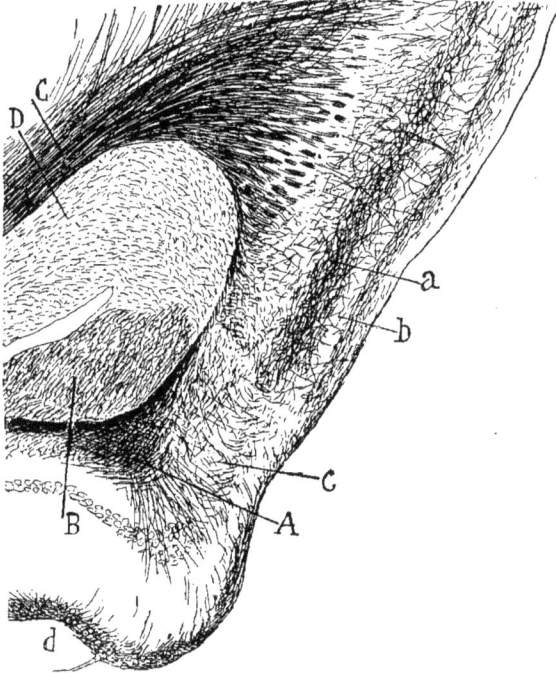

Fig. 520. — Coupe sagittale du cerveau de cobaye. Méthode de Weigert-Pal.

A, section de la voie temporo-ammonique ascendante et directe ; — B, faisceau temporo-ammonique croisé ; — C, cingulum ; — D, corps calleux ; — a, plexus terminal intermédiaire du
noyau de la pointe occipitale ; — b, couche des petites cellules pyramidales ; — c, subiculum ; —
d, fascia dentata.

se termine dans la corne d'Ammon, notre intention n'étant pas d'étudier ses
connexions.

Beevor [2], Kölliker [3], Edinger [4], Dejerine [5], Elliot Smith et les savants qui

1. S. R. CAJAL, *La Cellule*, t. VII, 1891 et Textura de las circonvoluciones en los
mamiferos, 1890.
2. BEEVOR, On the course of the fibres of the cingulum and the posterior parts of
the corpus callosum and fornix of the Marmouset Monkey. *Philos. Transact.*, 1891.
3. KÖLLIKER, Lehrbuch der Gewebelehre, 6e Auflage, 1896. 2er Band, p. 780 et fig. 803.
— Ueber fornix longus von Forel und die Riechstrahlungen im Gehirn des Kaninchens. *Verhandl. d. Anat. Gesellsch.*, 1894.
4. EDINGER, Vorlesungen über den Bau der nervösen Centralorgane, etc., 6e Auflage, 1900.
5. DEJERINE, Anatomie des centres nerveux, 1895, t. I, p. 749 et suiv.

ont étudié le cingulum en ces dernières années tendent en général à le considérer comme une voie antéro-postérieure d'association multiple, voie composée de fibres courtes s'échelonnant depuis la circonvolution de l'hippocampe jusqu'à l'espace perforé antérieur. Le cingulum ne renfermerait donc pas, d'après ces neurologistes, des fibres ayant toute sa longueur. Seul, Kölliker affirme qu'elles se prolongent partiellement dans le *fornix longus* de Forel.

Nos recherches ; leurs résultats essentiels.

Les observations que nous avons faites chez les petits mammifères depuis 1890 établissent, de façon certaine, les quatre faits essentiels suivants : 1° en outre de voies courtes équivalant à celles que Beevor a mentionnées dans l'écorce humaine, le cingulum contient une voie fort longue, embrassant toute ou presque toute sa longueur ; 2° le cingulum se termine en arrière, du moins en grande partie, par des arborisations libres, ramifiées dans le subiculum et la corne d'Ammon ; 3° l'extrémité antérieure du cingulum descend, non point à la région olfactive, mais à la couronne rayonnante : il s'ensuit que le cingulum est une voie de projection ; 4° et enfin, les fibres du cingulum prennent naissance sur les neurones de l'écorce interhémisphérique, neurones qui correspondent à ceux du gyrus fornicatus de l'homme.

Nous allons maintenant passer en revue la composition, le trajet, les origines et les points de terminaison du cingulum, d'après les enseignements que nous fournissent les préparations au Golgi chez les petits mammifères.

Les deux faisceaux du cingulum chez les rongeurs :

Mais, avant d'aller plus loin, nous croyons utile de déclarer qu'à notre avis le cordon blanc situé au-dessus du corps calleux et au-dessous de la substance grise interhémisphérique des rongeurs n'est pas dans sa totalité l'homologue du cingulum du cerveau humain ; il n'y correspond qu'en partie. Ce cordon blanc supra-calleux, dont la section transversale est semilunaire chez le lapin et la souris, est composé, en effet, de deux faisceaux bien distincts : l'un interne ou à tubes épais, l'autre externe ou à fibres minces.

1° l'interne, homologue du cingulum humain ;

1° Le *faisceau interne* ou à *tubes épais*, situé immédiatement au-dessous de la substance grise interhémisphérique, prend naissance dans les cellules de cette substance ; c'est lui qui, à notre avis, correspond tout à fait au cingulum de l'espèce humaine ; aussi l'appellerons-nous désormais *cingulum* ou *faisceau sagittal du gyrus fornicatus.*

2° l'externe, homologue du faisceau longitudinal supérieur.

2° Le *faisceau externe* ou à *fibres fines*, auquel nous donnerons le nom de *faisceau arqué* ou *longitudinal supérieur des hémisphères*, est placé sur le côté externe du précédent ; il est plus large et fait saillie en haut et en dehors. L'étude de ses fibres nous a démontré qu'il forme une voie d'association entre les régions postérieures et antérieures de l'écorce supérieure des hémisphères ; il n'intervient pas, conséquemment, dans la formation du cingulum et n'entre pas en relation avec la corne d'Ammon. Il est probable que ce cordon correspond au *faisceau arqué* ou *longitudinal supérieur* de Burdach chez l'homme. Il pourrait aussi représenter une partie du faisceau *occipito-frontal* de Forel et Onufrowicz. Les deux faisceaux, bien développés et nettement différenciés dans le cerveau humain, seraient ainsi confondus en un seul chez les petits mammifères (fig. 517, C, E).

Les deux faisceaux de la substance blanche supra-calleuse que nous venons de mentionner ne sont pas très distincts dans les préparations colorées par la méthode de Weigert ; ils le sont, au contraire, dans celles au chromate d'argent, et le cingulum avec ses fibres plus épaisses que les conducteurs du faisceau arqué s'y montre presque toujours mieux imprégné que ce dernier. On remarque aussi, dans les coupes frontales traitées par la technique de Golgi, que le cingulum augmente d'épaisseur d'avant en arrière jusqu'au noyau de la pointe occipitale, où il atteint son maximum de développement.

Aspect par différentes méthodes.

Si l'on veut se rendre bien compte de l'origine et de la terminaison des fibres du cingulum, tel que nous le comprenons chez les petits mammifères, il faut s'adresser aux coupes sagittales et horizontales ; ce sont, en effet, les plus démonstratives. Sur la figure 521, qui présente une coupe horizontale quelque peu schématisée, l'on voit, en A, avec la dernière évidence, que le cingulum renferme trois sortes de fibres :

Les trois sortes de fibres du cingulum.

1° Des *cylindres-axes postérieurs*, directs, issus des cellules pyramidales interhémisphériques et se portant en arrière pour gagner le bourrelet du corps calleux et le noyau de la pointe occipitale ;

2° Des *cylindres-axes antérieurs*, directs et de même origine ; ils se dirigent en avant et contournent le genou du corps calleux ainsi que l'extrémité antérieure de la cloison transparente. Ces cylindres-axes sont beaucoup plus nombreux que les précédents ; ils abondent surtout dans la région sus-calleuse de l'écorce interhémisphérique (fig. 521, *a*) ;

3° Des *cylindres-axes bifurqués* en deux branches, l'une antérieure, l'autre postérieure, d'égale épaisseur ou indifféremment l'une plus épaisse que l'autre. La *branche postérieure* se dirige le plus souvent en arrière et va jusqu'au noyau de la pointe occipitale, l'*antérieure* se perd dans le corps strié, après avoir parcouru la face supérieure de la commissure calleuse (figs. 519, *d*, et 521, *b*, *c*). Ces tubes bifurqués forment la majeure partie du cingulum ; ceux dont la branche postérieure est la plus mince y sont en nombre assez considérable (fig. 521, *b*). Il est donc permis d'affirmer que les fibres de la région postérieure du cingulum ne sont pour la plupart que des branches dorsales des cylindres-axes de l'écorce interhémisphérique. Inversement, la portion antérieure de ce faisceau blanc contient surtout leurs branches frontales. D'après la manière dont se comportent ces deux sortes de branches, on peut dire que les premières représentent un système d'association et les secondes un système de projection.

Terminaison des fibres antérieures. — Les coupes frontales très antérieures et les coupes sagittales faites parallèlement au cingulum nous apprennent de façon certaine que presque tous les cylindres-axes indivis et les branches de division qui se portent en avant contournent le genou et le bec du corps calleux ; elles se groupent ensuite en faisceaux, descendent à travers la partie antérieure du septum, gagnent la tête du corps strié et se jettent définitivement dans le système des fibres de projection. Toutes les fibres descendantes du cingulum ne se rendent pas cependant au corps strié, comme le montre, en *D*, la figure 522. Parvenues en dedans du pro-

1° Fibres de projection pour le corps strié.

2° Fibres d'association pour l'écorce

interhémis-
phérique.
longement antérieur du corps calleux, certaines d'entre elles pénètrent
obliquement dans la couche moléculaire de l'écorce interhémisphérique
et y forment avec d'autres fibres, arrivées plus tôt, un plexus très ȷtouffu

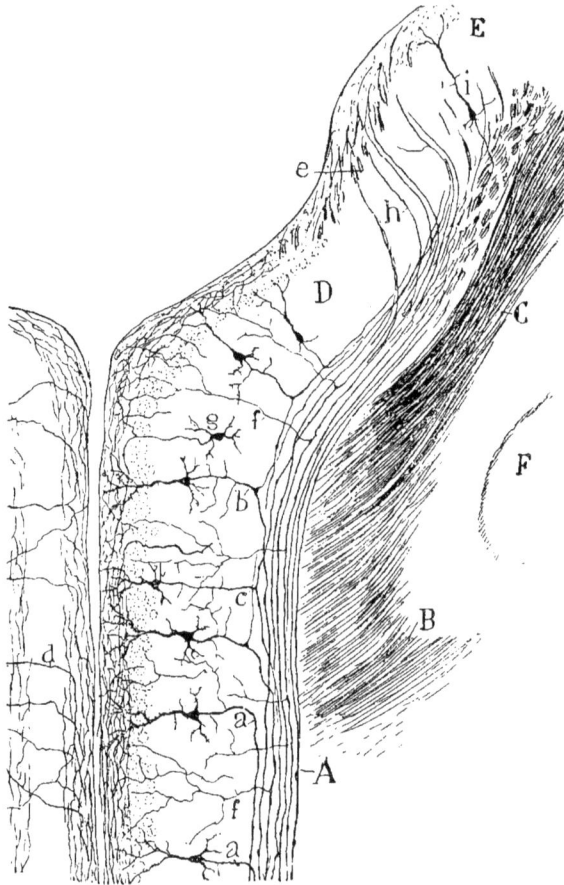

FIG. 521. — Coupe horizontale du cerveau; souris âgée de huit jours. Méthode de Golgi.

A, cingulum ; — B, corps calleux ; — C, faisceau angulaire ou temporo-ammonique croisé ; —
D, noyau de la pointe occipitale; — E, subiculum ; — F, corne d'Ammon sectionnée tangentiellement ; — *a*, cylindre-axe se dirigeant en avant ; — *b*, axone bifurqué en branches antérieure et postérieure ; — *c*, branche postérieure issue de la bifurcation d'un cylindre-axe ; —
d, collatérales de la substance blanche du cingulum, terminées dans la couche moléculaire ; —
e, faisceaux perforants coupés plus ou moins transversalement ; — *f*, collatérales terminées
dans l'écorce interhémisphérique ; — *g*, cellules à cylindre-axe ascendant ; — *h*, faisceaux perforants destinés au subiculum ; — *i*, cellules pyramidales du subiculum.

dont les filaments sont surtout parallèles et verticaux. Comme ces conducteurs ne se mêlent jamais à ceux de la couronne rayonnante, nous sommes
porté à admettre qu'ils se terminent réellement dans la couche plexiforme
interhémisphérique et qu'ils constituent des fibres d'association.

Fornix longus de Forel. — Les fibres de projection qui passent en avant du genou du corps calleux nous semblent prendre naissance, pour la plupart, sur les cellules logées dans la moitié antérieure de l'écorce interhémisphérique. Quant aux fibres qui tirent leur origine des neurones situés plus en arrière, en particulier dans le noyau de la pointe occipitale, elles perforent le corps calleux en différents points, afin d'éviter le long détour qu'elles devraient faire si elles s'associaient aux fibres antérieures ; elles pénètrent ensuite dans l'espace compris entre le corps calleux et le psalterium dorsal et descendent à travers la cloison transparente jusqu'aux régions inférieures du corps strié.

Origine des fibres antérieures.

1° *Fibres descendantes de projection. Origine et trajet.*

Ces conducteurs perforants ne sont pas autre chose que les fibres ascendantes et réunies en paquets du *fornix longus de Forel.* Ils ont été bien décrits par Ganser, Honegger, Edinger et surtout par Kölliker qui en a démontré l'existence dans l'écorce cérébrale de l'homme. D'après ce dernier histologiste, il y aurait parmi eux des fibres ascendantes et des fibres descendantes. Les ascendantes proviennent peut-être du tubercule mamillaire interne et se terminent dans la corne d'Ammon ; les descendantes sortent vraisemblable-

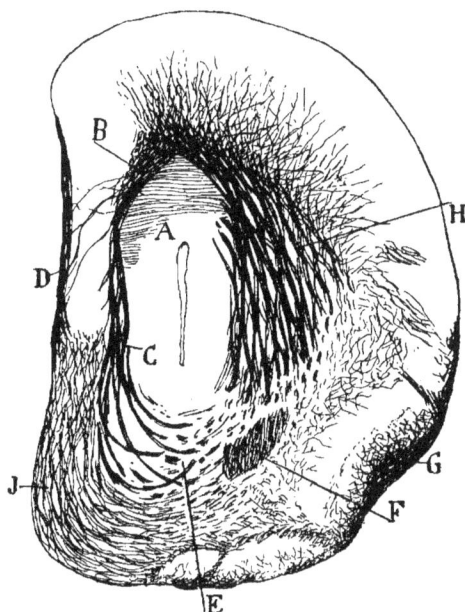

Fig. 522. — Coupe transversale du lobe frontal ; souris âgée de quatre jours. Méthode de Golgi.

A, radiation antérieure du corps calleux ; — B, partie antérieure du cingulum ; — C, faisceaux descendants antérieurs du cingulum ; — D, couche plexiforme de l'écorce interhémisphérique à son extrémité antérieure avec les fibres perforantes venues du cingulum ; — E, région où les faisceaux du cingulum prennent une direction sagittale ; — F, commissure antérieure ; — G, racine olfactive interne ; — H, corps strié ; — J, fibres de projection de l'extrémité antérieure de l'écorce interhémisphérique.

ment du gyrus fornicatus, perforent le corps calleux plus en avant que les autres, descendent à travers la cloison transparente, font partie du faisceau de Zuckerkandl et se terminent dans le ganglion basal de Ganser. L'existence de fibres ascendantes dans le fornix longus est chose prouvée par nos recherches. Ces conducteurs se rendent peut-être non seulement à la corne d'Ammon, mais aussi à l'écorce même du gyrus fornicatus.

Nous montrons dans les figures 504, en *D*, et 509, en *C*, la portion descendante du fornix longus. On y voit qu'après avoir traversé le corps calleux, ses fibres perforantes se groupent au voisinage de la ligne médiane, en pleine cloison transparente, d'où elles descendent jusqu'à la base du cerveau en serpentant et en se confondant avec les fibres du faisceau de Zucker-kandl et celles de la portion descendante des piliers antérieurs du trigone. Or, nous avons vu que le faisceau de Zuckerkandl s'incorpore aux fibres prove-nant de la couronne rayonnante et ne touche point à des noyaux olfactifs[1].

Son rôle.

La portion descendante des piliers antérieurs du trigone n'y touche pas davantage, semble-t-il. Nous croyons donc que le fornix longus fait de même et qu'il est la voie de projection des portions moyennes et postérieures du gyrus fornicatus. Si, au lieu de suivre le chemin normal, il se fraye un passage à travers le corps calleux, c'est, comme nous l'avons déjà observé, par raison d'économie de trajet et de protoplasma.

Terminaison des fibres postérieures du cingulum. — On peut ranger ces fibres en trois catégories suivant la manière dont elles se terminent : la pre-mière comprend les fibres ramifiées dans l'écorce du noyau de la pointe occipi-tale; la deuxième les fibres perforantes allant à la zone plexiforme de ce même noyau; la troisième les fibres destinées au subiculum et à la corne d'Ammon.

Leurs trois espèces.

Les fibres pour la corne d'Ammon.

Ces dernières, qui sont les plus nombreuses et les plus importantes, des-cendent en contournant le *splenium* ou bourrelet du corps calleux, cons-tituent la substance blanche du noyau de la pointe occipitale, puis remon-tent, groupées en paquets, jusqu'à la première couche du subiculum où elles se confondent avec les fibres les plus hautes de la grande voie temporo-ammonique croisée ; elles vont, enfin, se terminer dans la corne d'Ammon et la fascia dentata (figs. 519, *c*, et 521, *h*).

Leur exis-tence prouvée par la méthode de Marchi.

Les faits que nous venons de rapporter concordent, en général, avec les résultats de la méthode des dégénérations. Probst[2] a prouvé, sans avoir eu connaissance de nos travaux, que les fibres du cingulum dégénèrent en avant et aussi en arrière jusqu'à la circonvolution de l'hippocampe, lors-qu'on les coupe; elles restent intactes, au contraire, si la section porte sur la corne d'Ammon et la circonvolution de l'hippocampe, ou si l'on arrache le bulbe olfactif, ou encore si l'on détruit la sphère motrice. Les fibres cingulaires qui se rendent à la circonvolution de l'hippocampe émanent, par conséquent, de l'écorce interhémisphérique.

Fibres com-missurales de l'écorce inter-hémisphérique chez l'homme; leur inexis-tence chez les rongeurs.

De tout ce que nous venons de dire au sujet de la substance blanche de cette écorce, il résulte que cette dernière donne naissance à trois sortes de fibres : 1° à des fibres de projection destinées à des foyers inférieurs encore incon-nus; 2° à des fibres courtes d'association reliant des régions un peu éloignées de l'écorce interhémisphérique; 3° à des fibres longues d'association, terminées dans le subiculum et la corne d'Ammon. Chez l'homme, l'écorce interhémi-sphérique paraît contenir aussi, d'après Dejerine, des fibres commissurales, c'est-à-dire des fibres calleuses. Il ne nous a pas été possible de mettre ces fibres en évidence chez les petits mammifères, ainsi que nous l'avons dit dans un autre travail[3]. Ce fait négatif acquerrait une grande importance au point

1. S. R. CAJAL, Textura del septum lucidum. *Rev. trim. micrográf.*, t. VI, 1902.
2. M. PROBST, Ueber die Rindenschhügelfasern des Riechfeldes über das Gewölbe, die Zwinge, etc. *Arch. f. Anat. u. Physiol.* Anat. Abteil., H. II, III, IV, 1903.
3. S. R. CAJAL, Estructura de la corteza motriz. *Rev. trim. micrográf.*, t. V, 1901.

de vue théorique, si on pouvait en faire la démonstration dans d'autres régions d'association du cerveau. Nous ajouterons, mais à titre d'hypothèse, que les fibres calleuses issues du gyrus fornicatus humain proviennent peut-être exclusivement de la portion supérieure non spécifique de cette circonvolution, c'est-à-dire de celle qui ne donne pas naissance au cingulum.

Il reste une lacune importante dans la courte étude que nous venons de faire sur la structure et les connexions de l'écorce interhémisphérique; c'est celle de l'origine et de la terminaison des fibres centripètes qui se rendent

Fibres centripètes de l'écorce interhémisphérique.

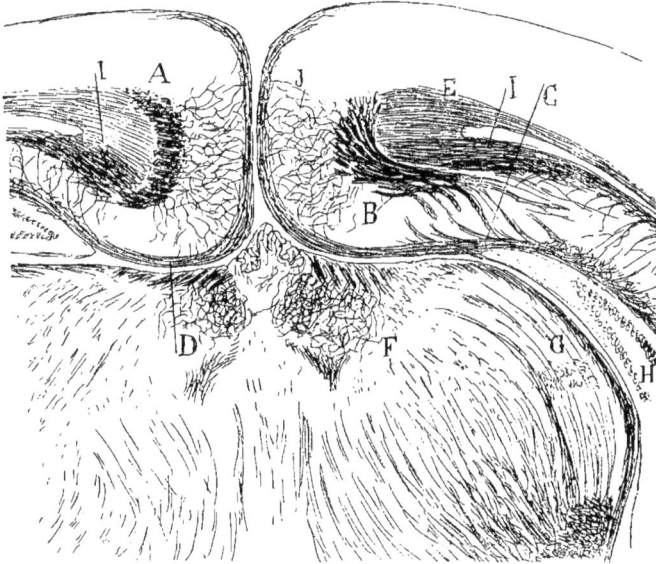

FIG. 523. — Coupe frontale et un peu oblique des hémisphères cérébraux, passant en arrière du corps calleux ; souris âgée de dix jours. (La moitié gauche de la figure représente un plan plus antérieur que la moitié droite.) Méthode de Golgi.

A, cingulum du côté gauche en section oblique; — B, cingulum du côté droit, s'incurvant pour aller se placer au-dessous du faisceau angulaire ou temporo-ammonique croisé ; — C, faisceaux perforants destinés au subiculum ; — D, fibres de la couche plexiforme de l'écorce interhémisphérique, en continuité avec les fibres superficielles de la corne d'Ammon ; — E, corps calleux ; — F, ganglion de l'habenula ; — G, corps genouillé externe ; — H, corne d'Ammon et fascia dentata ; — I, voie temporo-ammonique croisée ; — J, plexus de fibres collatérales et terminales, issues du cingulum.

à cette écorce. Cette lacune est fort regrettable, car il ne nous sera possible de tirer aucune déduction physiologique des faits que nous avons exposés, aussi longtemps que nous ignorerons la provenance et le rôle de ces fibres.

STRIES LONGITUDINALES OU SUS-CALLEUSES

(*Nerfs de Lancisi, tænia tecta, induseum et fasciola cinerea.*)

Les travaux de Lancisi, Valentin, Jastrowitz, Golgi, Henle, Honegger, Giacomini, Zuckerkandl, etc., nous ont appris que la face supérieure du corps calleux est sillonnée par deux tractus de fibres sagittales : la *strie*

Situation et rôle supposé.

longitudinale interne ou *nerf de Lancisi*, placée près de la ligne médiane, et la *strie longitudinale externe* ou *tænia tecta*, située plus en dehors et recouverte par la substance grise du gyrus fornicatus. Les rapports que certains auteurs ont cru découvrir entre ces cordons et les noyaux olfactifs de premier ordre nous obligent à dire quelques mots de leur structure et de leurs connexions terminales.

Nos recherches chez les rongeurs.

Nous avons porté notre choix sur les rongeurs, en particulier sur le lapin et la souris, pour étudier les stries longitudinales. Les résultats que nous avons obtenus chez ces animaux peuvent, croyons-nous, être étendus sans crainte, à l'homme et aux mammifères gyrencéphales.

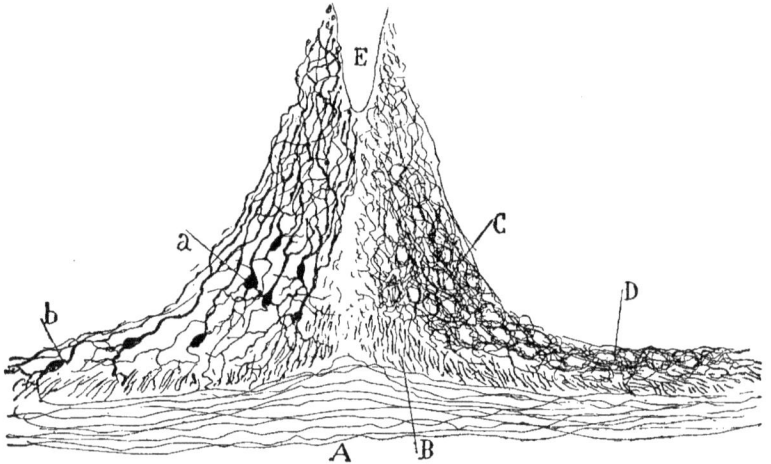

Fig. 524. — Coupe transversale de l'*induseum* et stries longitudinales sus-calleuses; lapin âgé de dix jours. Méthode de Golgi. — La moitié gauche de la figure renferme les cellules; la moitié droite les plexus.

A, corps calleux; — B, nerfs de Lancisi; — C, plexus de l'*induseum*; — D, plexus de la strie longitudinale externe ou *tænia tecta*; — E, scissure interhémisphérique; — *a*, cellule nerveuse de l'*induseum*; — *b*, cellule de la *tænia tecta*.

Aspect.

Les nerfs de Lancisi forment, chez les rongeurs, le rudiment de substance blanche d'une écorce grise qui occupe le fond de la scissure interhémisphérique et présente une section triangulaire; cette écorce, c'est l'*induseum du corps calleux*, dont Valentin [1] avait déjà étudié les cellules nerveuses. La strie ou plutôt les stries latérales ne sont pas très apparentes chez ces animaux; elles sont formées par une mince couche de fibres qui unissent les nerfs de Lancisi au bord interne du cingulum (fig. 524, *D*).

Origine:
1° dans le

Nerf de Lancisi ou strie longitudinale interne. — En général, on place la source de ce tractus dans les noyaux olfactifs. Blumenau [2] pense que ce soi-

1. VALENTIN, Neurologie, p. 244.
2. BLUMENAU, Zur Entwickelungsgeschichte und feineren Anatomie des Hirnbalkens. *Arch. f. mikrosk. Anat.*, Bd. XXXVII, 1890.

disant nerf se rattache à la sphère olfactive par deux voies : l'une *indirecte*, constituée par un groupe de fibres qui se terminent dans la substance blanche de la première circonvolution frontale, d'où partirait ensuite un contingent de conducteurs pour le bulbe olfactif; l'autre *directe*, formée par un plan superficiel de fibres du bec du corps calleux, fibres qui continuent partiellement la racine olfactive interne. Plusieurs savants acceptent ces connexions avec quelques légers changements. Parmi eux, nous citerons Dejerine [1], pour qui les nerfs de Lancisi s'ajoutent aux fibres du faisceau de Zuckerkandl et de la racine olfactive interne pour former le pédon-

système olfactif, d'après Blumenau, etc.

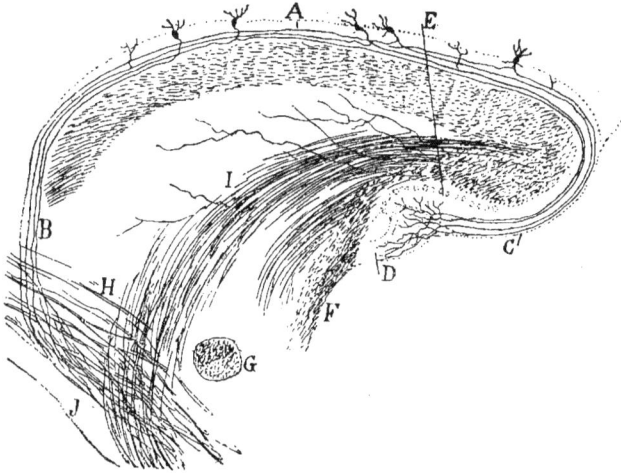

Fig. 525. — Coupe sagittale et demi-schématique du corps calleux, des nerfs de Lancisi et de la fascia dentata ; souris âgée de quelques jours. Méthode de Golgi.

A, nerf de Lancisi ou strie longitudinale interne ; — B, fibres de projection de ce nerf ; — C, fibres du nerf de Lancisi allant à la fascia dentata ; — D, fascia dentata ; — E, corne d'Ammon ; — F, fimbria ; — G, commissure antérieure ; — H, fibres de projection de l'écorce frontale ; — I, faisceau de Zuckerkandl ; — J, base du cerveau.

cule de la cloison transparente et aller se jeter dans l'espace perforé antérieur ainsi que dans la circonvolution du crochet.

Les observations déjà anciennes [2] que nous avons faites par le secours de la méthode de Golgi montrent qu'il n'en est pas ainsi. Toutes les fibres de la strie interne peut-être ou, en tout cas, bon nombre d'entre elles proviennent des cellules nerveuses de l'induseum ou écorce grise rudimentaire du plancher de la scissure interhémisphérique. Ces *cellules*, qui sont des pyramidales atrophiées, ont un corps logé profondément, une tige périphérique, absente dans les neurones superficiels, et un bouquet protoplasmique ascendant, qui se répand dans une couche moléculaire, homologue de celle de l'écorce cérébrale normale. Leur *cylindre-axe* descendant parvient au voisinage du corps

2° Dans l'induseum, d'après nous.

Cellules pyramidales atrophiées de l'induseum.

1. DEJERINE, Anatomie des centres nerveux, t. I, 1895.
2. S. R. CAJAL, Structure de l'écorce cérébrale de quelques mammifères. *La Cellule*, t. VII, 1891.

calleux où il se bifurque habituellement en deux branches, l'une antérieure, l'autre postérieure ; parfois, il s'infléchit seulement pour se porter soit en avant, soit en arrière. Qu'il s'infléchisse ou se bifurque, ce cylindre-axe émet toujours des *collatérales* qui se ramifient dans l'*induseum*, dans sa zone moléculaire surtout. On peut voir en *C*, sur la figure 524, les très riches plexus formés autour des cellules de l'*induseum* par ces collatérales, qui, sans doute, comprennent parmi elles un certain nombre de fibres terminales.

Plexus.

Les nerfs de Lancisi sont constitués, par conséquent, tout comme le *cingulum*, par trois sortes de fibres issues de l'écorce située au-dessus du corps calleux : 1° par des fibres bifurquées en branches antérieure et postérieure ; 2° par des fibres indivises, dirigées en avant ; 3° par des fibres également indivises, mais dirigées en arrière. On peut aussi distinguer ces conducteurs en : fibres de projection descendant au corps strié, fibres d'association intrafocale, terminées par des arborisations libres dans l'*induseum* lui-même, et fibres d'association interfocale, allant à la fascia dentata.

Fibres de la strie interne.

Fibres de projection. — Dans les coupes sagittales voisines de la ligne médiane et faites dans le cerveau de souris âgée de quelques jours, on voit fréquemment bon nombre des fibres des nerfs de Lancisi passer en avant du genou et du bec du corps calleux, côtoyer le bord antérieur du septum, se porter en dehors, et se perdre enfin entre les paquets de fibres olfactives de second ordre qui traversent d'avant en arrière la tête du corps strié (fig. 525, *B*). Bien qu'il ne nous ait pas été possible de suivre sur tout leur trajet les fibres que nous venons de décrire, nous avons lieu de croire qu'elles se jettent dans le corps strié, comme les fibres de projection de tant d'autres points de l'écorce cérébrale. Cette opinion est basée sur plusieurs raisons : 1° ces fibres se dirigent en arrière dans l'étage inférieur de la tête du corps strié et atteignent des régions très reculées du cerveau antérieur ; 2° aucune d'elles ne semble se porter vers le bulbe olfactif et aucune d'elles ne s'engage dans le tubercule olfactif.

1° *Fibres antérieures ; trajet et terminaison probables.*

Outre les fibres antérieures de projection que nous venons de décrire, les nerfs de Lancisi émettent un certain nombre de perforantes qui traversent le corps calleux en différents points et pénètrent dans le *fornix longus* de Forel. Ces fibres ont été bien étudiées par Vogt et Kölliker. Elles sont relativement abondantes dans le tiers postérieur de la strie interne et dans le voisinage du bourrelet du corps calleux. En réalité, la plupart de ces conducteurs proviennent des stries latérales ou *tænia tecta*, c'est-à-dire de la couche de fibres comprise entre les nerfs de Lancisi et le cingulum.

2° *Fibres perforantes ; leur origine vraie dans la tænia tecta.*

Fibres d'association. — Les neurologistes, et parmi eux, Golgi, Henle, Giacomini et Blumenau, admettent, en général, que les stries internes contournent à leur partie postérieure le bourrelet du corps calleux, passent à la *fasciola cinerea* et se rendent à la *fascia dentata ;* mais on ne sait si cette région de l'écorce est leur point de départ ou de terminaison. Zuckerkandl croit que la *fascia dentata* se continue non avec les stries internes, mais plutôt avec les latérales.

Leur trajet, d'après les auteurs.

Grâce à nos préparations nous avons pu trancher cette question d'une façon catégorique. Nous avons vu, en effet, avec la plus entière évi-

Leur terminaison dans la

dence, sur les coupes sagittales médianes aussi bien que sur les frontales très postérieures du cerveau de lapin, du cobaye et de la souris, que les stries tant internes qu'externes pénètrent dans la *fasciola cinerea* et la *fascia dentata*. Sur les sections sagittales, on note que les nerfs de Lancisi contournent le bourrelet du corps calleux ou *splenium*, puis qu'ils cheminent dans la couche superficielle de la *fasciola*, sans lui abandonner d'ordinaire aucune fibre ; ils traversent ensuite obliquement l'extrémité interne de la corne d'Ammon, pénètrent dans l'angle ou sinus placé entre la corne et le vestige de la *fascia dentata*, et vont se terminer dans la couche moléculaire de ces deux centres. Un grand nombre de branches de l'arbo-

fascia dentata et la corne d'Ammon, d'après nous.

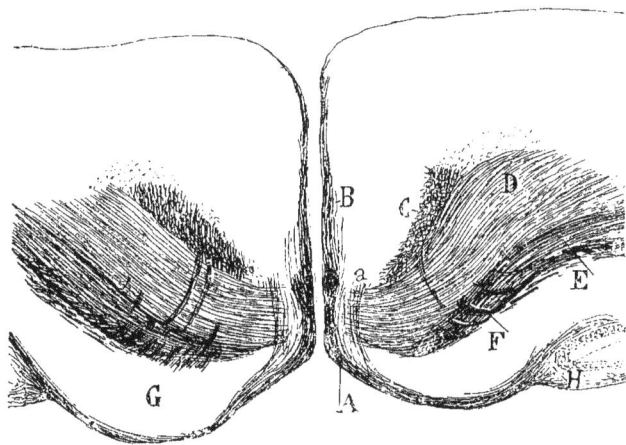

Fig. 526. — Coupe frontale du cerveau passant immédiatement derrière le corps calleux ; souris âgée de huit jours. Méthode de Golgi.

A, nerfs de Lancisi, allant au subiculum et à la fascia dentata ; — B, fibres de la couche plexiforme de l'écorce interhémisphérique ; — C, cingulum ; — D, corps calleux ; — E, psalterium dorsal ; — F, fibres du fornix longus ; — H, fascia dentata ; — a, stries longitudinales latérales ou tænia tecta.

risation terminale formée par les fibres des nerfs de Lancisi dans le sinus se divisent en un rameau supérieur et un rameau inférieur, allant, l'un à la zone moléculaire de la corne, l'autre à celle de la fascia.

Les coupes frontales passant immédiatement derrière le corps calleux nous fournissent les mêmes renseignements. On voit par exemple, en *A*, sur la figure 526, qui représente une coupe de ce genre, que les fibres émanées de la strie interne et de la strie externe s'inclinent en dehors, en glissant, pour ainsi dire, sur la surface des deux subiculums afin d'aborder le corps godronné. On voit aussi, en *B*, sur la même figure qu'une grande partie des fibres perforantes qui envahissent la couche moléculaire de l'écorce interhémisphérique pour se diriger ensuite dans le sens sagittal se comportent comme les fibres des nerfs de Lancisi ; elles se rendent, en effet, à la *fascia dentata* et se terminent en s'arborisant dans son écorce (fig. 525, *C*).

Terminaison des fibres perforantes.

Stries longitudinales externes ou tænia tecta. — Ces cordons blancs n'ont pas chez le lapin et la souris une individualité bien marquée ; ils ne forment chez eux qu'une mince couche de fibres destinées à relier les nerfs de Lancisi à la portion interne du cingulum. Ils proviennent, comme ces nerfs, de la région la plus externe de la substance grise de l'*induseum*, c'est-à-dire de l'angle que forme celui-ci lorsqu'il pénètre au-dessous de l'écorce interhémisphérique (fig. 524, *D*). On pourrait appeler *écorce grise de la strie externe* ce prolongement angulaire et délié de substance grise où se rencontrent quelques cellules nerveuses. Ces neurones, dont les expansions dendritiques vont à la couche moléculaire de l'*induseum*, sont englobés dans des arborisations terminales touffues, provenant en grande partie de fibres collatérales et terminales de la substance blanche sous-jacente (fig. 524, *D*, *b*). Nous avons déjà appris que les stries latérales se comportent comme les nerfs de Lancisi ; elles fournissent pourtant un plus grand nombre de fibres de projection au *fornix longus*.

Fasciola cinerea. — Dans les cas peu nombreux où nous avons pu imprégner les cellules de ce petit noyau, nous les avons vues sous l'aspect de corpuscules fusiformes, pourvus d'un bouquet protoplasmique tourné en bas et en dehors, et d'un cylindre-axe ascendant. Cette expansion contournait le bourrelet du corps calleux et pénétrait dans la strie longitudinale interne. Parfois elle se divisait en une branche fine et descendante, allant peut-être jusqu'à la *fascia dentata*, et en une branche ascendante, épaisse, destinée aux nerfs de Lancisi. On voit que par la forme de ses neurones et la manière dont se comportent ses cylindres-axes la *fasciola cinerea* doit être considérée comme un prolongement renflé de l'*induseum*. Telle n'est pas l'opinion de Henle et de Giacomini, pour qui ce petit noyau est une portion de la *fascia dentata*.

L'*induseum* joue donc, par rapport aux stries sus-calleuses, le même rôle que l'écorce interhémisphérique par rapport au cingulum. Ces deux portions de l'écorce cérébrale émettent, en effet, des cordons blancs à direction sagittale ; toutes deux donnent naissance surtout à des fibres de projection ; enfin, toutes deux envoient à la corne d'Ammon et à la fascia dentata de longues fibres d'association. Cette analogie vient à l'appui de l'opinion soutenue par Giacomini[1] et Blumenau, opinion en vertu de laquelle les stries longitudinales et l'*induseum* sont la continuation de l'écorce interhémisphérique, qui passe ainsi d'un hémisphère à l'autre sans s'interrompre sur la ligne médiane.

ÉCORCE INFÉRO-INTERNE DU LOBE FRONTAL

Notre intention n'étant pas d'étudier ici avec détails la structure des circonvolutions limbiques et leurs relations avec les cordons d'origine olfac-

---

1. GIACOMINI, Fascia dentata del grande hippocampe, etc. *Giorn. d. Real. Accad. d. Med. d. Torino.* Fasc. 11 à 13, 1883.

Aspect et origine.

Cellules.

Axone.

Cellules.

Axone.

Nature de la fasciola cinerea.

Analogie de l'induseum et de l'écorce interhémisphérique.

Absence probable de voies

tive, nous noterons seulement que, chez les petits mammifères, il nous a été impossible de voir entrer aucune voie olfactive ni de premier ni de second ordre dans l'écorce de la face interne du lobe frontal, située au-dessous du corps calleux.

*olfactives affé-
rentes.*

Les caractères de cette écorce sont très particuliers, ainsi que nous l'avons constaté précédemment ; ils permettent de la reconnaître du premier coup sur les préparations colorées par les méthodes de Weigert, de Nissl ou de Golgi. Ce sont : l'absence de toute stratification, la désorientation des dendrites, enfin la présence de neurones volumineux et de forme variable. Ces neurones sont plongés avec des cellules de moindre taille dans un lacis de fibres et de paquets fibrillaires parallèles à la surface corticale et descendants, pour la plupart.

*Caractères
de cette écorce.*

ÉCORCE D'ASSOCIATION

Flechsig a émis l'opinion que certaines régions de l'écorce des mammifères gyrencéphales ne sont pas en relation directe avec des fibres sensorielles, et que ces régions qui se myélinisent et entrent en activité très tardivement sont consacrées précisément aux opérations intellectuelles les plus élevées. Ces régions que l'on pourrait appeler *centres de mémoire*, parce qu'elles renferment probablement les résidus senso-

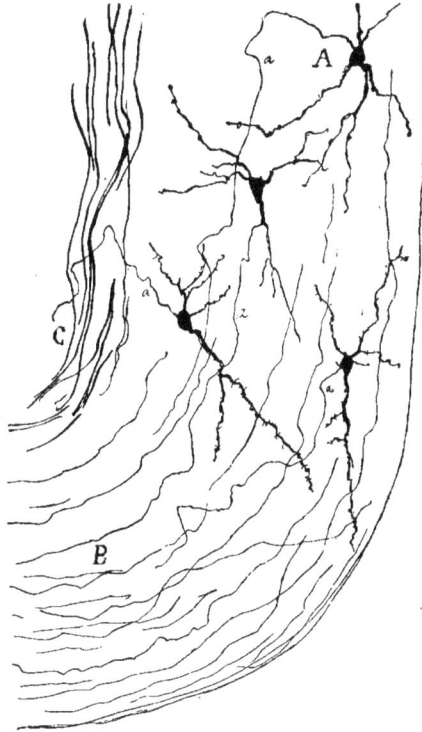

FIG. 527. — Cellules de la région inféro-interne du lobe frontal; souris âgée de 12 à 15 jours. Méthode de Golgi.

A, B, grandes cellules ; — C, faisceaux antérieurs et descendants du cingulum ; — *a*, axones.

*Sa fonction
psuchiaue éle-
vée, d'après
Flechsig.*

riels venus des centres percepteurs, s'étendent sur la plus grande partie de l'écorce cérébrale, au point d'en embrasser presque les quatre cinquièmes chez l'homme.

L'étude de ces sphères corticales n'est qu'à ses débuts. Nous avons essayé pour notre part d'y contribuer en étudiant leur texture chez les enfants âgés de quelques mois. Malgré la rareté des matériaux et l'inconstance de la méthode de Golgi, obstacles principaux à cette entreprise de longue haleine et hérissée de difficultés, nous sommes parvenu, dans un nombre de cas

*Sa ressem-
blance anato-
mique avec l'é-
corce type,
d'après nos re-
cherches.*

très restreint, à imprégner les petites, moyennes et grandes cellules pyramidales ainsi qu'un petit nombre de corpuscules de la couche des grains des circonvolutions frontales et pariétales. Il en est résulté pour nous l'impression que la texture de ces circonvolutions ressemble tout à fait à celle de la circonvolution pariétale ascendante, prise pour type dans l'étude que nous avons faite de l'écorce cérébrale, au chapitre XXIV.

Ses couches : 1° d'après nous ;

La technique de Nissl corrobore cette impression ; elle nous apprend que les circonvolutions d'association renferment les mêmes couches que l'écorce type, c'est-à-dire : 1° *une assise plexiforme;* 2° *une couche de petites cellules pyramidales ;* 3° *une couche de cellules pyramidales moyennes ;* 4° *une couche de grandes cellules pyramidales externes ;* 5° *une couche de grains ou cellules étoilées ;* 6° *une couche de grandes cellules pyramidales profondes ;* 7° *une couche de cellules pyramidales moyennes et profondes,* et enfin 8° *une couche de cellules triangulaires et fusiformes.*

2° d'après Schlapp ;

Schlapp[1], qui a également étudié les sphères d'association, admet qu'elles s'étendent, chez l'homme, au lobe pariétal, à une grande partie du lobe occipital et au lobe frontal, moins la zone motrice, le precuneus et l'insula de Reil, celle-ci plus ou moins complètement. Ces sphères auraient, chez le singe, une distribution identique mais moins étendue. Le nombre de couches que Schlapp énumère dans ces sphères s'élève à sept, nombre dû à ce que nos 7e et 8e couches sont réduites en une seule : *la couche interne des cellules polymorphes;* c'est la seule différence entre sa nomenclature et la nôtre.

3° d'après Brodmann.

Brodmann[2] a donné aussi une nomenclature des couches des sphères d'association chez le singe et l'homme, en prenant pour type de ces sphères la circonvolution pariétale ascendante.

Voici, avec leur concordance dans notre nomenclature, les couches que Brodmann différencie dans cette écorce qui constitue son type premier :

1° *Lamina zonalis* (couche plexiforme);

2° *Lamina granularis externa* (couche des petites cellules pyramidales);

3° *Lamina pyramidalis* (couche des pyramidales grandes et moyennes), subdivisée en : a) *lamina mediopyramidalis* (couche des pyramidales moyennes) et b) *Lamina magnopyramidalis* (couche des grandes pyramidales);

4° *lamina granularis interna* (couche des grains ou petites cellules étoilées);

5° *Lamina ganglionaris* (couche des grandes cellules pyramidales profondes);

6° *Lamina multiformis,* subdivisée en : a) *lamina triangularis* (couche des cellules pyramidales moyennes profondes, parmi lesquelles des cellules triangulaires) et b) *lamina fusiformis* (notre couche des cellules fusiformes et triangulaires et couche des cellules fusiformes de Meynert).

On voit qu'à part les dénominations différentes, cette nomenclature correspond à celles que Schlapp et nous avons exposées.

Sa texture très probablement variable.

Les sphères d'association doivent, en toute vraisemblance, être affectées aux phénomènes de mémoire et être reliées par cela même aux centres sensoriels spécifiques. S'il en est réellement ainsi, chacune d'elles doit pré-

1. SCHLAPP, The microscopic study of cortical area in man and some mammals. *The American Journal of Anat.*, vol. II, n° 2, 1903.

2. BRODMANN, Beiträge zur histologische Lokalisation der Grosshirnrinde, etc., *Journ. f. Psychol. u. Neurol.*, Bd. IV, 1905.

senter, selon nous, une structure quelque peu différente afin de répondre à l'activité particulière qui s'y trouve en jeu. Ainsi, la sphère de l'idéation visuelle ou sphère des phénomènes de mémoire accumulés par les impressions oculaires ne possède pas vraisemblablement la même texture que les régions corticales destinées à emmagasiner les souvenirs auditifs, tactiles ou olfactifs.

Cette conception a été confirmée par Brodmann qui a vu dans l'écorce cérébrale du singe jusqu'à vingt-huit types différents de structure, la plupart dans l'écorce des centres d'association ou de mémoire. Malheureusement les détails manquent sur ces différents types, car Brodmann n'a employé ni la méthode de Golgi, ni celle d'Ehrlich.

Preuves fournies :
1° *par Brodmann;*

Pour certains de ces centres d'association, c'est-à-dire pour ceux de l'olfaction représentés par la corne d'Ammon, le subiculum et le presubiculum, la démonstration est complètement faite, néanmoins. Nous avons vu, en effet, qu'ils présentent, dans les préparations au Golgi, une texture très particulière et fort différente de celle que l'on observe dans le centre olfactif secondaire, c'est-à-dire dans l'écorce olfactive temporale.

2° *par nous.*

CHAPITRE XXXIV

STRUCTURE COMPARÉE DE L'ÉCORCE CÉRÉBRALE

ÉCORCE CÉRÉBRALE CHEZ LES PETITS MAMMIFÈRES : RONGEURS, MARSUPIAUX, ETC. — ÉCORCE
CÉRÉBRALE CHEZ LES OISEAUX, LES REPTILES, LES BATRACIENS ET LES POISSONS

Simplification de l'écorce de l'homme aux vertébrés inférieurs.

Les couches cérébrales présentent chez l'homme et les mammifères gyrencéphales une structure fondamentale identique. C'est chez les rongeurs, la souris, le rat, le lapin et le cobaye que l'on commence surtout à reconnaître dans l'écorce des signes de dégradation ou plutôt de simplification. Ces signes deviennent plus manifestes chez les mammifères inférieurs ; enfin, ils atteignent leur plus haut degré d'évidence chez les oiseaux, les reptiles et les batraciens. On peut dire, à l'exemple d'Edinger, que dans ces dernières classes de vertébrés l'écorce entière n'est qu'une série de centres olfactifs de perception et d'association. De là une division

Écorce inférieure et supérieure.

fort rationnelle de l'écorce en *archipallium* et *neopallium*. La première de ces divisions proposées par Elliot Smith répond à la région inférieure de l'écorce et comprend presque exclusivement le rhinencéphale ou cerveau olfactif ; la seconde, qui répond à la région supérieure de l'écorce, embrasse les autres centres sensoriels et n'atteint son plein développement que chez les mammifères. Ces deux divisions équivalent à peu de chose près à l'*hyposphærium* ou cerveau inférieur et à l'*episphærium* ou cerveau supérieur d'Edinger.

Simplification des neurones.

La simplification de l'écorce porte non seulement sur le nombre des centres différenciés et sur celui des couches de chacun d'eux, mais aussi, et d'une façon très marquée, sur la morphologie des cellules nerveuses. Ces dernières tendent à s'uniformiser à mesure que les vertébrés appartiennent à un degré plus inférieur de l'échelle ; elles perdent graduellement leurs expansions, et les points de contact avec les fibres qui leur apportent l'excitation diminuent, chez elles, du même coup. Deux caractères, dont l'importance phylogénique et fonctionnelle s'affirme ainsi, subsistent toujours dans l'écorce ; c'est d'abord la direction radiale des neurones qui présentent toujours un pôle et un bouquet protoplasmique du côté de la surface de l'écorce ; c'est ensuite l'existence sous la pie-mère d'une couche plexiforme où les bouquets dendritiques des cellules pyramidales s'articulent avec les fibres afférentes.

Cellule psychique.

La persistance de la direction et de la forme de la cellule pyramidale dans toute la série des vertébrés, ainsi que la supériorité de ses fonctions nous ont incité à lui donner le nom de *cellule psychique* [1]. Il y a peut-être quelque témérité dans cette désignation ; mais nous ne prétendons pas que la cellule pyramidale y ait seule droit et que les cellules unipolaires des ganglions, chez les invertébrés, en doivent être dépouillées. La forme n'est, en effet, qu'un des éléments et peut-être le moins important de la hiérarchie physiologique des corpuscules nerveux. Ce qui détermine la supériorité fonctionnelle des cellules, c'est-à-dire la mémoire, l'idéation, l'association d'idées, la conscience, etc., doit bien plutôt dépendre, comme tout le fait présumer, de la texture et de la composition chimique du protoplasma ainsi que de la qualité de l'excitation apportée au neurone. La forme, elle, sert principalement de substratum à la conduction nerveuse dans la cellule; aussi la pluralité des expansions, qui est un des aspects de la complication des neurones, ne semble pas avoir d'autre but que de multiplier les connexions et d'assurer la solidarité et la continuité dans les fonctions nerveuses.

Conditions de supériorité des neurones.

ÉCORCE CÉRÉBRALE
DES PETITS MAMMIFÈRES

La substance grise du cerveau se simplifie considérablement chez les rongeurs et en particulier chez la souris. Son épaisseur diminue dans de notables proportions, les cellules s'y rapetissent, et le nombre des couches tombe à cinq par la disparition de la zone des grains et par la réduction des deux couches

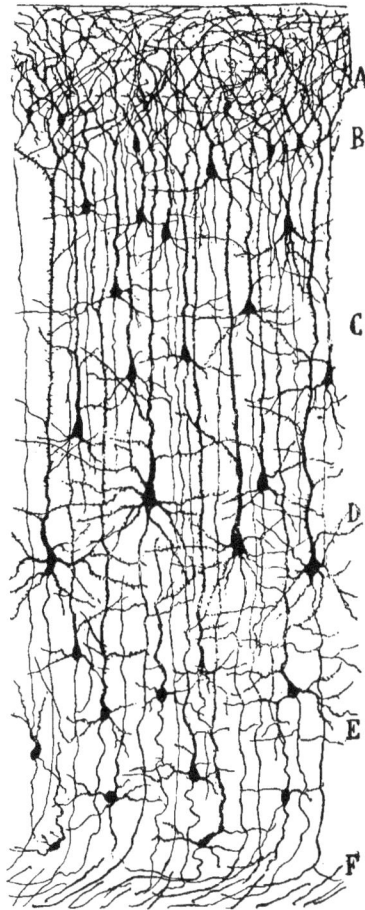

Fig. 528. — Écorce cérébrale; souris âgée de vingt jours. Méthode de Golgi.

A, couche plexiforme ; — B, couche des petites cellules pyramidales ; — C, couche des cellules pyramidales moyennes ; — D, couche des grandes cellules pyramidales ; — E, couche des corpuscules ovoïdes ou polymorphes ; — F, substance blanche.

Caractères généraux.

des grandes cellules pyramidales superficielles et profondes en une formation unique.

Les zones présentées par l'écorce cérébrale de la souris, et nous pouvons

Couches de

1. S. R. CAJAL, Les nouvelles idées sur la structure du système nerveux, etc. Traduction du Dr L. Azoulay, Paris, 1894, p. 52.

la sphère motrice.

Résultats de la méthode de Golgi confirmés par les méthodes neurofibrillaires.

en dire autant de celle du lapin, sont donc les suivantes : 1° *une couche plexiforme;* 2° *une couche des petites cellules pyramidales;* 3° *une couche des cellules pyramidales moyennes;* 4° *une couche des grandes cellules pyramidales ;* 5° *une couche des cellules ovoïdes ou polymorphes;* enfin, 6° *une couche de substance blanche.* La figure 528 donne une idée de cette constitution dans la sphère motrice, région qui s'imprègne le mieux par la méthode de Golgi, chez la souris jeune.

Disons par avance que les méthodes neurofibrillaires, plus favorables à la détermination du trajet et de la terminaison des fibres nerveuses qu'à la reconnaissance de la morphologie des neurones chez les tout jeunes rongeurs, nous ont permis, ainsi qu'à d'autres auteurs, de confirmer les détails essentiels de la description qui va suivre. L'une de ces méthodes, le nitrate d'argent réduit, a singulièrement aidé Döllken [1] dans ses recherches sur la position et l'étendue de la sphère motrice chez les rongeurs.

1° **Couche plexiforme** (fig. 528, *A*). — Elle renferme les mêmes éléments que ceux qui existent dans la même couche de l'écorce type. On y trouve donc des *cellules à cylindre-axe court*

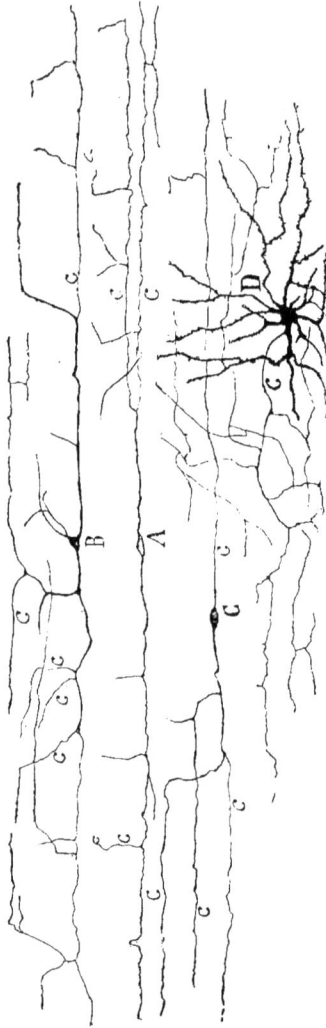

Fig. 529. — Éléments de la couche plexiforme chez le lapin âgé de quelques jours. Méthode de Golgi, double imprégnation.
A, B, C, grandes cellules horizontales ou cellules spéciales, ou encore cellules de Cajal (Retzius). (Toutes les expansions marquées d'un *c*, dans les cellules A et B, sont fines et semblent être des cylindres-axes ; il est probable cependant que la chose n'est vraie que pour une seule d'entre elles) ; — D, cellules à cylindre-axe court, plus ou moins horizontal et se résolvant en une large arborisation dans la couche plexiforme.

et des *cellules horizontales,* en moindre nombre, il est vrai, que chez les mammifères gyrencéphales. La figure 529 montre, en *A, B, C,* quelques-uns de ces corpuscules ; ils appartiennent au cerveau du lapin âgé de quelques

---

1. DÖLLKEN, Beiträge zur Entwickelung des Säugergehirns ; Lage und Ausdehnung des Bewegungscentrums der Maus. *Neurol. Centralbl.*, n° 2, 1907.

jours. On remarquera aisément l'aspect fusiforme ou triangulaire de leur corps ; l'extrême longueur de leurs appendices polaires dont l'un est un cylindre-axe, enfin la multitude de branches ascendantes qui s'élèvent à angle droit de ces appendices. La ramure de ces neurones horizontaux est, néanmoins, beaucoup plus pauvre que chez l'homme. La même figure présente, en *D*, une cellule à cylindre-axe court et horizontal provenant également du lapin.

2° et 3° **Couches des cellules pyramidales petites et moyennes** (fig. 528, *B*). — Les *petites cellules pyramidales* ont un corps relativement plus épais chez

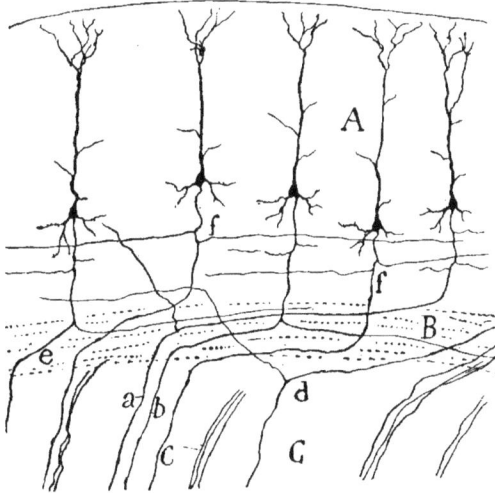

Fig. 530. — Portion d'une coupe transversale de l'écorce cérébrale de la souris âgée de 15 jours. Méthode de Golgi.

A, écorce cérébrale ; — B, substance blanche ; — C, corps strié ; — *a, b, e,* cylindres-axes de projection munis d'une longue collatérale d'association ; — *c,* cylindre-axe dépourvu de cette collatérale ; — *d,* cylindre-axe de projection émettant sa collatérale d'association à la limite du corps strié ; — *f,* collatérales très longues émanant des cellules pyramidales géantes.

les rongeurs que chez l'homme et les autres mammifères gyrencéphales ; leurs dendrites sont volumineuses. On rencontre rarement des *cellules à cylindre-axe court* dans la couche des petites pyramidales ; nous en avons aperçu quelques-unes chez le lapin, mais aucune chez la souris. Quant aux *cellules neurogliformes* et *à double bouquet protoplasmique*, il ne nous a été possible d'en voir ni dans le cerveau du rat ni dans celui de la souris.

4° **Couche des grandes cellules pyramidales** (fig. 528, *D*). — Le *corps* allongé de ces éléments n'est pas aussi nettement conique ou pyramidal que chez les gyrencéphales ; leur *prolongement périphérique* est épais et épineux ; on peut le suivre avec facilité jusqu'à la couche plexiforme. A peine arrivé à la substance blanche, et avant de pénétrer dans le corps strié, leur *cylindre-*

Axone de projection.

axe émet souvent, mais non toujours, une collatérale d'association ou parfois une branche de bifurcation qui joue le même rôle.

Sa branche d'association.

L'origine et la direction de cette branche d'association sont fort variables. Tantôt elle part du coude que fait le cylindre-axe de projection à son entrée dans la substance blanche (fig. 530, *e*); dans ce cas, la branche peut prendre deux directions : ou bien elle court un certain temps horizontalement, puis remonte dans des régions plus ou moins éloignées de l'écorce qui loge sa cellule-mère, ou bien elle semble se joindre aux fibres du corps calleux et se porter avec elles jusqu'à la ligne médiane. Tantôt, elle émane du second angle décrit par le cylindre-axe au moment où il pénètre dans le corps strié ; elle retourne alors à la substance blanche et se perd dans des couches plus internes de l'écorce.

Les fibres d'association, branches des fibres de projection issues des zones sensorielles de l'écorce.

Nous avions observé ces branches d'association dès nos premiers travaux sur l'écorce cérébrale [1]. Notre opinion, alors, était que la plupart de ces fibres fines de la substance blanche devenaient des fibres commissurales. Suivant les idées régnantes à ce moment, nous pensions aussi qu'un grand nombre de cylindres-axes issus des cellules pyramidales étaient destinés à former exclusivement des fibres d'association directe. Mais les recherches nouvelles que nous avons faites sur l'écorce du lapin, du rat et surtout de la souris âgés de sept à vingt jours, nous ont appris que les *fibres d'association directe, telles que fibres antéro-postérieures, transversales, etc., qui proviennent des centres sensoriels de l'écorce chez les rongeurs, sont, pour la très grande part et peut-être toutes, non pas des tubes directs, mais des collatérales ou des branches de bifurcation des cylindres-axes de projection.* C'est ainsi que se comportent les fibres d'association, du moins dans l'écorce motrice, visuelle, temporale olfactive, interhémisphérique, etc. Les exemples de cette disposition abondent dans les portions olfactives de la substance grise cérébrale, comme on l'a vu lorsque nous avons étudié ces territoires.

Importance théorique de cette observation.

Ce fait acquerrait une valeur théorique considérable si l'on parvenait à le constater également chez les mammifères gyrencéphales. Nous pourrions alors dresser un schéma exact du chemin suivi par les excitations depuis l'organe sensoriel jusqu'aux régions corticales d'association, et nous verrions la commotion transportée par les fibres sensorielles dériver à la fois et par la fibre motrice ou de projection et par la collatérale d'association, chargée d'amener à la sphère d'association le reste de la sensation pour qu'elle s'y transforme en image latente et peut-être en souvenir de l'action accomplie.

5° **Couche des cellules ovoïdes ou polymorphes.** — On y trouve surtout des corpuscules à cylindre-axe long. Leur corps, ovoïde, triangulaire, fusiforme ou pyramidal, émet quelques appendices protoplasmiques basilaires variqueux et une longue dendrite qui monte jusqu'à la première assise (fig. 528, *E*). Le cylindre-axe auquel il donne également naissance est flexueux, mais facile à suivre, le cas échéant, jusqu'à la substance blanche. Entre ces corpuscules, on rencontre quelques éléments comparables aux grains des

Neurones : 1° à cylindre-axe long ;

2° à cylindre-axe court.

1. S. R. CAJAL, Structure de l'écorce cérébrale de quelques mammifères. *La Cellule*, t. VII, 1891.

vertébrés gyrencéphales, car ils possèdent, comme eux, de volumineuses collatérales récurrentes à trajet arciforme (fig. 528). D'autres neurones, globuleux, sans tronc dendritique externe, mais pourvus d'un cylindre-axe qui s'élève jusqu'à la zone plexiforme, existent aussi dans la zone. On y observe enfin des cellules à cylindre-axe court et ramifié à faible distance, mais leur nombre est restreint.

6° **Substance blanche.** — Il entre dans sa composition : des fibres efférentes

Fibres efférentes.

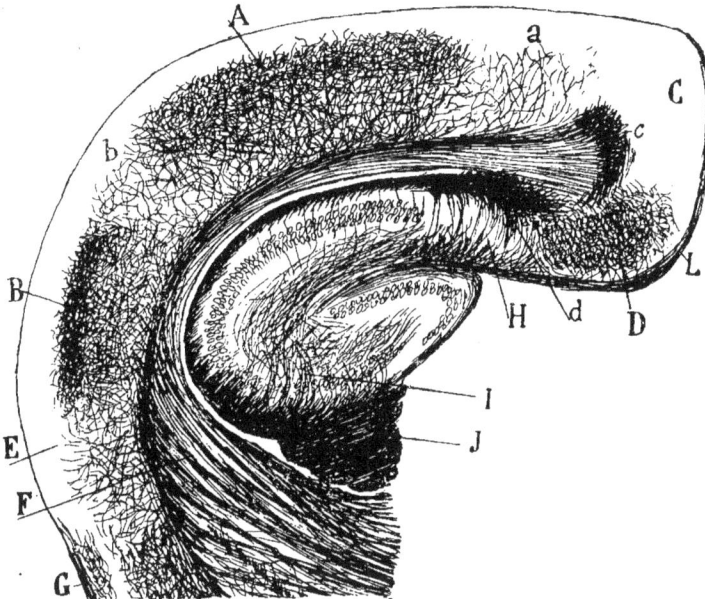

Fig. 531. — Coupe frontale et un peu oblique du cerveau passant derrière le corps calleux; souris âgée de quelques jours. Méthode de Golgi.

A, plexus nerveux des fibres visuelles ; — B, plexus nerveux acoustique ; — C, partie interne des hémisphères. dépourvue de plexus sensoriels; — D, plexus du presubiculum ; — F, zone ne présentant point de plexus sensoriels ; — F, corps strié ; — G, région olfactive ; — H, subiculum ; — J, fimbria ; — L, fibres superficielles allant à la corne d'Ammon ; — a, b, zones pauvres en plexus nerveux terminaux ; — c, faisceau arqué ; — d, faisceaux perforants du subiculum.

de projection et d'association que nous avons déjà décrites, des fibres calleuses dont il a été fait mention dans de précédents chapitres et des gros conducteurs afférents ou sensoriels. Ces derniers forment, surtout dans la couche des cellules pyramidales grandes et moyennes, des plexus terminaux très denses que nous avons signalés antérieurement. La figure 528, où se trouve représentée une coupe transversale de l'écorce cérébrale de la souris, montre ces plexus. Grâce à la brièveté de leur trajet, il nous a été souvent possible de suivre les fibres afférentes, génératrices de ces plexus, jusqu'au corps strié. Ces fibres se bifurquent d'ordinaire, à leur entrée dans la substance blanche, en branches qui, divergeant beaucoup, embrassent une étendue considérable dans leurs arborisations finales.

Fibres afférentes et plexus des couches des cellules pyramidales.

Centres d'association. — Flechsig admet que ces centres existent surtout chez l'homme et les primates, qu'ils sont peu développés chez les carnassiers et les solipèdes, et manquent totalement chez les rongeurs ainsi que chez les autres vertébrés.

Nous avons voulu contrôler cette assertion en ce qui concerne le lapin et la souris, et nos observations méticuleuses nous ont convaincu du contraire. Ces animaux possèdent, eux aussi, des centres corticaux dépourvus de voies sensorielles directes, mais reliés, semble-t-il, à des sphères de projection par des fibres d'association. Comme preuve de ce que nous avançons, nous avons représenté sur la figure 531 une coupe frontale du cerveau de souris avec les foyers occupés par des plexus dus aux fibres venues du corps strié. On voit, par exemple en *a*, en dedans et au-dessus du centre visuel, en *b*, entre ce dernier et la sphère acoustique, en *E*, entre celui-ci et la région olfactive, des espaces peu étendus, il est vrai, où on ne remarque pas ou presque pas de fibres afférentes: Ces espaces intercalés aux aires sensorielles semblent être, au contraire, envahis par des branches de bifurcation et des collatérales issues des cylindres-axes qui ont pris naissance dans les territoires voisins.

S'il n'est pas permis encore de considérer en toute certitude ces espaces comme des centres d'association ou de mémoire au sens donné par Flechsig, car leur existence, jusqu'à présent, est plutôt probable que prouvée, il faut, au contraire, regarder comme tels, et sans conteste, la corne d'Ammon et peut-être aussi l'écorce interhémisphérique, puisque ces régions ne reçoivent que des fibres d'association venues de sphères sensorielles ou de perception, c'est-à-dire de ce que Flechsig nomme des centres de projection.

Notre manière de voir sur l'existence de centres d'association chez les rongeurs a été acceptée par O. Vogt, Mme Vogt et, en général, par tous les anatomistes qui se sont servis de la méthode myélogénique de Flechsig chez les rongeurs et autres petits mammifères gyrencéphales. Ces savants ont vu, en effet, que le cerveau de ces animaux renferme des zones à développement myélinique précoce et des zones intermédiaires à développement myélinique tardif, c'est-à-dire des centres de perception ou de projection et des centres d'association.

On a beaucoup étudié en ces dernières années le cerveau des mammifères léiencéphales à l'aide des méthodes de Nissl et de Weigert. Nous allons donner un résumé des résultats fournis par ces recherches.

Hermanides et Köppen [1] distinguent dans le cerveau des rongeurs quatre types différents d'écorce qu'ils appellent : le *type moteur*, le *type occipital supérieur*, le *type visuel* et le *type olfactif*.

Köppen et Löwenstein [2] sont aussi parvenus à différencier chez les ongulés

1. HERMANIDES u. KÖPPEN, Ueber die Furchen und über den Bau der Grosshirnrinde bei den Lissencephalen, insbesondere über die Lokalisation des motorischen Centrums und der Sehregion. *Arch. f. Psychiatrie*, Bd. XXXVII. H. 2, 1903.
2. KÖPPEN u. LÖWENSTEIN, Studien über den Zellenbau der Grosshirnrinde bei den Ungulaten und Carnivoren, & *Monatschrift f. Psychiatrie u. Neurol.*, Bd. XVIII, H. 6, 1904.

et les carnivores plusieurs régions corticales répondant en grande partie à des centres de perception.

Les travaux d'Elliot Smith [1], confirmés par ceux de Ziehen [2], Zuckerkandl [3], Kappers et Theunissen [4], Livini [5] et d'autres savants, ont montré que chez les marsupiaux et les monotrèmes l'écorce cérébrale dégénère considérablement et présente des dispositions qui rappellent beaucoup celle des reptiles. C'est ainsi que le corps calleux manque chez les marsupiaux ; chez eux, les fibres commissurales destinées à associer transversalement les diverses zones du neopallium font donc entièrement défaut. Elles sont remplacées par le psalterium dorsal et la commissure antérieure, voies commissurales appartenant à l'archipallium. D'autre part, la fascia dentata forme, chez l'ornithorhynque, une saillie sur la face interne des hémisphères et se présente sous l'aspect d'un faisceau qui va du pôle frontal à l'extrémité temporale en contournant la couche optique. Au-dessus de la fascia dentata, sur la face interne des hémisphères, on voit courir la *scissure de l'hippocampe*, formant la limite inférieure d'une région corticale, qui est l'homologue de la circonvolution de l'hippocampe chez les mammifères. Quant à la corne d'Ammon, qui fait suite à cette région de l'écorce, elle se trouve également à la face interne des hémisphères, mais cachée par la fascia dentata. Il résulte de cette disposition que l'archipallium de l'ornithorhynque comprend, non seulement la région inférieure du cerveau ou lobe piriforme, mais aussi la face interne et supérieure des hémisphères. Le neopallium, relativement peu étendu, est rejeté, chez cet animal, sur les faces latérales du cerveau ; en bas, il est séparé de l'archipallium par la *scissure rhinique externe*, extrêmement accusée.

D'autres marsupiaux possèdent une organisation cérébrale analogue, quoiqu'un peu moins marquée. Ainsi, chez l'*Hypsiprymnus rufescens*, la fascia dentata ne forme pas saillie dans la fente interhémisphérique ; elle est reportée un peu en dehors et se trouve couverte, comme la corne d'Ammon, par une écorce de substance grise qui est, probablement, l'homologue de la circonvolution de l'hippocampe.

Au reste, les centres olfactifs acquièrent chez les marsupiaux un développement considérable, à telles enseignes qu'il existe un lobe accessoire très accusé dans leur bulbe olfactif, ainsi que Kappers et Theunissen l'ont démontré.

gulés et carnivores ;

chez les marsupiaux.

1. ELLIOT SMITH, A preliminary communication upon the cerebral commissures of the Mammalia with special reference to the Monotremata and Marsupialia. *Proceed. of the Linnean Society of New-South Wales*, 2ᵈ Series, Vol. IX, 1894. — The origin of the corpus callosum ; a comparative study of the hippocampal region of the cerebrum of Marsupialia and certain Cheiroptera. *Transact. of Linn. Society London*, Vol. VII, part 3, 1907. — The Fascia dentata. *Anat. Anzeiger*, Bd. XII, 1896.

2. ZIEHEN, Das Zentralnervensystem der Monotremen und Marsupialier. *Denkschr. d. Mediz naturwiss. Gesellsch.*, zu Iena, Bd. VI, 1901.

3. ZUCKERKANDL, Die Rindenbündel des Alveus bei Beuteltieren. *Anat. Anzeiger*, Bd. XXIII, 1903.

4. KAPPERS u. THEUNISSEN, Zur vergleichenden Anatomie des Vorderhirns der Vertebraten. *Anat. Anzeiger*. Bd. XXX, 1907. — Die Phylogenese des Rhinencephalons, des Corpus striatum, & *Folia neuro-biologica*, Bd. I, n° 2, 1908.

5. LIVINI, Il proencefalo di un Marsupiale. *Arch. di Anat. e di Embriologia*, vol. VI, fasc. 4, 1907.

ÉCORCE CÉRÉBRALE DES OISEAUX

Le cerveau possède, chez les oiseaux, les caractères suivants. Le corps strié y acquiert des dimensions considérables, la corne d'Ammon ou du moins un territoire qui serait son homologue y fait défaut, de même que le corps calleux. Quant à l'écorce, c'est à peine si elle est un peu plus différenciée que chez les reptiles et les batraciens ; elle adhère au corps strié ou noyau fondamental sur les faces externes et supérieures des hémisphères et ne s'en trouve séparée qu'à la face interne, grâce à un prolongement ventriculaire.

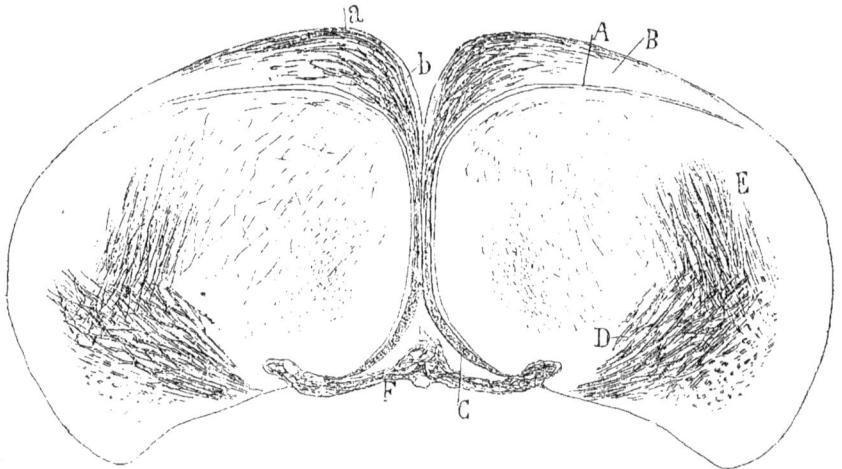

FIG. 532. — Coupe frontale faite à travers la région moyenne du cerveau ; poulet adulte.
Méthode de Weigert-Pal. (D'après Cl. Sala).

A, ventricule. — B, écorce cérébrale sus-ventriculaire ; — C, faisceau septo-mésencéphalique ; — D, paquets fibrillaires descendants du faisceau inférieur du cerveau ; — E, paquets descendants supérieurs ; — F, toile chroïdienne ; — a, fibres à myéline ; — b, couche moléculaire.

On n'a suffisamment étudié jusqu'ici que cette partie du manteau, à laquelle on pourrait attribuer le nom d'écorce interhémisphérique ou fissuraire. Nous allons donner une idée succincte de sa texture.

D'après Cl. Sala y Pons [1], une coupe perpendiculaire de cette écorce, traitée par la méthode de Golgi, présente : 1° *une couche plexiforme ;* 2° *une couche des petites cellules étoilées ;* 3° *une couche de grandes cellules étoilées et pyramidales ;* 4° *une couche de cellules étoilées profondes ;* 5° et enfin *une couche épithéliale.*

1° **Couche plexiforme ou moléculaire.** — Elle correspond à la zone de même nom du cerveau des mammifères. Les *cellules à cylindre-axe long* des assises sous-jacentes y font terminer leurs dendrites ; on y trouve aussi les arborisations d'un assez grand nombre de *fibres nerveuses terminales.* Ces

1. Cl. Sala y Pons, La corteza cerebral de las aves. Madrid, 1893.

dernières, tangentielles pour la plupart, sont ou des terminales de cellules
à cylindre-axe ascendant ou des collatérales issues de tubes ascendants
qui, nous le verrons bientôt, constituent la voie de projection ; elles peuvent
être aussi des ramuscules nerveux superficiels provenant de cellules à cylindre-axe court. Les autres fibres myélinisées et parallèles que l'on rencontre
en très grand nombre dans la couche plexiforme appartiennent à des cellules
pyramidales sous-jacentes; elles ne font que passer dans cette couche,
comme au reste dans toutes les autres, avant d'aller constituer des faisceaux
de substance blanche.

Cette première zone renferme encore quelques *neurones à cylindre-axe*

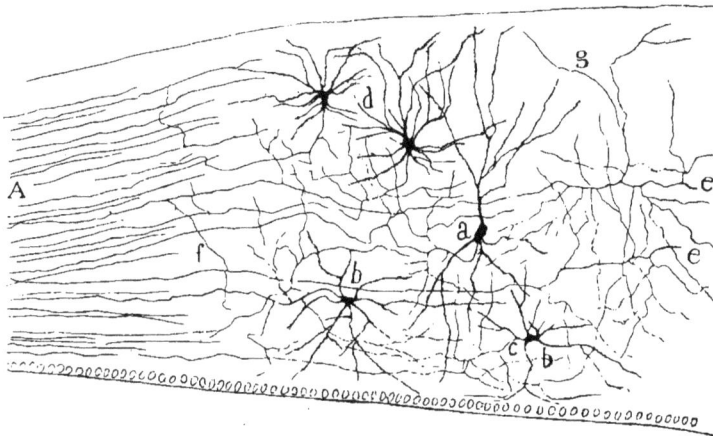

FIG. 533. — Coupe frontale d'une partie de l'écorce cérébrale; poulet nouveau-né. La
partie inférieure est à gauche.

A, origine du faisceau septo-mésencéphalique; — *a*, cellule pyramidale; — *b*, cellules étoilées
profondes; — *c*, cellules étoilées superficielles; — *e*, cylindres-axes issus de cellules pyramidales et destinés au faisceau septo-mésencéphalique.

court et des *cellules fusiformes* volumineuses, qui sont les congénères des
cellules horizontales des mammifères.

2° **Couche des petites cellules étoilées**. — Les corpuscules contenus dans
cette assise sont rarement fusiformes. Ils émettent en tous sens de nombreuses *dendrites* à divisions dichotomes. Ceux de ces appendices qui se
portent vers la périphérie sont au nombre de deux, trois ou davantage et
gagnent la zone plexiforme; ceux qui s'enfoncent dans la profondeur peuvent aller au delà de la troisième couche (fig. 533, *d*). Ces corpuscules donnent aussi naissance à un *cylindre-axe* qui, après un trajet variable, va former une fibre de projection en pénétrant dans les faisceaux descendants de
substance blanche, dont l'ensemble constitue le *faisceau sagittal* ou *faisceau
septo-mésencéphalique* d'Edinger. Avant de collaborer à la constitution de
ces faisceaux, le cylindre-axe projette trois, quatre ou un plus grand nombre
de *collatérales* ascendantes et descendantes. Les arborisations terminales de

*Axone de
projection ou
court.*

ces diverses branches contribuent à la production d'un *plexus* nerveux fort
compact dans la moitié superficielle de l'écorce. Parfois, le *cylindre-axe* paraît
se résoudre, à peu de distance de sa cellule d'origine, en une arborisation
libre et de grande étendue ; il se comporte ainsi comme celui d'une cellule
de Golgi.

3° **Couche des grandes cellules étoilées et pyramidales.** — Les neurones
contenus dans cette assise sont les plus considérables de l'écorce chez les
oiseaux ; ils émettent aussi les expansions les plus longues. La figure 533
montre que la *forme* de ces éléments varie beaucoup. Certains ont un corps
pyramidal pourvu d'un gros tronc dendritique ascendant et de longues
expansions protoplasmiques descendantes (fig. 533, *a*) ; ces neurones rappellent alors les cellules pyramidales des mammifères. Mais le plus souvent
les corpuscules de la troisième couche ont une forme étoilée plus ou moins
allongée dans le sens vertical. Quelle que soit leur forme, les cellules de la
zone que nous étudions se distinguent des autres par leurs longues *dendrites*,
dont les descendantes ou profondes peuvent arriver jusqu'à l'épithélium
ventriculaire même, après s'être divisées à plusieurs reprises.

*Axone de
projection.*   La manière dont se comporte le *cylindre-axe* de ces éléments ne diffère
guère de celle qu'adopte l'axone issu des cellules de la seconde couche.
Il se dirige vers la profondeur, émet des *collatérales* au nombre de deux,
trois ou davantage, décrit quelques crochets, et descend ensuite franchement pour concourir à la formation des paquets dont se compose le
grand courant sagittal que nous avons mentionné plus haut. Une collatérale
naît parfois du cylindre-axe au moment où il s'infléchit et se porte en
dehors, c'est-à-dire vers les régions les plus externes de l'écorce ; il s'agit
peut-être là d'une fibre d'association.

4° **Couche des cellules étoilées profondes.** — Les corpuscules que nous
trouvons ici n'atteignent que des dimensions petites ou moyennes (fig. 533, *b*).
La façon dont se comporte leur axone permet de les distinguer en : *a) cellules à cylindre-axe de projection* pénétrant dans le faisceau septo-mésencéphalique ; *b) cellules à cylindre-axe court*, épanoui chez les unes en large
arborisation et décomposé chez les autres en arborisation ténue et dense ;
les cellules dont le cylindre-axe se termine ainsi sont de petite taille.

5° **Couche épithéliale.** — De même que chez les mammifères, l'épithélium
consiste chez les oiseaux jeunes en cellules allongées, qui s'étendent depuis
le ventricule jusqu'à la surface du cerveau. Cette disposition, sans aucun doute
embryonnaire, doit disparaître à l'âge adulte, et, comme chez les mammifères, le bout périphérique de ces éléments névrogliques doit s'atrophier.
On observe d'autres cellules de même nature dans la substance grise des
oiseaux, mais celles-ci sont étoilées et rappellent entièrement les astérocytes
de la couche plexiforme des mammifères. Signalons enfin les cellules allongées en voie d'émigration qui se trouvent aux différentes phases de transition entre le corpuscule épendymaire et l'élément névroglique adulte.

Voies issues de l'écorce cérébrale. — Les cylindres-axes qui tirent leur origine des régions externes et inféro-externes de l'écorce se rendent dans le corps strié, ainsi que l'a vu Edinger[1], mais on ne sait ce qu'ils y deviennent. Ceux qui prennent naissance dans l'écorce interhémisphérique, décrite ci-dessus, se groupent en un faisceau sagittal, le *faisceau septo-mésencéphalique*, et se portent avec lui en arrière et en bas ; ils pénètrent ainsi dans le cerveau intermédiaire, s'infléchissent en dehors, comme Edinger l'a démontré, et vont se terminer dans un noyau spécial du lobe optique et probablement aussi dans l'écorce de celui-ci.

1° *pour le corps strié* ;

2° *pour le lobe optique.*

On ne connaît point le rôle que peut jouer le faisceau sagittal, dont Bumm avait fait la découverte il y a longtemps et qu'Edinger, Wallenberg et Holmes[2] ont étudié avec soin lors de leurs recherches sur le cerveau des oiseaux. On ne sait pas davantage à quelle voie de l'encéphale des mammifères ce faisceau peut correspondre. On n'a même pas osé le comparer au trigone avec lequel il présente, à première vue, un certain degré d'analogie. L'absence de corne d'Ammon et le défaut de connexion du faisceau septo-mésencéphalique avec l'appareil mamillaire expliquent cette prudente réserve. Il nous semble qu'on peut cependant l'identifier à la portion du cingulum des mammifères qui est formée par des fibres de projection, c'est-à-dire au *fornix longus* de Forel. Pour faire cette analogie qui est, bien entendu, hypothétique, nous nous basons simplement sur ce que le *fornix longus* est lui aussi l'ensemble des fibres de projection de la partie la plus inférieure de l'écorce interhémisphérique.

Faisceau septo-mésencéphalique : son rôle et ses homologies inconnues.

Son analogie possible avec le fornix longus.

Il n'existe point de corps calleux chez les oiseaux, comme chacun sait ; par contre, on trouve chez eux deux commissures qui correspondent probablement à la commissure antérieure des mammifères. 1° L'une, appelée *commissura pallii*, a été découverte par Meckel, retrouvée par Bumm, Osborn, Münzer et Wiener, enfin bien étudiée par Edinger ; elle part de l'écorce qui recouvre la partie la plus postérieure du cerveau et semble chargée de relier les régions occipitales de ce dernier. 2° L'autre, plus considérable, provient d'un noyau volumineux du corps strié, l'*épistriatum* ou *noyau rond*, que l'on rencontre chez tous les vertébrés inférieurs et que Herrick regarde comme une ébauche de corne d'Ammon.

Les deux commissures du cerveau.

Le corps strié ou ganglion fondamental, qui atteint chez les oiseaux un développement énorme par rapport aux autres portions du cerveau, est constitué, d'après Edinger, par un système compliqué de noyaux appelés *épistriatum, hyperstriatum, mesostriatum* et *ectostriatum*. Il se pourrait, cependant, que tous ces noyaux ne fissent pas partie du système du corps strié et que l'épistriatum, d'où part un contingent assez considérable de fibres pour la commissure antérieure, fût l'homologue de la corne d'Ammon ou peut-être encore de l'écorce olfactive supérieure des mammifères, c'est-à-dire du centre olfactif d'association de ces animaux. S'il en était ainsi, la commissure antérieure correspondrait sans doute au psalterium ventral ou commissure interammonique des mammifères. Cette opinion a déjà été avancée par Herrick. Ce qui justifie ces

Les noyaux du corps strié.

Noyau peut-être homologue de la corne d'Ammon.

1. L. EDINGER, Ueber die Herkunft des Hirnmantels in dem Tierreiche. *Berl. klin.*, *Wochenschr.*, n° 43, 1905.
2. EDINGER, WALLENBERG u. HOLMES, Das Vorderhirn der Vögel. *Abhandl. d. Senckerbergisch. Naturforsch. Gesellsch.*, zu Frankfurt a/M., Bd. XX, 1903.

analogies, c'est l'absence de toute commissure dans le corps strié des mammifères.

Les autres régions de l'écorce des oiseaux envoient leurs groupes de fibres au corps strié où ils se confondent avec les tractus strio-thalamiques et les autres voies strio-sagittales qu'Edinger a découvertes chez tous les vertébrés.

L'ÉCORCE CÉRÉBRALE CHEZ LES REPTILES

Bien que très simplifiée dans sa structure, l'écorce de ces animaux présente déjà, à un examen assez approfondi et comme l'a montré Edinger, une ressemblance passablement grande avec celle des mammifères. Cette ressemblance s'étend jusqu'aux fins détails de texture, ainsi que mon frère l'a prouvé. Aussi, est-il nécessaire d'étudier cette écorce très attentivement si l'on veut obtenir des renseignements précieux sur le plan fondamental qui a présidé à l'architecture du cerveau des vertébrés supérieurs.

Malheureusement, cette étude est loin d'être achevée. Parmi les travaux les plus importants exécutés dans ce but, nous citerons ceux d'Edinger [1], Pablo Ramón [2], Ramón y Cajal [3], Neumayer [4], Meyer [5] et Botazzi, sans oublier ceux des auteurs anciens, tels que Stieda [6] et Rabl-Ruckhard [7].

L'écorce cérébrale des reptiles comprend plusieurs régions : une *région supéro-interne* appelée *cortex médio-dorsal* ; une *région latéro-dorsale* ; une *région inférieure* ou *basilaire*, et une *région interne* ou *fissuraire*. Nous n'examinerons ici, et seulement dans ses détails principaux, que la région supéro-interne, la mieux connue jusqu'à présent.

RÉGION SUPÉRO-INTERNE. — Si l'on a sous les yeux une coupe frontale de ce territoire, on voit qu'il renferme les couches suivantes : 1° *une zone plexiforme superficielle ;* 2° *une assise de cellules pyramidales ;* 3° *une zone plexiforme profonde ;* 4° *une couche de substance blanche,* enfin 5° *un ependyme ventriculaire* (fig. 534).

1° **Couche plexiforme superficielle** (fig. 534, *A*). — Elle se présente sous la forme d'une large bordure parfaitement distincte de la zone sous-jacente.

Sa structure est identique à celle de la même couche du cerveau des mammifères, comme l'ont établi nos travaux. On y trouve, en effet : *a)* des bouquets protoplasmiques des cellules pyramidales; *b)* des expansions dendritiques

1. EDINGER, Untersuchungen über die vergleichende Anatomie des Gehirns. I. Das Vorderhirn. *Abhandl. d. Senckerbergisch. Naturforsch. Gesellsch.* zu Frankfurt a/M., 1888. — Neue Studien über das Vorderhirn der Reptilien. Frankfurt a,M., 1896.

2. P. RAMÓN, El encéfalo de los reptiles. Barcelona, 1891. — Estructura del encéfalo del camaléon. *Rev. trim. micrográf.,* t. I, 1896.

3. S. R. CAJAL, Pequeñas contribuciones al conocimiento del sistema nervioso, 1891.

4. NEUMAYER, Die Grosshirnrinde der niederen Vertebraten. *Sitzungsber. d. Gesellsch. f. Morphol. u. Physiol.,* zu München, 1895.

5. A. MEYER, Zur Homologie der Fornixcommissur u. des Septum lucidum bei den Reptilien u. Säugern. *Anat. Anzeiger,* Bd. X, 1895.

6. STIEDA, Ueber den Bau des centralen Nervensystems der Schildkröte. *Zeitsch. f. wissensch. Zool.,* Bd. XXV, 1868.

7. RABL-RÜCKHARD, Das centrale Nervensystem des Alligators. *Zeitsch. f. wissensch. Zool.,* Bd. XXX.

appartenant aux cellules autochtones; *c)* des arborisations nerveuses issues des cylindres-axes de Martinotti; *d)* des collatérales récurrentes, enfin *e)* la portion terminale arborescente des cellules épendymaires.

Les cellules de la couche plexiforme appartiennent à trois types, d'après *Cellules ner-* l'excellente étude que P. Ramón en a faite : *a)* un type à cylindre-axe long *veuses.* et à forme étoilée ou triangulaire; il habite dans le tiers inférieur de la

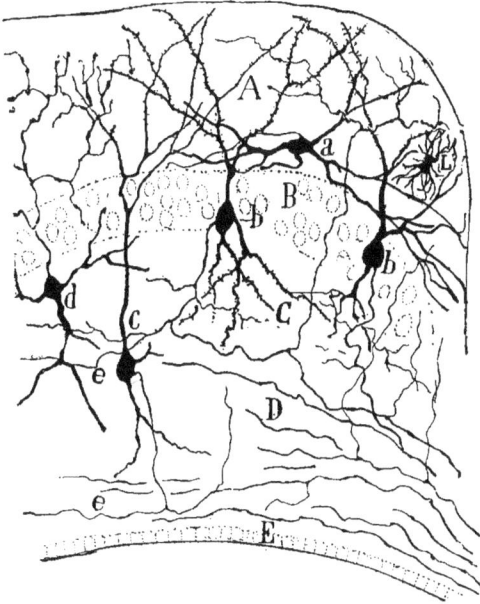

Fɪɢ. 534. — Partie d'une coupe frontale de l'écorce cérébrale du caméléon (*Chamœleo vulgaris*). Méthode de Golgi.

A, couche plexiforme superficielle ; — B, couche des cellules pyramidales ; — C, couche plexiforme profonde ; — D, substance blanche ; — E, épendyme ventriculaire ; — *a,* cellules fusiformes horizontales ; — *b,* cellule pyramidale pourvue d'une collatérale récurrente pour la couche moléculaire ; — *c,* cellule pyramidale de la couche plexiforme profonde ; — *d,* neurone à cylindre-axe ascendant ; — *e,* branche de bifurcation d'un axone cheminant dans la substance blanche.

couche et peut être considéré comme une cellule pyramidale déplacée; *b)* un type fusiforme et horizontal (fig. 534, *a*), pourvu de longues dendrites lisses et d'un axone qui se ramifie exclusivement dans la couche; *c)* un type étoilé et nain, découvert par P. Ramón et muni d'appendices protoplasmiques très courts. Ces corpuscules, dont le cylindre-axe fort mince s'imprègne rarement, ont la plus grande similitude avec les cellules naines que nous avons mises en évidence dans le cerveau de l'homme (fig. 534, *l*).

Les fibres nerveuses proviennent de trois sources différentes. Les unes *Fibres affé-* (fig. 534, *c*) ne sont que des collatérales récurrentes issues des cylindres-axes *rentes.* des cellules pyramidales ; d'autres constituent les arborisations terminales des cylindres-axes de Martinotti (fig. 534, *b*); enfin, le plus grand nombre représentent la ramure terminale de fibres calleuses ou d'association, venues de la substance blanche (fig. 535, *e*).

2° **Couche des cellules pyramidales.** — On y trouve trois ou quatre rangées

Cellules.

d'éléments qui, par leur *forme* et leur tassement, rappellent les cellules de la corne d'Ammon des petits mammifères (fig. 534, *B*). Les uns sont fusiformes, les autres triangulaires, d'autres encore plus ou moins sphériques. La plupart, cependant, sont pyramidaux ; ils sont alors accumulés au bord inférieur de la couche. A l'exception des cellules les plus superficielles, qui sont d'ordinaire pourvues de deux ou plusieurs *dendrites* périphériques, les autres présentent une tige protoplasmique épaisse qui se porte vers la première zone où elle s'épanouit en un bouquet de branches épineuses. Ces mêmes cellules présentent rarement plus d'une ou de deux expansions dendritiques basilaires qui se ramifient dans la couche plexiforme interne. Elles possèdent enfin un *cylindre-axe*

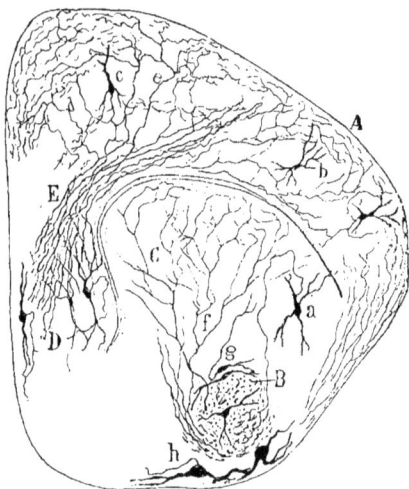

Fig. 535. — Coupe frontale du cerveau du caméléon. (*Chamæleo vulgaris*). Méthode de Golgi.

Axone de projection.

A, région externe de l'écorce ; — B, faisceau basal ; — C, ganglion fondamental ou corps strié ; — D, région du septum ; — E, substance blanche de la région corticale interne ; — *a*, cellule du ganglion fondamental ; — *b*, cellule pyramidale de la région externe de l'écorce ; — *c*, cellule pyramidale de la région interne de l'écorce (fascia dentata de certains auteurs) ; — *d*, collatérales de la substance blanche formant couche moléculaire ; — *e*, fibre terminale venue de la substance blanche ; — *f*, fibre du faisceau basal ramifiée dans le ganglion fondamental ; — *g*, cellules enveloppant le faisceau basal.

Ses collatérales.

qui traverse les couches sous-jacentes pour se perdre dans la substance blanche. Ce prolongement nerveux émet, à l'exemple de celui des mammifères, trois sortes de *collatérales*, comme P. Ramón l'a remarqué : *a*) des *récurrentes*, qui vont à la couche plexiforme externe ; *b*) des *horizontales*, au nombre de deux ou trois et se ramifiant dans la plexiforme interne ; *c*) des *collatérales d'association*, très longues, nées en pleine substance blanche et s'y dirigeant en sens contraire du tronc axile originaire. Au reste, ces dernières collatérales constituent souvent de vraies branches de bifurcation du cylindre-axe.

3° **Couche plexiforme profonde** (fig. 534, *C*). — On pourrait tout aussi bien dénommer cette assise *couche des cellules géantes*, car elle renferme les cellules pyramidales les plus volumineuses de l'écorce.

Ces neurones sont de deux sortes: *a*) les uns, volumineux et de forme pyra- *Cellules.*
midale, envoient à la première couche une tige dendritique périphérique,
émettent par leur base quelques prolongements protoplasmiques et lancent vers la substance blanche un *cylindre-axe*, qui s'y transforme en gros
tube à myéline ; *b*) les autres, découverts par P. Ramón chez *Lacerta stirpium*,
sont de moindre taille, globuleux ou fusiformes, et munis de dendrites descendantes et horizontales; leur *cylindre-axe* ascendant se termine dans la

couche plexiforme superficielle. Ce dernier caractère
permet de considérer ces neurones comme les homologues
probables des cellules de Martinotti de l'écorce humaine
(fig. 534, *d*).

On remarque, en outre,
dans la couche plexiforme
profonde, un plexus très
touffu, surtout du côté de la
scissure interhémisphérique.
Ce plexus est formé par l'entrelacement de quatre espèces
de fibres : *a*) arborisations
cylindre-axiles de collatérales
émises par les axones des
cellules pyramidales ; *b*) collatérales et terminales de
fibres d'association issues de
la substance blanche ; *c*) collatérales et terminales appartenant à des fibres calleuses
ou commissurales, enfin *d*)
amples arborisations de fibres
épaisses, venues de la région
de la cloison et peut-être de nature sensitive ou sensorielle.

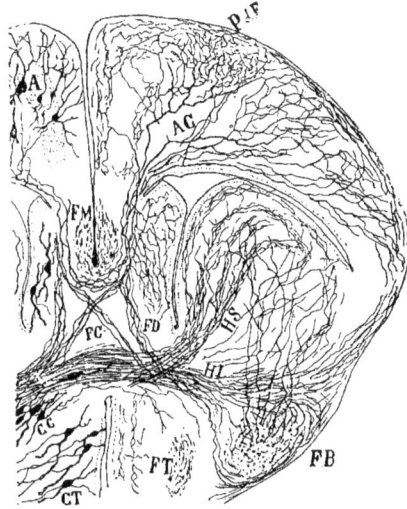

Plexus.

Fig. 536. — Coupe frontale du cerveau du lézard
des souches (*Lacerta stirpium*). Méthode de Golgi.

A. écorce supéro-interne : — AC, fibres calleuses arborisées dans l'hémisphère opposé : — CC, cellules dont le
cylindre-axe se rend à la commissure antérieure : —
CT, cellules de la couche optique à cylindre-axe horizontal : — FM, faisceau sagittal ou mésencéphalique
d'Edinger ; — FC, faisceaux croisés du système commissural ; — FD, faisceaux descendants directs allant
au faisceau basal ; — FB, faisceau ou cordon basal ; —
FT, fibres thalamiques ; — HI, faisceau inférieur de la
commissure antérieure ; — HS, faisceau de la commissure se rendant au noyau sphérique ; — PdF, plexus nerveux terminal de la région cellulaire interne de l'écorce .

Un grand nombre des *Ses branches*
fibres qui composent ce plexus fournissent encore des branches périphé- *pour la pre-*
riques, insinuées entre les cellules pyramidales et terminées dans la couche *mière couche.*
plexiforme superficielle.

4° **Substance blanche.** — Elle forme au-dessus du ventricule un plan de
fibres horizontales d'autant plus dense qu'il est plus interne. Ce plan se
continue en bas et en dedans par les différentes voies nerveuses. Il émet *Fibres affé-*
des fibres collatérales et terminales qui se ramifient dans les deux zones *rentes.*
plexiformes profonde et superficielle, comme P. Ramón et nous-même
l'avons reconnu (fig. 535, *E*).

Les voies auxquelles la substance blanche donne naissance sont les suivantes, d'après P. Ramón qui en a fait une étude toute spéciale :

1° *Une voie d'association homolatérale*, formée par les branches externes
de bifurcation des cylindres-axes issus des cellules pyramidales. Ces branches se dirigent en dehors et se terminent probablement dans la région corticale externe ou écorce latéro-dorsale.

2° *Une voie d'association longitudinale*, que P. Ramón appelle *faisceau
sagittal* et qui a été décrite par Edinger. Elle est placée près de la ligne
médiane, dans le fond de la scissure interhémisphérique ; elle reçoit une
grande partie des cylindres-axes de l'écorce fissuraire (fig. 536, *FM*), se
porte sagittalement en arrière et se termine dans la région occipitale du
cerveau. De par sa position, son origine et sa terminaison, cette voie est
comparable au cingulum des mammifères qui émet aussi, comme nous
l'avons vu, un faisceau de fibres destiné à unir les pôles du même hémisphère.

3° *Une voie d'association croisée ou corps calleux*, composée de fibres
épaisses, issues de l'écorce fissuraire et des régions corticales externes.
Cette voie embrasse dans sa courbe la face inférieure du faisceau sagittal
(fig. 536, *AC*). Parvenues dans l'hémisphère opposé à celui de leur origine,
les fibres de cette voie s'y terminent par des arborisations si longues
qu'elles s'étendent, suivant P. Ramón, sur presque toute l'écorce supérieure.

4° *Une voie de projection directe et croisée*, constituée par une partie des
fibres de la substance blanche qui viennent de la région dorso-interne de
l'écorce. Cet ensemble de conducteurs se porte en bas, à travers la cloison
interhémisphérique, arrive à la voie motrice principale ou faisceau basal
et descend avec elle vers les noyaux inférieurs. On voit sur la figure 536 les
fibres directes, *FD*, et les fibres croisées, *FC*, qui constituent cette voie et
que P. Ramón, puis Edinger ont décrites. On est peut-être en droit d'identifier cette voie avec le *fornix longus de Forel* des vertébrés supérieurs,
c'est-à-dire avec la partie du cingulum qui est formée de fibres de projection. On pourrait aussi la considérer comme une ébauche des piliers antérieurs du trigone, si l'on admet avec Edinger que l'écorce supéro-interne
des reptiles correspond à la corne d'Ammon et à la fascia dentata des
mammifères.

Spitzka[1] et Edinger[2] ont suggéré l'idée que l'écorce supéro-interne des
reptiles est l'ébauche de la corne d'Ammon.

Smith[3], qui est aussi de cet avis, distingue dans cette portion de l'écorce deux
parties : l'une supéro-externe, correspondant à la corne d'Ammon ; l'autre interne,
en continuité avec la précédente dans la scissure interhémisphérique et composée de cellules pyramidales plus petites, plus tassées, qui représentent les
grains de la fascia dentata. Pour ce qui est de cette dernière homologie, Smith en
donne deux raisons : 1° la fascia dentata se trouve, chez l'ornithorynque, en continuité avec la corne d'Ammon sur certains points de l'écorce interne ou fissuraire ;

1. Spitzka, *Journ. of nervous a. mental diseases*, 1880.
2. Edinger, Riechapparat u. Ammonshorn. *Anat. Anzeiger*, Bd. VIII, n° 10, 1893.
3. E. Smith, The fascia dentata. *Anat. Anzeiger*, Bd. XII, n°s 4 et 5, 1896.

2° chez les vertébrés privés de corps calleux, le psalterium dorsal ou commissure interammonique correspond par sa position à la commissure des reptiles.

Un autre auteur, Meyer[1], partisan également convaincu de l'opinion de Spitzka et d'Edinger, ne précise pas avec autant de rigueur le point de l'écorce des reptiles qui répond à la fascia dentata ; mais pour lui, aussi, ces animaux n'ont point de corps calleux, et leur commissure interhémisphérique joue le rôle de psalterium. Poussant plus loin les homologies, Meyer prétend que leur faisceau sagittal ou septo-mésencéphalique représente purement et simplement les piliers antérieurs du trigone des mammifères, et que, comme ces derniers, il a des rapports particuliers avec le septum lucidum. Du reste, Meyer pense que le trigone est la première voie de projection qui se développe chez les vertébrés, de même que la corne d'Ammon est la première portion de l'écorce qui s'y différencie. En tout cas, les reptiles ne possèdent point de capsule interne, c'est-à-dire de voie de projection issue des portions latérales de l'écorce cérébrale.

Bien d'autres histologistes, et parmi eux Kappers et Theunissen[2], ont accepté et défendu des idées analogues en ces derniers temps.

Loin de nous la pensée de repousser les homologies que soutiennent tous ces neurologistes. Malgré toute la puissance de leurs arguments, la question n'est pas résolue. On pourrait affirmer, avec tout autant de raison, que la région corticale supéro-interne des reptiles est représentée chez les mammifères par l'écorce fissuraire ou interhémisphérique, en s'appuyant, par exemple, sur la grande analogie de structure qu'elle offre avec cette dernière chez la souris et le cobaye (fig. 516). *2° avec l'écorce inter-hémisphérique, d'après nous.*

En effet, elle occupe chez les reptiles la même position que cette écorce interhémisphérique chez les mammifères et les oiseaux; elle possède également deux couches plexiformes; elle se trouve aussi placée au-dessus du corps calleux; enfin, elle donne naissance également à deux systèmes de fibres, l'un de projection, l'autre d'association, c'est-à-dire au *fornix longus* de Forel et au *cingulum*. On a vu que, d'après Meyer, les piliers antérieurs du trigone sont constamment en relation avec le septum; cette affirmation vient à l'appui de notre thèse, car le *fornix longus* de Forel entre toujours en relation avec la cloison transparente. Rappelons-nous, enfin, que personne n'a pu jusqu'ici prouver chez les oiseaux et les reptiles l'existence d'une véritable *fascia dentata*. Tout ce qu'en disent Meyer, Smith, Brill et tant d'autres n'est que pures suppositions. Pedro Ramón, qui a étudié avec le plus de soin la structure de la région fissuraire de l'écorce, n'est point parvenu à découvrir la moindre différence importante ni dans la morphologie cellulaire ni dans la manière d'être du cylindre-axe entre les cellules pyramidales de la partie supérieure de l'écorce supéro-interne et celles de la partie inférieure de la même région. Il n'a jamais vu, par exemple, les neurones inférieurs donner naissance à des cylindres-axes qui deviennent des fibres moussues et se terminent par des arborisations libres sur les cellules pyramidales supérieures. Or, c'est là un caractère essentiel des cylindres-axes engendrés par les grains de la fascia dentata, et il semble qu'Edinger, Meyer, Brill et Smith n'en aient pas suffisamment tenu compte.

1. A. MEYER, *Zeitsch. f. wissensch. Zool.*, Bd. LV, 1894. — Zur Homologie der Fornixcommissur und des Septum lucidum bei den Reptilien und Säugern. *Anat. Anzeiger*, Bd. X, n° 15, 1895.

2. KAPPERS u. THEUNISSEN, Die Phylogenese des Rhinencephalon, des Corpus striatum, etc. *Folia Neuro-biologica*, Bd. I et II, 1908.

Ses con-
nexions avec
les centres ol-
factifs secon-
daires.

Quelle que soit l'interprétation que l'on veuille donner de l'écorce supéro-interne des reptiles, il est certain, suivant la remarque judicieuse de Kappers, que ces animaux possèdent déjà des centres olfactifs à trois degrés ; c'est là une première manifestation du néopallium d'Elliot Smith ou de l'épisphærium d'Edinger, c'est-à-dire de l'écorce cérébrale proprement dite ; car, d'après les recherches de ce savant et d'autres investigateurs, il existe dans le cerveau des reptiles comme dans celui des batraciens des fibres qui mettent en connexion cette écorce avec les centres olfactifs secondaires, c'est-à-dire avec la région basale du cerveau ou hyposphærium d'Edinger.

Écorce latéro-dorsale (fig. 535, *A*). — Nous en dirons quelques mots seulement. P. Ramón y a trouvé la même structure que dans l'écorce supéro-interne que nous venons de décrire. Les couches y sont pourtant disposées avec moins de régularité, mais les grosses cellules irrégulièrement pyramidales envoient, elles aussi, leur cylindre-axe à la substance blanche, dans la direction du faisceau sagittal et du corps calleux.

Commissures. — On trouve aussi chez les reptiles une véritable commis-

1° anté-
rieure,

sure antérieure. Deux plans de fibres la constituent : le *plan supérieur* (fig. 536, *IIS*) est un pont jeté entre les deux noyaux ronds ; le *plan inférieur* (fig. 536, *III*) sert à unir les deux écorces temporales olfactives.

2° posté-
rieure.

Il existe un autre trait d'union appelé *commissura pallii posterior*, qui est placé entre les pointes occipitales du cerveau et sert à les joindre. Il s'agit là peut-être d'un homologue du psalterium dorsal des mammifères. Cette hypothèse acquerrait plus de vraisemblance s'il était prouvé que l'écorce des pointes occipitales des reptiles correspond au noyau olfactif supérieur du cerveau des mammifères.

L'ÉCORCE CÉRÉBRALE CHEZ LES BATRACIENS

Historique.

La structure de l'écorce grise du cerveau chez les batraciens est passablement connue depuis les travaux d'Oyarzum[1] et les recherches confirmatives et plus ou moins détaillées qu'en ont faites Cajal[2], Calleja[3], Berder[4], et surtout Pedro Ramón[5]. Nous devons aussi à Stieda[6], Osborn[7], Edinger[8] et Köppen[9] des études intéressantes sur l'homologie générale du cer-

1. Oyarzum, Ueber den feineren Bau des Vorderhirns der Amphibien. *Arch. f. mikrosk. Anat.*, Bd. XXXV, 1890.
2. S. R. Cajal, Pequeñas contribuciones al conocimiento del sistema nervioso, etc. II. Estructura fundamental de la corteza cerebral de los batracios, reptiles y aves. Agosto 1891. Barcelona.
3. Calleja, La region olfatoria del cerebro. Madrid. 1893.
4. Berder, La cellule nerveuse et quelques recherches sur les cellules des hémisphères de la grenouille. Thèse, Lausanne. 1893.
5. P. Ramón, Investigaciones micrográficas en el encéfalo de los batracios y reptiles, etc. Zaragoza, 1894. — L'Encéphale des amphibiens. *Bibliogr. Anatomique*, n° 6, 1896. — Ganglio basal de los batracios y fascículo basal. *Rev. trim. micrográf.*, t. V, 1900.
6. Stieda, Studien über das Centralnervensystem der Wirbelthiere. Leipzig. 1870.
7. Osborn, A contribution to the internal structure of the amphibian brain, 1888.
8. Edinger, Untersuchungen über die vergleichende Anatomie des Gehirns. I, Das Vorderhirn, 1888.
9. Köppen, Zur Anatomie des Froschgehirns. *Arch. f. Anat. u. Entwickelungsgeschichte*, 1896.

veau de ces vertébrés ainsi que sur l'origine et le trajet de ses grandes voies.

D'après Edinger, Kappers et d'autres savants, l'écorce cérébrale des amphibiens est la première manifestation du pallium ou épisphærium dans la série des vertébrés. On y trouverait, en effet, comme chez les reptiles, des centres olfactifs à trois degrés ; car, suivant Kappers, la région fissuraire de l'écorce est en connexion toute particulière avec des fibres venues des centres olfactifs secondaires. Cette région corticale représenterait donc une ébauche de corne d'Ammon, ébauche très imparfaite, il est vrai, puisque les cellules n'y sont pas disposées en assises régulières et puisque la fascia dentata n'y est pas différenciée.

Début du pallium chez les vertébrés.

Au point de vue de la structure, cette écorce grise se montre naturellement sous l'aspect le plus simple et le plus élémentaire. Il faut observer, cependant, que cette simplicité est due bien plus au nombre moindre des cellules nerveuses et des expansions qui en partent, qu'à leur constitution et à leur fonctionnement rudimentaire.

Couches de l'écorce.

Observons, à ce propos, que Nakagaba [1] n'a découvert, sur la face interne des hémisphères cérébraux des urodèles, qu'une ébauche de substance grise. Ce fait rapproche ces animaux bien plus des poissons que des batraciens ; mais la question n'est pas tranchée ; car il faudrait appliquer avec succès la méthode de Golgi à l'étude des cellules de cette substance grise chez les poissons et les urodèles : or, jusqu'à présent on n'y est point parvenu.

Écorce grise rudimentaire des urodèles.

On rencontre dans l'écorce cérébrale des batraciens, tels que la grenouille, la salamandre et le triton, trois couches principales ; ce sont, de dedans en dehors : 1° *une couche épithéliale* ; 2° *une couche des grains ou cellules pyramidales*, et 3° *une couche moléculaire* ou *plexiforme*. Cette dernière, la plus épaisse, renferme aussi quelques neurones, ainsi que Stieda l'avait reconnu.

1° **Couche épithéliale.** — Elle est formée par une rangée de grosses cellules, triangulaires ou claviformes, placées à la limite du ventricule. Chacune d'elles émet par son extrémité centrale un ou plusieurs cils, toujours infléchis dans nos préparations (fig. 537, *B*). De l'extrémité périphérique s'élève, pour se porter vers l'extérieur, une tige épaisse et raboteuse épanouie en une ramure compliquée, dont les dernières branchilles velues et variqueuses se terminent sous la surface libre du cerveau par un cône ou un cylindre (fig. 537, *B*). Ces cellules épithéliales constituent le seul tissu de soutien de l'écorce cérébrale et c'est à leurs ramifications qu'est due en grande partie la couche plexiforme ; cette observation faite tout d'abord par Oyarzum a été confirmée par Pedro Ramón.

Cellules épithéliales de soutien.

2° **Couche des grains ou cellules pyramidales.** — Cette assise, qui est l'homologue de la couche des cellules pyramidales des reptiles et mammi-

1. NAKAGABA, *Journ. of Morphol.*, 1891.

fères, renferme des *neurones* triangulaires ou allongés, dont les extrémités supérieures et inférieures s'étirent en deux, trois ou plusieurs troncs très épineux; ceux-ci se ramifient un grand nombre de fois et finissent par des ramuscules libres dans la couche plexiforme, ainsi que l'a montré Oyarzum (fig. 537, *C*, *D*). De même que chez les mammifères, le volume des cellules pyramidales des amphibiens décroît de bas en haut; les plus considérables se trouvent donc au voisinage du corps des cellules épithéliales. Leur nombre diminue aussi graduellement et dans le même sens; aussi n'en voit-on plus

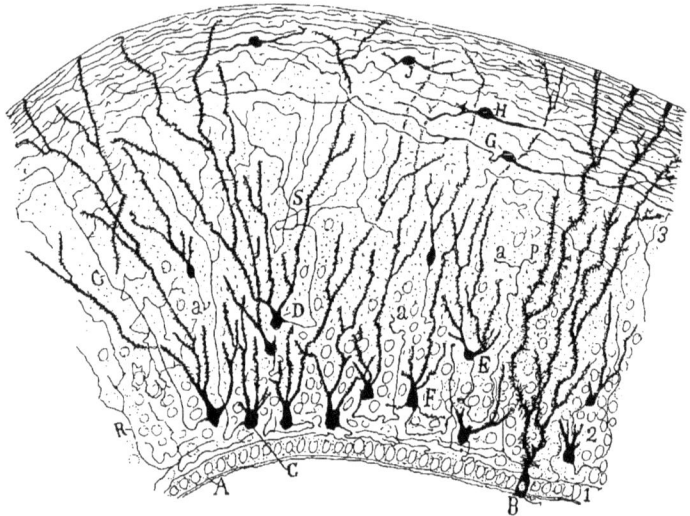

FIG. 537. — Coupe transversale de la région supéro-externe de l'écorce cérébrale chez la grenouille (*Rana*). Méthode de Golgi.

1, Épithélium ventriculaire; — 2, couche des grains ou cellules pyramidales; — 3, couche molé-culaire; — A, couche épendymaire; — B, cellule épithéliale avec ses cils infléchis; — C, cellules dont le cylindre-axe monte à la couche plexiforme où il se ramifie; — D, cellule dont le cylin-dre-axe se ramifie en S; — E, cellule dont l'axone descend d'abord pour remonter ensuite et se bifurquer dans la région superficielle de la couche des grains; — F, cellule dont le cylindre-axe monte pour prendre ensuite une direction antéro-postérieure; — G, cellule horizontale de la couche moléculaire, où l'on n'a point vu de cylindre-axe; — H, J, autres cellules de même espèce pourvues d'axone; — R, collatérales de cylindres-axes de cellules pyramidales; — S, arborisation cylindre-axile de la cellule à axone court, D. — La lettre *a* indique la direction en avant; la lettre *p*, la direction en arrière.

qu'un petit nombre dans la couche plexiforme, où elles sont clairsemées et sans ordre.

Le cylindre-axe, vu déjà par Oyarzum, se porte en arrière, d'après lui, et forme, par son association avec d'autres, des faisceaux antéro-postérieurs de fibres nerveuses. Nous ne croyons la chose vraie que pour les axones qui proviennent de certains neurones placés habituellement dans la partie supérieure de l'assise. En réalité, la très grande majorité des cylindres-axes se portent dans la première couche où ils parcourent de grandes dis-tances en cheminant parallèlement à la surface et dans son voisinage. On voit, en *C*, sur la figure 537, la manière dont se comporte l'axone; il prend naissance sur le côté ou à la base du corps cellulaire, descend pendant un court trajet, devient horizontal plus ou moins longtemps et finit par s'infléchir pour monter à la couche plexiforme. Durant ce parcours, il distribue plusieurs collatérales aux cellules sœurs de celle d'où il provient et aussi dans les étages voisins de la couche moléculaire.

Ce cylindre-axe se ramifie abondamment pendant qu'il circule dans la première couche ; mais il est impossible de voir sa terminaison en toute certitude. A notre avis, la plupart d'entre eux s'unissent pour former une voie superficielle qui se porte en bas et en arrière et s'incorpore, selon toute vraisemblance, au faisceau basal. Pedro Ramón est aussi d'avis qu'un grand nombre de ces axones se groupent pour former dans la région latéro-inférieure de la vésicule antérieure un cordon, auquel il donne le nom de *faisceau latéral ;* parvenu au cerveau intermédiaire, ce faisceau se joindrait à la voie pédonculaire, née surtout du *ganglion basal* ou *primordial.*

L'assise des cellules pyramidales renferme des corpuscules d'une autre forme que Pedro Ramón a bien décrits. Nous citerons parmi eux les cellules globuleuses dont le cylindre-axe ascendant se ramifie dans la couche superficielle ; ces cellules sont peut-être comparables à celles de Martinotti. Nous signalerons encore les neurones sphériques ou étoilés, munis de nombreuses dendrites descendantes et enfin les cellules à cylindre-axe court, qui, d'après Pedro Ramón et Calleja, ne semblent pas faire défaut.

2º Autres cellules.

3º **Couche plexiforme.** — Cette assise, la plus épaisse de l'écorce des batraciens, n'a pas sa région inférieure aussi nettement délimitée que chez les reptiles et les mammifères. Elle renferme les éléments que nous avons signalés tant de fois dans les zones qui portent le même nom, c'est-à-dire les bouquets protoplasmiques terminaux des cellules pyramidales, bouquets atteignant parfois la surface même de l'écorce, d'innombrables arborisations cylindre-axiles et des fibres tangentielles ou de passage. Les cellules nerveuses qui s'y rencontrent ne possèdent qu'un cylindre-axe court et appartiennent à deux types l'un : fusiforme et horizontal, dont le cylindre-axe demi-long se ramifie dans la première couche ; l'autre sphéroïdal et dont le cylindre-axe franchement court s'épuise à peu de distance de son origine (fig. 537, *G, H, J*). P. Ramón a, en outre, remarqué dans cette zone l'existence de cellules pyramidales déplacées, dont l'axone, d'abord descendant, remonte ensuite ; il y a vu aussi des cellules naines, étoilées et de nature inconnue.

Éléments constitutifs.

Cellules à axone court.

Pyramidales déplacées.

Nous arrêterons ici la description de l'écorce cérébrale des amphibiens. Ce que nous venons d'en dire suffit pour montrer qu'elle répond dans ses grandes lignes à celle des reptiles et des mammifères. Elle en diffère en ce que sa couche moléculaire est plus complexe que dans ces deux classes de vertébrés, puisque cette couche comprend tout à la fois le plexus axo-protoplasmique particulier à l'homme et aux vertébrés supérieurs ainsi que les voies de projection et d'association. La substance blanche se trouvant ainsi déplacée, le cylindre-axe des cellules pyramidales se dirige vers l'extérieur et donne naissance à ses collatérales au-dessus du corps cellulaire et non en

Différence entre l'écorce des amphibiens et celle des reptiles et mammifères.

Situation périphérique de la substance blanche.

dessous. Cette disposition superficielle de la substance blanche, qui rappelle la situation extérieure des cordons blancs de la moelle, n'est pas, du reste, spéciale aux amphibiens ; on l'observe, à un moindre degré il est vrai, même dans le cerveau des mammifères ; il en est ainsi par exemple pour les fibres exogènes de la corne d'Ammon et de la fascia dentata, pour la racine olfactive qui couvre l'écorce temporale, etc.

L'ÉCORCE CÉRÉBRALE CHEZ LES POISSONS

Absence probable de néopallium.

On n'admet pas, en général, que les poissons soient pourvus d'un *pallium*, c'est-à-dire d'une véritable écorce cérébrale. Cette portion si importante de l'encéphale en est encore chez eux à la phase épithéliale primitive. Ils ne posséderaient, par conséquent, que la région basale du cerveau, l'*hyposphærium* d'Edinger ou *archipallium* de Smith, correspondant au lobe piriforme, aux régions parolfactives et au corps strié des vertébrés supérieurs. Certains savants, entre autres Studnicka [1], croient néanmoins qu'il existe dans le cerveau du *Petromyzon* et du *Protopterus* une ébauche de substance grise formée par quelques petits groupes de cellules nerveuses, répondant aux cellules pyramidales des vertébrés supérieurs.

1. STUDNICKA, Zur Geschichte des Cortex cerebri. *Verhandl. d. Anat. Gesellsch.* ; *Versamml. zu Strassburg*, 13-16 Mai 1894.

CHAPITRE XXXV

HISTOGÉNÈSE DE L'ÉCORCE CÉRÉBRALE

DÉVELOPPEMENT DE L'ÉCORCE CÉRÉBRALE CHEZ LES RONGEURS ET CHEZ L'HOMME. — DIFFÉ-
RENCIATION MORPHOLOGIQUE ET CYTOLOGIQUE DES CELLULES NERVEUSES. — DIFFÉREN-
CIATION DE LA NÉVROGLIE. — PARALLÉLISME DES ÉVOLUTIONS ONTOGÉNIQUE ET PHYLO-
GÉNIQUE.

DÉVELOPPEMENT DE L'ÉCORCE CÉRÉBRALE

L'écorce cérébrale représente la voûte de la vésicule antérieure primitive, tandis que le corps strié et le lobe temporal en figurent la base, épaissie de très bonne heure et saillante dans la cavité épendymaire.

Développement de l'écorce chez les rongeurs : lapin, cobaye et souris. — Les recherches de Kölliker[1] et de His[2] nous ont appris que le pallium ou manteau cérébral est constitué au début par des cellules épithéliales allongées, parallèles et étendues depuis le ventricule jusqu'à la surface libre ; il en est ainsi, on s'en souvient, dans la première ébauche de la moelle. Plus tard, on distingue deux couches dans la membrane vésiculaire : l'une *interne*, où s'alignent les noyaux allongés des cellules épithéliales; l'autre *externe*, composée d'une multitude de noyaux enveloppés d'une faible quantité de protoplasma. Ces corpuscules, éléments de la future substance grise, répondent, selon toute vraisemblance, aux *cellules germinales* de His, encore indifférenciées et susceptibles de se diviser par mitose. Ceux d'entre eux qui sont en voie de prolifération se trouvent surtout au voisinage de la couche épithéliale, comme on le voit, par exemple chez l'embryon de lapin âgé de huit à dix jours.

Chez cet animal, et à partir de ce dernier âge, les cellules qui doivent constituer la substance grise se multiplient abondamment et se disposent en plusieurs assises irrégulières. Leurs corps, tassés les uns contre les autres, sont à peine hérissés de certains appendices polaires périphériques et centraux, ébauches peut-être du cylindre-axe et du tronc protoplasmique. L'un de ces appendices est interne et se colore plus intensément

1° Phase épithéliale.

2° Phase de la différenciation des cellules germinales.

3° Phase probable des neuroblastes.

1. KÖLLIKER, Embryologie. Traduction franç., Paris, 1882, p. 585. — Handbuch der Gewebelehre des Menschen. Bd. II, 6e Aufl., 1896.
2. W. His, Histogenese u. Zusammenhang der Nervenelemente, etc. *Verhandl. des X. Internation. Med. Congress*, Bd. II, 1891. — Die Entwickelung des menslichen Gehirns, etc. Leipzig, 1904.

que l'autre qui est périphérique. Suivant His, à qui l'on doit cette observation, le premier deviendrait le cylindre-axe, tandis que le second, peu constant, disparaîtrait dans la suite. Tel n'est pas l'avis de Paton[1] et de Hataï[2], pour qui l'appendice apparu en premier lieu serait la dendrite périphérique.

La plupart des cellules traversent ensuite la phase de neuroblaste de His ; mais la chose n'est que vraisemblable, car il est impossible d'obtenir à ce moment des imprégnations par la méthode de Golgi.

Au quatorzième ou quinzième jour, l'écorce présente deux nouvelles couches pauvres en cellules : l'une fibrillaire et superficielle, l'autre striée horizontalement et profonde. La première est la zone plexiforme à ses débuts ; la seconde, la substance blanche encore sans myéline. Entre ces deux assises récentes s'étend la masse serrée des corpuscules allongés qui doivent former les cellules pyramidales. Cette zone intermédiaire augmente considérablement pendant les jours qui précèdent la naissance et l'on y voit déjà très nettement des étages ou plans de cellules pyramidales embryonnaires. On peut y distinguer : une *couche de cellules fusiformes et sphéroïdales profondes*, destinées à devenir des corpuscules polymorphes ; une *couche de corpuscules petits et ovoïdes*, placés au-dessous de la zone plexiforme ; ce seront les cellules pyramidales petites et moyennes ; enfin, une *couche intermédiaire de grandes cellules pyramidales* déjà suffisamment différenciées. La substance blanche, dont la plupart des fibres sont encore privées de myéline, atteint une grande épaisseur.

4° Phase de stratification et de métamorphose en neurones définitifs.

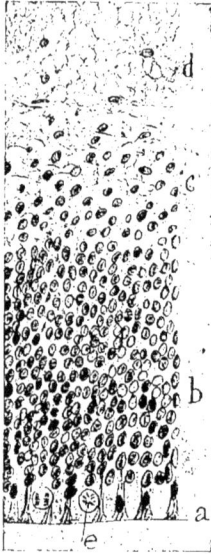

FIG. 538. — Coupe de la paroi de la vésicule cérébrale antérieure ; fœtus humain de deux mois. (D'après une photographie de His.)

a, couche germinale ; — *b*, couche des noyaux épithéliaux et des neuroblastes ; — *c*, couche intermédiaire ; — *d*, voile marginal ; — *e*, cellule germinale.

Aspect de l'écorce :

1° au second mois de la vie embryonnaire :

Développement de l'écorce cérébrale chez l'homme. — La différenciation dans l'écorce commence dès le second mois, ainsi que l'ont montré les études de His[3] sur plusieurs fœtus humains.

A ce moment, l'écorce présente l'aspect que l'on peut voir sur la figure 538. Elle renferme donc : 1° une couche germinale ou de cellules épithéliales, dans laquelle persistent encore des cellules germinales en voie de mitose, *c* ; 2° une zone épaisse, *b*, où résident de nombreux noyaux appartenant à des cellules épithéliales

1. PATON, The histogenesis of the cellular elements of the cerebral cortex. *John Hopkin's hospital Reports*, vol. IX, p. 709, 1900.
2. HATAÏ, Observations on the developing neurones of the cerebral cortex of fœtal cats. *Journ. of compar. neurology*, Vol. XII, n° 2, 1902.
3. W. HIS, Die Entwickelung des menschlichen Gehirns, etc. Leipzig, 1904.

et à des neuroblastes; 3° une couche intermédiaire d'aspect plexiforme et peu riche en noyaux; 4° enfin, le voile marginal ou *Randschleier* des Allemands. Cette dernière formation, d'apparence réticulée, est considérée par His comme un véritable réseau névroglique; mais ce pourrait être une illusion due à l'entrelacement d'appendices collatéraux des cellules épithéliales.

La substance blanche et la substance grise qui ne se sont pas encore différenciées vont l'être au début du troisième mois. La figure 539 en est la démonstration. On y voit que de nombreux neuroblastes ont émigré sous le voile marginal pour constituer un massif de cellules bipolaires, qui est le rudiment de la substance grise (fig. 539, *c*). Ce ne sont déjà plus des neuroblastes, car au-dessous d'eux on aperçoit, en *d*, une large bande d'aspect plexiforme, traversée dans le sens horizontal ou oblique par des fibres innombrables. Or, ces dernières sont incontestablement des cylindres-axes non parvenus à maturité et dépourvus de myéline.

La zone germinale n'a pas cessé de proliférer, même à cette époque; elle continue de fabriquer des neuroblastes qui prennent aussitôt la forme bipolaire (fig. 539, *e*, *f*).

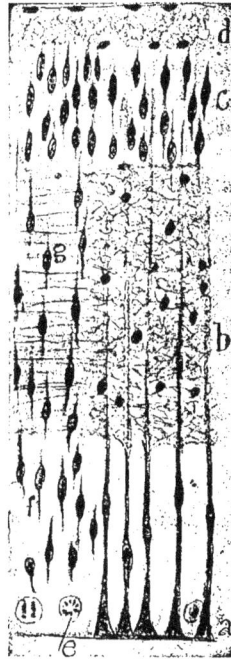

2° au troisième mois.

FIG. 539. — Coupe de l'écorce cérébrale; fœtus humain au début du troisième mois (d'après un schéma un peu modifié de His).

a, couche germinale; — *b*, substance blanche rudimentaire; — *c*, substance grise rudimentaire; — *d*, voile marginal; — *e*, noyaux épithéliaux en mitose; — *g*, noyaux de cellules épithéliales et neuroblastes pourvus d'une expansion polaire.

DIFFÉRENCIATION DES CELLULES NERVEUSES

Différenciation morphologique. — Les renseignements que nous possédons sur l'évolution morphologique des cellules cérébrales varient beaucoup en nombre et en qualité suivant qu'il s'agit de neurones à cylindre-axe long ou de neurones à cylindre-axe court. Aussi nous paraît-il convenable de traiter à part le développement de ces deux sortes de neurones.

1° DIFFÉRENCIATION MORPHOLOGIQUE DES CELLULES A CYLINDRE-AXE LONG. — Toutes les recherches de Vignal [1], de Retzius [2], de Kölliker [3] et de Stephanowska [4] s'ac-

Sa progression de bas en haut dans l'écorce.

1. VIGNAL, Recherches sur le développement de la substance corticale du cerveau et du cervelet. *Arch. de physiol. norm. et pathol.*, 4° série, t. II, 1888.
2. RETZIUS, Ueber den Bau der Oberflächenschicht der Grosshirnrinde beim Menschen u. bei den Säugethieren. *Biol. Forening. Forhand.*, 1891. — Die Cajal'schen Zellen der Grosshirnrinde beim Menschen u. bei den Säugethieren. *Biol. Unters.*, N.F. Bd. V, 1893.
3. KÖLLIKER, Handbuch der Gewebelehre. Bd. II, 6° Aufl., 1896.
4. STEPHANOWSKA, Évolution des cellules nerveuses chez la souris après la naissance. Bruxelles, 1898.

cordent avec les nôtres [1] pour montrer que la différenciation morphologique des cellules pyramidales commence dans les couches les plus profondes, en particulier dans la couche intermédiaire ou des grandes cellules. Elle progresse ensuite de bas en haut, en sorte que les petites cellules pyramidales sont les dernières à évoluer. Aussi n'est-il pas surprenant que les cellules pyramidales géantes soient, au moment de la naissance, les plus avancées et dans leur différenciation morphologique et dans leur différenciation intra-protoplasmique.

Ses différentes phases.   Les recherches que nous avons exécutées à l'aide de la méthode de Golgi sur les fœtus et les nouveau-nés de la souris et du lapin, recherches confirmées en grande partie par Retzius, Kölliker, Berkley [2], Thomas [3], Stephanowska et d'autres savants, ont démontré que les cellules nerveuses de l'écorce cérébrale et leurs expansions passent par les phases suivantes.

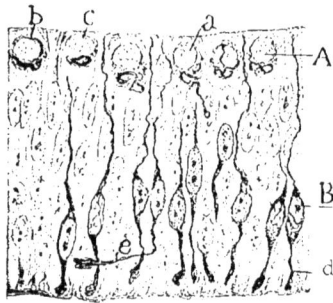

Fig. 540. — Coupe de la paroi de la vésicule cérébrale antérieure ; embryon de poulet au 3e jour et demi de l'incubation. Méthode du nitrate d'argent réduit.

A, a, b, c, cellules nerveuses au stade apolaire ; — B, cellules nerveuses bipolaires : d. cône de croissance ; — e. axone tangentiel.

a) *Phase bipolaire primitive.* — En traitant de l'histogénèse de la moelle épinière (t. I, p. 596), nous avons appris que toute cellule nerveuse en évolution passe très souvent, après les phases germinale et apolaire, par une phase bipolaire qui s'écoule rapidement pour faire place à un nouveau stade, celui du neuroblaste ou corpuscule piriforme. Cette phase bipolaire fugace, mise en évidence dans la moelle embryonnaire du poulet par nos recherches et celles de Besta et de Held, se produit aussi dans les cellules nerveuses de la vésicule cérébrale antérieure du poulet, ainsi que nous l'avons observé au troisième jour et demi de l'incubation chez l'embryon de cet animal (fig. 540, B). Nous avons tout lieu de croire qu'il en est de même chez les mammifères et chez l'homme aux phases les plus précoces du développement de leur écorce cérébrale, bien que nous n'ayons pas d'observations personnelles pour appuyer cette assertion. Il est donc fort probable que les cellules bipolaires décrites par His et d'autres savants dans l'écorce cérébrale de l'homme après la phase germinale ne sont que des cellules parvenues à cette phase bipolaire primitive. Leur appendice externe, que Bonne [4] appelle *preapex*, est destiné à disparaître, comme His l'avait déjà supposé,

1. S. R. CAJAL, Sur la structure de l'écorce cérébrale de quelques mammifères. *La Cellule*, t. VII, 1891.
2. BERKLEY, The intracerebral nerve-fibre terminal apparatus, etc. *John Hopkin's hospit. Reports*, vol. VI, 1896.
3. A. THOMAS, Contribution à l'étude du développement des cellules de l'écorce cérébrale par la méthode de Golgi. *Bull. Soc. de Biol.*, 27 janvier 1894.
4. BONNE, L'écorce cérébrale, etc. *Revue générale d'Histologie*, t. II, f. 6, Lyon-Paris, 1907.

et il ne reste plus que l'appendice interne qui prend les caractères d'un axone et porte à son extrémité un cône de croissance.

b) Phase du neuroblaste. — Cette phase survient dès que la résorption de l'appendice périphérique signale la fin du stade précédent. Elle doit être également très rapide et ne s'observer que dans les tout premiers temps du développement, car chez les fœtus à terme ou les animaux nouveau-nés elle est extrêmement rare et fort difficile à constater. Les seuls neurones que nous ayons aperçus dans cet état chez la souris et le lapin à terme appartiennent à la catégorie des cellules à cylindre-axe court, cellules dont le développement est très tardif. Chez le fœtus humain de sept à neuf mois, on rencontre aussi dans la première couche un certain nombre de cellules à cylindre-axe court qui en sont restées à la phase neuroblastique; on trouve même après la naissance des cellules dont le développement est aussi peu avancé.

Opinions diverses sur la position primitive de l'axone. — Il est une question qui a été passablement agitée en ces derniers temps, c'est celle de la position primitive du cylindre-axe et des changements de direction qu'il éprouve pendant l'évolution cellulaire. His, l'un des champions de ce litige, admet que l'axone naît du côté de la profondeur et qu'il s'infléchit pour constituer un des tubes de la substance blanche. Tel n'est pas l'avis de Paton, Hataï et Hamilton. Ces histologistes soutiennent, d'après leurs recherches sur les embryons de mammifère, que les expansions de la cellule nerveuse subissent une rotation et par conséquent un changement d'orientation. Il est vrai qu'ils ne sont d'accord ni sur la direction primitive de ces expansions ni sur le sens de la rotation. La dendrite qui, d'après Hataï et Paton, est la première expansion en date, naît pour l'un du côté périphérique de la cellule,

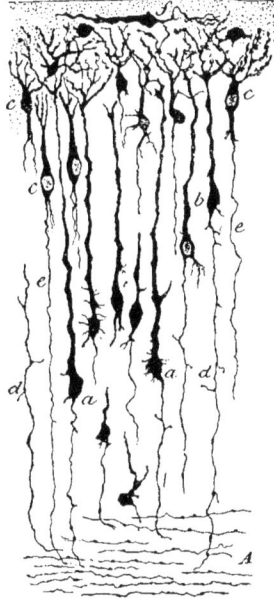

Fig. 541. — Portion de l'écorce cérébrale d'un fœtus de souris à terme. Méthode de Golgi.

A, substance blanche; — *a,* grandes cellules pyramidales; — *b, c,* cellules pyramidales petites et moyennes; — *d,* collatérales initiales du cylindre-axe; — *e,* cylindre-axe; — *f,* cellule horizontale de la couche plexiforme.

et pour l'autre du côté profond; par conséquent, cette dendrite devient profonde pour le premier de ces auteurs, et périphérique pour le second, quand s'effectue le mouvement de rotation cellulaire que tous deux supposent, mais que Hataï attribue seulement aux cellules de Martinotti; il va de soi que l'axone, produit postérieurement à la dendrite, prend des directions opposées. Les opinions de Paton, Hataï et Hamilton ne reposent que sur des observations insuffisantes, ainsi que Bonne le fait justement remarquer; en outre, elles font table rase de l'existence initiale des deux expansions que His a constatées depuis longtemps aux pôles du neurone en formation, et dont les propriétés et le rôle sont différents, puisque l'externe est appelée à disparaître.

c) Phase bipolaire secondaire. — Comme l'ont prouvé les travaux de Magini [1], Vignal et His, la très grande majorité des cellules pyramidales prennent la forme bipolaire, à partir du troisième mois de la vie fœtale chez l'homme, et du quatorzième ou quinzième jour de la conception chez la souris et le lapin. Nous avons établi d'autre part que toutes les petites cellules pyramidales conservent, à peu de chose près, cette forme chez la souris, le chien et le lapin qui viennent de naître (fig. 541, c).

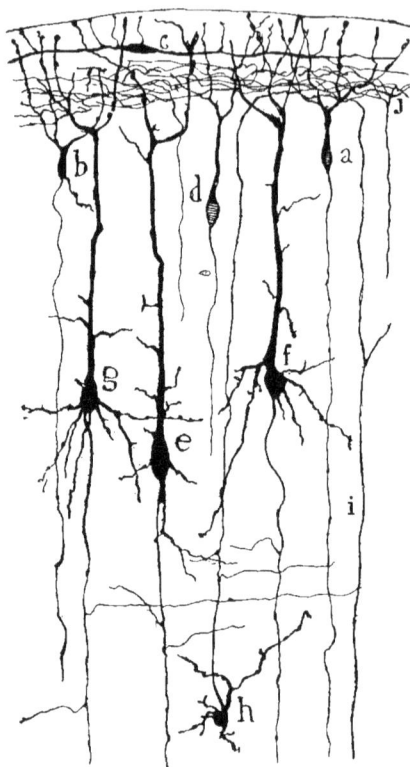

Fig. 542. — Portion d'une coupe frontale du cerveau ; souris âgée de quatre jours. Méthode de Golgi.

a, petite cellule pyramidale au stade bipolaire ; — *b*, cellule de même espèce, munie déjà d'une dendrite ascendante ; — *c*. cellule horizontale de la couche plexiforme ; — *d*, petite cellule pyramidale au stade bipolaire ; — *e, f, g*. cellules pyramidales ; — *h*, cellule de Martinotti ; — *i*, fibre venant de la substance blanche ; — *j*, arborisation terminale de cylindre-axe ascendant.

Les cellules parvenues à la phase bipolaire ont un corps ovoïde, lisse et allongé perpendiculairement à la surface du cerveau. Des pôles de ce corps partent deux expansions ; l'externe, forte et très variqueuse [2], comme l'avait déjà observé Magini, se termine, à la surface cérébrale ou avant d'y arriver, par une nodosité parfois bifurquée ; l'interne est mince et couverte aussi de varicosités, de moindre volume il est vrai ; elle se continue inférieurement par une fibre de la substance blanche. On n'observe à cette époque ni prolongements basilaires des corps cellulaires, ni collatérales du cylindre-axe (fig. 542, *a, d*).

d) Apparition des dendrites basilaires et des branches du tronc protoplasmique. — Peu de temps après la phase bipolaire secondaire et quelques jours avant la naissance, on voit déjà, chez la souris et le lapin, une dendrite descendante partir du corps des grandes

1. MAGINI, Sur la névroglie et les cellules nerveuses cérébrales chez les fœtus. *Arch. ital. d. Biol.*, t. IX, 1888.
2. Ces varicosités ont été également observées par Thomas, qui leur attribue une certaine importance dans l'évolution des neurones. A notre avis, les renflements, extrêmement épais, que cet auteur a dessinés pourraient bien être le résultat d'altérations cadavériques.

cellules pyramidales au voisinage du cylindre-axe ou former avec ce dernier un tronc commun de faible longueur. Quelques autres branches protoplasmiques basilaires apparaissent également. Les expansions dendritiques latérales du corps se montrent presque au même moment, d'abord sous forme d'épines courtes. Les branches du tronc protoplasmique se développent ensuite successivement et de bas en haut (fig. 542, e, g), suivant l'observation de Stephanowska. Le bouquet protoplasmique terminal se différencie néanmoins avant l'éclosion de toutes ces dendrites; il est d'abord grossier et constitué par deux ou trois divisions courtes et très variqueuses qui atteignent presque la pie-mère (fig. 541, c). Chez la souris, un grand nombre de petites cellules pyramidales ne présentent pas encore de dendrites ou ne présentent qu'un petit nombre d'expansions basilaires à l'état d'ébauche, même quelques jours après la naissance (fig. 542, a, b). Les épines ou appendices piriformes du tronc protoplasmique et de son bouquet terminal sont les détails morphologiques qui se montrent en dernier lieu sur la cellule nerveuse, ainsi que Stephanowska l'a reconnu. Leur apparition est l'indice de la maturité fonctionnelle du neurone.

e) *Apparition des collatérales cylindre-axiles.* — Ces branches naissent à angle droit sur le cylindre-axe et sous forme d'épines courtes, terminées par une varicosité (fig. 541, d); ce sont les cellules pyramidales géantes qui en sont pourvues les premières. Ces collatérales apparaissent ordinairement d'abord au voisinage du corps cellulaire ou au point le plus haut du cylindre-axe; elles ne se montrent que plus tard sur ses segments inférieurs. Stephanowska suppose un ordre d'apparition inverse; mais, à notre avis, elle commet une erreur. La plupart des petites cellules pyramidales et un grand nombre de cellules polymorphes sont encore dépourvues de collatérales cylindre-axiles après la naissance; par contre, celles des neurones pyramidaux géants se sont considérablement développées, se sont ramifiées et se terminent par des amas ou des sphérules à chacun de leurs rameaux (fig. 541, g). Dans les jours suivants, ces rameaux augmentent encore de longueur; il en est ainsi surtout des collatérales initiales ou supérieures, qui sont déjà pourvues de divisions secondaires et tertiaires. Les collatérales apparaissent aussi à ce moment sur une foule de petites cellules pyramidales.

f) *Formation des fibres nerveuses centripètes.* — Les fibres sensitives, visuelles et acoustiques sont déjà munies de leurs branches principales chez la souris, à la naissance; leur arborisation se parfait vingt ou trente jours après. Les fibres d'association sont également très précoces; on les aperçoit déjà au troisième ou quatrième jour qui suit la naissance. La figure 542 montre, en i, une de ces fibres que l'on pouvait suivre à ce moment jusqu'à la couche plexiforme. Les fibres des cellules de Martinotti sont aussi passablement précoces, puisqu'elles sont déjà disposées en plexus dans l'étage le plus inférieur de la zone plexiforme, chez la souris âgée d'un à dix jours (fig. 542, j).

2° DIFFÉRENCIATION MORPHOLOGIQUE DES CELLULES A CYLINDRE-AXE COURT. — Nous ne savons que peu de choses sur le développement morphologique de ces éléments. Il est très rare, en effet, de les imprégner chez les animaux à l'état fœtal ou aussitôt après leur naissance. Un petit nombre d'observations faites chez les fœtus de souris nous permettent cependant de supposer qu'ils passent, tout comme les cellules à cylindre-axe long, par les phases neuroblastique et bipolaire, et que les ramuscules de leurs arborisations cylindre-axiles et les expansions dendritiques ténues et à direction horizontale et descendante y apparaissent tardivement. Il existe encore dans la zone plexiforme, chez l'enfant nouveau-né, des neurones à cylindre-axe court qui sont orientés perpendiculairement à la surface et présentent une prédominance de la dendrite ascendante, celle-ci allant parfois jusqu'à la pie-mère.

L'évolution des cellules horizontales ou spéciales de la première couche a été décrite quand nous avons étudié l'écorce cérébrale type; on se rappelle que nous nous sommes servis pour cela des observations faites tout d'abord par Retzius, puis par Kölliker et par nous.

Différenciation cytologique. — Il est habituellement impossible de distinguer avant la naissance les fuseaux de Nissl et les neurofibrilles de Bethe, principaux éléments de la charpente de la cellule nerveuse. Ces facteurs deviennent visibles, au contraire, après la naissance, chez le chat, le lapin et le chien par exemple; mais ils sont petits, mal définis et ne se montrent que dans les cellules pyramidales géantes.

DIFFÉRENCIATION DES NEUROFIBRILLES. — Au point de vue neurofibrillaire, nous pouvons assurer, d'après nos recherches effectuées au moyen de la méthode du nitrate d'argent réduit [1], que la cellule nerveuse passe par quatre phases chez les mammifères nouveau-nés (fig. 543).

Ses quatre phases.

a) *Phase d'indifférenciation ou d'incolorabilité.* — Dans ce stade, le protoplasma n'est nullement avide des colorants spécifiques des neurofibrilles. Il est formé uniquement par un spongioplasma grossier, dont les travées granuleuses sont parsemées de très fines ponctuations chromatiques. Toutes ou presque toutes les cellules pyramidales se trouvent dans cet état avant la naissance; la très grande majorité y restent encore dans les premiers jours de la vie extra-utérine. Le noyau renferme un nucléole abondant en sphérules et quelques granulations éparses, colorables par le nitrate d'argent.

b) *Phase de neurofibrillation superficielle.* — Les neurofibrilles font leur première apparition dans la tige protoplasmique périphérique et dans le cylindre-axe des cellules pyramidales géantes. Elles s'étendent aussi au corps, mais seulement sous son enveloppe, car l'intérieur reste encore peu colorable (fig. 543, B). Elles sont fines, un peu variqueuses et disposées en réseau à mailles allongées. Ce réseau persiste dans le corps, mais semble disparaître dans le tronc protoplasmique et le cylindre-axe, où il fait place à un faisceau de filaments parallèles. La charpente fibrillaire paraît n'être constituée dans un grand nombre de cylindres-axes que par une seule neurofibrille, due à la fusion et à la convergence de plusieurs autres, issues du tronc protoplasmique périphérique et des dendrites basilaires. Il n'est pas

---

1. S. R. CAJAL, Un sencillo método de coloración selectiva del reticulo protoplásmico y sus efectos en los diversos órganos nerviosos. *Trab. d. Labor. de Invest. Biolog.*, t. II, 1903.

rare de voir sur les neurofibrilles des nodosités, qui donnent lieu à ce que nous avons appelé l'*état grumeleux*.

Chez le lapin et le chien nouveau-nés ou âgés de quelques jours, les neurofibrilles n'apparaissent que dans les cellules pyramidales géantes et dans quelques autres de moyenne taille ; aussi, est-il très facile de suivre à

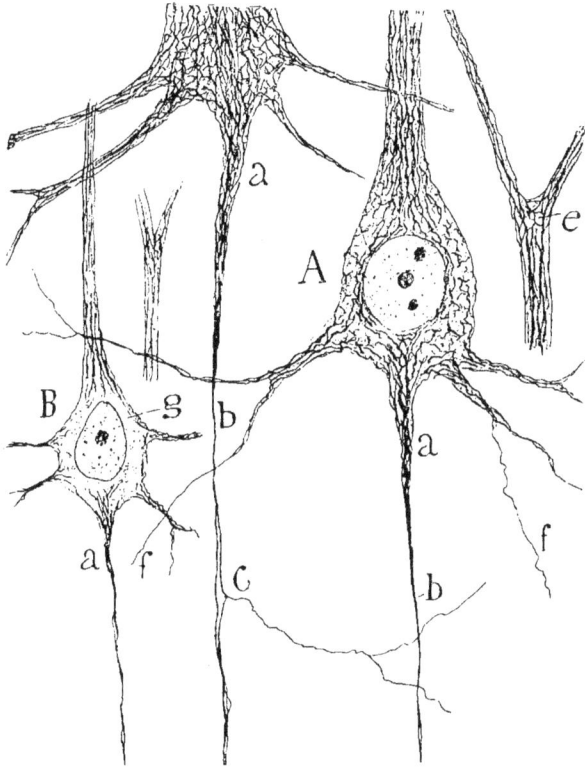

Fig. 543. — Cellules pyramidales grandes et moyennes du chien âgé de dix jours. Méthode du nitrate d'argent réduit.

A, grande cellule pyramidale déjà munie d'un réseau périnucléaire de neurofibrilles ; — B, cellule pyramidale moyenne avec un spongioplasma encore indifférencié ; — a, cylindre-axe ; — b, sommet du cône cylindre-axile ; — c, bourgeons de collatérales ; — f, branches protoplasmiques ne renfermant qu'une seule neurofibrille.

travers l'écorce le tronc protoplasmique et le cylindre-axe de ces neurones, dans les préparations traitées par le nitrate d'argent réduit (fig. 543, b).

c) *Phase de neurofibrillation profonde.* — Le réseau neurofibrillaire s'étend maintenant jusqu'au centre du corps cellulaire et s'y trouve disposé en deux plexus : l'un dense et périnucléaire, l'autre lâche et cortical. Tous deux se continuent naturellement avec les neurofibrilles des expansions. Dans ce stade, les fibrilles deviennent plus lisses par disparition des nodosités ; les neurofibrilles secondaires, qui sont les plus fines, semblent diminuer de nombre, mais l'état réticulé persiste encore très nettement (fig. 543, *A*).

La neurofibrille initiale et unique du cylindre-axe commence à se dédoubler comme par une sorte de segmentation longitudinale ; les neurofibrilles des collatérales apparaissent, formées par une pousse ou ramification à angle droit de l'un des filaments parallèles du cylindre-axe (fig. 543, *c*). Ainsi, la charpente des collatérales est représentée, à l'origine, par de simples branches de division des neurofibrilles principales.

d) *Phase de fasciculation.* — On voit se produire, chez le lapin et le chien, du cinquième au trentième jour après la naissance, un accroissement des neurofibrilles dans les cellules pyramidales géantes ; elles y atteignent une richesse extrême et y forment des petits paquets qui passent d'abord du tronc et des appendices dendritiques au corps cellulaire, puis de celui-ci au cylindre-axe. Ce dernier ne renferme plus, comme au début, un ou deux filaments, mais un faisceau compact de fibrilles qui se répartissent entre les collatérales. Celles-ci augmentent également leur contingent neurofibrillaire ; seuls les derniers ramuscules cylindre-axiles et protoplasmiques sont parcourus par un filament unique. Enfin, un grand nombre de filaments secondaires disparaissent ou deviennent invisibles dans les diverses parties de la cellule, peut-être parce qu'ils ne sont plus orientés transversalement. C'est aussi du cinquième au trentième jour que les neurofibrilles font leur apparition dans les cellules pyramidales moyennes, dans les cellules polymorphes et dans les corpuscules à cylindre-axe court d'une grande taille.

Les faits que nous venons de signaler semblent établir que les neurofibrilles sont susceptibles de croître de deux façons : par émission de véritables branches pendant leur trajet et à leur extrémité terminale, et par une sorte de segmentation longitudinale réalisée dans le corps cellulaire comme dans ses expansions. Des recherches ultérieures résoudront sans doute cette question encore indécise, mais dont l'importance pour l'explication de la nature et du rôle des neurofibrilles n'échappera à personne.

Opinions diverses sur l'époque d'apparition des neurofibrilles dans les cellules cérébrales. — La fibrillogénèse de l'écorce cérébrale est une question encore fort débattue, en raison des difficultés qu'on éprouve pour obtenir des imprégnations suffisamment intenses des cellules nerveuses pendant les phases précoces du développement embryonnaire.

Brock, Gierlich, Brodmann et tous les auteurs qui, à notre exemple, ont employé les méthodes neurofibrillaires pour élucider cette question, admettent en général que les neurofibrilles se différencient très tard, beaucoup plus tard que celles des neurones de la moelle, du bulbe et des ganglions spinaux. Mais l'accord cesse dès qu'il s'agit de savoir à quelle époque et en quel point du neurone cérébral elles font leur apparition. A la suite d'un petit nombre d'observations que nous[1] avions faites chez le chien, le lapin, etc., nous avions supposé que la coloration des neurofibrilles (et non leur apparition, comme certains nous le font dire) se produit après la naissance, en commençant par

Marginal notes:
Dans la grande cellule pyramidale.

Dans les autres neurones cérébraux.

Modes de croissance des neurofibrilles.

1° Opinions admettant la tardivité de l'apparition des neurofibrilles cérébrales.

---

1. CAJAL, Un sencillo método de coloración de las neurofibrillas, etc. *Trab. del Lab. de Invest. biol.*, t. II, 1903.

les grandes cellules pyramidales. Brock [1], dont les recherches ont porté sur les fœtus de porc, pense que les neurofibrilles se montrent avant la naissance, opinion partagée par Döllken, Brodmann et Gierlich. Döllken [2], qui a étudié l'écorce cérébrale de la souris, soutient, en effet, qu'il y a parallélisme parfait entre la fibrillogénèse et la myélinisation des fibres nerveuses, ce que Brodmann refuse d'admettre ; car on voit souvent, dit-il, des neurofibrilles dans les fibres tangentielles avant d'en voir dans les fibres radiées ou de projection, qui se myélinisent cependant de meilleure heure. Brodmann [3] admet, d'autre part, à la suite de ses recherches sur l'écorce cérébrale de l'homme, que les fibrilles intra-protoplasmiques sont déjà visibles chez les fœtus humains de quatre mois : elles débuteraient dans les cellules de la corne d'Ammon et se formeraient plus tard, avant la naissance néanmoins, dans une multitude de fibres tangentielles et autochtones de l'écorce. Quant à Gierlich [4] il prétend, au contraire, que c'est au sixième mois de la vie intra-utérine que les neurofibrilles apparaissent dans le cerveau de l'homme ; elles commenceraient dans la voie pyramidale, progresseraient de la moelle et du bulbe vers l'écorce et atteindraient le neurone cérébral tardivement. Cette marche de la fibrillogénèse s'accorde ainsi avec la théorie d'Apathy et de Bethe sur l'origine périphérique des neurofibrilles.

Rappelons à ce propos que la production des neurofibrilles commence, d'après nous, par le corps cellulaire pour se propager ensuite aux expansions. Rappelons aussi que, loin d'être une formation histologique étrangère aux cellules ganglionnaires (*Ganglienzellen*) comme le veut Apathy, les neurofibrilles sont pour nous, ainsi que pour Held et Brodmann, le résultat d'une différenciation du protoplasma des neuroblastes (Voir t. I, p. 594 et suiv.).

Nous avons signalé dans les *Généralités* (t. I, p. 596 et suiv.) la grande précocité des neurofibrilles dans les cellules de la rétine, du bulbe, de la moelle et des ganglions rachidiens, précocité mise en lumière par les travaux de Besta, Held [5] et les nôtres.

Il semblerait donc, d'après les travaux résumés ci-dessus, que les neurofibrilles de l'écorce se distinguent de celles des autres centres par leur apparition tardive, à une époque où les neurones et les voies nerveuses ont atteint ou presque atteint leur développement définitif. Il n'en est rien cependant, comme le prouvent nos recherches en cours sur la fibrillogénèse dans l'écorce cérébrale des embryons de mammifère ; les neurofibrilles sont aussi précoces dans cette écorce que dans le reste du système nerveux central. Si on a pensé le contraire jusqu'à présent, cela tient à une cause d'erreur qui a échappé aux neurologistes. Cette cause d'erreur est due à l'inaptitude relative de la char-

2° *Notre opinion.*

Leur précocité réelle, analogue à celle des neurofibrilles des autres centres.

Cause de leur

1. BROCK, Untersuchungen über die Entwickelung der Neurofibrillen der Schweinefœtus. *Monatschr. f. Psych. u. Neurol.*, Bd. XVIII, 1905.

2. DÖLLKEN, Beiträge zur Entwickelung des Säugergehirns, etc. *Neurol. Centralbl.*, n° 20, 1906.

3. BRODMANN, Bemerkungen über die Fibrillogenie und ihre Beziehungen zur Myelogenie, etc. *Neurologisches Centralbl.*, n° 8, 1907.

4. GIERLICH, Ueber die Entwickelung der Neurofibrillen in der Pyramidenbahn des Menschen. *Vortrag. auf der Versamml. südwestl. Neurologen*, mai 1906.

5. En outre des divers mémoires de Held que nous avons cités dans le premier volume de cet ouvrage, consulter son travail d'ensemble : *Die Entwickelung des Nervengewebes bei den Wirbeltieren*, Leipzig, 1909, où il soutient ses idées sur l'origine des neurofibrilles et sur la marche de leur production, sans apporter néanmoins aucun argument plus démonstratif.

tardivité ap-
parente.

pente neurofibrillaire des cellules cérébrales à s'imprégner pendant les phases intermédiaires du développement. Cette inaptitude, qui n'est ni constante ni absolue puisqu'elle varie suivant les formules d'imprégnation et suivant les conditions ambiantes, le froid par exemple, implique l'imperfection des méthodes actuellement en usage et non l'absence du réseau neurofibrillaire à une période quelconque de l'évolution de la cellule cérébrale. Au point de vue de son affinité pour l'argent colloïdal, cette cellule nous paraît donc passer par les phases suivantes.

Phases di-
verses de l'im-
prégnabilité
des neurones.

1re *phase.* La substance argentophile est abondante, les neurofibrilles sont épaisses et l'imprégnation est facile, mais non constante ; cette phase embrasse les stades apolaire, bipolaire primitif et neuroblastique.

2e *phase.* La substance argentophile attire peu ou pas l'argent colloïdal, peut-être à cause de la délicatesse et de la dispersion des neurofibrilles ; c'est tout au plus si quelques volumineux axones se colorent en brun. Cette deuxième phase correspond au stade de la cellule nerveuse jeune, déjà pourvue d'un axone et d'un tronc protoplasmique périphérique définitif, mais non encore parvenue à tout son modelé.

3e *et dernière phase.* Les neurofibrilles recommencent à se colorer, surtout dans le cylindre-axe. Cette reprise de la colorabilité débute dans les cellules volumineuses et dans les axones épais ; elle se propage ensuite lentement aux cellules de projection de taille moyenne et aux gros corpuscules d'association. Cette phase fait son apparition chez le chien et le lapin, quelques jours avant la naissance ; elle progresse surtout pendant les jours qui la suivent et atteint son plus haut point quand le système nerveux est arrivé à l'état adulte. Pendant cette phase, on voit souvent, surtout chez les nouveau-nés et les fœtus à terme, des cellules dont le cylindre-axe est imprégné intensément alors que le corps et les dendrites ne renferment qu'une charpente neurofibrillaire pâle, un peu chargée d'argent réduit.

Résumé.

En somme, les neurofibrilles des cellules cérébrales comme aussi des cellules cérébelleuses se produisent dès les premiers temps du développement, mais leur aptitude à se colorer d'une façon régulière et constante est tardive, nonobstant la période initiale d'imprégnabilité fugitive. En général, elles commencent à se colorer dans les cellules et les fibres les plus volumineuses, sans distinction aucune de leur fonction. Nous sommes donc de l'avis de Brodmann quand il nie tout parallélisme entre la fibrillogénèse et la myélinisation des fibres nerveuses. Nous ne croyons pas davantage que l'on puisse établir aujourd'hui aucun rapport entre le moment de la réapparition de la colorabilité neurofibrillaire et la fonction des neurones.

DÉVELOPPEMENT DE LA NÉVROGLIE

Développe-
ment sembla-
ble à celui de
névroglie de la
moelle.

Nous avons étudié dans d'autres chapitres (t. I, p. 619 et suiv.) la genèse de la névroglie en général ; il nous suffira par conséquent d'esquisser ici le développement de celle du cerveau. Ce développement s'effectue suivant le mécanisme évolutif et les transformations par lesquels passe la névroglie de la moelle ; les cellules névrogliques du cerveau sont donc, elles aussi, de simples éléments épithéliaux déplacés. La figure 544 en est la preuve. On y voit, en *c*, que chez le lapin nouveau-né, et on en peut dire autant de la souris au même âge, toutes les cellules épithéliales atteignent la surface extérieure du cerveau et s'y terminent par un bouquet de branches ascendantes ; c'est là une observation déjà ancienne de Magini et Vignal chez les mammifères et de Retzius et Kölliker chez l'homme. Chacune des branches ascendantes s'achève, comme celles du cervelet, sous la pie-mère, par un renflement pyramidal à base externe. Comme tous ces renflements sont au contact les uns avec les autres, il en résulte une cuticule, qui enveloppe la substance grise. Les fibres indivises de l'épithélium, c'est-à-dire leur partie profonde, possèdent, d'après la remarque de Magini, des épaississements ovoïdes, correspondant, non, comme cet auteur le pensait, à des noyaux, mais à des amas protoplasmiques. Huit jours après la naissance, chez la souris, les fibres épithéliales s'amincissent beaucoup et leurs varicosités diminuent de volume ; enfin, au vingtième ou vingt-quatrième jour, le prolongement périphérique de la cellule épendymaire disparaît par résorption, entraînant dans sa disparition le bouquet des rameaux sous-pie-mériens. Il ne reste plus qu'un appendice externe relativement court, muni de rameaux, qui ne dépassent pas les portions les plus profondes de la substance blanche.

Chez l'homme, les fibres radiées de l'épithélium persistent jusqu'après la naissance, comme l'a montré Retzius ; elles disparaissent plus tard. Nous n'avons plus vu ces fibres dans le cerveau de l'enfant âgé d'un mois, à plus forte raison nous n'y avons pas aperçu leurs bouquets sous-méningés. L'atrophie de ces fibres se réalise par un amincissement graduel de l'expansion ; celle-ci se fragmente ensuite et ses restes se résorbent probablement.

Bien avant la disparition des cellules épithéliales, un grand nombre d'entre elles se transportent vers la périphérie pour devenir des cellules névrogliques. On peut voir, en *e*, sur la figure 549, reproduction d'une coupe d'écorce cérébrale de lapin âgé de quelques jours, que certaines cellules épithéliales ont abandonné la paroi ventriculaire et se sont étagées dans les substances blanche et grise. Des cellules épithéliales, déplacées à une époque encore plus précoce, apparaissent également dans les couches superficielles et en particulier dans

1° Stade épithélial à bouquet sous-pie-mérien.

2° Stade d'astrocyte.

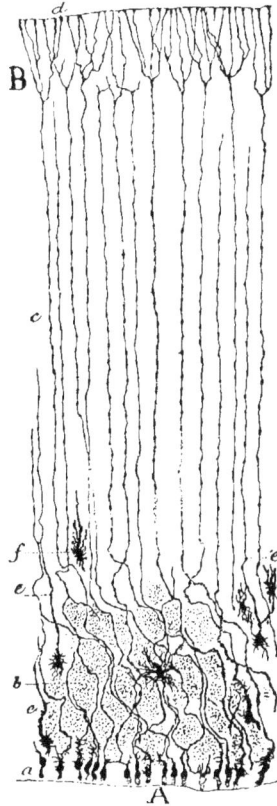

Fig. 544. — Cellules épithéliales et névrogliques de l'écorce cérébrale ; lapin âgé de quelques jours. Méthode de Golgi.

A, corps des cellules épithéliales ; — B, bouquets périphériques de ces cellules ; — *b*, faisceaux de substance blanche ; — *c*, fibres perpendiculaires ou radiées ; — *e*, cellules épithéliales déplacées.

Migration des cellules épithéliales.

Astrocytes périvasculaires.

la plexiforme ; elles sont couvertes de nombreuses expansions ondulées et possèdent, en outre, leurs deux appendices radiés, l'un externe et l'autre interne, témoins de l'origine épendymaire de la cellule. Enfin, on aperçoit, contre les vaisseaux et adhérant à leur endothélium, des cellules araignées dont la provenance est encore douteuse.

Nouvelles opinions sur l'origine de la névroglie et des cellules épendymaires. — Diverses opinions relatives au développement de la névroglie du cerveau se sont fait jour en ces dernières années, tendant presque toutes à modifier la théorie de His sur l'origine spécifique des cellules névrogliques et épendymaires.

Différenciation tardive de la névroglie et des neurones.

Paton, Hataï, Ziehen [1], Bonome [2], Bianchi [3] et d'autres neurologistes sont d'avis que les cellules germinales donnent naissance par prolifération à une génération de corpuscules spéciaux, auxquels ils attribuent le nom de *cellules indifférentes* et d'où proviendraient plus tard les neuroblastes, les spongioblastes et les cellules névrogliques. C'est, comme on le voit, une opinion conforme à l'hypothèse de Schaper, opinion que nous avons exposée à la page 591 du tome I, à propos de la névroglie de la moelle épinière. Paton, par exemple, prétend, sans en fournir d'ailleurs ni preuves ni détails, que la cellule névroglique tire sa source du spongioblaste par une sorte de dégénération ou de retour en arrière de ce dernier.

Névroglie ectodermique et névroglie mésodermique.

D'autre part, un certain nombre d'investigateurs n'admettent pas l'unité d'origine des cellules névrogliques. Capobianco [4], Fragnito et Hataï [5], entre autres, distinguent : 1° une névroglie ordinaire, provenant des cellules épithéliales, et 2° une névroglie mésodermique, parvenue au cerveau avec les vaisseaux sanguins ; mais tandis que Capobianco fait dériver cette névroglie du tissu conjonctif des capillaires, Hataï l'attribue, en grande partie, à la prolifération des cellules endothéliales qui se détachent plus tard des parois vasculaires pour se transformer en cellules araignées. Certaines dispositions décrites par Hataï à propos de cette transformation rappellent quelque peu les épaississements vasculaires que nous avions observés il y a longtemps et qui servent de point de départ à des faisceaux d'épines simulant des appendices névrogliques encore à l'état d'ébauche.

Quoi qu'il en soit, l'origine endothéliale ou mésodermique de la névroglie est encore loin d'être prouvée.

PARALLÉLISME ENTRE L'ÉVOLUTION PHYLOGÉNIQUE ET L'ÉVOLUTION ONTOGÉNIQUE DES ÉLÉMENTS CELLULAIRES DU CERVEAU

Si l'on compare le développement de l'écorce cérébrale dans la série animale à son développement chez les mammifères, on ne peut qu'être

1. ZIEHEN. Die Histogenese vom Hirn u. Rückenmark, etc. Handbuch der vergleichenden Lehre der Wirbeltiere. *Herausgegeben v. D. Hertwig*, 2ᵉ Bd. Teil III, Iena, 1906.
2. BONOME. Histogenese della nevroglia normale nei vertebrati. *Arch. ital. de biol. ed Embriologia*, vol. VI, fasc. 1-2, 1907.
3. BIANCHI, Sulle prime fasi di sviluppo dei centri nervosi, etc. *Annali di neurologia*, Anno XXX, fasc. 1-11, 1907.
4. CAPOBIANCO, De la participation mésodermique dans la genèse de la névroglie cérébrale, etc. *Arch. ital. de biol.*, t. XXXVII, 1902.
5. HATAÏ, On the origin of nevroglic tissue from the mesoblast. *The Journ. of comparative Neurol.*, vol. XII, n° 4, 1902.

frappé par la similitude assez grande que présentent les phases ontogéniques de la cellule pyramidale ou psychique avec ses phases phylogéniques. Cette similitude apparaît encore plus nettement si l'on met en parallèle les images correspondant à ces diverses phases, comme nous l'avons fait sur la figure 545, empruntée à un de nos travaux déjà ancien [1]. Le stade neuroblastique reproduit, *grosso modo*, la disposition des neurones adultes chez les invertébrés ; les autres transformations de la cellule humaine répondent en grande partie aux états parfaits que l'on observe chez les batraciens et

Cellule pyramidale ou psychique.

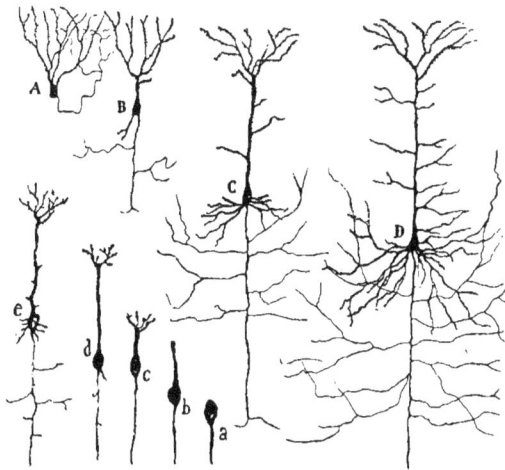

Fig. 545. — Schéma destiné à montrer la similitude entre le développement phylogénique et le développement ontogénique de la cellule pyramidale du cerveau.

A, cellule pyramidale de la grenouille ; — B, cellule pyramidale d'un reptile ; — C, cellule pyramidale de la souris ; — D, cellule pyramidale de l'homme ; — a, neuroblaste ; — b, pyramidale à la phase bipolaire ; — c, cellule pyramidale avec bouquets protoplasmiques ; — d, cellule pyramidale avec dendrite basilaire ; — e, cellule pyramidale avec collatérales nerveuses et branches du tronc protoplasmique.

les reptiles. Certaines phases ontogéniques, la bipolaire par exemple, reste pourtant sans représentant dans la série animale. Mais ceci n'a rien qui doive nous surprendre. Le développement individuel, avec ses nombreuses formes de transition, n'est-il pas en effet un mouvement continu, alors que le développement des espèces est un processus discontinu, par suite de la suppression des formes de passage ?

On remarque le même parallélisme dans l'ontogénie et la phylogénie des cellules névrogliques. Les poissons, les reptiles, les batraciens n'ont qu'une seule charpente névroglique, celle de leurs corpuscules épithéliaux. Or, chez les oiseaux et les mammifères ces corpuscules sont très précoces, mais éphémères.

Cellule névroglique.

1. S. R. CAJAL, Les nouvelles idées sur la structure du système nerveux, etc. Traduction du Dr Azoulay, Paris, 1894.

CHAPITRE XXXVI

CONSIDÉRATIONS ANATOMIQUES ET PHYSIOLOGIQUES SUR LE CERVEAU

THÉORIES ANATOMIQUES SUR L'ORGANISATION ET LE FONCTIONNEMENT DU CERVEAU. — THÉORIES DE FLECHSIG ET DE MONAKOW. — NOTRE HYPOTHÈSE : CENTRES DE PERCEPTION ET CENTRES DE MÉMOIRE PRIMAIRES ET SECONDAIRES. UNILATÉRALITÉ DES CENTRES DE MÉMOIRE. BILATÉRALITÉ ET SYMÉTRIE TOPOGRAPHIQUE DES CENTRES PERCEPTEURS, EXISTENCE DE FIBRES CENTRIFUGES DANS LES CENTRES PERCEPTEURS ET MNÉMONIQUES, VOIES D'ASSOCIATION SENSORIO-MNÉMONIQUES ET INTER-MNÉMONIQUES. — POSTULATS PHYSIOLOGIQUES : UNITÉ DE PERCEPTION, PROJECTION RÉDUITE ET CONTINUE DES SURFACES SENSIBLES SUR L'ÉCORCE CÉRÉBRALE. ENTRE-CROISEMENTS. ÉCONOMIE D'ESPACE ET DE PROTOPLASMA.
THÉORIES HISTOLOGIQUES DU FONCTIONNEMENT DU CERVEAU : MÉCANISME DU SOMMEIL, DE L'ASSOCIATION DES IDÉES, ETC. — ADAPTATION CÉRÉBRALE. — PERFECTIONNEMENT DES ASSOCIATIONS D'IDÉE; COMPENSATIONS PHYSIOLOGIQUES, ETC.

L'étude à laquelle nous venons de nous livrer sur la structure de l'écorce cérébrale nous amène tout naturellement à en résumer les résultats les plus généraux et à formuler, autant que le permet l'état actuel de nos connaissances, le plan suivant lequel le cerveau est édifié. Nous nous occuperons donc dans ce chapitre des théories anatomiques et histologiques relatives à cette structure, en nous bornant à celles qui semblent le plus justifiées; nous exposerons ensuite l'hypothèse qui paraît la plus acceptable en attendant la doctrine définitive que la masse des faits accumulés permettra un jour d'établir.

THÉORIES ANATOMIQUES SUR L'ORGANISATION ET LE FONCTIONNEMENT DU CERVEAU

Théorie de Flechsig. — Nous avons déjà fait allusion, en plusieurs endroits de cet ouvrage, à la conception anatomo-physiologique de Flechsig ; mais cela n'est pas suffisant pour qu'on en puisse avoir une idée d'ensemble; aussi allons-nous en donner ici un exposé plus complet.

Centres de projection et centres d'association.

Flechsig [1] déclare, tout d'abord, que l'écorce cérébrale n'est pas une masse homogène, mais un groupement de centres distincts tant au point de vue de leur situation qu'au point de vue de leur structure et de leur fonction. Il partage ces centres en *sphères de projection* ou *de perception* et *sphères d'association* ou *intellectuelles.*

1. FLECHSIG, Gehirn und Seele. Leipzig, 1894. — *Neurol. Centralbl.*, 1895.

a) Les *sphères de projection* sont représentées par des centres sensoriels et moteurs, dont l'existence dans le cerveau a été mise en lumière par les travaux en grande partie concordants de Hitzig, Ferrier, Monakow, Munk et d'autres.

Leurs diffé-rences anato-miques.

Ces centres possèdent une structure différente de celle des centres d'association et différente aussi suivant chacun d'eux. Ce qui les caracté-rise au point de vue anatomique, ce sont leurs connexions avec les centres inférieurs : cerveau moyen et intermédiaire, bulbe et moelle, par l'inter-médiaire de deux sortes de fibres de projection : les unes *centripètes* ou sensorielles, les autres *centrifuges* ou motrices. Au moyen des premières ils reçoivent les excitations recueillies par les organes des sens, au moyen des secondes ils réfléchissent ces excitations sur les noyaux musculaires péri-phériques.

Ces centres de projection, au nombre de quatre, résident en des points de l'écorce que nous avons déjà signalés; ce sont : le *centre sensitivo-moteur*, le *centre visuel*, le *centre auditif* et le *centre olfactif*.

b) Les *sphères d'association* possèdent une structure particulière qui est la même pour toutes et qui comprend cinq couches. Ce qui distingue ces sphères au point de vue anatomique, ce sont leurs relations au moyen de fibres afférentes et efférentes avec les centres de projection seulement. Chaque centre d'association reçoit donc par les fibres afférentes toutes les excita-tions ou résidus sensoriels nés dans les sphères de projection, et réagit sur ces sphères par les fibres efférentes, tantôt en inhibant, tantôt en favo-risant les impulsions réflexes.

Les centres d'association occupent chez l'homme les deux tiers de l'écorce et sont au nombre de trois; l'*antérieur* est situé dans la partie anté-rieure du lobe frontal; le *moyen* correspond à l'insula de Reil, et le *pos-térieur* embrasse une grande partie des lobes occipital et temporal et la presque totalité du pariétal.

Au point de vue physiologique, les sphères de projection et les sphères d'association ont une valeur très différente.

Leurs diffé-rences fonc-tionnelles.

Les *sphères de projection*, communes à l'homme et aux mammifères, constituent le cerveau végétatif ou de la vie animale, puisqu'il n'est apte qu'à la perception et à la réaction motrice. Les *sphères d'association*, absentes chez les rongeurs, à peine indiquées chez les carnassiers, un peu plus développées chez les primates où elles atteignent le tiers de l'écorce, et extrêmement étendues chez l'homme, représentent, au contraire, le cer-veau pensant, le substratum des fonctions psychiques les plus élevées, telles que la volonté, la mémoire, l'intelligence, le sens esthétique et moral, etc. Ainsi donc l'absence de centres d'association implique l'absence de vie intel-lectuelle ; les rongeurs auxquels manquent ces centres supérieurs, l'enfant nouveau-né chez qui ils ne sont pas encore différenciés ne sont capables que d'actes réflexes. Ils voient, ils sentent, ils entendent, ils se meuvent, mais, ne pouvant penser, ils sont dans l'impossibilité de réagir sur les centres de projection afin de diriger leur activité et de régler leurs décharges motrices.

Bases de la théorie : la myélinisation successive.

Les idées que nous venons d'exposer s'appuient sur les résultats de la méthode de la myélinisation successive que Flechsig lui-même a imaginée et qu'il a appliquée chez l'embryon humain et chez l'enfant nouveau-né. D'après ce savant, les voies nerveuses se myélinisent de bas en haut, c'est-à-dire en commençant par la moelle pour continuer par le bulbe et le télencéphale et terminer enfin par l'écorce cérébrale. Dans cette dernière, la myélinisation s'effectue aussi successivement, suivant la nature physiologique des voies ; elle débute par les centres de projection et n'atteint que bien plus tard les sphères d'association. C'est ainsi que chez l'enfant nouveau-né, les seules voies centripètes et centrifuges qui soient myélinisées sont celles des foyers cérébraux de projection ; grâce à cette circonstance, on peut non seulement distinguer parfaitement ces centres des sphères d'association encore dépourvues de fibres à myéline, mais même les distinguer entre eux. Au commencement du deuxième mois après la naissance apparaissent d'autres fibres myélinisées qui vont des centres de projection à l'écorce voisine d'association et qui ne seraient que de simples collatérales issues des fibres sensorielles de projection. Enfin, on voit se myéliniser quelque temps après les foyers d'association et les zones intercalées entre eux et les centres de projection, car de longs conducteurs arciformes ou horizontaux, les uns centripètes et les autres centrifuges, apparaissent entre les deux espèces de centres. D'après Flechsig, aucune des fibres issues des centres d'association ne va jusqu'à la couronne rayonnante et ne se rend par conséquent aux noyaux gris inférieurs du cerveau intermédiaire, du bulbe et de la moelle.

Preuves de l'existence des deux sortes de centres cérébraux.

Les preuves auxquelles Flechsig recourt pour affirmer le dualisme fonctionnel de l'écorce cérébrale sont de trois sortes. Il s'appuie d'abord sur l'anatomie comparée, qui enseigne que les centres d'association font défaut chez les rongeurs et les vertébrés inférieurs ; il se base ensuite sur l'étude du cerveau des hommes supérieurs par quelque talent, étude qui montre que les sphères d'association, la postérieure surtout, sont singulièrement développées chez eux ; enfin il se fonde sur les cas de lésions destructives des centres visuel ou acoustique qui ne sont pas suivies d'abolition de la mémoire et de l'idéation correspondante. Dans ces cas, tels que ceux de Heubner, Nothnagel et d'autres, il est impossible d'expliquer, suivant Flechsig, la conservation des facultés mentales, si, comme certains le supposent, les centres corticaux destinés à la perception sont également chargés de la mémoire.

Objections faites contre cette théorie :

Dès sa publication, la théorie de Flechsig, fort bien présentée d'ailleurs, produisit dans le camp des neurologistes, des physiologistes et des psychologues une émotion aussi considérable que celle suscitée naguère par la pathologie cellulaire de Virchow ou les mémorables recherches bactériologiques de Pasteur. Elle conquit aussitôt de nombreux adhérents : en Allemagne, Kuppfer et Kirschoff ; en Belgique, Van Gehuchten[1] ; en France, Jules Soury[2], etc.

1. VAN GEHUCHTEN, Structure du télencéphale : Centres de projection et centres d'association. *Conférence faite à l'assemblée générale de la 66e session de la Société scientifique de Bruxelles, tenue à Malines,* 1896.
2. J. SOURY, Système nerveux central. Structure et fonctions. Paris, 1899.

Mais le désenchantement suivit de bien près l'enthousiasme, tous deux, au reste, exagérés ; la base dualiste de la théorie de Flechsig fut même menacée d'entière destruction. Voici, en effet, ce que lui opposèrent, à des points de vue divers, Monakow, Dejerine, Siemerling, Mahaim, Oskar Vogt et Mme Vogt, entre autres :

1° Presque toutes les sphères qui, d'après Flechsig, ressortissent de l'association sont, au contraire, suivant Monakow [1], en relation avec des centres inférieurs au moyen de fibres de projection. Ainsi, la plupart des circonvolutions pariétales donnent naissance à une voie qui descend au pulvinar et s'y termine ; la deuxième circonvolution temporale et les circonvolutions temporo-occipitales sont en connexion avec le noyau postérieur de la couche optique ; les deuxième et troisième frontales et une partie de l'insula se rattachent au noyau interne du thalamus, et ainsi de suite.

1° au point de vue du dualisme cérébral.

2° Les deuxième et troisième circonvolutions temporales, qui, au dire de Flechsig, sont des centres associatifs, donnent naissance, d'après Dejerine [2], au faisceau de Türck, c'est-à-dire à une des voies de projection les plus importantes ; le lobe pariétal est l'origine des fibres cortico-rouges ; les parties antérieure et moyenne du lobe frontal émettent des fibres qui, après avoir traversé la partie antérieure de la capsule interne, se rendent au noyau interne de la couche optique ; en un mot, Dejerine l'affirme avec énergie, tous ou presque tous les points de l'écorce sont le point de départ de fibres de projection qui se terminent dans divers étages de l'axe cérébro-spinal. Ainsi, l'absence ou la présence de fibres de projection, les bases mêmes de la conception de Flechsig, ne sont que de pures vues de l'esprit.

3° L'écorce occipitale du singe renferme, d'après les observations de Ferrier et Turner [3], deux sortes de fibres de projection, les unes ascendantes, les autres descendantes, mais toutes destinées à mettre en connexion le cerveau avec la couche optique et le tubercule quadrijumeau antérieur. Rutishäuser [4] a remarqué de même que le lobe frontal du singe émet un faisceau descendant, terminé partie dans la couche optique, partie dans la protubérance. D'autres faits analogues, trouvés par Siemerling [5], Vogt [6], Mahaim [7], plaident dans le même sens, c'est-à-dire contre les arguments fondamentaux de la théorie de Flechsig.

Au point de vue psycho-physiologique, Vogt ajoute qu'il n'est pas possible de comprendre le caractère émotionnel des actes intellectuels sans l'existence d'un système de projection susceptible de relier, de façon immédiate, les centres d'idéation aux centres moteurs sous-corticaux. Vogt ne croit pas du reste que la théorie des centres d'association puisse donner une explication valable du

1. MONAKOW, *Arch. f. Psychiatrie*, vol. XXVII, 1895. — Ueber den gegenwärtigen Stand der Frage nach der Lokalisation im Grosshirn. *Ergebn. d. Physiol.*, Jahrg. I, Wiesbaden, 1902.

2. DEJERINE, Sur les fibres de projection et d'association des hémisphères cérébraux. *Soc. d. Biologie*, 1897.

3. FERRIER a. TURNER, An experimental research upon cerebro-cortical afferent and efferent tracts. *Proceed. of the Royal Soc.*, vol. LVII, et *Neurol. Centralbl.*, 1898.

4. RUTISHÆUSER, Experimenteller Beitrag zur Stabkranzfaserung im Frontalhirn des Affen. *Monatssch. f. Psychiatrie u. Neurol.*, Bd. V, 1899.

5. SIEMERLING, Ueber Markscheidenentwickelung des Gehirns und ihre Bedeutung für die Lokalisation. *Versamml. d. Vereins d. deutsch. Irrenärzte zu Bonn, am 17 Sept.* 1898.

6. O. VOGT, Flechsig's Associationscentrenlehre, ihre Anhänger und Gegner. *Zeitsch. f. Hypnotismus*, etc. Bd. V, Heft 6, 1896.

7. MAHAIM, Centres de projection et centres d'association, etc. Liège, 1897.

mécanisme des opérations psychiques, cette explication ne pouvant venir, d'après lui, que de l'histologie fine et de la cytologie cellulaire de l'écorce.

2° au point de vue de la myélinisation successive.

On a encore reproché à la théorie de Flechsig de pécher par la base, car la méthode des myélinisations successives n'autorise point les conclusions ni les généralisations qui en ont été tirées.

Ainsi, la théorie de Flechsig suppose que les voies de projection se développent toujours avant les voies d'association, que les voies périphériques précèdent les voies centrales en myélinisation et que les voies sensitives devancent les voies motrices. Or, cet ordre de maturation nerveuse n'est que très exceptionnel, comme le prouvent les recherches de Monakow, de M. et Mme Vogt, de Siemerling et partiellement aussi celles de Righetti, Westphal et d'autres. En voici plusieurs exemples. Au moment où des fibres rayonnantes font leur apparition dans les noyaux sensoriels, on aperçoit déjà un grand nombre de fibres d'association qu'il est impossible de suivre, d'autant plus que la myélinisation débute en un point quelconque de ces conducteurs et non, comme le prétend Flechsig, dans le sens même de la conduction. D'autre part, Monakow a vu des circonvolutions dont les fibres d'association se recouvrent de myéline avant les fibres de projection correspondantes. Enfin, il arrive souvent, comme le fait remarquer Westphal, que le nerf optique, constitué cependant par un neurone de premier ordre, se myélinise en même temps que les fibres cérébrales optiques de deuxième ordre. D'ailleurs, l'erreur de généralisation que Flechsig a commise apparaît même dans la moelle ; la myélinisation des fibres de projection n'y précède pas toujours celle des fibres d'association, et les fibres sensitives ne se recouvrent pas toujours de myéline avant les fibres motrices. Monakow, Trepinski, Giese, Westphal et d'autres citent en effet des cas où les fibres de la commissure antérieure et des cordons se sont myélinisées en même temps que les radiculaires chez le fœtus humain, et cela avant que les nerfs rachidiens moteurs et sensitifs ait présenté eux-mêmes la moindre trace de myéline.

Enfin, suivant la remarque judicieuse de Dejerine, Flechsig fait une faute de logique lorsqu'il admet que les voies de projection des centres d'association n'existent pas, parce qu'elles ne se développent point dans les deux mois qui suivent la naissance. Rien n'empêche pourtant qu'elles apparaissent ultérieurement.

Théorie de Flechsig modifiée.

Faits contraires et critiques adressées à la théorie ont eu pour résultat de forcer Flechsig à faire de nouvelles recherches embryologiques et à modifier sa doctrine [1]. Il admet maintenant l'existence de fibres de projection dans les centres d'association, mais toujours en moindre nombre que dans les sphères de sensation. Il divise en outre les centres d'association d'après l'époque où ils se myélinisent en : centres qui atteignent leur maturité anatomique un mois au moins après la naissance, et centres qui l'atteignent au moment où l'enfant voit le jour. Les premiers constituent des aires embryologiques tardives ou terminales, les seconds des aires intermédiaires, situées entre les précédentes et les centres de projection. Quant aux centres de projection eux-mêmes, ils auraient pour caractère commun de se myéliniser avant la naissance et d'envoyer à la couronne rayonnante une multitude de fibres nerveuses. Ces centres précoces sont au nombre de douze. Sept d'entre eux paraissent être sensoriels,

1. FLECHSIG, *Neue Untersuchungen über die Markbildung in den menschli-schen Grosshirnlappen. Neurol. Centralbl.*, 1er Nov. 1898.

car ils reçoivent des fibres des noyaux sensoriels de la couche optique, etc.
Les cinq autres sont encore de nature indéterminée, mais pourraient être des
centres sensoriels inconnus (?). Les fibres se myélinisent dans l'ordre suivant
dans chaque centre de projection : d'abord ce sont les fibres radiées sensorielles, puis les fibres radiées corticifuges et enfin les fibres calleuses et les
fibres de projection. Cette nouvelle conception amène Flechsig à compter provisoirement quarante centres dans le cerveau, nombre réduit depuis à trente-six [1].
Malgré ces modifications, Flechsig n'en continue pas moins à soutenir la réalité
des lois de la myélinisation telles qu'il les a énoncées et attribue à des erreurs
d'interprétation les objections qui lui ont été faites. Ainsi, d'après lui, le faisceau
de Türck ne sort pas, comme le prétend Dejerine, des deuxième et troisième
circonvolutions temporales, mais de la première, en sorte qu'il représente
la voie de projection du centre acoustique.

Les bases ainsi modifiées de la théorie de Flechsig ont-elles plus de solidité ? *Objections.*
Nous ne le croyons pas. En voici une preuve. Flechsig admet, parmi les nouveaux
centres de projection, la corne d'Ammon, le subiculum et une partie du gyrus
fornicatus ; or, il est établi par nos observations que ces organes ne reçoivent
pas de fibres olfactives directes ou de premier ordre, mais seulement des fibres
de second ordre. Les organes qui se myélinisent en même temps n'appartiennent donc pas toujours au même système fonctionnel.

Chose plus grave, le principe même de la méthode myélogène ne paraît
pas exact. M. O. Vogt [2] et Mme C. Vogt [3] soutiennent, en effet, que les centres
se myélinisent précocement ou tardivement, non en raison de leur fonction
différente, mais à cause de l'abondance plus ou moins grande et du calibre
plus ou moins gros des fibres qui y pénètrent ou qui en sortent. Le processus
de myélinisation successive ne pourrait donc servir à distinguer les sphères
corticales, comme le veut Flechsig. En outre, il existe des régions de l'écorce
qui, au point de vue du nombre, du calibre et de l'époque de la myélinisation
de leurs fibres, forment transition entre les zones à myélinisation précoce et
les centres à myélinisation tardive. C'est l'existence de ces régions de transition qui diminue surtout la précision de la méthode myélogène et qui oblige
à en contrôler les résultats par les méthodes capables de mettre en
relief la disposition des cellules et le trajet des fibres à myéline. Il est donc
impossible de songer à circonscrire nettement, à l'aide de la méthode myélogène, des champs ou îlots spécifiques corticaux et encore moins à en fixer le
nombre à trente-six, comme Flechsig l'a fait dernièrement pour le cerveau
de l'homme. Enfin, M. et Mme Vogt objectent que les primates ne sont pas
les seuls mammifères qui soient en possession de centres à myélinisation
tardive, c'est-à-dire de centres d'association, au sens employé par Flechsig,

1. FLECHSIG, Weitere Mitteilungen über die entwicklungsgeschichtlichen (myelogenetischen) Felder in der menschlichen Gehirnrinde. *Neurol. Zentralbl.*, 1903 et *Verhandlungen des physiol. Kongresses*, Turin, 1901. — Einige Bemerkungen über die Untersuchungsmethoden der Grosshirnrinde. *Königl. Sächs. Gesellsch. d. Wissensch. zu
Leipzig*, 11 Januar 1904.

2. O. VOGT, Der Wert der myelogenetischen Felder der Grosshirnrinde. *Anal. Anzei-
ger*, Bd. XXIX, nos 11-12, 1906. — Ueber strukturelle Hirncentra mit besonderer
Berücksichtigung der strukturellen Felder des Cortex Pallii. *Verhandl. der anatom.
Gesellschaft*, 20ᵉ *Versamml. in Rostock*, 1-5 Juni 1906.

3. Mme CÉCILE VOGT, Sur la myélinisation de l'hémisphère cérébral du chat. *C. R.
de la Soc. de Biol.*, 15 janvier 1898. — Étude sur la myélinisation des hémisphères cérébraux, Paris, 1900.

car ces centres existent aussi avec les mêmes caractères chez le chien, le chat, le lapin, etc.

Théorie de Monakow. — Les recherches anatomo-pathologiques effectuées par ce savant, surtout à l'aide de la méthode de Gudden, l'ont conduit à considérer l'écorce cérébrale comme divisée en un certain nombre de centres bien distincts. Dans cette théorie, qui trouve également appui dans les expériences physiologiques de Hitzig, de Munk et de Ferrier, ainsi que dans les observations anatomo-pathologiques de Beevor, Langley et d'autres, tous les centres, connus ou encore inconnus, possèdent des fibres de projection, les unes ascendantes, les autres descendantes. Mais tandis que les fibres de projection de certains de ces centres vont directement à la moelle et en viennent directement, celles des autres s'arrêtent ou prennent naissance dans divers noyaux de la couche optique, du mésencéphale, de la protubérance, etc. Ainsi, le centre visuel se rattache par des fibres centrifuges et centripètes au corps genouillé externe; le centre auditif, au corps genouillé interne; le centre tactile ou sensitif, aux zones inféro-externes de la couche optique, etc.

Centres primitifs de projection.

Centres nouveaux, surtout d'association.

Tous ces centres, établis depuis fort longtemps dans la série des vertébrés, sont communs à tous. Il en est d'autres plus récents qui, au contraire, appartiennent exclusivement aux mammifères. Ces sphères nouvelles, qui correspondent en partie aux centres d'association de Flechsig, recevraient des fibres d'autres noyaux thalamiques, du cervelet, des masses grises protubérantielles, de la substance noire, du noyau rouge dont le rôle physiologique est peu connu, etc. Elles posséderaient aussi des fibres centripètes et centrifuges; ces dernières, auxquelles on peut donner le nom de fibres motrices dans l'acception large du mot, seraient néanmoins plus abondantes dans les sphères dites de projection par Flechsig et en particulier dans la sphère tactile. Mais ce qui caractériserait surtout ces centres nouveaux, c'est que les fibres d'association, chargées de relier les divers territoires du cerveau, y surpasseraient en nombre toutes les espèces de fibres précédentes.

La théorie de Monakow, à laquelle, du reste, s'adapte dans ses grandes lignes la manière de voir de Dejerine, se rapproche, en résumé, de la théorie de Flechsig par plusieurs de ses côtés. Elle admet, en effet, de façon plus ou moins explicite l'existence de deux sortes de centres corticaux et prétend que les sphères phylogénétiquement les plus vieilles renferment plus de fibres de projection que les sphères nouvelles ou centres d'association de Flechsig. Les deux théories peuvent donc se concilier, surtout depuis que ce dernier savant a renoncé au criterium des fibres de projection, en reconnaissant leur présence dans les centres intellectuels [1].

1. Dans le travail qu'il a publié dans le *Neurologisches Centralblatt* en 1898 pour exposer sa doctrine avec de plus grands développements, Flechsig assure que jamais il n'a accordé une grande importance aux fibres de projection pour la différenciation anatomique de ses deux ordres de centres, puisqu'il en était même arrivé à penser que les fibres d'association pouvaient être munies d'une collatérale pour les noyaux situés au-dessous de l'écorce et au delà.

Dans ses travaux les plus récents[1], Monakow apporte à la doctrine courante sur les localisations cérébrales un certain nombre de restrictions. Il n'admet pas, comme Flechsig, que les fonctions cérébrales soient localisées, d'une façon toute spécifique, en un point déterminé de l'écorce ; car, pour lui, tout acte psychique est le résultat de la combinaison d'un grand nombre d'éléments, dont quelques-uns seulement ont leur substratum anatomique en une région assez précise du manteau cérébral ; quant aux autres, leurs substratums se trouvent épars dans toute l'étendue du cerveau. Les éléments nettement localisés sont ceux qui ont trait à l'orientation dans l'espace et aux mouvements exécutés en réponse à des excitations sensorielles ; les éléments sans localisation précise sont, d'autre part, ceux de la sensibilité, de la mémoire, du jugement, en un mot les éléments des actes intellectuels eux-mêmes.

Fonctions nettement et diffusément localisées.

Notre hypothèse. — A dire vrai, il n'est pas possible, dans l'état actuel de nos connaissances, de formuler une théorie définitive du plan architectural et fonctionnel du cerveau. Il nous manque trop de données précises sur les régions d'association ou sphères intellectuelles de Flechsig et sur les connexions corticales d'un grand nombre de noyaux de la couche optique, du mésencéphale et de la protubérance. Ce sera donc l'œuvre de l'histologie, de l'anatomie pathologique et de la physiologie de l'avenir. En attendant, nous devons nous contenter de bâtir à l'aide des faits certains que nous possédons une synthèse provisoire qui accorde entre elles les théories existantes.

C'est ce que nous avons fait, en recourant cependant aux conclusions de la psychologie toutes les fois que les faits anatomiques et physiologiques exacts faisaient défaut. Il est légitime, pensons-nous, d'agir actuellement ainsi ; car les phénomènes de la conscience sont aujourd'hui mieux connus que l'architecture cérébrale, comme Vogt le fait remarquer si justement, et la psychologie peut mieux aider à la connaissance du cerveau que celle-ci à la connaissance des phénomènes psychologiques. Il est inutile de dire que nous ne prétendons pas donner à notre hypothèse un caractère dogmatique ; nous savons trop bien que des faits imprévus modifient ou renversent, du jour au lendemain, nos conjectures scientifiques. Tout ce que nous pouvons souhaiter, c'est qu'il reste de notre conception quelques-uns des principes sur lesquels nous l'avons basée et dont voici les plus importants :

1° Il existe au moins trois sortes de centres corticaux ; 2° les centres de perception sont bilatéraux, tandis que les centres de mémoire primaires et secondaires sont unilatéraux ; 3° tous émettent des fibres centrifuges de projection, mais les centres de perception reçoivent des fibres sensorielles des noyaux thalamiques, tandis que les centres mnémoniques reçoivent leurs fibres des centres de perception de l'écorce ; 4° il existe des voies d'association entre les centres de perception et les centres mnémoniques, ainsi qu'entre tous ces derniers centres eux-mêmes.

Ses bases.

1. MONAKOW, Ueber den gegenwärtigen Stand der Frage nach der Lokalisation im Grosshirn. *Ergebnisse der Physiol.*, III[er] Jahrgang, II[er] Abteil. Wiesbaden, 1904. — Neue Gesichtpunkte in der Frage nach Lokalisation im Grosshirn. I[e] *Versamml. der schweiz. neurol. Gesellsch.*, in Bern, 13-14 März 1908.

A ces principes nous avons ajouté des postulats physiologiques, psychologiques et téléologiques.

1° EXISTENCE DE TROIS ORDRES DE CENTRES DANS L'ÉCORCE. — Il est certain que l'écorce renferme des sphères qui diffèrent au point de vue fonctionnel. Une multitude de faits et de motifs, dont quelques-uns ont été invoqués par Flechsig et dont nous allons citer un certain nombre, en donnent l'assurance.

a) Lorsqu'un centre de perception, tel que celui de la vision, de l'audition, de la sensibilité tactile, est exclusivement lésé chez un individu, celui-ci ne perçoit plus les sensations correspondantes, mais conserve les souvenirs et les idées qui en dépendent.

b) Des lésions de circonvolutions voisines des centres visuels ou auditifs ne produisent pas des cécités ou des surdités mentales, mais seulement un affaiblissement de la mémoire et l'impossibilité de reconnaître les objets. Qu'on se rappelle, à ce propos, les observations d'amnésie visuelle faites par Wilbrand chez l'homme consécutivement à des lésions des circonvolutions occipitales externes et celles faites par Gomez Ocaña et d'autres chez le chien à la suite de l'ablation d'une partie du lobe pariétal.

c) Les trois centres du langage, c'est-à-dire *le centre des images motrices d'articulation* dont le siège est dans la circonvolution de Broca, *le centre des images auditives de la parole* qui réside dans la partie postérieure de la première circonvolution temporale, enfin *le centre des images visuelles des signes du langage* fixé dans le pli courbe, sont des sphères non de perception, mais de mémoire et de reconnaissance des images. L'individu qui, par suite de la lésion de l'un quelconque de ces centres, a perdu le souvenir des représentations motrices, visuelles ou auditives des mots, n'est, on le sait, ni paralysé, ni aveugle, ni sourd. Il lui manque seulement la faculté de comprendre la perception verbale ; les mots pour lui, comme pour l'enfant, constituent une matière tout à fait neuve qu'il doit apprendre derechef. Il existe donc bien des centres de mémoire visuelle, acoustique et sensitivo-motrice, et ces centres sont complètement distincts des centres percepteurs correspondants.

d) L'écorce de perception possède une structure caractéristique, différente de celle de l'écorce de mémoire. Nous avons vu que la structure varie notablement d'une sphère perceptrice à l'autre ; il en est de même, selon toute probabilité, pour les sphères de mémoire. Nous en trouvons l'indication dans la corne d'Ammon ; ce centre secondaire de mémoire olfactive est construit sur un modèle qui diffère non seulement de celui des régions olfactives de perception, mais aussi de celui de toutes les autres sphères corticales de mémoire.

e) Le phénomène de perception, simple copie du monde extérieur, diffère, dans une très grande mesure, du phénomène de mémoire ; il n'est donc pas présumable qu'un même organe préside à la réalisation de deux actes aussi dissemblables. Le souvenir ou représentation indirecte d'un objet n'est point une copie atténuée de la perception de cet objet, mais un événement mental nouveau, comme le dit Wundt, événement qui subit l'influence de la volonté, de l'état émotionnel, des sensations ou idées précédentes, etc., et qui en est altéré. L'image évoquée nous apparaît vague, fragmentaire, schématisée, synthétisée pour ainsi dire par suite de simplifications et de lacunes ; elle ressemble quelque peu aux photographies composites. En outre, le souvenir affecte ordinairement les caractères d'un acte volontaire précédé d'un effort révélateur ; c'est un processus plutôt générique qu'individuel, puisqu'en réalité il reproduit une série chronologique d'impressions du même objet ; enfin, il s'accompagne d'une sensation d'intimité, de consubstantiabilité avec le moi ; la perception en est au contraire totalement dépourvue, car elle se présente toujours à nous comme un phénomène fatal, étranger à nous-même et indépendant de notre volonté (fig. 546).

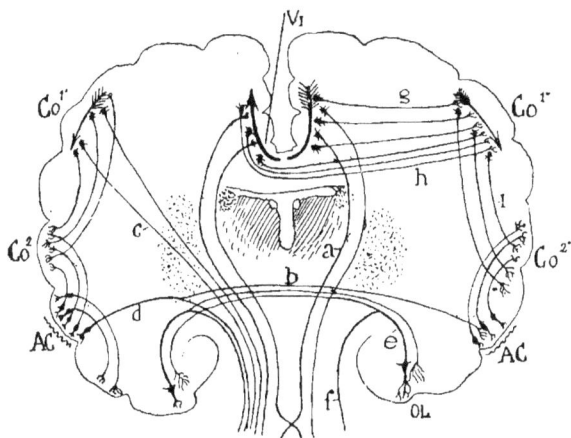

FIG. 546. — Schéma montrant les trois ordres de sphères de l'écorce cérébrale, correspondant à chacun des trois sens.

VI, centre visuel de perception ; — Co¹, centre visuel mnémonique de premier ordre ; — Co², centre mnémonique de second ordre où se combinent des éléments des diverses catégories sensorielles ; — AC, centre acoustique de perception ; — OL, centre olfactif de perception ; — a, fibres de projection du centre visuel percepteur ; — c, fibres de projection du centre visuel mnémonique ; — b, commissure antérieure.

f) La division du travail qui domine et progresse dans la série des êtres organisés ne peut vraisemblablement pas faire défaut dans le cerveau, qui est précisément l'organe le plus différencié et le plus perfectionné. Il n'est donc pas probable que des activités aussi diverses que la perception et la mémoire soient les attributs d'un même groupe cellulaire.

Ainsi, il existe des centres de perception et des centres de mémoire, mais ceux-ci ne sont probablement pas uniformes ; il doit effectivement en exister de deux sortes. Les uns sont des *centres primaires*, car ils servent de dépôt aux résidus de la perception des objets et de lieu à la reconnaissance des nouvelles images ; les opérations volitives et intellectuelles les plus simples, telles que le désir, l'identification, la différenciation, etc., s'y opèrent aussi vraisemblablement. Les autres sont des *centres secondaires*, où s'emmagasinent les résidus des résidus perceptifs, c'est-à-dire les images

Centres de mémoire primaires et secondaires.

combinées ou synthèses d'éléments appartenant à plusieurs images de mémoire primaire. Ces synthèses, qui correspondent aux *idées* de la philosophie classique, ont dépouillé presque entièrement leur caractère objectif et spatial ; elles se présentent donc comme dépourvues de réalité extérieure, c'est-à-dire comme le produit unique de l'activité du moi. Les centres secondaires de mémoire ou peut-être d'autres d'un rang plus élevé seraient aussi les lieux où l'imagination scientifique et la fantaisie littéraire créent leurs édifices, c'est-à-dire toutes les idées complexes et systématiques qui résultent de l'étude, de la réflexion et de l'expérience (fig. 546, Co²).

Raisons de l'existence de ces deux ordres de centres mnémoniques.

Voici, parmi tant d'autres, un certain nombre de raisons pour lesquelles il semble nécessaire d'admettre l'existence de deux ordres de centres de mémoire.

a) Au point de vue embryologique, Flechsig fait observer que chacune de ses sphères intellectuelles ou d'association comprend deux aires de valeur différente : l'une, qu'il appelle *sphère intermédiaire*, est située au voisinage des centres de perception et se développe relativement vite ; l'autre, qu'il nomme *sphère terminale*, apparaît la dernière et n'appartient qu'à l'homme et aux primates. On peut admettre que la sphère intermédiaire correspond au centre de mémoire primaire, et la sphère terminale au centre secondaire.

b) Au point de vue anatomique, il est établi par nos recherches sur les centres olfactifs des rongeurs et des carnassiers qu'il existe trois sphères corticales pour la réception des impressions odorantes. Ces sphères, énumérées dans leur ordre de succession de la périphérie au centre, sont : 1° l'*écorce temporale inférieure*, qui reçoit les fibres de la racine olfactive externe ; 2° l'*écorce temporale supérieure et le presubiculum*, auxquels parviennent des fibres de la sphère précédente ; 3° enfin, la *corne d'Ammon* et la *fascia dentata*, reliées par des fibres à l'écorce temporale supérieure. Dans la théorie de Flechsig, les deuxième et troisième sphères corticales que nous venons de nommer sont des centres d'association ; pourtant, il existe entre elles une différence essentielle : c'est que la seconde reçoit les excitations olfactives qui n'ont traversé qu'un seul centre cortical, tandis que la troisième les recueille après leur passage à travers deux centres gris successifs. Ne semble-t-il donc pas logique d'admettre que ces deux centres représentent respectivement les sphères primaire et secondaire de mémoire olfactive, et que le reste de l'écorce est organisé de même ?

c) Au point de vue clinique, Dejerine cite des cas d'aphasie où les centres primaires de la mémoire verbale ont été détruits sans entraîner la disparition des idées. Contraint de penser, l'aphasique pense, dans ce cas, non avec des images verbales, mais avec des idées complexes. Il ne pense donc plus comme celui chez qui il existe une lésion des fibres sous-corticales ou d'association, car celui-ci pense avec les symboles du langage. Ces faits montrent que les idées siègent dans l'écorce en des points différents de ceux où se trouve fixée la mémoire verbale simple.

d) Enfin, puisque la perception et son souvenir s'enregistrent en des centres différents, pourquoi cette division du travail ne persisterait-elle pas pour les idées ou images sensorielles combinées? En d'autres termes, pourquoi n'y aurait-il pas aussi des centres spéciaux pour les idées?

Les centres de mémoire ne sont pas l'apanage exclusif de l'homme et des primates; les observations d'Edinger, de Pedro Ramón et les nôtres ont démontré, en effet, qu'en outre des centres percepteurs il existe, selon toute vraisemblance, chez les petits mammifères, les oiseaux, les reptiles et les batraciens, des centres très probablement analogues aux centres mnémoniques de l'homme. Chez les batraciens et les reptiles, ces sphères accessoires appartiennent à peu près uniquement au système olfactif, tandis que chez les mammifères et les oiseaux, dont le cerveau renferme déjà des noyaux visuels et acoustiques de perception, les centres psychiques englobent peut-être les quatre sens principaux. Il est vraisemblable également que des

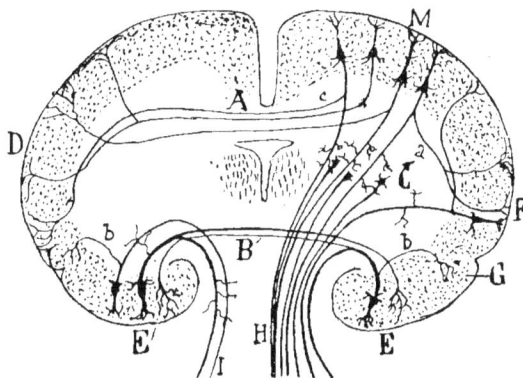

FIG. 547. — Schéma des fibres de projection et d'association du cerveau d'un rongeur.

A, corps calleux; — B, commissure antérieure; — C, corps strié; — D, centre visuel de mémoire; — E, centre olfactif de perception; — G, centre olfactif de mémoire; — M, centre visuel de perception.

centres mnémoniques secondaires ont déjà fait leur apparition chez les mammifères léiencéphales, du moins pour une ou deux sortes de sensations, c'est-à-dire l'olfactive et peut-être la visuelle, et cela dans des proportions encore restreintes. On est d'autant plus autorisé à le croire que chez eux la corne d'Ammon et d'autres noyaux accessoires de la sphère olfactive atteignent un grand développement.

Quelles sont les fibres qui transportent les résidus sensoriels des centres percepteurs aux centres de mémoire? Ce sont vraisemblablement des collatérales longues ou des branches de bifurcation des cylindres-axes de projection. On peut voir sur la figure 547, en *F* et *G*, le schéma de ces dispositions pour les deux centres mnémoniques de la vision et de l'olfaction, dont nous supposons l'existence chez les rongeurs.

La théorie de Flechsig, qui prive les mammifères léiencéphales et les vertébrés inférieurs de centres de mémoire, nous paraît donc inadmissible. A notre avis, les centres sensoriels n'évoluent pas par degrés parallèles dans toute la série animale ; ils se développent d'une façon continue, mais inégale, et ceux qui atteignent la plus grande perfection sont précisément ceux dont l'activité est la plus adaptée aux nécessités de la lutte pour la vie. Ainsi, l'animal chez qui l'olfaction est le sens prédominant possède dans son cerveau une chaîne de centres olfactifs égale sinon supérieure à celle de l'homme ; par contre, les sphères mnémoniques primaires afférant aux sens peu ou moins développés, sont réduites chez lui à un petit nombre et à de faibles dimensions.

2° BILATÉRALITÉ ET SYMÉTRIE TOPOGRAPHIQUE DES CENTRES PERCEPTEURS ; UNILATÉRALITÉ DES CENTRES PRIMAIRES ET SECONDAIRES DE MÉMOIRE[1]. — Tous les centres de mémoire que l'on connaît, aussi bien celui des images motrices verbales, que ceux dont la lésion cause la cécité verbale, la surdité verbale, l'agraphie, etc., sont unilatéraux et siègent dans l'hémisphère gauche chez les droitiers, dans l'hémisphère droit chez les gauchers. Or, ces trois centres correspondent à trois ordres très divers de sensation, c'est-à-dire à des sensations tactiles, visuelles et auditives. Il est par conséquent fort probable qu'il en est de même pour tous les centres de mémoire. Il serait, en effet, vraiment étrange que l'image visuelle et auditive d'une lettre ou d'un mot se trouvât en totalité dans un hémisphère, pendant que l'image d'un son musical ou d'une figure géométrique serait répartie dans des régions symétriques des deux moitiés du cerveau. Ainsi, nous admettrons que les centres de mémoire d'un côté ne renferment point les mêmes images que ceux du côté opposé, bien que leur fonction générique soit la même. L'excitation visuelle, par exemple, est perçue dans les scissures calcarines des deux hémisphères; mais elle se polarise, ou mieux s'unilatéralise, quand elle se transforme en souvenir; en même temps elle perd de son caractère objectif et spatial; enfin, ce caractère disparaît tout à fait lorsque les centres des idées ou des images combinées en ont pris possession. Il résulte de cette disposition deux avantages économiques. En premier lieu, la capacité du cerveau est pour ainsi dire augmentée, car chacune de ces moitiés enregistre des souvenirs différents; en second lieu, les acquisitions d'ordre sensoriel différent, mais relatives à un seul et même objet, sont réunies dans des territoires voisins du même hémisphère; et il n'en peut être autrement, puisqu'elles doivent constamment être associées et dans la pensée et dans la parole, et exigent, par cela même, des voies de communication courtes et puissantes.

La disposition bilatérale des centres percepteurs et unilatérale des centres de mémoire justifie, à notre avis, l'existence du corps calleux. Elle entraîne, en effet, la nécessité de deux sortes de fibres d'association ou, pour le moins, de deux sortes de collatérales : les unes *directes*, conduisant la moitié homolatérale de l'image au centre de mémoire, les autres *commissurales* ou *calleuses*, qui apportent à ce même centre la partie de l'image projetée sur le centre percepteur de l'autre hémisphère. On peut voir sur la figure schématique 546, en VI, l'image directe ou de perception et, en CO^1,

Unilatéralité des centres de mémoire.

Nécessité du corps calleux.

1. Tanzi admet ce postulat qui découle de l'observation clinique ; il l'a appliqué de façon fort ingénieuse à l'explication des hallucinations. (Una teoria dell' allucinazione. *Riv. de patol. nerv. e mentale*, vol. VI, fasc. 12, 1901.)

l'image indirecte ou de mémoire, d'après notre manière de concevoir le rôle du corps calleux.

Au reste, la présence de fibres calleuses dans les centres de perception est un fait d'observation. On sait, par exemple, que les anatomo-pathologistes ont très souvent constaté la dégénération du bourrelet du corps calleux, chez l'homme, à la suite de lésions de la scissure calcarine et des territoires voisins; on sait également que nous avons vu sortir des fibres calleuses, chez la souris et le lapin, des deux centres visuel et sensitivo-moteur de projection (fig. 547, *A*); enfin, on n'ignore pas que les centres olfactifs de perception possèdent eux aussi une voie puissante d'association, la commissure antérieure[1].

Bien qu'unilatéraux, les centres primaires de mémoire siègent probablement dans le voisinage même des centres de perception. Ainsi, toutes les sphères mnémoniques connues jusqu'à présent chez l'homme, c'est-à-dire celles du langage articulé, des images visuelles des mots et de leurs images auditives se trouvent à proximité du centre percepteur correspondant. D'autre part, les observations cliniques ont conduit plusieurs savants à placer le centre des images visuelles dans l'écorce occipitale externe, c'est-à-dire tout près du centre percepteur visuel. Enfin, l'écorce temporale supérieure, siège du centre primaire de la mémoire olfactive, avoisine et prolonge le centre percepteur de l'olfaction.

Voisinage des centres mnémoniques primaires et des centres de perception correspondants.

Quant aux centres mnémoniques secondaires, leur localisation est inconnue; nous croyons cependant qu'ils sont également unilatéraux. En outre, il nous paraît très probable qu'ils sont reliés à tous les centres mnémoniques primaires des deux hémisphères par des fibres d'association directes et par des fibres croisées ou calleuses, en raison de la nécessité où ils se trouvent de tirer leurs résidus de centres mnémoniques primaires répandus dans toute l'écorce. Nous ne pousserons pas plus loin nos réflexions sur les centres secondaires, puisque leur existence est encore hypothétique.

Siège et relations probables des centres mnémoniques secondaires.

3° Les centres percepteurs et mnémoniques émettent tous des fibres centrifuges de projection, mais leurs fibres afférentes sont thalamiques pour les uns et corticales pour les autres. — C'est là un fait mis hors de doute par la clinique, l'anatomie pathologique et l'anatomie normale. Flechsig lui-même en a reconnu la réalité, sous la réserve cependant que les fibres de projection sont nombreuses dans les centres percepteurs et en petite quantité dans les sphères d'association (fig. 546, *c*).

Preuves.

Bien que la chose ne soit plus nécessaire, nous ajouterons aux observations faites par Dejerine, Monakow, Siemerling, Vogt, etc., sur l'homme et les mammifères gyrencéphales, les deux remarques suivantes dues à nos recherches sur les rongeurs :

1. Les principaux centres primaires de mémoire paraissent siéger dans l'hémisphère gauche ; il y a donc lieu de croire que la différenciation mnémonique et idéologique commence par cet hémisphère et se continue plus tard par celui de droite ; il resterait dans celui-ci, pendant la jeunesse, des territoires inoccupés, qui sont destinés à des acquisitions ultérieures. Chez les gauchers, la différenciation des centres mnémoniques s'opérerait en sens inverse, bien entendu.

a) Toutes les régions corticales, sans exception aucune, émettent chez le cobaye, la souris et le lapin, des fibres descendantes qui traversent le corps strié et se rendent aux noyaux de la couche optique, à ceux du mésencéphale et de la protubérance, et jusque dans la moelle. Dans certains cas, ces fibres de projection sont constituées par des branches de bifurcation des fibres d'association.

b) Les sphères manifestement mnémoniques, c'est-à-dire ne recevant pas de fibres sensorielles directes, donnent naissance, elles aussi, à des voies

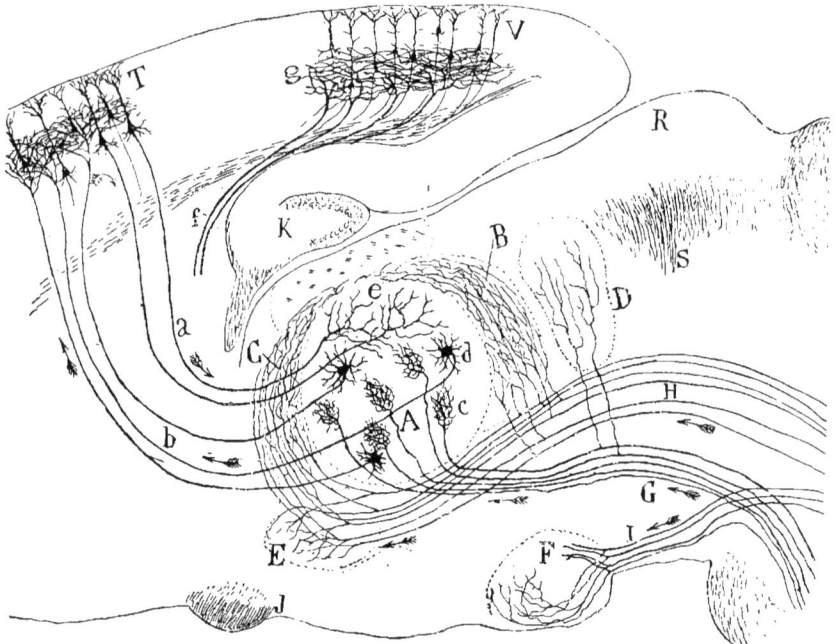

Fig. 548. — Schéma des voies afférentes et efférentes du centre sensitivo-moteur du cerveau.

A, noyau sensitif de la couche optique ; — T, centre sensitivo-moteur ; — V, centre visuel ; — *a*, fibres cortico-thalamiques ; — *b*, fibres thalamo-corticales ou sensitives.

motrices. Telles sont l'écorce interhémisphérique et la corne d'Ammon, d'où émanent le *fornix longus* de Forel et les piliers antérieurs du trigone.

Les trois es-
pèces de fibres
de projection.
Les fibres de projection forment trois catégories : 1° celle des *fibres descendantes motrices*, qui vont aux noyaux moteurs de la moelle, de la couche optique, du cerveau moyen, du bulbe, etc.; 2° celle des *fibres descendantes sensorielles*, dont la terminaison a lieu dans les noyaux sensoriels thalamiques, tels que le noyau sensitif, le noyau olfactif, les corps genouillés externe et interne, etc. (fig. 548, *a*) ; 3° celle des *fibres ascendantes sensorielles* ou thalamo-corticales reliant les noyaux sensoriels de la couche optique et du cerveau moyen à l'écorce cérébrale (fig. 548, *b*).

Il est fort possible que les centres de perception et d'association possèdent des fibres afférentes et efférentes particulières. Malheureusement, la chose n'est pas certaine, et pour l'instant la seule différence bien établie entre les deux espèces de centres ne porte que sur les conducteurs afférents ou ascendants.

Cette différence consiste, comme nous croyons l'avoir démontré chez les rongeurs [1], en ce que les fibres reçues par les centres percepteurs proviennent des noyaux thalamiques sensoriels, tandis que celles reçues par les centres d'association émanent des centres de perception (fig. 546, g, h).

Quant aux fibres descendantes de projection, voici quelques propositions qui nous paraissent vraisemblables, mais non certaines :

a) Les centres percepteurs sont reliés aux noyaux sensoriels thalamiques par des conducteurs sensoriels descendants, auxquels nous avons donné le nom de fibres de l'attention expectante. Rien de semblable n'existerait dans les centres de mémoire.

b) Il y aurait deux sortes de fibres motrices : 1° les fibres motrices longues ou directes, destinées à mettre en connexion les centres percepteurs avec les noyaux moteurs périphériques, peut-être par l'intermédiaire d'un neurone funiculaire siégeant dans le bulbe ou la moelle ; 2° les fibres motrices courtes ou indirectes, qui des centres d'association se rendent aux foyers moteurs intermédiaires de la couche optique, du cerveau moyen et de la protubérance, foyers chargés de transmettre ensuite l'excitation cérébrale aux noyaux moteurs périphériques. On voit, d'après cela, que les voies cortico-motrices longues seraient affectées aux mouvements réflexes, tandis que les voies courtes le seraient aux mouvements volontaires et aux phénomènes émotionnels ; c'est par ces dernières que passeraient, en définitive, nos idées et nos actes volontaires délibérés.

Comme exemple de voies motrices formées par ces deux sortes de fibres nous citerons : la voie pyramidale, issue de l'écorce sensorio-tactile, et les piliers antérieurs du trigone, dont les fibres, parties de la corne d'Ammon, c'est-à-dire d'un centre secondaire de mémoire, se rendent à divers noyaux inférieurs, tels que le septum lucidum, le petit noyau de la bandelette semi-circulaire, les corps mamillaires, etc.

Il existe des transitions entre les deux espèces de fibres cortico-motrices dont nous venons de parler ; c'est ainsi que des fibres motrices longues peuvent émettre des collatérales pour les noyaux moteurs sous-thalamiques et protubérantiels. Ces conducteurs mixtes, très développés chez les rongeurs et fort peu chez l'homme, — qu'on se rappelle, à ce propos, la voie collatérale protubérantielle des premiers et les voies cortico-protubérantielles du second, — seraient l'ébauche de la différenciation anatomique et fonctionnelle des voies motrices corticales.

4° VOIES D'ASSOCIATION SENSORIO-MNÉMONIQUES ET INTER-MNÉMONIQUES. — Flechsig a supposé entre les centres de perception et les centres d'association l'existence de deux sortes de fibres d'association : les unes centripètes et

1. S. R. CAJAL, La corteza motriz, Rev. trim. microgr., IV, 1899.

Marginal notes:

Différehces des centres de perception et de mémoire relativement à leurs fibres.

Voies cortico-motrices courtes, longues et mixtes.

Voies percepto-mnémo-

niques et mné-mo-perceptrices de Flechsig.

les autres centrifuges. Les premières, dont nous avons déjà parlé, serviraient à transmettre les résidus visuels ou auditifs des centres de perception aux centres mnémoniques (fig. 546, *g, h*); les secondes permettraient aux sphères intellectuelles d'agir sur les centres percepteurs en les excitant, en les aidant ou, au contraire, en les inhibant.

Application: 1° aux hallucinations (Tanzi);

Tanzi, qui admet l'existence de ces deux sortes de conducteurs, explique par les fibres mnémo-perceptrices et de la façon suivante les phénomènes hallucinatoires [1]. Si les hallucinations résultaient d'une activité morbide des centres percepteurs, du centre visuel par exemple, l'image projetée serait affectée d'hémianopsie dans la très grande majorité des cas; car il n'y a pas lieu de penser que l'excitant chimique: toxines pyrétogènes, alcool, etc., agit à la fois et symétriquement sur les deux hémisphères. Il faut donc supposer que l'image extériorisée par l'hallucination provient du centre de mémoire, d'où, par une marche inverse de celle qui est habituelle, elle est transportée au centre de perception, au moyen des fibres mnémo-perceptrices. Parvenue à ce centre, elle y détermine la sensation visuelle avec ses deux attributs principaux : l'extériorisation et la croyance, ici illusoire, que l'image est provoquée par un objet réel, placé hors de nous.

2° aux rêves.

On pourrait, il nous semble, expliquer de la même façon l'hallucination onirique, dont les images ont toute l'énergie, le relief et le coloris de celles dues à la perception [2].

Voies inter-mnémoniques.

En outre des voies percepto-mnémoniques, il doit exister, de par les lois de l'association des idées, des fibres qui relient entre eux les centres psychiques. Ces fibres doivent être aussi de deux sortes. Les unes doivent mettre en connexion les centres mnémoniques primaires avec les centres secondaires; ce sont les *fibres inter-mnémoniques primo-secondaires*. Les autres doivent associer les sphères intellectuelles secondaires entre elles; ce sont les *fibres inter-mnémoniques secondaires*. Il faut encore que ces deux

---

1. TANZI, Una teoria dell'allucinazione. *Riv. de Patol. nerv. e mentale*, VI, fasc. 12, 1901.

2. Des expériences de suggestion à l'état de sommeil et des observations faites sur nous-même nous ont appris que dans les rêves, c'est-à-dire dans les décharges des centres mnémoniques secondaires et tertiaires qui n'ont pas été fatigués par le travail de la journée, les images mnémoniques visuelles possèdent un relief parfait et une coloration exacte. un peu moins intenses cependant que dans la sensation. Lorsqu'on rêve, on perçoit les objets dans l'espace comme si l'on était éveillé, c'est-à-dire dans le prolongement des axes optiques, et cela quelque attitude que l'on ait. Il est donc évident que les centres percepteurs entrent ici en jeu par une sorte d'action rétrograde. Dans le cas où l'on n'admettrait que l'existence des fibres centripètes, c'est-à-dire des fibres percepto-mnémoniques, l'hallucination, comme Tanzi le suggère également, pourrait encore s'expliquer par une inversion de la loi de polarisation dynamique. Au reste, l'hallucination onirique n'est pas vraisemblablement le fait d'une excitation chimique de cause extérieure. mais le résultat de l'excès d'énergie emmagasinée dans tous les territoires idéographiques, restés longtemps dans l'inaction et reliés par des voies existant de longue date, puissantes par conséquent; aussi les événements et les occupations du jour donnent-ils rarement naissance aux songes; les scènes et émotions qui se sont passées dans l'enfance et l'adolescence, et qui sont enregistrées dans des centres non fatigués par le travail du ressouvenir, s'évoquent, très fréquemment, au contraire, dans nos rêves. Quant à l'absence d'enchaînement des idées dans le rêve, il faut l'attribuer à la non-participation des centres mnémoniques fatigués, en particulier de ceux qui aident au travail critique.

ordres de fibres contiennent à la fois des conducteurs directs et des conducteurs croisés.

Il semblerait, d'après les hypothèses précédentes, que toute l'étendue de l'écorce cérébrale soit occupée seulement par des centres percepteurs ou mnémoniques de catégories diverses. N'y aurait-il donc pas, du moins dans le cerveau de l'homme, d'autres centres plus élevés, où la conscience du moi se réfléterait, où siègeraient les facultés supérieures du jugement, de l'attention et de l'association des idées? Nous ne le croyons guère. Localiser l'activité intellectuelle, la volonté, la conscience du moi, etc., dans des sphères corticales distinctes nous paraît une chimère [1]. Les opérations intellectuelles ne sont pas, à notre avis, le produit d'un centre privilégié, mais le résultat de l'action combinée d'un grand nombre de sphères mnémoniques de premier et de second ordre. Au point de vue physiologique, l'opération intellectuelle consiste, en effet, dans la création d'un rapport dynamique entre deux images n'ayant entre elles que peu ou point de connexions; au point de vue psychique, elle se traduit par la croyance, exprimée ou non en symboles du langage, que la connexion dynamique établie dans le cerveau correspond réellement à un rapport de succession, de coexistence ou d'inhérence entre deux ou plusieurs phénomènes du monde extérieur. Quant à l'attention, à la conscience et aux émotions, elles accompagnent ce rapport en qualité de processus dynamiques collatéraux et accessoires en quelque sorte. Il n'en est pas toujours ainsi, car chez les animaux comme chez l'homme, il se produit de nombreuses réactions réflexes parfaitement adéquates à une fin donnée, mais auxquelles les épiphénomènes psychiques précités ne s'associent point. Nous n'entendons pas identifier cependant l'acte réflexe et l'instinct au processus intellectuel. Les premiers sont des réactions constantes, d'ordinaire immédiates et n'exigeant pas pour leur adaptation des efforts volontaires d'accomplissement; le second apparaît, au contraire, comme une réaction médiate, presque particulière à chaque individu, et accompagnée de la conscience d'un effort, d'une sorte de sensation d'activité motrice ayant pour but de relier et de sérier des chaines de neurones faiblement connexionnées.

Le caractère conscient ou inconscient de l'activité cérébrale dépend, peut-être, comme certains le prétendent, de la plus ou moins grande perte de force

Absence de localisation des phénomènes psychiques supérieurs : leur mécanisme possible.

1. A la suite de Hitzig, de Ferrier et d'autres physiologistes, Flechsig a placé les activités psychiques supérieures dans le lobe frontal, c'est-à-dire dans la *sphère d'association antérieure de l'écorce cérébrale de l'homme;* c'est dans cette région que résideraient, d'après lui, le point de départ des actes de volition ainsi que la faculté d'enregistrer et d'associer toutes les impressions. Il nous paraît vraiment difficile d'admettre que des processus aussi complexes que la mémoire de la personnalité et les actes volontaires puissent être localisés en un point déterminé du cerveau. Mais il y a plus, de nombreux faits plaident contre cette localisation, surtout contre celle que suppose Flechsig. D'une part, l'écorce préfrontale possède une structure presque identique à celle des régions pariétale et temporale; d'autre part, et suivant la remarque de Monakow, les circonvolutions frontales sont très développées chez les ongulés, qui ne sont pas cependant les animaux les plus intelligents; enfin, il est assez rare que des troubles intellectuels se manifestent chez les individus dont les deux lobes frontaux sont atteints de lésions considérables, etc.

A ce propos, nous recommandons tout spécialement la lecture de l'excellente critique faite par Monakow contre la théorie frontale du cerveau dans son mémoire intitulé : Ueber den gegenwärtigen Stand der Frage nach der Lokalisation im Grosshirn. *Ergebn. d. Physiol.*, III'' Jahrg., II'' Abteil. Wiesbaden, 1904.

vive exigée par la circulation de l'onde nerveuse à travers les séries de neurones, cette perte étant d'autant plus grande que les voies de communication sont moins larges et moins fréquentées.

5° POSTULATS PHYSIOLOGIQUES DÉCOULANT DE L'ORGANISATION DES CENTRES ET DES VOIES DU CERVEAU. — Dans l'étude que nous avons faite ailleurs [1] sur la forme de la projection de l'image visuelle dans le cerveau et sur les entrecroisements du nerf optique et d'autres voies nerveuses, nous avons essayé d'établir qu'il est impossible de comprendre le plan architectural du cerveau, si l'on n'admet pas comme principes directeurs de ce plan l'unité de perception, la projection réduite et continue des surfaces périphériques, rétinienne et tactile sur l'écorce du cerveau, enfin l'économie d'espace et de protoplasma conducteur.

Sphère visuelle.

a) *L'unité de perception de l'espace visuel et tactile, des odeurs et des sons.* — Examinons la forme de la projection rétinienne sur le cerveau telle qu'elle résulte des enseignements de la clinique et des dispositions du chiasma. Nous voyons que les fibres émanées de points identiques des deux rétines convergent, au cerveau, sur un seul groupe de cellules pyramidales isodynamiques (fig. 245, *Rv*). Nous voyons qu'elles se rendent, au contraire, à deux groupes distincts de cellules pyramidales, d'où sensation visuelle double, lorsque, par suite d'un écartement des axes optiques, des points différents des deux rétines se trouvent impressionnés. L'unité cérébrale rétinienne semble donc n'avoir pour but que de remplacer la double impression périphérique par une perception unique.

Sphère tactile.

L'unité de perception est obtenue de façon plus simple dans la sphère tactile. Chaque moitié de la surface impressionnable, y compris les muscles, tendons, etc., regarde un côté de l'espace, et les voies qui en partent sont uniquement des voies croisées. L'unité de perception résulte donc de ce que chaque fibre centripète, affectée d'un caractère spatial propre, se trouve en connexion constante avec un groupe unique et isodynamique de cellules pyramidales.

Sphères auditive et olfactive.

Quant à l'unité de perception auditive et olfactive, elle se réalise également, bien que les centres correspondants résident dans les deux hémisphères. Les sensations auditives et olfactives sont, en effet, seulement qualitatives et point du tout spatiales ; il importe donc fort peu que l'impression d'une seule et même excitation de ce genre se fasse à la fois dans les deux moitiés du cerveau. Au reste, les sensations ordinairement spatiales, comme celles de la vision, peuvent donner lieu à une perception unique, lorsque l'impression est dénuée de caractère spatial. Que l'on regarde le ciel bleu, par exemple, même avec les axes visuels écartés, et l'on ne percevra qu'une seule et unique tache bleue ; cela tient à ce que le ciel bleu ne présente ni lignes ni ombres, c'est-à-dire point de perspective qui permette la notion d'espace.

Malgré que les deux hémisphères entrent en jeu, on peut comprendre ainsi

1. S. R. CAJAL, Estructura del quiasma óptico y teoría general de los entrecruzamientos de las vías nerviosas. *Rev. trim. microgr.*, t. III. 1898.

qu'il suit, au point de vue anatomique, l'unité d'impression acoustique et olfactive. Il suffit de supposer que le groupe de cellules pyramidales isodynamiques chargées de percevoir la sensation est réparti dans les deux moitiés cérébrales, et que toute fibre sensorielle centripète se scinde en une branche directe allant à la moitié du groupe cellulaire situé du même côté que le point impressionné, et en une branche indirecte se rendant à l'autre moitié du groupe, après avoir traversé la commissure antérieure, etc. [1].

On s'explique ainsi pourquoi la commissure antérieure réunit des aires homodynamiques des deux sphères olfactives. Elle n'est donc pas l'homologue du corps calleux qui joint des aires hétérodynamiques des deux hémisphères (fig. 547, A); car ce dernier renferme surtout des fibres croisées affectées aux sens de l'espace, c'est-à-dire à la vue et au toucher, tandis que la commissure antérieure donne passage à des fibres croisées des sens purement qualitatifs, tels que l'ouïe et l'odorat.

Il résulte de tout cet exposé que les processus utilisés par la nature pour atteindre à l'unité de perception varient avec le caractère de l'impression. Lorsque celle-ci présente un caractère spatial, chaque fibre sensorielle centripète se termine dans un seul hémisphère cérébral; lorsqu'elle est purement qualitative, le conducteur est bilatéral, c'est-à-dire qu'il se termine dans les deux moitiés du cerveau; l'intensité de la perception est ainsi augmentée et des voies d'association plus faciles entre les centres acoustiques et les sphères mnémoniques visuelles peuvent, de cette façon, s'établir plus économiquement.

Variabilité du mécanisme de l'unité de perception suivant la nature de l'impression.

b) *Projection réduite et continue des surfaces sensibles périphériques sur l'écorce cérébrale.* — Ce principe découle des recherches cliniques et physiologiques sur la situation relative des sphères perceptrices de l'écorce. On peut l'énoncer comme suit. Les surfaces périphériques sensibles à caractère spatial, c'est-à-dire la peau et la rétine, se projettent en réduction sur les centres percepteurs du cerveau de façon que chacune des moitiés de celui-ci représente tout à la fois une moitié de l'espace et une moitié de la surface impressionnable; mais la moitié cérébrale intéressée ne porte pas le même nom que la moitié de la surface sensible et de l'espace, en raison de l'entre-croisement des nerfs optiques et de la décussation adaptative des voies tactile et acoustique centripètes.

Pour comprendre ce principe, il faut admettre un postulat que nous avons déjà énoncé et qui est le suivant. Pour que la perception de l'espace qui a impressionné la vue ou le toucher soit correcte, il faut que la projection de la surface sensible périphérique sur le cerveau soit continue et

1. Ce que nous venons d'énoncer repose sur l'hypothèse d'une valeur physiologique identique des deux centres percepteurs cérébraux, qu'il s'agisse de sensation acoustique ou olfactive. Les physiologistes et les cliniciens semblent d'ailleurs s'accorder sur ce point. Viendrait-on cependant à démontrer que cette valeur est inégale, il ne serait pas difficile d'imaginer une sorte de chiasma renfermant des fibres croisées et des fibres directes, grâce auxquelles chaque groupe isodynamique et unilatéral de cellules pyramidales entrerait en connexion avec les cellules réceptrices équivalentes des deux limaçons ou des deux fosses olfactives. Cette dernière conjecture nous paraît bien moins probable que la première, car elle ne s'appuie pas comme celle-ci sur des faits anatomiques bien observés.

intégrale. Par suite, la destruction ou le bouleversement central ou périphérique d'un groupe isodynamique de cellules nerveuses produira nécessairement une lacune correspondante dans la perception ou un désordre dans la notion d'espace. Les cas de scotomes consécutifs à des lésions partielles de la scissure calcarine et des voies optiques centripètes, cas cités par Wilbrand et Henschen, en sont des exemples. En outre, il faut admettre que la projection sur les centres mnémoniques visuels et tactiles s'effectue dans les mêmes conditions et avec conservation du signe spatial des groupes cellulaires isodynamiques correspondants. Cela résulte de la manière même dont les souvenirs visuels et tactiles se présentent à nous. On sait en effet que ces souvenirs prennent l'aspect d'images très vives, douées d'étendue, dessinées dans l'espace et souvent aptes à s'extérioriser, comme il arrive dans les hallucinations et les rêves [1].

c) *Économie d'espace et de protoplasma.* — Ce principe donne la raison de nombreuses dispositions anatomiques. Il explique par exemple : la position périphérique de la substance grise ; ses plissements destinés à diminuer le parcours des fibres nerveuses et la place occupée par le cerveau ; le voisinage des noyaux dont les connexions dynamiques sont puissantes et intimes, tels les trois centres du langage ; la position des commissures dans les points de plus courte distance transversale ; la proximité des noyaux mnémoniques primaires et des centres percepteurs, etc. C'est aussi par économie de conducteurs que les voies sensitives et acoustiques se sont entre-croisées après la décussation primordiale du nerf optique ; car ce n'est pas seulement une nécessité pour les centres des perceptions visuelles, tactiles, musculaires et tendineuses correspondant à un même côté de l'espace d'être réunis en des points voisins d'un seul hémisphère, c'est également un facteur d'économie de protoplasma et de trajet pour les voies qui les associent.

HYPOTHÈSES HISTOLOGIQUES SUR LE FONCTIONNEMENT DU CERVEAU

Quelle que soit son excellence, toute doctrine physiologique du cerveau basée sur les localisations nous laisse ignorer d'une façon absolue le mécanisme intime des actes psychiques. Or, ces actes s'accompagnent très certainement de modifications moléculaires dans les cellules nerveuses ; ils sont très vraisemblablement aussi précédés de changements dans les rapports des neurones, de commutations fort complexes. Pour comprendre les actes psychiques, il faudrait donc connaître ces modifications moléculaires et ces changements de rapports, sans compter, bien entendu, l'histologie

---

1. Les personnes devenues aveugles depuis plusieurs années et chez qui rétine et centres percepteurs ont été plus ou moins désorganisés par défaut d'usage peuvent éprouver des rêves et des hallucinations visuelles dont la projection dans l'espace et la coordination sont parfaites. Il n'en serait pas ainsi au cas où les sphères mnémoniques devraient toujours recourir à la collaboration des centres percepteurs pour donner aux souvenirs leur caractère spatial et projectif. Il va de soi que chez les aveugles, les souvenirs évoqués dans les rêves et les hallucinations proviennent exclusivement de l'époque où ils jouissaient de la vue.

exacte et complète des centres cérébraux et de leurs voies Mais cela ne suffirait pas encore; il faudrait, en effet, que nous sachions la nature de l'onde nerveuse, les transformations d'énergie qu'elle éprouve ou fait subir au moment où elle prend naissance, pendant qu'elle se propage et pendant que se produisent les phénomènes qui accompagnent la perception et la pensée, c'est-à-dire la conscience, la volition, l'émotion.

Nos connaissances sont loin d'aller jusque-là. En attendant que la chimie, la physiologie cellulaire et l'histologie nous permettent d'atteindre ce but, ce qu'elles ne peuvent faire que lentement, il faut nous contenter d'hypothèses qui parfois amènent la découverte d'un fait utile ou renferment une conception plus exacte. Parmi ces hypothèses, il en est qui ont fait appel en ces derniers temps à des modifications histologiques pour expliquer certains processus psychiques et physiologiques relativement simples ; nous allons les passer en revue.

Hypothèse de Mathias Duval sur le mécanisme du sommeil, de l'association des idées, de la fatigue, de la mémoire, de l'oubli, etc. — Rabl-Rückardt [1] avait émis jadis l'idée que certains actes psychiques pouvaient s'interpréter mécaniquement par un amœboïdisme des cellules nerveuses. Cette conception ne rallia guère d'adhérents, parce qu'elle reposait sur la doctrine des réseaux nerveux interstitiels que tout le monde supposait solides et immuables. Il n'en fut pas de même d'une autre théorie, mécanique également, énoncée de façon indépendante par les professeurs Lépine [2], de Lyon et Mathias Duval [3], de Paris. Cette théorie, qui porte le nom unique de ce dernier savant parce qu'il en a été le principal défenseur, fut accueillie d'abord avec une très vive sympathie. Elle s'appuie sur l'individualité des neurones et sur la mobilité supposée de leurs extrémités pour expliquer les phénomènes de veille, le sommeil naturel ou provoqué, les paralysies et anesthésies hystériques, l'activité plus grande de l'imagination, de la mémoire et de l'association des idées sous l'influence d'agents, tels que le café et le thé, etc.

Historique.

Exposé.

Pour donner un aperçu de cette théorie, nous ne saurions mieux faire que de citer les propres paroles de M. Duval en ce qui concerne le sommeil :

« Chez l'homme qui dort, les ramifications cérébrales du neurone sensitif central sont rétractées, comme le sont les pseudopodes d'un leucocyte anesthésié, sous le microscope, par l'absence d'oxygène et l'excès d'acide carbonique. Les excitations faibles portées sur les nerfs sensibles provoquent, chez l'homme endormi, des réactions réflexes, mais ne passent pas

---

1. RABL-RUECKARDT, Sind die Ganglienzellen amöboid ? etc. *Neurol. Centralbl.*, n° 7, 1890.

2. LÉPINE, Théorie mécanique de la paralysie hystérique, du somnambulisme, du sommeil naturel et de la distraction. *Revue de Médecine*, 1894, et *C. R. d. l. Soc. de Biol.*, n° 5, 1895.

3. DUVAL, Hypothèse sur la physiologie des centres nerveux : théorie histologique du sommeil. *C. R. d. l. Soc. de Biol.*, n°s 3 et 5, 1895. — Les neurones, l'amiboïdisme nerveux et la théorie histologique du sommeil. *Rev. d. l'École d'Anthropologie de Paris*, t. X, fasc. II, 1900.

dans les cellules de l'écorce cérébrale ; des excitations plus fortes amènent l'allongement des ramifications cérébrales du neurone sensitif, par suite le passage jusque dans les cellules de l'écorce et par suite le réveil, dont les phases successives traduisent bien ces rétablissements d'une série de passage précédemment interrompus par rétraction et éloignement des ramifications pseudopodiques. »

Arguments.   Les arguments invoqués par M. Duval sont nombreux. Il a recherché les uns dans des observations anciennes sur l'amœboïdisme de certaines cellules nerveuses observé par Wiedersheim [1] chez *Leptodora hyalina*, et sur le mouvement des cils terminaux signalé par Ranvier dans les cellules olfactives de la grenouille. Les autres lui ont été fournis par Pergens, Demoor [2], Stephanowska [3], Manouelian, Odier [4], Querton [5], Havet [6], qui ont institué des recherches dans le but de vérifier la théorie. Parmi ces derniers arguments nous citerons la contraction de la portion protoplasmique des cônes rétiniens chez les poissons sous l'influence de la lumière, la rétraction et la disparition même des épines des prolongements dendritiques [7], enfin la transformation variqueuse de ces derniers, leur raccourcissement et jusqu'à leur résorption chez les animaux fatigués, anesthésiés, électrisés ou dormant du sommeil hibernal.

Objections.   Ces arguments ne prouvent malheureusement rien en faveur de la théorie de Duval, car ils ne s'y appliquent pas. Ce savant assigne, en effet, l'amœboïdisme non point aux dendrites et à leurs épines, mais uniquement aux terminaisons des cylindres-axes. Au surplus, ils sont contredits par les objections théoriques de Kölliker [8], par nos observations et par les expé-

---

1. Wiedersheim, *Anat. Anzeiger*, 1890.

2. Demoor, La plasticité morphologique des neurones cérébraux. *Arch. de Biol. de Bruxelles*, t. XIV, 1896.

3. Stephanowska, Les appendices terminaux des dendrites cérébraux et leurs différents états physiologiques. *Travaux du Labor. de l'Institut Solvay.* Bruxelles, 1897.

4. Odier, Recherches expérimentales sur les mouvements de la moelle épinière, Genève, 1898.

5. Querton, Le sommeil hibernal et les modifications des neurones cérébraux. *Travaux du Labor. de l'Institut Solvay,* Bruxelles, 1898.

6. Havet, L'état moniliforme des neurones chez les invertébrés et quelques remarques sur les vertébrés. *La Cellule,* t. XXI, 1899.

7. Van Gehuchten (Anatomie des centres nerveux, 3ᵉ édition, 1900, p. 279 et 4ᵉ édition, 1906, p. 283) affirme que les épines sont filiformes à l'état de repos et piriformes dans certaines conditions expérimentales. Il y a là, selon nous, erreur d'observation ; il suffit d'examiner des coupes absolument normales à l'aide de l'apochromatique 1,30 de Zeiss pour s'assurer que les épines sont partout et toujours piriformes, comme nous l'avions montré dès nos premiers travaux sur le cerveau et comme nous l'avons vu depuis dans les préparations au bleu de méthylène. Van Gehuchten ne se prononce pas d'ailleurs sur la signification des changements qu'il pense avoir surpris.

Un autre expérimentateur, Narbut (Zur Frage des histologischen Schlaffes. *Osobrenije Psich.*, nᵒ 3, 1901), croit aussi avoir vu des modifications se produire sur les épines des cellules cérébrales du chien pendant la narcose.

8. Kölliker, Kritik der Hypothesen von Rabl-Rückardt u. Duval über amiboide Bewegungen der Neurodendren. *Sitzungsber. d. Würzburg Phys. med. Gesellsch.*, 9 märz, 1895.

riences d'Azoulay [1], Soukhanoff [2], Lugaro [3] et Reusz [4]. Ces investigateurs n'ont constaté aucun changement dans les épines et les dendrites, ce qui les porte à attribuer les modifications signalées par leurs antagonistes à des altérations cadavériques, à des défauts de technique ou à un état pathologique.

La théorie de Duval restera donc à l'état d'hypothèse, fort ingénieuse il est vrai, aussi longtemps que des expériences n'auront pas établi de façon irréfutable l'amœboïdisme des extrémités cylindre-axiles.

Autres hypothèses. — La théorie que nous venons d'exposer en a provoqué d'autres, qui pareillement n'ont pu être ratifiées par des faits certains ou plus nombreux. Parmi elles, nous signalerons celles de Lugaro, Renaut et Cajal.

Le premier [5] de ces savants en a imaginé deux. Dans l'une, il affirmait que l'état d'activité du protoplasma nerveux s'accompagne d'une turgescence du corps cellulaire et des dendrites, turgescence qui rend plus intime le contact des extrémités articulaires des neurones et plus facile le passage des courants; dans la deuxième, antithèse de celle de Duval, il suppose que la ramification dendritique est couverte d'épines à l'état de repos, nue à l'état d'activité et variqueuse lorsqu'il y a fatigue. *1° de Lugaro:*

Renaut [6] admet, d'après ses observations sur la rétine imprégnée par le bleu de méthylène d'Ehrlich, que l'articulation des neurones se fait par le contact des appendices protoplasmiques les uns avec les autres, au niveau de leurs varicosités. Les varicosités ont-elles peu de volume? C'est le repos. Leur taille augmente-t-elle en même temps que se raccourcissent les dendrites qui les portent? Les neurones sont en activité. *2° de Renaut:*

Nous aussi avions émis une hypothèse [7] que nous avons bien vite abandonnée et dans laquelle nous faisions jouer aux cellules névrogliques le rôle principal. Nous avions pensé un moment que ces corpuscules étaient susceptibles d'allonger leurs appendices et de les interposer dans l'articulation des neurones, ce qui réduisait ceux-ci à l'inaction. Les neurones redevenaient actifs, quand, au contraire, ils entraient en libre contact les uns avec les autres par la rétraction des prolongements névrogliques. *3° de Cajal.*

1. AZOULAY, Psychologie histologique et texture du système nerveux. *Année psychologique*, 1896.
2. SOUKHANOFF, Contribution à l'étude des modifications que subissent les prolongements dendritiques des cellules nerveuses sous l'influence des narcotiques. *La Cellule*, t. XIV, 1898. — *Journal de Neurologie*, 1898. — L'anatomie pathologique de la cellule nerveuse en rapport avec l'atrophie variqueuse des dendrites de l'écorce cérébrale. *La Cellule*, 1898.
3. LUGARO, Sulle modificazione morfologiche funzionali dei dendriti delle cellule nervose. *Rev. de Patol. nerv. e mental*, 1898.
4. REUSZ, Ueber Brauchbarkeit der Golgis'chen Methode in der Physiologie, u. Pathologie der Nervenzelle. *Magyar sevoin Archivum*, Bd. III, 1902.
5. LUGARO. Sulle modificazione delle cellule nervose etc. nei diversi stati funzionali. *Lo Sperimentale*, t. XLIX; 1895.
6. RENAUT, Sur les cellules nerveuses multipolaires et la théorie du neurone de Waldeyer. *Bull. d. l'Acad. d. Médec.*, Paris, 1895.
7. S. R. CAJAL, Algunas conjeturas sobre el mecanismo anatómico de la ideación. asociación y atención. Madrid, 1895.

II   102

Hypothèse de Lugaro sur la localisation du double processus intellectuel et émotionnel. — Toute opération psychique étant nécessairement intellectuelle et affective à la fois, Lugaro[1] admet que le phénomène affectif s'élabore *à l'intérieur* même des cellules nerveuses, tandis que le phénomène intellectuel se produit *entre* elles, c'est-à-dire au niveau de l'articulation des terminaisons des fibres nerveuses afférentes avec le corps et les dendrites des cellules pyramidales.

Ainsi, d'après Lugaro, le processus intellectuel est lié à l'existence des connexions interneuronales. Quant à son mécanisme, Lugaro l'attribue de même que la création des connexions interneuronales aux phénomènes chimiotactiques que nous avons invoqués pour expliquer la croissance et l'articulation des neurones pendant la vie embryonnaire. Quel que soit son siège, l'onde nerveuse se transmet toujours, d'après lui, grâce à des phénomènes chimiques. Le stimulus extérieur, par exemple, provoque d'abord une modification chimique dans les extrémités nerveuses; cette modification agit à son tour comme excitant physico-chimique sur le protoplasma d'autres neurones, et ainsi se trouvent créés de nouveaux courants nerveux. L'état conscient, lui-même, serait dû à des changements chimiques suscités dans les neurones par les terminaisons nerveuses sensorielles, changements d'un caractère différent suivant les terminaisons.

Il nous paraît difficile de discuter une théorie qui ne s'appuie sur aucun fait physiologique, et qui, par suite, ne sort pas du rang des simples possibilités. Disons seulement qu'on pourrait tout aussi bien proposer les cellules à cylindre-axe court, les cellules et les voies de projection ou d'autres éléments de la substance grise comme facteurs du caractère émotionnel de nos perceptions et de nos idées.

Hypothèse de Tanzi sur l'hypertrophie des voies nerveuses par l'exercice. — Voici comment l'auteur la formule lui-même[2] : « Un courant nerveux qui passe plus fréquemment à travers une articulation de neurones provoquera dans les voies articulées une nutrition plus active et, par suite, une hypertrophie, tout comme dans les muscles bien exercés. Ici, l'hypertrophie se traduira par un allongement des ramifications cellulaires, allongement qui déterminera lui-même une diminution de la distance qui sépare les surfaces articulaires. La conductibilité des voies nerveuses en sera donc augmentée, puisque la résistance au courant est en raison directe de la distance inter-articulaire. Par conséquent, l'exercice, qui par son essence tend à diminuer les intervalles d'articulation, est capable d'accroître la puissance fonctionnelle des neurones. »

Cette hypothèse s'appuie sur un fait réel, celui des connexions nerveuses; elle possède, en outre, l'avantage déjà remarqué par Soury, de nous montrer comment les actes habituels deviennent faciles et automatiques à

1. LUGARO, I recenti progressi dell' anatomia del sistema nervoso in rapporto alla psicologia ed alla psichiatria. *Riv. d. Patol. nerv. e mentale.*, t. IV, fasc. 11-12, 1899.
2. TANZI, I fatti e le induzioni nell'odierna istologia del sistema nervoso. *Rev. sperim. d. frenatria et d. medic. legal.*, t. XIX, 1893.

force de répétitions et comment les actes que nous appelons conscients et volontaires, par opposition aux actes réflexes, peuvent dépendre, dans leur phase physico-chimique, d'un état de résistance au passage des ondes nerveuses.

Notre théorie sur l'accroissement des connexions inter-neuronales comme moyen de perfection des processus et des aptitudes psychiques [1]. — Les lois évolutives de la morphologie du neurone nous ont conduit à exposer dans plusieurs de nos ouvrages quelques-unes de nos manières de voir sur le perfectionnement de certains actes psychiques par l'exercice, sur l'originalité et la diversité des talents, sur la mémoire logique et même sur les aberrations des associations d'idées. Nous allons les résumer ici.

L'hypothèse de Tanzi, dont nous venons de rapporter la formule, rend compte certainement de la facilité et du caractère inconscient de certains actes psychiques. Elle ne nous explique pas, cependant, les aptitudes merveilleuses créées par l'exercice lui-même, aptitudes qui ont pour résultat, sinon de rendre toujours aisée et rapide l'exécution d'un acte difficile, du moins de faire réaliser, dans certaines conditions, un acte en apparence impossible.

Insuffisance de l'hypothèse de Tanzi.

En outre de circonstances organiques favorables, il faut, n'est-il pas vrai, de nombreuses années de gymnastique mentale et musculaire pour devenir un pianiste, un orateur, un mathématicien, un penseur. Comment concevoir cette transformation et cette lenteur? En admettant tout d'abord que les voies organiques préexistantes sont renforcées par l'exercice ; en supposant ensuite que de nouvelles voies s'établissent, grâce à une ramification et une croissance de plus en plus grande des arborisations dendritiques et cylindre-axiles. S'il en est ainsi, on ne peut acquérir de talents qu'à la condition primordiale de créer par l'exercice, dans les centres mnémoniques primaires et secondaires, des rapports multiples et compliqués entre des groupes cellulaires qui sont peu ou point connexionnés chez les individus incultes. Cette création de rapports nouveaux est, disons-nous, la condition primordiale, mais elle n'est pas la seule ; car la capacité cérébrale ou mémoire organique, le nombre des neurones et d'autres facteurs peuvent aussi influer sur le résultat. Quoi qu'il en soit, le fait pour un homme cultivé et impressionnable de posséder des centres aussi richement associés est un sûr garant que ses réactions mentales seront bien différentes de celles de l'homme non instruit et qu'elles leur seront bien supérieures. Alors que, sous l'influence d'une sensation légère ou sous l'empire de la réflexion ou de toute autre excitation, celui-ci ne verra se produire en lui que des associations d'idées banales ou illogiques, l'autre, l'homme cultivé et riche en connexions cérébrales, imaginera des combinaisons d'idées inusitées qui traduiront, néanmoins, de manière schématique et fidèle les rapports du monde extérieur et les condenseront en une formule générale et féconde.

Création de nouvelles voies nerveuses grâce à l'exercice : ses conséquences psychologiques.

L'hypothèse de la création de nouvelles voies de communication entre les centres sous l'impulsion de l'exercice explique aussi la mémoire logique,

1. S. R. Cajal, Consideraciones sobre la morfología de la celula nerviosa. Madrid, 1895.

c'est-à-dire cet enchaînement et cette coordination des notions acquises, qui
ne s'obtiennent qu'après de longs efforts d'attention et de réflexion ainsi
qu'après une réorganisation des centres mnémoniques. Notre hypothèse
explique également la genèse des conceptions grandioses et des édifices
logiques complexes, tels que les systèmes philosophiques, religieux, poli-
tiques ou scientifiques.

*Arguments
plaidant pour
cette création.*

Ce n'est pas sur une simple vue de l'esprit que nous avons fondé la théorie
précédente, mais sur des faits d'observation et sur des arguments de bon aloi.

1° Pendant le développement embryonnaire les dendrites et les ramifications cylindre-axiles s'étendent, se divisent graduellement et se mettent en
même temps en relation avec un nombre grandissant de neurones [1].

2° Toutes ces connexions du début ne persistent pas, car un grand
nombre d'entre elles disparaissent par la résorption même des branches dendritiques et axiles. Les connexions nerveuses ne sont donc pas définitives et
immuables, puisqu'il se crée pour ainsi dire des associations d'essai destinées à subsister ou à se détruire suivant des circonstances indéterminées,
fait qui démontre, entre parenthèses, la grande mobilité initiale des expansions du neurone.

3° Ce qui prouverait, au reste, que les connexions nerveuses ne se réa-
lisent ni du premier coup, ni d'une façon certaine, ce sont les fausses routes
prises parfois par les cylindres-axes, les détours qu'ils font en présence
d'obstacles et les connexions anormales qui en résultent. Nous avons
signalé plusieurs exemples de fausses routes à propos de l'histogénèse de
la moelle : nous citerons encore celui d'axones que nous avons vu tomber
dans la cavité épendymaire chez le chien nouveau-né et qui étaient en voie
de se résorber.

4° L'extension, la croissance et la multiplication des appendices des neurones ne s'arrêtent pas d'ailleurs à la naissance ; ils se continuent au delà :
et rien n'est plus frappant que la différence qui existe entre le nouveau-né et
l'homme adulte au point de vue de la longueur et du nombre de leurs ramifications cellulaires de second et de troisième ordre.

5° L'exercice n'est sans doute pas étranger à ces modifications vraisemblablement plus marquées dans certaines sphères, chez l'homme cultivé. Le manque d'exercice doit provoquer, au contraire, durant la croissance et même
à l'âge adulte, dans les sphères inactives de l'homme cultivé comme dans le
cerveau de l'homme inculte ces phénomènes de résorption que nous avons
constatés à la période embryonnaire et qui se traduisent ici par l'oubli, etc.

6° On sait, d'autre part, que les nerfs périphériques sectionnés se réparent
et que leurs cylindres-axes sensitifs ou moteurs rétablissent par leur croissance et leurs arborisations nouvelles les connexions interrompues avec la
peau et les muscles.

7° Enfin, nul n'ignore les restaurations des fonctions psychiques, motrices
et sensitives, même après les lésions graves des centres corticaux qui déterminent, par exemple, l'aphasie motrice, la surdité verbale, l'anesthésie apo-

---

1. Voir dans le tome I de cet ouvrage, à la page 589, le chapitre XXI sur *l'histogénèse de la moelle épinière.*

plectique, etc. Un tel retour à l'état normal ne peut se concevoir qu'en admettant la possibilité, pour l'extrémité saine des cylindres-axes désorganisés, de croître, d'émettre des collatérales nouvelles et de traverser ainsi les régions lésées, afin d'entrer en contact avec les neurones désassociés. Si les neurones sont eux-mêmes détruits, il faut supposer que les branches cylindre-axiles néoformées vont à la recherche d'autres cellules nerveuses et entrent en connexion avec elles, donnant ainsi à leur activité une direction différente.

Les expansions cellulaires de nouvelle création n'avancent pas au hasard ; elles doivent s'orienter d'après les courants nerveux dominants ou encore dans le sens de l'association intercellulaire qui est l'objet des sollicitations réitérées de la volonté. Il y a lieu de penser que la formation de ces nouvelles expansions s'accompagne d'une congestion active qui fournit à celles-ci les matériaux nutritifs nécessaires. Quant au mécanisme suivant lequel s'effectue la croissance des nouveaux rameaux du cylindre-axe, nous avons vu, en traitant de l'histogénèse de la moelle, qu'on peut l'attribuer à des actions chimiotactiques [1].

Sens de l'accroissement des expansions nerveuses.

Son mécanisme.

1. Il ressort des travaux exécutés en ces dernières années par Nageotte[1], Marinesco et Minea [2], nous-même [3], Tello [4], Guido Sala [5], U. Rossi [6] et d'autres savants que, lorsqu'un cylindre-axe est interrompu dans la moelle, le cervelet, le cerveau et le nerf optique, son bout central ou ses collatérales sont vraisemblablement le siège de phénomènes de régénération. Rien ne nous autorise cependant à affirmer d'une façon irréfutable que ces phénomènes aboutissent jusqu'au rétablissement partiel ou total des voies lésées. Il paraît plus probable, au contraire, que des phénomènes dégénératifs leur succèdent, amenant l'atrophie et la résorption des branches nouvellement issues du cylindre-axe. Peut-être ce résultat est-il dû en grande partie à l'absence de cellules de Schwann qui dans les nerfs périphériques servent à attirer et à orienter par leurs sécrétions les nouvelles pousses nerveuses ; peut-être est-il dû encore à la rareté des substances chimiotactiques élaborées par des neurones devenus adultes et incapables par cela même d'attirer avec l'énergie suffisante les boules de croissance néoformées. Mais le dernier mot n'est pas dit sur ces questions, que l'on étudie avec passion au moyen des méthodes neurofibrillaires.

On peut, du reste, expliquer la disparition de certains troubles physiologiques et la restauration de certaines fonctions suspendues par les lésions cérébrales qui donnent lieu aux divers genres d'aphasie par exemple, sans invoquer nécessairement les phénomènes de régénération dans les voies détruites. C'est ce que fait Monakow [7] de la manière suivante dans sa théorie de la *diaschisis.* Lorsqu'une sphère corticale spécialisée se trouve lésée, on voit se développer deux sortes de perturbations ; les unes, *résiduelles,* proviennent de la destruction partielle ou totale de tous les neurones qui résident dans cette sphère ou qui lui envoient leur cylindre-axe ; les autres, *initiales ou temporaires,* sont provoquées par une espèce de *shock* qui suspend l'activité des sphères non atteintes mais recevant du centre détruit des fibres motrices, commissurales ou d'association. Ces zones paralysées sont les seules qui peuvent recouvrer leur fonction, dès que disparaissent les perturbations dont elles étaient le foyer.

(1) NAGEOTTE, Note sur la présence de masses d'accroissement dans la substance grise de la moelle épinière et *C. R. de la Soc. de biol.,* 16 juin 1906.
(2) MARINESCO et MINEA, Note sur la régénérescence de la moelle chez l'homme. *C. R. de la Soc. de biol.,* 16 juin 1906. — MARINESCO, Sur la neurotisation des foyers de ramollissement et d'hémorragie cérébrale. *Revue neurol.,* 30 déc. 1908.
(3) CAJAL, Note sur la dégénérescence traumatique des fibres nerveuses du cervelet et du cerveau. *Trav. du Lab. de Recherches biol.,* t. V, 1907. — Notas preventivas sobre la degeneración y regeneración de las vias nerviosas centrales. *Trab. del Lab.,* t. IV, 1905-1906.
(4) F. TELLO, La régénération dans les voies optiques. *Trav. du Lab. de Recher. biol.,* t. V, 1907.
(5) GUIDO SALA. Ueber die Regenerationserscheinungen im centralen Nervensystem. *Anatom. Anzeiger,* Bd. XXXIV, n°s 9-11, 1909.
(6) U. ROSSI, Per la rigenerazione dei neuroni. *Trav. du Lab. de Rech. biol.,* t. VI, 1909.
(7) MONAKOW, Neue Gesichtspunkte in der Frage nach der Lokalisation im Grosshirn. 1ª *Versammlung der Schweiz. neurol. Gesellschaft in Bern.,* 13-14 März 1908.

Arrêt de croissance et altération des facteurs de l'articulation nerveuse;leurs conséquences psychologiques.

Si la faculté de croissance des neurones chez l'adulte et leur pouvoir de créer de nouvelles associations nous expliquent la capacité d'adaptation de l'homme et son aptitude à changer ses systèmes idéologiques, l'arrêt de l'activité des neurones chez le vieillard ou chez l'homme au cerveau figé par défaut d'instruction ou pour d'autres motifs peut, à son tour, nous faire comprendre les convictions immuables, l'inadaptabilité au milieu moral et même les violences du misonéiste. On conçoit également que l'amnésie, l'indigence des associations d'idées, la torpeur intellectuelle, l'imbécillité et la démence puissent se produire, lorsque pour des causes plus ou moins morbides l'articulation entre neurones devient lâche, c'est-à-dire lorsque les expansions s'atrophient et cessent d'être en contact et lorsque les sphères mnémoniques se désorganisent partiellement. Notre hypothèse rend même compte de la conservation plus grande des souvenirs anciens, des souvenirs de jeunesse, chez le vieillard, l'amnésique et le dément; car les voies d'association créées depuis longtemps et exercées pendant de longues années ont évidemment acquis une plus grande puissance, par cela même qu'elles ont été formées à l'époque où la plasticité des neurones atteignait son plus haut degré.

Insuffisance de notre hypothèse.

Penser que notre thèse suffit à rendre intelligible le mécanisme des phénomènes adaptatifs et régressifs énumérés plus haut serait pure présomption de notre part. D'autres causes que celles invoquées par nous doivent sans doute intervenir dans ce mécanisme, bien qu'aujourd'hui nous en ignorions le sens; nous citerons parmi elles les changements morphologiques du spongioplasma et des neurofibrilles, les modifications dans la constitution chimique des cellules nerveuses, la plus ou moins grande abondance des neurones à cylindre-axe court, le nombre et la position variable des cellules névrogliques dans la substance grise et bien d'autres détails de toute nature que nous ne soupçonnons même pas.

CHAPITRE XXXVII

GRAND SYMPATHIQUE

GRAND SYMPATHIQUE PROPREMENT DIT, SES GANGLIONS INTERVERTÉBRAUX CHEZ LES VERTÉ-
BRÉS ET CHEZ L'HOMME.
SYMPATHIQUE VISCÉRAL. — GANGLIONS ET PLEXUS DE L'INTESTIN; PLEXUS D'AUERBACH, DE
MEISSNER, ETC. — GANGLIONS ET PLEXUS DU CŒUR. — PLEXUS NERVEUX ET NEURONES
PÉRIVASCULAIRES. — TERMINAISONS SYMPATHIQUES DANS LES GLANDES.
CONSIDÉRATIONS PHYSIOLOGIQUES SUR LE SYSTÈME SYMPATHIQUE; MARCHE DES COURANTS.

Il ne reste plus, pour terminer nos études sur le système nerveux, qu'à nous occuper du grand sympathique.

La chaîne de centres nerveux qui constituent cet appareil préside à tous les phénomènes de la vie végétative ; elle doit, par cela même, être indépendante de la volonté, c'est-à-dire des centres cérébraux supérieurs. Elle l'est, en effet, mais d'une façon relative seulement, car, ainsi que nous le verrons tout à l'heure, le sympathique reçoit de la moelle, sous le nom de *rami communicantes*, des fibres radiculaires motrices. Il représente, par conséquent, au point de vue physiologique, un système réflexo-moteur subordonné à la corne antérieure, système différencié afin de régir et de coordonner automatiquement les mouvements des viscères et des vaisseaux.

Nous aurons, comme en anatomie descriptive, à considérer le *grand sympathique proprement dit*, chaîne de ganglions échelonnés le long de la colonne vertébrale, et le *système sympathique viscéral*, dont les ganglions siègent dans l'intestin, le cœur et les glandes.

GRAND SYMPATHIQUE PROPREMENT DIT; SES GANGLIONS INTERVERTÉBRAUX

Les ganglions sympathiques sont des masses grises, d'ordinaire ovoïdes ou fusiformes et à grand axe parallèle à celui du corps ; ils sont réunis les uns aux autres, en chaîne, par un cordon nerveux. Dans le thorax, où ils siègent en avant de l'extrémité postérieure des espaces intercostaux, leur nombre est habituellement le même que celui des nerfs rachidiens. Ils se réduisent à trois dans la région cervicale, et à quatre dans la région lombo-sacrée. En certains points, la chaîne principale est accompagnée de ganglions supplémentaires de même structure, écartés du rachis et voisins, au contraire, des organes qui sont sous leur dépendance ; tels sont

Aspect, situation et distribution.

les ganglions ophtalmique, sphéno-palatin, sous-maxillaire dans la tête ;
les ganglions solaires, semi-lunaires, mésentériques, hypogastriques, etc.,
dans l'abdomen.

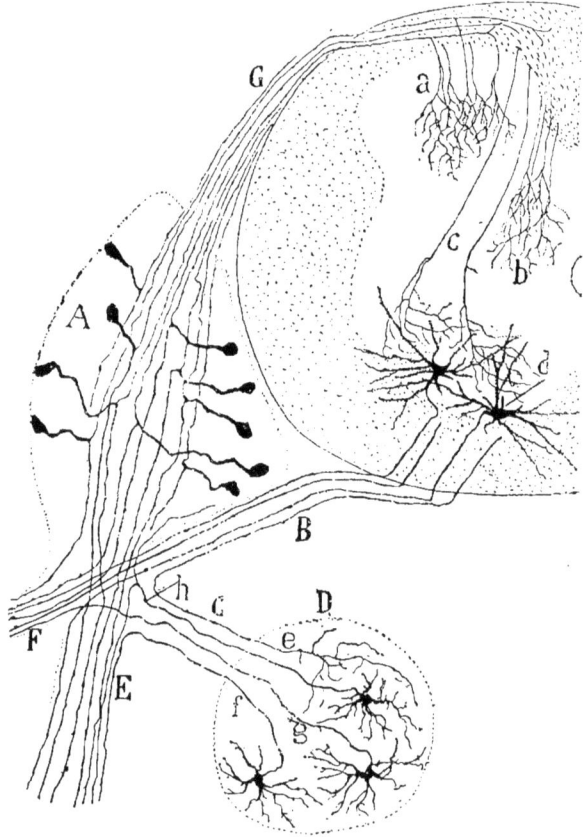

Fig. 549. — Schéma destiné à montrer les racines des nerfs rachidiens et leurs rapports
avec la moelle, les ganglions rachidiens et les ganglions sympathiques.

A, ganglion rachidien : — B. racine antérieure : — C, rameau communiquant du sympathique ; —
D, ganglion sympathique ; — E, branche antérieure de la paire rachidienne ; — F, sa branche
postérieure ; — G, racine postérieure.

GANGLIONS SYMPATHIQUES DES VERTÉBRÉS AUTRES QUE L'HOMME

*Éléments
constitutifs.*
Chaque ganglion sympathique présente : une *substance grise propre*,
formée de cellules nerveuses, de fibres nerveuses avec et sans myéline et de
corpuscules névrogliques, des *racines* qui l'unissent aux paires rachidiennes,
des *cordons intermédiaires* qui le relient à ceux situés au-dessus et au-
dessous, enfin des *nerfs viscéraux*.

NEURONES. — Les coupes fines de ganglion sympathique colorées par les anilines basiques montrent une masse serrée de cellules, disposées sans ordre et séparées en bien des points par des plexus intercalaires. La *taille* variable de ces neurones permet de les classer en deux catégories : l'une de grandes cellules, oscillant entre 40 et 60 μ chez le chat et le chien par exemple ; l'autre de cellules petites et moyennes dont le diamètre va de 20 à 28 μ. Quant à leur *forme*, elle est plus ou moins étoilée, avec nombreuses expansions, ainsi que Remak et Ranvier après lui l'avaient observé il y a longtemps.

Aspect :
1° au Nissl,

2° au Golgi.

Comme toujours, c'est le chromate d'argent qui peut seul nous donner une idée exacte de la morphologie des cellules sympathiques. En l'appliquant surtout aux animaux jeunes, on apprend que ces neurones ont une grande ressemblance avec ceux de l'axe cérébro-rachidien ; ils possèdent par conséquent des appendices dendritiques et un cylindre-axe [1].

DENDRITES. — Ces expansions, assez épaisses à leur origine, ont un contour raboteux et parfois variqueux ; elles rayonnent en divers sens. Après un long parcours onduleux, elles ont coutume de se diviser et de se subdiviser avant de se terminer dans le ganglion, ce qu'elles font toujours par des extrémités libres. La division des dendrites s'opère d'une façon

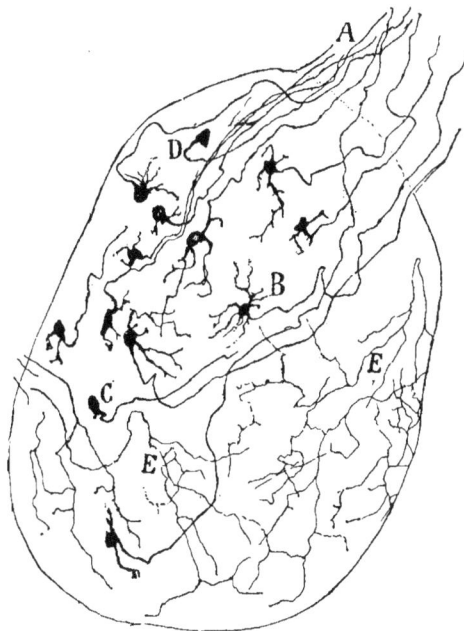

FIG. 550. — Ganglion cervical supérieur; souris âgée de quelques jours. Méthode de Golgi.

A, nerf sympathique viscéral ; — B, C, D, cellules nerveuses dont le cylindre-axe se rend à ce nerf ; — E, arborisations cylindre-axiles de fibres motrices issues de la moelle.

plus précoce dans quelques cellules ; elle donne lieu alors à des arborisations ou à des bouquets de rameaux à contour inégal. Suivant l'observation que nous

1. Nous avons été le premier à découvrir que les cellules sympathiques possèdent un axone et des dendrites. Cela n'a pas été d'ailleurs sans quelque hésitation, parce que, dans les ganglions d'oiseaux que nous avions étudiés tout d'abord, les dendrites atteignent une telle longueur qu'il est extrêmement difficile d'en voir la terminaison dans le ganglion d'origine. En examinant ensuite le sympathique du chien et du chat, il nous fut aisé, au contraire, de distinguer les expansions protoplasmiques relativement courtes et l'axone. Ces observations, consignées le 10 décembre 1891 dans la *Gaz. san. de Barcelona*, sous le titre de : « Notas preventivas sobre la retina y gran simpático de los mamíferos », furent confirmées peu après, en 1892, par Retzius, Van Gehuchten et Luigi Sala.

II

en avons faite et qui a été confirmée par Retzius[1], Van Gehuchten[2], L. Sala[3] et Kölliker, l'arborisation dendritique se dirige assez souvent vers une cellule voisine et l'enveloppe d'un lacis variqueux. Que l'arborisation se comporte ainsi ou autrement, on voit toujours, dans les préparations au bleu de méthylène, ses fins ramuscules couverts de renflements vacuolisés. Ces ramuscules ressembleraient donc tout à fait à ceux que l'on remarque dans la rétine et le cerveau (fig. 552, A, et 555, b), n'était qu'ils manquent d'épines. En tout cas, la présence de ces renflements variqueux et la division multipliée du tronc d'origine sont des signes très utiles pour faire la distinction entre les dendrites et le cylindre-axe dans les préparations effectuées par les méthodes de Golgi et d'Ehrlich.

Ajoutons que les ramifications ultimes de l'arborisation protoplasmique émettent à angle droit quelques brindilles, courtes, divisées à leur tour, puis qu'elles se terminent, comme celles-ci, par une varicosité (fig. 551, B, F).

Variétés cellulaires suivant l'aspect des dendrites.

La disposition des dendrites peut servir, avec d'autres attributs accessoires, à ranger les cellules sympathiques en un certain nombre de types que voici.

1° *Cellules étoilées à dendrites épaisses et très longues* (552, A). — Leur nombre est assez élevé dans tous les ganglions de la chaîne sympathique et du plexus solaire, etc. On les reconnaît à la présence de trois ou quatre dendrites ou davantage, dendrites épaisses, divergentes, rarement divisées et s'allongeant sous forme de fibres variqueuses dans la plus grande partie du ganglion[4]. Ces neurones, auxquels Dogiel[5] attribue le nom de *cellules sensitives* lorsqu'ils appartiennent à l'homme, remplissent de leur multitude les ganglions des oiseaux, des petites espèces surtout. Leurs prolongements dendritiques donnent facilement le change avec les cylindres-axes ou les expansions nées en dehors des ganglions. Nous y avons été pris nous-même au début. Dogiel a été victime lui aussi de cette ressemblance apparente puisqu'il admettait que ces prolongements émergent avec les cordons ganglionnaires et se terminent dans les muqueuses. Il n'en est pas ainsi en réalité, du moins pour un certain nombre de dendrites que nous avons vues s'achever en plein ganglion, sous forme de ramuscules variqueux, bifurqués ou portant à angle droit quelques brindilles courtes et épaisses. Quant aux autres dendrites, il n'est guère admissible qu'elles se comportent d'une manière différente, bien que la démonstration en soit à peu

1. Retzius, Ueber den Typus der sympathischen Ganglienzellen der höheren Thiere. *Biol. Untersuch.*, N. F. Bd. III, 1892.

2. Van Gehuchten, Les cellules nerveuses du sympathique chez quelques mammifères et chez l'homme. *La Cellule*, t. VIII, fasc. 1, 1890.

3. L. Sala, Sulla fina anatomia dei ganglii del simpatico. *Monit. zool. ital.*, An. III, n°ˢ 7-8, 1892.

4. S. R. Cajal, Notas preventivas sobre la retina y gran simpatico, etc., Barcelona, 1891. — Pequeñas contribuciones al conocimiento del sistema nervioso. I. Estructura de los ganglios simpáticos, Barcelona, 1891.

5. Dogiel, Zur Frage über den feineren Bau des sympathischen Nervensystems bei den Säugethieren. *Archiv f. mikros. Anat.*, etc., Bd. XLVI, 1895. — Zwei Arten sympathischer Nervenzellen. *Anat. Anzeiger*, n° 21, 1896.

près impossible par suite de difficultés techniques pour ainsi dire insurmontables.

2° *Cellules à dendrites en paquets.* — Ces corpuscules avaient déjà été signalés par Kölliker, qui considéra leurs dendrites fasciculées comme des fibres de Remak. On peut voir sur les figures 551, en *A*, et 552, en *C*, que c'est là une erreur, puisque toutes ces expansions sont courtes et se terminent par des arborisations grosses et variqueuses ou par des épaississements noueux et déchiquetés. Ce type cellulaire est ordinairement de grande taille, comme celui qui est pourvu de nombreux appendices divergents.

3° *Cellules à dendrites très courtes et raboteuses* (fig. 551, *D*). — C'est grâce

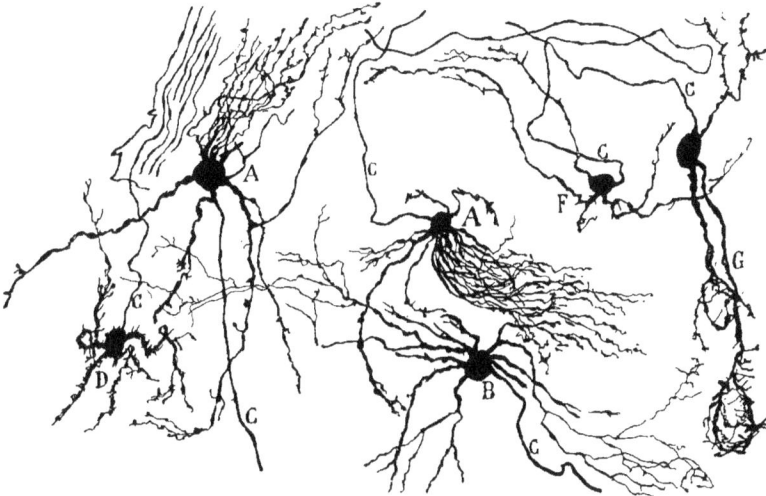

FIG. 551. — Types cellulaires divers que l'on rencontre dans les ganglions sympathiques du chien. Méthode de Golgi.

A, cellule pourvue d'un faisceau latéral de dendrites ; — B, cellule à dendrites longues ; — C, cylindre-axe ; — D, cellules à expansions dendritiques courtes et raboteuses ; — G, cellule dont les dendrites forment des nids péricellulaires.

à ces neurones que nous avons acquis la conviction de l'existence, dans les ganglions sympathiques, de branches dendritiques courtes, semblables à celles des centres cérébro-spinaux. Ces branches sont épaisses ou à contours raboteux ; elles se divisent à peu de distance de leur origine et se terminent par des rameaux extrêmement variqueux, couverts de varicosités pour la plupart, et disposés aussi pour la plupart autour de cellules sympathiques (fig. 551, *G*).

Ces nids péricellulaires constituent, d'après Van Gehuchten, L. Sala et Kölliker, une disposition accidentelle, dépourvue de toute signification physiologique et reproduisant simplement la forme des espaces intercellulaires. Il n'en est pas ainsi probablement. Mais alors la loi de la polarisation dynamique recevrait ici un démenti formel. Il ne faut pas se hâter d'en tirer

Nids dendritiques, en apparence péricellulaires.

cette conclusion, car il suffirait, pour expliquer la présence de ces nids dendritiques autour du corps des cellules voisines, de supposer qu'ils se mettent
en contact avec des fibres cylindre-axiles venues de la moelle pour envelopper
précisément le corps de ces cellules. Des recherches nous éclaireront un jour
ou l'autre sur ce point.

4° *Cellules à bouquet dendritique unilatéral* (fig. 552, *C*). — On voit dans
certaines cellules les dendrites émerger d'un seul côté du corps, tandis que
le cylindre-axe prend naissance sur le côté opposé, arrondi ou ovoïde.
Les neurones ainsi constitués se rencontrent habituellement avec les fusiformes et les bipolaires entre des paquets de fibres nerveuses.

CYLINDRE-AXE. — Dans toutes ces sortes de cellules, l'axone est passablement épais, parfois même plus que les dendrites. On le reconnaît moins
à ce détail qu'à ses contours lisses, à un crochet qu'il fait souvent non
loin de son point de départ, à sa direction fréquemment opposée à celle
des dendrites principales et surtout à sa très grande longueur et à son
indivision. Dans les préparations au bleu de méthylène, l'absence
de varicosités, la coloration moins intense, la présence de petites taches
plus foncées et dépassant à peine les contours le font également distinguer
des dendrites (fig. 552, *D*). Enfin, quand on le poursuit jusqu'au bout, on
le voit s'incorporer aux faisceaux des fibres de Remak et sortir du ganglion
avec eux.

Preuves de l'absence de la myéline sur les axones sympathiques.

Nous avons déjà dit que les cylindres-axes des cellules sympathiques ne
s'entourent pas d'un manchon de myéline et constituent ce qu'on est convenu
d'appeler des *fibres de Remak*. Kölliker admet cependant que dans certains cas
ces cylindres-axes peuvent se myéliniser. Les recherches que nous avons faites
sur le chien et le chat contredisent cette manière de voir. En effet, nous n'avons
jamais pu observer dans les préparations au bleu de méthylène le moindre
étranglement sur ces axones, et cela à quelque distance que nous les ayons
suivis depuis leur origine ; au contraire, nous avons toujours aperçu, avec la
plus grande facilité, les étranglements sur les fibres à myéline des *rami communicantes* venus de la moelle (fig. 552, *b*) ; aucune des fibres de Remak qui
sortent par centaines des ganglions sous forme de cordons (rameaux communiquants gris et rameaux viscéraux) ne nous a présenté d'étranglements. D'autre
part, la méthode de Weigert-Pal ne révèle l'existence d'un manchon de myéline que sur les *rami communicantes* et sur leurs prolongements intraganglion-
naires. Enfin la méthode du nitrate d'argent réduit démontre d'une façon décisive
l'absence de fourreau myélinique sur les fibres de Remak, par l'absence même
de tout étranglement le long du paquet neurofibrillaire qu'elles renferment.

Neurofibril-les.

STRUCTURE DES CELLULES SYMPATHIQUES. — Chez le lapin et surtout chez le
chien et le chat, ces neurones, traités par la méthode du nitrate d'argent
réduit, montrent une multitude de neurofibrilles, plus fines, d'ailleurs, que
celles des corpuscules des ganglions rachidiens. Elles sont disposées en
petits paquets entre les amas chromatiques et convergent vers l'axone et les
dendrites où on peut longtemps les suivre. Dans le corps d'un grand
nombre de neurones, elles constituent un plexus divisé en deux plans : l'un

superficiel, très épais, lâche et creusé de cavités que remplissent les blocs chromatiques; l'autre périnucléaire, plus dense et plus mince (fig. 553, *A* et *c*). De même que dans bien des cellules de la moelle, du bulbe, etc., ces deux plexus fournissent aux expansions des neurofibrilles qui en occupent l'axe lorsqu'elles partent du plexus périnucléaire, et la périphérie quand elles se détachent du plexus superficiel. Souvent, les neurofibrilles des

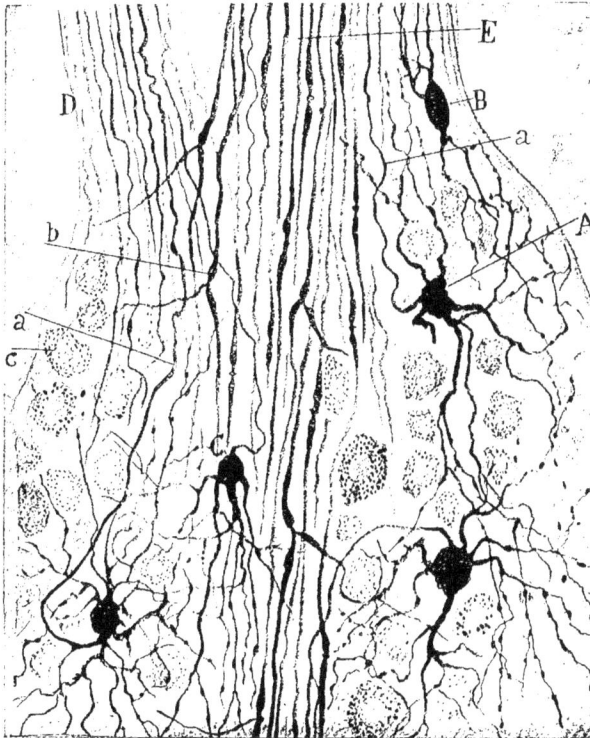

Fig. 552. — Coupe longitudinale du ganglion cervical inférieur ; chat adulte. Méthode d'Ehrlich-Bethe.

A, B, C, divers types de cellules sympathiques ; — D, rameau communiquant gris avec ses fibres de Remak ; — E, cordon intermédiaire ; — *a*, axone sympathique ; — *b*, fibre à myéline, issue de la moelle et montrant ses bifurcations ; — *c*, cellule sympathique avec des granulations de Nissl probablement.

appendices se colorent d'une façon plus intense que celles du corps ; le contraire se produit également ; nous avons déjà vu que les cellules de Purkinje présentent le même phénomène.

Divers auteurs ont également vu les neurofibrilles dans les cellules du sympathique. Nous citerons parmi eux Laignel-Lavastine [1], Mari-

1. LAIGNEL-LAVASTINE, Imprégnation argentique des neurofibrilles sympathiques de l'homme. *C. R. de la Société de Biol.*, 1906.

nesco [1] et L.-R. Müller [2] qui les ont étudiées dans le grand sympathique de l'homme, Michaïllow [3] qui les a explorées chez le chat et Warfwinge [4] qui les a recherchées dans les ganglions cardiaques de la grenouille. A l'exception de L. R. Müller qui s'est servi du procédé de Bielschowski, tous ces savants ont utilisé notre procédé au nitrate d'argent réduit et ont obtenu des résultats qui ne diffèrent pas essentiellement des nôtres.

Amas chro-
matiques.

Les amas chromatiques, décelables par la méthode de Nissl, sont très nombreux et atteignent une très grande finesse.

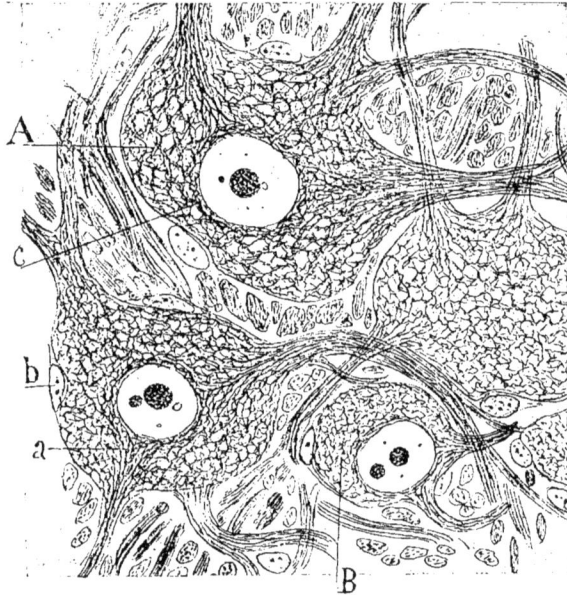

Fig. 553. — Portion d'une coupe du ganglion cervical supérieur ; chat adulte. Méthode du nitrate d'argent réduit (obj. aprochr. 1,30 de Zeiss).

A, réseau neurofibrillaire d'une cellule sympathique de grande taille ; — B, réseau d'une cellule de taille moyenne ; — a, neurofibrilles se rendant au plexus périnucléaire ; — b, noyau de la capsule ; — c, réseau périnucléaire.

Canalicules
de Golgi-
Holmgren.

Enfin, comme Veratti et Holmgren l'ont prouvé, on observe dans le protoplasma du corps, au voisinage du noyau, un réseau lacunaire, semblable à celui que contiennent entre autres les neurones des ganglions spinaux.

1. Marinesco, Quelques recherches sur la morphologie normale et pathologique des cellules des ganglions spinaux et sympathiques de l'homme. *Le Névraxe.* t. VIII, fasc. 1, Louvain, 1906.
2. L.-R. Mueller, Studien über die Anatomie und Histologie des sympatischen Grenzstranges, etc. *Verhandlungen des Kongresses für innere Medicin, XXVI° Kongress,* Wiesbaden, 1909.
3. Michaïllow, Die Neurofibrillen der sympatischen Ganglienzellen bei Säugetiere. *Folia neurobiologica,* Bd. I, 1909.
4. Warfwinge, Beiträge zur Kenntnis der spinalen und sympatischen Ganglienzellen des Frosches. *Arch. f. mikros. Anat..* Bd. LXVIII, 1906.

Le noyau, volumineux, est presque toujours unique ; parfois cependant il est double, par exemple chez le lapin. Il renferme toujours un ou plusieurs nucléoles principaux, formés, comme dans la généralité des cas, par un amas de sphérules d'une extrême ténuité, colorées en noir ou brun par le nitrate d'argent réduit et englobées dans une gangue [1]. Les corps accessoires ne manquent pas non plus (fig. 553).

Noyau.

A la périphérie, la cellule sympathique présente une capsule parsemée de noyaux et plus fine que celle des neurones inclus dans les ganglions spinaux (fig. 553, *b*). Lorsque le corps des cellules n'est pas imprégné en tout ou partie par le chromate d'argent, on voit à la face interne de la capsule une couche ou dépôt granuleux de couleur claire qui se prolonge jusque sur les expansions. Parfois ce dépôt est parcouru par des lignes ou bandes noires, finement grenues et souvent disposées en réseau. Cette enveloppe granuleuse péricellulaire, qui répond peut-être au réseau de Golgi et de Bethe, est due probablement à la précipitation d'un ciment ou d'une substance interstitielle par le bichromate de potasse. Nous avons tout lieu de croire que c'est cette enveloppe qui est le siège des arborisations cylindre-axiles et dendritiques péricellulaires.

Capsule.

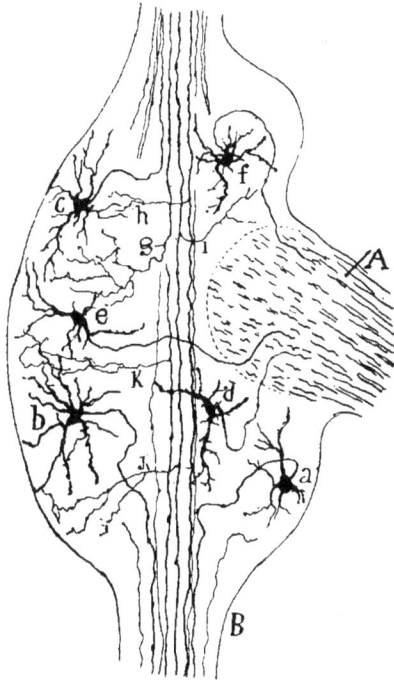

FIG. 554. — Coupe longitudinale d'un ganglion sympathique cervical ; embryon de poulet au seizième jour de l'incubation. Méthode de Golgi.

A, nerf rachidien voisin ; — B, cordon intermédiaire ; — *a, b, c,* cellule dont l'axone pénètre dans le cordon intermédiaire ; — *d, e, f,* cellules dont l'axone se rend au nerf rachidien ; — *g,* fibre terminale, issue de l'axe cérébro-spinal ; — J, K, collatérales de ces dernières fibres.

Fibres nerveuses. — Les cellules sympathiques sont groupées en îlots dont l'étendue et la forme sont trop variables pour qu'on puisse les décrire. Entre les neurones de ces îlots circulent de nombreux paquets de fibres, dendritiques pour la plupart, entre-croisées de mille manières et renfermant de-ci de-là quelques noyaux névrogliques. D'autre part, on voit entre les îlots de gros faisceaux de fibres nerveuses, dressés en cloisons et continués

Disposition des faisceaux nerveux.

1. S. R. CAJAL, Sobre un sencillo método de coloración de las neurofibrillas y sus efectos en diversos centros nerviosos. *Trab. del Labor. d. Invest. biol.*, t. II, 1903.
2. ID., p. 149.

jusque dans les nerfs afférents et efférents. Un de ces faisceaux surtout est remarquable par son épaisseur et sa constance; il occupe le centre du ganglion et se prolonge dans les cordons interganglionnaires ou commissuraux; souvent il est décomposé en faisceaux secondaires, mais il renferme toujours une grande quantité de fibres myélinisées (fig. 552, E.).

Leurs trois espèces de fibres.

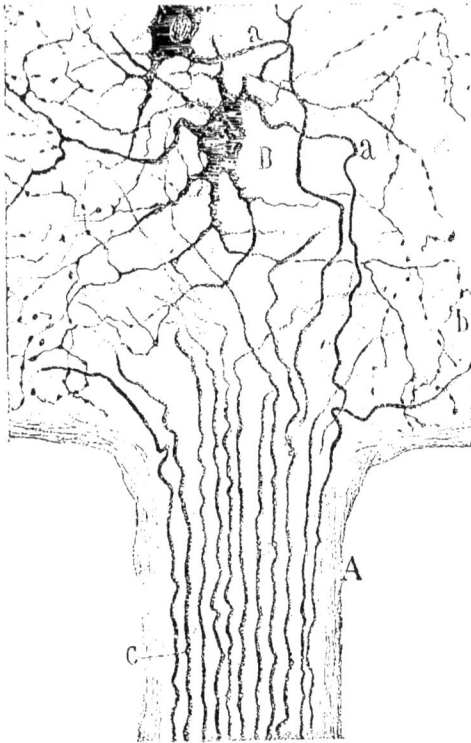

FIG. 555.— Portion d'un ganglion sympathique du chat. Méthode d'Ehrlich.

A, rameau communiquant gris ou racine sympathique efférente; — B, cellule dont l'axone se rend à cette racine; — C, cylindre-axe du rameau communiquant; — a, axone; — b, dendrites variqueuses.

En étudiant attentivement à l'aide des méthodes de Golgi et d'Ehrlich les faisceaux de fibres qui séparent les îlots cellulaires, on y reconnaît, outre les dendrites, trois sortes de fibres nerveuses : les unes sympathiques, les autres spinales ou motrices, les troisièmes enfin, sensitives, c'est-à-dire issues des ganglions rachidiens.

1° *Fibres sympathiques ou de Remak.* — Nous ne parlerons ici que de leur trajet et de leur terminaison, puisque leur origine et leur aspect nous sont déjà connus. Les recherches anatomiques effectuées par nous [1] sur les fœtus et les animaux nouveau-nés et celles entreprises plus tard et indépendamment de nous par Lenhossék [2] s'accordent avec les expériences physiologiques de Langley pour établir définitivement que les cylindres-axes sympathiques adoptent un des trois parcours suivants.

Leurs trois directions :

a) vers les

a) Dans l'immense majorité des cas, ils se portent transversalement au

1. S. R. CAJAL, Los ganglios y plexos nerviosos del intestino y pequeñas adiciones á nuestros trabajos sobre la médula y gran simpático general, 1893, Madrid. — Les nouvelles idées sur la structure du système nerveux. Traduction du Dr Azoulay, 1894, Paris. — La fine anatomie de la moelle. *Atlas der pathologischen Anatomie des Nervensystems*, Lief. IV. Berlin, 1895.
2. M. v. LENHOSSÉK, Beiträge zur Histologie des Nervensystems, etc. IX. Ueber das Ganglion Sphenopalatinum und den Bau der sympathischen Ganglien. Wiesbaden, 1894.

grand axe du ganglion, pour pénétrer dans les rameaux communiquants gris
et se rendre aux paires rachidiennes, après une inflexion vers la périphérie
(figs. 549, *f*, *g*, et 554, *e*, *f*, *d*). Parfois, à leur arrivée aux nerfs spinaux, les
cylindres-axes sympathiques se scindent en une branche externe épaisse,
et une branche interne fine, indivise ou bifurquée, mêlée aux fibres de la
racine antérieure et prenant la direction de la moelle (fig. 549, *h*). S'y rend-
elle effectivement et sert-elle à innerver les artères de la moelle et des ganglions rachidiens? C'est ce que nous ne savons.

La figure 549 montre schématiquement le trajet des axones sympathiques
chez les mammifères. On voit que ces fibres forment deux faisceaux : l'un épais et
destiné à la branche antérieure des paires rachidiennes, l'autre plus mince et
allant à la branche postérieure. Ces détails sont encore plus nets chez les oiseaux
(figs. 554, *e*, et 556, *b*), dont les ganglions sympathiques sont traversés eux-
mêmes par la paire rachidienne dans la région cervicale. Pendant leur trajet
initial, les axones sympathiques ne donnent ni branches de bifurcation ni collatérales ; ils se joignent simplement aux fibres des troncs nerveux cérébro-
rachidiens.

b) Ils cheminent suivant l'axe du ganglion pour pénétrer dans les cordons intermédiaires supérieur ou inférieur, et se rendre ainsi aux ganglions
situés au-dessus et au-dessous de celui où ils ont pris naissance. Ce cas est
déjà moins fréquent. On voit très nettement ces fibres dans les coupes longitudinales de ganglion (fig. 554, *b*, *c*). Quelles sont les connexions exactes
de cette sorte d'axones sympathiques? vont-ils se mettre au contact des cellules des ganglions voisins et former ainsi des faisceaux longitudinaux
d'association? ne font-ils seulement que passer dans les ganglions voisins
pour se rendre en définitive dans des *rami communicantes* et se comporter
comme l'espèce précédente, ainsi que semblent l'indiquer les expériences
physiologiques de Langley? Autant de questions auxquelles il est impossible de répondre pour le moment.

c) Enfin dans quelques cas ils sortent des ganglions sympathiques et se
dirigent immédiatement vers les artères ou les viscères du voisinage. Ces
axones, qui ne s'incorporent point à des cordons nerveux cérébro-spinaux
et que nous avons observés dans quelques ganglions, en particulier dans
le cervical supérieur et les **ganglions** solaires, constituent des nerfs viscéraux directs.

2° *Fibres nerveuses spinales ou motrices.* — Les expériences déjà anciennes
de Langley ont démontré que le système du sympathique renferme deux
genres de fibres motrices. Les unes viennent de la moelle par l'intermédiaire
des racines antérieures et se terminent dans les ganglions sympathiques ;
ce sont les *fibres préganglionnaires* de Langley ou *fibres motrices de premier ordre* de Kölliker. Les autres prennent naissance, au contraire, dans les
ganglions sympathiques, s'en échappent avec les rameaux communiquants
gris pour se joindre aux fibres des paires rachidiennes et aller innerver les
viscères et les muscles lisses ; ces dernières ont reçu de Langley le nom de *fibres
post-ganglionnaires* et de Kölliker celui de *fibres motrices de second ordre*.

Pour faire cette distinction, Langley s'est basé sur une multitude d'expériences physiologiques démonstratives et habilement conduites sur des animaux intoxiqués par la nicotine. Cet alcaloïde possède la propriété singulière de paralyser seulement le corps des cellules sympathiques ; il laisse
intacte la conductibilité des fibres viscérales ou périphériques sympathiques ;
il agit de même sur celle des fibres des ganglions rachidiens. Chez le chat
nicotinisé, on n'obtient, par exemple, aucun résultat lorsqu'on excite les rameaux communiquants blancs qui amènent les fibres d'origine médullaire,
parce que les corps des cellules sympathiques connexionnées avec eux
sont paralysés. On provoque, au contraire, des réactions motrices et en particulier la contraction des muscles redresseurs des poils et le hérissement
de ceux-ci sur une portion déterminée de la peau, si l'on excite les rameaux
sympathiques gris qui se rendent aux paires rachidiennes. On parvient, il
est vrai, à des résultats semblables chez l'animal non intoxiqué en stimulant
les racines rachidiennes du sympathique, mais alors la réaction motrice
périphérique atteint ordinairement une étendue beaucoup plus grande.
Langley explique très judicieusement le fait en supposant que les fibres
spinales entrent en relation par des collatérales avec plusieurs ganglions
sympathiques.

Les recherches anatomiques exécutées par nous-même [1], Retzius, Van
Gehuchten, Kölliker et d'autres savants ont démontré le bien fondé de ces
déductions physiologiques, c'est-à-dire d'une part la dualité du système
moteur sympathique, réductible à deux neurones successifs, l'un *médullo-
sympathique*, l'autre *sympathico-viscéral*, et d'autre part l'existence de
collatérales pluriganglionnaires sur les fibres motrices allant de la moelle au
sympathique. Nous avons établi qu'il existe en effet dans les ganglions sym-

pathiques : 1° des arborisations collatérales issues de tubes longitudinaux
traversant plusieurs ganglions (fig. 554, *J*, *K*) ; 2° des arborisations terminales appartenant à des tubes émanés de la racine motrice correspondante
(fig. 554, *g*). Nous allons étudier ces deux sortes d'arborisations.

On retrouve très aisément les arborisations collatérales dans les coupes
longitudinales des ganglions sympathiques de l'embryon de poulet depuis
le quatorzième jour de l'incubation. Les branches qui les produisent naissent à angle droit sur des fibres longitudinales que l'on peut suivre dans
les cordons intermédiaires des ganglions (fig. 554, *J*, *K*). Ces branches se
divisent plusieurs fois, puis se décomposent en une vaste arborisation terminale qui entre en contact avec un grand nombre de cellules sympathiques.
Chaque fibre longitudinale peut fournir à un seul et même ganglion deux
ou trois collatérales, et par conséquent autant d'arborisations. Parfois, cependant, elle n'en émet aucune ; dans ce cas on a peut-être affaire à des fibres
sympathiques nées dans les ganglions voisins.

Dans notre premier travail sur le grand sympathique nous avions décrit
deux espèces d'arborisations terminales : l'une comprenant les arborisations
qui font suite à des tubes longitudinaux sympathiques, nés peut-être dans

1. S. R. CAJAL, Pequeñas contribuciones al conocimiento del sistema nervioso, etc.
I. Estructura de los ganglios simpáticos. Barcelona, 1891.

les ganglions voisins; l'autre formée d'arborisations qui émaneraient de fibres nerveuses venues avec les *rami communicantes*, et d'origine spinale, par conséquent.

Cette distinction ne nous paraît plus probable depuis les expériences de Langley et depuis que nous avons constaté la présence de nombreuses fibres à myéline dans les cordons intermédiaires, fibres apportées par les *rami communicantes* et provenant, selon toute vraisemblance, de la moelle épinière. Nous croyons maintenant que les deux espèces d'arborisations appartiennent à des fibres motrices spinales, distinctes seulement par leurs parcours dans le sympathique ; les unes innerveraient le seul ganglion auquel les rameaux communiquants les amènent et s'y termineraient ; les autres parcourraient deux ou plusieurs ganglions avant leur terminaison. Quoi qu'il en soit, ces diverses arborisations terminales ont été constatées aussi par Lenhossék chez les embryons de poulet et par Van Gehuchten, Kölliker et L. Sala chez les mammifères.

C'est aux travaux déjà anciens d'Aronson et de Retzius chez le lapin que nous devons la connais-

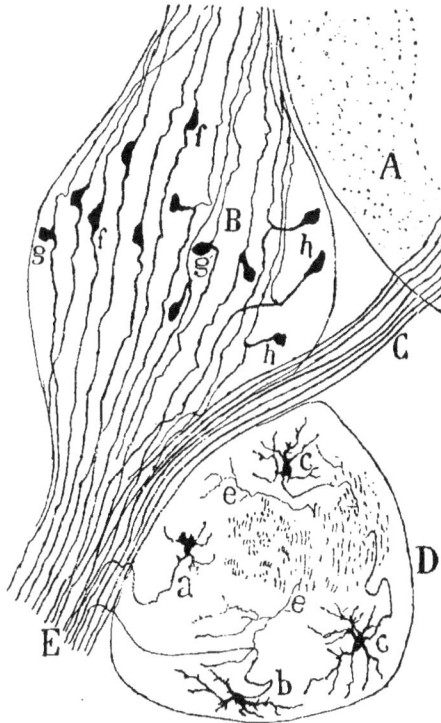

Fig. 556.—Coupe transversale d'une paire rachidienne et des ganglions rachidien et sympathique voisin embryon de poulet. Méthode de Golgi.

A, moelle épinière ; — B, ganglion rachidien ; — C, racine antérieure de la moelle ; — D, ganglion sympathique ; — a, b, cellules sympathiques dont l'axone se rend à la paire rachidienne — c, cellules envoyant leur axone dans le cordon du sympathique ; — e, collatérale de cet axone ; — f, neurone sympathique ; — g, cellule sensitive presque unipolaire ; — h, cellule sensitive unipolaire.

leurs nids péricellulaires.

sance des nids péricellulaires du sympathique. Depuis, nos recherches sommaires chez les mammifères [1] et les investigations plus approfondies de Van Gehuchten, L. Sala, Lenhossék et Kölliker chez les animaux âgés de quelques jours nous ont renseignés davantage à leur sujet. C'est au tout jeune chat qu'il faut recourir si l'on veut obtenir de bonnes imprégnations de

1. S. R. CAJAL, Notas preventivas sobre la retina y gran simpático de los mamiferos, Barcelona, 1891. — Los plexos y ganglios nerviosos del intestino, etc., 1893.

ces plexus par la méthode de Golgi. Ces nids péricellulaires sont formés quelquefois par une seule fibre, dont les divisions en branches variqueuses enveloppent tout le corps d'une cellule. Plus souvent, ils résultent du concours de plusieurs fibres, comme le figurent Sala et Kölliker ; dans ce cas, les nids ont une structure plus compliquée. D'autres fois, enfin, les nids, réunis en îlots et entrelacés, semblent être alimentés par un groupe spécial de fibres. Bien que la preuve absolue n'en ait pas été donnée, on admet que ces nids sont formés par des fibres motrices nées dans la moelle, c'est-à-dire par les fibres préganglionnaires de Langley.

Aspect des fibres spinales dans les préparations au bleu de méthylène.

La méthode au bleu de méthylène d'Ehrlich montre également bien les ramifications des tubes afférents dans les ganglions sympathiques. Dans une coupe longitudinale de l'un de ces ganglions du chat, on voit, comme par exemple, en *b*, figure 552, quel grand nombre de bifurcations en Y le groupe des fibres médullaires donne à son entrée dans le ganglion ; on y remarque aussi les collatérales qui se dégagent au niveau des étranglements. Fait à noter, les bifurcations diminuent au fur et à mesure que la fibre avance vers le centre du ganglion ; les collatérales continuent, au contraire, à prendre naissance sur elle.

Différence entre les axones sympathiques et spinaux.

Ces divisions constituent, ainsi que l'avait remarqué L. Sala à propos des préparations au Golgi, le meilleur moyen de faire la distinction entre les fibres d'origine spinale et les fibres d'origine sympathique, ces dernières restant presque toujours indivises pendant leur parcours dans le ganglion.

3° *Fibres sensitives.* — Certains auteurs, et parmi eux Kölliker, pensent que des fibres sensitives, nées dans les ganglions rachidiens, pénètrent dans le sympathique avec les rameaux communiquants blancs et ne font que traverser les ganglions sympathiques pour se terminer aux surfaces des muqueuses.

Nous avons vu, nous aussi, dans l'embryon de poulet, des fibres épaisses, nées du ganglion rachidien voisin, entrer dans les ganglions du sympathique ; mais le fait s'est présenté si rarement qu'il nous a été impossible d'étudier l'origine réelle et la terminaison de ces fibres.

Cellules névrogliques. — De petits noyaux ovoïdes, entourés d'une faible épaisseur de protoplasma pâle et disséminés entre les faisceaux de fibres nerveuses et les plexus dendritiques intercellulaires, apparaissent dans les préparations au Nissl. Il s'agit très certainement de cellules névrogliques ; malheureusement ces corpuscules sont à peu près réfractaires à l'imprégnation par le chromate d'argent, en sorte que leur morphologie nous est peu connue. Nous sommes parvenu, cependant, une fois à les mettre bien en évidence ; nous avons vu alors qu'ils ont pour la plupart une forme triangulaire ou en fuseau et possèdent un très petit nombre d'appendices, épais et faiblement ramifiés.

GANGLIONS SYMPATHIQUES DE L'HOMME

L'application de la méthode du nitrate d'argent réduit à l'étude du grand sympathique de l'homme adulte nous a permis de découvrir un certain nombre de dispositions morphologiques intéressantes que l'on ne trouve pas chez les autres animaux [1]. Elle nous a permis également de mettre en évidence des particularités histologiques dont l'existence, constatée depuis par Marinesco [2] surtout, prouve que les ganglions du grand sympathique et particulièrement le ganglion cervical supérieur, possèdent, comme le cerveau, une organisation plus élevée chez l'homme que chez les autres vertébrés. C'est ce que nous allons voir dans les pages suivantes.

Neurones. — On trouve dans le ganglion cervical supérieur de l'homme

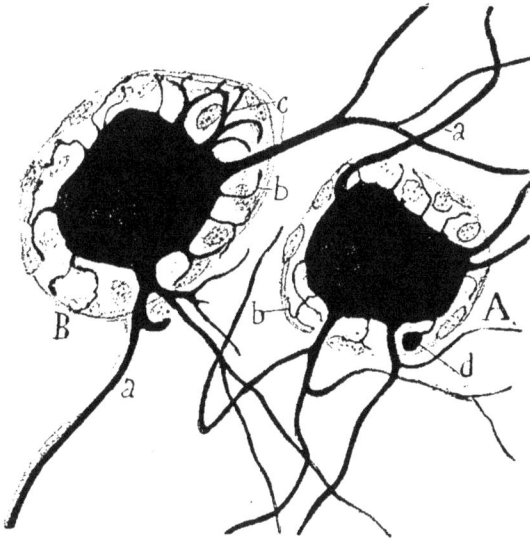

Fig. 557. — Deux cellules sympathiques d'une femme âgée de trente-six ans. Méthode du nitrate d'argent réduit.

a, axone ; — b, dendrites fines intracapsulaires ; — c, autres dendrites intracapsulaires plus épaisses ; — d, dendrite intracapsulaire terminée par une boule.

trois types de neurones pourvus d'un cylindre-axe : 1° un neurone possédant exclusivement ou presque exclusivement des dendrites courtes intracapsulaires et intraglomérulaires ; 2° un neurone muni de dendrites longues, et 3° un neurone mixte, hérissé de dendrites courtes et longues.

Leurs trois types dans le ganglion cervical supérieur.

Avant de commencer la description de ces divers types, il nous paraît bon d'expliquer ce que nous entendons par *dendrite intracapsulaire, dendrite intraglomérulaire* et *dendrite longue*.

Définitions.

Nous appelons *dendrites courtes ou intracapsulaires*, les expansions fines

1. S. R. CAJAL, Las celulas del gran simpático del hombre adulto. *Trab. del Lab. de Invest. biol.*, t. IV, fasc. 1 et 2, 1905.

2. MARINESCO, Quelques recherches sur la morphologie normale et pathologique des cellules des ganglions spinaux et sympathiques de l'homme. *Le Névraxe*, t. VIII, fasc. 1, 1906.

et divergentes qui émanent en grand nombre de presque toute la surface du corps cellulaire et qui se terminent dans l'épaisseur même de la capsule ou, d'une façon plus précise, sur la surface cellulaire, entre les éléments de la capsule (fig. 557, *b*, *c*). Nous donnerons à l'ensemble de ces expansions le nom de *couronne dendritique*. D'autre part, nous attribuerons le nom de *glomérules dendritiques* à des plexus denses, parfaitement délimités extérieurement et formés par de nombreuses arborisations dendritiques épaisses ainsi que par une multitude de branchilles axiles terminales (fig. 558, *B*). Ces glomérules, situés habituellement sous la capsule, mais parfois à distance du corps cellulaire, sont tout à fait comparables à ceux que nous avons décrits dans le bulbe olfactif et dans le cervelet. Nous donnerons enfin l'appellation de *dendrites longues* aux appendices épais qui, après avoir parcouru de grandes distances, se ramifient modérément et se terminent par des pointes plus ou moins effilées ainsi que par des bouquets peu fournis (figs. 557 et 559). Ceci dit, nous pouvons entreprendre la description du premier type des neurones sympathiques de l'homme.

Premier type. Cellules pourvues exclusivement ou presque exclusivement de dendrites courtes. — Ces neurones, dont on peut voir plusieurs échantillons sur les figures 558 et 560, sont volumineux ou moyens et rarement petits. On les reconnaît toujours à ce que l'immense majorité, sinon la totalité, de leurs dendrites appartiennent à la catégorie des expansions courtes, terminées sous la capsule. Aussi, cette membrane paraît-elle écartée de la surface du corps cellulaire par un large espace rempli en partie par des petites cellules satellites, semblables à celles que l'on voit autour des cellules des ganglions rachidiens, et en partie par les ramifications des dendrites courtes, sans parler, bien entendu, des arborisations axiles afférentes.

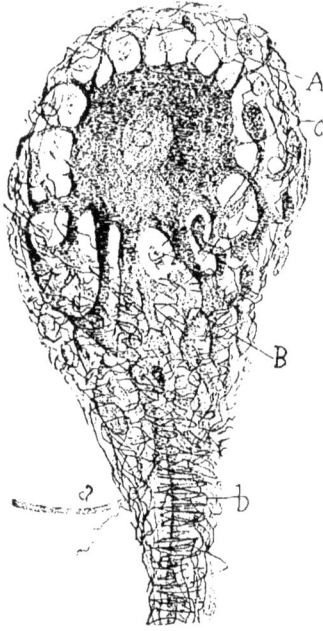

Aspect.

Fig. 558. — Cellule sympathique pourvue d'une couronne et d'un glomérule dendritiques intra-capsulaires; ganglion cervical d'un vieillard. Méthode du nitrate d'argent réduit.

A, dendrites courtes, terminées par des renflements olivaires ; — B, dendrites glomérulaires ; — *a*, axone ; — *b*, fibres axiles afférentes, disposées en spirales et formant un plexus intraglomérulaire compliqué ; — *c*, arborisations axiles de la couronne protoplasmique.

DENDRITES COURTES. — Nous avons distingué parmi ces expansions des dendrites fines ou intracapsulaires et des dendrites épaisses ou intraglomérulaires.

1° *Dendrites fines, intracapsulaires ou radiées.* — Ces expansions, nom-

breuses et divergentes, renferment un petit faisceau de neurofibrilles qui se
décompose par simple division, en deux ou plusieurs paquets. Ceux-ci se
comportent de façon diverse. Tantôt, et c'est peut-être le cas le plus fréquent, ils s'appliquent contre la capsule, et se terminent à sa face interne ou
sur les corpuscules satellites par un épaississement piriforme ou arrondi ;
cette disposition nous a paru se reproduire souvent chez le vieillard
(fig. 558, *A*). Tantôt, ils sont encore plus délicats et plus compliqués, s'incurvent sous la capsule et se terminent par des extrémités fines et pâles.
Tantôt, enfin, ils circulent dans et sous la capsule en décrivant de grands

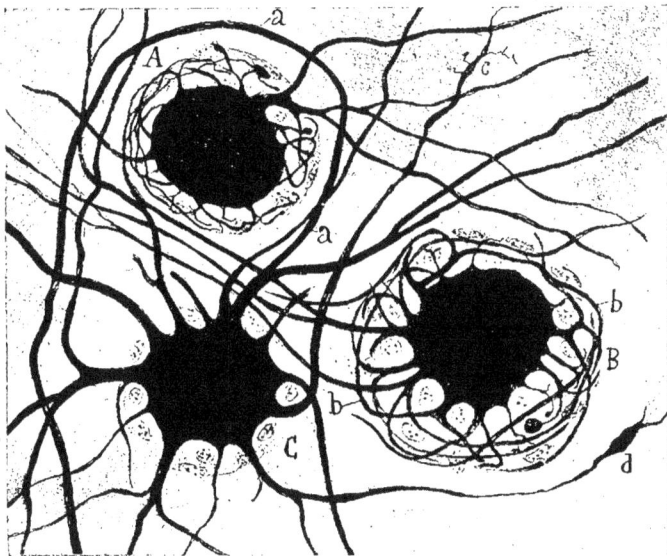

Fig. 559. — Cellules sympathiques d'une femme âgée de trente-six ans. Méthode
du nitrate d'argent réduit.

A, B, cellules dont les dendrites courtes forment un nid péricellulaire ; — C, cellules à dendrites
   longues ; — *a*, axone ; — *d, c*, partie terminale de quelques dendrites longues.

circuits autour de la cellule, ainsi que nous le montrons sur la figure 559, en
A et *B* ; dans ce dernier cas, assez fréquent surtout chez les individus
jeunes, les expansions ressemblent dans leur partie initiale aux dendrites
courtes, tout en étant un peu plus épaisses habituellement. Le *nid dendritique* qui enveloppe ainsi la cellule est facile à distinguer du nid axile par
le plus gros calibre de ses fibres et par la rareté de ses divisions ; ces divisions existent néanmoins et les branches qui en résultent ont un aspect
flexueux en raison de leur parcours entre les corpuscules satellites.

   2° *Dendrites épaisses ou intraglomérulaires; glomérules.* — Les dendrites épaisses forment, par leur enchevêtrement entre elles et avec les
arborisations axiles, des glomérules tantôt limités à une seule cellule et
édifiés par les dendrites qui émanent d'elle seule, tantôt étendus à deux

ou plusieurs neurones et constitués par l'entrelacement de leurs expansions respectives. Les uns sont donc des glomérules simples, les autres des glomérules composés.

a) *Glomérules simples*. — Dans la plupart des cas, les dendrites courtes se répartissent avec une certaine régularité dans tout l'espace sous-capsulaire, de façon à produire ce que nous avons appelé la couronne dendritique (fig. 557, *A* et *B*). D'autres fois, cependant, elles s'accumulent dans une sorte de poche formée par la capsule, s'y divisent de façon compliquée et y donnent naissance à un, rarement à deux glomérules, qui sont alors unis par la couronne. Il existe toutes les transitions entre les éléments à glomérules

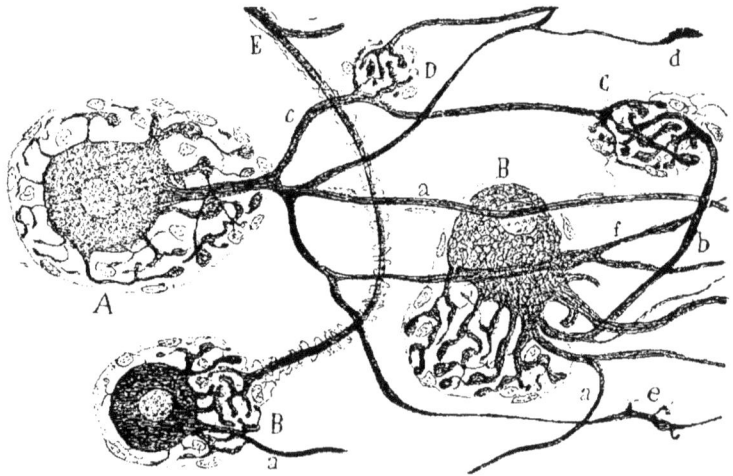

Fig. 560. — Quelques types de glomérules des neurones sympathiques du ganglion cervical supérieur ; homme âgé de soixante ans. Méthode du nitrate d'argent réduit.

A, cellule pourvue d'un petit glomérule et d'un tronc protoplasmique donnant naissance à l'axone et à des dendrites ; — B, cellule dont le glomérule reçoit l'arborisation d'une dendrite venue d'un autre neurone ; — C, glomérule situé à distance du neurone générateur ; — D, glomérule collatéral ; — a, axone ; — b, dendrite longue terminée dans un glomérule.

amples et enchevêtrés et ceux où l'on ne voit qu'une couronne dendritique simple (fig. 56o, *A*).

Ordinairement, la masse glomérulaire accompagne sur une certaine étendue l'axone et les dendrites longues, ce qui donne à l'ensemble une forme en poire, caractéristique (figs. 558 et 566, *B*), ou même une forme cométaire. On y trouve, en outre, de nombreux corpuscules satellites, polygonaux ou fusiformes, répandus dans les espaces étroits que laissent entre elles les dendrites. Nous n'en avons bien vu que le noyau.

Le glomérule, même lorsqu'il est de forme cométaire, est logé dans la capsule ; c'est un fait que nous pouvons affirmer en ce qui concerne ceux dont le volume n'est pas très considérable. Ce qui le prouve, c'est que la rangée de noyaux aplatis qui limite la couronne dendritique se continue sans interruption avec la ligne de noyaux de la poche ou saillie.

b) Glomérules composés.— Ces glomérules, produits par l'arborisation dendritique de deux ou plusieurs neurones en général peu éloignés, sont assez fréquents. On les distingue suivant le nombre de leurs éléments générateurs en *glomérules bicellulaires, tricellulaires et unicellulaires.*

Leurs variétés.

Les *glomérules bicellulaires*, dus à la fusion de deux glomérules voisins, sont enveloppés par une capsule commune. Ils ne diffèrent des glomérules simples que par l'apport des dendrites de deux côtés opposés. Celui que nous montrons sur la figure 566, en *A*, est constitué par deux cellules assez écartées l'une de l'autre ; celui de la figure 561, en *b*, est interposé, au contraire, entre deux neurones beaucoup plus rapprochés.

Les *glomérules tricellulaires* sont plus volumineux et présentent un aspect trilobé. On peut voir, en *A*, sur la figure 562 qui reproduit un de ces plexus dendritiques chez l'homme âgé de soixante ans, la disposition curviligne des dendrites secondaires et tertiaires, les renflements au niveau des divisions et les varicosités terminales.

Les *glomérules multicellulaires* ou composés par plus de trois cellules ne sont pas une rareté ; ils se présentent sous l'aspect d'un ilot plexiforme d'une très grande étendue.

Les glomérules composés se trouvent logés, eux aussi, sous la capsule nucléaire qui les sépare nettement des faisceaux nerveux voisins ou de

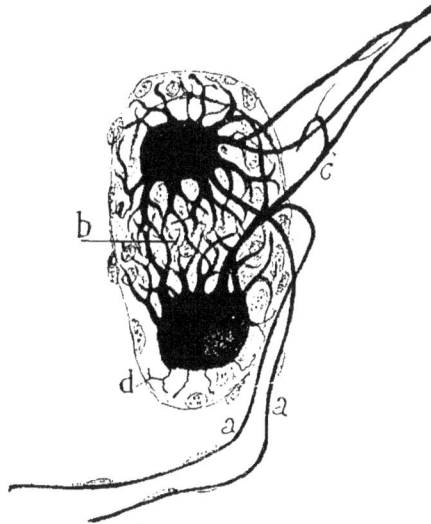

Fig. 561.— Glomérule bicellulaire ; homme adulte.
Méthode du nitrate d'argent réduit.

a, axone ; — *b*, glomérule ; — *c*, dendrites longues ; — *d*, dendrites de la couronne.

Leurs rapports.

passage ; mais cela n'est vrai que pour les glomérules bi et tri-cellulaires, et encore d'une façon inconstante pour ces derniers. Dans tous les autres cas, c'est-à-dire lorsque plus de trois cellules contribuent à la formation du glomérule et lorsque celui-ci embrasse une grande étendue, ses limites deviennent incertaines et l'on constate toutes les transitions entre le plexus protoplasmique nettement circonscrit et les faisceaux dendritiques diffus (fig. 563, *A*) ; mais ce point n'est pas encore définitivement tranché.

DENDRITES LONGUES. — Ce sont toutes les expansions qui sortent de la capsule ou des glomérules et cheminent librement sur de grands espaces, pour se ramifier et se terminer loin de leur cellule d'origine (figs. 560, *c, b*, et 561, *c*).

Caractères.

Ces dendrites existent dans le plus grand nombre des neurones sympathiques pourvus de glomérules. Elles sont en général au nombre d'une à deux par cellule, émergent du sommet du glomérule et accompagnent l'axone. Dans d'autres cas, elles prennent naissance sur plusieurs côtés du corps cellulaire et parfois, bien que très rarement, on les voit partir de l'extrémité opposée à celle du glomérule.

Quel que soit leur point de départ, les dendrites longues conservent leur calibre sur un grand parcours ; elles finissent néanmoins par se diviser et se terminer dans le ganglion même par des extrémités libres.

Variétés de leurs terminaisons.

La forme de leur terminaison est assez diverse pour qu'on puisse en décrire trois variétés.

a) Terminaison dans les tractus ou faisceaux de fibres dendritiques. — Après un trajet variable et un petit nombre de divisions, les expansions dendritiques pénètrent dans des faisceaux protoplasmiques et y cheminent d'ordinaire parallèlement aux fibres qui y sont contenues ; bientôt, elles s'amincissent, deviennent plus pâles et s'achèvent librement par un long appendice interstitiel. D'autres fois, elles se rétrécissent à leur extrémité, puis se renflent en une masse olivaire et granuleuse ; parfois, enfin, cette masse devient plus ou moins fusiforme et donne naissance à quelques ramuscules fins et variqueux.

b) Terminaison dans les plexus glomérulaires et les couronnes dendritiques. — Dans certains cas, peut-être plus nombreux que les préparations ne le laissent voir, les dendrites longues se ramifient dans un glomérule de grande ou de petite taille, où elles rencontrent les arborisations d'autres dendrites de même espèce (fig. 560, *D*).

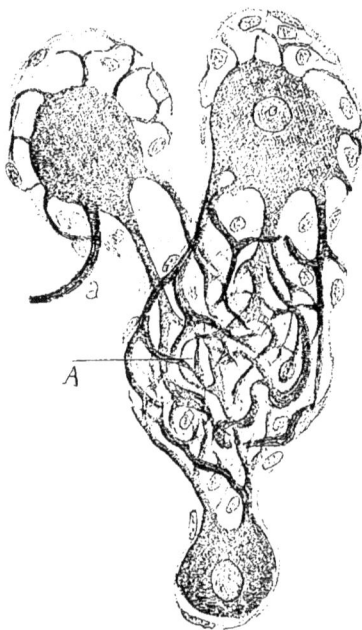

FIG. 562. — Glomérule tricellulaire ; homme âgé de soixante ans. Méthode du nitrate d'argent réduit.

A, glomérule ; — a, axone.

c) Terminaison en peloton péricellulaire. — Dans notre travail sur le grand sympathique du chien adulte, travail ancien et exécuté au moyen de la méthode de Golgi, nous avions signalé l'existence de dendrites, peu longues, qui, au lieu de se terminer librement dans un ganglion, se jetaient sur un neurone voisin et l'enveloppaient dans une arborisation sous-capsulaire de fibres variqueuses et disposées en nid. Retzius fut le premier à retrouver cette connexion étrange. Van Gehuchten et L. Sala la constatèrent aussi, mais la considérèrent comme une disposition accidentelle, inconstante et dépourvue de toute signification physiologique. Nous avons retrouvé cette forme de terminaison dans les préparations du sympathique humain, traitées par la méthode du nitrate d'argent réduit.

On peut voir, en *f*, sur la figure 563, le peloton que forment autour d'un neurone sympathique quatre dendrites longues, issues d'une cellule dépourvue de glomérule en apparence. La direction de quelques-unes de ces dendrites et les tours nombreux dont elles enveloppent le neurone cadrent mal avec l'idée d'une connexion due au hasard.

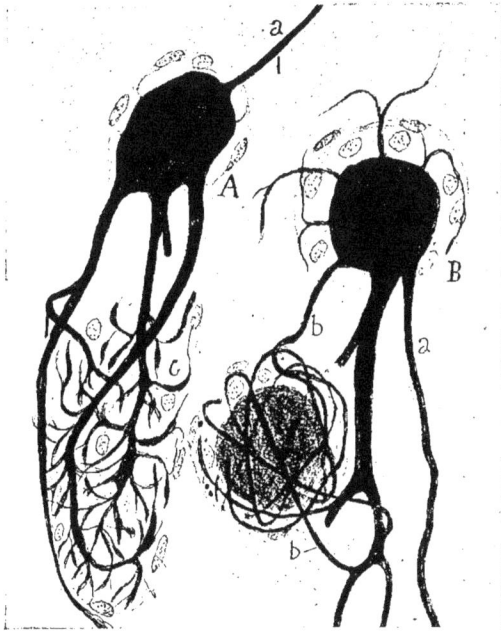

Fig. 563. — Cellules sympathiques du ganglion cervical supérieur; femme âgée de quarante et un ans. Méthode du nitrate d'argent réduit.

A, cellules dont les dendrites forment un plexus très étendu; — B, cellule enveloppant d'un nid dendritique un troisième neurone; — *a*, axone; — *b*, dendrites.

AXONE. — Il est facile à reconnaître dans la plupart des cas, surtout quand il se trouve dans une coupe épaisse et transparente; d'autres fois, on a de la peine à le distinguer des dendrites longues qui sortent de la capsule avec lui et auxquelles il ressemble fort par sa coloration et son calibre. Lorsqu'il s'agit de cellules pourvues d'un glomérule, l'axone émane habituellement d'une des nombreuses dendrites glomérulaires et s'en détache presque toujours à la hauteur ou au voisinage du sommet de la saillie formée par le plexus glomérulaire (fig. 558, *a*); il est plus rare qu'il sorte du côté opposé à celui-ci. Assez souvent, enfin, l'axone enveloppe le glomérule de quelques tours avant de le quitter, ce qui augmente considérablement les

Point de départ.

Glomérule initial.

chances de le confondre avec une dendrite longue. Dans les cellules groupées pour former un glomérule composé, l'axone est ordinairement la seule expansion qui se porte au dehors, en prenant des directions variées.

Pour tous les autres détails, l'axone de la cellule sympathique de l'homme ne diffère guère de celui des animaux, tels que le chat, le lapin, etc. Après un long parcours, pendant lequel il ne donne aucune branche, il s'incorpore, comme lui, à un faisceau de fibres de Remak. Les anilines basiques, telles que la safranine et le bleu de méthylène, employées isolément ou sur des coupes fines imprégnées par la méthode du nitrate d'argent réduit, colo-

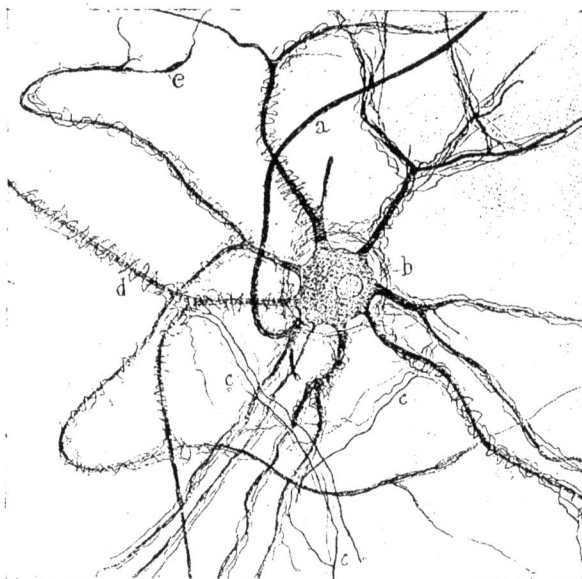

Fig. 564. — Cellule sympathique pourvue de dendrites très longues ; homme âgé de trente-deux ans. Méthode du nitrate d'argent (grossissement : 150 diamètres).

a, axone ; — b, nid axile périsomatique ; — d, fibrilles nerveuses serpentant ou en spirale ; — c, d, fibres nerveuses entrant en connexion avec les dendrites ; — c, terminaison d'une dendrite.

Noyaux. rent des noyaux entourés d'un peu de protoplasma et disposés de distance en distance, sur ses contours.

Marinesco et L.-R. Müller ont pu confirmer l'existence du type cellulaire sympathique que nous venons de décrire, en se servant l'un de notre méthode neurofibrillaire, l'autre de celle de Bielschowsky. Ils y ont vu la couronne de fines dendrites intracapsulaires et les expansions glomérulaires.

Second type ; cellule pourvue uniquement de dendrites très longues. — Les dendrites courtes, intracapsulaires ou glomérulaires, font par suite complètement défaut dans ce type ; quant aux longs bras protoplasmiques et divergents, on peut les suivre sur de grands espaces sans les voir pénétrer dans un glomérule ; par contre, on assiste assez souvent à leur division en branches, qui finissent par gagner les faisceaux formés par les dendrites longues des autres types cellulaires.

Nous montrons sur la figure 559, en C, et sur la figure 564 quelques exemplaires de neurones du second type. On y remarquera la fine capsule bordée de noyaux qui enveloppe le corps plus ou moins sphérique, fusiforme ou polyédrique de la cellule ; mais en apparence on n'y voit pas de corpuscules satellites ; ce fait semble indiquer une corrélation entre leur existence et celle des dendrites sous-capsulaires.

Les cellules de ce second type ont été retrouvées et bien décrites chez l'homme par Marinesco et L.-R. Müller, grâce à l'emploi des méthodes neurofibrillaires. Ajoutons qu'elles correspondent exactement à la plupart des neurones sympathiques qui ont été décrits chez les animaux par nous, Retzius, Van Gehuchten, L. Sala, Kölliker et Dogiel.

Troisième type ; cellule mixte, pourvue de dendrites longues et courtes. — Un certain nombre d'éléments appartenant à la catégorie précédente s'en différencient cependant par quelques expansions protoplasmiques, courtes, fines et divergentes, qui se ramifient dans un espace sous-capsulaire assez vaste et parsemé de corpuscules satellites (fig. 557). Grâce à ces dendrites plus ou moins nombreuses, ce type forme la transition entre les deux premiers que nous avons décrits. On y aperçoit parfois une ébauche de glomérule quelque peu diffus.

Terminaisons nerveuses péricellulaires. — L'abondance des fibres qui composent les nids axiles du sympathique est bien plus grande chez l'homme que chez les animaux, tels que le chien et le chat ; elle est même si grande qu'il paraît tout d'abord impossible d'élucider le trajet et la disposition des arborisations terminales des axones. Un simple coup d'œil jeté sur la figure 565 suffira à montrer et cette abondance extrême et l'enchevêtrement qui en résulte.

Leur abondance chez l'homme.

Malgré les difficultés de l'examen, on arrive pourtant à reconnaître qu'il existe plusieurs genres d'arborisations axiles autour des neurones sympathiques. Nous en distinguerons seulement deux : l'une destinée aux cellules dépourvues de dendrites courtes, l'autre enveloppant les neurones munis d'expansions sous-capsulaires et glomérulaires.

Leurs deux variétés principales.

ARBORISATIONS DESTINÉES AUX CELLULES POURVUES UNIQUEMENT DE DENDRITES LONGUES. — Ce sont les plus pauvres en fibres terminales, du moins pour le corps, qu'elles entourent de quelques branchilles disposées en peloton et très distantes l'une de l'autre. Il y a des exceptions néanmoins, c'est-à-dire des nids nerveux passablement compliqués. On en peut voir un exemple sur la figure 564. Les fibres qui engendrent ces arborisations se divisent, ordinairement dès leur arrivée au nid, en quelques branches fort longues, pelotonnées en sens divers sur le corps cellulaire.

ARBORISATIONS DESTINÉES AUX CELLULES MUNIES DE DENDRITES SOUS-CAPSULAIRES ET GLOMÉRULAIRES — Leur étendue est telle qu'il est bon de les diviser au point de vue descriptif en trois portions : le nid proprement dit ou arborisation axile de la couronne dendritique, l'arborisation intra et périglomérulaire et l'arborisation entourant les dendrites longues.

a) Arborisation axile de la couronne dendritique ou péricellulaire. —
Nous montrons, en *A*, sur la figure 565, un des échantillons les plus typiques
de ce genre de ramifications. On y voit arriver, en *a*, un filament épais, qui
côtoie une dendrite longue *b*, enveloppée de quelques fibres fines et en
spirale. En suivant ce filament du côté de son origine, on verrait qu'il fait
suite à un gros tube à myéline; si on le suit, au contraire, du côté de sa terminaison, on constate qu'il se bifurque à plusieurs reprises et que certaines
de ces branches vont à d'autres neurones. En abordant la cellule qui est

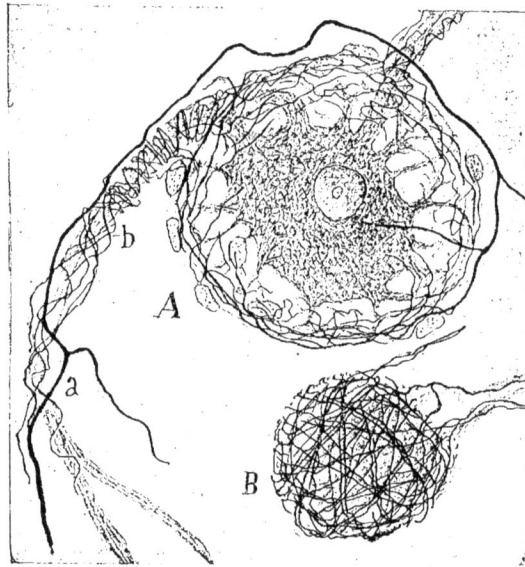

FIG. 565. — Nids axiles terminaux autour de deux cellules sympathiques; homme âgé
de soixante-cinq ans. Méthode du nitrate d'argent réduit.

A, cellule pourvue d'une couronne dendritique et d'un riche plexus nerveux péricellulaire ; —
B, petit neurone enveloppé d'un peloton nerveux dense; — *a*, fibre nerveuse afférente et épaisse ;
— *b*, fibres nerveuses afférentes fines.

leur but principal, tronc et branches du filament commencent par circuler
autour de la capsule et l'enveloppent de fibres relativement épaisses, d'où
émanent des ramuscules plus fins. Ceux-ci pénètrent sous la capsule, s'y
ramifient nombre de fois et s'enchevêtrent étroitement avec la couronne
dendritique sous-capsulaire ; ils entrent ainsi en contact avec les expansions courtes de la cellule et très rarement avec le corps dont ils se tiennent éloignés en général.
    Les divisions du cylindre-axe afférent ne se bornent pas à entrer en con-
nexion avec les dendrites sous-capsulaires; lorsque la cellule possède une
ou plusieurs dendrites longues, les ramuscules axiles serpentent autour
d'elles ; c'est ce que l'on peut voir sur la figure 565, et encore mieux sur la
figure 564.

b) Arborisation axile péri et intra-glomérulaire. — C'est une extension et une concentration plus grande du plexus péricellulaire dans la région du sommet du glomérule, région qui sert habituellement d'entrée aux fibres axiles. Ainsi que le montrent les figures 558, en *b*, et 566, en *e*, la plupart des fibres afférentes tournent d'abord en spirale autour d'une ou plusieurs dendrites ; elles se ramifient en-suite abondamment entre les prolongements protoplasmi-ques du glomérule et y pro-duisent un tel enchevêtrement de fibrilles qu'il est impossible de les suivre individuelle-ment. Les fibrilles font plus que circuler entre les grosses branches dendritiques et au-tour du glomérule, elles les enveloppent, une par une, d'innombrables tours de spire ; c'est ce que l'on voit bien surtout dans les coupes fines et transversales du glomé-rule.

c) Arborisation axile des dendrites longues. — On l'ob-serve constamment sur n'im-porte quel neurone sympa-thique ; elle est plus fréquente cependant sur ceux de taille grande et moyenne (figs. 564 et 565, *b*).

Dans les cellules pourvues d'une couronne et d'un glo-mérule dendritiques, le plexus nerveux des expansions lon-gues est le premier formé. C'est un ensemble de fibrilles, fines et grosses, qui accom-pagnent chacune des expan-

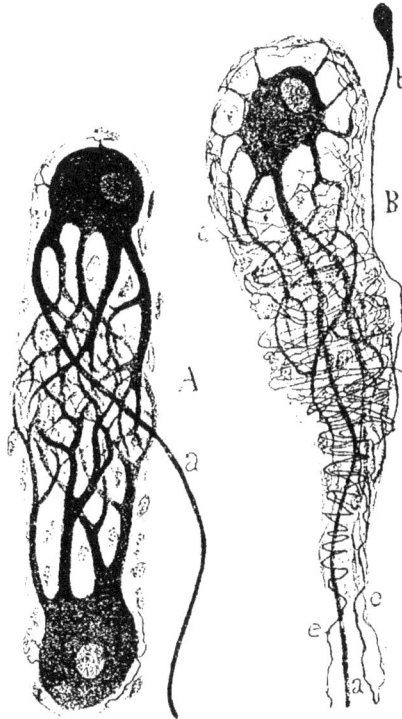

FIG. 566. — Cellules sympathiques de forme cométaire : homme âgé d'environ 50 ans. Méthode du
nitrate d'argent réduit.

A, deux cellules de forme cométaire dont les dendrites
s'enchevêtrent en glomérule ; — B, cellule renfermant
une arborisation nerveuse périglomérulaire très riche ;
— *a*, axone ; — *b*, fibre terminée en boule et de nature
probablement dendritique.

a) Dans les cellules à cou-ronne dendri-tique.

sions longues en serpentant ou plus souvent en décrivant des spires et en se ramifiant autour d'elles (fig. 564). Les plexus axiles du glomérule et de la couronne ne se forment qu'ensuite au moyen des fibres ultimes du premier. Dans les cellules volumineuses et dépourvues de dendrites sous-capsulaires, les choses ne se passent pas toujours ainsi, car bien des fois nous avons vu les plexus des dendrites longues se constituer d'une façon plus ou moins indépendante de ceux qui entourent le corps cellulaire (fig. 564, *c*).

b) Dans les cellules sans couronne den-dritique.

D'ailleurs la formation de ces divers plexus présente la plus grande variété. Nous avons vu par exemple des groupes de fibres axiles aborder une dendrite longue à une certaine distance du corps cellulaire et décrire autour d'elle une série de spires en se portant vers la périphérie; dans ce cas, les spires diminuent en même temps que le calibre de l'expansion enveloppée et le plexus se réduit vers l'extrémité à une ou deux fibres pâles qui se terminent vraisemblablement sur la surface de la dendrite. Nous avons vu encore des fibres axiles aborder les dendrites non loin de leur terminaison, les accompagner de leurs sinuosités, sauter sur une autre dendrite, au voisinage du corps, et s'éloigner de nouveau vers la périphérie.

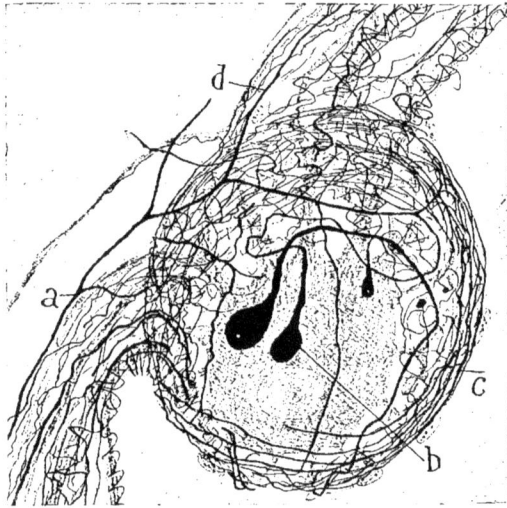

Fig. 567. — Cellule du ganglion cervical supérieur du grand sympathique; homme âgé de quatre-vingts ans. Méthode du nitrate d'argent réduit.

a, fibre nerveuse afférente et probablement d'origine cérébro-spinale ; — *b*, massues terminales de quelques branches du plexus péricellulaire ; — *c*, plexus péricellulaire en contact avec les dendrites courtes; — *d*, fibre afférente, ramifiée le long des dendrites longues.

Fibres terminées par des boules (figs. 566 et 567, *b*). — On aperçoit quelquefois dans le plexus périglomérulaire de certaines cellules sympathiques des fibres qui s'achèvent par des boules très volumineuses. Ces boules sont tout à fait semblables à celles que nous, Nageotte, Marinesco et d'autres avons observées dans les ganglions sensitifs de l'homme. Nous n'en avons constaté la présence que chez des individus âgés ou morts de maladie ; aussi serions-nous porté à les considérer comme des productions pathologiques, dues, entre autres causes, à l'influence nocive des toxines.

Des boules existent aussi chez l'homme à l'extrémité des expansions protoplasmiques sous-capsulaires, ainsi que nous l'avons vu en décrivant tout à l'heure la couronne dendritique des cellules sympathiques; par contre, nous n'avons jamais observé de dendrites pourvues d'une boule extra-capsulaire, ni des branches axiles terminées par un bouton dans les ganglions sympathiques, comme cela arrive souvent dans les ganglions sensitifs humains.

SYMPATHIQUE PÉRIPHÉRIQUE OU VISCÉRAL

Des ganglions sympathiques spéciaux régissent l'activité de tous les organes de la vie végétative, estomac, intestin, cœur, artères, vessie, glandes, etc. Parmi eux, on ne connait à peu près bien que ceux de l'intestin. Nous allons donc commencer notre étude par ces derniers et par les riches plexus qu'ils forment.

I. GANGLIONS ET PLEXUS DE L'INTESTIN

Le tube intestinal, innervé par le grand sympathique et peut-être aussi par la moelle, possède en outre, ainsi que l'ont appris les recherches mémorables de Meissner [1] et d'Auerbach [2], un système nerveux qui lui est propre. Cet appareil, dont l'existence explique l'automatisme des mouvements intestinaux, est composé de deux plexus ganglionnaires : l'un, placé entre les couches des fibres de la musculeuse et portant le nom de *plexus d'Auerbach* ou *mésentérique externe* ; l'autre, situé au-dessous de la couche glanduleuse, en plein tissu conjonctif sous-muqueux, et appellé *plexus de Meissner* ou *mésentérique interne*. Grâce aux recherches de Drasch [3], aux nôtres [4] et à celles de Müller [5], on connaît encore trois autres plexus ganglionnaires de moindre importance : un *plexus sous-musculeux* ou *musculaire profond*, un *plexus interglanduleux* et un *plexus intravilleux*. *Les divers plexus intestinaux.*

Plexus d'Auerbach. — Ce système nerveux, compris entre le plan des fibres longitudinales et celui des fibres circulaires de la tunique musculaire, est constitué par une infinité de ganglions ovoïdes, fusiformes ou polygonaux, réunis par des faisceaux anastomotiques. L'ensemble forme une trame continue et plane, tout le long de l'intestin, depuis l'estomac jusqu'au rectum inclusivement (fig. 568). *Situation.*

Nous étudierons, dans ce plexus, les cellules des ganglions, les cordons qui unissent ces derniers, les faisceaux qui vont aux muscles lisses, enfin les faisceaux qui font communiquer le plexus d'Auerbach avec ceux qui sont plus près de la muqueuse. *Parties constitutives.*

CELLULES NERVEUSES DES GANGLIONS. — Les anciens histologistes, Henle, Schwalbe, Toldt, Ranvier, etc., avaient déjà constaté l'existence de ces cor- *Caractères.*

1. MEISSNER, Ueber die Nerven der Darmwand. *Zeitschr. f. ration. Medic.*, N. F. Bd. VIII, 1857.
2. AUERBACH, Ueber einen bisher unbekannten ganglio-nervösen Apparat im Darmcanal der Wirbelthiere. *Arch. f. pathol. Anat. u. Physiol.* Bd., XXX, 1862.
3. DRASCH, Beiträge zur Kenntnis der feineren Bau des Daundarms, etc. *Sitzungsber. d. Kaiserl. Akad. d. Wissenschaft zu Wien.* Bd. LXXXII, Abtheil. III, 1880.
4. S. R. CAJAL, Nuevas aplicaciones del método de Golgi. Barcelona, 1889.
5. E. MÜLLER, Zur Kenntnis der Ausbreitung und Endigungsweise der Magen-Darm-und Pancreas-nerven. *Arch. f. mikrosk. Anat.*, Bd. XI, 1874.

puscules multipolaires, volumineux et disposés sans aucun ordre dans chaque foyer. Leur *nombre* varie avec la taille de l'animal et même avec l'épaisseur des tuniques musculaires. On en compte dix et davantage dans certains ganglions du chien et du chat, mais habituellement, du moins chez le cobaye et le lapin, il n'en existe pas plus de cinq ou six, et même guère plus de deux ou trois dans les plus petits amas.

Les coupes traitées par la méthode de Nissl montrent dans ces neurones : un *noyau* volumineux où sont inclus un à deux nucléoles, un *protoplasma* abondant, semé de blocs chromatiques ténus, enfin une *membrane* si délicate qu'on a peine à l'apercevoir. Par l'argent réduit, on observe parfois, entre les amas chromatiques, des *neurofibrilles* fines, enchevêtrées en plexus et réseaux compliqués. Ces réseaux augmentent d'épaisseur et deviennent par suite plus visibles chez les reptiles, le lézard par exemple, lorsque ces animaux sont en torpeur hibernale [1].

Au point de vue morphologique, la méthode d'Ehrlich dans les mains de Dogiel et celle de Golgi

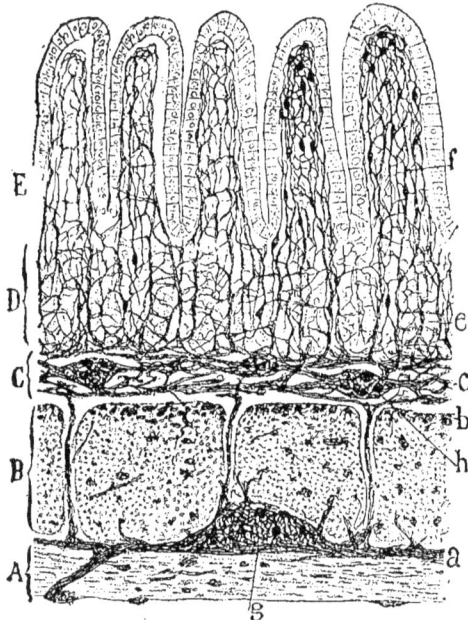

Fig. 568. — Coupe longitudinale de l'intestin grêle, chez le cobaye. Méthode de Golgi (cette figure demi-schématique a pour but de montrer l'ensemble des plexus et des ganglions).

A, couche des fibres musculaires longitudinales ; — B, couche des fibres musculaires circulaires : — C, tissu conjonctif sous-muqueux, avec le plexus de Meissner et ses ganglions ; — D, couche des glandes de Lieberkühn ; — E, villosités : — a, plexus d'Auerbach ; — b, plexus musculaire profond, coupé transversalement ; — c, travées du plexus de Meissner ; — e, travées du plexus périglandulaire : — f, plexus intravilleux ; — g, ganglion du plexus d'Auerbach.

Leurs deux espèces.

dans les nôtres ont montré qu'il existe deux sortes de cellules : l'une à dendrites courtes ou cellule de Dogiel, l'autre à appendices dendritiques très longs.

a) Cellules de Dogiel ou à dendrites courtes. — Ces neurones portent le nom de ce savant, parce qu'il a été le premier à les décrire [2] ; ils ont été étudiés depuis par La Villa [3], Kölliker et nous. Ils possèdent des caractères

1. S. R. Cajal, Sobre las variaciones normales y patológicas de las neurofibrillas. *Trab. d. Labor. d. Invest. biol.*, t. III, f. 1, 1904.

2. Dogiel, Zur Frage über den Ganglien des Darmgeflechtes, etc. *Anat. Anzeiger*, n° 16, 1895.

3. La Villa, Estructura de los ganglios intestinales. *Rev. trim. micrograf.*, t. II, 1897.

si typiques qu'il est impossible de ne pas les discerner du premier coup parmi les espèces voisines. Nous allons emprunter à La Villa l'excellente description qu'il en a donnée.

« Ces éléments sont extrêmement nombreux dans les préparations au bleu de méthylène ; il n'en paraît aucun, au contraire, dans les coupes tirées des pièces imprégnées par le chromate d'argent ; on s'explique ainsi pourquoi ils n'ont pas été signalés par Cajal. Leur corps attire vivement le bleu d'Ehrlich ; il en est de même de leurs dendrites, courtes, verruqueuses et d'aspect granuleux ; celles-ci sont fréquemment couvertes de duvet et se terminent, en tout cas, librement, à l'intérieur du ganglion. Toutes les cellules n'ont pas cette apparence. On peut en distinguer plusieurs variétés que nous montrons sur la figure 569.

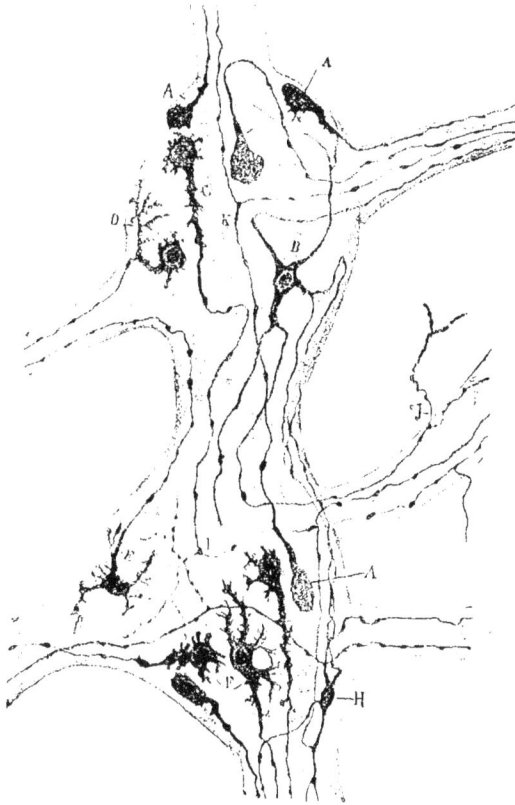

FIG. 569. — Ganglions du plexus d'Auerbach ; lapin âgé d'un mois. Méthode d'Ehrlich. (D'après La Villa.)

A, cellules unipolaires avec axone ; — B, cellules à expansions longues ; — C, cellules unipolaires à expansions courtes ; — D, E, F, cellules pourvues de dendrites et d'un axone ; — H, cellule à expansions longues ; — I, collatérale intraganglionnaire d'une cellule autochtone ; — J, fibre paraissant se ramifier sur les fibres musculaires lisses.

Variétés.

« L'une d'elles, fort curieuse, est unipolaire (fig. 569, A). Son corps piriforme est dépourvu de toute expansion sauf en un point, ou bien il est rendu inégal par de faibles saillies. Il donne naissance à un prolongement, le cylindre-axe, qui, d'abord conique, rude et épineux sur ses contours, s'amincit ensuite graduellement, devient lisse et variqueux, et sort du ganglion pour pénétrer dans un des faisceaux du plexus d'Auerbach. »

« Une autre variété, la plus commune peut-être, est étoilée, avec des expansions courtes, grossières et verruqueuses (fig. 569, D, E, F). Certains de ses appendices peuvent se ramifier une ou deux fois, mais les branches qui en résultent n'atteignent jamais une grande longueur. Elles se terminent d'ailleurs par des extrémités libres, et de façon si évidente que Dogiel, partisan convaincu des réseaux protoplasmiques, s'abstient ici de parler d'anastomoses. »

« Une troisième variété nous est fournie par la cellule à prolongements courts et verruqueux. Elle est très fréquente dans l'intestin du chat, où elle se présente avec une forme aplatie et des caractères qui la feraient aisément confondre avec des corpuscules endothéliaux ou conjonctifs, n'était le cylindre-axe qui en part (fig. 569, C). Cette variété abonde aussi chez le lapin et le cobaye, mais elle nous a paru posséder chez ces animaux des dendrites un peu plus longues et tendant à se diviser. Quoi qu'il en soit, l'axone de la cellule que nous étudions présente, à son origine, une forme conique, des contours rudes et des appendices triangulaires granuleux. »

« Enfin, on observe des neurones dont les expansions sont un peu plus ramifiées et un peu plus longues, mais qui ne dépassent point cependant les limites du ganglion d'origine. Dans ces éléments, l'axone part du corps ou d'une dendrite volumineuse. »

Axone.

« Généralement, et quelle que soit la variété considérée, le cylindre-axe quitte le ganglion où il a pris naissance sans y émettre de collatérales. Il pénètre dans un faisceau du plexus d'Auerbach et traverse ensuite un, deux et même trois ganglions. Parfois à son passage près d'un ganglion, il lui abandonne une collatérale, ainsi que l'a remarqué Dogiel; dans ce cas, il s'agit quelquefois d'une véritable bifurcation, les deux branches cheminant alors dans deux faisceaux distincts du plexus. »

b) Cellules étoilées à dendrites longues. — Ces éléments, signalés d'abord par nous dans les plexus intestinaux de la grenouille et des mammifères [1], ont été vus également par Dogiel, Kölliker et La Villa. Ils se distinguent des précédents par leur nombre moindre, leur taille plus considérable et leurs expansions, au nombre de trois, quatre ou davantage, toutes longues, variqueuses et peu ou point ramifiées. La plupart de ces dernières sortent des ganglions où elles sont nées pour aller se perdre, on ne sait comment, dans les faisceaux du plexus d'Auerbach et les ganglions voisins (fig. 569, B).

Axone ; son existence controversée.

Malgré qu'il n'y ait entre eux aucune différence apparente, Dogiel partage ces prolongements en axone et dendrites. L'axone serait lisse, se ramifierait dans les ganglions voisins et se mettrait en rapport avec les neurones du type précédent, considéré comme moteur par Dogiel. Les dendrites énormes, très longues, chemineraient d'abord dans les faisceaux du plexus, pénétreraient dans les rameaux communiquants et se rendraient, par leur intermédiaire, jusque dans la muqueuse ; elles se termineraient dans les villosités de cette dernière, comme les arborisations sensitives dans la peau et les autres muqueuses. Les observations que nous avons faites à l'aide des méthodes de Golgi et d'Ehrlich ne nous permettent pas de confirmer l'opinion de Dogiel ni de statuer définitivement sur la question. Nous avons vu des expansions deve-

1. S. R. CAJAL, El plexo de Auerbach de los batracios. Barcelona, 1892. Los ganglios y plexos nerviosos del intestino, etc., 1893.

nir plus pâles et paraître se terminer dans le ganglion ; mais ce n'est peut-être là qu'une simple illusion due à une imprégnation incomplète ; nous en avons vu d'autres fort longues, sortir du ganglion au nombre de deux ou trois, se bifurquer parfois et émettre des collatérales pour les ganglions voisins, ainsi que l'a très bien remarqué La Villa ; mais nous n'avons jamais réussi à en voir une seule atteindre la couche glanduleuse de l'intestin et encore moins l'épithélium, en raison même de l'étendue et de l'enchevêtrement de leur parcours. Nous croyons donc que l'opinion de Dogiel est une pure hypothèse, inspirée peut-être par des considérations physiologiques ; car, pour expliquer l'automatisme intestinal, il faut que l'arc excito-réflexe renferme un neurone sensitif autochtone, chargé de recueillir les impressions de la muqueuse.

Loin de nous, cependant, la pensée de nier l'existence d'un cylindre-axe dans les cellules dont il est question ici. Elles peuvent évidemment en posséder un, mais rien jusqu'à présent n'en a prouvé la réalité, car le criterium morphologique est insuffisant et celui des connexions inapplicable par suite des difficultés de l'observation. Au reste, notre réserve est également partagée par Kölliker. Ce savant pense que les ganglions intestinaux manquent de cellules sensitives et que les actes réflexes de l'intestin s'expliquent par des fibres sensitives émanées des ganglions cérébro-spinaux et innervant les plexus et la muqueuse de cette portion du tube digestif. A notre avis, et ceci dit à titre de simple conjecture, les cellules à longues expansions sont motrices, tout comme les neurones à expansions courtes ou cellules de Dogiel. Mais tandis que les premières peuvent entrer en rapport avec de nombreuses fibres afférentes du sympathique vertébral, grâce à leurs longs appendices répandus et ramifiés dans les ganglions voisins et occasionnellement dans le leur propre, les secondes ne sont aptes à recueillir que l'influx d'une seule ou d'un très petit nombre de ces fibres au moyen de leurs prolongements courts, arborisés dans le seul ganglion d'origine.

Rôle des cellules étoilées, d'après nous.

FAISCEAUX OU CORDONS UNITIFS. — Les ganglions du plexus d'Auerbach sont réunis par des cordons aplatis, formés d'une multitude de fibres de Remak et constituant les mailles du plexus. Au point où le mésentère s'insère sur la paroi abdominale postérieure, on voit un grand nombre de ces fibres se dégager du grand sympathique pour pénétrer dans le plexus intestinal. Les autres fibres proviennent, bien entendu, des ganglions d'Auerbach et doivent innerver des territoires plus ou moins distants de la tunique musculaire de l'intestin. Il existe donc dans le plexus des fibres exogènes et des fibres endogènes.

Leurs deux origines.

Fibres afférentes ou exogènes venues du grand sympathique. — Ces conducteurs, nombreux ainsi que nous venons de le dire et plus épais que les endogènes, pénètrent dans les ganglions du plexus d'Auerbach, où ils se disposent en lacis soit entre les cellules, soit à la périphérie de leurs groupements.

1° Dans les préparations au Golgi.

Ces fibres arrivent à l'intestin réunies en faisceaux (fig. 570, *A*). Ceux-ci se divisent pour atteindre les ganglions d'Auerbach et se divisent encore maintes fois quand ils y ont pénétré ; ainsi, un faisceau peut entrer en connexion avec un nombre considérable de ganglions. Les fibres de ces faisceaux donnent, à leur passage dans les amas cellulaires, des fibrilles

922 HISTOLOGIE DU SYSTÈME NERVEUX

délicates, ondulantes et variqueuses qui se ramifient à plusieurs reprises ; ces fibrilles forment de la sorte des nids touffus et granuleux autour des cellules marquées par des espaces vides dans les préparations au chromate d'argent bien réussies. Malgré qu'il soit difficile de poursuivre ces collatérales, à cause de leurs sinuosités et de leur enchevêtrement, nous sommes arrivé à voir les plus courtes d'entre elles se terminer par des ramuscules très fins, moniliformes et pourvus d'une varicosité à leur extrémité parfaitement libre. Ce mode de terminaison s'observe aussi parfois sur des fibres terminales elles-mêmes (fig. 571, b).

Nids terminaux autour des neurones d'Auerbach.

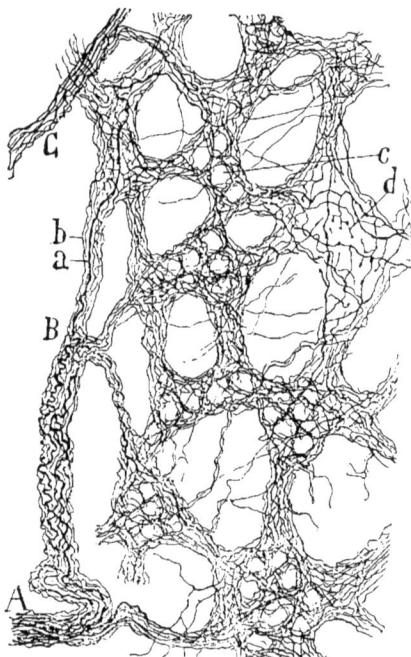

Fig. 570. — Coupe parallèle aux tuniques musculaires de l'intestin ; souris âgée de quelques jours. Méthode de Golgi. Cette coupe montre le plexus d'Auerbach et ses renflements ganglionnaires où les cellules ne sont pas imprégnées.

A, nerf sympathique amené par une artère du mésentère ; — B, bifurcation de ce nerf ; — C, autre nerf sympathique afférent ; — a, fibres sympathiques épaisses ; — b, fibres sympathiques fines ; — c, espace vide, où se trouvent les cellules nerveuses ; — d, collatérales terminales, à l'intérieur des ganglions.

2° Dans les préparations au bleu de méthylène.

Autres terminaisons problématiques.

Les bifurcations et les collatérales que nous avons découvertes sur les fibres exogènes grâce à la méthode de Golgi, ont été également constatées par Dogiel et La Villa dans les préparations au bleu de méthylène. Ce sont les fibres les plus grosses qui se montrent le mieux dans ces préparations ; on les voit parfois très nettement au milieu des faisceaux unitifs et des ganglions, d'ordinaire incolores ; on aperçoit aussi leurs bifurcations, mais plus difficilement leurs collatérales. Malheureusement, l'étendue énorme de l'arborisation d'une seule et même fibre ainsi que ses changements de niveau ne permettent pas de savoir si, en outre des collatérales et terminales que nous avons décrites autour des cellules des ganglions, il existe des branches destinées aux fibres musculaires et aux plexus de Meissner et autres plexus sous-muqueux.

Fibres endogènes. — Nous connaissons leur origine, puisque ce sont les cylindres-axes des deux espèces de cellules des ganglions du plexus d'Auerbach. Nous savons aussi qu'avant d'atteindre les couches musculaires elles passent souvent de ganglion en ganglion, en se bifurquant et en émettant quelques collatérales. Ajoutons cependant que nous comprenons encore sous le nom de fibres endogènes les longues expansions dendritiques des cellules étoilées. Toutes ces fibres, sorties tôt ou tard des ganglions, pénètrent dans les plexus nerveux terminaux périfasciculaires et interstitiels.

PLEXUS INTERFASCICULAIRE OU SECONDAIRE. — On remarque dans les mailles du plexus d'Auerbach et entre les grands faisceaux fibro-cellulaires des deux tuniques musculaires un autre plexus nerveux à mailles étroites. Il est constitué : 1° par des fibres nerveuses ou branches viscérales issues des ganglions d'Auerbach, et 2° par les prolongements de certaines cellules auxquelles nous donnerons le nom de neurones sympathiques interstitiels.

Situation et parties constitutives.

Neurones sympathiques interstitiels. — Ces corpuscules, que nous avons découverts dans le pancréas et le tube intestinal de la grenouille et des mammifères, se colorent fort bien par le chromate d'argent et par le bleu de méthylène. Ils ont un aspect fusiforme ou triangulaire et une taille petite,

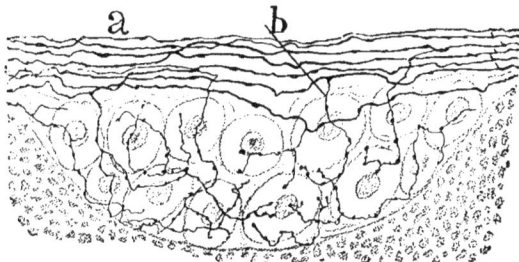

Fig. 571. — Coupe longitudinale d'un ganglion d'Auerbach, montrant seulement quelques collatérales et un faisceau de fibres de passage; souris nouveau-née. Méthode de Golgi.

a, fibres de passage : — b, collatérale.

possèdent une faible masse protoplasmique et donnent naissance à plusieurs expansions variqueuses, fort longues, qui sont ramifiées à angle droit, habituellement. On rencontre ces neurones surtout entre les faisceaux fibro-cellulaires, contre les paquets fibrillaires du plexus interfasciculaire ou secondaire ; ils ne manquent pas non plus à la périphérie du plexus d'Auerbach et dans le voisinage des vaisseaux. Quelques-uns de leurs prolongements se dégagent des paquets fibrillaires pour cheminer isolément entre les deux couches musculaires, et de préférence dans leurs interstices ; ils forment avec leurs congénères un plexus à mailles étroites, inégales et souvent incomplètes (fig. 572, A). Leurs ramuscules ultimes, pâles et granuleux, semblent entrer en rapport avec les fibres musculaires.

Dogiel a confirmé l'existence des cellules interstitielles ; il les a rencontrées aussi autour du plexus d'Auerbach ; mais, pour lui, la plupart de leurs expansions se rendent aux vaisseaux. Kölliker, qui les a retrouvées dans des préparations au chromate d'argent, incline à les considérer comme des cellules conjonctives disposées en réseau. Cette manière de voir est inadmissible pour les raisons suivantes fort bien exposées par La Villa :

Nature conjonctive de ces cellules, d'après Kölliker.

Objections.

« 1° Les cellules nommées par Dogiel « *cellules de Cajal* » sont fusiformes et épaisses ; elles possèdent de très longues expansions fibrillaires, ramifiées à angle droit ou aigu et disposées en plexus d'aspect nerveux. Les corpuscules conjonctifs ont, au contraire, une forme lamellaire et des prolongements très courts, peu ramifiés, aplatis et d'une minceur extrème.

« 2° Le bleu de méthylène teint vivement les appendices des cellules nerveuses ; il laisse tout à fait incolores ceux des cellules conjonctives. Le chromate

Fig. 572. — Cellules interstitielles situées au niveau des ganglions d'Auerbach ; lapin adulte. Méthode d'Ehrlich. (D'après La Villa.)

A, cellules placées dans les mailles interganglionnaires ; — B, anastomoses entre deux de ces cellules ; — cellules marginales ou périganglionnaires.

d'argent agit de même, et l'on ne voit jamais ces dernières dans les préparations où se montrent les cellules nerveuses.

« 3° Les expansions des cellules nerveuses ont dans les préparations au bleu de méthylène un aspect variqueux, qui s'exagère par l'exposition à l'air et suivant d'autres circonstances particulières à la méthode d'Ehrlich. Cet aspect, indice d'une extrème vulnérabilité du protoplasma, semble bien spécial aux expansions des cellules nerveuses.

« 4° En tout cas, si Kölliker croit qu'il s'agit réellement là de cellules conjonctives, il est par cela même obligé d'en faire une variété tout à fait à part, une variété résidant uniquement dans les organes pourvus de plexus nerveux sympathiques (vaisseaux, glandes et muscles lisses). La chose serait passablement étrange. Nous aimons mieux croire, bien que la question soit obscure et de solution encore incertaine, que nous avons affaire dans le cas présent à de vraies cellules nerveuses, d'un caractère primitif, il est vrai, sans différenciation dans leurs expansions, comme le sont par exemple les neurones très rudimentaires des hydres et d'autres invertébrés. »

A ces remarques fort justes de La Villa nous ajouterons que les cellules en litige présentent, lorsqu'on les imprègne par le nitrate d'argent réduit, des n eurofibrilles qui sont encore plus développées que celles des neurones inclus dans les ganglions d'Auerbach. Chez

Rôle inconnu de ces neurones.

le lézard en hibernation ou engourdi par le froid, ces neurofibrilles atteignent une épaisseur considérable. Par conséquent, si le débat est définitivement tranché au point de vue anatomique, il ne l'est pas au point de vue physiologique, car nous ignorons toujours le rôle joué par les cellules nerveuses interstitielles.

PLEXUS INTERSTITIEL OU TERTIAIRE ET TERMINAISONS NERVEUSES DANS LES TUNIQUES MUSCULAIRES. — Les branches viscérales issues des ganglions d'Auerbach et accompagnées de cellules interstitielles constituent, avons-nous dit, un *plexus secondaire, interfasciculaires* à mailles allongées et à faisceaux sinueux. Or, ces faisceaux émettent des fibres isolées qui traversent les paquets de cellules musculaires lisses pour se ramifier dans leurs intervalles et former, en s'entrelaçant, de petits plexus appelés *plexus terminaux ou interstitiels*. Les derniers ramuscules de

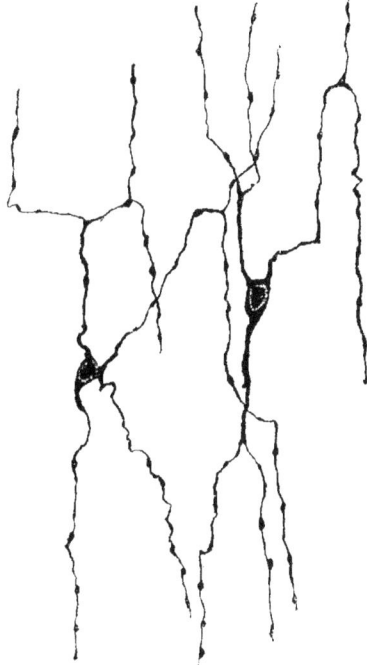

FIG. 573. — Cellules interstitielles, placées sous la couche des fibres musculaires circulaires chez le lapin. Méthode d'Ehrlich.

leur arborisation s'appliquent intimement sur la membrane de la fibre musculaire.

Les opinions que l'on professe sur la manière dont les fibres sympathiques se terminent au niveau des muscles lisses sont très partagées. Nous allons en rapporter quelques-unes des plus autorisées :

Opinions diverses sur les terminaisons.

a) *Les fibres nerveuses se terminent en formant des réseaux intercellulaires, dont les fines trabécules passent au travers du nucléole des fibres-cellules musculaires et les enfilent pour ainsi dire.* — C'est l'opinion d'Arnold[1], qui admettait en

1. ARNOLD, Gewebe der organischen Muskeln. In Stricker's Handbuch der Lehre von der Geweben. Leipzig, 1871.

outre, à l'exemple de Klebs [1], l'existence dans la tunique musculeuse des trois plexus nerveux que nous avons décrits précédemment. Löwit [2] pensait aussi que les réseaux nerveux ultimes s'unissent aux noyaux des cellules musculaires et que chaque maille renferme une de ces dernières.

b) *Les fibres nerveuses, après s'être divisées à plusieurs reprises, se terminent librement dans le nucléole des cellules musculaires.* — Cette manière de voir a été exprimée par Frankenhäuser [3]. Celle d'Hénoque [4] diffère quelque peu, car pour lui la terminaison s'opère dans le protoplasma de la cellule.

c) *Les fibres nerveuses se terminent ou par de véritables plaques motrices ou par de petites arborisations, appelées taches motrices.* — Krause [5] soutint la terminaison par plaques et Ranvier [6] celle par taches motrices.

d) *Les fibres nerveuses se terminent par des filets libres, renflés à leur extrémité et placés sur les fibres-cellules.* — Tous ceux qui dans ces dernières années ont étudié le sympathique viscéral à l'aide du chromate d'argent ou du bleu de méthylène, c'est-à-dire Arnstein [7], nous-même [8], Retzius [9], Berkley et Müller, ont abouti à cette conclusion.

Nos recherches.

Voici comment nous avons décrit cette terminaison dans un autre ouvrage [10] : « Les fibrilles les plus fines du plexus interstitiel occupent le ciment intercalé entre les cellules musculaires lisses; elles se terminent par des extrémités libres. Il est impossible, même dans les meilleures préparations, de constater l'existence d'un autre mode plus intime de connexion des fibres

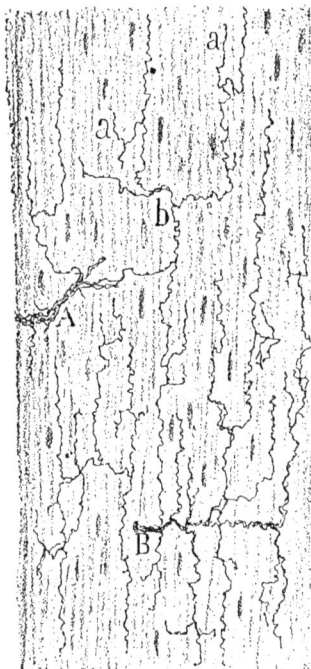

FIG. 574. — Coupe parallèle aux fibres musculaires circulaires de l'intestin du cobaye. Méthode de Golgi.

A, B, paquets nerveux venant du plexus musculaire profond ; — *a*, ramuscules ultimes terminés par une varicosité ; — *b*, fibre nerveuse terminale.

1. KLEBS, Die Nerven der organischen Muskelfasern. *Virchow's Arch.*, Bd. XXXII, 1865.

2. LÖWIT, Die Nerven der glatten Muskulatur. *Akad. d. Wissenschaft. zu Wien*, Bd. LXXI, 1875.

3. FRANKENHÆUSER, Die Nerven der Gebärmutter und ihre Endigung in den glatten Muskelfasern. Iena, 1867.

4. HÉNOQUE, Du mode de distribution et de terminaison des nerfs dans les muscles lisses. Paris, 1870.

5. KRAUSE, Die Nervenendigungen in den glatten Muskeln. *Arch. v. Reichert u. Dubois-Reymond*, 1870.

6. RANVIER, Leçons d'anatomie générale, etc. : Appareils nerveux terminaux des muscles de la vie organique, etc. Paris, 1880, p. 501.

7. ARNSTEIN, Die Methylenblaufärbung als histologische Methode. *Anat. Anzeiger*, Bd. XI, 1887.

8. S. R. CAJAL, Manual de Histología normal, etc. ; 1ᵃ edición. Valencia, 1889.

9. RETZIUS, Zur Kenntniss der motorischen Nervenendigungen. *Biol. Untersuch.*, N. F., Bd. III, 1892.

10. S. R. CAJAL, Manual de histología normal, etc. Valencia, 1889, p. 577.

nerveuses avec le protoplasma musculaire. Aussi, ni les réseaux terminaux de certains auteurs, ni les taches motrices de Ranvier ne nous semblent avoir de réalité. » Nous ajoutions à propos de la vessie de grenouille : « Un ou plusieurs cylindres-axes, indépendants, abordent un paquet de fibres musculaires; ils le parcourent dans sa longueur et ordinairement en zigzaguant. Après un trajet plus ou moins long, ils se décomposent en fibrilles très fines, variqueuses et parallèles aux fibres musculaires. Ces fibrilles, vues à de très forts grossissements, sont cons-

tituées par des granules arrondis, très vivement colorés en bleu et unis par un filament de substance grenue, moins colorée. A leur terminaison qui est libre, les fibrilles présentent souvent une sphérule un peu plus grande que les précédentes, et qui semble appliquée sur la surface même de la fibre lisse. » Les autres auteurs ont donné des descriptions analogues ou à peu près.

Sur la figure 574, qui représente une portion de la couche des fibres circulaires du duodénum, on voit, en *a* et *b*, que les branches nerveuses les plus fines courent parallèlement aux cellules musculaires, se ramifient à plusieurs reprises, surtout à angle droit, et se terminent par une extrémité libre, arrondie et variqueuse.

Chaque fibre nerveuse appartenant à un paquet musculaire donne ordinairement naissance à une vaste arborisation,

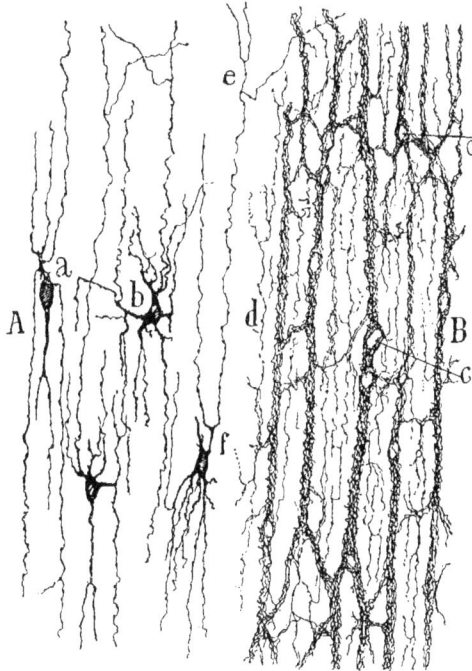

FIG. 574. — Plexus musculaire profond, vu en coupe parallèle à la couche musculaire ; cobaye. Méthode de Golgi.

A, cellules nerveuses ; — B, trames du plexus ; — *a, b,* cellules nerveuses du plexus interstitiel ; — *c*, cavités du plexus destinées aux cellules précédentes ; — *d*, cylindre-axe sympathique provenant du plexus musculaire profond ; — *e*, arborisation d'une expansion de cellule interstitielle ; — *f*, cellule interstitielle à expansions longues.

dont les branchilles variqueuses et ondulantes peuvent se mettre au contact d'un nombre considérable de fibres lisses. La figure 574 présente, en *b*, une des dispositions les plus fréquentes : un tronc d'origine, bifurqué à angle droit et engendrant ainsi deux arborisations dirigées en sens contraire.

Plexus sous-musculeux ou musculaire profond. — En dedans de la tunique musculaire à fibres circulaires, on remarque, dans les coupes parfaitement imprégnées par le chromate d'argent, un plexus très riche, dont les paquets de fibres sont, en majeure partie, parallèles aux cellules lisses (fig. 575, *B*).

Faisceaux nerveux. — Les cordons ou travées du plexus profond se font remarquer par le tassement de leurs fibres et par leurs flexuosités, transformées souvent en zigzags. De ces travées parallèles, les unes sont épaisses et les autres minces. En se bifurquant, en s'envoyant l'une à l'autre des branches obliques ou transversales, les travées épaisses forment un plexus à grandes mailles allongées. Les travées minces forment à leur tour et de la même façon un lacis qui se trouve renfermé dans les mailles du plexus précédent (fig. 575, *B*). De tous ces faisceaux, épais ou minces, se détachent des fibres isolées ou groupées en petits paquets, fibres qui pénètrent dans la tunique musculaire voisine et y contribuent au plexus interstitiel.

Cellules nerveuses. — Les neurones compris dans ce plexus appartiennent à la catégorie des cellules interstitielles décrites précédemment. Ce sont des corpuscules petits, généralement fusiformes, parfois triangulaires ou étoilés. Ils sont libres ou renfermés dans les grosses travées du plexus ainsi que dans leurs anastomoses et leurs chiasmas. Il nous a semblé que leur siège influait sur leur forme; ainsi, les neurones logés dans les faisceaux sont habituellement allongés, tandis que ceux des carrefours de faisceaux et ceux qui sont libres ont plutôt une forme étoilée. Ces diverses sortes de neurones lancent leurs expansions dans les faisceaux qui les contiennent et en augmentent la complication. Les préparations, où seules les fibres nerveuses ont été imprégnées, montrent fort bien la place occupée par les cellules nerveuses dans les gros faisceaux (fig. 575, *c*) ; elle est marquée par des espaces vides que les fibres laissent de distance en distance, en s'écartant et en ne donnant ni divisions ni collatérales.

Les deux sortes de terminaisons nerveuses dans les muscles intestinaux.

Il résulte de cette description qu'il existe dans les muscles lisses deux sortes d'arborisations nerveuses; les *principales* qui proviennent des grandes cellules ganglionnaires du plexus d'Auerbach et sont en même temps les plus nombreuses, et les *accessoires* qui émanent des cellules interstitielles. Quelle est la proportion exacte de ces deux ordres d'éléments et quel est leur rôle dans l'excitation de la fibre musculaire lisse ? c'est ce que nous ignorons encore. Peut-être n'est-il pas téméraire de penser que les neurones interstitiels subissent l'influence des fibres venues du grand sympathique. Dans ce cas, les neurones interstitiels en recevraient une décharge complémentaire qui donnerait à la contraction des muscles lisses une plus grande force ou une plus grande durée ; en un mot les neurones interstitiels joueraient dans l'intestin la fonction dévolue aux cellules à cylindre-axe court dans l'axe cérébro-spinal.

Rôle possible des neurones interstitiels.

Plexus de Meissner. — Ce plexus, situé entre la couche glanduleuse et le plan des fibres musculaires circulaires, est formé de petits faisceaux nerveux entre-croisés et de petits ganglions, placés aux points d'entre-croisement.

Situation, composition.

Travées nerveuses. — On trouve dans chacune d'elles des fibres épaisses et des fibres minces intimement unies par un ciment, auquel le chromate d'argent donne une couleur châtain dans les préparations irrégulièrement imprégnées.

Lorsqu'on suit le trajet de l'un de ces faisceaux, on parvient toujours à un ou plusieurs points d'entre-croisement où les cylindres-axes passent d'un faisceau à l'autre d'une manière souvent compliquée. Dans ces chiasmas, il n'y a d'ailleurs jamais anastomose entre les cylindres-axes, comme Müller l'avait démontré et comme le prouvent les préparations au chlorure d'or. En arrivant à un chiasma, les cylindres-axes se bifurquent parfois, chacune de leurs branches, le plus souvent égales, se rendant à une travée différente (fig. 576, e). D'autres cylindres-axes passent d'un faisceau à l'autre sans s'entre-croiser, en contournant simplement la périphérie du chiasma. Toutes ces modalités ont été également constatées par Dogiel et La Villa.

Entre-croisements sans anastomoses.

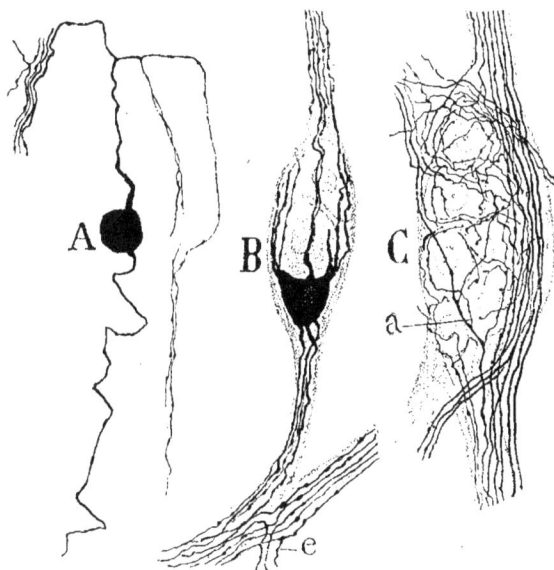

FIG. 576. — Cellules des ganglions de Meissner chez le cobaye. Méthode de Golgi.

A, cellule bipolaire ; — B, cellule multipolaire d'un petit ganglion ; — C, ganglion de Meissner présentant des fibres de passage et des collatérales ; — *a*, fibre donnant trois collatérales ; — *c*, bifurcation d'une fibre dans un chiasma.

Branches communiquantes ou perforantes. — On a mentionné de divers côtés l'existence de faisceaux unissant entre eux les différents plexus intestinaux. Ces faisceaux, auxquels on peut donner le nom de communiquants ou de perforants, sont bien visibles dans les coupes longitudinales, tangentielles ou obliques de l'intestin. Il en existe de minces et d'épais. Les *faisceaux minces*, composés de deux à quatre fibres, rarement plus, n'en comprennent souvent qu'une seule, émanée d'un ganglion de Meissner. Quel que soit le nombre des fibres composantes, ces faisceaux minces se glissent obliquement dans le tissu conjonctif sous-glandulaire et vont s'incorporer aux faisceaux transversaux du plexus musculaire profond (fig. 578, e) Quant aux *faisceaux perforants épais*, ils sont constitués par des fibres

1° *Pour le plexus musculaire profond.*

au nombre de six, huit ou davantage ; ils traversent perpendiculairement ou
obliquement la couche des fibres musculaires circulaires et se terminent en
donnant leurs filets soit aux ganglions, soit aux grosses travées du plexus
d'Auerbach (fig. 578, d).

b) GANGLIONS. — Leur volume est des plus variables ; on en rencontre
chez le cobaye qui ne renferment qu'une ou deux cellules nerveuses; les
plus grands en contiennent, par contre, six à huit. Nous avons à considérer
dans chaque ganglion de Meissner : les fibres afférentes et de passage, les
collatérales qui en partent et les cellules nerveuses.

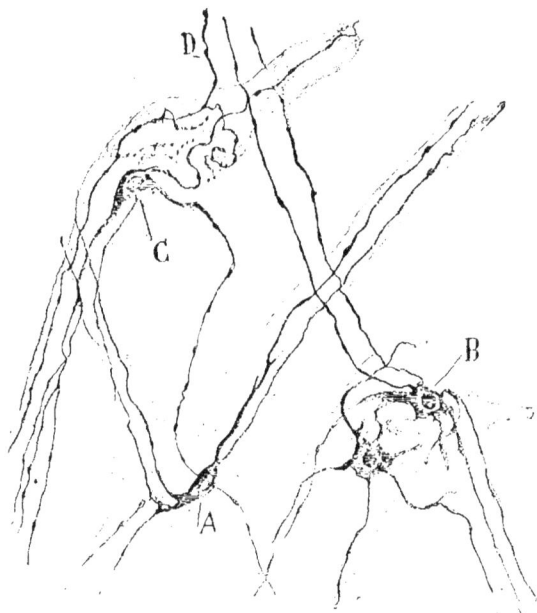

FIG. 577. — Cellules du plexus de Meissner ; intestin du lapin. Méthode d'Ehrlich.
A, B, C, cellules à expansions longues; — D, fibre afférente, donnant des collatérales à un ganglion.

Fibres afférentes et de passage. — Comme les ganglions d'Auerbach,
ceux de Meissner sont parcourus par un groupe de grosses fibres de Remak
que leur apportent les faisceaux perforants, à travers les tuniques musculaires. Quelques-unes de ces fibres se bifurquent à leur passage dans le
ganglion, mais n'y donnent point de collatérales ; d'autres, au contraire, en
émettent à angle droit une, deux ou davantage. Celles-ci sont courtes, variqueuses et forment, autour et au contact même des cellules du ganglion,
un nid de filaments noueux (fig. 576, C). Il arrive assez souvent que les
fibres afférentes fournissent ainsi des collatérales non pas à un seul
ganglion, mais à plusieurs. Enfin, on voit parfois la fibre principale se terminer elle-même dans le ganglion par une arborisation variqueuse et
compliquée.

Toutes ces fibres terminales et collatérales ont été constatées, après nous [1], par Dogiel et La Villa dans les préparations au bleu de méthylène. On ignore la nature et l'origine de leurs grosses fibres afférentes. La Villa ne se prononce pas, mais Dogiel et Kölliker sont plus décidés ; ils pensent qu'elles proviennent de la moelle épinière et correspondent par conséquent aux fibres préganglionnaires de Langley. Cette opinion concorde avec celle du physiologiste *Leur origine inconnue.*

que nous venons de nommer, car il n'admet point l'existence de fibres sympathiques motrices intercalaires, c'est-à-dire nées dans le grand sympathique et terminées dans les ganglions du plexus d'Auerbach et de Meissner. Mais les motifs de cette assertion ne sont pas convaincants, et l'on peut tout aussi bien soutenir le contraire.

Cellules nerveuses. — Ces éléments, dont la morphologie établie par nous a été également reconnue par Dogiel, Kölliker et La Villa, sont épais et de forme variable, mais multipolaires le plus souvent. Partie de leurs expansions très longues se termine, en apparence, dans le ganglion d'origine ; partie s'insinue dans les travées voisines et dans les faisceaux perforants et se rend jusqu'au plexus périglandulaire attenant ou jusqu'à des ganglions éloignés. En ces points,

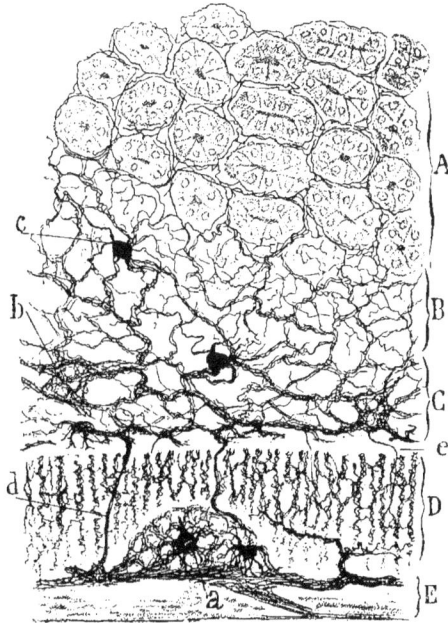

Fig. 578. — Coupe longitudinale et oblique des parois de l'intestin du cobaye. Méthode de Golgi.

A, glandes de Lieberkühn, coupées transversalement ; — B, plexus nerveux périglandulaire enveloppant les culs-de-sac de ces glandes ; — C, plexus à grosses travées, aux carrefours desquelles on voit des ganglions de Meissner ; — D, plexus nerveux musculaire profond vu presque de face ; — E, couche des fibres musculaires longitudinales ; — *a*, un ganglion du plexus d'Auerbach ; — *b*, ganglions du plexus de Meissner ; — *c*, cellule isolée du plexus de Meissner ; — *d*, grosse branche perforante, unissant le plexus d'Auerbach à celui de Meissner ; — *e*, branche perforante ténue, joignant le plexus musculaire profond à celui de Meissner.

les fibres paraissent interrompues de façon accidentelle, peut-être par imprégnation incomplète.

Toutes les cellules que nous avons vues appartiennent à ce type étoilé ou à expansions longues, le même que l'on rencontre dans le plexus d'Auerbach. Dogiel décrit, au contraire, deux espèces cellulaires dans le *Leurs deux types moteur et sensitif,*

1. S. R. CAJAL, Los plexos y ganglios nerviosos del intestino, etc., 1893.

d'après Do-
giel.

plexus de Meissner; l'une *motrice* à dendrites courtes et terminées dans le
ganglion d'origine; l'autre *sensitive*, à prolongements longs, sortant du
ganglion pour cheminer dans les faisceaux communiquants et s'achever dans
les villosités intestinales. Ce second type correspond, on le devine, au seul

Axone; son
existence pro-
blématique.

que nous ayons découvert. Pour Dogiel, ces deux espèces de cellules posséderaient un cylindre-axe. Nous sommes bien embarrassé pour savoir comment
ce savant est parvenu à le différencier, car tous les prolongements sont

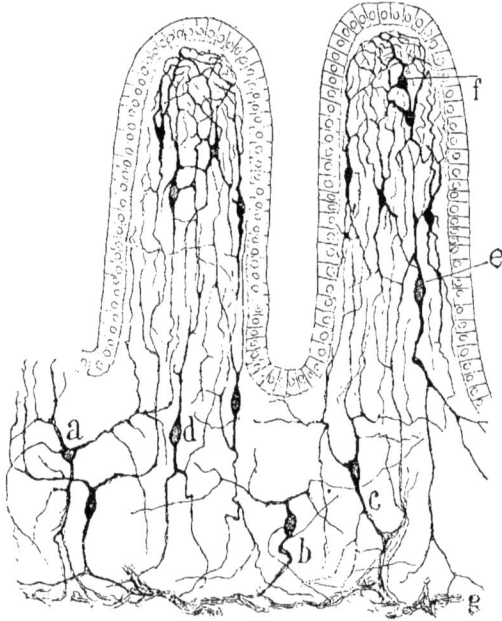

Fig. 579. — Cellules nerveuses du plexus périglandulaire et des villosités; intestin
de cobaye. Méthode de Golgi.

a, cellule triangulaire ; — *b*, cellule fusiforme, dont le prolongement inférieur se décompose en
faisceaux de fibrilles; — *c*, cellule triangulaire, se comportant comme la précédente; — *d*, cellule
fusiforme du plexus périglandulaire; — *e*, *f*, cellule fusiforme des villosités; — *g*, couche de
faisceaux nerveux sous-glandulaires auxquels les cellules du plexus périglandulaire envoient
des expansions.

identiques (fig. 577). Kölliker donne aussi le dessin d'une cellule à longs
appendices, parmi lesquels il reconnaît un cylindre-axe [1]. Il suffit, cependant, d'examiner ce dessin pour être convaincu de la similitude absolue de
toutes les expansions. Au reste, Kölliker ne donne pas de preuves de son
assertion. Quant à La Villa, qui a fait ses recherches à l'aide du bleu de
méthylène, il n'a pas réussi plus que nous à distinguer un cylindre-axe
dans les cellules du plexus de Meissner. Nous ne nions pas son existence
néanmoins, mais jusqu'à présent elle est purement hypothétique et ne

1. KÖLLIKER, Lehrbuch der Gewebelehre, 6ᵉ Aufl., Bd. II, fig. 844, 1896.

peut être admise que par généralisation des faits observés dans le grand sympathique et le plexus d'Auerbach.

Plexus périglandulaire. — Ce lacis nerveux a été décrit par Drasch, Müller, Berkley et Dogiel. Il se colore on ne peut plus facilement par le chromate d'argent, chez le lapin et le cobaye âgés de quelques jours. Comme dans les autres plexus, nous y trouverons des travées et des cellules nerveuses.

Travées. — Elles proviennent du plexus de Meissner et en continuent les faisceaux. Elles traversent la couche glanduleuse parallèlement aux glandes et échangent leurs fibres à angle droit, de manière à produire un lacis à larges mailles. Ce premier plexus à travées relativement épaisses donne naissance à un second plexus, plus fin, plus riche, formé soit de fibrilles isolées, soit de minces filets, le tout enveloppant entièrement chaque glande de Lieberkühn. Il se dégage enfin de ce second plexus un grand nombre de fibrilles qui vont se terminer librement et exclusivement à la surface des cellules glandulaires. On reconnaît aisément cette disposition et la terminaison des fibrilles fines sur la face externe des cellules en examinant les coupes transversales des glandes de Lieberkühn (fig. 578, *A*). Lorsque les coupes intéressent les culs-de-sac de glandes, on voit, en outre (fig. 578, *B*), à leur contact, un plexus fin, irrégulier et un peu plus luxuriant que le lacis interglandulaire. Il est probable qu'une partie des fibres de ce plexus inférieur se termine dans la couche musculeuse du derme, couche peu visible, de par sa grande minceur, chez les petits mammifères des genres cobaye et souris.

Cellules. — Un certain nombre de préparations nous ont montré d'une façon très nette les corpuscules que Drasch avait déjà signalés. Ils appartiennent au type des cellules interstitielles et se trouvent contre les travées, auxquelles ils semblent se superposer ainsi qu'aux points de leur entre-croisement. Ils ne semblent pas très abondants, à en juger par nos préparations.

L'aspect de ces éléments permet de les distinguer en neurones fusiformes et neurones triangulaires ou étoilés.

Les *cellules fusiformes* nous ont semblé être les plus fréquentes. Leurs expansions, au nombre de deux, sont l'une ascendante, l'autre descendante. Cette dernière se divise en deux ou plusieurs branches divergentes qui vont se perdre d'ordinaire dans le plexus de Meissner, après s'être entrelacées avec les travées du plexus périglandulaire. Quant à l'expansion ascendante, elle fournit des branches au plexus glandulaire, mais, en général, ses divisions principales se rendent au lacis nerveux contenu dans les villosités (fig. 579, *b*, *d*).

Les *cellules triangulaires et étoilées* (fig. 579, *a*) siègent au voisinage du plexus de Meissner, mais toujours dans les interstices glandulaires. Il en part trois prolongements ou davantage, qui se ramifient et se fondent dans le plexus périglandulaire. Parfois, une ou deux de ses expansions ont une direction descendante; dans ce cas, elles vont au plexus de Meissner.

Origine et plexus successifs.

Terminaisons sur les cellules des glandes de Lieberkühn.

Variétés.

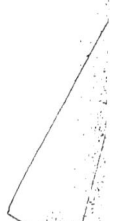

Les prolongements de toutes ces cellules peuvent, à une certaine distance, se décomposer en véritables faisceaux comme dans les cellules marquées, *a*, *b*, *c*, sur la figure 579. Leur couleur est brune et non point noire dans les imprégnations au chromate d'argent. Si nous ajoutons qu'ils sont relativement lisses, nous aurons donné le moyen de les distinguer des expansions appartenant aux cellules de Meissner.

Il nous a été impossible jusqu'ici de reconnaître le mode de terminaison de ces prolongements. Notre impression est qu'ils renforcent d'abord les travées des plexus de Meissner, périglandulaire et intravilleux, et qu'ils se

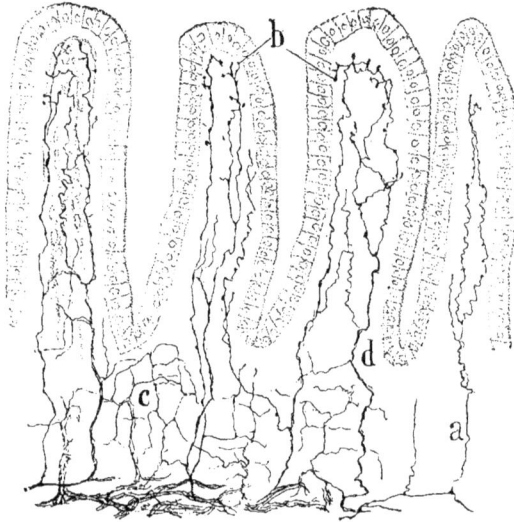

Fig. 580. — Plexus périglandulaire et intravilleux de l'intestin; souris âgée de quelques jours. Méthode de Golgi.

a. fibrille ascendante émanée d'une travée du plexus de Meissner; — *b*. fibres dont les extrémités libres se terminent par des varicosités; — *c*. fibres du plexus périglandulaire; — *d*, fibres de ce plexus en continuité avec celui des villosités.

terminent principalement sur les glandes de Lieberkühn ainsi que sur les fibres musculaires des villosités.

Plexus des villosités. — On trouve dans ces appendices de la muqueuse intestinale un plexus nerveux et des cellules ganglionnaires, dont les traits essentiels avaient été bien indiqués par Drasch. Les recherches que nous-même, Müller et Berkley avons entreprises ont ajouté quelque peu à ces indications, sans faire connaître toutefois la manière dont se terminent les fibres nerveuses. Nous avons à décrire, dans le plexus des villosités comme dans les précédents, des travées et des cellules.

Trabécules et fibres nerveuses. — Le chromate d'argent les imprègne assez facilement pour en permettre une étude très complète chez le rat et la souris. On apprend ainsi qu'il existe dans ces travées deux ordres de fibres : les unes venues du plexus de Meissner, les autres sorties des cellules autochtones.

Leurs deux origines.

Les trabécules issues du plexus de Meissner sont les plus nombreuses et, dans la majorité des cas, les seules qui soient révélées par l'imprégnation. Aussi, Müller et Berkley en parlent-ils presque exclusivement dans leurs travaux. Ces travées partent de la région la plus voisine du plexus de Meissner, tantôt à l'état de faisceaux relativement épais, tantôt mais plus rarement à l'état de fibres isolées (fig. 580, *a*). Elles montent ensuite en serpentant entre les glandes auxquelles elles cèdent quelques collatérales et pénètrent enfin dans la villosité. En ce point, les fibres qui les composent se séparent, se ramifient quelque peu, changent souvent de place et se terminent, comme l'ont noté Müller et Berkley, par une varicosité libre, à la partie supérieure de la villosité, non loin de l'épithélium. Quelques rares fibres se terminent aussi librement, mais à l'intérieur et à différents niveaux de la villosité (fig. 580, *b*). Nous sommes convaincu par l'étude attentive que nous avons faite de ces diverses fibrilles terminales qu'il s'agit ici de fibres motrices et non point sensitives. Pendant tout leur trajet, elles sont appliquées, en effet, contre les cellules musculaires et les vaisseaux et s'éloignent, au contraire, constamment de l'épithélium. Lorsque le paquet vasculo-musculaire de la villosité se trouve rétracté et éloigné de l'épithélium, les fibres nerveuses le sont en même temps. Remarquons, à ce propos, que les fibres musculaires lisses forment par leur abondance, chez le lapin et le cobaye, une couche passablement épaisse au-dessous de l'épithélium.

Trabécules issues du plexus de Meissner.

Leurs terminaisons très probablement motrices.

Neurones. — De toutes les cellules de l'intestin, ce sont les plus difficiles à imprégner. Elles siègent à des hauteurs différentes dans la villosité. Celles qui logent au sommet ont parfois une forme sphérique, mais le plus souvent elles sont étoilées ou triangulaires (fig. 579, *f*). Leurs appendices, au nombre de trois ou davantage, se portent en direction ascendante ou descendante, se ramifient à plusieurs reprises, s'entrelacent avec ceux des cellules voisines et forment probablement avec eux un réseau en apparence très épais qui coiffe le paquet vasculo-musculaire.

1° *du sommet des villosités.*

Les cellules des régions moyennes et inférieures de la villosité sont fusiformes (fig. 579, *e*), et projettent deux expansions polaires : l'une ascendante, l'autre descendante. La première se divise bientôt en branches qui s'unissent au plexus touffu du sommet de la villosité ; la seconde ne tarde guère non plus à se scinder en branches, plus ou moins arborisées, qui peuvent aller jusqu'au plexus de Meissner et au plexus périglandulaire.

2° *des régions moyenne et inférieure.*

Toutes ces fibres s'anastomosent en apparence et forment un lacis très luxuriant surajouté probablement à celui qui provient du plexus de Meissner. Nous disons *probablement*, parce que nous n'avons jamais réussi à imprégner en même temps les deux sortes de fibres. Les cellules et leurs appendices ne se colorent, en effet, que lorsque le lacis intravilleux issu du plexus de Meissner reste invisible, et inversement.

Anastomoses apparentes des expansions.

Les appendices cellulaires ou leur lacis donnent naissance à des fibrilles isolées, qui se terminent peut-être dans le paquet vasculo-musculaire par

Terminaisons,

une extrémité libre; en tout cas, nous n'avons jamais pu les voir s'achever entre les cellules épithéliales ou sous elles.

II. GANGLIONS ET PLEXUS CARDIAQUES

1° Chez les mammifères.

De même que l'intestin, le cœur des mammifères renferme des ganglions propres, dont la structure concorde, suivant les recherches de Dogiel, avec celle que l'on observe dans le grand sympathique.

2° Chez les batraciens et les reptiles.
Cellule unipolaire à fibre spirale.

Des ganglions cardiaques existent aussi chez les batraciens et les reptiles, mais ils présentent chez eux une structure modifiée et même simplifiée. On y trouve de curieuses cellules unipolaires à spirale, découvertes depuis longtemps par Beale et Arnold. Ces corpuscules, semblables à ceux des ganglions, rachidiens sont enveloppés d'un nid formé par les ramifications et la terminaison d'une fibre nerveuse, qui s'enroule en spirale sur le début de l'expansion cellulaire.

Fibre spirale du sympathique.

D'après les recherches d'Arnold, d'Ehrlich, et surtout de Retzius et de Smirnow, cette fibre n'est que la portion terminale d'un tube à myéline né probablement dans l'axe cérébro-spinal et l'homologue par conséquent des fibres préganglionnaires de Langley, comme le soutient fort justement Kölliker. Chacun de ces tubes à myéline fournit, suivant Retzius, plusieurs fibres spirales à autant de cellules unipolaires cardiaques. Pour compléter cette courte description, ajoutons que l'expansion de la cellule est lisse et tout à fait semblable aux fibres de Remak; elle se divise et subdivise en rameaux qui se jettent dans les plexus cardiaques terminaux.

Opinions diverses sur la terminaison des plexus cardiaques.

On s'est demandé, sans pouvoir répondre à la question autrement que par des hypothèses, de quelle façon les fibres sympathiques émises par les ganglions cardiaques se terminent chez les mammifères et les autres vertébrés. Les uns, et Ranvier se range parmi eux, pensent que les derniers ramuscules traversent de part en part la cellule musculaire lisse suivant son grand axe. D'autres, comme Krause, supposent, à l'extrémité de ces ramuscules, de véritables plaques motrices comme dans les muscles striés. Il existe encore bien d'autres opinions qu'il nous paraît inutile de rapporter.

Nos recherches.

Pour nous, les fibres nerveuses du cœur se terminent comme dans les autres muscles lisses, et cette question nous semble résolue définitivement par les recherches que nous avons exécutées à l'aide de la méthode d'Ehrlich en 1890 et de la méthode de Golgi en 1891. Voici comment nous avons décrit cette terminaison dans un de nos travaux [1] : « Les paquets de fibres nerveuses cheminent entre les faisceaux des fibres musculaires ; ils forment plexus ; leurs fibres, en arrivant aux entre-croisements du plexus, se dissocient et passent ainsi dans d'autres paquets. Les mailles du plexus se resserrent par ces passages successifs et embrassent des groupes de moins en moins volumineux de fibres musculaires. Enfin, les fibres se dégagent des travées, circulent isolément, se ramifient à plusieurs reprises sans

1. S. R. CAJAL, Terminaciones nerviosas en el corazón de los mamíferos. *Gac. sanit. de Barcelona*, 1891.

jamais s'anastomoser et se terminent par des ramuscules ténus et fortement variqueux. Chaque fibre musculaire peut entrer en contact avec une ou plusieurs terminaisons nerveuses, presque toujours sinueuses et parallèles à son grand axe. » Nous étions arrivé à la même conclusion dans un travail antérieur sur les fibres sympathiques du cœur chez les batraciens et les reptiles [1]. Nous y avions montré, en effet, que ces fibres donnent lieu à des arborisations terminales parallèles aux cellules musculaires et accolées à leur membrane. Retzius [2] a retrouvé, du reste, ces plexus terminaux chez la grenouille et la souris.

Berkley [3], qui en a aussi constaté la présence chez ce dernier animal et chez le rat, décrit en même temps certaines cellules nerveuses bipolaires et multipolaires dont les expansions participeraient aux plexus terminaux. Si le fait est prouvé, il s'agit là, probablement, de corpuscules analogues à nos cellules interstitielles du pancréas et de l'intestin.

Cellules interstitielles intra-cardiaques de Berkley.

L'étude des ganglions cardiaques par la méthode d'Ehrlich-Dogiel a révélé à S. Michaillow l'existence d'un certain nombre de types cellulaires, différents par les modalités de leurs dendrites. De ces types, nous ne retiendrons que les trois plus intéressants : 1° Un type cellulaire pourvu de deux sortes de dendrites, dont les unes, courtes et sous-capsulaires, ont l'aspect de petites massues, et dont les autres, longues et extra-capsulaires, se terminent par des pinceaux ou des faisceaux enchevêtrés [4]. Ces cellules rappellent tout à fait les neurones à dendrites courtes et sous-capsulaires que nous avons trouvés dans le grand sympathique de l'homme. 2° Un type cellulaire dont les dendrites, toutes extra-capsulaires, se décomposent en bouquets et en corbeilles qui entrent en contact avec des neurones plus ou moins distants. Ce type ressemble à celui que nous avons décrit dans le grand sympathique de l'homme et du chien sous le nom de cellules à dendrites terminées par des nids péricellulaires. 3° Un type cellulaire muni de deux sortes de dendrites, les unes courtes et disposées en couronne autour du corps du neurone générateur, les autres longues et achevées par des boules, des boutons ou des plaques. Michaillow considère ces boules terminales comme des détails histologiques normaux et non comme des figures de régénération.

Types cellulaires des ganglions cardiaques.

Des types cellulaires analogues ont été retrouvés par le même auteur au moyen de la même méthode dans la vessie des mammifères. En outre des neurones dont les dendrites ne sortent pas du ganglion qui leur a donné naissance, Michaillow aurait décelé dans cet organe la présence de cellules dont les prolongements protoplasmiques dépassent les limites du ganglion d'origine pour se distribuer dans des ganglions voisins.

Ganglions sympathiques de la vessie.

1. S. R. CAJAL, Terminaciones nerviosas en el corazón de los reptiles y batracios. *Gac. Sanit. de Barcelona*, n° 12, 1890.

2. RETZIUS, Zur Kenntniss der motorischen Nervenendigungen, etc. *Biol. Unters.*, Bd. III, 1892.

3. BERKLEY, On complex terminations and ganglioncells in the muscular tissue of the heartventricle. *Anat. Anzeiger*, Bd. IX, 1893.

4. SERGIUS MICHAILLOW, Zur Frage von der feineren Struktur der peripheren sympathischen Ganglien. *Anat. Anzeiger*, n°ˢ 6 u. 7, Bd. XXXIII, 1908.

5. SERGIUS MICHAILLOW, Die feinere Struktur der sympathischen Ganglien der Harnblase bei den Säugetieren. *Arch. f. mikros. Anat.*, Bd. LXXII, 1908.

III. PLEXUS NERVEUX ET NEURONES PÉRIVASCULAIRES

Ailleurs, à propos des terminaisons nerveuses en général, nous avons parlé des arborisations sensitives découvertes par Dogiel dans la tunique interne des grandes artères. Mais ces vaisseaux, de même que les veines, possèdent aussi des fibres motrices. Celles-ci ont deux origines : les unes proviennent du grand sympathique, les autres de cellules autochtones.

Leurs deux origines.

a) Les *fibres sympathiques* accompagnent d'abord les nerfs cérébro-spinaux ; elles s'en détachent ensuite, s'accolent aux vaisseaux et s'épanouissent dans leurs tuniques en une arborisation de fibrilles minces, ondulantes et variqueuses, le plus souvent transversales et terminées sur les fibres musculaires du vaisseau. Ces arborisations ont été décrites depuis par Retzius [1] qui les a colorées par le bleu de méthylène dans la toile choroïdienne et par la méthode de Golgi dans la rate ; leur présence dans divers organes a été également constatée par L. Sala [2], Dogiel et Van Gehuchten.

b) Les *cellules interstitielles*, découvertes par nous et Cl. Sala [3] dans les vaisseaux du pancréas, ont été retrouvées et mieux étudiées par Retzius. Elles sont fusiformes ou triangulaires. Les expansions qui en partent s'étendent sur la périphérie des artères et compliquent par leurs ramifications le plexus que nous avons décrit plus haut.

IV. PLEXUS GLANDULAIRES TERMINAUX

Leurs deux origines.

Toutes ou presque toutes les glandes renferment des fibres dont les unes proviennent du grand sympathique, et les autres de cellules interstitielles, fusiformes ou étoilées. Le fait est donc général.

a) *Cellules interstitielles.* — On peut voir, en B et C, sur la figure 581, quelques-uns de ces corpuscules, appartenant au pancréas du lapin. Leur forme est généralement triangulaire. De leur corps émergent en rayonnant plusieurs expansions variqueuses et très ramifiées, dans lesquelles il est difficile de distinguer avec certitude des prolongements dendritiques et cylindre-axiles, comme nous avons pu le faire dans les ganglions du grand sympathique. Ces cellules sont situées entre les acini des glandes (fig. 581, C), où elles forment un plexus enchevêtré, qui s'ajoute à celui des fibres de Remak venues de ganglions sympathiques voisins. Il se peut que ces neurones correspondent à certains corpuscules observés il y a longtemps par Krause dans les préparations ordinaires, et aussi à certains épaississements pourvus de noyaux, signalés par Fusari et Panasci dans les glandes séreuses de la langue.

b) *Plexus nerveux terminal d'origine sympathique.* — Les fibres sympa-

---

1. Retzius, Zur Kenntniss der motorischen Nervenendigungen, etc., *Biol. Unters.*, Bd. III, 1892.

2. L. Sala, Sulla fina anatomia dei gangli simpatici. *Monit. zool. ital.*, Anno II, 1892.

3. S. R. Cajal y Cl. Sala Pons, Terminación de los nervios en el páncreas de los vertebrados. Dec. 1891.

thiques parvenues aux glandes forment toujours dans leurs interstices un plexus à travées minces. Elles n'y sont point couvertes de myéline, présentent des renflements variqueux et cheminent en décrivant des sinuosités. Elles se divisent maintes fois, surtout au niveau des carrefours inter-acineux.

Le mode de terminaison de ces fibres est resté à peu près ignoré des histologistes qui ont employé les méthodes anciennes, soit à cause de l'inefficacité de ces méthodes, soit à cause de leur insuffisance élective. Le chlorure d'or, par exemple, colore avec une intensité presque égale les fibres nerveuses et les cellules glandulaires. Les neurologistes qui ont employé les techniques modernes de Golgi et d'Ehrlich ont réussi, au contraire, à mettre

Historique.

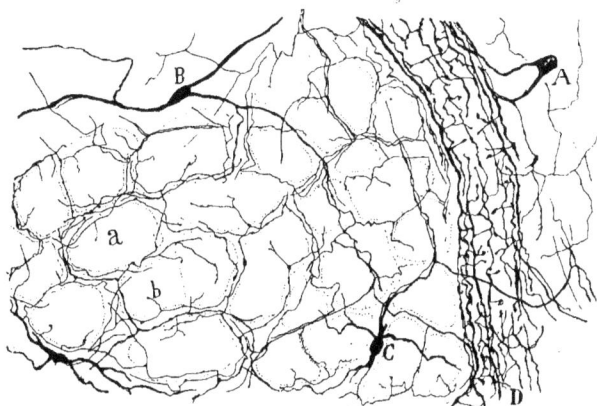

Fig. 581. — Plexus nerveux terminal du pancréas du lapin. Méthode de Golgi.
A, cellule nerveuse périvasculaire ; — B, C, cellules interstitielles ; — a, b, ramuscules terminaux situés entre les cellules épithéliales ; — D, plexus nerveux d'une artériole.

cette terminaison en évidence. Nous citerons parmi eux Retzius [1], Arnstein [2], Cuccati [3], nous-même [4], Fusari et Panasci [5], Riese [6], Cl. Sala en collaboration avec nous [7], Marinesco [8], Dogiel [9], Berkley [10], Falcone [11], etc., dont

1. Retzius, Ueber Drüsennerven. *Biolog. Forening. Forhandlingar.* Bd. 1, 1888, et *Biol. Unters.* Bd., III, 1892.
2. Arnstein, Ueber die Nerven der Schweissdrüsen. *Anat. Anzeiger*, 1889.
3. Cuccati, Intorno al modo onde i nervi si distribuiscono e terminano nei pulmoni, etc. *Intern. Monatschr. f. Anat. u. Physiol.*, Bd. II, 1889.
4. S. R. Cajal, Nuevas aplicaciones del método de Golgi, 1889.
5. Fusari e Panasci, Sulle terminazioni nervose nella mucosa e nelle ghiandole sierose della lingua dei mammiferi. Torino, 1890.
6. Riese, Die feinsten Nervenfasern und ihre Endigungen im Ovarium der Säugethiere und der Menschen. *Anat. Anzeiger*, n° 14, 1891.
7. S. R. Cajal y Cl. Sala, Terminación de los nervios y tubos glandulares en el páncreas de los vertebrados, Madrid, 1891.
8. Marinesco, Ueber die Innervation der Drüsen der Zungenbasis. *Verhandl. d. physiol. Gesellsch. zu Berlin.* Juni, 1891.
9. Dogiel, Die Nervenendigungen in den Thränendrüse der Säugethiere. *Arch. f. mikrosk. Anat.*, Bd. XLII, 1893. — Die Nervenendigungen in den Nebennieren der Säugethiere. *Arch. f. Anat. u. Physiol.* Anat. Abtheil., 1894.
10. Berkley, The intrinsic pulmonary nerves, etc. *The Journal of comparative Neurol.* Vol. III, 1894.
11. Falcone, Sulle terminazioni nervose nel testicolo. *Mon. zool. ital.* An. V, 1894.

Mode de ter-minaison.

les travaux ont porté sur les organes les plus divers : glandes salivaires, rein, glandes sudoripares, poumon, pancréas, glandes séreuses de la langue, ovaire, glandes lacrymales et surrénales, testicule, etc.

Le mode de terminaison décrit par presque tous ces savants est le même à peu de chose près. Les branches qui résultent des nombreuses divisions de la fibre sympathique s'approchent des acini glandulaires, en perforent la membrane basale et se répandent en un plexus délicat sur les cellules épithéliales; leurs ramuscules terminaux, fins et variqueux, entrent alors en contact avec la face externe des cellules de l'épithélium. Dans certains cas, le plexus terminal émettrait, suivant Fusari, nous et Cl. Sala, Arnstein et Dogiel, des fibrilles qui se dirigent vers la lumière des acini, en contournant les cellules épithéliales, et se terminent dans leur ciment interstitiel, entre deux d'entre elles.

CONSIDÉRATIONS PHYSIOLOGIQUES SUR LE SYSTÈME NERVEUX SYMPATHIQUE

D'accord avec le schéma physiologique de Langley, nous pouvons considérer le grand sympathique comme un système exclusivement moteur, subordonné à la moelle et chargé de coordonner les mouvements automatiques de l'intestin, des vaisseaux, des canaux excréteurs, des glandes, des muscles redresseurs des poils, etc. Dans le système sympathique, comme dans tout appareil réflexe, nous devons donc trouver deux sortes de voies : l'une sensitive ou centripète ; l'autre motrice ou centrifuge.

Voies sensitives. — Puisqu'on n'a encore découvert aucune cellule réellement sensitive dans le grand sympathique, l'intestin, les glandes et les vaisseaux, il faut de toute nécessité admettre, à l'exemple de Kölliker, que, pour se rendre des muqueuses à la moelle épinière, les impressions sensitives circulent dans des fibres des ganglions rachidiens. Pour le cœur, l'estomac, le foie, etc., ces tubes font partie du pneumogastrique; pour d'autres organes, ils appartiennent au trijumeau, aux nerfs rachidiens, etc. Parvenue dans la moelle, à un noyau encore indéterminé, et qu'on appelle hypothétiquement noyau moteur sympathique, l'impression centripète se convertit en excitation centrifuge ou motrice (fig. 582, *h*).

Voies centrifuges. — Les voies motrices sont constituées, d'après la conception de Langley, par deux neurones successifs. Le *premier* siège dans la moelle, et son cylindre-axe, la *fibre préganglionnaire* de Langley, se termine dans les ganglions appartenant soit au grand sympathique, soit à l'intestin, soit encore aux glandes. Le *second*, qui est le neurone vraiment sympathique, est situé dans les ganglions des divers organes que nous venons de nommer; il enverrait les arborisations terminales de son cylindre-axe aux fibres musculaires de l'intestin, des glandes, des vaisseaux, etc.

C'est ainsi que l'excitation motrice sortie de la moelle par le cylindre-axe du premier neurone parviendrait au second, chargé tout spécialement de la transmettre à une multitude de fibres musculaires lisses (fig. 582, *a*, *b*, *c*, *d*).

Cette théorie, applicable au grand sympathique et à certains ganglions, comme l'ophtalmique, le sphéno-palatin, les ganglions solaires, cardiaques, etc., est incorrecte en ce qui concerne l'intestin ; car, ici, la chaîne

motrice se complique très probablement de deux nouveaux neurones : la
cellule ganglionnaire des plexus d'Auerbach et de Meissner, et la cellule
interstitielle ou terminale. Il est facile de supprimer cette divergence en

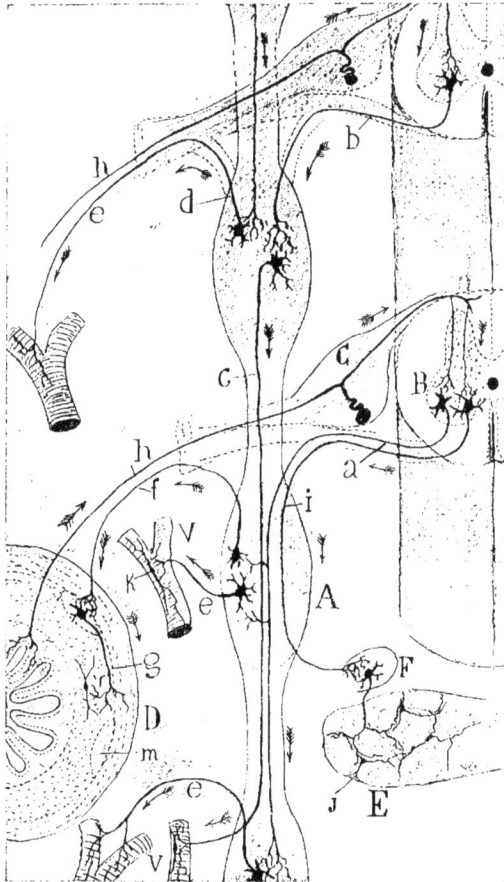

Fig. 582. — Schéma des voies sensitives et motrices du grand sympathique.

A, ganglion du grand sympathique; — B, corne antérieure de la moelle; — C, ganglion rachidien; — D, intestin grêle; · E, pancréas; — F, ganglion viscéral; — J, cellule interstitielle
glandulaire; — T, cellule nerveuse périvasculaire; — V, vaisseaux sanguins ; a, fibres motrices
médullo-ganglionnaires ou fibres préganglionnaires de Langley; — b, autre fibre médullo-sym-
pathique n'ayant de terminaisons que dans un seul ganglion; — c, cylindre-axe sympathique,
parcourant deux ganglions; — d, cylindre-axe sympathique, inclus dans un rameau communiquant gris et allant se mêler aux fibres d'une paire rachidienne; — e, cylindre-axe sympathique, terminé sur un vaisseau et constituant une fibre post-ganglionnaire de Langley; —
f, cylindre-axe sympathique terminé dans le plexus d'Auerbach de l'intestin; — h, fibre sensitive rachidienne terminée dans la muqueuse intestinale; — m, ganglion du plexus d'Auerbach.

admettant que ces deux neurones sont également traversés par le courant
moteur émis dans la moelle. La chaîne aboutissant à l'intestin serait alors
composée, comme le montre le schéma reproduit sur la figure 582 : 1° du

neurone médullaire ou préganglionnaire ; 2° du neurone du grand sympathique ou postganglionnaire ; 3° du neurone autochtone des ganglions d'Auerbach et de Meissner, enfin 4° du neurone interstitiel. Mais si ce dernier n'a pour fonction, comme nous l'avons dit antérieurement, que de renforcer les décharges du neurone d'Auerbach et de Meissner, celui-ci devient le véritable neurone terminal et la chaîne se réduit à trois articles.

Pour ce qui est du cœur et des glandes, où jamais les cellules interstitielles ne font défaut, nous ignorons si cette manière de voir peut leur être appliquée.

Fonctionnement du sympathique, d'après Dogiel.

La théorie anatomo-physiologique à laquelle nous venons de consacrer les quelques lignes précédentes se trouve en contradiction avec les idées soutenues par Dogiel [1]. On sait, d'après ce que nous en avons dit en plusieurs endroits de ce chapitre, que pour ce savant il existe dans l'intestin, la vésicule biliaire et les ganglions du grand sympathique deux types de cellules : l'un, *moteur*, à dendrites courtes et à cylindre-axe terminé dans les fibres musculaires lisses ; l'autre, *sensitif*, à dendrites longues et à cylindre-axe d'association. Voici comment fonctionnerait le système sympathique dans ces conditions. Le neurone sensitif recueille par ses dendrites les impressions viscérales et les transmet par son cylindre-axe aux ganglions d'Auerbach et de Meissner, aux ganglions solaires, à ceux de la vésicule biliaire, ainsi qu'aux ganglions du grand sympathique ; les impressions sensitives, rencontrant là les neurones moteurs, s'y réfléchissent et deviennent des excitations motrices. Ainsi, les viscères seraient desservis à la fois par deux systèmes sympathiques : par le système court admis par Dogiel, système où les dendrites du neurone sensitif sympathique recueillent les impressions des organes de la vie végétative ; et par le système long, accepté de tout le monde, où ces impressions stimulent les terminaisons des fibres des ganglions rachidiens. Dans le système court, l'excitation motrice réflexe est produite par le neurone moteur sympathique ; dans le système long, elle provient de ce neurone et de la cellule motrice médullaire.

Nul n'a confirmé jusqu'ici cette manière de voir. Au reste, il faudrait constater auparavant l'existence du neurone sensitif, tel que Dogiel le décrit ; or, La Villa, Kölliker et nous n'y avons pas réussi.

1. Dogiel, Zur Frage über den Ganglien der Darmgeflechte bei den Säugethieren. *Anal. Anzeiger*, n° 16, 1895 — Zur Frage über den feineren Bau des sympathischen Nervensystems bei den Säugethieren. *Arch. f. mikrosk. Anat.*, Bd. XLVI, 1895. — Zwei Arten sympathischer Nervenzellen. *Anat. Anzeiger*, n° 21, 1896.

FIN DU DEUXIÈME ET DERNIER VOLUME

TABLE DES MATIÈRES

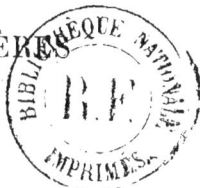

CERVELET

TABLE ANALYTIQUE

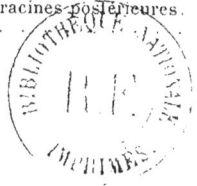

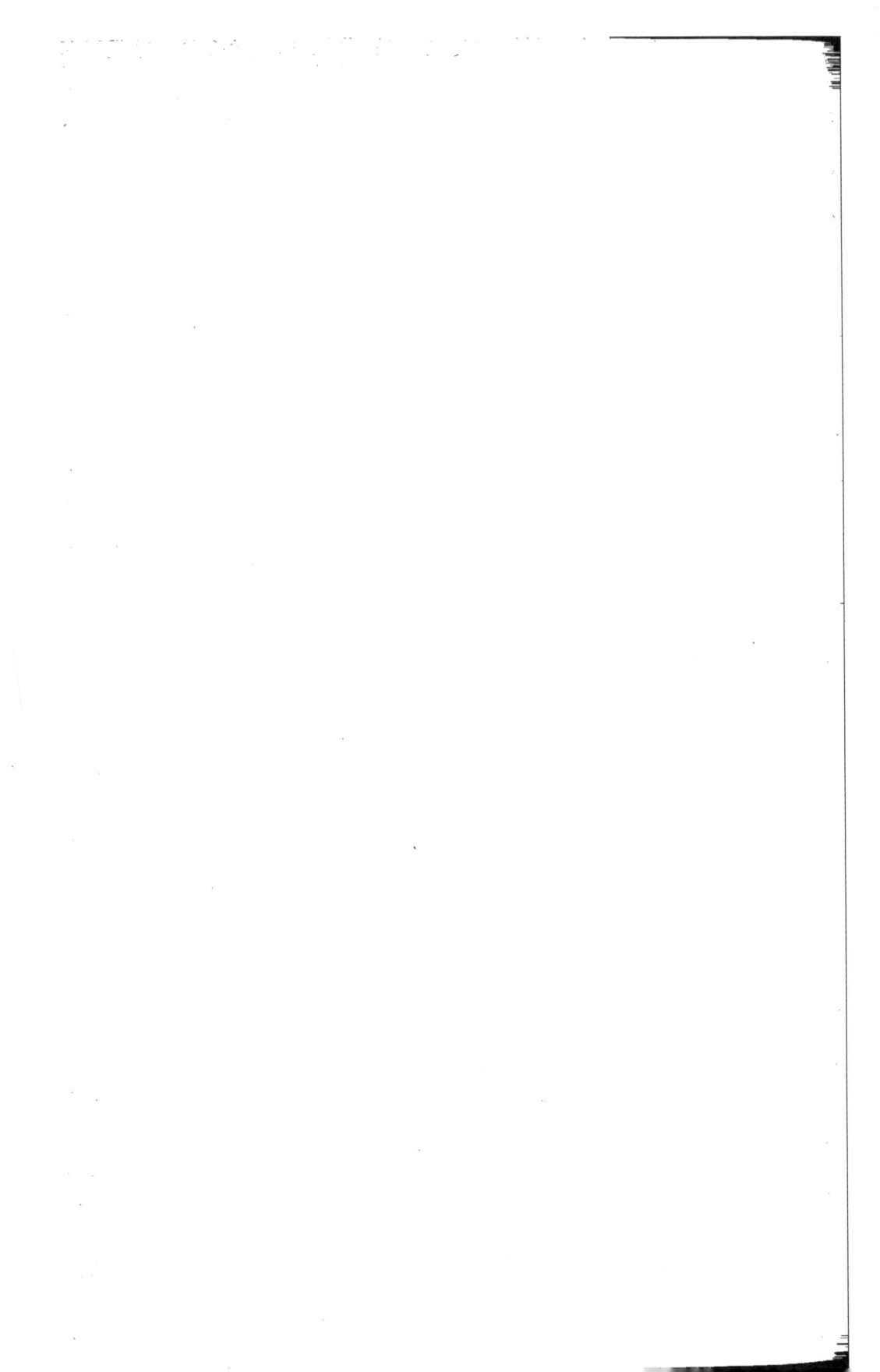

2517. — TOURS, IMPRIMERIE E. ARRAULT ET Cⁱᵉ.
2517. — TOURS, IMPRIMERIE E. ARRAULT ET Cⁱᵉ.

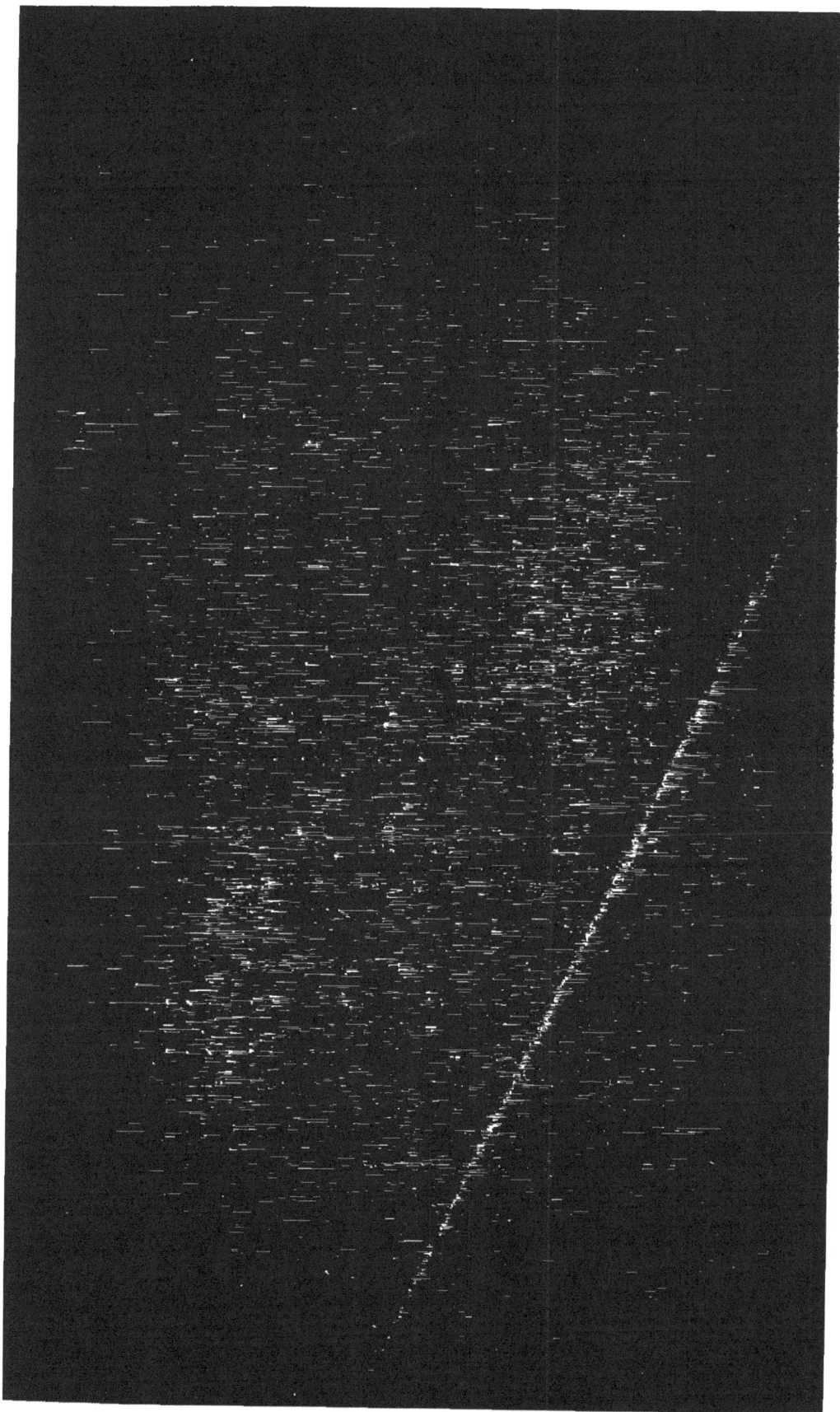

A. MALOINE, Éditeur

25-27, rue de l'École-de-Médecine, 25-27. — PARIS

CALOT (de Berck-sur-Mer). — L'Orthopédie indispensable au praticien, ou *Ce que les médecins doivent faire en présence des tuberculoses externes, les déviations congénitales ou acquises, les maladies des os et des articulations.* Livre pratique, clair, utile entre tous, indispensable au praticien. In-8 cart., 874 fig. originales, 4ᵉ édit. 1910. . . 22 fr. 50

PILLET. — Guide clinique pour les maladies des voies urinaires, *à l'usage du médecin praticien*, in-8, 1910, 145 fig., 9 planches hors texte. . . 10 fr. »

PELLERIN. — Guide pratique de l'Expert-chimiste en Denrées alimentaires, 2ᵉ édit., in-8, 1910, avec fig. . . . . 16 fr. »

HUCHARD & CH. FIESSINGER. — La Thérapeutique en vingt médicaments, in-8, 1910 . . . . 4 fr. »

SALANOUE-IPIN. — Précis de Pathologie exotique, in-8 cart., 63 fig., 1 planche, 1910 . . . . 15 fr. »

ROESER. — Vieillesse et Longévité. *La Vieillesse et la Mort, causes et influences. Anatomie et physiologie de la Vieillesse. Hygiène et thérapeutique.* In-8, 1910. . . . . 4 fr. »

MATIGNON. — Dix ans aux pays du Dragon. *Visions de guerre :* La défense de la légation de France à Pékin ; Mon premier tué ; A propos de la bataille de Moukden. *Impressions de globe-trotteur :* Moukden et ses tombes ; La femme en Corée ; La sanction pénale en Chine ; L'art industriel en Chine. *Souvenirs para-médicaux :* Les aveugles en Extrême-Orient ; La médecine en Extrême-Orient ; Les préliminaires du mariage en Chine ; La mère et l'enfant en Chine ; Les bains au Japon ; La galanterie officielle au Japon. In-18, 1910, 41 fig. . . . . 3 fr. 50

BIBLIOTHÈQUE DE LA NUTRITION

Publiée sous la direction du Dʳ DE GRANDMAISON

VOLUMES PARUS :

DE GRANDMAISON. — L'Albuminurie goutteuse, in-18, 1906. . . . 4 fr. »

DE GRANDMAISON. — Les Régimes, in-18, 1909. . . . . . . 4 fr. »

GIBAUD. — L'Œil diathésique. *Relations de la diathèse avec les maladies des organes de la vision.* In-18, 1906. . . . . 4 fr. »

GAUTRELET. — Physiologie-uro-séméiologique. *Comment on lit une analyse d'urine.* In-18, 1906. . . . . 4 fr. »

BATUAUD. — La Neurasthénie génitale féminine, in-18, 1906. . . . 4 fr. »

ROESER. — La Chimie alimentaire, in-18, 1906. . . . . . . 3 fr. »

PASCAULT. — Arthritisme par suralimentation, in-8, 1907. . . . 4 fr. »

917. — Tours, imprimerie E. ARRAULT et Cⁱᵉ.